新编简明中成药手册

XINBIAN JIANMING ZHONGCHENGYAO SHOUCE

第 5 版

主　编　戴德银　代升平　田卫卫

河南科学技术出版社

· 郑州 ·

内容提要

本书在第 4 版的基础上修订而成，共收编中成药约 3000 种，若按不同制剂、剂型计算则达 8000 余种。书中收录的药物主要遴选于国家基本药物和收载于药典及国家基本医疗保险、工伤保险和生育保险药品目录的品种，少数遴选于临床试验中疗效优良的品种，并分别在相应药名右上角标注了［基］［典］［保甲］［保乙］［民族药］等字样。每种中成药项下均简明论述了药物组成、功能主治、用法用量、注意事项、制剂规格等，以方便读者阅读查询。本书收载品种多、信息量大、实用性强，适合各级医务人员和中成药研究人员阅读参考，也可供城乡家庭、社区卫生服务中心和中医药爱好者参阅。

图书在版编目（CIP）数据

新编简明中成药手册/戴德银，代升平，田卫卫主编. —5版. —郑州：河南科学技术出版社，2023.3
ISBN 978-7-5725-1113-4

Ⅰ.①新… Ⅱ.①戴… ②代… ③田… Ⅲ.①中成药—手册 Ⅳ.①R286-62

中国国家版本馆 CIP 数据核字（2023）第 028234 号

出版发行：河南科学技术出版社
　　　　　北京名医世纪文化传媒有限公司
　　　　　地址：北京市丰台区万丰路 316 号万开基地 B 座 115 室　邮编：100161
　　　　　电话：010-63863186　　010-63863168
策划编辑：杨磊石
文字编辑：张　远
责任审读：周晓洲
责任校对：龚利霞
封面设计：吴朝洪
版式设计：崔刚工作室
责任印制：程晋荣
印　　刷：河南瑞之光印刷股份有限公司
经　　销：全国新华书店、医学书店、网店
开　　本：850 mm×1168 mm　1/32　印张：29·彩页 4 面　字数：886 千字
版　　次：2023 年 3 月第 5 版　　2023 年 3 月第 1 次印刷
定　　价：128.00 元

戴德银简介

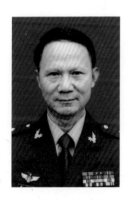

　　戴德银　原解放军第 452 医院主任药师，成都医学院兼职教授。1965 年就读于原华西医科大学。从事医药卫生工作 50 余年，临床合理用药研究 30 多年，一直注重知识更新，力求精益求精，尤其是擅长于常见病防治与合理用药。曾先后获得军队医学科技（进步）成果奖 9 项，全军医学科技大会奖 1 项；主编医药与保健类专著 45 部，在国内外 30 多种医药专业期刊上发表论文、译文 250 余篇。

编者名单

第5版前言

中医药为中华民族的健康、子孙繁衍乃至全世界的卫生事业都做出了不可磨灭的贡献,在2003年春夏抗击"非典"和2019年12月至2023年抗击"新冠肺炎"疫情中,也发挥了重要作用(本书也有相关中成药简介)。在国内,中医药发挥了"保基本、强基层、控费用"的积极作用;在国际上,中医药传播已遍及近200个国家和地区,中医药事业已成为中国与世界各国开展人文交流、促进东西方文明互动互鉴的重要途径之一,为全球人类卫生健康事业做出了贡献。

据有关统计资料显示,国内中成药市场流通品种已经超过14 000种,且约80%的中成药并非在中医医院或中医诊所使用,而是在"二级"以上西医医院使用和药店销售。为了临床中成药安全、有效、合理、经济、可控制地应用,本书以中西医药相结合的方式,按人体生理性呼吸系统疾病、心脑血管疾病、血液系统疾病、神经精神系统疾病、消化系统胃肠疾病、肝胆疾病、糖尿病(消渴病)、胰腺与甲状腺疾病、泌尿生殖系统疾病、妇(产)科疾病、肿瘤(癌症)、骨伤科及风湿类风湿骨关节病、五官科疾病、皮肤病用中成药,以及康复调理、滋补强壮、扶正固本用中成药和中医急症用中成药的顺序,采取"因病选药"的编写模式,搜集近万种中成药,整理录入药物组成相同的和功能主治相同的不同剂型中成药进行综合论述,且多为"医保"和《药典》等权威经典收录品种,以及近期上市疗效较好较新的中成药约3000种(其中约1/3品种注明了各药物组成成分的含量或比例),若按不同剂型计算则约

8000种。每一种中成药主要论述了药物组成、功能主治或现代药理作用、适应证、不同制剂剂型的用法用量、禁忌、注意、不良反应、制剂规格,有的药品还专门论述了配伍禁忌。书中药名右上角"[保甲]"、"[保乙]"分别代表国家《基本医疗保险、工伤保险和生育保险药品目录》甲类、乙类品种;"[典]"则是《中华人民共和国药典》(中药卷)及其《临床应用须知》品种;"[藏、蒙、维、回、彝、苗、哈尼、布依]"则为相应的少数民族药品;并对列入《医保药品目录》品种相对较多的藏、蒙、维吾尔族药品单列在第20章中论述,方便读者查询。

本书体现一书多用,方便查询使用,节省时间,提高效率,尽可能保证用药安全有效。

笔者在从事医疗卫生工作50余年,临床合理用药研究和业余医药论文著作30多年的实践过程中,深感属普药、常用通用大众化的中成药种类繁多,但特效药相对较少或很少。然而,经临床医生认真辨证论治,避免药效相同或相似药物重复联用或合用,精准选用对症的正规药品生产企业生产的中成药,即便是普通大众化的中成药,往往也会起到特效药之作用。这也是笔者特别用心之处。

本书文字简练科学,深入浅出,收集品种多,信息量大,临床实用性很强,应用范围广,适合各级医务人员或中成药生产、研究人员阅读参考,也可供医科院校毕业生、实习生及城乡家庭、社区服务中心和中医药爱好者阅读参考。

非常欣慰本书的出版发行,但由于医药科学是不断发展的,笔者知识水平也很有限,如有疏漏甚至错误之处,敬请广大读者批评指正!

原解放军第452医院主任药师　　　戴德银
原成都医学院兼职教授
2022年8月15日于成都

第 1 版前言

中医药博大精深，是一个伟大的宝库，为中华民族的健康、子孙繁衍乃至全世界的卫生事业都做出了不可磨灭的贡献。尤其是 2002 年冬至 2003 年春夏在抗击"非典"的战斗中，中医药，尤其是抗病毒作用强的清热解毒、保护重要脏器并促进全身血液循环的中成药和方剂，发挥了举世公认的重大作用。作者在青少年时期就对中草药情有独钟，尤其在学习和从事医疗卫生工作近 40 年来的临床实践中，坚持用中西医相结合的观点进行对比分析研究，发现在防治某些疾病，诸如一些常见病、某些疑难杂症，特别是滋补养生、亚健康调理、大病初愈和康复，甚至常见的风邪感冒的预防和治疗，中医药均有其独到之处，有些中成药和方剂具有西药不可替代的作用。

本书从多种渠道收集整理的 3000 余种中成药资料中，遴选出常用中成药 1800 余种，若按不同剂型计算品种，则超过 2000 余种，并涵盖了 2001 年版《国家基本医疗保险药品目录》所有品种，其中标明处方成分含量的约 280 种，民族药 30 余种。全书 25 章，参照国内各大医院药房、社区公共药房和药品经销公司通常采用仓储药品货架（柜）分类管理和存放规律（习惯），结合中西医药理药剂理论划分章节，书末附有索引，便于读者快速检索。书中药名右上角有注字，其含义分别为：[保甲/保乙]指国家基本医疗保险和工伤保险甲类或乙类药品目录品种，[基]指国家基本药物,[典]指药典收载品种,[藏][蒙][傣][苗][彝][回]等指相应的民族药。

全书主要按各类疾病用药分章节进行论述,用中西医结合的观点,介绍了每种药品的药物组成、功能主治、用法用量、禁忌证或注意事项,有的药品还特别介绍了药物不良反应或药物相互作用与配伍禁忌的相关资料。本书既介绍防治疾病的传统中成药,又介绍了新理论、新成果、新产品和老药新用,突出了科学性、先进性、系统性、实用性。希望本书的出版发行,能给临床医师尤其是基层医务工作者提供一些参考,为广大病员朋友自疗康复起一点作用,为人民大众防治疾病增强一点意识,为医药卫生科研人员、药品生产、经营销售和使用人员起一点抛砖引玉的作用,这就让编著者们感到非常欣慰了。

医药知识是在不断发展和完善的,但由于诸多原因和编著者水平有限,书中如有错漏不当之处,欢迎读者批评指正。对于药品的功能主治、禁忌证、用法用量应遵循有关法规、标准及药品包装中说明书,或在资深药师、执业药师、专科医师指导下用药。

主任药师 戴德银

2005 年 1 月

目 录

第 4 章 神经精神系统疾病用药 …………（202）

18

第1章　呼吸系统疾病用药

第一节　上呼吸道感染、感冒解表药

一、体虚感冒用扶正解表药

人参败毒丸（散）[基]

【药物组成】　人参（党参）、茯苓、桔梗、枳壳、前胡、柴胡、羌活、川芎、独活、生姜、薄荷、甘草。【功能主治】　益气解表，散风祛湿。用于气虚，正气不足所致外感风寒湿邪。症见恶寒发热，无汗，头痛项强，肢体酸痛，咳嗽、鼻塞流涕，舌苔白腻，脉浮。【用法用量】　口服：丸剂，每次 9g；散剂，开水冲服，每次 1 袋；每日 2～3 次。儿童酌减。或遵医嘱。【禁忌】但热不寒，口渴引饮，舌红少津等阳虚液燥之证禁用。【制剂规格】　丸剂或散剂：均每袋 9g。

玉屏风口服液（颗粒、片、胶囊、丸、散、袋泡茶）[典/保甲/保乙]

【药物组成】　黄芪 600g，防风、白术（炒）各 200g。【功能主治】　益气，固表，止汗。用于表虚不固，自汗恶风，面色㿠白或体虚易感风邪者，呼吸道反复感染、体虚自汗、盗汗、支气管炎、肾炎等。也可预防流感。【用法用量】　口服：口服液，每次 10ml；颗粒剂或袋泡茶，开水冲服，每次 1 袋；丸剂：成人每次 6～9g；儿童每次 4～6g；胶囊剂（片剂），每次 4～6 粒（片）。均每日 3 次。或遵医嘱。【注意】　①服药期间避风寒，忌生冷、油腻食物；②偶见口干，多在前 10 天出现，以后可自行消失。【制剂规格】口服液：10ml；颗粒剂：每袋 5g；片剂：0.5g；胶囊剂：0.5g；水丸剂：每袋 18g；散剂：每袋 10g；袋泡茶：每袋 5g。

扶正解表丸(片、颗粒) [基]

【药物组成】 党参、紫苏叶、葛根、前胡、茯苓、半夏(制)各75g,陈皮、桔梗、甘草、木香各50g,枳壳(炒)5g。【功能主治】 益气解表,理气化痰,疏风散寒,祛痰止咳。用于体弱感受风寒,恶寒发热,头痛鼻塞,咳嗽痰多,胸闷呕逆。老年性风寒感冒、上呼吸道感染、急性支气管炎等见上述证候者。【用法用量】 口服:丸剂,每次6～9g;片剂,每次5片;颗粒剂,开水冲服,每次20g。每日2～3次。【禁忌】 体质强壮者忌用;单纯性痰热型咳嗽、气喘及风热表证者不宜用。【注意】 寒湿证者慎用。【制剂规格】 丸剂:每50粒重约30g,每袋9g;片剂:0.5g;颗粒剂:10g。

辛 芩 颗 粒 [典/保甲]

【药物组成】 细辛、黄芩、荆芥、防风、白芷、苍耳子、黄芪、白术、桂枝、石菖蒲各200g。辅料可有蔗糖、糊精、矫味剂。【功能主治】 益气固表,祛风通窍。用于肺气不足,风邪外袭所致的鼻痒、喷嚏、流清涕、易感冒、过敏性鼻炎见上述证候者。【用法用量】 口服:颗粒剂,开水冲服,每次1袋,每日3次,20日为1个疗程。【制剂规格】 颗粒剂:10g(含蔗糖),5g(无蔗糖)。

参苏丸(片、胶囊、颗粒) [基/保乙]

【药物组成】 党参、紫苏、葛根、前胡、茯苓、半夏(制)各75g,陈皮、枳壳(炒)、桔梗、甘草、木香各50g,生姜、大枣各30g。【功能主治】 疏风散寒,祛痰止咳,益气解表。用于体弱受风寒、内有痰饮或老年风寒感冒,症见恶寒发热,无汗,头痛鼻塞,咳嗽痰多,胸闷呕逆,肌肉疼痛,唾涕稠者;上呼吸道感染、急性支气管炎见上述证候者。【用法用量】 口服:丸剂,每次6～9g;片剂,每次5片;颗粒剂,开水冲服,每次1袋;每日2～3次。或遵医嘱。【禁忌】 体质强健者忌用;单纯性痰热型咳嗽、气喘及风热表证者不宜用。【注意】 寒湿证者慎用。【制剂规格】 水泛丸:每500丸重约30g,每袋9g;片剂:每片0.5g;颗粒:每袋10g(含蔗糖)、5g(无蔗糖)。

少阳感冒颗粒 [基]

【药物组成】 北柴胡、青蒿、黄芩、半夏、生晒参、干姜、大枣、甘草。

【功能主治】　扶正解表,清热和中。治病邪在半表半里少阳证,寒热往来,口苦咽干,目眩,不欲饮食,心烦喜呕等。用于感冒、疟疾、产后感染等少阳证。【用法用量】　口服:开水冲服,每次 1 袋,每日 3 次,小儿酌减。【禁忌】　忌辛辣厚味。【制剂规格】　颗粒剂:每袋 8g,每盒 10 袋。

防风通圣丸[保甲]

【药物组成】　防风、薄荷、麻黄、大黄、川芎、当归、白芍、连翘、芒硝、滑石、桔梗、石膏、黄芩、甘草、栀子、荆芥穗、白术。【功能主治】　解表通里,清热解毒。动物实验显示本品有通便、解热、抗炎、抑菌等作用。用于外寒内热,表里俱实,恶寒壮热、头痛咽干、小便短赤、大便秘结、瘰疬初起、风疹湿疮。曾对症用于“新冠肺炎”辅助治疗。【用法用量】　口服:水丸,每次 6g,每日 2 次;浓缩丸,每次 8 丸,每日 2 次。注意:防风通圣丸的不良反应有过敏性皮疹。虚寒证者不适用。孕妇慎用。【制剂规格】　水丸:每袋 6g;浓缩丸:每 20 丸重 1g。

馥感啉口服液

【药物组成】　鬼针草、野菊花、西洋参、黄芪、板蓝根、香菇、浙贝母、麻黄、前胡、甘草。辅料为蜂蜜、聚山梨酯 80。【功能主治】　清热解毒,止咳平喘,益气疏表。用于小儿气虚感冒所致的发热、咳嗽、气喘、咽喉肿痛。【用法用量】　口服:1 岁以内小儿,每次 5ml,每日 3 次;1－3 岁,每次 10ml,每日 3 次;4－6 岁,每次 10ml,每日 4 次;7－12 岁,每次 10ml,每日 5 次;或遵医嘱。【禁忌证】　心脏病、糖尿病患儿禁用。【禁忌】　忌食辛辣、生冷、油腻厚味食物;风寒感冒者不宜用,表现为发热畏冷、肢凉、流清涕、咽不红者;对本品任何成分过敏者禁用。【注意】　脾虚易腹泻及高血压患儿慎用;服用 3 日症状无缓解,应去医院就诊。【制剂规格】　口服液:每支 10ml,每盒 10 支。

二、湿热感冒用清热解毒解表药

清开灵片(软胶囊、泡腾片)[典/保甲/保乙]

【药物组成】　胆酸、珍珠母、猪去氧胆酸、栀子、水牛角、板蓝根、黄芩苷、金银花。【功能主治】　清热解毒、镇静安神。主治外感风热时毒,火毒内盛所致的高热不退,烦躁不安,咽喉肿痛、舌质红绛,苔黄、脉数者。用于上呼吸道感染、病毒性感染、急性化脓性扁桃体炎、急性咽炎、急性气管炎、高热等病症属上述证候者。【用法用量】 口服:片剂,每次 1~2片;软胶囊剂,每次 1~2粒;泡腾片,在热开水中溶解后服用,每次 2~4片。均每日 3 次。儿童酌减或遵医嘱。【注意】 久病体虚者如出现腹泻时慎用。【制剂规格】 片剂:0.5g(含黄芩苷 20mg);软胶囊:0.4g(含黄芩苷 20mg),0.2g(含黄芩苷 10mg);泡腾片:1g(含黄芩苷 10mg)。

抗病毒口服液(胶囊、颗粒)[基/保乙]

【药物组成】 板蓝根、石膏、芦根、地黄、郁金、知母、石菖蒲、广藿香、连翘。【功能主治】 清热凉血,解毒祛湿。主治时行感冒,疫毒侵袭之证,风热感冒,温病发热及上呼吸道感染、流感、流行性腮腺炎、流行性出血性结膜炎(红眼病)等病毒感染。【用法用量】 口服:颗粒剂,温开水冲服,每次 1 袋;口服液,每次 1 支;胶囊剂,每次 4 粒;均每日 2~3 次,儿童酌减。或遵医嘱。【制剂规格】 口服液:每支 10ml,每盒 10 支;胶囊剂:每盒 12 粒×4 板;颗粒剂:每袋 10g。

抗感颗粒(口服液)[保乙]

【药物组成】 金银花、赤芍各 700g,绵马贯众 233g。【功能主治】 清热解毒。用于外感风热引起的发热,头痛、鼻塞、喷嚏、咽痛、全身乏力、酸痛等症。【用法用量】 口服:颗粒剂,开水冲服,每次 10g;口服液,每次 10ml;均每日 3 次。【制剂规格】 颗粒剂:每袋 10g;口服液:每支 10ml。

新雪丸(胶囊、片、颗粒)[保乙]

【药物组成】 石膏、寒水石、滑石、人工牛黄、栀子、广升麻、穿心莲、竹叶卷心、冰片、珍珠母粉、芒硝、磁石、沉香、龙脑。【功能主治】 清热解毒,散结消肿。治热证,用于各种热性病之发热,如腭扁桃体炎、上呼吸道炎、咽炎、气管炎、感冒所引起的高热及温热病之烦热不解。还可治大便秘结、皮肤疮疖痈肿;用其颗粒剂调敷患处治疗烫伤,其效满意。2003 年春夏部分地区暴发"非典"时,曾用本品针对高热症状,其退热作用时间长,起效快,降温幅度大于 35%。【用法用量】 口服:丸剂,每次 1 袋;胶囊,每次 1～2 粒;颗粒剂,成年人每次 1 瓶(小袋);片剂,每次 2 片;每日 2～3 次;均用温开水送服,或遵医嘱。【注意】　无实热者慎用。【制剂规格】　丸剂:每袋 1.7g;胶囊:每粒 0.35g;颗粒剂:每瓶 1.5g,每袋 1.7g,每盒 10 支(袋);片剂:每片 0.25g、0.56g,每盒装 24 片。

绿雪颗粒(胶囊)

【药物组成】　寒水石、滑石、石膏、青黛、玄参、升麻、水牛角浓缩粉、石菖蒲、朱砂、磁石、土木香、丁香、玄明粉、硝石、甘草。【功能主治】　清热解毒,镇静安神。用于外感热病,热盛动风,症见高热神昏,头痛头胀,咽痛口渴,面赤腮肿,大便秘结及小儿急惊风、痄腮、发热。【用法用量】口服:颗粒剂,开水冲服,每次 1.5～3g;胶囊剂,每次 4～8 粒。小儿酌减或遵医嘱。【禁忌】　①本方清热解毒,镇静安神,用于外感热病,热盛动风证;虚风内动者忌用。②孕妇忌服。【注意】　属高热急症者,应标本兼治,综合治疗。【制剂规格】　颗粒剂:每瓶(袋)3g;胶囊剂:0.37g。

夏桑菊颗粒[保乙]

【药物组成】　夏枯草、桑叶、菊花。【功能主治】　清肝明目;疏风散热,除湿痹,解疮毒。主治感冒、高血压等证。临床用于感冒风热,症见发热,咽痛口干,苔黄脉数者;眼疾,症见目赤肿痛,畏光者;高血压,症见头晕目眩,口干面赤,舌红者;热毒内侵,见咽喉肿痛,目赤,疮疖等。【用法用量】　口服:开水冲服,每次 1～2 袋,每日 3 次。【禁忌】　风寒感冒、脾胃虚寒者忌用。【制剂规格】　颗粒剂:每袋 10g。

桑菊银翘散(片)[基]

【药物组成】　桑叶、菊花、金银花、连翘、川贝母、桔梗、薄荷、淡竹叶、荆芥、杏仁、牛蒡子、芦根、僵蚕、蝉蜕、滑石、绿豆、淡豆豉、甘草。【功能主治】　辛凉解表,疏风宣肺,清热解毒。主治感冒。用于治疗普通型感冒、流行性感冒、急性腭扁桃体炎、肺炎、急性脑炎,症见外感风热及温病初起,邪在卫分,发热恶风,头痛,咳嗽,口渴,咽红肿痛,舌苔薄黄,脉浮数等。【用法用量】　口服:片剂,每次 6 片;散剂,每次 10g;每日 2～3 次。【制剂规格】　片剂:每瓶 36、72、96 片;散剂:每袋 10g。

板蓝根颗粒(茶剂、片、胶囊、口服液、糖浆)[典/基/保甲/保乙]

【药物组成】 板蓝根。【功能主治】 清热解毒,凉血利咽,消肿。主治感冒。用于病毒性感冒、咽喉肿痛及腭扁桃体炎、腮腺炎、传染性肝炎、小儿麻疹等。【用法用量】 口服:颗粒剂,每次1~2袋,每日3~4次;片剂、胶囊剂、茶剂、口服液、糖浆剂按说明书用。【禁忌】 ①忌烟酒及辛辣、生冷、油腻食物;②风寒感冒者不适用,其表现为恶寒重,发热轻,无汗,鼻塞流清涕,口不渴,咳吐稀白痰;③不宜同服滋补性中成药;④有高血压、心脏病、肝病、糖尿病、肾病等慢性病严重者,孕妇或正在接受其他治疗者,应遵医嘱;⑤仔细看说明书,或咨询药师、医师。【制剂规格】 颗粒剂:每袋5g、10g,每盒10袋;胶囊剂:0.3g;口服液:每支10ml,每盒10支。

附注:复方板蓝根颗粒[保乙]

(板蓝根、大青叶,每袋15g,相当于原药材15g),功效与板蓝根颗粒相似,从略。

芎菊上清丸(片、颗粒)[典/基/保乙]

【药物组成】 川芎、黄连、薄荷、甘草、羌活、藁本各20g,菊花240g,黄芩120g,栀子、蔓荆子(炒)、连翘、防风、荆芥穗、桔梗各30g,白芷80g。【功能主治】 清热解表,散风止痛。主治肺胃肝内热积火,风邪外袭,循经上扰所致偏正头痛,头晕,目眩,鼻塞,耳鸣,口苦咽干,舌苔薄白或黄,脉象弦数。临床用于外感风邪引起的恶风身热,偏正头痛,鼻流清涕,牙痛喉痛、三叉神经痛、神经官能症(头晕目眩)、鼻窦炎、萎缩性鼻炎、过敏性鼻炎等。【用法用量】 口服:水丸,每次6g,每日2次;片剂,每次4片,每日2次;颗粒剂,每次10g,每日3次。【禁忌】 忌辛辣油腻食物;寒证忌用。【不良反应】 偶有恶心、胃肠不适等反应。【注意】 体虚者慎用。【制剂规格】 水泛丸:每100粒重6g;片剂:0.2g,每瓶60片;颗粒剂:10g,每盒10袋。

感 冒 药 片

【药物组成】 防风、柴胡、前胡、葛根、羌活、板蓝根、石膏、大青叶、甘草、桔梗、川芎、竹茹、薄荷脑、薄荷油。【功能主治】 解表,退热,止痛。主治感冒发热、头痛、周身酸痛。【用法用量】 口服:每次 4 片,每日 2 次。【禁忌】 ①忌烟、酒及辛、辣、生、冷、油腻的食物;②风寒感冒者不适用,其表现为发热轻,恶寒重,无汗,头痛,鼻塞,流清涕,喉痒咳嗽;③不宜同时服用滋补性中成药。【注意】 脾胃虚寒,症见腹痛,喜暖,泄泻者慎用;高血压、心脏病、肝病、糖尿病、肾病患者及小儿、年老体弱、孕妇患者用药应遵医嘱。【不良反应】 偶有一过性胃肠不适。【制剂规格】 片剂:0.6g(相当于原药材 1.72g)。

银翘解毒丸(片、胶囊、软胶囊、颗粒、合剂) [典/基/保甲/保乙]

【药物组成】 金银花、连翘各 200g,桔梗、牛蒡子(炒)、薄荷各 120g,甘草、淡豆豉各 100g,荆芥、淡竹叶各 80g。【功能主治】 辛凉解表,清热解毒。有解热、抗炎、镇痛、镇静、抗病原微生物(致病菌、病毒)及增强免疫功能等作用。主治风热感冒、头痛发热、咳嗽口干、咽喉疼痛。临床用于感冒、流感、流脑、乙脑、肺炎、腮腺炎、急性腭扁桃体炎、麻疹、风疹、咽峡疱疹、眼疾等。【用法用量】 口服:丸剂,每次 1 丸,以芦根汤或温开水送服;片剂,每次 4 片;浓缩丸,每次 1 丸,均每日 2～3 次;颗粒剂,每次 15g,每日 3 次,重症可加服 1 次;胶囊剂,每次 3 粒;包衣浓缩丸,每次 0.7～0.8g;合剂,每次 10ml,用时摇匀;软胶囊,每次 2 粒;均每日 3 次。【禁忌】 ①风寒感冒者忌服;②忌油腻、生、冷食物。【制剂规格】 浓缩蜜丸:3g;片剂:每袋 16 片;颗粒剂:15g;包衣浓缩丸:每 10 丸重 1.5g;合剂:100ml;软胶囊:0.5g。

速感宁胶囊

【药物组成】 贯众、柴胡、大青叶、金银花、牛黄、对乙酰氨基酚、马来酸氯苯那敏。【功能主治】 清热解毒,消炎止痛。主治感冒、流行性感冒、咽喉肿痛及小儿腮腺炎等。【用法用量】 口服:每次 2～3 粒,每日 3 次;小儿酌减。【制剂规格】 胶囊剂:0.3g(含对乙酰氨基酚 100mg),每盒 24 粒。

维 C 银翘片 [保乙]

【药物组成】 金银花、连翘、荆芥、淡豆豉、淡竹叶、牛蒡子、芦根、桔梗、甘草、马来酸氯苯那敏、对乙酰氨基酚、维生素 C、薄荷油、非那西丁和氨基比林。【功能主治】 辛凉解表,清热解毒。主治感冒。用于流行性感冒引起的发热头痛,咳嗽,口干,咽喉疼痛。【用法用量】 口服:每次 2片,每日 3 次。【禁忌】 ①忌烟、酒及辛辣、生冷、油腻食物;②不宜在服药期间同时服用滋补性中药;③不适用于风寒感冒;对本品过敏者禁用。【注意】 ①高血压、心脏病、糖尿病等慢性病严重者及小儿、年老体弱者、孕妇及哺乳期妇女应在医师指导下服用。过敏体质慎用;②膀胱颈梗阻、幽门十二指肠梗阻、甲状腺功能亢进、青光眼以及前列腺肥大患者,肝肾功能不全者慎用;③用药期间不宜驾驶车辆、管理机器及高空作业等;此外,儿童必须在成人监护下使用;我国香港报道 1 例 41 岁女性服用本品引起横纹肌溶解及低血钾症。【制剂规格】 片剂:50mg。

双黄连咀嚼片（口服液、颗粒、栓剂）[保乙]

【药物组成】 金银花、黄芩、连翘。【功能主治】 辛凉解表,清热解毒。治感冒。用于风热感冒发热、咳嗽、咽痛。【用法用量】 口服:咀嚼片,咀嚼或含化,每次 3 片;口服液,每次 2 支;颗粒剂,开水冲服,每次 2袋;均每日 3 次。6 个月以下儿童,每次 1～1.5g;6 个月至 1 岁,每次1.5～2g;1－3 岁,每次 2～2.5g,3 岁以上儿童酌量增加。直肠给药:栓剂,小儿,每次 1 粒,每日 2 次。【禁忌】 ①忌烟、酒及辛辣、生冷、油腻食物。②不宜在服用本品期间同时服用滋补性中成药。③风寒感冒者不适用,其表现为恶寒重,发热轻,无汗,鼻塞流清涕,口不渴,咳吐稀白痰。【注意】 ①高血压、心脏病、肝病、糖尿病、肾病等慢性病严重者、孕妇或正在接受其他治疗的患者,均应遵医嘱。小儿、年老体虚者应在医师指导下服用。②仔细阅读说明书,遵医嘱。【制剂规格】 咀嚼片:每瓶 1g;口服液:每支 10ml(含蔗糖);颗粒剂:每袋 5g;栓剂:1.5g。

鲜竹沥口服液

【药物组成】 竹沥。【功能主治】 清热化痰。治肺热咳嗽痰多,气喘胸闷,中风舌强,痰涎壅盛,小儿痰热惊风及感冒、咳嗽。【用法用量】口服:每次 10～20ml,每日 3 次。【制剂规格】 口服液:每瓶 10ml、100ml,每盒 10 支。

雅叫哈顿散[典/傣]

【药物组成】　小百部、藤苦参、苦冬瓜、箭根薯、羊耳菊根、蔓荆子茎及叶各100g。【功能主治】　清热解毒,止痛止血。主治感冒发热,喉炎、胸腹胀痛,虚劳心悸,月经不调,产后流血。【用法用量】　口服:每次3～9g,每日3次。【制剂规格】　散剂:9g,每盒10袋。

抗菌消炎片

【药物组成】　金银花、大青叶、黄芩、大黄、金钱草、百部、知母。【功能主治】　清热,泻火,解毒。方中抗菌药物金银花、大青叶、黄芩清热解毒,消除炎症;大黄、黄芩清热降火;金钱草清利湿热;百部、知母滋阴润肺。用于风热感冒、咽喉肿痛、实火牙痛等。【用法用量】　口服:每次4～6片,每日3次,儿童酌减。【注意】　服药后如发生腹泻可减量服用。【制剂规格】　每片相当于原生药材0.5g,每盒24片。

抗感解毒片

【药物组成】　金银花、连翘、板蓝根、大青叶、茵陈、黄芩、绵马贯众、菊花、栀子、白芷、葛根。【功能主治】　清热解毒、凉血消肿。主治感冒及各种炎症。用于上呼吸道感染、流感、腮腺炎及继发性感染如支气管炎、腭扁桃体炎、心肌炎、角膜炎、流脑、乙脑、急性胃肠炎、急性黄疸型肝炎、膀胱炎、胆囊炎、疖肿及蜂窝织炎。【用法用量】　口服:每次2～4片,每日3次。【制剂规格】　超微技术及喷雾制法。片剂:每片0.3g。

复方金黄连颗粒[典]

【药物组成】　连翘、蒲公英、黄芩、金银花、板蓝根。【功能主治】　清热疏风,解毒利咽。用于风热感冒,症见发热,恶风,头痛,鼻塞,流浊涕,咳嗽,咽痛者。【用法用量】　口服:开水冲服,每次8g,每日3次。【禁忌】　①空腹服用时偶有胃肠不适;②对本品过敏者禁用;③外感风寒者不宜用。【注意】　脾胃虚寒者慎用。【制剂规格】　颗粒剂:8g;每袋含黄芩以黄芩苷($C_{21}H_{18}O_{11}$)计,不得少于160mg。

银蒲解毒片[典/保乙]

【药物组成】　山银花、蒲公英、野菊花、紫花地丁、夏枯草。【功能主治】 清热解毒。用于风热型急性咽炎,症见咽痛、充血、咽干或具灼热感,舌苔薄黄;湿热型肾盂肾炎,症见尿频短急、灼热疼痛,头身疼痛,小腹坠胀,肾区叩击痛。【用法用量】 口服:每次 4～5 片,每日 3 次。小儿酌减。【制剂规格】 糖衣片(片心重):每片 0.35g。

银翘伤风胶囊^[典/保乙]

【药物组成】 山银花 132g,连翘 132g,牛蒡子 79g,桔梗 79g,芦根 79g,薄荷 79g,淡豆豉 66g,甘草 66g,淡竹叶 53g,荆芥 53g,人工牛黄 5g,精制成胶囊剂 100 粒。【功能主治】 疏风解表,清热解毒。用于外感风热,温病初起,发热恶寒、高热口渴、头痛目赤、咽喉肿痛。【用法用量】口服:每次 4 粒,每日 3 次。【制剂规格】 胶囊剂:每粒 0.3g。

银翘双解栓^[典]

【药物组成】 连翘 1860.46g,金银花 930.23g,黄芩 1023.26g,丁香叶 465.12g。辅料为聚山梨酯 80g,羊毛脂 58.15g,山梨醇单棕榈酸酯 46.52g,半合成脂肪酸甘油酯 774.19g。【功能主治】 疏解风热,清肺泻火。主治外感风热,肺热内盛所致的发热、微恶风寒、咽喉肿痛、咳嗽、痰白或黄、口干微渴、舌红苔白或黄、脉浮数或滑数。用于上呼吸道感染、腭扁桃体炎、急性支气管炎见上述证候者。【用法用量】 肛门给药:每次 1 粒,每日 3 次;儿童用量酌减。【注意】 应在排便后塞入肛门,以利药物迅速吸收生效。30℃ 以下密闭保存。【制剂规格】 肛用栓:每枚(粒)1g,1.5g。

消炎退热颗粒^[典/保乙]

【药物组成】 大青叶、蒲公英各 400g,紫花地丁 150g,甘草 50g。【功能主治】 清热解毒,凉血消肿;有一定抗病毒、抑菌的药理作用。用于外感热病,热毒壅盛证,症见发热头痛,口干口渴,咽喉肿痛;上呼吸道感染见上述证候者。亦用于疮疖肿痛。【用法用量】 口服:开水冲服,每次 1袋,每日 4 次。【禁忌】 忌辛辣饮食。【制剂规格】 颗粒剂:10g,3g(无蔗糖型)。

桑菊感冒片(丸、颗粒)^[保乙]

【药物组成】 桑叶 465g,菊花 185g,苦杏仁 370g,桔梗 370g,甘草

150g,芦根 370g。【功能主治】　疏风清热,宣肺止咳。用于风热感冒初起,头痛、咳嗽、口干、咽痛。【用法用量】　口服:糖衣片,每次 3～4 片,每日 3 次;薄膜衣片,每次 1～2 片,每日 3 次;颗粒剂,开水冲服,每次 1～2袋,每日 2～3 次;浓缩丸,每次 25～30 粒,每日 2～3 次;大蜜丸,每次 1丸,每日 1～2 次。或遵医嘱。【禁忌】　风寒感冒忌用。【注意】　制剂较多,规格有别,仔细阅读说明书,遵医嘱。【制剂规格】　糖衣片:每瓶0.25g(片芯重);薄膜衣片:0.5g;颗粒剂:10g;大蜜丸:7.5g(蜜丸);浓缩丸:每 100 丸重 15g。

桑菊感冒合剂(糖浆)[典/保乙]

【药物组成】　桑叶 200g,菊花 80g,连翘 120g,薄荷 64g,苦杏仁 60g,桔梗 160g,甘草 64g,芦根 160g。辅料有苯甲酸钠 3g 或羟苯乙酯 0.5g;糖浆剂含蔗糖。【功能主治】　疏风清热,宣肺止咳。用于风热感冒初起,头痛、咳嗽、口干,咽痛。【用法用量】　口服:合剂或糖浆剂,每次 10～20ml;均每日 3 次。【禁忌】　风寒感冒者忌服。【制剂规格】　合剂或糖浆剂:每瓶装 10ml;100ml。

桑姜感冒片[保乙]

【药物组成】　桑叶、连翘、菊花、苦杏仁、紫苏、干姜等。【功能主治】散风清热,祛寒止咳。用于感冒,咳嗽,头痛,咽喉肿痛。【用法用量】　口服:每次 3～4 片,每日 3 次。【禁忌】　忌烟、酒及辛辣、生冷、油腻食物;不宜在服药期间同时服用滋补性中成药。【注意】　高血压、心脏病、肝病、肾病等慢性病严重者及小儿、年老体弱者、孕妇应在医师指导下服用。【制剂规格】　片剂:基片重 0.24g;每片重 0.25g。

感冒灵颗粒(胶囊)[保乙]

【药物组成】　三叉苦、金盏银盘、野菊花、岗梅、咖啡因、对乙酰氨基酚、马来酸氯苯那敏、薄荷油。辅料有蔗糖。【功能主治】　解热镇痛。用于感冒引起的头痛、发热、鼻塞、流涕、咽痛。【用法用量】　口服:颗粒剂,开水冲服,每次 10g(1 袋);胶囊剂,每次 1～2 粒;均每日 3 次。小儿剂量酌减。或遵医嘱。【药物相互作用】　本品含有对乙酰氨基酚(扑热息痛),故不宜与其他解热镇痛药并用合用,否则有增加肾毒性风险。【禁忌】 ①忌烟酒及辛辣、生冷、油腻、厚味食物;不宜同服滋补性中药。②服药期间不得驾驶机械、车、船,从事高空作业和操作精密仪器、危险作业。③本品含数种西药,不得饮酒及含乙醇饮料,不可同服或合用与本品成分相同相似的其他抗感冒药,忌服对肝肾功能有损害的药物。【注意】肝肾功能不全、膀胱颈梗阻者、甲状腺功能亢进者、青光眼、高血压、前列腺肥大者、孕妇、哺乳妇女均慎用。【不良反应】 偶见皮疹、荨麻疹、药物热及粒细胞减少;可见困倦、嗜睡、口渴、虚弱感;长期大量用药会导致肝肾功能损害。【制剂规格】 颗粒:每粒 10g(含对乙酰氨基酚 0.2g)。

复方感冒灵片[保乙]

【药物组成】 金银花、五指柑、野菊花、三叉苦、南板蓝根、岗梅、对乙酰氨基酚、马来酸氯苯那敏、咖啡因。辅料为硬脂酸镁。【功能主治】 辛凉解表,清热解毒。用于风热感冒之发热、微恶风寒、头痛身痛,口干而渴、鼻塞流涕、咽喉红肿疼痛,咳嗽,痰黄黏稠。【用法用量】 口服:每次 4 片,每日 3 次。【不良反应】 可见困倦、嗜睡、口渴、虚弱感;偶见皮疹、荨麻疹、药物热及粒细胞减少;长期大量应用会导致肝肾功能异常甚至损害。【禁忌】 ①严重肝肾功能不全者禁用;忌烟酒及辛辣、生冷、油腻、厚味食物;不宜同服滋补性中药。②服药期间不得驾驶机械、车、船,从事高空作业和操作精密仪器、危险作业。③本品含数种西药,不得饮酒及含乙醇饮料;忌服或不可合用与本品成分相同相似的其他抗感冒药及对肝肾功能有损害的药物。【注意】 肝肾功能不全、膀胱颈梗阻者、甲状腺功能亢进者、青光眼、高血压、前列腺肥大者、孕妇、哺乳妇女均慎用。【制剂规格】 片剂:每片相当于原药材 6.25g(含对乙酰氨基酚 42mg)。

双清口服液

【药物组成】 金银花、连翘、郁金、大青叶、石膏、广藿香、知母、地黄、桔梗、甘草。辅料为蜂蜜。【功能主治】 疏透表邪,清热解毒。用于风温肺热,卫气同病,症见发热,微恶风寒,咳嗽,痰黄,头痛,口渴,舌红苔黄或黄苔相兼,脉浮滑或浮数;急性支气管炎见上述证候者。【用法用量】 口服:每次 20ml,每日 3 次。【禁忌】 ①风寒感冒、脾胃虚弱者、孕妇禁用;②服本品期间,忌服滋补性中药,忌烟、酒及辛辣、生冷、油腻食物。【制剂规格】 合剂:每支 10ml。

感冒止咳颗粒(糖浆)[典/保乙]

【药物组成】　柴胡、葛根各 100g,山银花、青蒿、连翘、黄芩各 75g,桔梗、苦杏仁各 50g,薄荷脑 0.15g。【功能主治】　清热解表,止咳化痰。用于外感风热所致的感冒,症见发热恶风,头痛鼻塞,咽喉肿痛,咳嗽,周身不适。【用法用量】　口服:颗粒剂,开水冲服,每次 1 袋;糖浆剂,每次 10ml;均每日 3 次。【禁忌】　风寒感冒者不宜服用。【制剂规格】　颗粒:每袋 10g(含糖型)、3g(无糖型);糖浆:每支 10ml。

康鑫抗病毒口服液

【药物组成】　板蓝根、石膏、芦根、生地黄、郁金、知母、石菖蒲、广藿香、连翘。【功能主治】　清热祛湿,凉血解毒。用于风热感冒、温病发热及上呼吸道感染、流感、腮腺炎等病毒感染疾患。【用法用量】　口服:每次 10～20ml(1～2 支),每日 3 次。【制剂规格】　口服液:每支 10ml,每盒 10 支。

感冒清片(胶囊)[保乙]

【药物组成】　南板蓝根、大青叶、金盏银盘、岗梅、山芝麻、穿心莲叶、对乙酰氨基酚、盐酸吗啉胍、马来酸氯苯那敏。【功能主治】　疏风解表,清热解毒。用于风热感冒,发热,头晕,鼻塞流涕,喷嚏,咽喉肿痛,全身酸痛等症。【用法用量】　口服:片剂,每次 2～4 片;胶囊剂,每次 1～2 粒;均每日 3 次;儿童酌减。【禁忌】　①严重肝肾功能不全者禁用;忌烟酒及辛辣、生冷、油腻、厚味食物;不宜同服滋补性中药。②服药期间不得驾驶机械、车、船,从事高空作业和操作精密仪器、危险作业。③本品含数种西药,不得饮酒或含乙醇饮料,不可同服或合用与本品成分相同相似的其他抗感冒药;忌服对肝肾功能有损害的其他药物。【注意】　肝肾功能不全、膀胱颈梗阻者、甲状腺功能亢进者、青光眼、高血压、前列腺肥大者、孕妇、哺乳如女均慎用。【制剂规格】　片剂:每片 0.22g(含对乙酰氨基酚 12mg),每盒 20 片,每瓶 100 片;胶囊:每粒 0.5g(含对乙酰氨基酚 24mg)。

感冒止咳颗粒[保乙]

【药物组成】　柴胡、青蒿、桔梗、金银花、连翘、苦杏仁、葛根、黄芩。

【功能主治】 清热解表,止咳化痰。用于感冒发热,头痛鼻塞,伤风咳嗽,咽喉肿痛,四肢倦怠,流行性感冒。【用法用量】 口服:开水冲服,每次 1袋,每日 3 次。【制剂规格】 颗粒剂:每袋 10g(含糖型)、3g(无糖型),每盒 10 袋。

妙 灵 丸 [典]

【药物组成】 川贝母、玄参、橘红各 80g,羌活、木通、薄荷、赤芍、制天南星、地黄、葛根、桔梗、清半夏、钩藤、前胡各 60g,朱砂 50g,羚羊角 5g,冰片、水牛角浓缩粉各 10g。共制粉末,每 100g 粉加炼蜜 120～140g 制成蜜丸。【功能主治】 清热化痰,散风镇惊。用于外感风热夹痰所致的感冒,症见咳嗽发热、头痛眩晕、咳嗽、呕吐痰涎,鼻干口燥、咽喉肿痛。【用法用量】 口服:每次 1 丸,每日 2 次。【注意】 本品不宜久用,肝肾功能不全者慎用。【制剂规格】 蜜丸:每丸 1.5g。

太和妙灵丸

【药物组成】 钩藤、天麻、防风、蓼大青叶、天竺黄、赤芍、关木通、甘草、朱砂、僵蚕(麸炒)、羌活、柴胡、金银花、天南星(制)、栀子(姜制)、麦冬、羚羊角粉、冰片、全蝎、荆芥穗、薄荷、法半夏、化橘红、黄芩、玄参、琥珀粉。【功能主治】 散寒解表,清热镇惊,化痰止咳。治感冒。用于小儿肺胃痰热,外感风寒引起的发热恶寒,头痛鼻塞,咳嗽气促,烦躁不安,内热惊风,四肢抽搐。【用法用量】 口服:用薄荷汤或温开水送服,每次 1 丸,每日 2 次;周岁以内小儿酌减。【制剂规格】 蜜丸:3g。

新复方大青叶片

【药物组成】 大青叶、金银花、拳参、羌活、大黄、对乙酰氨基酚、异戊巴比妥、咖啡因、维生素C。【功能主治】 清瘟,消炎,解热。主治伤风感冒,发热头痛,鼻流清涕,骨节酸痛。【用法用量】 口服:每次 3～4 片,每日 2 次,一般用药 3 日。【注意】 儿童、孕妇、哺乳妇女应遵医嘱;本品规格多,应仔细阅读说明书,或遵医嘱。【制剂规格】 片剂:每片 0.25g、0.3g、0.34g、0.35g、0.5g、0.6g,每盒 24 片。

复方大青叶合剂 [基]

【药物组成】 大青叶、金银花、羌活、拳参、大黄。【功能主治】 疏风清热,解毒消肿,凉血利胆。用于感冒发热头痛,咽喉红肿,耳下肿痛,胁痛黄疸等症,对流感、腮腺炎、急性病毒性肝炎见有上述症状者疗效显著。【用法用量】 口服:每次 10～20ml,每日 2～3 次。用于急性病毒性肝炎,每次 30ml,每日 3 次。小儿 0.5～1ml/kg,每日 2～3 次,或遵医嘱。【禁忌】 非实热证者忌用。【制剂规格】 合剂:每支 10ml,每瓶 100ml。

清热消炎胶囊

【药物组成】 胆酸、黄芩苷、水牛角浓缩粉、金银花提取物、珍珠母粉。【功能主治】 清热解毒、镇惊安神。主治感冒和上呼吸道感染引起的发热、咽喉肿痛、腭扁桃体炎、咽炎等症。【用法用量】 口服:成人每次 3 粒,儿童每次 1～2 粒;均每日 3 次。【禁忌】 孕妇忌服。【制剂规格】 胶囊:每粒 0.3g,每盒 24 粒、12 粒。

沙溪凉茶(颗粒) [基]

【药物组成】 岗梅、臭茉莉、金纽扣、蒲桃、颠茄。【功能主治】 清热解毒,疏风散热,宣肺止咳,化湿宽中。有镇静、镇痛、催眠和抗菌等作用。主治四时感冒、感冒伏热,外感传里,四肢骨痛,寒热交作,胸膈饱滞,劳倦伤寒等。【用法用量】 口服:煎煮茶,水煎服;袋泡茶,开水泡服。成年人每次 1 包,每日 1～2 次,重症者可加倍药量,儿童酌减。颗粒剂,开水冲服,每次 7g,每日 1～2 次。【制剂规格】 煎煮茶:每袋 75g(原生药饮片);袋泡茶剂:每袋 1.8g;颗粒:每袋 7g(相当于原药材 75g)。

三、风热感冒用辛凉解表药

天津感冒片 [基]

【药物组成】 金银花、连翘、羚羊角、桔梗、薄荷、竹叶、荆芥穗、淡豆豉、甘草、牛蒡子。【功能主治】 疏风解表,清热解毒。主治外感风热,发冷发热,四肢酸软,口渴,咽喉肿痛,两腮赤肿,瘟毒诸证。临床用于感冒、流行性感冒、流行性腮腺炎、急性咽炎、急性腭扁桃体炎、乙型脑炎初起见风热表证者。【用法用量】 口服:每次 5 片,每日 2～3 次,温开水送下;儿童酌减。【禁忌】 风寒感冒恶寒甚者不宜用。【制剂规格】 片剂:每片 0.25g,每瓶 100 片。

风热感冒颗粒[基]

【药物组成】 金银花、板蓝根、连翘、桑叶、菊花、荆芥穗、薄荷、牛蒡子、桔梗、杏仁、芦根。【功能主治】 清热解毒,宣肺利咽。有显著的抗病毒、抗菌、解热镇痛和抗炎作用。主治外感风热或温热所致感冒、风热乳蛾、痄腮等,症见发热重恶寒轻,少汗,头痛,肢体酸楚,口干咽痛,鼻塞流黄涕等。【用法用量】 口服:每次1袋,每日3次,开水冲服;小儿酌减。【注意】 服药期间饮食宜清淡,多饮开水,避风寒,忌生、冷、油腻食物。【制剂规格】 颗粒:每袋10g。

抗感灵片[基]

【药物组成】 牛黄、对乙酰氨基酚、板蓝根、北豆根提取物、菊花。【功能主治】 清热镇痛,解毒消炎。治感冒引起的鼻塞、流涕,咽喉痒痛,咳嗽头痛,周身酸痛,高热不退,腭扁桃体炎等。【用法用量】 口服饭后:服用,每次3~4粒,每日3次。【不良反应】 偶见皮疹、荨麻疹、药热及粒细胞减少;长期大量用药会导致肝肾功能异常。【制剂规格】 片剂:每片0.4g(含对乙酰氨基酚71mg),每瓶36片、60片、100片。

连花清瘟胶囊(颗粒、片)[保甲]

【药物组成】 连翘、金银花、炙麻黄、炒苦杏仁、石膏、板蓝根、绵马贯众、鱼腥草、广藿香、大黄、红景天、薄荷脑、甘草、淀粉。【功能主治】 清瘟解毒,宣肺泄热。用于治疗流行性感冒属热毒袭肺证,症见发热或高热,恶寒,肌肉酸痛,鼻塞流涕,咳嗽,头痛,咽干咽痛,舌偏红,苔黄或黄腻等症的患者。本品已列入《人感染 H_7N_9 禽流感治疗方案(2013年,第1版)》方案中,也曾作为近年来发生的 H_5N_1、H_9N_2 等人感染禽流感的治疗用药;已证实对 SARS 病毒、乙型流感病毒、疱疹病毒、EV71 型病毒均有抑制作用,其效与奥司他韦(达菲)相近。本品也是2019年12月至2020年春季"新冠肺炎"辅助抗感染用中成药之一。【用法用量】 口服:胶囊(片)剂,每次4粒(片);颗粒剂,开水冲服,每次1~2袋,均每日3次。【禁忌】 忌烟、酒及生冷、油腻食物;不宜在服用本品期间同时服用补药。【注意】 ①本品为甲类非处方(自购)药,风寒感冒者不宜用,发热体温超过38.5℃应去医院就诊。②高血压、心脏病、孕妇、肝病、糖尿病、肾病患者、老年人和小儿用均须遵医嘱。【制剂规格】　胶囊、片剂:每粒(片)均 0.5g,每盒 24 粒(片);颗粒剂:每袋 6g,每盒 10 袋。

清肺排毒汤

在 2019 年 12 月至 2020 年春季抗"新冠肺炎"疫情期间,清肺排毒汤是抗疫的基础中药方,它来源于中医经典方及组合,包括麻杏石甘汤、麻黄射干汤、小柴胡汤、五苓散,性味平和。

【药物组成】　麻黄 9g,炙甘草 6g,杏仁 9g,生石膏(先煎)15～30g,桂枝 9g,泽泻 9g,猪苓 9g,白术 9g,茯苓 15g,柴胡 16g,黄芩 6g,姜半夏 9g,生姜 9g,紫菀 9g,冬花 9g,射干 9g,细辛 6g,山药 12g,枳实 6g,陈皮 6g,藿香 9g。【功能主治】　有抗新冠肺炎的作用,症见乏力、发热、咳嗽、咽痛、纳差等症状及影像学表现变化患者。结合多地医生临床观察,此方适用于新冠肺炎轻型、普通型、重型患者,在危重型患者救治中可结合患者实际情况合理使用。【用法用量】　传统中药饮片,水煎服。成人每日 1 剂,每日 2 次,早晚(饭后 40 分钟)温服,3 剂为 1 个疗程。小儿应按成人体重 60kg 的标准比例进行换算用药。如有条件,每次服完药后可加服大米汤半碗,舌干津液亏虚者可多服至一碗。【注意】　如果患者不发热则生石膏的用量要小,发热或壮热加大生石膏的用量。若症状好转而未痊愈则服用第 2 个疗程,若患者有特殊情况或其他基础病,第 2 个疗程可以根据实际情况修改处方,病症消失则停药。【临床评价】　据统计,截至 2020 年 2 月 5 日 0 时,4 个试点省份运用清肺排毒汤救治确诊病例 214 例,3 天为 1 个疗程,总有效率达 90% 以上,其中 60% 以上患者症状和影像学表现改善明显,30% 患者症状平稳且无加重。据专家介绍,清肺排毒汤由汉代张仲景所著《伤寒杂病论》中的多个治疗由寒邪引起的外感热病的经典方剂优化组合而成,组方合理,性味平和,可用于治疗新型冠状病毒感染的肺炎轻型、普通型、重型患者,在危重症患者救治中也可结合患者实际情况合理使用。该方也可用于普通感冒和流感患者。但该方为疾病治疗方剂,不建议作为预防方使用。【制剂规格】　汤剂:每日 1 剂,1 剂约 200ml。

抗感口服液(颗粒) [典/保乙]

【药物组成】　金银花 262.5g,赤芍 262.5g,绵马贯众 87.5g。【功能主治】 清热解毒。用于外感风热引起的感冒,症见发热、头痛、鼻塞、喷嚏、咽痛、全身乏力、酸痛。【用法用量】 口服:口服液,每次 10ml;颗粒剂,开水冲服,每次 1 袋;均每日 3 次。【注意】 孕妇慎用。【制剂规格】合剂:每支 10ml;颗粒剂:每袋 10g。

瓜霜退热灵胶囊 [典/保乙]

【药物组成】 西瓜霜、北寒水石、石膏、滑石、磁石、玄参、甘草、水牛角浓缩粉、羚羊角、升麻、丁香、沉香、人工麝香、冰片、朱砂。【功能主治】清热解毒,开窍镇惊。用于热病热入心包,肝风内动,症见高热、惊厥、抽搐、咽喉肿痛。【用法用量】 口服:1 岁以内每次 0.15~0.3g,1~3 岁每次 0.3~0.6g,3~6 岁每次 0.6~0.75g;6~9 岁每次 0.75~0.9g,9 岁以上每次 0.9~1.2g;成年人每次 1.2~1.8g。均每日 3~4 次。【禁忌】不宜久服,孕妇禁用。【制剂规格】 胶囊剂:每粒 0.3g。

抗 感 颗 粒 [典/基/保乙]

【药物组成】 金银花、赤芍各 23.3g,绵马贯众 70g。【功能主治】清热解毒。主治外感风热引起的发热头痛,鼻塞,喷嚏,咽痛,全身乏力,酸痛等症。【用法用量】 口服:开水冲服,每次 10g,每日 3 次;小儿酌减。【制剂规格】 颗粒:每袋 10g。

治感佳胶囊

【药物组成】 山芝麻、穿心莲、葫芦茶、三叉苦、板蓝根、羌活、薄荷脑、对乙酰氨基酚、盐酸吗啉胍、马来酸氯苯那敏。【功能主治】 清热解毒,疏风解表。用于温病初起,感冒发热头痛患者,具有解热、镇痛、抗炎、抗病毒及抗过敏等作用;对金葡菌、铜绿假单胞菌、甲型和乙型链球菌、肺炎双球菌、肺炎杆菌等有一定抑制作用。临床表现为发热恶风、头痛鼻塞、咽喉肿痛、咳嗽痰黄者较为适用。【用法用量】 口服:每次 2 粒,每日3 次;小儿酌减。【禁忌】 ①严重肝肾功能不全者禁用;忌烟酒及辛辣、生冷、油腻、厚味食物;不宜同服滋补性中药。②服药期间不得驾驶机械、车、船,从事高空作业和操作精密仪器、危险作业。③本品含数种西药,不得饮酒及含酒饮料,不可同服或合用与本品成分相同相似的其他抗感冒药;忌服对肝肾功能有损害的其他药物。【注意】 ①肝肾功能不全、膀胱颈梗阻、甲状腺功能亢进、青光眼、高血压、前列腺肥大者、孕妇、哺乳妇女均慎用;②风寒感冒者不宜用。【制剂规格】　胶囊剂:每粒含对乙酰氨基酚 100mg,每盒 12 粒。

金羚感冒片

【药物组成】　忍冬藤、野菊花、水牛角浓缩粉、羚羊角、北豆根、阿司匹林、氯苯那敏(扑尔敏)、维生素 C。【功能主治】　疏风解表,清热解毒。用于风热感冒,症见发热头痛,咽干口渴。【用法用量】　口服:每次 4~5片,每日 3 次。【禁忌】　忌食辛辣、油腻之品;用药期间不宜驾车、管理机器及高空作业。【注意】　①风寒外感者慎用;②孕妇,胃、十二指肠溃疡患者均慎用。【制剂规格】　片剂:每片 0.6g,每盒 24 片。

清热灵颗粒

【药物组成】　黄芩、大青叶、连翘、甘草。【功能主治】　清热解毒。用于感冒热邪壅肺证,症见发热、咽喉肿痛。【用法用量】　口服:开水冲服,周岁以内每次 5g,1—6 岁 10g,7 岁以上 15g,每日 3~4 次。【禁忌】服药期间忌辛辣油腻之品。【注意】　风寒外感者慎用。【制剂规格】　颗粒:每袋 7g,15g。

强力感冒片

【药物组成】　金银花、连翘、荆芥、薄荷、淡豆豉、牛蒡子、桔梗、淡竹叶、甘草、对乙酰氨基酚。【功能主治】　疏风解表,清热解毒。用于风热感冒,症见发热,头痛,口干,咳嗽,咽喉痛,舌红,苔黄,脉数;上呼吸道感染见上述证候者。【用法用量】　口服:每次 2 片,每日 2~3 次。或遵医嘱。【禁忌】　忌烟、酒及辛辣、生冷、油腻食物;不宜在服药期间同时服用滋补性中成药。【注意】　①风寒外感者慎用;②服药期间忌食辛辣、油腻食品;③本品含对乙酰氨基酚。服用本品期间不得饮酒或含有酒精的饮料;不能同时服用与本品成分相似的其他抗感冒药;肝、肾功能不全者慎用;孕妇及哺乳期妇女慎用。脾胃虚寒,症见腹痛、喜暖、泄泻者慎用。此外,高血压、心脏病、糖尿病等慢性病严重者及儿童、年老体弱者应在医师指导下服用。【不良反应】　偶见皮疹、荨麻疹、药热及粒细胞减少;长期大量用药会导致肝肾功能异常。【制剂规格】　片剂:每片 0.21g,每盒 24 片。

感冒消炎片

【药物组成】 臭灵丹、蒲公英、千里光。【功能主治】 散风清热,解毒利咽,有一定抗菌、解热作用。用于感冒热毒壅盛证,症见发热咳嗽,咽喉肿痛,舌红苔黄,脉浮数;上呼吸道感染、急喉痹、乳蛾(急性扁桃体炎)见上述证候者。【用法用量】 口服:每次6片,每日3次。【禁忌】 ①风寒感冒、脾胃虚寒者不宜用;②服药期间忌服滋补性中药,忌烟、酒及辛辣、生冷、油腻食物。【注意】 孕妇慎用。【不良反应】 偶有一过性胃肠不适。【制剂规格】 片剂:每片相当于总药材1g。

银翘双解栓[典]

【药物组成】 连翘、金银花、黄芩、丁香叶。【功能主治】 疏解风热,清肺泻火。用于外感风热,肺热内盛所致的发热,微恶风寒,咽喉肿痛,咳嗽,痰白或黄,口干微渴,舌红苔白或黄,脉浮数或滑数;上呼吸道感染、扁桃体炎、急性支气管炎等见上述证候者。【用法用量】 肛门给药:每次1粒,每日3次;儿童用量酌减。【禁忌】 ①外感风寒者忌用;②饮食宜清淡而均衡营养,忌食辛辣油腻辛辣之品。【注意】 孕妇慎用;应在排便之后塞入肛门,以利药物吸收。【制剂规格】 栓剂:每粒1g、1.5g。

感冒舒颗粒[典]

【药物组成】 大青叶、连翘、荆芥、防风、薄荷、白芷、牛蒡子、桔梗、甘草。【功能主治】 疏风清热,解表宣肺;具有抑菌、抗病毒和解热等作用。用于风热感冒,头痛体困,发热恶寒,鼻塞流涕,咳嗽咽痛,舌红苔薄黄,脉浮数;上呼吸道感染见上述证候者。【用法用量】 口服:开水冲服,每次15g,一日3次;病情较重者,首次可冲服30g。【禁忌】 服药期间忌食辛辣、油腻之品。【注意】 本方疏风解表,风寒外感者慎用。【制剂规格】颗粒剂:每袋15g。

风热清口服液[典/保乙]

【药物组成】 金银花、熊胆粉、青黛、桔梗、瓜蒌皮、甘草。【功能主治】 清热解毒、宣肺透表、利咽化痰;有一定解热、抗炎、抗菌抗病毒、祛痰和增强免疫功能的作用。用于外感风热所致的感冒、肺卫失和所致的发热,微恶风寒,头痛,咳嗽,口渴,咽痛,舌边尖红,舌苔薄黄,脉浮数;上呼吸道感染见上述证候者。【用法用量】　口服:每次 10ml,每日 3～4 次;重症加量;儿童酌减;或遵医嘱。【禁忌】　服药期间忌服滋补性中药,忌烟、酒及辛辣、生冷、油腻食品。【注意】　①风寒感冒,脾胃虚寒者不宜用;②孕妇慎用。【制剂规格】　合剂:每支 10ml。

热可平注射液

【药物组成】　北柴胡、鹅不食草。【功能主治】　退热解表,具有解热、镇痛作用。用于外感热病,症见高热面赤,头痛身楚,口干口渴;流行性感冒、疟疾等恶寒或不恶寒;或寒战、高热、头痛、汗出、休作有时等患者。【用法用量】　肌内注射:每次 2～4ml,每日 2 次。【禁忌】　①本品退热解表,阴虚者忌用;②用药期间忌服滋补性中药,饮食宜清淡,忌食辛辣油腻厚味食品。【注意】　孕妇慎用。【制剂规格】　注射剂:每支 2ml。

重感灵片[基]

【药物组成】　毛冬青、石膏、青蒿、羌活、马鞭草、马来酸氯苯那敏、葛根、板蓝根、安乃近。【功能主治】　解毒清热,疏风止痛。主治表邪未解,郁里化热引起的重症感冒,症见恶寒,高热,头痛,四肢酸痛,咽痛鼻塞,咳嗽等。【用法用量】　口服:每次 6～8 片,每日 3～4 次。【注意】　①有嗜睡等不良反应。②用药期间不宜开车、高空作业和机器操作或精细工作。【制剂规格】　片剂:每片 0.25g,每盒 60 片。

复方桑菊感冒片(颗粒)[基]

【药物组成】　桑叶、野菊花、一枝黄花、枇杷仁、桔梗、芦根、甘草、薄荷油。【功能主治】　散风清热,利咽止咳。主治流行性感冒、感冒、上呼吸道感染、腭扁桃体炎,症见发热,头晕,咳嗽,咽喉肿痛,头痛等。【用法用量】　口服:颗粒剂,开水冲服,每次 20g,每日 2～3 次;片剂,每次 6 片,每日 2 次。【注意】　风寒感冒者慎用。【制剂规格】　片剂:每片 0.4g (相当于原药材 1.37g);颗粒:每袋 20g。

金青感冒颗粒[基]

【药物组成】　金银花、大青叶、板蓝根、鱼腥草、薄荷、淡豆豉、淡竹叶、陈皮、甘草。【功能主治】 辛凉解表,清热解毒。主治感冒发热,头痛咳嗽,咽喉疼痛。临床用于普通感冒、流行性感冒、急性腭扁桃体炎、急性咽喉炎、急性上呼吸道感染、急性气管炎及肺炎初期等温热邪毒证。【用法用量】 口服:每次 1 袋,每日 3 次。小儿酌减,温开水送服。【禁忌】风寒感冒者忌用。【注意】 体虚者用量酌减。【制剂规格】 颗粒剂:每袋 2g。

羚羊感冒片(胶囊)^[基/保乙]

【药物组成】 羚羊角粉 3.4g,金银花 164g,连翘 164g,淡竹叶 82g,牛蒡子 109g,淡豆豉 68g,桔梗 109g,荆芥 82g,薄荷素油 0.68ml,甘草 68g。【功能主治】 清热解表。主治外感风热,风温初起,发热头痛,咳嗽咽痛,舌苔薄黄,脉浮数等。多用于治疗多种球菌、杆菌和某些病毒引起的上呼吸道感染症。【用法用量】 口服:片剂:每次 4～6 片,每日 2 次;胶囊剂:每次 2 粒,每日 2～3 次。【禁忌】 外感风寒者忌用。【制剂规格】 薄膜衣片:每片 0.32g、0.36g,每瓶 36 片,每袋 20 片;胶囊剂:每粒 0.42g。

羚翘解毒丸(颗粒、片)^[基]

【药物组成】 羚羊角粉、金银花、桔梗、淡竹叶、淡豆豉、甘草、荆芥、牛蒡子、连翘、薄荷。【功能主治】 疏风清热,解表。主治风热感冒,恶寒发热,咳嗽,头晕目眩,咽痛,两腮赤肿等。临床用于流行性感冒、伤风感冒和腭扁桃体炎。【用法用量】 口服:蜜丸,每次 1 丸,每日 2～3 次,小儿酌减;水丸,每次 5g,每日 2～3 次;浓缩丸,每次 8 丸,每日 3 次;颗粒剂,开水冲服,每次 10g,每日 2～3 次;片剂,每次 4 片,每日 2 次,用温开水煎鲜芦根汤送服。或遵医嘱。【不良反应】 偶有过敏反应;过量中毒反应(头晕、胸闷、恶心、呕吐、四肢麻木、发热甚至呼吸急促、血压下降、昏迷、脉微欲绝等症状)。【制剂规格】 蜜丸:每丸 9g;水丸:每袋 5g;浓缩丸:每 8 丸相当于原药材 4g;颗粒剂:每袋 10g;片剂:每片 0.55g,每瓶 36 片。

精制银翘解毒片(胶囊)^[基/保乙]

【药物组成】 对乙酰氨基酚、桔梗、淡豆豉、甘草、淡竹叶、金银花、牛蒡子、荆芥穗、薄荷脑。【功能主治】　清热息风,解表退热。主治流行性感冒,发热发冷,四肢酸软,咳嗽,咽喉肿痛,温毒发颐,两腮红肿。【用法用量】　口服:每次 3～5 片,每日 2 次,儿童酌减。【制剂规格】　片剂(胶囊):每片(粒)均含对乙酰氨基酚 44mg。

感冒退热颗粒[典/基]

【药物组成】　大青叶、板蓝根各 200g,连翘、拳参各 100g。【功能主治】　清热解毒。用于防治感冒、流感及风热感冒或温毒所致发热重,恶寒轻,全身酸痛,咳嗽,咽痛咽干,鼻流浊涕,舌苔薄黄,脉浮数等。主要用于治疗风热型感冒或急性腭扁桃体炎、流行性感冒、急性咽喉炎、腮腺炎、支气管炎等。【用法用量】　口服:每次 1～2 袋,每日 3 次,开水冲服。6 岁以上儿童每次用 1/2 袋,每日 2 次;6 岁以下儿童每次用 1/3 袋,每日 2 次,温开水送服。【禁忌】　脾胃虚寒者忌用。【制剂规格】　颗粒剂:每袋 18g。

感冒清热颗粒(口服液、胶囊)[典/基/保乙]

【药物组成】　苦地丁、荆芥穗各 200g,防风、葛根、柴胡各 100g,薄荷、紫苏叶、白芷、桔梗各 60g,苦杏仁 80g,芦根 160g。【功能主治】　疏风散寒,解表清热。主治风寒感冒,头痛发热,恶寒身痛,鼻流清涕,兼咳嗽口渴者。适用于一般感冒的预防和治疗,症见上述症状,如头痛发热;恶寒身痛,腰背酸软,四肢无力,鼻流清涕,咳嗽咽干兼口渴,纳差、食欲低下等。【用法用量】　口服:颗粒剂,温开水冲服,每次 1 袋;口服液,每次 1 支;胶囊剂,每次 3 粒;均每日 2 次。【制剂规格】　颗粒剂:每袋装 3g(含乳糖);口服液:每支 10ml;胶囊剂:每粒 0.45g。

四、风寒感冒用辛温解表药

九味羌活丸(口服液、片、颗粒)[典/基/保甲/保乙]

【药物组成】　羌活、防风、苍术各 150g,细辛 50g,川芎、白芷、黄芩、地黄、甘草各 100g。【功能主治】　疏风解表,散寒除湿,退热止痛。主治恶寒发热,头痛无汗,口干,肢体酸痛。主要用于感冒、关节痛、头痛、肌纤维炎、面神经麻痹、落枕、下颌关节炎等。【用法用量】　口服:丸剂,每次

6～9g;颗粒剂,开水冲服,每次 15g;片剂,每次 4～5 片;口服液,每次 10ml;均每日 2～3 次。用姜葱汤或温开水送服。【注意】 阴虚气虚者慎用。【制剂规格】 水丸:每 500 粒重约 30g,每袋 18g;颗粒剂:每袋 5g;片剂:每片 0.5g;口服液:每支 10ml。

感冒清热颗粒(口服液、胶囊、咀嚼片)^[典/基/保乙]

【药物组成】 颗粒剂的配方比例为荆芥穗、苦地丁各 200g,苦杏仁 80g,防风、柴胡、葛根各 100g,薄荷、紫苏叶、桔梗、白芷各 60g,芦根 160g (其他制剂的配方比例各有区别,参见《药典》)。【功能主治】 疏风散寒,解表清热。主治风寒感冒,头痛发热,恶寒身痛,鼻流清涕,兼咳嗽口渴者。适用于一般感冒的预防和治疗,症见上述症状,如头痛发热,恶寒身痛,腰背酸软,四肢无力,鼻流清涕,咳嗽咽干兼口渴,纳差、食欲低下等。【用法用量】 口服;颗粒剂,开水冲服,每次 1 袋;口服液,每次 10ml;胶囊剂,每次 3 粒;咀嚼片:咀嚼溶化后吞服;均每日 2 次。【注意】 ①风热感冒者慎用;②忌辛辣、油腻食物;③接受器官移植患者服用本品可致环孢素血药浓度升高。【制剂规格】 颗粒剂:每袋 12g(含糖型)、6g(无糖型)、3g(含乳糖);口服液:每支 10ml;胶囊:每粒 0.45g;咀嚼片:每片 1.5g。

正柴胡饮颗粒^[保甲]

【药物组成】 柴胡、陈皮、防风、甘草、赤芍、生姜。【功能主治】 表散风寒,解热止痛。主治外感风寒初起,发热恶寒,无汗,头痛,鼻塞,喷嚏,咽痒咳嗽,四肢酸痛等症,如流行性感冒初起,轻度上呼吸道感染等。亦用于心肌炎、肺炎、高热症。【用法用量】 口服:开水冲服,每次 1 袋,每日 3 次,小儿酌减或遵医嘱,糖尿病者用无糖型。【制剂规格】 颗粒剂:每袋 10g(含糖)、5g(不含糖),每盒 10 袋。

表实感冒颗粒

【药物组成】 麻黄、紫苏叶、葛根、防风、白芷、桂枝、桔梗、杏仁、陈皮、生姜。【功能主治】 发汗解表,疏风散寒。有明显的解热镇痛作用,主治外感风寒所致表实感冒,喘咳。症见恶寒重发热轻,无汗,鼻塞声重,流清涕,咳喘痰白,或喘咳气重,头痛,体痛,舌苔薄白,脉浮紧等。用于流行性感冒、急性支气管炎属风寒表实。【注意】　服用表实感冒颗粒时,会有大汗,建议不要太过出汗,可以多饮温水进行补充,防止病人因为感冒身体虚弱,而容易发生虚脱;忌油腻饮食,可以进食清淡、易消化的食物;有高血压、心脏病尤其是老年患者慎用。【用法用量】　口服:温开水冲服,每次 1～2 袋(10～20g),每日 2～3 次;小儿酌减。【制剂规格】　颗粒剂:每袋 10g。

表虚感冒颗粒[保乙]

【药物组成】　桂枝、白芍、生姜、大枣、葛根。【功能主治】　散风解肌,和营退热。用于风寒表虚型感冒,症见发热恶风,有汗,头痛项强,咳嗽痰白,舌苔薄白,脉浮或浮缓等。风寒感冒,鼻鸣干呕,或咳,或嚏,急性鼻炎等症见上述证候者。【用法用量】　口服:每次 1 袋,每日 3 次,开水冲服,多饮水为好。【禁忌】　①风热感冒者忌用;②服药期间忌生冷、辛辣、油腻厚味之品。【制剂规格】　颗粒剂:8g、10g。

风寒感冒颗粒(丸)[典]

【药物组成】　麻黄、桂枝、紫苏叶、白芷、防风、葛根、桔梗、苦杏仁、干姜、甘草。【功能主治】　温肺散寒,祛痰止咳。用于外感风寒,肺气不宣所致的咳喘,症见头痛鼻塞,痰多咳嗽,胸闷止咳等症。【用法用量】　口服:颗粒剂,每次 1 袋,每日 2 次,开水冲服;丸剂,每次 6～9g,每日 2 次,温开水送服。【禁忌】　①风热感冒及寒郁化热明显者忌用;②服药期间忌食辛辣、油腻之品。【注意】　方中含麻黄,高血压、心脏病患者慎用或遵医嘱。【制剂规格】　颗粒剂:每袋 8g。水丸:每袋 6g。

感冒软胶囊(滴丸)[保乙]

【药物组成】　麻黄、桂枝、羌活、防风、荆芥穗、白芷、当归、川芎、苦杏仁、桔梗、薄荷、石菖蒲、葛根、黄芩。【功能主治】　疏风散寒,解表清热。用于外感风寒所致的感冒,症见发热头痛,恶寒无汗,鼻塞流涕,骨节酸痛,咳嗽、咽痛、舌淡苔薄白,脉浮;上呼吸道感染见上述证候者。【用法用量】　口服:软胶囊,每次 2～4 粒;滴丸:每次 1～2 袋;均每日 2 次,温开水送服。【禁忌】　①风热感冒及寒郁化热明显者忌用;②服药期间忌食辛辣、油腻之品。【注意】　方中含麻黄,高血压、心脏病患者慎用或遵医嘱。【制剂规格】 软胶囊:每粒 0.425g(相当于总药材 1.8g);滴丸:每丸 2.5g(相当于总药材 3.6g)。

感冒疏风丸(颗粒、胶囊、片)^[典/保乙]

【药物组成】 颗粒配方:麻黄、紫苏叶、桔梗、甘草、生姜、独活各50g,苦杏仁、桂枝、防风、大枣各75g,白芍(酒炙)、谷芽(炒)各125g,蔗糖500g 或阿司帕坦(别名)12g(无蔗糖),糊精350g,制成 1000g 或 300g(无蔗糖)。其他剂型中药材成分相同,但配方比例略有差异。【功能主治】散寒解表,宣肺止咳。用于风寒感冒,症见恶寒发热,咳嗽气促,头痛鼻塞,鼻流清涕,骨节酸痛,四肢倦怠,舌苔白,脉浮紧;上呼吸道感染见上述证候者。【用法用量】 口服:水蜜丸,每次 6g;大蜜丸,每次 1 丸;片剂,每次 4 片;胶囊剂,每次 4 粒;颗粒剂,开水冲服,每次 1 袋;均每日 2 次。或遵医嘱。【禁忌】 ①风热感冒者忌用;②服药期间忌服滋补性中药;③忌烟戒酒,不宜食用辛辣、生冷、油腻食物。【注意】 孕妇慎用;高血压、心脏病慎服,或在医生指导下服用。【制剂规格】 水蜜丸:每支(袋)6g;大蜜丸:9g;颗粒剂:每袋 10g(含糖型),3g(无蔗糖);胶囊剂:0.3g;片剂:每片相当于原药材 1g。

风寒咳嗽颗粒(丸)^[典]

【药物组成】 陈皮、生姜、法半夏、青皮、苦杏仁、麻黄、紫苏叶、五味子、桑白皮、甘草(炙)。【功能主治】 温肺散寒,祛痰止咳。用于外感风寒,肺气不宣所致的咳喘,症见头痛鼻塞,痰多咳嗽,胸闷气喘等症。【用法用量】 口服:颗粒剂,每次 5g,每日 2 次,开水冲服;丸剂,每次 6～9g,每日 2 次,温开水送服。【禁忌】 痰热咳嗽及阴虚干咳者忌服。【注意】孕妇、心脏病患者慎用。【制剂规格】 颗粒剂:每袋 5g,每盒 10 包。丸剂:每袋(瓶)6g。

桂枝合剂(颗粒)^[基/保乙]

【药物组成】 桂枝、白芍、生姜、大枣、甘草。【功能主治】 解肌发表,调和营卫。有抗病毒、抗炎、镇痛、镇静、发汗等作用,主治外感风寒表虚证所致的发热头痛,汗出恶风,舌苔薄白,脉浮缓等。多用于治疗风寒型感冒、流行性感冒等疾病。尚有人用于自主神经功能紊乱,肢体麻木、面神经麻木、神经性头痛、眩晕；阵发性心动过速的胸闷心悸、受恐后心悸等症。【用法用量】　口服：合剂，每次 15～20ml；颗粒剂，冲服，每次 1 袋；均每日 3 次。【禁忌】　表实无汗者或温病内热口渴者忌服。【制剂规格】　合剂：每瓶 100ml；颗粒剂：每袋 10g，每盒 10 袋。

散寒解热口服液[保乙]

【药物组成】　葛根、麻黄、桂枝、白芍、苦杏仁、生姜、大枣、甘草。【功能主治】　散寒解表，宣肺止咳。主治风寒感冒。用于感冒风寒证，症见恶寒重，发热轻，无汗，头痛，肢体酸楚，鼻塞声重，时流清涕，喉痒咳嗽，项强，舌苔薄白，脉浮或浮紧，或急性上呼吸道感染见上述症状者。【用法用量】　口服；每次 1 支，每日 3 次。【禁忌】　风热感冒者禁用；若发现药品泄漏污染，出现大量沉淀、变色时禁用。【注意】　合用其他药品时咨询医生或药师，有心脏病史、高血压史者慎用。【不良反应】　个别病人服药后可出现心慌。【制剂规格】　口服液：每支 10ml，每盒 6 支。

柴胡滴丸(口服液)[典/基/保乙]

【药物组成】　北柴胡。【功能主治】　退热解表，抗炎，镇静，镇痛，镇咳，抗病毒。用于感冒，可迅速退热，缩短感冒病程，全面缓解感冒症状。【用法用量】　口服或舌下含服：滴丸，每次 525mg，每日 3 次；儿童剂量减半；口服液，每次 10～20ml，每日 3 次；小儿酌减。【制剂规格】　滴丸：每袋 525mg，每盒 6 袋；口服液：每支 10ml(相当于原生药 1g)。

五、流行性感冒用药

流　感　丸[藏/保乙]

【药物组成】　阿如拉(诃子)、如述(木香)、玛奴(藏木香)、西当嘎(酸藤果)、香更(阿魏)、大戟(膏)、格格勒(安息香)、周热(龙骨)、勒哲(宽筋藤)、苏麦(豆蔻)、曲扎(亚大黄)、蒡达(獐牙菜)、裁达夏(镰形棘豆)、巴尔巴达(角茴香)、榜嘎(唐古特乌头)、草乌、秀斗那保(藏菖蒲)、拉泽(麝香)、格旺(牛黄)、勒协(丁香)等藏药材。【功能主治】　清热解毒。可预防和治疗流感继发性细菌感染所致并发症支气管炎、肺炎等。用于流行性感冒，流清鼻涕，头痛咳嗽，周身酸痛，炎症发热等。【用法用量】　口服:每次 1～2g(5～10 丸),每日 2～3 次,白开水送服。【注意】 孕妇,有过敏倾向者慎用。【制剂规格】 丸剂:每丸 0.2g。

荆防颗粒(合剂)^[基/保乙]

【药物组成】 荆芥、防风、羌活、独活、柴胡、前胡、川芎、枳壳、茯苓、桔梗、甘草。【功能主治】 发寒解表,散风祛湿。主治感冒风寒,头痛身痛,恶寒无汗,鼻塞流涕,咳嗽。临床用于流行性感冒,轻度上呼吸道感染等。【用法用量】 口服:每次 15g,每日 3 次,开水冲服。【制剂规格】颗粒剂:每袋 15g,每盒 10 袋。

表实感冒颗粒^[基]

【药物组成】 麻黄、紫苏叶、葛根、防风、白芷、桂枝、桔梗、杏仁、陈皮、生姜。【功能主治】 发汗解表,疏风散寒。有明显的解热镇痛作用,主治外感风寒所致表实感冒,喘咳。症见恶寒重发热轻,无汗,鼻塞声重,流清涕,咳嗽痰白,或喘咳气急,头痛,体痛,舌苔薄白,脉浮紧等。用于流行性感冒、急性支气管炎属风寒表实证者。【用法用量】 口服:每次 1袋,每日 3 次,开水冲服;小儿酌减,宜多饮白开水。【禁忌】 忌生、冷、油腻、辛辣食物;防止出汗太多而虚脱。【注意】 服药期间饮食宜清淡而均衡营养;高血压、心脏病患者慎用。【制剂规格】 颗粒:每袋 8g,每盒10 袋。

催 汤 丸^[典/基]

【药物组成】 土木香膏 30g,野姜、毛诃子(去核)、土木香各 20g,悬钩子茎(去皮、心)90g,木藤蓼(去皮)50g,诃子(去核)36g,余甘子 40g,块茎糙苏 60g。【功能主治】 清热解表,止咳止痛。治感冒初起,咳嗽头痛,关节酸痛,防治流行性感冒。【用法用量】 口服:水煎,用冷水约400ml 浸泡药丸 1～2 小时后煎至约 300ml。趁热服汤;每次煎服 1～2丸,每日 3 次。【注意】 肾病患者慎用。【制剂规格】 水丸:每丸 4g。

山腊梅颗粒(片、清感茶、滴丸)

【药物组成】 山腊梅(山香茶)。【功能主治】 辛凉解表,清热解毒;有一定镇咳、降压作用。主要用于风热感冒或流行性感冒,症见发热、恶寒、咽痛、流涕等症。亦有用于小儿手足口病。【用法用量】　口服：颗粒剂，开水冲服，每次 10g；清感茶，浸泡，每次 6g；片剂，每次 6～7 片，均每日 3 次。或遵医嘱。【禁忌】　①服药期间忌辛辣、油腻、生冷食物和烟酒；②也不宜同服滋补药；③风寒感冒者不宜用。【注意】　体温超过 38.5℃者及糖尿病、高血压、肝肾病等患者，以及小儿、孕妇、哺乳妇女、年老体虚者，脾虚便溏者均应遵医嘱。【制剂规格】　颗粒剂：每袋 10g；片剂：每片 0.35g；清感茶剂：每袋 3g；滴丸参见说明书。

六、胃肠型感冒用药

午时茶颗粒(茶剂、胶囊)[典/基]

【药物组成】　苍术、柴胡、羌活、防风、白芷、川芎、广藿香、前胡、连翘、陈皮、山楂、枳实、甘草、炒六神曲各 30g，麦芽(炒)、桔梗、紫苏叶、厚朴各 45g，红茶 960g。【功能主治】　解表和中。主治感受风寒，内伤食积，寒热吐泻，水土不服等，症见发热恶寒，头身疼痛，腹痛吐泻，舌苔白腻，脉濡而缓或滑等。临床用于胃肠型感冒、急性胃肠炎、胃肠功能紊乱、消化不良、过敏性肠炎等。【用法用量】　口服：颗粒剂、茶剂，每次 1 袋；胶囊剂，每次 1.5g；均每日 1～2 次，小儿酌减。开水冲服或水煎服，应趁热服用，盖被睡一会儿，使上半身出汗。【禁忌】　无积滞或属风热感冒者忌用。【制剂规格】　颗粒剂：每袋 10g；茶剂：每袋 2.5g；胶囊剂：每粒 0.25g、0.5g。

千　金　茶[基]

【药物组成】　藿香、香薷、厚朴、紫苏、荆芥、陈皮、半夏、苍术、贯众、枳壳、柴胡、香附、甘草、石菖蒲、茶叶、玉叶金花、薄荷、川芎、羌活、桔梗。【功能主治】　疏风解表，利湿和中。主治四季伤风感冒，中暑发热，腹痛身酸，呕吐泄泻。临床用于胃肠型感冒、急慢性胃肠炎等。【用法用量】　口服：水煎，每次 1 包，每日 2～3 次，儿童用量酌减。【制剂规格】　茶剂：每袋 12g。

保济丸(口服液)[保甲/保乙]

【药物组成】　钩藤、菊花、蒺藜、厚朴、木香、苍术、天花粉、广藿香、葛根、茯苓、薄荷、化橘红、白芷、薏苡仁、神曲茶、稻芽。【功能主治】 解表，祛湿，和中。主治腹痛吐泻，嗳食嗳酸，恶心呕吐，肠胃不适，晕车晕船，四时感冒，发热头痛等。临床用于胃肠型感冒、急性肠胃炎、消化不良、急性胃炎、幽门痉挛等。【用法用量】 口服：丸剂，每次 1.85～3.7g；口服液，每次 10～20ml；均每日 3 次。【禁忌】 忌食生、冷、油腻食物；外感燥热者不宜服用。【制剂规格】 小水泛丸：每瓶 1.85g、3.7g；口服液：每支 10ml。

调胃消滞丸[典]

【药物组成】 紫苏叶 60g，苍术(泡)60g，羌活 60g，防风 60g，白芷 60g，薄荷 60g，前胡 60g，厚朴(姜汁制)60g，陈皮(蒸)60g，神曲 60g，乌药(醋制)60g，半夏(制)60g，砂仁 60g，豆蔻 60g，茯苓 60g，草果 30g，枳壳 30g，广藿香 6g，川芎(酒蒸)6g，木香 6g，香附(四制)60g，甘草 30g。用黑化铁和滑石粉包衣丸剂。【功能主治】 疏风解表，散寒化湿，健胃消食。用于风寒感冒夹湿，内伤食滞证，症见恶寒发热，头痛身困，食少纳呆，嗳腐吞酸，腹痛泄泻；胃肠型感冒见上述证候者。【用法用量】 口服：每次 2.2g，每日 2 次。【禁忌】 ①风热感冒者不适用；②忌服滋补性中药，忌烟、酒及辛辣、生冷、油腻食物。【注意】 孕妇慎用。【制剂规格】 丸剂：每支(瓶)2.2g。

芙朴感冒颗粒

【药物组成】 芙蓉叶、牛蒡子(炒)、厚朴、陈皮。【功能主治】 清热解毒，宣肺利咽，宽中理气。用于风热或风热夹湿所致的感冒，症见发热头痛、咽痛、咳嗽、肢体酸痛、鼻塞、胃纳减退、舌尖红、苔薄或腻、脉浮数；上呼吸道感染见上述证候者。【用法用量】 口服：开水冲服，每次 15～30g，一日 2 次。【禁忌】 忌烟、酒及辛辣、生冷、油腻食物；不宜在服药期间同时服用滋补性中药；风寒感冒者不适用；对本品过敏者禁用。【注意】高血压、心脏病、肝病、糖尿病、肾病等慢性病严重者和儿童、孕妇、哺乳期妇女、年老体弱者应在医师指导下服用。【制剂规格】 颗粒剂：每袋 10g（相当于原药材量 15.5g）。

加味藿香正气软胶囊[典/保甲/保乙]

【药物组成】 广藿香、紫苏叶、白芷、炒白术、陈皮、半夏(制)、姜厚朴、茯苓、桔梗、甘草、大腹皮、生姜、大枣。【功能主治】　解表化湿,理气和中。用于外感风寒,内伤湿滞证,症见头痛昏重,胸膈痞闷,脘腹胀痛,呕吐泄泻;胃肠型感冒见上述证候者。【用法用量】　口服:每次 3 粒,每日 2 次。【制剂规格】　胶囊剂:0.6g(相当于原药材 2.157g),每粒含厚朴以厚朴酚($C_{18}H_{18}O_2$)的总量计,不得少于 1.6mg。

甘和茶颗粒

　　【药物组成】　黄芩、苍术、赤芍、甘草各 75g,高良姜、防风、青皮、紫苏叶、荆芥、柴胡、青蒿各 56g,苦丁茶、神曲(炒)、桔梗各 38g,麦芽(炒)、山楂(炒)、救必应各 300g,水翁花、金樱根、岗梅各 1500g。【功能主治】清暑散热,生津止渴,疏利三焦,清利化湿,健脾消食。现代药理实验证明,甘和茶对胃肠运动有促进作用,高剂量对免疫器官胸腺及脾脏未见影响,但有显著的促进肾上腺增生作用,且对耳部急性炎症水肿有明显抑制作用。主治感冒发热,中暑口渴,预防感冒。临床用于头痛发热,口渴心烦,胸脘痞闷,不思饮食,便溏尿赤,舌苔白腻,脉濡等。外感暑湿、脾被湿困或食滞伤脾、湿自内生而见饱胀纳呆,腹痛吐泻均可使用本茶为辅助治疗之用。【用法用量】　口服:冲服(药茶包)或泡服(袋装药茶),每次 1 包或 1 袋。如感冒发热,另加生姜、葱、紫苏叶少许同煎服。【注意】　忌烟、酒及辛辣、生冷、油腻食物;不宜在服药期间同时服用滋补性中成药;风寒感冒者不适用,其表现为恶寒重,发热轻,无汗,头痛,鼻塞,流清涕,喉痒咳嗽;高血压、心脏病、肝病、糖尿病、肾病等慢性病严重者应在医师指导下服用。【制剂规格】　茶剂(颗粒):每袋 3.2g。

香苏正胃丸[典]

参阅胃肠疾病治疗药(见第 260 页)。

香苏调胃片

参阅胃肠疾病治疗药(见第 288 页)。

七、暑热、秋燥感冒用药

暑湿感冒颗粒[基]

　　【药物组成】　藿香、佩兰、紫苏叶、白芷、防风、半夏、陈皮、苦杏仁、茯苓、大腹皮。【功能主治】 清暑祛湿,芳香化浊。主治外感风寒所引起的感冒,胸闷呕吐,腹泻便溏,发热不畅。用于流行性感冒、食物中毒、霍乱、急性胃炎、急性肠炎、感冒等。【用法用量】 口服:每次 1 袋,每日 3 次,开水冲服;小儿酌减。【制剂规格】 颗粒剂:每袋 8g,每盒 10 袋。

避瘟散(片、胶囊)[典/基]

【药物组成】 檀香156g,姜黄、甘松、零陵香各18g,香排草180g,玫瑰花、白芷、丁香各42g,木香36g,麝香1.4g,朱砂662g,冰片、薄荷脑各138g。【功能主治】 祛暑辟秽,开窍止痛。治中暑及夏季暑邪引起的头目眩晕、头痛鼻塞、恶心、呕吐、晕车晕船。【用法用量】 口服:散剂,每次0.6g,温开水送服;片(胶囊)剂,每次0.5g,均每日1次。外用:适量吸入鼻孔。或遵医嘱。【注意】 孕妇使用,或遵医嘱。【制剂规格】 散剂:每袋0.6g;片剂(胶囊):每瓶(粒)0.25g。

痧　　药[典/基]

【药物组成】 丁香21g,苍术110g,大黄210g,甘草84g,冰片0.5g,麝香10.5g,蟾酥(制)63g,天麻、麻黄、雄黄、朱砂各126g。【功能主治】祛暑解毒,辟秽开窍。治中暑。用于夏令贪凉饮冷,猝然闷乱烦躁胸痛吐泻,牙关紧闭,四肢逆冷。【用法用量】 口服:每次10～15 丸,每日 1 次,小儿酌减,或遵医嘱。外用:研碎细吹鼻取嚏。【禁忌】 孕妇禁用。【注意】 按规定用量服用,不宜多服。【制剂规格】 丸剂:每33丸重1g。

秋燥感冒颗粒[基]

【药物组成】 桑叶、北沙参、麦冬、杏仁、伊贝母、桔梗、前胡、山豆根、菊花、竹叶。【功能主治】 清燥退热,润肺止咳。主治秋燥病、咳嗽等。用于秋季感冒或流行性感冒及急、慢性支气管炎等。【用法用量】 口服:每次1～2袋,每日3次,小儿酌减,温开水送服。【禁忌】 忌辛辣厚味,宜清淡饮食。【制剂规格】 颗粒:每袋10g。

八、感冒相关其他用药

解表清金散[基]

【药物组成】 薄荷、桔梗、黄芩、麻黄、前胡、茯苓、冰片、麦冬、紫苏叶、清半夏、橘红、石膏、甘草、苦杏仁(炒)、川贝母。【功能主治】 清热解表,镇咳祛痰。治感冒鼻塞,咳嗽喘促,周身发热。【用法用量】 口服:1周岁,每次 1g;2—3 岁,每次 2g;均每日 2 次;周岁以下酌减。【制剂规格】散剂:每袋 2g。

五粒回春丸^[保乙]

【药物组成】 西河柳、金银花、连翘、牛蒡子(炒)、蝉蜕、薄荷、桑叶、防风、麻黄、羌活、僵蚕(麸炒)、胆南星(酒炙)、化橘红、苦杏仁(去皮炒)、川贝母、茯苓、赤芍、淡竹叶、甘草、羚羊角粉、人工麝香、牛黄、冰片。【功能主治】 解肌透表,清热化痰。用于感冒发热,鼻流清涕,瘾疹不出,发热咳嗽,痘疹透发不畅等。【用法用量】 口服:芦根、薄荷煎汤或温开水空腹送服,成人每次 5 丸,每日 2 次。1岁,每次 1粒;2岁,每次 2粒;3岁以上,每次 5粒;均每日 2次。【禁忌】 服药期间避风。发疹、有泄泻者忌服;忌食油腻厚味食物。【注意】 运动员慎用。【制剂规格】 水蜜丸:每 100 丸重 12g,每小瓶 6 丸、12 丸。

五粒回春丸(丹)^[基/保乙]

【药物组成】 西河柳 45g,金银花、防风、连翘、桑叶、羌活、胆南星(酒炙)、淡竹叶、化橘红各 105g,牛蒡子(炒)、蝉蜕、薄荷、麻黄、川贝母、赤芍各 75g,僵蚕(麸炒)、茯苓、甘草各 60g,苦杏仁(去皮炒)45g,羚羊角粉、牛黄各 15g,麝香 5g,冰片 10g。【功能主治】 清热凉血,解毒透疹,化痰息风。主治麻毒内陷,里热炽盛之壮热咳嗽,烦躁口渴,麻疹透发不利,隐伏难出,或疹出即没,时时欲惊,舌红苔薄,脉数有力,指纹红紫等。可用于麻疹合并肺炎。尚可用于小儿高热,烦躁哭啼,小儿支气管哮喘等有良效。【用法用量】 口服:每次 5 粒,每日 2 次,3 岁以下小儿酌减。【制剂规格】 小蜜丸:每 100 丸重 12g,每瓶 10 粒、20 粒。

五福化毒丸^[保乙]

【药物组成】 水牛角浓缩粉 20g,连翘、青黛、玄参、甘草各 60g,黄连5g,牛蒡子(炒)、地黄、桔梗、芒硝、赤芍各 50g。【功能主治】 清热解毒,凉血消肿。主治热毒蕴积而致之小儿疮疖痱毒及咽喉肿痛,口舌生疮,牙龈出血,疟腮,病毒、细菌性感染症,如急性化脓性感染(组织感染腭扁桃体炎、咽炎、腮腺炎等)。【用法用量】 口服:水蜜丸,每次 2g;大蜜丸,每次 1 丸;每日 2～3 次。【禁忌】 忌辛辣发物、油腻厚味。【制剂规格】 大蜜丸:每丸 3g;水蜜丸:每 4 丸 2g。

抗感解毒颗粒

【药物组成】 葛根、菊花、栀子、茵陈、白芷、连翘、板蓝根、贯众、金银花、黄芩、大青叶。【功能主治】 清热解毒,凉血消肿。用于风热感冒,包括流行性腮腺炎(痄腮)、感冒、流行性感冒、咽炎、腭扁桃体炎。【用法用量】 口服:开水送服,每次 10g,每日 3 次;重症酌增,儿童酌减,或遵医嘱.【制剂规格】 颗粒:每袋 10g。

抗腮灵糖浆

【药物组成】 夏枯草、柴胡、枳壳、甘草、竹茹、大青叶、牛蒡子、大黄、生石膏。【功能主治】 清热散火,解毒散结。用于腮腺炎、咽喉炎、咽峡炎、腭扁桃体炎、颜面丹毒、化脓性腮腺炎、急性淋巴结炎;邪热侵袭、毒热壅聚证,如大头瘟等。【用法用量】 口服:每次 20～30ml,每日 2 次。【制剂规格】 糖浆:每瓶 120ml。

青 黛 散 [保甲]

【药物组成】 青黛、甘草、硼砂(煅)、冰片、薄荷、黄连、儿茶、人中白(煅)。【功能主治】 清热解毒、消肿止痛、敛疮生肌。外用治口疮,咽喉肿痛,牙疳出血及单乳蛾、急性咽炎、腭扁桃体炎、乳头炎、口颊炎、舌炎、牙龈炎等。【用法用量】 外用:吹撒患处或调敷患处,每日 2～3 次。【制剂规格】 散剂:每小瓶 1.5g。

消炎解毒丸

【药物组成】 牛黄、蟾酥、青黛、朱砂、雄黄、冰片。【功能主治】 清热解毒,消炎止痛。用于感冒发热、上呼吸道感染及各种疮疖肿痛。【用法用量】 口服:开水送服:每次 1 包,每日 4 次。【制剂规格】 水丸:每 10 丸重 1.8g。

清热银花糖浆

【药物组成】 金银花、菊花、白茅根、通草、大枣、甘草、绿茶叶。【功能主治】　清热解毒,通利小便。主治温邪头痛,目赤口渴,小便不利。用于感冒、流行性感冒、泌尿系统感染、泌尿系统结石、急性结膜炎、咽炎、腭扁桃体炎等。【用法用量】　口服:每次 20ml,每日 2 次。【制剂规格】糖浆剂:每瓶 200ml。

清热解毒颗粒(胶囊、软胶囊、片)^[保甲]

【药物组成】　黄连、水牛角、玄参、大青叶、金银花、地黄、连翘、知母、石膏。【功能主治】　清热解毒,养阴生津,泻火。用于风热型感冒,流行性腮腺炎,轻中型乙型脑炎。【用法用量】　口服:颗粒剂,每次 18g,开水冲服;胶囊剂,每次 2～4 粒;片剂,每次 2～4 片;软胶囊,每次 2～4 粒;均每日 3 次。小儿酌减或遵医嘱。【禁忌】　孕妇禁用。【注意】　风寒感冒、脏腑虚热虚寒者忌用。【制剂规格】　颗粒剂:每袋 18g;胶囊剂:每粒0.3g;软胶囊:每粒 0.8g、1.2g;片剂:每瓶 0.3g。

通宣理肺浓缩丸(蜜丸、胶囊、口服液)^[典/基/保甲]

【药物组成】　紫苏叶 144g,苦杏仁(炒)、甘草、半夏(制)各 72g,麻黄、前胡、陈皮、枳壳(炒)、茯苓、黄芩、桔梗各 96g。【功能主治】　解表散寒,宣肺止嗽。用于感冒发热,咳嗽、恶寒、鼻塞流涕,头痛无汗,肢体酸痛;急性支气管炎见上述证候者。【用法用量】　口服:浓缩丸,每次 8～10 丸;蜜丸,每次 2 丸;胶囊剂,每次 2 粒;口服液,每次 20ml,均每日 2～3 次。【制剂规格】　浓缩丸:每 8 丸相当于原药材 3g,每瓶 200 丸;蜜丸:每丸 6g;胶囊:每粒 0.36g;口服液:每支 10ml。

复方牛黄消炎胶囊

【药物组成】　人工牛黄、栀子、珍珠母、雄黄、石膏、盐酸小檗碱、黄芩、朱砂、郁金、冰片、水牛角浓缩粉。【功能主治】　清热解毒,镇静安神。本品用于气分热盛,高热烦躁;上呼吸道感染、肺炎、气管炎见上述证候者。【用法用量】　口服:每次 3～4 粒,每日 2 次。【禁忌】　孕妇忌服;对本品过敏者禁用。【不良反应】　口服不良反应较少,偶有恶心、呕吐、皮疹和药热,停药后消失。【注意】　本品含雄黄、朱砂,不宜久服;如服用过量或出现严重不良反应,应立即就医。【制剂规格】　胶囊剂:每粒 0.4g(含盐酸小檗碱 4.3mg)。

第二节 小儿感冒及呼吸系统疾病用药

一、风寒感冒用药

小儿至宝丸(丹)[典/基/保乙]

【药物组成】 紫苏叶、广藿香、薄荷、羌活、陈皮、白附子(制)、胆南星、麦芽(炒)、川贝母、山楂(炒)、天麻、钩藤、僵蚕(炒)、蝉蜕、全蝎、雄黄、滑石、槟榔各50g,茯苓、六神曲(炒)各200g,琥珀、白芥子(炒)各30g,冰片4g,牛黄6g,朱砂10g。【功能主治】 疏风清热,消食导滞,化痰息风。主治小儿风寒感冒,停食停乳,发热鼻塞,咳嗽痰多,呕吐泄泻,惊惕抽搐等症。用于小儿感冒、消化不良、高热惊厥、支气管肺炎等,症见上述症状者。【用法用量】 口服:每次1丸,每日2～3次,温开水送服;6个月以下小儿酌减。【禁忌】 忌辛辣油腻食物。【制剂规格】 蜜丸:每丸1.5g。

儿感清口服液

【药物组成】 荆芥穗、薄荷、化橘红、黄芩、紫苏叶、法半夏、桔梗、甘草等。【功能主治】 能解表清热,宣肺化痰。用于小儿外感风寒、肺胃蕴热证,症见发热恶寒,鼻塞流涕,咳嗽有痰,咽喉肿痛,口渴等。【用法用量】 口服:1－3岁,每次10ml,每日2次;4－7岁,每次10ml,每日3次;8－14岁,每次20ml,每日3次。【注意】 新生儿不宜使用。【制剂规格】口服液:每支10ml。

小儿清感灵片

【药物组成】 苍术、川芎、黄芩、荆芥穗、白芷、地黄、甘草、防风、葛根、苦杏仁、牛黄。【功能主治】 发汗解肌,清热透表。主治小儿外感风寒引起的发热怕冷,肌表无汗,头痛口渴,咽喉鼻塞,咳嗽痰多,体倦。多用于伤风感冒或流行性感冒所引起的发热头痛、咳嗽等。【用法用量】口服:1岁以内,每次1～2片;1－2岁,每次2～3片;3岁以上,每次3～5片;均每日2次。【制剂规格】 片剂:每瓶0.23g。

小儿解表颗粒(口服液) [典/基]

【药物组成】 金银花、蒲公英、黄芩各 300g,连翘、牛蒡子(炒)各 250g,葛根、防风、紫苏叶各 150g,荆芥穗 100g,牛黄 1g。【功能主治】 宣肺、清热、解表。主治小儿感冒,轻度上呼吸道感染等病症。症见恶寒发热,头痛咳嗽,鼻塞流涕,咽喉痛痒。【用法用量】 口服:颗粒剂,开水冲服,1—2 岁,每次 4g,每日 2 次;3—5 岁,每次 4g,每日 3 次;6—14 岁,每次 8g,每日 2~3 次。口服液,1—2 岁,每次 5ml,每日 2 次;3—5 岁,每次 5ml,每日 3 次;6—14 岁,每次 10ml,每日 2~3 次。【制剂规格】 颗粒剂:每袋 8g;口服液:每支 10ml。

小儿清感灵片 [基]

【药物组成】 羌活、苍术(炒)、川芎、黄芩、荆芥穗、白芷、地黄、甘草、防风、葛根、苦杏仁(炒)、牛黄。【功能主治】 发汗解肌,清热透表。主治小儿外感风寒引起的发热怕冷,肌表无汗,头痛口渴,咽痛鼻塞,咳嗽痰多,体倦。多用于伤风感冒或流行性感冒所引起的发热头痛、咳嗽等。【用法用量】 口服:1 岁以内,每次 1~2 片;1—2 岁,每次 2~3 片;3 岁以上,每次 3~5 片;均每日 2 次。多饮温开水为好。【制剂规格】 片剂:每片 0.23g。

保 婴 丹

【药物组成】 麝香、牛黄、梅片、珍珠末、金礞石、硼砂、琥珀、麻黄、胆南星、天竺黄、重楼根、防风、法半夏、川贝母、淡全虫、黄连、羌蚕、钩藤、郁金、薄荷、天麻、蝉蜕。【功能主治】 疏风清热,化痰定惊。用于小儿感冒,风寒袭表,食滞化热所致发热恶寒,喷嚏流涕,咳嗽有痰,胃不适及夜啼易惊,睡眠不宁、不思饮食、气咳痰多、胃气过多、吐乳及夜啼惊跳。【用法用量】 口服:1 月龄以内新生儿,每日 1 次,每次半瓶;1 个月至 2 岁,每日 1 次,每次 1 瓶;2 岁以上,每日 1 次,每次 2 瓶。可连服多日。如做保健用药,可每周 1 次,剂量同前。如病情持续,须遵医嘱,以温开水送服或调服。【禁忌】 忌食生冷荤腥、油腻燥热食物。有先天性六磷酸葡萄糖去氢酶缺乏症婴儿忌用。【制剂规格】 丹(丸)剂:每瓶净重 0.34g,每盒 6 瓶。

二、风热感冒、流行性感冒及上呼吸道感染用药

小儿感冒舒颗粒 [保乙]

【药物组成】 葛根、荆芥、牛蒡子、桔梗、玄参等。【功能主治】 疏风解表,利咽退热。具有显著的退热、镇咳、消炎和抑毒抑菌等作用。体内外抑菌实验表明:该药对金葡菌、流感嗜血杆菌、脑膜炎败血症黄杆菌、摩拉菌、肺炎球菌、甲链球菌、大肠埃希菌、铜绿假单胞菌等有不同程度的抑制作用。用于小儿外感发热、无汗或少汗、咽痛、咳嗽等。【用法用量】口服:1-3岁,每次1/2袋,每日4次;4-7岁,每次1袋,每日3次;8-14岁,每次1袋,每日4次。【不良反应】 偶见恶心,呕吐,腹泻。【制剂规格】 颗粒剂:每袋6g,每盒6袋。

小儿百寿丸 [典/保乙]

【药物组成】 钩藤、炒僵蚕、六神曲(麸炒)、麦芽(炒)、砂仁、薄荷、滑石各45g,胆南星(酒炙)、天竺黄、木香、陈皮、麸炒苍术各75g,桔梗、茯苓、甘草各30g,炒山楂150g,朱砂、牛黄各10g。共制细粉,每100g粉末加炼蜜100~120g,制成大蜜丸。【功能主治】 清热散风,消食化滞。主治小儿风热感冒、积滞,症见发热头痛,脘腹胀满,停食停乳,不思饮食,呕吐酸腐,咳嗽痰多,惊风抽搐。用于小儿上呼吸道感染、胃肠型感冒见上述证候者。【用法用量】 口服:每次1丸,每日2次。1周岁以下小儿酌减。【禁忌】 ①风寒或暑湿感冒者,脾虚肝旺,慢脾风者忌用;②不宜同时服用滋补性中成药,忌油腻、生冷、辛辣饮食。【注意】 高热惊厥者应住院综合治疗;含有朱砂,不宜大剂量或长期服用。【制剂规格】 蜜丸:每丸3g。

小儿感冒颗粒(片、口服液、茶剂) [典/基]

【药物组成】 广藿香、菊花、连翘、板蓝根、生地黄、地骨皮、白薇各75g,大青叶、生石膏各125g,薄荷50g。【功能主治】 疏风解表,清热解毒。主治小儿外感发热,咳嗽流涕,鼻塞,咽喉肿痛,口渴烦躁,舌苔薄黄,脉浮数。临床用于小儿风热感冒、流行性感冒、发热重及急性腭扁桃体炎、急性咽炎等。【用法用量】 口服:颗粒剂,开水冲服,1岁以内,每次

6g；1－3 岁，每次 6～12g；4－7 岁，每次 12～18g；8－12 岁，每次 24g；均每日 2 次。口服液：1 岁以下，每次 5ml，1－3 岁每次 5～10ml，4－7 岁每次 10～15ml，8－12 岁，每次 20ml，每日 2 次，摇匀服用。片剂、茶剂按说明书服用，口服液和茶剂的处方剂量比例略有差异。【禁忌】　风寒感冒及体虚而无实火热毒者忌服。【制剂规格】　颗粒：每袋 12g(含糖型)、6g(无糖型)；口服液：每支 10ml；片剂：每瓶 0.18g。

小儿清热解毒口服液

【药物组成】　生石膏、知母、地丁、金银花、麦冬、黄芩、玄参、连翘、龙胆草、生地黄、栀子、板蓝根。【功能主治】　疏风解表，清热散瘟，解毒利咽，生津止渴。主治上呼吸道感染等热证。临床用于流行性感冒、急性咽炎、急性腭扁桃体炎等上呼吸道感染发热。【用法用量】　口服：1－3 岁，每次 5ml；4－10 岁，每次 5～10ml；10 岁以上，每次 10～20ml；均每日 3 次。【制剂规格】　口服液：每支 10ml。

儿感退热宁口服液(颗粒)[保乙]

【药物组成】　青蒿、板蓝根、菊花、苦杏仁、桔梗、连翘、薄荷、甘草。【功能主治】　解表清热，化痰止咳，解毒利咽。用于小儿外感风热，内郁化火，发热，咳嗽，咽喉肿痛。【用法用量】　口服：口服液，10 岁以上，每次 10～15ml；5－10 岁，每次 6～10ml；3－5 岁，每次 4～6ml；均每日 3 次。颗粒剂：10 岁以上，每次 5～7g；5－10 岁，每次 3～5g；3－5 岁，每次 2～3g，均每日 3 次。【制剂规格】　口服液：每支 10ml；颗粒剂：每袋 8g。

芩花儿感口服液

【药物组成】　黄芩、金银花、薄荷、苦杏仁、牛蒡子、桔梗、神曲、麦芽、连翘等。【功能主治】　疏散风热，清热止咳。用于小儿风热所致的感冒。【用法用量】　口服：每次 10ml，每日 3 次。【制剂规格】　口服液：每支 10ml。

清热灵颗粒

【药物组成】　黄芩、连翘、大青叶、甘草。【功能主治】　清热解毒。用于感冒热邪壅肺证，症见发热、咽喉肿痛。【用法用量】　口服：开水冲服,1岁以内,每次5g;1—6岁,每次10g;均每日3次。7岁以上,每次15g,每日3～4次。或7岁以上冲服无糖型颗粒:每次5g,每日3～4次。【制剂规格】 颗粒剂:每袋5g。

小儿风热清口服液

【药物组成】 金银花、连翘、板蓝根、荆芥穗、薄荷、僵蚕、防风、柴胡、黄芩、栀子、石膏、牛蒡子、桔梗、苦杏仁、淡竹叶、芦根、六神曲、枳壳、赤芍、甘草。【功能主治】 疏散风热,清热解毒,止咳利咽。用于小儿风热感冒,症见发热、咳嗽、咳痰、鼻塞流涕、咽喉红肿疼痛。【用法用量】 口服:3岁以下,每次10～20ml,每日4次;3—6岁,每次20～40ml;6—14岁,每次30～60ml;均每日4次。【制剂规格】 口服液:每支10ml。

小儿解表颗粒(口服液)

【药物组成】 金银花、蒲公英、黄芩、连翘、牛蒡子、葛根、防风、紫苏叶、荆芥穗、牛黄。【功能主治】 宣肺解表,清热解表。治小儿感冒,轻度上呼吸道感染等病症。症见恶寒发热,头痛咳嗽,鼻塞流涕,咽喉痛痒。【用法用量】 口服:颗粒剂,1—2岁每次4g,每日2次;3—5岁每次4g,每日3次;6—14岁每次8g,每日2～3次,开水冲服。口服液:1—2岁,每次5ml,每日2次;3—5岁,每次5ml,每日3次;6—14岁,每次10ml,每日2～3次。【制剂规格】 颗粒剂:每袋8g;口服液:每支10ml。

小儿退热口服液(颗粒)[典/保乙]

【药物组成】 大青叶、板蓝根、金银花、连翘、栀子、牡丹皮、黄芩、重楼、淡竹叶、地龙、白薇、柴胡。【功能主治】 疏风解表,解毒利咽。用于小儿外感风热所致的感冒,症见发热恶风,头痛目赤,咽喉肿痛或腮部肿痛;上呼吸道感染、腮腺炎见上述证候者。【用法用量】 口服:口服液,5岁以内,每次10ml,5—10岁,每次20～30ml;颗粒剂,5岁以内,每次5g,5—10岁,每次15g;均每日3次,或遵医嘱。【制剂规格】 口服液:每支10ml;颗粒剂:每袋5g。

小儿感冒宁糖浆[典]

【药物组成】 薄荷80g,荆芥穗67g,苦杏仁80g,牛蒡子80g,黄芩

80g,桔梗 67g,前胡 80g,白芷 27g,炒栀子 40g,焦山楂 27g,六神曲(焦) 27g,焦麦芽 27g,芦根 120g,金银花 120g,连翘 80g。辅料有蔗糖、羟苯乙酯、苯甲酸钠、柠檬香精、香蕉精适量。共精制成糖浆剂 1000ml。【功能主治】　疏散风热,清热止咳。用于小儿外感风热所致的感冒,症见发热、汗出不爽、鼻塞流涕、咳嗽咽痛。【用法用量】　口服:1 岁以内,每次 5ml;2－3 岁,每次 5～10ml;4－6 岁者,每次 10～15ml;7－12 岁者,每次 15～20ml;均每日 3～4 次。或遵医嘱服用。【禁忌】　风寒感冒者不宜用。【制剂规格】　糖浆:每瓶 100ml、120ml。

小儿风热清口服液

　　【药物组成】　金银花、连翘、板蓝根、荆芥穗、薄荷、僵蚕、防风、柴胡、黄芩、栀子、石膏、牛蒡子、桔梗、苦杏仁(炒)、淡竹叶、芦根、六神曲(炒)、枳壳、赤芍、甘草。【功能主治】　疏散风热,清热解毒,止咳利咽。用于小儿风热感冒,症见发热、咳嗽、咳痰、鼻塞流涕、咽喉红肿疼痛。【用法用量】　口服:3 岁以下,每次 10～20ml,每日 4 次;3－6 岁,每次 20～40ml;6－14 岁,每次 30～60ml;均每日 4 次,或遵医嘱,用时摇匀。【禁忌】①本品用于风热感冒,风寒感冒者不宜用;②服用本品期间忌食生冷、辛辣、油腻和不易消化的食物,忌滋补性中成药。【注意】　若高热不退或气促鼻扇者应及时到医院诊治。【制剂规格】　合剂:每支 10ml。

小儿消炎栓

　　【药物组成】　金银花、黄芩、连翘。【功能主治】　清热解毒,清宣风热。主治外感风热,发热、咳嗽、咽痛、上呼吸道感染、肺炎。【用法用量】肛门给药:每次 1 粒,每日 2～3 次。【制剂规格】　栓剂:每枚 1.5g。

小儿感冒退热保健帖

　　【药物组成】　广藿香、麻黄、苦杏仁、甘草、金银花、连翘、知母、黄芩、板蓝根、麦冬、北沙参、红花龙胆、鱼腥草、夏枯草、栀子、香橼、细辛、百部、桔梗、延胡索、制半夏、丹参。【功能主治】　清热解毒,疏风解表,止咳化痰。用于缓解小儿因感冒引起的发热、咳嗽、咯痰气喘、流涕、咽干、喷嚏等不适症状或亚健康人群。【用法用量】　外用:揭去防粘纸,贴于膻中、大椎穴,贴敷前将二穴位用温开水擦拭干净,每次 1～2 帖,每 24～48 小时换 1 次。【制剂规格】 贴敷剂:每盒 4 帖。

三、湿热感冒伴上呼吸道感染用药

小儿宝泰康颗粒 [典/保乙]

【药物组成】 连翘、地黄、滇柴、玄参、桑叶、浙贝母、蒲公英、南板蓝根、滇紫草、桔梗、莱菔子、甘草。【功能主治】 清热解表,止咳化痰。用于小儿风热外感,症见发热、流涕、咳嗽、脉浮。【用法用量】 口服:1 岁以内,每次 2.6g;1—3 岁,每次 4g;3—12 岁,每次 8g;均每日 3 次,温开水冲服。【制剂规格】 颗粒剂:每袋 2.6g、4g、8g。

银翘双解栓 [典]

【药物组成】 连翘 1860.46g,金银花 930.23g,黄芩 1023.26g,丁香叶 465.12g。辅料为聚山梨酯 80g,羊毛脂 58.15g,山梨醇单棕榈酸酯 46.52g,半合成脂肪酸甘油酯 774.19g。【功能主治】 疏解风热,清肺泻火。用于外感风热、肺热内盛所致的发热,微恶风寒,咽喉肿痛,咳嗽、痰白或黄,口干微渴,舌红苔白或黄,脉浮数或浮滑数;上呼吸道感染、扁桃体炎、急性支气管炎见上述证候者。【用法用量】 肛门给药:每次 1 粒,每日 3 次;儿童用量酌减。【注意】 应在排便后纳入肛门,以利药物迅速吸收。30℃ 以下密闭保存。【制剂规格】 肛用栓剂:每枚 1g、1.5g。

清热灵颗粒 [典]

【药物组成】 黄芪、连翘、大青叶各 250g,甘草 50g。辅料为蔗糖粉 740g(或甜菊素 6.6g),糊精适量。【功能主治】 清热解毒。用于感冒热邪壅肺证,症见发热、咽喉肿痛。【用法用量】 口服:1 岁以内,每次 5g;1—6 岁,每次 10g;均每日 3 次;7 岁以上,每次 15g,每日 3~4 次,或 7 岁以上选用无糖型,每次 5g,每日 3~4 次,开水冲服。【制剂规格】 颗粒剂:每袋 15g(含蔗糖)、5g(含甜菊素)。

小儿肺热平胶囊(颗粒) [典]

【药物组成】 人工牛黄、珍珠各 3.3g,地龙、射干、北寒水石各 55g,新疆紫草 33g,拳参、黄连各 44g,牛胆粉、甘草各 11g,平贝母、柴胡各

66g,人工麝香 0.22g,朱砂、冰片、羚羊角各 0.44g,黄芩 88g。【功能主治】清热化痰、止咳平喘、镇惊开窍。用于小儿痰热壅肺所致的喘嗽,症见喘咳、吐痰黄稠、壮热烦渴、神昏抽搐、舌红苔黄腻。【用法用量】 口服:半岁以内,每次 0.125g;0.5—1 岁,每次 0.25g;1—2 岁,每次 0.375g;2—3岁,每次 0.5g;3 岁以上,每次 0.75~1.0g;均每日 3~4 次。颗粒剂遵医嘱。【注意】 本品不宜久服;肝肾功能不全者慎用。【制剂规格】 胶囊剂:每粒 0.25g;颗粒剂:每袋 5g(无糖型)、10g(含蔗糖)。

小儿双清颗粒[保乙]

【药物组成】 人工牛黄、羚羊角、水牛角浓缩粉、厚朴、板蓝根、连翘、拳参、石膏、莱菔子(炒)、荆芥穗、薄荷脑、冰片。辅料:蔗糖。【功能主治】清热解毒、表里双解。用于小儿外感表里俱热证;症见发热、流涕、咽红、口渴、便干、溲赤、舌红、苔黄者;急性上呼吸道感染见上述证候者。【用法用量】 口服:开水冲服,1 岁以内,每次 0.5~1 袋;1—3 岁,每次 1~1.5袋;4—6 岁,每次 1.5~2 袋;7 岁以上,每次 2~2.5 袋;均每日 3 次。重症者服药 2 小时后加服药 1 次。【禁忌】 忌食辛辣、生冷、油腻食物;风寒感冒者(表现为发热畏冷、肢凉、流清涕、咽不红者)忌用。【注意】 脾虚易腹泻者慎用;38.5℃ 以上或服药 3 日症状无缓解者应去医院就诊。【制剂规格】 颗粒剂:每袋 2g,每盒 10 袋、20 袋。

小儿清热解毒口服液[基]

【药物组成】 生石膏、知母、地丁、金银花、麦冬、黄芩、玄参、连翘、龙胆草、生地黄、栀子、板蓝根。【功能主治】 疏风解表,清热散瘟,解毒利咽,生津止渴。主治上呼吸道感染等热证。临床用于流行性感冒、急性咽炎、急性腭扁桃体炎等上呼吸道感染发热。【用法用量】 口服:1—3 岁,每次 5ml;4—10 岁,每次 5~10ml;10 岁以上,每次 10~20ml;均每日 3次。【禁忌】 阳虚便溏者不宜使用。【制剂规格】 口服液:每支 10ml,每盒 10 支;每瓶 60ml、100ml。

小儿清热止咳口服液[典/基/保乙]

【药物组成】 麻黄、甘草、北豆根各 90g,苦杏仁 120g,石膏 270g,黄芩、板蓝根各 180g。【功能主治】 清热,宣肺,平喘,利咽。主治小儿外感引起的发热恶寒,咳嗽痰黄,气促喘息,口干音哑,咽喉肿痛,乳蛾红肿。【用法用量】 口服:1－2 岁,每次 3～5ml;3－5 岁,每次 5～10ml;6－14 岁,每次 10～15ml;均每日 3 次,用时摇匀。【制剂规格】 口服液:每支 10ml。

小儿清热片 [典/基]

【药物组成】 黄柏、栀子、黄芩各 117.6g,黄连 70.6g,灯心草、朱砂各 23.5g,龙胆、钩藤、雄黄、大黄各 47g,薄荷油 0.47g。【功能主治】 清热解毒,祛风镇惊。治热证。用于小儿发热,烦躁抽搐,小便短赤,大便秘结。【用法用量】 口服:每次 2～3 片,每日 2～3 次;1 周岁以下小儿酌减。【制剂规格】 片剂:每片含栀子以栀子苷($C_{17}H_{24}O_{10}$)计,不得少于 1.5mg,每瓶 60 片、100 片。

童 康 片 [基]

【药物组成】 黄芪、防风、白术、山药、陈皮、生牡蛎。【功能主治】补肺固表,健脾益胃。主治体虚多汗,易患感冒,倦怠乏力,食欲缺乏。用于小儿流行性感冒、小儿自汗症、过敏性鼻炎、急慢性支气管炎、小儿夏季热、小儿隐匿性肾炎等。【用法用量】 口服:每次 3～4 片,每日 4 次,嚼碎后吞服;需连服 3 个月。【制剂规格】 片剂:每片 0.2g。

小儿清热宁颗粒

【药物组成】 板蓝根、金银花、黄芩、牛黄、羚羊角粉、水牛角浓缩粉、冰片、柴胡。【功能主治】 清热解毒。具有解热、抗炎和抗菌、抗病毒作用以及镇痛作用。用于外感温邪、脏腑实热所致的高热、咽喉肿痛、烦躁不安、大便秘结。【用法用量】 口服:开水冲服,1－3 岁,每次 4g,每日 2 次;3－5 岁,每次 4g,每日 3 次;6－14 岁,每次 8g,每日 2～3 次。【禁忌】①患儿属外感温邪、脏腑实热所致高热不退患者才宜服用本品,若为气虚、阴虚发热者忌用;②服药期间饮食宜清淡,忌食辛辣、油腻之品。【注意】 脾胃虚弱、体质虚弱者慎用。【制剂规格】 颗粒剂:每袋 8g。

复方双花片(颗粒、口服液) [保乙]

【药物组成】 金银花、连翘、板蓝根、穿心莲。【功能主治】 能清热解毒,抗菌消炎。用于上呼吸道感染。【用法用量】　口服:片剂,每次 4 片,每日 4 次。3 岁以下儿童,每次 2 片,每日 3 次;3-7 岁,每次 2 片,每日 4 次;7 岁以上,每次 4 片,每日 3 次。颗粒剂,每次 6g,每日 4 次;3 岁以下儿童,每次 3g,每日 3 次;3-7 岁每次 3g,每日 4 次;7 岁以上每次 6g,每日 3 次。口服液,每次 20ml,每日 4 次;3 岁以下儿童,每次 10ml,每日 3 次;3-7 岁,每次 10ml,每日 4 次;7 岁以上,每次 20ml,每日 3 次。均疗程 3 天。【禁忌】　忌烟酒、辛辣、生冷、油腻食物。风寒感冒者不宜服用本品,并忌同服滋补性中药。【注意】　有高血压、心脏病、肝病、糖尿病、肾病患者及孕妇、哺乳妇和老年人,体虚者须在医师指导下服用。【制剂规格】　片剂:每片 0.62g;颗粒剂:每袋 6g;口服液:每支 10ml。

小儿柴桂退热颗粒(口服液)^[保乙]

【药物组成】　柴胡、桂枝、葛根、浮萍、白芍、蝉蜕。【功能主治】　发汗解表,清里通热。用于小儿外感发热;症见发热身痛、流涕、口渴、咽红、溲黄、便干等。【用法用量】　口服:颗粒剂,开水冲服,1 岁以内,每次 2.5g(半袋);1-3 岁,每次 5g(1 袋);4-6 岁,每次 7.5g(1 袋半);7-14 岁,每次 2 袋;均每日 4 次。口服液,每日 4 次,3 日为 1 个疗程。若 1 岁以内,每次 5ml;1-3 岁,每次 10ml;4-6 岁,每次 15ml;7-14 岁,每次 20ml。均 3 日为 1 个疗程。【制剂规格】　颗粒剂:每袋 5g;口服液:每支 10ml。

馥感啉口服液

参见本章第一节　上呼吸道感染、感冒解表药"一、体虚感冒用扶正解表药"(从略)。

四、胃肠型感冒用药

小儿消积止咳口服液^[基/保甲]

【药物组成】　连翘、枇杷叶(蜜炙)、瓜蒌、枳实、葶苈子(炒)、桔梗、山楂(炒)、莱菔子(炒)、槟榔、蝉蜕。【功能主治】　清热肃肺,消积止咳。用于小儿饮食积滞、痰热蕴肺所致的咳嗽、夜间加重、喉间痰鸣、腹胀、口臭。【用法用量】　口服:1 岁以内,每次 5ml;1-2 岁,每次 10ml;3-4 岁,每次 15ml;5 岁以上,每次 20ml;均每日 3 次,5 日为 1 个疗程。【禁忌】 3 个月以下婴儿不宜服用;忌食生冷、辛辣、油腻食品。【注意】 ①本品适用于饮食积滞、痰热蕴肺所致的咳嗽,若属体实虚弱、肺气不足、肺虚久咳、大便溏薄者慎用;②以上宜清淡而均衡营养。【制剂规格】 口服液:每支 10ml。

小儿豉翘清热颗粒[保乙]

【药物组成】 连翘、淡豆豉、薄荷、荆芥、栀子(炒)、大黄、青蒿、赤芍、槟榔、厚朴、黄芩、半夏。【功能主治】 疏风解毒,清热导滞。可治小儿感冒,小儿感冒夹滞证(厌食、腹胀、便秘等)。症见发热咳嗽,鼻塞流涕,咽红肿痛,纳呆口渴,脘腹胀满,便秘或大便酸臭,溲黄等。【用法用量】 口服:开水冲服,6 个月至 1 岁,每次 1~2g;1~3 岁,每次 2~3g;4~6 岁,每次 3~4g;7~9 岁,每次 4~5g;10 岁以上,每次 6g;均每日 3 次。【制剂规格】 颗粒剂:每袋 2g、4g,每盒 9 袋。

健儿清解液[保乙]

【药物组成】 金银花、连翘、菊花、苦杏仁、山楂、陈皮。【功能主治】 清热解表,祛痰止咳,消滞和中。用于小儿外感风热兼夹食滞所致的感冒发热、口腔糜烂、咳嗽咽痛、食欲不振、脘腹胀满。【用法用量】 口服:每次 10~15ml;婴儿,每次 4ml;5 岁以内,每次 8ml;6 岁以上酌加;均每日 3 次。【禁忌】 服药期间忌食生冷、辛辣及油腻食物,不宜同时服用滋补性中成药。【注意】 ①本品适用于风热感冒兼夹食滞者,若脾胃虚寒、大便稀溏者慎用;②6 岁以上儿童可在医师指导下加服剂量。【制剂规格】合剂:每瓶 5ml、10ml、100ml。

王氏保赤丸[保乙]

【药物组成】 大黄、黄连、巴豆霜、川贝母、姜淀粉、荸荠粉、天南星(制)、朱砂。【功能主治】 祛滞、健脾、祛痰。用于小儿乳滞疳积、痰厥惊风、喘咳痰鸣、乳食减少、吐泻发热、大便秘结、四时感冒及脾胃虚弱、发育不良等症;成人肠胃不清、痰食阻滞者亦有疗效。【用法用量】 口服:本品丸粒很小,哺乳期婴儿哺乳时,可将丸药附在乳头上,使丸药与乳汁一起吮吸,但不宜用水灌服,以免停留口内舌底不能一次吞下。6 个月以内婴儿,每次 5 粒;6 个月至 3 岁,每超过 1 个月加 1 粒(不足 1 个月者按 1 个月计);3 岁以上,每超过 1 岁加 5 粒;8—14 岁,每次 60 粒;均每日 1 次;重症每日 2 次,或遵医嘱。【制剂规格】 微丸:每 120 丸重 0.3g,每支 30、60 丸(粒)、10 粒(细玻璃管装),每盒 20 支。

小儿保安丸[基]

【药物组成】 麦芽、六神、陈皮、茯苓、半夏、黄连、木香、苍术、厚朴、大腹皮、钩藤、僵蚕、珍珠、朱砂、琥珀、薄荷、羌活、防风、藿香、细辛、桂枝、柴胡、天麻、冰片、桔梗、前胡、杏仁、甘草。【功能主治】 解表,助消化,治风化痰,解热解痉,发汗,镇咳,解表化食,镇惊化痰。主治小儿因饮食不节、感冒夹凉,胃热积滞引起的恶心呕吐,嗳腐吞酸,食欲缺乏,腹胀吐泻,烦躁不安,心悸抽搐,痰热惊风。用于小儿胃肠型感冒,急性气管炎,单纯性消化不良。【用法用量】 口服:1 岁以内,每次半丸;1—3 岁,每次 1 丸;均每日 2 次,温开水送服。【制剂规格】 蜜丸:每丸 1.5g。

五、支气管炎、肺部感染、肺热咳嗽用药

婴儿保肺宁胶囊(散)[基]

【药物组成】 川贝母、天竺黄、橘红、姜半夏、紫苏子、硼砂、百部、紫苏梗、代赭石、滑石、冰片、桔梗、朱砂。【功能主治】 清热化痰,降逆止咳。用于肺热咳嗽,喘满痰盛,呕吐身热;上呼吸道感染、支气管炎、喘息性支气管炎、支气管炎。【用法用量】 口服:胶囊剂,每次 1 粒,每日 2 次;散剂,每次 0.5g,每日 1~2 次,或遵医嘱。【注意事项】 忌忧思气恼。【制剂规格】 胶囊剂:每粒 0.25g;散剂:每袋 6.5g。

小儿消咳片[基]

【药物组成】 白屈菜、百部、天冬、南沙参、白前、侧柏叶、木蝴蝶。【功能主治】 清肺润燥,化痰止咳,解毒利咽。治小儿咳嗽、小儿急慢性气管炎、痰热或燥痰咳嗽。【用法用量】 口服:6 个月—1 岁,每次 0.5 片;1—3 岁,每次 1 片;3 岁以上,每次 2 片;均每日 3 次。【制剂规格】 糖衣片:每片含原生药 0.75g。

东圣止咳灵

【药物组成】 白屈菜、平贝母。【功能主治】 清热润肺,化痰止咳。主治各种咳嗽。用于小儿感冒、肺热及急、慢性支气管炎、百日咳等原因引起的各种咳嗽。【用法用量】 口服:6个月以内,每次1~5ml;7-12个月,每次5~15ml;1-2岁,每次20ml;3-5岁,每次20~25ml;6-9岁,每次25~30ml;9岁以上,每次30~50ml。均每日3次,饭前服用,或遵医嘱。【注意】 有支气管扩张、肺结核的患者,应在医师指导下服用。服用3日症状无改善者,应停止服用并去医院就诊。【制剂规格】 口服液:每瓶100ml。

小儿咳喘灵颗粒(口服液、合剂)[典/基/保乙]

【药物组成】 麻黄、金银花、苦杏仁、板蓝根、石膏、甘草、瓜蒌及辅料乙醇、蔗糖。【功能主治】 宣肺、清热,止咳、祛痰。用于上呼吸道感染引起的咳嗽。【用法用量】 口服:颗粒剂,2岁以内,每次1g,3-4岁,每次1.5g,5-7岁,每次2g。口服液(合剂),2岁以内,每次5ml;3-4岁,每次7.5ml;5-7岁,每次10ml;均每日3~4次。【禁忌】 忌辛辣、生冷、油腻食物;不宜在服药期间同时服用滋补性中药。【注意】 婴儿、糖尿病患儿、高血压、心脏病患儿慎用。【制剂规格】 颗粒剂:每袋2g;口服液(合剂):每支10ml。

小儿肺热清颗粒[典/基/保乙]

【药物组成】 麻黄(蜜炙)、石膏、苦杏仁(炒)、桑白皮(蜜炙)、葶苈子(炒)、当归、丹参、地龙、僵蚕(炒)、甘草。【功能主治】 清肺化痰,止咳平喘。用于小儿急性支气管炎引起的肺热咳嗽,咳痰,痰多色黄,小便黄,大便干,舌红,苔黄或腻,脉滑数等症状。【用法用量】 口服:温开水冲服,1-3岁,每次4g;3-7岁,每次6g;7-12岁,每次8g;12-14岁,每次12g,每日3次。5天为1个疗程。【不良反应】 个别患儿服药后出现轻度恶心、呕吐、腹泻等胃肠反应,偶见患儿出现口唇发干。【制剂规格】颗粒剂:每袋4g。

小儿肺咳颗粒[典/基/保乙]

【药物组成】 人参、茯苓、白术、陈皮、鸡内金、大黄(酒炙)、鳖甲、地骨皮、北沙参、炙甘草、青蒿、麦冬、桂枝、干姜、附子(制)、瓜蒌、桑白皮、款冬花、紫菀、桑白皮、胆南星、黄芪、枸杞子、蔗糖。【功能主治】 健脾益肺,止咳平喘。用于肺脾不足,痰湿内壅所致咳嗽或痰多稠黄,咳吐不爽,气短,喘促,动辄汗出,食少纳呆,周身乏力,舌红苔厚,小儿支气管炎见以上证候者。【用法用量】 口服:开水冲服,1 岁以下,每次 2g;1—4 岁,每次 3g;5—8 岁,每次 6g;均每日 3 次。【注意】 高热咳嗽慎用。【制剂规格】 颗粒剂:每袋 6g。

小儿肺热咳喘颗粒(口服液)^[典/基/保乙]

【药物组成】 麻黄、苦杏仁、石膏、甘草、金银花、连翘、知母、黄芩、板蓝根、麦冬、鱼腥草。【功能主治】 清热解毒,宣肺止咳,化咳平喘。用于感冒,支气管炎,喘息性支气管炎,支气管肺炎属痰热壅肺证者。【用法用量】 口服:颗粒剂,3 周岁以下,每次 3g,每日 3 次;3—7 岁,每次 3g,每日 4 次;7 周岁以上,每次 6g,每日 3 次。口服液,1—3 岁,每次 1 支,每日 3 次;4—7 岁,每次 1 支,每日 4 次;8—12 岁,每次 2 支,每日 3 次,或遵医嘱。【禁忌】 忌食辛辣、生冷、油腻食物;风寒感冒,风寒袭肺咳嗽,内伤肺肾喘咳不适用。【注意】 患有高血压、心脏病等疾患者均应慎用,运动员慎用;脾虚易腹泻者慎用;服药期间饮食宜清淡而均衡营养。【不良反应】 偶有一过性胃肠不适。【制剂规格】 颗粒剂:每袋 3g;口服液:每支 10ml。

小儿清热感冒片^[保乙]

【药物组成】 羌活、荆芥、防风、苍术(炒)、白芷、葛根、川芎、苦杏仁(炒)、地黄、黄芩、甘草、人工牛黄。【功能主治】 发汗解肌,清热透表。用于脏腑积热引起的发热怕冷,肌表无汗,头痛口渴,鼻塞咳嗽。【用法用量】 口服:周岁以内,每次 1～2 片;1—3 岁,每次 2～3 片;3 岁以上,每次 3～5 片;每日 2 次。【注意】 忌食辛辣、生冷、油腻食物。【制剂规格】片剂:每片 0.18g。

小儿清热利肺口服液^[典/基/保乙]

【药物组成】 银花、连翘、石膏、麻黄、苦杏仁、牛蒡子、车前子等。【功能主治】 清热宣肺,止咳平喘。用于小儿咳嗽属风热犯肺证,症见发热,咳嗽或咯痰,流涕或鼻塞,咽痛,口渴者。【用法用量】 口服:1－2岁,每次 3～5ml;3－5 岁,每次 5～10ml;6－14 岁,每次 10～15ml,均每日 3 次。【不良反应】 个别患者发生恶心、呕吐、腹泻、头晕。【制剂规格】 口服液:每支 10ml。

小儿清热止咳口服液(合剂、糖浆)^[典/基/保乙]

【药物组成】 麻黄、苦杏仁(炒)、石膏、黄芩、板蓝根、北豆根、甘草。【功能主治】 清热,宣肺,平喘,利咽。本品用于小儿外感,邪毒内盛,发热恶寒,咳嗽痰黄,气促喘息,口干音哑,咽喉肿痛。【用法用量】 口服:口服液,1－2 岁,每次 3～5ml;3－5 岁,每次 5～10ml;6－14 岁,每次 10～15ml,均每日 3 次,用时摇匀。糖浆,1－2 岁,每次 3～5ml;3－5 岁,每次 5～10ml,6－14 岁,每次 10～15ml,均每日 3 次。用时摇匀。【禁忌】 忌辛辣、生冷、油腻食物;对本品过敏者禁用。【注意】 过敏体质者慎用;不宜在服药期间同时服用滋补性中药;婴儿,高血压、心脏病患儿,糖尿病患儿、脾虚易腹泻者应在医师指导下服用;发热体温超过 38.5℃的患者,应去医院就诊。【制剂规格】 合剂(口服液):每支 10ml;糖浆:每瓶装 90ml、100ml。

小儿热咳口服液^[典/基/保乙]

【药物组成】 麻黄(蜜炙)、生石膏、苦杏仁、连翘、大黄、瓜蒌、桑白皮、败酱草、红花、甘草(蜜炙)。【功能主治】 清热宣肺,化痰止咳。用于痰热壅肺证所致的咳嗽,痰黄或喉中痰鸣,发热,咽痛,口渴,大便干,小儿急性支气管炎见上述证候者。【用法用量】 口服:2－6 岁,每次 10ml;7－14 岁,每次 20ml;每日 3 次。7 天为 1 个疗程。【制剂规格】 口服液:每支 10 ml。

小儿热速清颗粒(口服液、糖浆)^[典/基/保乙]

【药物组成】 柴胡、黄芩、板蓝根、葛根、金银花、水牛角、连翘、大黄及辅料蔗糖、糊精。【功能主治】 小儿热速清颗粒,清热,解毒,利咽。本品用于风热感冒,发热头痛,咽喉红肿,鼻塞流黄涕,咳嗽,便秘。【用法用量】 口服:颗粒剂,1 岁以内,每次 1/4～半袋;1－3 岁,每次半袋～1 袋;3－7 岁,每次 1～1.5 袋;7－12 岁,每次 1.5～2 袋,均每日 3～4 次。口服液(糖浆),1岁以内,每次2.5~5ml;1—3岁,每次5~10ml;3—7岁,每次10~15ml;7~12岁,每次15~20ml,每日3~4次。【禁忌】　风寒感冒,大便次数多者忌用。【制剂规格】　颗粒剂:每袋6g(含糖型),每袋2g(无糖型);口服液:每支10ml;糖浆:每支10ml、每瓶120ml。

小儿退热口服液 [典/基/保乙]

【药物组成】　大青叶、板蓝根、金银花、连翘、栀子、牡丹皮、黄芩、淡竹叶、地龙、重楼、柴胡、白薇。含蔗糖型辅料为:蔗糖、山梨酸钾。【功能主治】　疏风解表,解毒利咽。用于小儿风热感冒,发热恶风,头痛目赤,咽喉肿痛。【用法用量】　口服:5岁以下,每次10ml;5~10岁,每次20~30ml,每日3次。【注意】　忌食辛辣、生冷、油腻食物。【禁忌】　对本品过敏者禁用;风寒感冒者忌用,表现为发热畏冷、肢凉、流清涕、咽不红者。【注意】　婴儿及糖尿病患儿应遵医嘱。脾虚易腹泻者慎服。过敏体质者慎用。【制剂规格】　口服液:每支10ml。

小儿止咳糖浆 [典/基/保乙]

【药物组成】　甘草流浸膏、桔梗流浸膏、氯化铵、橙皮酊。辅料为蔗糖、苯甲酸钠、香兰素。【功能主治】　健脾和胃,消食止泻。用于小儿饮食不节引起的呕吐便溏,脾胃不和,身烧腹胀,面黄肌瘦,不思饮食。【用法用量】　口服:2—5岁,每次5ml,2岁以下酌情递减,5岁以上5~10ml,每日3~4次。【禁忌】　忌食生冷辛辣食物;忌生冷、辛辣、油腻饮食。【注意】　肝肾功能异常者慎用;消化性溃疡患者、患有高血压、心脏病等慢性病者均应慎用;糖尿病患儿2岁以下用量应咨询医师或药师。【不良反应】　本品含氯化铵偶有一过性胃肠不适。【制剂规格】　糖浆:每瓶100ml。

小儿肺咳颗粒

【药物组成】　人参、沙参、茯苓、鸡内金、白术、黄芪、甘草、桂皮、胆南星、鳖甲、附子、陈皮、地骨皮、麦冬、枸杞子、甘草等22味中药。【功能主治】　健脾益胃,止咳平喘。用于肺脾不足,痰湿内壅所致咳嗽或痰多稠黄,咳吐不爽,气短、喘促,动辄出汗,食少纳呆,周身乏力,舌红苔厚;小儿支气管炎见上述证候者。包括脾肺两虚咳嗽,风寒犯肺咳嗽,风热犯肺咳嗽,迁延性咳嗽等患者。【用法用量】 口服:开水冲服,1岁以下,每次2g;1－4岁,每次3g;5－8岁,每次6g;均每日3次。【注意】 高热咳嗽者慎用,应配合其他措施治疗。【制剂规格】 颗粒:每袋3g,每盒12袋。

小儿止嗽糖浆[典]

【药物组成】 玄参、麦冬、紫苏叶油、天花粉、胆南星、杏仁水、桔梗、竹茹、知母、川贝母、桑白皮、瓜蒌子、紫苏子(炒)、槟榔(焦)、甘草。【功能主治】 润肺清热,止嗽化痰。用于小儿痰热内蕴所致的发热、咳嗽、黄痰、咳吐不爽、口干舌燥、腹满便秘、久咳痰盛。【用法用量】 口服:每次10ml,每日2次。1岁以内酌减。【禁忌】 脾虚大便泄泻者忌用;忌食生冷、油腻、辛辣食物。【注意】 本品适用于痰热咳嗽,若属肺脾气虚、阴虚久咳者慎用。【制剂规格】 糖浆:每支10ml。

小儿肺热咳喘口服液(颗粒)[典/保乙]

【药物组成】 石膏、知母、金银花、连翘、黄芩、鱼腥草、板蓝根、麦冬、麻黄、苦杏仁、甘草。【功能主治】 清热解毒,宣肺化痰;现代药理学证明有解热、祛痰、镇咳和抗菌、抑制病毒的作用。故用于热邪犯于肺卫所致的发热出汗、微恶风寒、咳嗽、痰黄,或兼喘息、口干而渴。【用法用量】 口服:口服液,1－3岁,每次10ml,每日4次;4－7岁,每次10ml,每日4次;8－12岁,每次20ml,每日3次。颗粒剂,开水冲服,3岁以下,每次3g,每日3次;3－7岁,每次3g,每日4次;7岁以上,每次6g,每日3次。或遵医嘱。【禁忌】 ①若属风寒感冒、风寒闭肺喘咳、内伤肺肾亏虚喘咳者忌用;②饮食宜清淡而富于营养,忌食油腻荤腥、辛辣刺激性食物。【注意】 对支气管肺炎服药后病情未见减轻,咳喘加重者,应及时去医院诊治。【制剂规格】 合剂:每支10ml;颗粒剂:每袋3g。

小儿清肺化痰口服液(颗粒)[典]

【药物组成】 口服液由麻黄90g,石膏675g,葶苈子279g,苦杏仁(去皮,炒)、前胡、紫苏子(炒)、黄芩、竹茹各225g。辅料为蔗糖100g,蜂蜜200g,山梨酸2g,加水至1000m制成。颗粒的主药比例与口服液相同,但辅料有别。【功能主治】 清热化痰、止咳平喘。用于小儿风热犯肺所致咳嗽,症见呼吸气促、咳嗽痰喘、喉中作响。【用法用量】 口服:口服液,1

岁以内,每次 3ml;1—5 岁,每次 10ml;5 岁以上,每次 15～20ml;均每日
2～3 次。用时摇匀。颗粒剂,开水冲服,1 岁以内,每次 3g;1—5 岁,每次
6g;5 岁以上,每次 9～12g;均每日 2～3 次。【禁忌】 ①若属风寒咳嗽及
痰湿咳嗽,气阴不足,肺虚久咳者不宜服用;②忌食生冷、辛辣、油腻食品;
③服用本品期间应避免服用滋补性中成药。【注意】 服药期间喘息鼻扇
动不得平卧者,应及时到医院诊治。【制剂规格】 合剂:每支 10ml;颗粒
剂:每袋 6g。

儿童咳液

【药物组成】 蓼大青叶、紫菀、前胡、枇杷叶、桔梗、麻黄、苦杏仁、百
部、甘草。【功能主治】 清热化痰,宣降肺气,止咳平喘;具有祛痰、镇咳、
消炎、抗炎作用。用于痰热阻肺所致的咳嗽,症见咳嗽气喘、吐痰黄稠、咳
痰不爽、胸闷气促、口干咽痛;急、慢性支气管炎见上述证候者。【用法用
量】 口服;1—3 岁,每次 5ml;4 岁以上,每次 10ml;均每日 4 次。【注意】
①忌食生冷、油腻、辛辣食品;②服药期间不宜同时服用滋补性中成药;
③本品含有苦杏仁,不宜长期、过量服用。【禁忌】 属肺脾气虚、阴虚燥
咳者慎用。【制剂规格】 合剂:每瓶 5ml、10ml、100ml。

保童化痰丸

【药物组成】 黄芩、黄连、紫苏叶、羌活、葛根、胆南星(酒炙)、天竺
黄、前胡、浙贝母、桔梗、苦杏仁(炒)、陈皮、化橘红、法半夏、木香、枳壳(麸
炒)、党参、茯苓、甘草、冰片、朱砂。【功能主治】 清热化痰,止咳定喘。
用于小儿痰热蕴肺兼感风寒所致的咳嗽痰盛、气促喘急、烦躁不安、头痛
身热。【用法用量】 口服:每次 1 丸,每日 2 次;1 岁以内儿童酌减,1—
14 岁不同年龄遵医嘱。【禁忌】 ①方中含朱砂、胆南星、苦杏仁,不宜久
服或过量服用;②服药期间忌食生冷、油腻、辛辣食物;不宜同时服用滋补
性中成药。【注意】 本品用于风寒感冒,痰热蕴肺咳嗽,若脾胃虚弱、阴
虚燥咳者慎用。【制剂规格】 蜜丸:每丸 3g。

小儿肺热止咳片 [典]

【药物组成】 紫苏叶、炒紫苏子各 15g,菊花、射干各 30g,葛根、川贝
母、炒苦杏仁、蜜桑白皮、前胡、栀子(姜炙)、黄芩、知母、板蓝根各 45g,枇

杷叶 60g,人工牛黄 15g,冰片 8g。共精制成 1000 片。【功能主治】 清热解表,止咳化痰。用于小儿外感风热内闭肺火所致的身热咳嗽、气促痰多、烦躁口渴、大便干燥。【禁忌】 服药期间忌食生冷、辛辣、油腻食品;风寒感冒者不宜用。【注意】 ①属肺虚久咳、阴虚燥咳者慎用;②3 岁以上儿童每次最大量不超过 5 片。【用法用量】 口服:1 岁以内,每次 1～2 片;1－3 岁,每次 2～3 片;3 岁以上,每次 3－5 片;均每日 2 次。【制剂规格】 素片:每片 0.2g、0.15g;薄膜衣片:每片 0.21g、0.26g。

小儿化痰止咳糖浆(颗粒)[保乙]

【药物组成】 盐酸麻黄碱、桔梗流浸膏、桑白皮流浸膏、吐根酊。【功能主治】 祛痰镇咳。用于小儿上呼吸道感染及小儿咳嗽、支气管炎。【用法用量】 口服:糖浆,1 岁以内,每次 1ml;1－2 岁,每次 2ml;3－5 岁,每次 2～5ml;6－12 岁,每次 5～10ml。颗粒剂,开水冲服,1 岁以内,每次半袋;2－5 岁,每次 1 袋;6－10 岁,每次 1～2 袋;均每日 2～3 次;1 岁以内依次递减或遵医嘱。【制剂规格】 糖浆剂:120ml/瓶。颗粒剂:5g,10 袋/盒。

宝咳宁颗粒[典/基]

【药物组成】 紫苏叶、桑叶、浙贝母、麻黄、陈皮、桔梗、黄芩、枳壳(麸炒)、天南星(制)、天花粉、前胡、苦杏仁(炒)各 60g,甘草 15g,青黛 21g,牛黄 3g,山楂(炒)45g。【功能主治】 清热解表,止咳化痰。用于小儿外感风寒、内热停食引起的头痛身热,咳嗽痰盛,气促作喘,咽喉肿痛,烦躁不安。【用法用量】 口服:每次 1 袋,每日 2 次;1 岁以内小儿酌减,温开水冲服。【不良反应】 偶有轻度胃肠道反应。【制剂规格】 颗粒:每袋 2.5g、5g。

九 宝 丸[基]

【药物组成】 麻黄、紫苏叶、葛根、前胡、桔梗、陈皮、枳壳(去瓤麸炒)、枳实、木香、法半夏、六神曲(麸炒)、麦芽、甘草。【功能主治】 解表止咳,消食化痰。治感冒。用于小儿肺热宿滞,外感风寒引起的头痛身热,鼻流清涕,咳嗽痰盛,胸膈不利,呕吐食水,夜卧不安。【用法用量】 口服:每次 1 丸,每日 2 次;1 周岁以下儿童酌减。【制剂规格】 大蜜丸:

每丸 3g。

小儿咳嗽宁糖浆(口服液)[基]

【药物组成】　桑叶、桑白皮、桔梗、前胡、焦神曲、焦麦芽、焦山楂、黄芩、枇杷叶、瓜蒌、浙贝、陈皮、杏仁、芦根、牛蒡子。【功能主治】　宣肺止咳,健脾化痰。主治外感风热或外感风寒郁久化热,内有积滞,蕴湿成痰所致的风热咳嗽,喘息肺炎等症,症见咳嗽不爽,痰黄黏稠,不易咳出,口渴咽痛,胸闷纳呆,二便不调,或伴身热头痛,甚则喘息气粗。用于气管炎、支气管炎及肺炎恢复期。【用法用量】　口服:初生儿,每次 5ml;半岁至 3 岁,每次 5~10ml;4~6 岁,每次 15ml;7~12 岁,每次 15~20ml;均每日 3~4 次。或遵医嘱。【禁忌】　忌生、冷、油腻饮食。【制剂规格】糖浆:每瓶 50ml、100ml;口服液:10ml。

金振口服液[保乙]

【药物组成】　羚羊角、平贝母、大黄。【功能主治】　清热解毒,祛痰止咳。主治急性支气管炎咳嗽发热。用于小儿急性支气管炎属痰热咳嗽者,表现为发热,咳嗽,咳吐黄痰,咳吐不爽,舌质红,苔黄腻等。【用法用量】　口服:6 个月至 1 岁,每次 5ml,每日 3 次;2~3 岁,每次 10ml,每日 2 次;4~7 岁,每次 10ml,每日 3 次;8~14 岁,每次 15ml,每日 3 次。疗程 5~7 日,或遵医嘱。【禁忌】　风寒咳嗽或体虚久咳者忌服。【不良反应】　偶见便溏,停药后可恢复。【制剂规格】　口服液:每支 10ml。

小儿咳喘灵颗粒(口服液)[保乙]

【药物组成】　麻黄、石膏、苦杏仁、瓜蒌、板蓝根、金银花、甘草。【功能主治】　宣肺,止咳,平喘,消热。主治上呼吸道感染、气管炎、肺炎、咳嗽。用于发热或不发热,咳嗽有痰,气促。【用法用量】　口服:颗粒剂,开水冲服,2 岁以内,每次 1g;3~4 岁,每次 1.5g;5~7 岁,每次 2g;均每日 3~4 次。口服液:2 岁以内,每次 5ml;3~4 岁,每次 7ml;5~7 岁,每次 10ml;均每日 3~4 次。【禁忌】　①忌食生冷辛辣食物;②在服用时应停止服补益中成药。【注意】　①小儿在发热初起,咳嗽不重的情况下服用,若出现高热痰多,气促鼻扇者应及时去医院就诊;②儿童必须在成人的监护下使用。【制剂规格】　颗粒剂:每袋 2g,每盒 12 袋;口服液:每支 10ml。

小儿肺热咳喘颗粒(口服液)[典/基/保乙]

【药物组成】 金银花、连翘、板蓝根、生石膏、麻黄、杏仁、鱼腥草、黄芩、知母、麦冬、甘草。【功能主治】 清热解毒,宣肺止咳,化痰平喘;具有解热、祛痰、镇咳和抗菌等作用。主治发热,口渴欲饮,呼吸气促,喘憋鼻扇,烦躁不安,夜寐不宁。用于小儿上呼吸道感染、支气管炎、肺炎等。【用法用量】 口服:颗粒剂,1 岁以内,每次 4g;1－2 岁,每次 6g;3－5岁,每次 8g;6 岁以上,每次 12g;均每日 3 次,开水冲服。口服液:1－3岁,每次 10ml,每日 3 次;4－7 岁,每次 10ml,每日 4 次;8－12 岁,每次20ml,每日 3 次。或遵医嘱。【制剂规格】 颗粒剂:每袋 12g;口服液:每支 10ml。

小儿久嗽丸

【药物组成】 麻黄、杏仁、生石膏、枇杷叶、桑皮、竹茹、海浮石、葶苈子、苏子、款冬、半夏、桑叶、金银藤、藿香、僵蚕、沉香、石菖蒲。【功能主治】 疏风散热,止嗽化痰。主治肺热咳嗽,痰多而稠,久嗽及百日咳等。用于上呼吸道感染及急、慢性气管炎、百日咳等所致咳嗽痰多,久咳等症。【用法用量】 口服:1 岁以下,每次半丸;1－3 岁,每次 1 丸,均每日 2 次;3 岁以上,每次 1 丸,每日 3 次。【禁忌】 忌食肥甘油腻食物。【制剂规格】 蜜丸:每丸 3g。

小儿止嗽金丹[基]

【药物组成】 川贝母、知母、麦冬、玄参、天花粉、胆南星、瓜蒌子、桑白皮、苏子、竹茹、杏仁、桔梗、槟榔、甘草。【功能主治】 清热润肺,止嗽化痰。治咳嗽痰稠,鼻流浊涕,口渴咽痛,头昏有汗。用于上呼吸道感染、支气管炎、支气管哮喘见上述证候者。【用法用量】 口服:每次 1 丸,每日 2 次;1 岁以内小儿酌减。【禁忌】 忌生、冷、油腻食物。【制剂规格】蜜丸:每丸 3g。

小儿咳喘颗粒(口服液)[基]

【药物组成】 麻黄、金银花、连翘、苦杏仁、黄芩。【功能主治】 清热解毒,止咳祛痰,宣肺平喘。治风热壅肺发热,痰多而稠或喉中痰鸣,口渴,咽部红肿,小便黄少,大便不畅等。用于喘息性呼吸道感染、急性支气管炎、轻型支气管肺炎等。【用法用量】　口服:颗粒剂,温开水冲服,1 岁以内,每次 2～3g;1—5 岁,每次 3～6g;6 岁以上,每次 6～12g;均每日 3次。口服液,1 岁以内,每次 5ml,每日 2 次;1—2 岁,每次 10ml,每日 2次;3—6 岁,每次 10ml,每日 3 次;7—12 岁,每次 10ml,每日 4 次。7 日为 1 个疗程,或遵医嘱。【禁忌】　忌辛辣刺激油腻食物。【制剂规格】颗粒:每袋 6g(相当于原生药 12.63g);口服液:每支 10ml。

小儿麻甘颗粒

【药物组成】　麻黄、石膏、地骨皮、杏仁、黄芩、桑白皮、紫苏子、甘草。【功能主治】　清热利咽,止咳平喘。治发热,喘急,咳嗽痰鸣,口渴诸证。用于小儿肺炎、支气管炎、急性咽炎等,有上述症状者。【用法用量】　口服:温开水冲服剂:1 岁以内,每次 0.8g;1—3 岁,每次 1.6g;4 岁以上,每次 2.4g;均每日 4 次。【制剂规格】　颗粒剂:每袋 8g。

小儿清肺散[基]

【药物组成】　茯苓、半夏、川贝母、百部、黄芩、胆南星、白前、石膏、沉香、冰片。【功能主治】　清热化痰,止咳平喘。用于急性气管炎、支气管炎、病毒性肺炎、百日咳等。症见小便短赤,咳嗽喘促,痰涎壅盛,咳吐黄痰。【用法用量】　口服:开水冲服,每次 0.25g,每日 2 次。【制剂规格】散剂:每袋 0.25g。

小儿肺宝散[基]

【药物组成】　人参、黄芪、白术、桂枝、干姜、附子、炙甘草、鳖甲、地骨皮、青蒿、麦冬、枸杞子、桑白皮、紫菀、款冬花、瓜蒌、茯苓、陈皮、胆南星、鸡内金、酒制大黄。【功能主治】　补气益肺,止咳化痰。治肺炎喘咳,脾肺气虚久咳,哮喘等。用于小儿肺炎、支气管炎等肺脾气虚症。【用法用量】　口服:1 岁以内,每次 0.3g;1—2 岁,每次 0.5g;3—5 岁,每次 0.75g;6—8 岁,每次 1.0g;均每日 3 次。乳汁或温开水送服。【禁忌】外感寒证、痰热内盛者忌用。【制剂规格】　散剂:每袋 3g。

小儿清肺消炎栓[基]

【药物组成】 人工牛黄、忍冬叶、黄芩、连翘、水牛角、竹叶、浙贝母、青礞石、石膏、甘草。【功能主治】 清热解毒,化痰止咳。主治肺热炽盛,痰浊内阻所致壮热烦躁,喉鸣痰壅,喘促憋闷,呼吸困难,鼻扇,胸高抬肩,便秘。临床用于肺炎、支气管炎、支气管哮喘、急性上呼吸道感染、习惯性便秘等。【用法用量】 肛门给药:每次1粒,每日2~3次,或遵医嘱。【禁忌】 脾虚便溏腹冷泄泻者忌用,虚证、寒证喘咳患者禁用。【制剂规格】 栓剂:每粒0.9g。

小儿珍贝散[基]

【药物组成】 川贝母、天竺黄、胆南星、煅硼砂、人工牛黄、冰片、珍珠、沉香。【功能主治】 清热,止咳化痰,有镇咳祛痰、解热、抗菌消炎等作用。主治小儿平素肺内蕴热,热邪犯肺,灼液成痰,痰热交结所致的咳嗽喘息,吐痰黄稠,身热口渴,气急鼻扇,苔黄腻脉滑数。用于小儿气管炎、支气管炎、哮喘见上述症状者。【用法用量】 口服:2岁以下,每次0.15~0.3g;3—5岁,每次0.3~0.6g;6~12岁,每次0.6~0.9g;均每日3次。【制剂规格】 散剂:每瓶3g。

小儿肺热平胶囊(口服液)

【药物组成】 牛黄、地龙、珍珠(制)、拳参、牛胆粉、甘草、平贝母、麝香、射干、朱砂、黄连、黄芩、羚羊角、寒水石、冰片、紫草、柴胡。【功能主治】 清热化痰,止咳平喘,镇惊开窍。主治肺热证。用于小儿肺热喘咳,吐痰黄稠,高热烦渴,神昏谵语,抽搐等。【用法用量】 口服:6个月以内,每次0.125g;7~12个月,每次0.25g;1—2岁,每次0.375g;2~3岁,每次0.5g;3岁以上,每次0.75~1g;均每日3~4次。口服液遵医嘱。【制剂规格】 胶囊剂:每粒0.125g;口服液:每支10ml,每瓶120ml。

小儿肺闭宁片[基]

【药物组成】 麻黄、杏仁、生石膏、黄芩、桔梗、葶苈子、紫苏子、海浮石、橘红、前胡、细辛、川贝母、旋覆花、枳壳、人参、麦冬、五味子、甘草、大枣。【功能主治】 宣肺清热,止咳化痰定喘。用于肺热咳嗽,喘促,喉中痰鸣,呼吸困难,哮喘性支气管炎、喘息性支气管炎等。非实热咳喘证、肺炎早期无咳喘者勿用。【用法用量】　口服:1 岁以内,每次 2 片,每增 1 岁增加 1 片,每日 2～3 次;4 岁以上遵医嘱用。【制剂规格】　片剂:每片 0.2g。

小儿肺炎散[基]

【药物组成】　牛黄、黄连、生石膏、胆南星、川贝母、法半夏、桑白皮、天麻、朱砂、冰片、甘草。【功能主治】　清热宣肺,涤痰定喘,息风镇惊。主治热痰闭肺之肺热咳喘。用于肺炎、支气管炎、支气管哮喘。【用法用量】　口服:每次 0.6～0.9g,每日 2 次;3 岁以下儿童酌减。【禁忌】　服药期间忌生、冷、油腻食物。【制剂规格】　散剂:每袋 1.8g。

小儿牛黄清肺散(片)[基]

【药物组成】　水牛角浓缩粉、茯苓、川贝母、白前、黄芩、百部(蜜炙)、法半夏、沉香、胆南星、石膏、冰片、牛黄。【功能主治】　清肺化痰,止咳。用于肺炎,肺热咳嗽,痰热喘促,咳吐黄痰,小便短赤,便秘,内热咳嗽,支气管炎,百日咳。【用法用量】　口服:片剂,1 岁以内,每次 2 片;1－3 岁,每次 2～4 片;均每日 2 次。散剂按说明书或遵医嘱。【禁忌】　肺寒虚证禁用。【制剂规格】　散剂:每瓶 3g;片剂:每片 0.25g。

小儿百部止咳糖浆

【药物组成】　蜜炙百部、苦杏仁、桔梗、桑白皮、麦冬、知母、黄芩、陈皮、甘草、制天南星、炒枳壳。【功能主治】　清肺止咳化痰。用于小儿肺热咳嗽、百日咳、痰多黄稠。【用法用量】　口服:2 岁以上,每次 10ml;2 岁以下,每次 5ml;均每日 3 次。【制剂规格】　糖浆:每瓶 100ml。

儿童清肺丸(口服液)[典/基]

【药物组成】　麻黄、甘草、葶苈子、青礞石各 10g,苦杏仁、紫苏子(炒)、紫苏叶、前胡各 20g,石膏、黄芩、板蓝根、浙贝母、枇杷叶(蜜炙)各 40g,桑白皮(蜜炙)、瓜蒌皮、橘红、法半夏、薄荷、白前、石菖蒲、天花粉各 30g,细辛 8g。【功能主治】　清肺,化痰,止咳。有解热、抗菌、消炎和祛痰作用。用于小儿风寒外束,症见肺经痰热、面赤身热、咳嗽气促、痰多黏稠、咽痛声哑,以及小儿支气管炎、支气管炎、病毒性肺炎、百日咳等。【用法用量】 口服,蜜丸,每次 1 丸,均每日 2 次;3 岁以下儿童每次半丸。口服液,每次 20ml;6 岁以下,每次 10ml,每日 3 次。【制剂规格】 蜜丸:每丸 3g;口服液:每支 10ml。

小儿止咳糖浆^[典/基/保乙]

【药物组成】 氯化铵、甘草流浸膏、桔梗流浸膏、橙皮酊。【功能主治】 镇咳祛痰。用于小儿感冒引起的咳嗽及支气管炎、咽喉炎等。【用法用量】 口服:2—5 岁,每次 5ml;2 岁以下酌减;5 岁以上,每次 5~10ml。均每日 3~4 次。【制剂规格】 糖浆:每瓶 100ml。

六、高热惊风、痰涎壅盛用药

小儿解热丸^[典]

【药物组成】 全蝎 80g,胆南星、防风、羌活各 70g,天麻 60g,麻黄、钩藤、薄荷、猪牙皂、煅青礞石各 50g,天竺黄、陈皮、茯苓、甘草、琥珀、珍珠各 40g,炒僵蚕 20g,蜈蚣、冰片各 5g,人工牛黄、人工麝香各 10g。共制细粉,每 100g 粉末加炼蜜 110~130g 制成大蜜丸。【功能主治】 清热化痰,镇惊,息风。用于小儿感冒发热,痰涎壅盛,症见高热惊风、项背强直、手足抽搐、神志昏迷、呕吐咳嗽。【用法用量】 口服:每次 1 丸,一日 2 次。1 周岁以内酌减。【注意】 虚寒者慎用。【制剂规格】 蜜丸:每丸 1g。

八宝惊风散

【药物组成】 天麻、黄芩、天竺黄、防风、全蝎、沉香、栀子、丁香、钩藤、冰片、茯苓、薄荷、川贝母、金礞石、胆南星、人工牛黄、龙齿、栀子等。【功能主治】 祛风化痰、退热镇惊、清热润燥、化痰息风、定惊安神、开胃消积。主治睡眠不宁、肠胃不适、不思饮食、气咳痰多、伤风感冒、胃气过多、吐乳及夜啼惊跳。用于小儿惊风,发热咳嗽,呕吐痰涎,症见肠胃燥滞、肠热便秘、小便见黄、烦躁啼哭、发脾气、生疮疖;受风热、伤风感冒、咳嗽流涕、痰多身热;受风热引起的惊风身热、手握拳头、坐立不安、夜惊;胃口不佳、饮食缓慢、多吃食滞、肚胀腹痛。【用法用量】 口服:未满半岁,每次半瓶;半岁以上,每次1瓶;3—10岁,每次2瓶,均每日2~3次。健康婴儿每周1次,防病健体。若身感不适,可每日1次,温开水调服,也可用水、奶、稀粥等配合服用。【制剂规格】 散剂:每瓶0.29g。

琥珀珍珠八宝惊风散

【药物组成】 珍珠、燕窝、黄连、钩藤、苦杏仁、半夏、麦芽、茯苓、桔梗、陈皮、神曲、甘草、琥珀等。【功能主治】 化痰止呕、祛风镇惊。主治婴幼儿常见疾病,包括肠胃燥滞,伤风感冒,惊风身热,胃口不佳,饮食缓慢,多食不化,肚腹胀痛等。【用法用量】 口服,小儿每次0.52g,每日3次。周岁以内遵医嘱酌减。【禁忌】 忌食生冷油腻燥热食物。【制剂规格】 散剂:每片0.52g。

小儿回春丸[基]

【药物组成】 防风、羌活、雄黄、牛黄、川贝母、天竺黄、胆南星、麝香、冰片、蛇含石(醋煅)、朱砂、天麻、钩藤、全蝎(麸炒)、白附子(制)、甘草。【功能主治】 息风镇惊,化痰开窍。用于小儿急惊抽搐,痰涎壅盛,神昏气喘,烦躁发热,小儿常见急性传染病初期外感时邪,邪郁化热,引动肝风者及小儿感冒、高热。【用法用量】 口服:水丸,饭前用开水化服。1—2岁,每次2粒;3—4岁,每次3粒;4—10岁,每次4粒;10岁以上,每次5粒;均每日1~3次。大蜜丸,每次1丸,每日2次;1周岁以内小儿酌减。【制剂规格】 水丸:每5粒重3g;大蜜丸:每丸1.5g。

小儿七珍丹[基/保乙]

见第14章第五节平息内风、清营凉血、清热解毒等抗惊厥药。

小儿金丹片[典/基/保乙]

见第14章第五节平息内风、清营凉血、清热解毒等抗惊厥药。

七、麻疹用药

小儿羚羊散[基]

【药物组成】 羚羊角、水牛角浓缩粉、人工牛黄、黄连、金银花、连翘、西河柳、葛根、牛蒡子、浮萍、紫草、赤芍、天竺黄、川贝母、朱砂、冰片、甘草。【功能主治】 清热解毒,透疹止咳。主治小儿麻疹隐伏,肺炎高热,嗜睡,咳嗽喘促,咽喉肿痛。用于小儿肺炎、麻疹、发热咳嗽,上呼吸道感染、急性腭扁桃体炎、化脓性腭扁桃体炎,发热头痛,喷嚏流涕,鼻塞咽痛,咳嗽恶心等。【用法用量】 口服:1 岁以内,每次 0.3g;1～2 岁,每次 0.375g;2～3 岁,每次 0.5g;均每日 3 次。【禁忌】 避风寒,忌油腻厚味食物。【制剂规格】 散剂:每袋 1.5g。

小儿紫草丸(合剂)[基]

【药物组成】 紫草、西河柳、升麻、羌活、菊花、金银花、地丁、青黛、雄黄、制乳香、制没药、牛黄、玄参、朱砂、琥珀、石决明、梅片、浙贝、核桃仁、甘草。【功能主治】 发表解肌,透疹解毒。主治麻疹初起或重症风疹,高热,午后或晚上更甚,微恶风寒,烦躁不安,全身红疹,咳嗽,喷嚏,目赤羞明,或神识昏迷,舌质红,脉浮数等症。主要用于治疗麻疹或其他热病。由于热毒炽盛,或瘀热而见疹或斑透发不畅、丹毒,或斑疹色泽紫暗,或血热所致吐血、衄血、尿血、血痢或湿热、热毒之黄疸、痈疮、湿疹、烧伤等。近代用以预防麻疹和治疗过敏性紫癜、色素性紫癜、玫瑰糠疹、静脉炎、扁平疣、银屑病、急慢性肝炎、烧伤等有良好效果。【用法用量】 口服:蜜丸,每次 1 丸,每日 2 次,温开水送服,1 岁以内小儿服 1/2 丸。合剂,每次 5～10ml,每日 2～3 次。或遵医嘱。【制剂规格】 蜜丸:每丸 1.8g;合剂:每支 10ml,每瓶 100ml。

第三节 止咳平喘祛痰药

二陈丸(合剂)[典/保乙]

【药物组成】 姜半夏、陈皮各 250g,茯苓 150g,甘草 75g,生姜(榨汁泛水丸用)50g。【功能主治】 燥湿化痰,理气和中,止咳。用于痰湿内停引起的咳嗽痰多,胸脘痞闷,恶心呕吐,舌苔白腻,脉滑等症。有人试用于妊娠恶阻、迁延性肝炎、糖尿病等病症获得一定效果,亦可用于梅尼埃病、癫痫等。【用法用量】 口服:丸剂,每次 9～15g,每日 2 次,温开水送服;合剂,每次 10～15ml,每日 3 次,用时摇匀。【制剂规格】 水丸:每袋

18g;合剂:每瓶 100ml;每支 10ml。

七味葡萄散[典/藏]

【药物组成】 白葡萄干 180g,石膏、红花、甘草各 90g,香附、肉桂、石榴各 60g。【功能主治】 清肺,止嗽,定喘。主治肺虚咳喘证。用于虚劳咳嗽,年老气喘,胸满郁闷。【用法用量】 口服:每次 3g,每日 1～2 次。【制剂规格】 散剂:每袋 15g。

鹭鸶咯丸[典/基]

【药物组成】 麻黄、白芥子(炒)、甘草各 12g,细辛 6g,牛蒡子(炒)、射干、青黛各 30g,紫苏子(炒)、蛤壳、天花粉、苦杏仁、石膏、瓜蒌皮、栀子(姜炙)各 60g,牛黄 5g。【功能主治】 宣肺化痰止咳。用于百日咳见痰浊阻肺,阵阵咳嗽,痰鸣气促,咽干声哑;支气管炎、慢性支气管炎急性发作、肺炎属肺寒膈热引起者。【用法用量】 口服:梨汤或温开水送服,每次 1 丸,每日 2 次。【禁忌】 孕妇忌用;体虚便溏者勿服。【制剂规格】蜜丸:每丸 1.5g。

牛黄蛇胆川贝液(滴丸、胶囊、散)[基/保乙]

【药物组成】 人工牛黄、蛇胆汁、川贝母、薄荷脑。【功能主治】 清热化痰止咳。有抑菌抗炎、祛痰镇咳作用。主治热痰咳嗽、燥痰咳嗽。用于急慢性支气管炎、上呼吸道感染、支气管肺炎、小儿肺炎引起的热痰咳嗽。【用法用量】 口服:散剂,每次 1～2 瓶;口服液,每次 10ml;均每日 2～3 次,小儿酌减。滴丸,吞服或舌下含服,每次 10 丸,每日 3 次。胶囊剂遵医嘱。【禁忌】 寒痰、湿痰者勿用。【注意事项】 孕妇忌用;忌食辛辣食物。【制剂规格】 口服液:每支 10ml;散剂:每瓶 0.5g;滴丸:每 10丸重 0.35g;胶囊剂:每粒 0.5g。

蜜炼川贝枇杷膏[保乙]

【药物组成】 川贝母、枇杷叶、南沙参、茯苓、化橘红、桔梗、法半夏、五味子、瓜蒌子、款冬花、远志、苦杏仁、生姜、甘草、杏仁水、薄荷脑。【功能主治】 润肺化痰,止咳平喘,护喉利咽,清热养阴。主治伤风咳嗽,痰多痰稠,气喘不适,咽喉干痒,声音沙哑。临床用于中老年人及小儿伤风、气喘等引起的咳嗽,痰多痰稠,咽干沙哑诸证。【用法用量】 口服:每次1 汤匙(约 15ml),每日 3 次,小儿酌减。【禁忌】 ①忌食辛辣、油腻食物;②对本品过敏者禁用,过敏体质慎用。【注意】 ①药品性状发生改变时禁止服用;②儿童必须在成人监护下服用。【制剂规格】 每瓶 75ml、150ml、300ml。

蛇胆川贝枇杷膏[保乙]

【药物组成】 蛇胆汁、川贝母、枇杷叶、桔梗、半夏、薄荷脑。【功能主治】 润肺止咳,祛痰定喘。主治咳嗽。用于外感风热引起的咳嗽痰多,胸闷,气喘等症。【用法用量】 口服:每次 15ml,每日 3 次。【制剂规格】膏剂:每瓶 100ml。

蛇胆川贝胶囊(散、口服液、软胶囊)[典/基/保甲/保乙]

【药物组成】 川贝母 600g,蛇胆汁 100g。【功能主治】 清肺,止咳,除痰。用于肺热咳嗽,痰多。【用法用量】 口服:胶囊、软胶囊,每次 1～2 粒;散剂,每次 1～2 小瓶(0.3～0.6g);口服液,每次 10～20ml;均每日 2～3 次。【禁忌】 ①忌食辛辣、油腻食物;②对本品过敏者禁用;③药品性状发生改变时禁用。【注意】 ①支气管扩张、肺脓肿、肺源性心脏病、肺结核患者应在医师指导下服用;②服用 1 周症状无改善,应停止服用,去医院就诊;③服药期间若出现高热(体温超过 38℃)或是出现喘促气急者,以及咳嗽加重、痰量明显增多者应到医院就诊;④孕妇、体质虚弱者、过敏体质者慎用;⑤儿童应在成人监护下服用。【制剂规格】 胶囊、软胶囊:均每粒 0.3g,每盒 24 粒;散剂:每支(小管、瓶)0.3g,每盒 10 支;口服液:每支 10ml,每盒 10 支。

蛇胆川贝液[保乙]

【药物组成】 蛇胆汁、平贝母、杏仁水、薄荷脑。【功能主治】 祛风止咳,除痰散结。用于肺热咳嗽,痰多,气喘,胸闷,咳痰不爽或久咳不止。【用法用量】 口服:每次 1 支,每日 2 次。【禁忌】 ①忌食辛辣、油腻食物;②对本品过敏者禁用;③药性发生改变禁用。【注意】 ①孕妇、体质虚弱、过敏体质者慎用;②支气管扩张、肺脓肿、肺源性心脏病,肺结核患者应在医师指导下服用;③服用 1 周无改善,停止服用,到医院就诊;④服药期间,若患者出现高热(体温超过 38℃)或出现喘促气急者,以及咳嗽加重,痰量明显增多者应到医院就诊。【制剂规格】　口服液:每支 10ml,每盒 6 支。

二　冬　膏[典/基]

【药物组成】　天冬、麦冬各 500g。【功能主治】　养阴润肺。主治干咳证。燥咳痰少,痰中带血,鼻干咽痛。【用法用量】　口服:每次 9～15g,每日 2 次。【制剂规格】　煎膏剂:每瓶 100g、150g、200g。

强力枇杷胶囊[保乙]

【药物组成】　枇杷叶、罂粟壳、百部、白前。【功能主治】　养阴敛肺,镇咳祛痰。用于久咳劳嗽、慢性或急性支气管炎及其他原因引起的咳嗽。【用法用量】　口服:每次 2 粒,每日 3 次。【制剂规格】　胶囊:0.3g,每盒 24 粒。

祛痰止咳颗粒[基/保甲]

【药物组成】　党参、水半夏、芫花、甘遂、紫花杜鹃。【功能主治】　健脾燥湿,祛痰止咳。主治咳嗽。用于慢性支气管炎及支气管合并肺气肿、肺源性心脏病所引起的痰多、咳嗽、喘息等症。【用法用量】　口服:每次 12g,每日 2 次,小儿酌减,温开水送服。【禁忌】　对本品任何成分过敏者忌用。【注意】　孕妇慎用。【制剂规格】　颗粒剂:每袋 6g。

橘红丸(片、胶囊、颗粒)[典/保甲/保乙]

【药物组成】　化橘红 75g,款冬花、甘草各 25g,桔梗、紫苏子(炒)、半夏(制)、紫菀各 37.5g,瓜蒌皮、陈皮、苦杏仁、浙贝母、生地黄、麦冬、茯苓、石膏各 50g。【功能主治】　清肺,化痰,止咳。主治咳嗽痰多,痰不易咳出,胸闷口干。用于急慢性气管炎、肺炎、哮喘、肺脓肿、支气管扩张等。【用法用量】　口服:丸剂和小蜜丸,每次 12g;大蜜丸,每次 2 丸;颗粒剂,开水冲服,每次 11g;片剂,每次 6 片;胶囊剂,每次 5 粒;均每日 2 次。【禁忌】　忌辛辣、油腻食物。【注意】　风寒证患者慎用;孕妇慎用。【制剂规格】　水泛丸和小蜜丸:每袋 12g;每瓶 120g;大蜜丸:每丸 6g;颗粒剂:每袋 11g(相当于原生药 7g);片剂:每片 0.5g;胶囊剂:每粒 0.5g。

橘红痰咳颗粒(口服液、煎膏) [保乙]

【药物组成】 化橘红、百部(蜜炙)、苦杏仁、茯苓、半夏(制)、五味子、白前、甘草。【功能主治】 清肺化痰,润肺止咳。主治湿痰所致的咳嗽气喘,痰多色白黏腻,胸闷呕恶,舌苔白润,脉滑数等。用于感冒、支气管炎、咽喉炎引起的痰多咳嗽、气喘等。【用法用量】 口服:口服液,每次10~20ml,每日3次;颗粒剂,每次1袋,开水冲服,每日2次;煎膏剂,每次10~20g;儿童用量酌减。【禁忌】 风热证者忌用;忌生冷、油腻、辛辣厚味饮食。【制剂规格】 口服液:每支10ml;颗粒剂:每袋10g;煎膏剂:每瓶120g。

控 涎 丸 [基/典]

【药物组成】 甘遂(醋制)、红大戟、白芥子各300g。【功能主治】 涤痰逐饮。治痰涎证。用于痰涎水饮停于胸膈,胸胁隐痛,咳喘痛甚,痰不易咳出及瘰疬、痰核。【用法用量】 口服:每次1~3g,每日1~2次,用温开水或枣汤、米汤送服。【禁忌】 孕妇忌服。【注意】 体虚者慎用。【制剂规格】 水丸:每瓶1g、3g。

消咳喘胶囊(糖浆、颗粒、片) [典/保甲/保乙]

【药物组成】 满山红。【功能主治】 止咳,祛痰,平喘。主治咳喘。用于寒痰咳喘、慢性支气管炎。【用法用量】 口服:胶囊剂,每次2粒;糖浆,每次10ml;均每日3次。小儿酌减。片剂、颗粒剂遵医嘱或按药品说明书使用。【不良反应】 偶见口干、恶心、呕吐及头晕等,一般1~3日后自行消失。【制剂规格】 胶囊:每粒0.35g;糖浆:每瓶120ml;颗粒剂:每袋2g;片剂:基片重0.3g。

鸡 苏 丸 [基]

【药物组成】 麻黄、苦杏仁(炒)、石膏、甘草、黄芩、葶苈子、桑白皮(蜜炙)、马兜铃(蜜炙)、麦冬、天冬、北沙参、五味子(醋蒸)、白芍、知母、百合、紫菀、款冬花、瓜蒌仁(蜜炙)、桔梗、前胡、紫苏叶、紫苏子(炒)、橘红、法半夏、陈皮、远志(制)、鲜姜、大枣。【功能主治】 宣肺平喘,润燥止咳,化痰除痞。主治肺热喘咳,气急鼻扇,燥咳痰黏,咽干鼻燥,劳嗽咯血,颧红盗汗,痰黏难咳,胸膈满闷。用于急性气管炎、肺炎、咽炎、肺结核、支气管扩张。【用法用量】　口服:每次 3～6g,每日 2～3 次;7 岁以上儿童剂量减半;3～7 岁儿童服 1/3 剂量。【禁忌】　凡痰湿壅肺,寒痰停饮犯肺所引起的气喘咳嗽均应忌服。【制剂规格】　水丸剂:每 100 粒重 12g。

止嗽咳喘宁糖浆

【药物组成】　黄芩、苦杏仁、地龙、紫苏子(炒)、法半夏、罂粟壳、薄荷油。【功能主治】　止咳定喘。用于慢性支气管炎、老年性支气管炎。【用法用量】　口服:每次 10～15ml,每日 2～3 次,用时摇匀。【禁忌】　气虚,痰多稠黏者忌用。【注意】　7 岁以下儿童勿服。严重心脏病者慎用。【制剂规格】　糖浆剂:每瓶 100ml。

止嗽定喘口服液 [典/基]

【药物组成】　麻黄、苦杏仁、甘草、石膏各 1000g。【功能主治】　辛凉宣泄,清肺平喘。主治表寒里热,身热口渴,咳嗽痰盛,喘促气逆,胸膈满闷。用于急性支气管炎。【用法用量】　口服:每次 10ml,每日 2～3 次;儿童酌减。【制剂规格】　口服液:每支 10ml,每盒 10 支,每瓶 100ml。

黄花杜鹃油滴丸 [藏]

【药物组成】　烈香杜鹃(即藏药达里)。【功能主治】　镇咳祛痰、平喘。用于气管炎。【用法用量】　口服:每次 1～2 粒,每日 3 次,饭后服或遵医嘱。不宜嚼服。【不良反应】　偶见口干、恶心。【制剂规格】　滴丸:每丸 0.19g(含烈香杜鹃挥发油 50mg),每盒 15 粒。

八味檀香散

【药物组成】　檀香 200g,石膏、红花、甘草、丁香、北沙参、拳参、白葡萄干各 100g。【功能主治】　清热润肺,止咳化痰。用于肺热咳嗽,痰中带脓;急慢性支气管炎、肺炎、咽喉炎、百日咳等。【用法用量】　口服:每次 2～3g,每日 1～2 次。【制剂规格】　散剂:每袋 15g。

川贝雪梨膏 [典/基]

【药物组成】　梨清膏 400g,麦冬 100g,川贝母、百合各 50g,款冬花

25g。【功能主治】 润肺止咳，生津利咽。用于阴虚肺热，咳嗽喘促，口燥咽干；肺阴虚型咳喘证、百日咳等。【用法用量】 口服：每次 15g，每日 2 次。【制剂规格】 膏滋剂：每瓶 120g，200g。

五味麝香丸[典/基/藏]

【药物组成】 麝香 10g，诃子（去核）、黑草乌各 300g，木香 100g，藏菖蒲 60g，安息香饱和水溶液适量。【功能主治】 消炎，止痛，祛风。用于腭扁桃体炎、咽峡炎、流行性感冒、炭疽病、风湿性关节炎、神经痛、胃痛、牙痛。【用法用量】 口服：每次 2～3 丸，每日 1 次，极量每日 5 丸。睡前服用，吞服或含服。【禁忌】 孕妇忌服。【注意】 本品有毒，慎用。【制剂规格】 水丸：每 10 丸重 0.3g。

止咳宝片[典/基]

【药物组成】 紫菀、橘红、桔梗、枳壳、百部、五味子、陈皮、干姜、荆芥、罂粟壳浸膏、甘草。【功能主治】 理肺祛痰，止咳平喘。主治咳嗽痰多。用于外感咳嗽，痰多清色白而黏，咳甚而喘；或原有咳喘，因寒而发，痰多不易咳出以及慢性支气管炎等上呼吸道感染性久咳。【用法用量】 口服：每次 2 片，每日 3 次。或遵医嘱。7 日为 1 个疗程，可连服 3～5 个疗程。【禁忌】 孕妇、哺乳期妇女及婴儿忌用；服药期间不宜再受风寒，并禁食生冷、辛辣食物及酒类。【注意】 肺热、肺癌之干咳及咳痰带血者慎用。【制剂规格】 片剂：0.25g，每瓶 100 片。

止咳橘红口服液（丸、胶囊、颗粒）[典/基/保乙]

【药物组成】 化橘红 66g，陈皮、茯苓、瓜蒌皮、麦冬、地黄、石膏、苦杏仁（去皮炒）各 44g，法半夏、紫菀、桔梗、紫苏子各 33g，款冬花、甘草、知母各 22g。【功能主治】 清肺，止咳，化痰。主治痰热咳嗽。用于痰热阻肺引起的咳嗽痰多，胸满气短，咽干喉痒；具有镇咳、祛痰、抗炎作用。【用法用量】 口服：口服液，每次 10ml，每日 2～3 次。儿童用量应遵医嘱或咨询药师。若服丸剂、胶囊剂、颗粒剂，按说明书或遵医嘱用。【禁忌】忌食辛辣、油腻食物。【制剂规格】 口服液：每支 10ml；大蜜丸：每丸 6g丸；胶囊：每粒 0.4g；颗粒：每袋 3g。

止嗽化痰丸(颗粒)[典/基/保乙]

【药物组成】　罂粟壳 65g,桔梗、石膏、半夏(姜制)各 250g,知母、前胡、陈皮、大黄(制)、甘草(炙)、川贝母、紫苏叶、葶苈子、天冬、枳壳(炒)、瓜蒌子、马兜铃(制)、桑叶各 125g,苦杏仁 187.5g,密蒙花、五味子(制)、木香各 75g。【功能主治】　清肺化痰,止咳定喘。用于痰热阻肺,久嗽,咯血,痰喘气逆,喘息不眠。【用法用量】　口服:丸剂,每次 15 丸,每日 1次睡前服;颗粒剂,临睡前用开水冲服,每次 3g,每日 1 次。【禁忌】　风寒咳嗽者不宜服用。【制剂规格】　水泛丸:每6～7 丸重 1g。颗粒剂:每袋 3g。

贝羚胶囊(散)[典/基/保乙]

【药物组成】　川贝母、羚羊角、猪胆汁、麝香、沉香、青礞石、硼砂。【功能主治】　清热化痰。主治痰热咳喘。用于小儿肺炎咳喘,喘息性支气管炎引起的痰壅气急,也可用于成人慢性支气管炎引起的痰壅气急。【用法用量】　口服:胶囊剂,每次 0.6g,每日 3 次;小儿每次 0.15～0.6g,每日 2 次,周岁以内酌减。散剂,每次 1～2 瓶,每日 3 次,温开水送服,儿童酌减。【禁忌】　脾胃虚寒及气虚、阳虚咳嗽、大便溏薄者忌用。【制剂规格】　散剂:每小瓶 0.3g;胶囊剂:每粒 0.3g。

四味土木香散[典/蒙]

【药物组成】　土木香、苦参(去粗皮)各 200g,珍珠杆(去粗皮、心)100g,山柰 50g。【功能主治】　清瘟解表。用于瘟病初期,发冷发热,头痛咳嗽,咽喉肿痛,胸胁作痛。【用法用量】　口服:散剂,每次 2.5～3.6g,每日 2 次,水煎服。【制剂规格】　散剂:每袋 20g。

北豆根片(胶囊)[典/基]

【药物组成】　北豆根中的总生物碱。【功能主治】　清热解毒,消肿利咽,止咳祛痰。用于咽喉肿痛、腭扁桃体炎、慢性支气管炎、上呼吸道感染症。【用法用量】　口服:片剂、胶囊剂,均每次 60mg,每日 3 次。【制剂规格】　片剂:15mg、30mg;胶囊:每粒 30mg。

竹沥达痰丸 [典/基]

【药物组成】 半夏(制)150g,黄芩、大黄(酒制)、生姜、橘红各200g,甘草、青礞石各100g,沉香50g,鲜竹沥800ml,硝石(煅)30g。【功能主治】 豁除顽痰,清火顺气。主治痰热咳喘。用于痰热上壅,顽痰胶结,咳喘痰多,大便干燥。【用法用量】 口服:每次6~9g,每日2次。【禁忌】 孕妇慎用或忌用。【制剂规格】 水泛丸:每50粒重3g。

华山参片(气雾剂) [典/基]

【药物组成】 华山参浸膏。【功能主治】 定喘,止咳,祛痰。主治痰多咳喘,肺胀气满等症;对咳、喘、痰有良效。用于慢性支气管炎、喘息性气管炎。【用法用量】 吸入:气雾剂,1次喷吸3下,于喘息发作时可立即使用。口服:片剂,每次1~2片,极量每次4片,每日3次。【不良反应】 偶有口干舌燥,语言障碍,平衡失调,瞳孔散大及视物模糊等中毒反应。【禁忌】 青光眼患者忌服。勿过量服用。【注意】 孕妇慎用;前列腺极度肥大者慎用。【制剂规格】 气雾剂:每瓶20ml,约200喷;片剂:0.12mg,每瓶60片、36片。

清瘟解毒丸(片) [典/基]

【药物组成】 大青叶、玄参、天花粉、牛蒡子(炒)、葛根、黄芩、淡竹叶各100g,连翘、桔梗、羌活各75g,防风、柴胡、白芷、川芎、赤芍各50g,甘草25g。【功能主治】 清瘟解毒。主治瘟病发热、无汗、头痛、口渴、咽干。用于外感时疫,憎寒壮热,头痛无汗,口渴咽干;痄腮(流行性腮腺炎)、大头瘟;流感、急性腭扁桃体炎。【用法用量】 口服:丸剂,每次2丸,每日2次,小儿酌减;片剂,每次6片,每日2~3次。【禁忌】 忌生气恼怒;忌酒、腥味辛辣食物。【制剂规格】 蜜丸:每丸9g;片剂:每片0.3g。

羚羊清肺丸(颗粒) [典/基]

【药物组成】 丸剂为羚羊角粉6g,浙贝母40g,桑白皮(蜜炙)、前胡、麦冬、天冬、苦杏仁(炒)、金果榄、大青叶、黄芩、板蓝根、牡丹皮、薄荷、熟大黄各25g,天花粉、地黄、玄参、桔梗、枇杷叶(蜜炙)、金银花、栀子各50g,甘草15g,陈皮30g。颗粒剂主药为羚羊角、浙贝母、熟大黄、甘草、黄芩等。【功能主治】　清肺利咽,清瘟止嗽,润肺化痰。主治肺热咳嗽,咽喉肿痛,口干舌燥。用于肺胃热盛,感受时邪,身热头晕,四肢酸懒,咳嗽痰壅,咽喉肿痛,鼻出血,咯血,口干舌燥;如支气管炎、急性扁桃体炎、咽喉炎及多种急性传染性疾病见前述症状者。【用法用量】　口服:丸剂,每次 1 丸;颗粒剂,每次 1 袋;均每日 3 次,小儿、婴幼儿酌减。【禁忌】　肺寒及气虚咳嗽者忌服。【制剂规格】　蜜丸:每丸 6g;颗粒剂:每袋 2g(无糖)、6g(含糖)。

牡荆油胶丸[典/基]

【药物组成】　牡荆油。【功能主治】　祛痰,止咳,平喘。用于慢性支气管炎。【用法用量】　口服:每次 1～2 丸,每日 3 次,温开水送服。【不良反应】　服药初期偶有轻度口干咽燥感,少数有胃部不适,头晕,嗳气等,可自行消失。【制剂规格】　胶丸:每丸含油 20mg。

复方鲜竹沥液[农合]

【药物组成】　鲜竹沥、鱼腥草、生半夏、生姜、枇杷叶、桔梗、薄荷素油。辅料为蔗糖、苯甲酸钠。【功能主治】　清热化痰,止咳。用于痰热咳嗽,痰黄黏稠。【用法用量】　口服:每次 20ml,每日 2～3 次。【禁忌】忌烟酒及辛辣、生冷、油腻食物。不宜同服滋补性中药。风寒咳嗽者不适用。【制剂规格】　口服液:每支 20ml。

补肺活血胶囊[保乙]

【药物组成】　黄芪、赤芍、补骨脂。【功能主治】　益气活血,补肺固肾。药理试验表明,本品可降低氯化高铁($FeCl_3$)所致的肺源性心脏病模型家兔的红细胞、白细胞、血小板计数和血红蛋白,降低全血黏度、血浆黏度,血细胞比容对肺性 P 波异变率有一定降低作用,可降低血气中二氧化碳分压(PCO_2),提高氧分压(PO_2)、氧饱和度(量)。对小鼠血清溶血素和脾溶血空斑形成细胞有一定促进作用。此外,尚可增加犬心输出量、冠脉血流量,可降低血管总外周阻力、冠状动脉阻力、心肌耗氧量、耗氧指数。尚有一定镇咳和平喘作用。临床用于肺心病(缓解型)属气虚血瘀证,症见咳嗽气促,或咳喘胸闷、心悸气短、肢冷乏力、腰膝酸软,口唇发绀,白淡苔白或舌紫暗等。【用法用量】　口服:每次 4 粒,每日 2～3 次。

【制剂规格】 胶囊:每粒 0.35g。

黄龙咳喘胶囊(颗粒)

【药物组成】 黄芪、地龙、淫羊藿、生山楂、桔梗、鱼腥草、射干、麻黄(炙)、葶苈子。【功能主治】 益气补肾,宣肺化痰,止咳平喘。用于肺肾气虚,痰热郁肺之咳喘,以及慢性支气管炎见上述证候者。【用法用量】口服:胶囊剂,每次 4 粒,每日 3 次。颗粒剂,开水冲服,3 岁以下每次 3g;4－7 岁每次 6g;8－14 岁每次 10g;成人每次 10～20g;均每日 3 次。孕妇禁用。【禁忌】 忌烟酒、辛辣、生冷、油腻厚味食物。不宜同服滋补性中药。【注意】 高血压、心脏病患者和运动员慎用。【制剂规格】 胶囊剂:每粒 0.3g,每盒 36 粒。颗粒剂:每袋 10g。

强力枇杷露(无糖型)[基/保乙/农合]

【药物组成】 枇杷叶、罂粟壳、百部、白前、桑白皮、桔梗、薄荷脑。【功能主治】 养阴敛肺,止咳祛痰。用于支气管炎咳嗽。【用法用量】口服:每次 15ml,每日 3 次。【禁忌】 儿童、孕妇、哺乳妇慎用。忌烟酒、辛辣、生冷、油腻食物;不可同服滋补性中药。【制剂规格】 口服液:每瓶 150ml。

苏黄止咳胶囊[保乙]

【药物组成】 麻黄、紫苏叶、地龙、蜜枇杷叶、炒紫苏子、蝉蜕、前胡、炒牛蒡子、五味子。【功能主治】 疏风宣肺,止咳利咽。用于风邪犯肺,肺气失宣所致的咳嗽、咽痒、痒时咳嗽,或呛咳阵发性发作,气急,遇冷空气、异味等突发或加重,或夜卧晨起咳剧,多呈反复发作,干咳无痰或少痰,舌苔薄白等。感冒后咳嗽及咳嗽变异性(型)哮喘见上述症候者。【用法用量】 口服:每次 3 粒,每日 2 次。7～14 天为 1 个疗程。【禁忌】 忌食辛辣等刺激性强的食物。孕妇忌用。【注意】 运动员慎用。尚无对外感发热、咽炎、慢阻肺、肺癌、肺结核等的有效研究资料,亦无对儿童咳嗽变异型哮喘的研究资料。高血压、心脏病患者慎用。【不良反应】 偶见恶心、呕吐、胃不适、便秘、咽干。【制剂规格】 胶囊剂:每粒 0.45g。

复方贝母氯化铵片

【药物组成】 每片含远志流浸膏 0.075ml,贝母粉 150mg,桔梗粉

225mg,氯化铵 100mg,甘草粉 12mg,桉叶油 0.02ml,八角茴香油 0.002ml.辅料有氢氧化铝、微晶纤维素、羟基淀粉钠、硬脂酸镁、蔗糖。【功能主治】　镇咳祛痰。用于急慢性支气管炎、感冒引起的频繁的咳嗽、多痰。【用法用量】　口服:成人每次 1～2 片,每日 3～4 次。【禁忌】　肝肾功能不全者禁用。【不良反应】　少数患者服用后可引起恶心、呕吐、胃痛等;可引起轻微皮炎,停药后症状可消失。【制剂规格】　片剂:每片 0.5g,每盒 12、24、36 片。

鲜 竹 沥[基/保乙]

【药物组成】　由鲜竹加热后沥出的液体。【功能主治】　清热化痰。用于肺热咳嗽痰多、气喘胸闷、中风舌强、痰涎壅盛。小儿痰热惊风。【用法用量】　口服:每次 15～30ml,每日 2 次。或遵医嘱。【制剂规格】　口服液:每支 30ml。

复方岩连片

【药物组成】　石吊兰、重楼、板蓝根、百部、杠板归。【功能主治】　清热解毒、止咳化痰。用于上呼吸道感染引起的感冒咳嗽、急慢性支气管炎、咽喉炎、扁桃体炎等。【用法用量】　口服:每次 4～6 片,每日 2～3 次。【制剂规格】　片剂:0.3g,每盒 36 片。

消咳喘糖浆(颗粒、胶囊、片)[典/基/保乙]

【药物组成】　满山红油,满山红浸膏粉。【功能主治】　止咳祛痰平喘。主治寒痰咳嗽、慢性气管炎、支气管炎等。【用法用量】　口服:糖浆剂,每次 10ml;胶囊剂,一次 2 粒(0.7g);片剂,一次 4～5 片;颗粒剂,开水冲服,每次 1 袋;均每日 3 次,小儿酌减。【制剂规格】　糖浆:每瓶 100ml、150ml。颗粒:每袋 10g;胶囊:每粒 0.35g;;片剂:每片 0.31g。

野马追糖浆

【药物组成】　野马追。【功能主治】　清热解毒,化痰止咳,平喘。用于慢性气管炎、痰多、咳喘。【用法用量】　口服:每次 15ml,每日 3 次。【制剂规格】　糖浆剂:每瓶 100ml、120ml,每支 15ml,每盒 6 支。

固肾定喘丸[保乙]

【药物组成】 熟地黄、附子(制)、补骨脂(制)、牛膝、车前子、肉桂、金樱子(肉)、益智仁(盐制)、茯苓。【功能主治】 温肾纳气,健脾利水。主治咳喘。用于脾肾虚型及肺气虚型的慢性支气管炎、肺气肿、先天性哮喘、老人虚喘。【用法用量】 口服:每次 6～9g(15～20 丸),每日 2～3次,可在发病预兆前服用,也可预防久喘复发,一般 15 日为 1 个疗程。【禁忌】 感冒发热忌服。【制剂规格】 丸剂:每瓶 35g。

银黄口服液(片、含片、胶囊、颗粒)[典/基/保乙]

【药物组成】 金银花(绿原酸)、黄芩(黄芩苷)。【功能主治】 抗菌消炎,清热解毒。用于上呼吸道感染、流行性腮腺炎(痄腮)、急性腭扁桃体炎、急性咽喉炎、鼻窦炎、小儿腹泻、乙型脑炎,病毒性、化脓性、炎症性眼病。主治风热外感所致的咽喉肿痛、咳嗽、痰黄、丹毒。【用法用量】口服:片剂(胶囊),每次 2～4 片,每日 3～4 次;含片,每次 1～2 片,每日10～20 片,分次含服;口服液,每次 10～20ml,每日 3 次;颗粒剂,冲服,每次 1～2 袋,每日 3 次。【制剂规格】 片剂(胶囊剂):每片(粒)0.3g,内含黄芩苷(素)50mg;绿原酸 40mg;口服液:每支 10ml;颗粒剂:每袋 10g。

竹沥化痰丸[基]

【药物组成】 竹沥水、黄芩、陈皮、半夏、金礞石、沉香、熟大黄、白术、甘草。【功能主治】 清热豁痰,开郁通便。主治痰热壅盛,顽痰老痰积滞引起的喘咳气逆,痰多黄稠,猝然昏仆,躁狂癫痫,便秘,脉弦滑,舌苔黄腻等。用于急性支气管炎、哮喘、脑卒中、癫痫等。【用法用量】 口服:成年人每次 6g,每日 1～2 次。小儿 1—3 岁,每次 1～2g;4—7 岁,每次 2～3g;均每日 2 次。【禁忌】 忌气恼;忌辛辣油腻厚味饮食。【制剂规格】水泛丸:每 50 粒重 3g。

百咳宁片[基]

【药物组成】 白果、贝母、青黛。【功能主治】 止咳化痰,清热解毒。用于痰浊壅肺,邪热化火入里所致的面赤唇红,痉咳,痰多稠黏,口干咽燥,鼻出血,小便短赤,大便干。主治百日咳、支气管炎、支气管哮喘。【用法用量】 口服:1岁以内,每次半片;1—2岁,每次1片;3—5岁,每次2片;5岁以上,每次2.5~3片;均每日3次。【注意】 忌辛辣、油腻不易消化食物。【制剂规格】 片剂:每片0.1g,每瓶60片,每盒24片。

羊 胆 丸[典/基]

【药物组成】 羊胆干膏53g,百部150g,白及200g,浙贝母100g,甘草60g。【功能主治】 止咳化痰,止血,平喘。主治咳嗽、痰中带血及急慢性支气管炎、支气管扩张、肺结核、百日咳。【用法用量】 口服:每次3g,每日3次。【禁忌】 忌辛冷、油腻厚味饮食。【注意】 孕妇慎用。【制剂规格】 水丸:每瓶60g。

解肌宁嗽丸[典/基]

【药物组成】 紫苏叶48g,前胡、葛根、苦杏仁、桔梗、半夏(制)、陈皮、浙贝母、天花粉、枳壳、玄参各80g,木香24g,茯苓、甘草各64g。【功能主治】 解表宣肺,止咳化痰。主治小儿感冒发热、咳嗽痰多。用于小儿上呼吸道感染、急性支气管炎、支气管肺炎等。【用法用量】 口服:小儿周岁,每次半丸;2—3岁,每次1丸;均每日2次。【禁忌】 忌辛辣生冷油腻饮食。【注意】 痰热咳嗽者慎服。【制剂规格】 蜜丸:每丸3g。

满山红油滴丸

【药物组成】 满山红油。【功能主治】 止咳,祛痰。主治咳嗽,喘息证,急、慢性支气管炎。【用法用量】 口服:每次0.05~0.1g(1~2丸),每日2~3次。【制剂规格】 滴丸:每丸0.05g、0.1g。

礞石滚痰丸(片)[典/基/保甲/保乙]

【药物组成】 金礞石(煅)40g,沉香20g,黄芩、熟大黄各320g。【功能主治】 降火逐痰。主治温热顽痰发为癫狂惊悸,或咳喘痰稠,大便秘结,顽痰壅肺,躁狂。用于急慢性气管炎、支气管炎、哮喘、精神分裂症、癔症昏迷、惊惕不安症、各型继发性癫痫。【用法用量】 口服:水泛丸,每次9g;片剂,每次8片;均每日2~3次,或遵医嘱,儿童酌减。【禁忌】 非痰热实证者忌用。【注意】 体虚者、孕妇、小儿虚寒者均忌用;切勿久服过量。【制剂规格】 水泛丸:每瓶60g;片剂:每片0.32g。

清气化痰丸 [典/基/保乙]

【药物组成】 半夏(制)、胆南星各 150g,黄芩(酒炒)、瓜蒌仁霜、陈皮、苦杏仁、枳实、茯苓各 100g。【功能主治】 清肺化痰。主治肺热咳嗽,痰多黄稠,胸脘满闷。用于上呼吸道感染、支气管炎、咽炎、肺炎、鼻炎、鼻出血、肺脓肿、肺结核。【用法用量】 口服:水丸,每次 6~9g,每日 2~3 次;浓缩丸,每次 6 丸,每日 3 次。小儿酌减。【禁忌】 风寒咳嗽者、体弱便溏者、无实大热痰者、干咳无痰者均忌用;孕妇忌用。【制剂规格】 水丸:每袋 18g;浓缩丸:每 6 丸相当于原生药 3g。

清肺抑火丸(胶囊、片) [典/基/保乙]

【药物组成】 黄芩 140g,苦参、知母各 60g,浙贝母 90g,前胡、黄柏各 40g,桔梗、栀子、天花粉各 80g,大黄 120g。【功能主治】 清肺止咳,化痰通便。主治肺热咳嗽,痰黄稠黏,口干咽痛,大便干燥。用于上呼吸道感染、支气管炎、咽炎、肺炎、鼻出血等。【用法用量】 口服:水丸,每次 6g,每日 2~3 次。片剂,每次 4 片;胶囊剂,每次 4 粒;均每日 2 次。【禁忌】风寒咳嗽者、体弱便溏者忌用;孕妇禁用。【制剂规格】 水丸:每 50 丸重 6g;片剂:每片 0.6g;胶囊剂:每粒 0.5g。

复方甘草片 [保甲]

【药物组成】 每片含甘草流浸膏粉 112.5mg,阿片粉 4mg,樟脑、八角茴香油、苯甲酸钠各 2mg。【功能主治】 镇咳祛痰。用于各种原因引起的咳嗽、痰稠量多。【用法用量】 口服:每次 3~4 片,每日 3 次。【注意】 运动员、孕妇及哺乳期妇女慎用复方甘草片。【制剂规格】 片剂:每片 0.1225g,每瓶 100 片。

肺气肿片

【药物组成】 野马追、红花、黄芪、丹参、补骨脂。【功能主治】 补肾益气,活血化瘀,止咳祛痰。用于肺肾不足、痰浊阻肺,胸闷憋气,动辄喘乏,咳嗽痰多,腰膝酸痛。主治慢性气管炎、阻塞性肺气肿等。【用法用量】 口服:每次 6 片,每日 3 次,饭后温开水送服。【制剂规格】 片剂:每瓶 100 片。

利 肺 片^[保乙]

【药物组成】　百部、白及、蛤蚧、牡蛎、枇杷叶、五味子、百合、冬虫夏草、甘草。【功能主治】　驱痨补肺,镇咳祛痰。主治肺疾。用于肺痨咳嗽、咳痰咯血、气喘、慢性气管炎。【用法用量】　口服:常用量每次 5 片,每日 3 次。【制剂规格】　片剂:每片 0.25g,每瓶 60 片。

益 肺 胶 囊^[保乙]

【药物组成】　红参、蛤蚧、苦杏仁(炒)、桑白皮、川贝母、茯苓、知母、甘草。【功能主治】　补肾益肺,清热化痰,止咳平喘。主治肺疾。用于久病咳喘,胸满痰多。【用法用量】　口服:每次 4 粒,每日 3 次;小儿酌减。30 日为 1 个疗程,或遵医嘱。【制剂规格】　胶囊剂:每粒 0.3g 粒。

肺力咳胶囊^[保乙]

【药物组成】　梧桐根、红花龙胆、红管药、白花蛇舌草、前胡、百部、黄芩。【功能主治】　止咳平喘,清热解毒,顺气祛痰。主治咳喘证。用于咳喘痰多、呼吸不畅及急慢性支气管炎、肺气肿见上述症状者。【用法用量】　口服:每次 3～4 粒,每日 3 次;或遵医嘱。【注意】　孕妇慎服。【制剂规格】　胶囊剂:每粒 0.3g。

蛇胆川贝软胶囊^[典/保乙]

【药物组成】　蛇胆汁 21.4ml,川贝母 123.6g。辅料有聚山梨酯 80、植物油等各适量。【功能主治】　清肺、止咳、除痰。用于肺热咳嗽,痰多。【用法用量】　口服:每次 2～4 粒,每日 2～3 次。【制剂规格】　软胶囊:每粒 0.3g。

蛇胆川贝胶囊^[典/保乙]

【药物组成】　蛇胆汁 49ml,川贝母 295g。制成胶囊剂 1000 粒。【功能主治】　清肺、止咳、祛痰。用于肺热、咳嗽、痰多。【用法用量】　口服:每次 1～2 粒,每日 3 次。【制剂规格】　胶囊:每粒 0.3g。

蛤蚧定喘丸(胶囊)^[典/保乙]

【药物组成】　蛤蚧 11g,瓜蒌子、醋鳖甲、黄芩、甘草、麦冬、炒苦杏仁各 25g,紫菀、百合各 75g,麻黄 45g,黄连 30g,炒紫苏子、石膏、煅石膏各25g。【功能主治】 滋阴清肺,止咳平喘。用于肺肾两虚、阴虚肺热所致虚劳久咳、年老哮喘、气短烦热,胸满郁闷、自汗盗汗,不思饮食等。主治单纯性支气管炎、喘息型慢性支气管炎、支气管哮喘、心源性哮喘、肺气肿、肺结核等属阴虚肺热证咳喘见上述证候者。【用法用量】 口服:水蜜丸,每次 5～6g;小蜜丸,每次 9g;大蜜丸,每次 1 丸;胶囊,每次 3 粒;均每日 2 次。【制剂规格】 水蜜丸:每袋 12g;小蜜丸:每 60 丸重 9g;大蜜丸:每丸 9g;胶囊剂:每粒 0.5g。

复方蛇胆陈皮末

【药物组成】 蛇胆汁、陈皮、地龙(炒)、僵蚕(制)、朱砂、琥珀。【功能主治】 清热化痰,祛风解痉。用于风痰内盛所致的痰多咳嗽、惊风抽搐,痰多黄稠或痰中带血、胸痛、口渴、舌红苔黄、脉滑数,急性支气管炎见上述证候者;或痰热壅盛,蒙闭心窍,引动肝风所致的发热,烦躁,神昏、惊厥的惊风患者。【用法用量】 口服:每次半瓶(0.6125g),4 岁以下小儿减半,咳时服用,每日不超过 3 次。【禁忌】 本品性寒涤热,对于寒痰咳喘,脾胃虚寒性慢惊者忌用。【注意】 肝肾功能异常者慎用;本品含有朱砂,不可过量、久服。【制剂规格】 散(粉)剂:每瓶(支)1.25g。

蛇胆陈皮胶囊(片、口服液、散)[典/保甲/保乙]

【药物组成】 蛇胆汁 100g,陈皮(蒸)600g。【功能主治】 理气化痰,祛风和胃。主治痰浊阻肺,胃失和降,咳嗽、呕逆;咳嗽痰多,质稠厚或黄,量多易咯;胃气上逆,呕吐或恶心,胸膈烦闷;或呃逆连声,饮食不下,头晕目眩;苔腻或黄腻,脉弦而滑。用于支气管炎见上述证候者,有祛痰作用。【用法用量】 口服:胶囊剂,每次 1～2 粒,每日 2～3 次;片剂,每次 2～4 片,每日 3 次;口服液,每次 10ml,每日 2～4 次,小儿酌减;散剂,每次 0.3～0.6g,每日 3 次。【禁忌】 服药期间饮食宜清淡,忌辛辣厚味食物,忌烟酒。【不良反应】 有文献报道蛇胆陈皮散引起全身多处黏膜溃烂 1 例。【注意】 本方为散剂配方比;其余制剂配方均有所不同,仔细参阅说明书。【制剂规格】 口服液:每支 10ml;散剂:每小瓶 0.3g、0.6g;素片:每片 0.22g、0.32g;薄膜衣片:每片 0.4g;胶囊剂:每粒 0.32g。

复方满山红糖浆

【药物组成】 满山红、百部、桔梗、远志、罂粟壳。【功能主治】 止咳,祛痰,平喘。用于痰浊阻肺引起的咳嗽,痰多,喘息,主治急慢性支气管炎见上述证候者。【用法用量】 口服:每次 5~10ml,每日 3 次。【禁忌】 ①饮食忌生冷油腻,忌烟酒;②方中含罂粟壳,不宜过量服、久服。【制剂规格】 糖浆:每支 10ml,每瓶 120ml。

橘贝半夏颗粒

【药物组成】 橘红、川贝母、枇杷叶、半夏(制)、桔梗、远志(制)、紫菀、款冬花(炒)、前胡、苦杏仁霜、麻黄、紫苏子(炒)、木香、肉桂、天花粉、甘草。【功能主治】 化痰止咳,宽中下气。主治痰气阻肺所致的咳嗽痰多,胸闷气急,痰黏稠,色白或微黄,胸脘满闷,苔白或黄腻,脉弦滑。用于支气管炎见上述证候者。【用法用量】 口服:每次 3~6g,每日 2 次,开水冲服。【禁忌】 饮食宜清淡,忌生冷、辛辣、燥热之品,忌烟酒。【注意】①孕妇慎用;②方中有麻黄,心脏病、高血压病人慎用。【制剂规格】 颗粒:每袋 6g。

橘红化痰丸(片)[典/保乙]

【药物组成】 化橘红75g,苦杏仁(炒)100g,川贝母75g,白矾75g,锦灯笼 100g,罂粟壳 75g,五味子 75g,甘草 75g。辅料为炼蜜。【功能主治】敛肺化痰,止咳平喘;有祛痰、镇咳、平喘、抗炎作用。主治肺气不敛,痰浊内阻,咳嗽咳痰,喘促,胸膈满闷。用于咳声低微,痰黏色白或微黄,乏力自汗,舌质淡红,苔薄白或微黄,脉弦滑;或咳嗽气喘,动则喘咳不已,乏力自汗的慢性支气管炎、喘息性(型)支气管炎见上述证候者。【用法用量】口服:片剂,每次 3 片,每日 3 次;丸剂,每次 1 丸,每日 2 次。【禁忌】①外感咳喘忌用;②饮食忌辛辣、油腻;③方中含罂粟壳,不宜过量、久服。【制剂规格】 片剂:每片 0.3g;大蜜丸:每丸 9g。

橘 红 梨 膏

【药物组成】 梨、麦冬、天冬、化橘红、苦杏仁、枇杷叶、川贝母、五味子。【功能主治】 养阴清肺,止咳化痰。用于肺胃阴虚所致的久咳痰少,口干咽燥,舌红少苔,脉细,慢性支气管炎见上述证候者。【用法用量】口服:每次 10～15g,每日 2～3 次。【禁忌】 服药期间忌食辛辣、生冷、油腻食物。【注意】 外感咳嗽慎用。【制剂规格】 膏剂:每瓶 200g。

苓桂咳喘宁胶囊[保乙]

【药物组成】 茯苓、桂枝、桔梗、苦杏仁、白术(麸炒)、陈皮、法半夏、龙骨、牡蛎、生姜、大枣、甘草(蜜炙)。【功能主治】 温肺化饮,止咳平喘;有一定止咳、祛痰、平喘、抗菌、抗炎作用。主治外感风寒、痰湿阻肺所致的咳嗽痰多,喘息胸闷,咳嗽声重,急促气紧,咽痒。咳痰稀白,可伴有鼻塞,流涕,头痛,肢体酸楚,恶寒发热,有汗或无汗,舌苔薄白,脉浮或弦;或脾虚失运,痰湿蕴肺所致的咳嗽、咳声重浊,痰黏腻或稠厚、量多易咳,胸闷脘痞,食少纳差,舌苔白腻,脉濡滑;或胸满窒闷,咳嗽痰多;或痰多稀薄起沫。用于急、慢性支气管炎,喘息性(型)支气管炎见上述证候者。【用法用量】 口服:每次 5 粒,每日 3 次。10 日为 1 个疗程。【禁忌】 外感风热,痰热蕴肺,阴虚燥咳者忌用;忌辛辣刺激性强饮食和烟酒。【注意】孕妇慎用。【制剂规格】 胶囊剂:每粒 0.34g。

消咳喘糖浆(胶囊、片)[保乙]

【药物组成】 满山红。【功能主治】 有一定镇咳、祛痰、平喘作用。主治寒痰阻肺所致的咳嗽气喘,咳痰色白。用于慢性支气管炎、喘息型支气管炎见上述证候者。【用法用量】 口服:糖浆剂,每次 10ml,小儿酌减;胶囊剂,每次 2 粒;片剂,每次 4～5 片;均每日 3 次。【禁忌】 服药期间饮食宜清淡,忌辛辣厚味油腻食物,忌烟酒。【注意】 糖尿病患者慎用糖浆剂。【制剂规格】 糖浆剂:每瓶 50ml、100ml;胶囊剂:每粒 0.35g;片剂,每片 0.31g。

参茸黑锡丸

【药物组成】 鹿茸、附片(制)、肉桂、红参、胡芦巴、益智仁(盐炒)、阳起石(煅)、补骨脂(盐炒)、黑锡、硫黄(制)、荜澄茄、丁香、小茴香(盐炒)、肉豆蔻(制霜)、木香、沉香、橘红、半夏(制)、赭石(煅)、川楝子。【功能主治】 回阳固脱,豁痰定喘。主治肾阳亏虚,痰浊壅肺所致的痰壅气喘,四肢厥冷,大汗不止,猝然昏倒,腹中冷痛;或喘促气短,气怯声低,咳声低弱,自汗畏风,甚则张口抬肩,鼻翼扇动,喘息不得平卧,心悸,大汗,舌淡少苔,脉沉细无力;或胸部膨满,憋闷气短,喘促不得安卧,汗出肢冷,舌淡暗苔灰滑,脉微细欲绝。用于喘息型支气管炎,充血性心力衰竭,阻塞性肺气肿、肺源性心脏病见上述证候者。【用法用量】　口服:每次 1.5～3g,每日 1～2 次。【禁忌】　①实热证,阴虚内热证忌服;②孕妇禁用;③服药期间,忌食辛辣之品;④方中含附子、黑锡有一定毒性,不宜过量服,久服。【制剂规格】　丸剂:每 80 粒重 0.3g。

川贝枇杷糖浆(颗粒、口服液) [保乙]

【药物组成】　川贝母流浸膏、枇杷叶、薄荷脑。【功能主治】　清热宣肺,化痰止咳,有止咳、平喘、祛痰和抗炎作用。主治风热犯肺,痰热内阻所致的咳嗽痰黄或咳痰不爽,咽喉肿痛,胸闷胀痛,口渴咽干,舌苔薄黄,脉浮数。用于感冒,急、慢性支气管炎见上述证候者。【用法用量】　口服:糖浆剂,每次 10ml;颗粒剂,每次 3g,开水冲服;或口服液,每次 10ml;均每日 3 次。【制剂规格】　糖浆剂:每瓶 100ml;颗粒剂:每袋 3g;口服液:每支 10ml。

三号蛇胆川贝片

【药物组成】　蛇胆(干)、川贝母、法半夏、黄连、甘草。【功能主治】清热、祛痰、止咳。用于邪热蕴肺或痰热阻肺、肺失宣降所致的咳嗽痰黄,或久咳痰多,咳吐不利;或咳嗽阵作,痰稠难咳,或身热头痛,舌苔薄黄,脉浮数;或咳嗽气粗,喉中痰声,发热纳呆,苔黄腻,脉弦滑。主治支气管炎见上述证候者。【用法用量】　口服:每次 3～4 片,每日 2～3 次。【禁忌】忌辛辣厚味食物、忌烟酒。【注意】　寒痰咳喘者慎用;孕妇慎用。【制剂规格】　糖衣片:片芯重 0.25g;薄膜衣片:每片 0.27g、0.5g。

祛痰灵口服液 [典/保乙]

【药物组成】　鲜竹沥 450ml,鱼腥草 180g。【功能主治】　清肺化痰。有祛痰镇咳、抗炎等作用。用于痰热壅肺所致的咳嗽、痰多、喘促,苔薄白,脉滑数;急、慢性支气管炎见上述证候者。【用法用量】　口服:每次 30ml,每日 3 次。2 岁以下,每次 15ml;2-6 岁,每次 30ml;均每日 2 次。6 岁以上每次 30ml,每日 2～3 次。或遵医嘱。【禁忌】　脾虚便溏者忌服;服药期间忌食辛辣、生冷、油腻食物。【注意】 风寒咳嗽,湿痰阻肺者慎服。【制剂规格】 口服液:每瓶 30ml。

灯台叶颗粒

【药物组成】 灯台叶。【功能主治】 清热化痰止咳。主治痰热阻肺所致的咳嗽,咯痰,咳嗽息粗,痰多质黏,胸胁胀满;或痉咳不已,痰稠难出,或痰中带血,口渴尿黄;舌红苔黄腻,脉滑数。用于慢性支气管炎、百日咳见上述证候者。【用法用量】 口服:每次 10g,每日 3 次,开水冲服。【禁忌】 寒痰咳喘者忌用;服药期间忌辛辣刺激及油腻食物。【注意】本品芳香疏泄,孕妇慎用,婴幼儿及年老体弱者慎用。【制剂规格】 颗粒;每袋 10g。

百咳静糖浆 [典/保乙]

【药物组成】 黄芩96g,陈皮96,桑白皮48g,瓜蒌仁(炒)48g,清半夏48g,天南星(炒)32g,麻黄(蜜炙)48g,苦杏仁(炒)48g,紫苏子(炒)48g,桔梗 48g,前胡 48g,葶苈子(炒)48g,黄柏96g,百部(蜜炙)72g,麦冬48g,甘草48g。【功能主治】 清热化痰,止咳平喘;有镇咳、祛痰、平喘和抗炎等作用。主治外感风热所致的咳嗽、咳痰,顿咳,症见咳嗽频剧,气粗,喉燥口渴,痰黏稠或黄,身热,头痛;或发热咳嗽,咳声壮扬,鼻流浊涕,面色或红;舌苔薄黄或舌尖红,舌苔可黄腻。用于急慢性支气管炎、百日咳见上述证候者。【用法用量】 口服:1—2 岁,每次 5ml;3—5 岁,每次 10ml;成年人,每次 20~25ml;均每日 3 次。【禁忌】 忌辛辣油腻之品。【注意】风寒咳嗽者,孕妇,糖尿病患者,高血压、心脏病患者等慎用,或遵医嘱。【制剂规格】 糖浆;每支 10ml,每瓶 100ml、150ml。

咳嗽枇杷糖浆

【药物组成】 枇杷叶、车前子、百部、苦杏仁、麻黄、薄荷脑、桔梗、甘草。【功能主治】 宣肺化痰、止咳平喘;有一定镇咳、平喘、祛痰、抗炎作用。用于痰浊阻肺、肺气失宣所致的感冒、咳嗽咳痰、胸闷气促,咳喘胸闷、痰多黄稠,或色白清稀,发热恶寒,鼻塞咽痒,或喘促气急,胸闷憋胀,苔薄白、脉滑。主治急慢性支气管炎、上呼吸道感染见上述证候者。【用法用量】 口服:每次 15ml,每日 3~4 次;小儿酌减。【禁忌】 忌辛辣油腻食物。【注意】　肺虚久咳者,孕妇,心脏病、高血压患者应遵医嘱。【制剂规格】　糖浆剂:每瓶 120ml、150ml、250ml。

痰咳清片

【药物组成】　暴马子皮 1686g,满山红 506g,黄芩 506g,盐酸麻黄碱 2.36g,氯化铵 50.56g。【功能主治】　清肺化痰,止咳平喘。用于痰热咳嗽,急慢性气管炎,哮喘等。【用法用量】　口服:每次 4～5 片,每日 3 次。【禁忌】　肝肾功能不全者禁用。【注意】　本品含盐酸麻黄碱,不宜长期服用;孕妇慎用。【不良反应】　①偶有鼻刺痛感,烧灼感等局部刺激症状;高浓度、频繁和长期使用,对鼻黏膜有损害作用;偶有患者使用后出现血压升高。②本品含氯化铵,对镰状细胞贫血患者,可引起缺氧或(和)酸中毒。其不良反应为:服用后有恶心,偶出现呕吐。过量或长期服用可造成酸中毒和低钾血症。【制剂规格】　片剂:每盒 24、36 片。

痰咳净片

【药物组成】　桔梗、咖啡因、远志、冰片、苦杏仁、五倍子、甘草。【功能主治】　通窍顺气,止咳,化痰。用于支气管炎、咽炎等引起的咳嗽多痰,气促,气喘。【用法用量】　口服:每次 1 片,每日 3～6 次,含服,儿童用量酌减。【禁忌】　孕妇禁用;忌烟、酒及辛辣、生冷、油腻食物。【注意】本品为口含片,不宜吞服,糖尿病及脾胃虚寒泄泻者慎服;不宜在服药期间同时服用滋补性中药;支气管扩张、肺脓肿、肺心病、肺结核患者遵医嘱。【制剂规格】　片剂:每片 0.2g(含咖啡因 20mg)。

金贝痰咳清颗粒[典]

【药物组成】　浙贝母、金银花、桑白皮、射干、桔梗、麻黄、苦杏仁(炒)、川芎、甘草。【功能主治】　清肺止咳,化痰平喘。用于痰热壅肺所致的咳嗽咳痰、痰黄黏稠、喘息,或兼发热,口渴,便干,舌红苔黄,脉弦滑数。主治慢性支气管炎,喘息型支气管炎见上述证候者。【用法用量】口服:每次 7g,每日 3 次,开水冲服;或遵医嘱。【禁忌】　饮食宜清淡而均衡营养,忌辛辣油腻、烟酒。【注意】　寒痰咳嗽者,孕妇,高血压、心脏病患者,脾胃虚寒者均慎用。【制剂规格】　颗粒剂:每袋 7g。

芒果止咳片

【药物组成】 芒果叶干浸膏、合成鱼腥草素、氯苯那敏。【功能主治】宣肺化痰、止咳平喘、抗炎。用于痰热阻肺所致的咳嗽、气喘、痰多,或有身热,胸满,舌红苔黄或腻,脉滑数。主治支气管炎,喘息型支气管炎见上述证候者。【用法用量】 口服:每次 3～5 片,每日 2～3 次。【禁忌】 本品含抗过敏药氯苯那敏,服药期间不得驾驶车、船或高空作业、操纵机器及精细作业;孕妇忌服;对氯苯那敏过敏者忌用;服药期间忌食辛辣、油腻之品,忌烟酒。【注意】 老年人宜减量。【不良反应】 有文献报道服用本品致猩红热样药疹 1 例。【制剂规格】 片剂:每片 0.31g(相当于原药材 2.5g)。

枇杷止咳颗粒[保乙]

【药物组成】 枇杷叶、罂粟壳、百部、桑白皮、桔梗、薄荷脑。【功能主治】 止咳化痰。主治痰热蕴肺所致的咳嗽、咳痰;咳重痰黏,咽干咳痛,胸闷不通,苔薄黄,脉滑数或弦数。用于支气管炎见上述证候者,有止咳、祛痰、抗炎、抑菌之效。【用法用量】 口服:每次 3g,每日 3 次,开水冲服。小儿酌减。【禁忌】 饮食宜清淡而均衡营养,忌辛辣油腻之品,忌烟酒。【注意】 外感咳嗽者,孕妇均慎用;②因含有罂粟壳,不宜过量服、久服。【制剂规格】 颗粒剂:每袋 3g。

强力止咳宁胶囊

【药物组成】 金银花、忍冬叶干膏粉、满山红油。【功能主治】 清热化痰,止咳平喘。用于痰热壅肺所致的咳嗽,黄痰黏稠,发热恶寒,咽喉疼痛,咽燥口渴;或胸中烦热,咳引胸痛,面赤;舌苔薄黄或黄腻,脉浮数或滑数。主治急、慢性支气管炎,上呼吸道感染见上述证候者。【用法用量】口服:每次 4～5 粒,每日 3 次。【禁忌】 服药期间忌辛辣厚味之品,忌烟酒,宜食清淡而均衡营养食物。【注意】 寒痰阻肺者忌用,脾虚便溏者慎服。【制剂规格】 胶囊剂:每粒 0.4g。

芩暴红止咳片(颗粒、口服液、胶囊)[典/保乙]

【药物组成】 满山红、暴马子皮各 105g,黄芩 500g。【功能主治】

清热化痰,止咳平喘;有止咳、平喘、抗炎、抗菌、祛痰作用。主治痰热壅肺所致的咳嗽、痰多、喘证,痰黄黏稠,或咳吐血痰,咳时引痛,口渴便干;舌红苔薄黄或黄腻,脉弦数或滑数。用于急、慢性支气管炎,喘息型支气管炎见上述证候者。【用法用量】　口服:片剂,每次 3～4 片;颗粒剂,开水冲服,每次 4g;口服液,每次 10ml;胶囊剂,每次 2 粒;均每日 3 次,或遵医嘱。【禁忌】　服药期间忌辛辣厚味之品,忌烟酒,宜食清淡而均衡营养食物。【注意】　寒痰阻肺者忌用,脾虚便溏者慎服。【制剂规格】　薄膜片:0.4g;颗粒剂:每袋 4g;口服液:每支 10ml;胶囊剂:每粒 0.25g。

清热镇咳糖浆[典]

【药物组成】　鱼腥草、板栗壳、海浮石各 44g,荆芥、前胡各 35g,葶苈子、矮地茶、知母各 26g。辅料为蔗糖 450g,苯甲酸 2.5g,羟苯乙酯 0.5g。精制成 1000ml。【功能主治】　有镇咳、祛痰、解热、抗炎、抑菌之效。主治痰热蕴肺所致的感冒、咽炎,症见咳嗽痰多,痰稠色黄,难咳,或胸胁胀满,咳吐血痰,身热面赤,咽燥口渴;苔白微黄,或舌红苔薄黄腻,脉浮数或滑数。用于上呼吸道感染、支气管炎见上述证候者。【用法用量】　口服:每次 15～20ml,每日 3 次。【禁忌】　①寒痰咳喘者忌用;②忌食辛辣油腻食物,忌烟酒。【注意】　孕妇、糖尿病患者慎用。【制剂规格】　糖浆:每瓶 120ml、150ml、250ml。

岩果止咳液

【药物组成】　石吊兰、果上叶、甘草流浸膏。【功能主治】　清热化痰,润肺止咳。主治痰热阻肺所致的咳嗽,咳痰不爽或痰多黄稠,舌红苔黄腻,脉滑数。用于急、慢性支气管炎见上述证候者。【用法用量】　口服:每次 15～20ml,每日 3 次。小儿酌减。用时摇匀。【禁忌】　①寒痰阻肺咳嗽者忌服;②饮食宜清淡而均衡营养,忌食生冷、辛辣、燥热之品,忌烟酒。【制剂规格】　合剂:每瓶 120ml。

止咳枇杷颗粒(糖浆)

【药物组成】　枇杷叶、桑白皮、白前、百部、桔梗、薄荷脑。【功能主治】　清肺、止咳、化痰。用于痰热阻肺所致的咳嗽痰多,黏稠,色白或微黄,身无大热,或伴气喘,胸闷,舌苔白或黄,脉滑数。主治急、慢性支气管炎见上述证候者。【用法用量】 口服:颗粒剂,开水冲服,每次 10g,每日 3 次;糖浆剂,每次 15ml,每日 3～4 次。小儿酌减。【注意】 寒痰阻肺者慎服;饮食宜清淡而均衡营养,忌食生冷、辛辣、燥热之品,忌烟酒。【制剂规格】 颗粒剂:每袋 10g;糖浆剂:每瓶 120ml。

治咳川贝枇杷露

【药物组成】 枇杷叶、平贝母流浸膏、水半夏、桔梗、薄荷脑。【功能主治】 清热化痰止咳抗炎。用于痰热阻肺所致的咳嗽,痰黏或黄,咽喉肿痛,胸满气逆,苔薄黄或黄腻,脉滑数。主治上呼吸道感染,支气管炎见上述证候者。【用法用量】 口服:每次 10～20ml,每日 3 次。小儿酌减。【禁忌】 寒痰咳嗽者不宜;服药期间忌食辛辣食物及羊肉、鱼腥等发物。【制剂规格】 合剂:每瓶 150ml、180ml。

风热咳嗽胶囊

【药物组成】 桑叶、菊花、薄荷、连翘、黄芩、苦杏仁霜、桔梗、枇杷叶、浙贝母、前胡、甘草。【功能主治】 疏风散热,化痰止咳。用于风热犯肺所致的咳嗽痰多,痰稠而黄,难以咳出,喘促气急,口渴咽痛,胸闷心烦,鼻流浊涕,发热头晕,咽干舌燥,舌边尖红,脉浮数。主治感冒、急性支气管炎见上述证候者。【用法用量】 口服:早服 3 粒,中午服 4 粒,晚服 3 粒。【注意】 寒痰、风寒咳嗽者慎用;饮食宜清淡而均衡营养,忌食辛辣生冷油腻之品,以免助火生痰。【制剂规格】 胶囊剂:每粒 0.32g。

雪梨止咳糖浆

【药物组成】 梨清膏、枇杷叶、紫菀(炙)、款冬花、桔梗、苦杏仁、前胡。【功能主治】 润肺止咳化痰。用于燥痰阻肺所致的咳嗽、痰少、痰中带血,咽干口渴,声音嘶哑,舌红而干,苔薄黄,脉细数或弦细数。主治支气管炎见上述证候者。【用法用量】 口服:每次 10～15ml,每日 3～4次。小儿酌减。【禁忌】 痰湿阻肺者慎用;饮食宜清淡而均衡营养,忌食辛辣刺激之品。【制剂规格】 糖浆:每瓶 100ml。

清肺消炎丸 [保乙]

【药物组成】 麻黄、石膏、地龙、苦杏仁(炒)、葶苈子、牛蒡子、人工牛黄、羚羊角。【功能主治】　清热化痰,止咳平喘。用于痰热阻肺,咳嗽气喘,胸胁胀痛,吐痰黄稠,舌红苔黄,脉滑数。主治急、慢性支气管炎,喘息型支气管炎见上述证候者。【用法用量】　口服:周岁以内,每次 10 丸;1—2 岁,每次 20 丸;3—5 岁,每次 30 丸;6—12 岁,每次 40 丸;12 岁以上,每次 60 丸;均每日 3 次。【禁忌】　忌烟、酒及辛辣、生冷、油腻食物;不宜在服药期间同时服用滋补性中药。【注意】　风寒表证引起的咳嗽、心功能不全者慎用;支气管扩张、肺脓肿、肺心病、肺结核患者出现咳嗽时应去医院就诊;高血压、心脏病患者慎用;有肝病、糖尿病、肾病等慢性病严重者和儿童、孕妇、哺乳期妇女、年老体弱及脾虚便溏者应在医师指导下服用。【制剂规格】　丸剂:每 60 丸重 8g。

葶贝胶囊

【药物组成】　葶苈子、川贝母、石膏、瓜蒌皮、黄芩、鱼腥草、麻黄(蜜炙)、苦杏仁、白果、蛤蚧、旋覆花、赭石、桔梗、甘草。【功能主治】　清肺化痰,止咳平喘。用于痰热壅肺所致的咳嗽、咯痰,喘息,胸闷,苔黄或黄腻。主治慢性支气管炎急性发作,喘息型支气管炎见上述证候者。【用法用量】　口服:饭后服用,每次 4 粒,每日 3 次。7 日为 1 个疗程,或遵医嘱。【禁忌】　①痰热壅肺型咳喘,脾虚便溏者忌服;②忌食辛辣、生冷、油腻食物。【注意】　孕妇、高血压、心脏病、青光眼患者慎用。【制剂规格】　胶囊剂:每粒 0.35g。

止咳平喘糖浆

【药物组成】　麻黄、桑白皮、石膏、鱼腥草、半夏(制)、陈皮、苦杏仁、罗汉果、薄荷素油、茯苓、甘油。【功能主治】　清热宣肺,止咳平喘。用于外感风热,痰浊阻肺所致的发热,咳嗽,气喘,痰多,咽痛,周身不适,头痛身热,舌红苔薄黄,脉滑数或浮数。主治支气管炎、喘息型支气管炎见上述证候者。【用法用量】　口服:每次 10～20ml,每日 3 次,小儿酌减。【禁忌】　①痰热壅肺型咳喘,脾虚便溏者忌服;②忌食辛辣、生冷、油腻食物。【注意】　孕妇、高血压、心脏病、青光眼患者慎用。【制剂规格】　糖浆剂:每瓶 120ml。

咳喘宁口服液(片、合剂)[保乙]

【药物组成】　麻黄、石膏、苦杏仁、桔梗、百部、罂粟壳、甘草。【功能主治】 宣通肺气,止咳平喘。用于久咳、痰喘属痰热者,症见咳嗽频作,咳痰色黄,喘促胸闷,气粗烦热,口干舌红,苔黄腻,脉滑数。主治气管炎、喘息型支气管炎见上述证候者。【用法用量】 口服:口服液(合剂),每次10ml,每日2次;片剂,每次2~4片,每日2次。【禁忌】 寒痰咳喘及正虚邪恋者忌服。【注意】 孕妇,高血压心脏病患者慎用;本品含罂粟壳,不可过量,久服。【制剂规格】 合剂(口服液):每支10ml。片剂:每片0.36g。

蠲 哮 片[典]

【药物组成】 黄荆子、葶苈子、青皮、陈皮、大黄、槟榔、生姜。【功能主治】 泻肺除壅、涤痰祛瘀,利气平喘。用于支气管哮喘急性发作期热哮痰瘀伏肺证,症见气粗痰涌,痰鸣如吼,咳呛阵作,痰黄稠厚,腹胀便秘,舌红苔黄腻,脉滑数患者,有平哮、抗过敏、祛痰,提高耐缺氧能力等作用。【用法用量】 口服:饭后服用,每次8片,每日3次。7日为1个疗程。【禁忌】 ①本品祛邪易伤正,哮喘虚证患者忌用;②孕妇禁用;③服药期间忌食辛辣、生冷、油腻食物。【注意】 年老体弱者慎用。【制剂规格】 片剂:每片0.3g。

恒制咳喘胶囊

【药物组成】 法半夏、肉桂、红参、陈皮、沉香、西洋参、砂仁、豆蔻、佛手、香橼、紫苏叶、赭石(煅)、丁香、白及、红花、薄荷、生姜、甘草。【功能主治】 益气养阴,温阳化饮,止咳平喘。用于气阴两虚,阳虚痰阻所致的咳嗽痰喘,胸脘满闷,倦怠乏力,或咳痰清稀,色白量多,食少便溏;舌淡苔白或微腻,脉细弱或濡弱。主治慢性支气管炎、喘息性支气管炎、阻塞性肺气肿见上述证候者。【用法用量】 口服:每次2~4粒,每日2次。【禁忌】 外感咳嗽者和孕妇禁用;服药期间忌食辛辣油腻食物,以免助热生湿。【制剂规格】 胶囊剂:每粒0.25g。

理气定喘丸

【药物组成】 紫苏子(炒)、紫苏梗、紫苏叶、陈皮、法半夏、芥子(炒)、莱菔子(炒)、苦杏仁(炒)、川贝母、桑白皮(蜜炙)、款冬花、紫菀、炙黄芪、茯苓、白术(麸炒)、百合、知母、麦冬、天冬、地黄、当归、何首乌(黑豆酒炙)、阿胶(蛤粉炙)。【功能主治】　祛痰止咳,补骨定喘。用于肺虚痰盛所致的咳嗽痰喘,胸膈满闷,心悸气短,口渴咽干;或咳痰量多,气短乏力,心悸。主治急慢性支气管炎,喘息性(型)支气管炎,阻塞性肺气肿见上述证候者。【用法用量】　口服:小蜜丸,每次 6g;大蜜丸,每次 1 丸;均每日 2 次。【禁忌】　服药期间忌食辛辣、油腻食物。【注意】　外感咳嗽者和孕妇均慎用。【制剂规格】　小蜜丸:每 100 丸重 10g;大蜜丸:每丸重 3g。

复方蛤青片[典]

【药物组成】　黄芪、附片、黑胡椒各 22.5g,紫菀、苦杏仁各 112.5g,干蟾 180g,白果 90g,前胡、南五味子各 67.5g。【功能主治】　补气敛肺,止咳平喘,温化痰饮。用于肺虚咳嗽,气喘痰多;或咳嗽声微,气短无力,有痰咳不出;或喘促咳嗽有痰,动则加剧;自汗,舌淡苔薄白或腻,脉弱(沉)无力。主治老年性慢性气管炎、阻塞性肺气肿、喘息型支气管炎见上述证候者。【用法用量】　口服:每次 3 片,每日 3 次。【禁忌】　外感发热咳嗽忌用;忌烟酒及辛辣刺激性食物。【注意】　孕妇慎用。【制剂规格】片剂:每片含黄芪以黄芪甲苷($C_{41}H_{68}O_{14}$)计,不得少于 0.14mg。

咳宁颗粒(糖浆)

【药物组成】　松塔、棉花根、枇杷叶。【功能主治】　益气祛痰,镇咳平喘,抗炎。用于肺虚痰阻所致的咳喘;症见反复咳嗽,咳痰,经年不愈,遇寒即发,咳嗽胸满。主治慢性支气管炎见上述证候者。【用法用量】口服:颗粒剂,开水冲服,每次 10g;糖浆剂,每次 10ml;均每日 3 次。【注意】　①外感风热,阴虚火旺者忌用;②孕妇慎用;③服药期间,饮食宜清淡而均衡营养,忌生冷、肥腻、辛辣、过咸食物及海腥鱼虾,忌酒、吸烟。【制剂规格】　颗粒剂:每袋(块)重 10g(相当于总药材 17.7g)。糖浆剂:每瓶 120ml。

二母宁嗽丸[典/保乙]

【药物组成】　川贝母、知母各 225g,石膏 300g,炒栀子、黄芩各 180g,蜜桑白皮、茯苓、炒瓜蒌子、陈皮、麦炒枳实各 150g,炙甘草、五味子(蒸)各 30g。【功能主治】　清肺润燥,化痰止咳。用于燥热蕴肺所致的咳嗽,痰黄而黏,不易咳出,胸闷气促,久咳不止,声哑喉痛。主治急性、亚急性气管炎见上述证候者。【用法用量】 口服:大蜜丸,每次 1 丸;水蜜丸每次 6g;均每日 2 次。【注意】 脾胃虚寒者不宜服用。【制剂规格】 大蜜丸:每丸 9g;水蜜丸:每 100 丸重 10g。

二母安嗽丸

【药物组成】 知母 108g,玄参 108g,罂粟壳 216g,麦冬 108g,款冬花 324g,紫菀 108g,苦杏仁 108g,百合 108g,浙贝母 54g。共制细粉,每 100g 粉加炼蜜 100～120g 制成大蜜丸。【功能主治】 清肺化痰,止嗽定喘。用于虚劳久嗽,咳嗽痰喘,骨蒸潮热,音哑声重,口燥舌干,痰涎壅盛。主治慢性气管炎见上述证候者。【用法用量】 口服:每次 1 丸,每日 2 次。【注意】 孕妇遵医嘱用。【制剂规格】 大蜜丸:每丸 9g。

百合固金口服液(丸)[典/保乙]

【药物组成】 百合、川贝母、当归、白芍、甘草各 23g,生地黄 46g,熟地黄 69g,麦冬 34g,玄参 18g,桔梗 18g。辅料为苯甲酸钠 3g,炼蜜 150g 等,共制成 1000ml。【功能主治】 养阴润肺,化痰止咳。用于肺肾阴虚,燥咳少痰,痰中带血,咽干喉痛。【用法用量】 口服:口服液,每次 10～20ml,每日 3 次;蜜丸,每次 1 丸,浓缩丸,每次 8g;均每日 3 次。【制剂规格】 口服液:每瓶 10ml、20ml、100ml;大蜜丸:每丸 9g,每盒 10 丸;浓缩丸,每 8 粒相当于原生药 3g。

如意定喘片(丸)[典/保乙]

【药物组成】 蛤蚧 14g,制蟾蜍 0.8g,黄芪、地龙、麻黄、党参、南五味子(酒蒸)、熟地黄、甘草(制)各 45g,苦杏仁、白果、枳实各 72g,天冬 35g,麦冬、紫菀各 36g,枸杞子 27g,远志、葶苈子、洋金花、石膏、百部各 18g。【功能主治】 宣肺定喘,止咳化痰,益气养阴。用于气阴两虚所致的久咳气喘,体弱痰多。主治支气管哮喘、肺气肿、肺源性心脏病见上述证候者。【用法用量】 口服:片剂,每次 2～4 片,每日 3 次;丸剂,每次 2～4 丸,每日 3 次。【注意】 孕妇忌服;忌烟酒及辛辣食品。【制剂规格】 片剂(片芯重):每片 0.25g,每片含洋金花以东莨菪碱($C_{17}H_{21}NO_4$)计,应为 21～75μg;丸剂:每丸相当于原生药材 0.7g。

咳特灵胶囊 [保乙]

【药物组成】　小叶榕干浸膏、马来酸氯苯那敏。【功能主治】　镇咳,祛痰,平喘,消炎。用于咳喘及慢性支气管炎。【用法用量】　口服:每次1粒,每日3次。【禁忌】　孕妇禁用;忌烟、酒及辛辣、生冷、油腻食物;不宜在服药期间同时服用滋补性中药;服药期间不得驾驶机、车、船,从事高空作业、机械作业及操作精密仪器。【注意】　有支气管扩张、肺脓肿、肺心病、肺结核患者出现咳嗽时应去医院就诊。本品含马来酸氯苯那敏。膀胱颈梗阻、甲状腺功能亢进、青光眼、高血压和前列腺肥大者慎用;哺乳期妇女慎用;儿童、年老体弱者应在医师指导下使用。【不良反应】　可见困倦、嗜睡、口渴、虚弱感。【制剂规格】　每粒含小叶榕干浸膏360mg、马来酸氯苯那敏1.4mg,每瓶30粒。

止咳定喘片

【药物组成】　香白芷、罗汉果、不出林、绣花针、水田七。【功能主治】疏风清热,利湿,活血,润肺,止咳祛痰,消炎定喘。主治咳嗽痰喘。【用法用量】　口服:每次4~6片,每日3次;小儿酌减,或遵医嘱使用。【制剂规格】　片剂:每片相当于原药材1g,每瓶50片。

咳喘丸

【药物组成】　麻黄(蜜炙)、苦杏仁、荆芥、桑白皮(蜜炙)、紫苏子(炒)、甘草。【功能主治】　止咳平喘。治喘息证。用于咳喘、慢性支气管炎、肺气肿、肺源性心脏病、肺炎、支气管扩张引起的咳嗽、气喘等。【用法用量】　口服:每次3g,每日3次。【制剂规格】　水丸:每15粒重2g。

十六味冬青丸 [典/基]

【药物组成】　冬青叶150g,石榴25g,白葡萄干125g,沉香、拳参、石膏各75g,肉桂、豆蔻、木香、丁香、甘草、荜茇、肉豆蔻、红花、广枣、方海各50g。【功能主治】　宽胸顺气,止咳定喘。治咳嗽。用于胸满腹胀,头昏水肿,寒痰咳喘。【用法用量】　口服:每次1丸,每日1~2次。【制剂规格】　大蜜丸:每丸6g。

复方百部止咳颗粒(糖浆)[典/基]

【药物组成】 百部(蜜炙)、黄芩、陈皮各 100g,苦杏仁、桔梗、桑白皮、枳壳(炒)各 50g,麦冬、知母、甘草、天南星(制)各 25g。【功能主治】清肺止咳。用于肺热咳嗽、痰黄黏稠,百日咳。主治急、慢性支气管炎等。【用法用量】 口服:颗粒剂,每次 10～20g,开水冲服;糖浆剂,每次 10～20ml;均每日 2～3 次;小儿酌减。【制剂规格】 颗粒剂:每袋 10g;糖浆:每支 10ml;每瓶 100ml、250ml。

镇咳宁糖浆(胶囊、口服液)[典/保乙]

【药物组成】 甘草流浸膏 40ml,桔梗酊 240ml,盐酸麻黄碱 0.8g,桑白皮酊 60ml。【功能主治】 镇咳祛痰,平喘抗炎。主治咳喘证。用于风寒束肺的伤风咳嗽、支气管炎、支气管哮喘等。【用法用量】 口服:糖浆剂,每次 5～10ml;或遵医嘱用药;胶囊剂,每次 1～2 粒;口服液,每次10ml,均每日 3 次。【注意】 冠心病、心绞痛、糖尿病、前列腺肥大者及甲状腺功能亢进患者慎用。【制剂规格】 糖浆:每瓶 120ml;胶囊:每粒0.35g,每盒 24 粒;口服液:每支 10ml。

灵丹草胶囊[典]

【药物组成】 臭灵丹草。【功能主治】 清热疏风,解毒利咽,止咳祛痰。用于风热邪毒,咽喉肿痛,肺热咳嗽。主治急性咽炎、腭扁桃体炎及上呼吸道感染、流行性腮腺炎;慢性喘息型支气管炎等。【用法用量】 口服:每次 3 粒,每日 3 次;或遵医嘱。【制剂规格】 胶囊:每粒 0.3g。

小青龙合剂(颗粒、口服液、糖浆)[典/保乙]

【药物组成】 细辛 62g,麻黄、白芍、干姜、甘草(蜜炙)、桂枝、法半夏(蜜炙)、五味子各 125g。【功能主治】 解表化饮,止咳平喘。用于风寒水饮,恶寒发热,无汗,喘咳痰稀。主治支气管哮喘、急慢性支气管炎、肺炎、百日咳、久咳、感冒、肺水肿、肺心病等;尚有人用于胸膜炎、过敏性鼻炎、眼疾等。【用法用量】 口服:合剂,每次 10～20ml,每日 3 次,用时摇匀;颗粒剂,温开水冲服:每次 1～2 块(袋),每日 2～3 次,儿童酌减。其他剂型用法用量参照药品说明书或遵医嘱。【不良反应】 偶有胃不适、嗳气、腹泻等消化道反应或皮肤瘙痒感等；应用中曾发现头痛如劈，心悸汗不止，气冲头面，出血不止者。【禁忌】　阴虚干咳无痰者禁用；风热咳喘及正气不足的虚喘不宜用。【制剂规格】　合剂：每瓶 100ml，1ml 相当于生药 0.8g；颗粒剂：每粒 13g；糖浆剂：每瓶 100ml；口服液：每支 10ml。

急支颗粒(糖浆)[典/保甲/保乙]

【药物组成】　金荞麦、四季青、鱼腥草、麻黄、紫菀、前胡、枳壳、甘草。【功能主治】　清热化痰，宣肺止咳。主治咳嗽痰多，风热犯肺或痰热壅肺所致的咳嗽痰黄，发热面赤，胸闷，口渴引饮，小便短赤。临床用于上呼吸道感染、急性支气管炎、支气管扩张、肺脓肿、肺炎、感冒后咳嗽、慢性支气管炎急性发作等呼吸系统疾病。【用法用量】　口服：糖浆剂，每次 20～30ml；颗粒剂，开水冲服，每次 1 袋；均每日 3～4 次，小儿酌减。【注意】①忌食辛辣燥热之品。②寒证者忌服。【制剂规格】　糖浆：每瓶 120ml、150ml、200ml；颗粒剂：10g。

半 贝 丸[基]

【药物组成】　半夏、川贝母。【功能主治】　化痰止咳，开郁散结。主治咳嗽痰多，咳痰不爽，吐痰黏稠，舌苔厚腻，脉弦滑；瘰疬、痰核等。用于慢性气管炎、慢性支气管哮喘及淋巴结肿大或淋巴结结核等。【用法用量】　口服：每次 3～6g，每日 2～3 次，空腹温开水或姜汤送服。7 岁以上儿童服半量；3－7 岁服成人 1/3 量。【注意】　孕妇慎用。【制剂规格】水泛丸：每袋 12g。

复方半夏片(糖浆)[基/保乙]

【药物组成】　姜半夏、麻黄、远志(甘草水制)、桔梗、前胡、陈皮、白前、款冬花、细辛。【功能主治】　温肺散寒，化痰止咳。主治寒痰、温痰证的咳嗽痰多，色白黏腻，发热恶寒，鼻塞流涕，苔滑腻等。用于感冒、急慢性支气管炎、支气管哮喘等上呼吸道感染性疾病。【用法用量】　口服：每次 4～5 片，每日 4 次。糖浆剂：每次 10～20ml，每日 3 次。或遵医嘱。【制剂规格】　片剂：每片 0.3g，每瓶 60 片；糖浆剂：每支 10ml，每瓶 120ml。

半 夏 曲^[基]

【药物组成】 清半夏(制)、白矾、六神曲、生姜汁、面粉。【功能主治】降逆止呕。主治咳嗽痰涌,痰多作呕。用于恶心呕吐,食欲缺乏,咳嗽痰壅。【用法用量】 口服:包煎,每次 20g 或 25g,每日 1～2 次。【制剂规格】 曲茶剂:每块 25g,每盒 10 块。

复方鲜竹沥液

【药物组成】 鲜竹沥、鱼腥草、枇杷叶、桔梗、生半夏、生姜、薄荷油。【功能主治】 清热,化痰,止咳。用于痰热咳嗽,上呼吸道感染。【用法用量】 口服:每次 20ml,每日 2～3 次。如有少量沉淀振摇后服用。【不良反应】 服后偶有腹泻,停药后自愈。【禁忌】 便溏者及阴虚久咳、气逆或咯血者忌服。【禁忌】 忌烟及辛辣、生冷、油腻食物。【制剂规格】 口服液:每瓶 120ml。

百贝益肺胶囊

【药物组成】 白及、三七、百合、贝母、紫菀、桔梗。【功能主治】 益气活血,滋阴养肺,止咳平喘。主治阴虚咳嗽。用于治疗肺阴不足之久咳、支气管炎、肺痨咳嗽,如急慢性支气管炎、阴虚久咳等。【用法用量】口服:每次 3～4 粒,每日 3 次;儿童酌减或遵医嘱。慢性支气管炎急性发作期 7 日为 1 个疗程,慢性迁延期 15 日为 1 个疗程。用蜂蜜水送服效果更佳。【注意】 阳虚者慎用。【制剂规格】 胶囊剂:每粒 0.3g,每盒24 粒。

克 咳 胶 囊^[保乙]

【药物组成】 麻黄、杏仁、甘草、石膏、桔梗、莱菔子、罂粟壳。【功能主治】 止咳,平喘,祛痰。用于各种原因引起的咳嗽、气喘;尤其适用于干咳痰少,久咳不止。【用法用量】 口服:每次 3 粒,每日 2 次。【禁忌】高血压及冠状动脉疾病患者忌服;孕妇忌服。【注意】 心动过速者及小儿慎用。【制剂规格】 胶囊剂:每粒 0.3g。

金荞麦片(胶囊)^[保乙]

【药物组成】 金荞麦。【功能主治】 清热解毒,排脓祛瘀,祛痰,止咳平喘。主治咳嗽痰多。用于急性肺脓肿、急慢性气管炎、喘息型慢性支气管炎、支气管哮喘及细菌性痢疾,症见咳吐腥臭脓血痰液或咳嗽痰多,喘息痰鸣及大便泻下赤白脓血。【用法用量】 口服:每次 4~5 片(粒),每日 3 次。【制剂规格】 薄膜衣片:每片 0.33g;胶囊剂:0.22g。

十五味沉香丸 [典/基/藏]

【药物组成】 沉香、红花、木藤蓼(去皮)、余甘子各 100g,土木香、紫檀香、高山辣根菜、诃子(去核)各 150g,檀香、野姜、广枣各 50g,肉豆蔻 25g 等。【功能主治】 调和气血,止咳,安神。治咳嗽,不眠症。用于气血郁滞等干咳气短,失眠。【用法用量】 口服:每次 3 丸,每日 3 次。【制剂规格】 水泛丸:每丸 0.5g;每瓶 36g、50g、100g。

十味龙胆花颗粒 [藏/保乙]

【药物组成】 龙胆花、烈香杜鹃、甘草、矮紫堇、川贝母、小檗皮、鸡蛋参、螃蟹甲、藏木香、马尿泡。【功能主治】 清热化痰,止咳平喘。治痰热壅肺所致的咳嗽、喘鸣、痰黄或兼发热流涕,咽痛口渴,尿黄便干等症。用于咳嗽、咳痰、发热、喘息、咽喉疼痛、头痛、腭扁桃体肿大等。【用法用量】口服:开水冲服,1 岁以内,每次 1/5~1/4 袋;2~6 岁,每次半袋;7~12 岁,每次 3/4~1 袋;12 岁以上,每次 1 袋,均每日 3 次;或遵医嘱。【制剂规格】 颗粒剂:每袋 3g。

养阴清肺膏(丸、口服液、糖浆) [典/保甲/保乙]

【药物组成】 地黄 100g,麦冬 60g,玄参 80g,川贝母、白芍、牡丹皮各 40g,薄荷 25g,甘草 20g。【功能主治】 养阴润燥,清肺利咽。用于肺虚肺燥,咽喉干痛,干咳少痰,或痰中带血,主治肺阴不足,热毒偏盛的白喉、腭扁桃体炎、慢性咽炎、口腔溃疡、鹅口疮、颈淋巴结核、牙周炎、地图舌等。【用法用量】 口服:丸剂,每次 2 丸;膏剂,每次 10~20ml;糖浆剂:每次 10~20ml;口服液,每次 10ml;均每日 2 次,小儿用量酌减。【注意】咳嗽痰多,舌苔厚腻者慎用。【制剂规格】 蜜丸:每丸 6g;煎膏剂:每瓶 100g;口服液:每支 10ml,每盒 10 支;糖浆剂:每支 10ml,每瓶 120ml。

润 肺 膏 [基/保乙]

【药物组成】 沙参、麦冬、天冬、天花粉、川贝、枇杷叶、杏仁、核桃末、冰糖。【功能主治】 润肺生津,止咳化痰。用于肺气宣降不利所致的干咳少痰、口干咽痒,或痰中带血或痰黏不易咳出,舌红少苔欠润,脉细数。主治肺津损伤,肺虚咳嗽,如支气管炎、肺炎、肺气肿、支气管扩张、肺结核等。【用法用量】 口服:每次 15g,每日 2 次,开水冲服;小儿酌减。【禁忌】 腹泻者忌服。【制剂规格】 蜜膏剂:每瓶 100g。

玉竹颗粒 [基]

【药物组成】 玉竹。【功能主治】 补中益气,润肺生津。用于热病伤津,咽干口渴,肺痿干咳,气虚食少。【用法用量】 口服:每次 20g,每日 3 次;儿童酌减,开水冲服。【禁忌】 中寒便溏、痰湿内盛者忌用。【制剂规格】 颗粒剂:每袋 20g,每盒 10 袋。

青果丸 [典/基]

【药物组成】 青果、金银花、黄芩、北豆根、麦冬、玄参、白芍、桔梗各 100g。【功能主治】 清热利咽,消肿止痛。用于咽喉肿痛,失音声哑,口干舌燥,肺燥咳嗽。主治风热、火毒上攻引起的腭扁桃体炎、急性咽炎、急性喉炎、支气管炎等。【用法用量】 口服蜜丸,每次 2 丸,或水丸,每次 8g,均每日 2 次,小儿酌减。【禁忌】 外感风寒、寒热头痛、咽喉嘶哑,苔白脉浮者不宜服用;忌食辛辣食物。【制剂规格】 蜜丸:每丸 6g,每盒 12 丸;水丸:每袋 8g。

枇杷叶膏 [典/基/保乙]

【药物组成】 枇杷叶。【功能主治】 清肺润燥,止咳化痰。用于肺热燥咳、痰少咽干。主治支气管炎、咽炎、喉炎等引起的咳嗽。【用法用量】 口服:每次 9～15g,每日 2 次。【制剂规格】 膏剂:每瓶 50g、60g、100g。

罗汉果玉竹颗粒 [基]

【药物组成】 罗汉果、玉竹。【功能主治】 滋阴清肺,止咳化痰。用于咽干口燥,干咳无痰,神疲乏力,舌红少苔,脉细而数。主治气管炎、咽喉炎、腭扁桃体炎、百日咳等。【用法用量】 口服:每次 1 块,每日 2 次;小儿酌减,开水冲化后服用。【禁忌】 胃热炽盛,大便秘结者忌服。【制剂规格】　颗粒:每块 12g,每盒 10 块。

百　花　膏[基]

【药物组成】　百部、款冬花。【功能主治】　润肺止咳。用于咳嗽喘急,痰中带血,津少咽干,虚烦潮热。主治寒热错杂、肺津不足之咳喘及秋燥(温燥、凉燥)之咳嗽,如肺痨、燥咳及肺虚喘急,喘促声低,伴见轻微咳嗽,烦热口干,手足心热,夜寐不安,脉细数,舌红无苔者。【用法用量】口服:每次 9g,每日 2～3 次。【制剂规格】　煎膏(滋)剂:每瓶 100g。

杏苏二陈丸

【药物组成】　杏仁、紫苏叶、陈皮、前胡、桔梗、茯苓、半夏(姜制)、炙甘草。【功能主治】　解表化痰,宣肺调气。用于感冒,咳嗽,上呼吸道感染,支气管炎。【用法用量】　口服:每次 6g,每日 3 次,空腹温开水送服;小儿酌减。【禁忌】　忌生、冷、油腻食物。【制剂规格】　水丸:每 18 粒重1g,每袋 18g。

杏仁止咳颗粒(口服液、糖浆)[基/保乙]

【药物组成】　杏仁水 40ml,桔梗流浸膏、百部流浸膏各 20ml,远志流浸膏 22.5ml,陈皮流浸膏、甘草流浸膏各 15ml。【功能主治】　化痰止咳。用于咳嗽痰多的上呼吸道感染及急、慢性支气管炎。【用法用量】口服:颗粒剂,一次 1 袋,一日 1～2 次。口服糖浆或口服液:每次 10～15ml,每日 3～4 次。【制剂规格】　颗粒剂:每袋 20g;糖浆剂:每瓶100ml、150ml。合剂:每支装 10ml;每瓶装 100ml。

川贝清肺糖浆[基/保乙]

【药物组成】　川贝母、枇杷叶、麦冬、生地黄、薄荷、苦杏仁、桔梗、甘草。【功能主治】　清肺润燥,止咳化痰。主治风热感冒引起的燥咳、咽干、咽痛,而虚寒性咳嗽者忌用。用于急性支气管炎、肺结核等。【用法用量】　口服:每次 15～30ml,每日 3 次;儿童酌减。【制剂规格】　糖浆剂:每瓶 120ml。

参麦止嗽糖浆[基]

【药物组成】　北沙参、麦冬、枇杷叶、鱼腥草。【功能主治】　清热化痰,润肺止咳。用于肺燥咳嗽及急慢性支气管炎、肺炎、肺结核。【用法用量】 口服:每次 15ml,每日 3 次;小儿酌减或遵医嘱。【禁忌】 虚寒咳嗽者禁用。【制剂规格】 糖浆剂:每瓶 300ml。

贝母二冬膏[基]

【药物组成】 川贝母、天冬、麦冬。【功能主治】 润燥化痰,止咳。用于肺阴虚损之咳嗽,干咳少痰,舌红无苔或少苔,脉细数。主治气管炎、支气管扩张、肺结核等。【用法用量】 口服:每次 20g,每日 2 次。【禁忌】 肺寒咳嗽禁用;忌食辛辣厚味食物。【制剂规格】 煎膏剂:每瓶 300g。

润肺止嗽丸[基]

【药物组成】 生地黄、天冬、知母、天花粉、黄芩、桑白皮(蜜炙)、浙贝母、前胡、苦杏仁(去皮炒)、紫菀、紫苏子(炒)、款冬花、青皮、陈皮、黄芪、五味子(醋制)、酸枣仁(炒)、瓜蒌子(蜜炙)、淡竹茹、桔梗、甘草(蜜炙)。【功能主治】 润肺定喘,止嗽化痰。用于肺气虚弱引起的咳喘、痰壅、失音。主治慢性支气管炎、肺结核等。【用法用量】 口服:每次 2 丸,每日 2 次。【禁忌】 寒痰咳嗽者禁用;忌食油腻食物。【制剂规格】 大蜜丸:每丸 6g。

除痰止嗽丸[基]

【药物组成】 黄芩、栀子(姜制)、海浮石(煅)、黄柏、熟大黄、前胡、桔梗、防风、枳实、法半夏、六神曲(麸炒)、陈皮、白术(麸炒)、甘草、知母、天花粉、冰片、薄荷脑。【功能主治】 清肺降火,除痰止嗽。用于肺热痰盛引起的咳嗽气逆,痰黄黏稠,咽喉疼痛,便秘。主治肺脓肿、支气管炎、肺炎或慢性支气管炎、支气管炎急性发作等。【用法用量】 口服:每次 2 丸,每日 2 次。【禁忌】 孕妇忌用。【注意】 咳嗽无热象者慎用。【制剂规格】 大蜜丸:每丸 6g。

宁嗽太平丸[基]

【药物组成】 天冬、茯苓、前胡、款冬花、桑白皮、川贝母、五味子、百合、麦冬、紫菀、桔梗、白芍、阿胶、当归。【功能主治】 镇咳祛痰。用于年久咳嗽、慢性支气管炎。【用法用量】 口服:每次 1 丸,每日 2 次。【制剂规格】 大蜜丸:每丸 10g。

痰 饮 丸 [基]

【药物组成】 附子、肉桂、干姜、白术、苍术、白芥子、苏子、莱菔子、甘草。【功能主治】 温补脾肾,助阳化饮,止咳平喘。治脾肾阳虚、痰饮阻肺引起的虚寒性咳嗽、痰多气喘等证。【用法用量】 口服:每次 14 粒;11－16 岁,每次 7 粒;5～10 岁,每次 5 粒;每日早、晚各服 1 次。【不良反应】 偶有头晕、口干、恶心、便秘等不良反应,多数可自行消失。【禁忌】热性咳嗽、阴虚咳嗽、痰黄稠者禁用;孕妇禁用。【制剂规格】 浓缩丸:每瓶 400 丸,每 10 丸重 1.7g。

三蛇胆川贝末 [基]

【药物组成】 眼镜蛇胆汁、金环蛇胆汁、过树榕蛇胆汁、川贝母。【功能主治】 清肺止咳,祛痰。用于肺热咳嗽、痰多及感冒、流行性感冒、急性腭扁桃体炎、急性支气管炎、肺炎、百日咳。【用法用量】 口服:每次 0.3～0.6g,每日 2～3 次,开水冲服,小儿酌减。【注意事项】 阴虚肢冷,脾胃虚弱,便溏者慎用。【制剂规格】 散剂:每小瓶 0.6g,每盒 10 瓶。

蛇胆川贝糖浆 [基]

【药物组成】 蛇胆汁、川贝母、桑白皮、麻黄、枇杷叶、桔梗、白薇、肿节风、百部、薄荷油。【功能主治】 清肺润肺,化痰止咳。治痰热咳嗽、支气管炎咳嗽等。【用法用量】 口服:每次 10～15ml,每日 3 次。【制剂规格】 糖浆剂:每瓶 150ml,200ml。

三蛇胆陈皮末 [基]

【药物组成】 眼镜蛇胆汁、金环蛇胆汁、过树榕蛇胆汁、陈皮。【功能主治】 清热祛风,化痰止咳。治新久肺热咳嗽、尤对小儿风热咳嗽、流感、支气管炎、急性腭扁桃体炎、肺炎、小儿肺炎、百日咳、小儿急性支气管炎等有效。【用法用量】 口服:每次 1～2 支,每日 2～3 次;小儿酌减。【注意】 阴虚肢冷便溏者慎用。【制剂规格】 散剂:每支 0.65g,每盒 10 支。

千金化痰丸 [基]

【药物组成】 天麻、知母、黄芩、黄柏、熟大黄、枳实、当归、白术、陈皮、茯苓、白附子、法半夏、胆南星、天花粉、防风、甘草、海浮石。【功能主治】 清热化痰，止咳平喘。用于咳嗽痰多色黄，胸膈痞满，喘促不安。主治急性支气管炎、咽喉炎等咳嗽痰多，头晕目眩，口渴咽干，大便燥结等。【用法用量】 口服：每次6g，每日2次。【禁忌】 体虚便溏者忌用；孕妇忌用。【制剂规格】 水丸：每袋18g。

止嗽青果丸（口服液）

【药物组成】 白果仁、麻黄、西青果、桑白皮（蜜制）、款冬花、半夏（制）、苦杏仁（去皮炒）、浙贝母、冰片、黄芩、甘草、石膏、百合、紫苏子（炒）、紫苏叶。【功能主治】 止咳平喘，宣肺化痰。用于风寒犯肺、肺失宣降所致的气喘，咳吐白痰伴恶寒发热，头痛无汗，鼻塞流涕者。主治急慢性支气管炎、哮喘、喘息性支气管炎、上呼吸道感染、肺部感染、肺炎等。【用法用量】 口服：丸剂，每次2丸，每日2次；口服液：每次20ml，每日3次。【禁忌】 孕妇忌服。【注意】 肺虚久咳、气虚作喘者，高血压、心脏病、青光眼者慎用。【制剂规格】 大蜜丸：每丸3g。口服液：每支10ml。

百日咳片 [基]

【药物组成】 禽胆。【功能主治】 止咳化痰，定喘。用于小儿咳嗽久而不愈，属痰热壅肺，咳嗽声重，痰多黏稠，咳时面赤握拳、弯腰屈背，涕泪交加，一经发作，连声不断，呼吸深时喉发吼声如鸟鸣及小儿百日咳、慢性支气管炎见上述症状者。【用法用量】 口服：1岁以下，每次1片；1—3岁，每次2片；4—7岁，每次3片；均每日3次。【禁忌】 外感风寒、痰白清稀者忌用；忌生、冷、肥甘厚味食物。【制剂规格】 片剂：每片含胆酸17mg。

牛黄清肺散 [基]

【药物组成】 水牛角浓缩粉、茯苓、川贝母、白前、黄芩、百部、半夏、沉香、胆南星、石膏、冰片、牛黄。【功能主治】 清热化痰，止咳。用于肺热咳嗽、痰热证及急性支气管炎、支气管肺炎、病毒性肺炎、百日咳、急性腭扁桃体炎、急性咽炎。【用法用量】　口服:2—5 岁,每次 1g,每日 2 次;2 岁以下酌减。【禁忌】　咳嗽痰清稀而属肺寒者忌用。【制剂规格】　散剂:每袋 3g。

复方川贝精片(胶囊)[典/基/保乙]

【药物组成】　麻黄浸膏、五味子(醋制)、川贝母、远志、陈皮、法半夏、桔梗、甘草浸膏。【功能主治】　化痰止咳,宣肺平喘。治痰涎壅肺,肺失宣降所致的急慢性支气管炎,支气管扩张、咳嗽、痰喘。【用法用量】　口服:每次 3~6 片,每日 3 次。【禁忌】　高血压、心脏病、冠心病者忌服或遵医嘱。【注意】　孕妇慎用。【制剂规格】糖衣片:每片 0.25g、0.5g。

止咳定喘丸(口服液)

【药物组成】　麻黄、杏仁、石膏、甘草。【功能主治】　镇咳平喘,通宣理肺。治风邪化热,热壅于肺引起的咳嗽痰喘,胸满作喘,呼吸急促,喉中作响,咽干口渴,发热,有汗或无汗。用于急性支气管炎、肺炎、哮喘性支气管炎、支气管哮喘及某些过敏性哮喘。【用法用量】　口服:丸剂,每次 6g;口服液,每次 10ml;均每日 2~3 次;小儿酌减。【制剂规格】　水丸:每袋 10g;口服液:10ml。

解热清肺糖浆

【药物组成】　桑白皮、前胡、黄芩、鱼腥草、紫菀、土牛膝、甘草、枳壳、紫苏叶。【功能主治】　清热解毒,祛痰止咳,宣肺利咽。用于风热感冒引起的发热头痛,咽痛,肺热咳。主治上呼吸道感染、急性支气管炎。【用法用量】　口服:每次 15ml,每日 3 次。【制剂规格】　糖浆:每 1ml 相当于原生药 1.68g。

蛤蚧养肺丸[基]

【药物组成】　蛤蚧、北沙参、天冬、麦冬、党参、黄芪、山药、天花粉、白扁豆、薏苡仁、莲子、橘红、半夏、川贝母、苦杏仁、桑白皮、前胡、白前、瓜蒌子、白芥子、莱菔子、紫苏子、桔梗、甘草、白及、茯苓。【功能主治】　补虚润肺,健脾化湿,止咳平喘。主治肺气虚衰,脾肾不足,夹有燥痰所致的咳喘少痰,咳痰不爽,喘急气短,消瘦乏力。用于慢性支气管炎、肺结核、喘息性及过敏性支气管炎、肺气肿、肺不张等。【用法用量】 口服:每次 1 丸,每日 2 次。小儿酌减。【制剂规格】 蜜丸:每丸 9g。

海珠喘息定片 [基/保甲]

【药物组成】 珍珠层粉、胡颓子叶、蝉蜕。【功能主治】 平喘镇咳,祛痰安神。治支气管哮喘、慢性支气管炎、喘息性支气管炎等咳喘痰多症。【用法用量】 口服:每次 3~4 片,每日 3 次。【注意】 甲亢、心律不齐或高血压并发症患者慎用。【制剂规格】 片剂:每片相当于原生药 0.95g。

桂龙咳喘宁胶囊(颗粒) [典/基/保甲/保乙]

【药物组成】 桂枝、龙骨、法半夏、黄连、炙甘草、白芍、生姜、大枣、牡蛎、瓜蒌皮、苦杏仁(炒)。【功能主治】 止咳化痰,降气平喘。用于风寒或痰湿阻肺引起的咳嗽、气喘、痰壅及急慢性支气管炎、感冒、咳嗽等。【用法用量】 口服:胶囊剂,每次 5 粒,每日 2~3 次;颗粒剂,每次 6g,每日 3 次,开水冲服。小儿酌减剂量。【禁忌】 忌生冷食物及烟、酒、猪肉。【制剂规格】 胶囊剂:每粒 0.3g;颗粒剂:每袋 6g。

定 喘 丸 [基]

【药物组成】 桑白皮(蜜炙)、生地黄、知母、紫苏梗、莱菔子(炒)、款冬花、白芥子(炒)、苦杏仁(炒)、川贝母、紫菀、陈皮、法半夏、茯苓、百部、天冬、麦冬、黄芪(蜜炙)、白术(麸炒)、当归、阿胶(蛤粉烫)、何首乌(酒制)、紫苏叶。【功能主治】 宣肺平喘,化痰止咳。用于外感风寒,咳嗽哮喘,劳伤久咳,胸闷气短,呼吸急促,口渴咽干。主治老年性慢性支气管炎、肺气肿、咳嗽等。【用法用量】 口服:每次 1 丸,每日 2~3 次。【制剂规格】 大蜜丸:每丸 6g。

涤 痰 丸 [基]

【药物组成】 大黄、牵牛子(炒)、黄芩。【功能主治】 清热化痰,开瘀化痞。用于痰火瘀结,湿热咳嗽,喘满胸闷,痰涎壅盛,大便燥结,面红目赤,癫狂惊悸,舌苔黄腻,脉滑数有力。主治精神分裂症、癫狂、头晕目眩及有机农药中毒后遗症等。【用法用量】 口服:每次 6g,每日 1 次;7

岁以上用 1/2 量;3－7 岁用 1/3 量。均每日 1 次。【禁忌】　①孕妇忌用。②虚寒非实证痰热者忌用。【制剂规格】　水泛丸:50 粒重 3g,每袋 6g。

咳喘静糖浆

【药物组成】　桔梗、紫菀、地龙、知母、蒲公英、黄芩、瓜蒌、麦冬、苦杏仁、款冬花、百部、甘草、赤芍、丹参。【功能主治】　镇咳平喘,祛痰消炎。用于慢性支气管炎,哮喘,急性咽炎,小儿肺炎等。【用法用量】　口服:每次 40ml,每日 3 次。【制剂规格】　糖浆剂:每瓶 40ml、120ml。

凤茄平喘膏

【药物组成】　洋金花、吴茱萸、干姜、白芥子、生川乌、生半夏、花椒、麻黄、丁香、樟脑、冰片、桂皮醛、二甲亚砜。【功能主治】　止咳、祛痰、平喘。用于单纯性、喘息性慢性气管炎和支气管哮喘。【用法用量】　穴位贴敷:主穴,天突、大椎、定喘(双);命门、肾俞(双)、足三里。辅穴,肺俞、丰隆、涌泉、膻中。每次主,辅穴各一穴位,交替轮换贴,遵医嘱。【制剂规格】　橡皮膏:每帖 5cm×6.5cm。

青果止嗽丸

【药物组成】　西青果、蜜炙款冬花、麦冬、蜜炙桑白皮、姜半夏、石膏、炒苦杏仁、白果仁、蜜炙麻黄、川贝母、百合、甘草、蜜炙马兜铃、黄芩。【功能主治】　清肺化痰、止咳平喘。用于肺经有热,咳嗽痰喘。【用法用量】口服:每次 1 丸,每日 2 次。【制剂规格】　大蜜丸:每丸 9g。

咳　宁　片

【药物组成】　苦杏仁、石膏、罂粟壳、桔梗、黄芩、麻黄、甘草。【功能主治】　辛凉宣肺,清泄肺热,止咳平喘。用于急性支气管炎、肺炎、上呼吸道感染、百日咳,症见发热、咳嗽气喘,甚则鼻翼扇动、口渴、有汗或无汗、脉浮滑而数。【用法用量】　口服:每次 3～5 片,每日 3 次,或遵医嘱。【制剂规格】　片剂:0.3g(相当于原药材 0.95g),每瓶 60 片。

感冒止咳糖浆(合剂、颗粒剂)[保乙]

【药物组成】　柴胡、葛根、金银花、青蒿、连翘、黄芩、桔梗、杏仁、薄荷脑。【功能主治】 清热解毒,止咳化痰。主治感冒、流感、上呼吸道感染、肺炎、急性支气管炎属感冒风寒、郁而化热,无汗头痛、咳嗽、咽喉肿痛等。【用法用量】 口服:糖浆剂或合剂,每次 10ml,每日 3 次;颗粒剂,每次 10g,每日 3 次,开水冲服。【制剂规格】 糖浆剂:每瓶 120ml;合剂:每瓶 100ml;颗粒剂:每袋 10g。

清金止嗽化痰丸

【药物组成】 黄芩、熟大黄、知母、天花粉、麦冬、化橘红、浙贝母、枳壳、桑白皮、前胡、百部、桔梗、甘草。【功能主治】 清肺、化痰、止咳。用于肺热痰壅引起的咳嗽痰黄,胸膈不畅,喉痛音哑,大便干燥。【用法用量】 口服:每次 6g,每日 2～3 次。【制剂规格】 水丸:每 100 粒 6g。

哮 喘 片

【药物组成】 石膏、麻黄、海浮石、苦杏仁、五味子、甘草、海螵蛸。【功能主治】 宣肺定喘,化痰止咳。用于气管炎、哮喘、小儿肺炎、百日咳、嗜酸细胞增多性肺炎,上呼吸道感染属风热感冒引起的咳嗽、气喘、多痰。【用法用量】 口服:每次 3～4 片,每日 3 次,小儿酌减。【制剂规格】 片剂:每片 0.7g。

桔梗冬花片[保乙]

【药物组成】 桔梗、款冬花、远志、甘草。【功能主治】 镇咳祛痰。用于咳嗽痰多。主治支气管炎。【用法用量】 口服:每次 6～8 片,每日 3 次。【制剂规格】 糖衣片:每片相当于原药材 0.42g。

止 咳 丸[保乙]

【药物组成】 川贝母、桔梗、白前、麻黄、法半夏、葶苈子、沙参、防风、前胡、黄芩、厚朴、茯苓等。【功能主治】 降气化痰,止咳定喘。主治支气管炎或慢性支气管炎急性发作。用于感冒风寒,咳嗽痰多,周身酸痛,四肢无力。【用法用量】 口服:每次 6 粒,每日 2 次。【制剂规格】 丸剂:每粒 0.21g。

止嗽化痰丸[保乙]

【药物组成】 法半夏、款冬花、白果、川贝母、陈皮、枳壳、甘草、桑白皮、瓜蒌子、紫苏子、百合、麻黄。【功能主治】　宣肺定喘，止咳祛痰。用于呼吸道感染、急慢性支气管炎、肺气肿、肺源性心脏病、心力衰竭症见咳嗽气喘，痰多胸闷者。【用法用量】　口服：每次 3g，每日 2 次，用姜汤或温开水送服。【制剂规格】　水丸：每 100 粒重 5g。

止咳宁嗽胶囊

【药物组成】　桔梗、荆芥、百部、紫菀、白前、前胡、款冬花、麻黄、陈皮、苦杏仁、防风。【功能主治】　疏风散寒，宣肺解表，镇咳祛痰。用于风寒咳嗽，呕吐、咽喉肿痛等。【用法用量】　口服：每次 4～6 粒，每日 2～3次，温开水送服。【制剂规格】　胶囊剂：每粒 0.25g。

半夏露颗粒

【药物组成】　生半夏、陈皮、远志、紫菀、麻黄、枇杷叶、甘草、薄荷油。【功能主治】　化痰止咳，温肺散寒。用于感冒发热，急慢性支气管炎，风寒所致的咳嗽气逆，痰多胸闷、畏寒。【用法用量】　口服：每次 1 袋，每日2～3 次，温开水冲服。60 岁以上、15 岁以下者剂量减半。【制剂规格】颗粒剂：每袋 10g。

化痰消咳片

【药物组成】　紫花杜鹃、板栗壳、合成鱼腥草素、止咳酮。【功能主治】　肃肺化痰，消炎止咳。用于感冒咳嗽，痰多气喘。主治上呼吸道感染、急性支气管炎。【用法用量】　口服：每次 4 片，每日 3 次。【制剂规格】　糖衣片：每片 0.25g。

紫花杜鹃片

【药物组成】　紫杜鹃。【功能主治】　止咳，祛痰，平喘。用于慢性支气管炎、上呼吸道感染之咳嗽、咳痰等。【用法用量】　口服：每次 5 片，每日 3 次。【制剂规格】　片剂：每片 0.25g。

咳喘顺丸[保乙]

【药物组成】　紫苏子、瓜蒌仁、茯苓、鱼腥草、苦杏仁、半夏、款冬花、桑白皮、前胡、紫菀、陈皮、甘草。【功能主治】　健脾燥湿，宣肺平喘，化痰止咳。用于慢性支气管炎、支气管哮喘、肺气肿引起的气喘胸闷、咳嗽痰多等症。【用法用量】 口服:每次 5g,每日 3 次,7 日为 1 个疗程。【制剂规格】 浓缩水丸:每 1g 相当于原药材 1.5g。

杏苏止咳颗粒(糖浆)[保乙]

【药物组成】 苦杏仁、紫苏叶、前胡、陈皮、桔梗、甘草。【功能主治】解表化痰,调气宣肺。主治上呼吸道感染、急性支气管炎、流行性感冒。用于感受风寒所致的鼻塞流涕,咽痒,咳嗽,痰稀。【用法用量】 口服:颗粒剂,每次 1 袋,温开水冲服;糖浆剂,每次 10～15ml,均每日 3 次。小儿酌减。【制剂规格】 颗粒剂:每袋 10g;糖浆剂:每瓶 10ml、120ml。

百 部 丸

【药物组成】 百部、五味子、干姜、紫菀、升麻、甘草。【功能主治】润肺止咳。用于慢性支气管炎、百日咳;骨蒸劳嗽及感受风寒所致的鼻塞流涕、咽痒、咳嗽、痰稀等。【用法用量】 口服:每次 2～3 丸,每日 2 次。【禁忌】 肺结核、舌质红。咳痰带血、感冒表证未除者忌服。【制剂规格】水丸:每袋 18g。

固本咳喘片(胶囊)[保乙]

【药物组成】 Ⅰ号片含黄芪、党参、白术、防风、茯苓、甘草、陈皮、半夏、补骨脂、紫河车。Ⅱ号片含党参、白术、茯苓、甘草、麦冬、五味子、补骨脂。【功能主治】 益气固表,健脾益肾,祛痰止咳。用于慢性支气管炎、肺气肿、支气管哮喘、肺源性心病等。【用法用量】 口服:每次 6 片(粒),每日 3 次。或遵医嘱用。【制剂规格】 浸膏片(胶囊):每片(粒)均 0.3g。

补 肺 丸

【药物组成】 党参、黄芪、五味子、熟地黄、桑白皮、紫菀。【功能主治】 滋肺补肾,止咳平喘。用于支气管炎、喘性支气管炎、肺气肿。主治肺肾两虚之咳嗽气短,气无所主,肾阴亏虚,虚火上炎,阴不敛阳,气不摄纳之虚喘。【用法用量】 口服:每次 6～12g,每日 2～3 次;小儿酌减。【制剂规格】 蜜丸:每丸重 6g,12g。

照山白浸膏片

【药物组成】　照山白。【功能主治】　祛风散寒,祛痰止咳,活血通络。用于老年慢性气管炎、妇女产后风寒身痛、月经不调、痛经。【用法用量】　口服:每次 2 片,每日 3 次。【制剂规格】　片剂:每片相当于原药材 2.5g。

顺气止咳丸

【药物组成】　半夏、陈皮、胆南星、紫苏叶、苦杏仁、甘草、枇杷叶、紫苏子、薄荷油。【功能主治】　顺气化痰,止咳平喘。用于急慢性支气管炎、喘息性支气管炎、支气管哮喘,症见咳嗽痰多,白稀痰或泡沫痰,气逆喘息者。【用法用量】　口服:每次 2 瓶,每日 3 次,儿童酌减。【制剂规格】　水丸:每瓶 3.75g。

苏子降气丸[保乙]

【药物组成】　苏子、半夏、厚朴、前胡、橘皮、沉香、当归、生姜、大枣、甘草。【功能主治】　降气化痰,温肾纳气,镇咳平喘。用于慢性支气管炎、哮喘、肺气肿、肺源性心脏病、胸膜炎等。主治痰湿壅盛,咳喘短气,不能平卧,胸膈痞塞,咽喉不利。【用法用量】　口服:每次 3～6g,每日 2 次。【制剂规格】　水泛丸:每 13 粒重 1g。

降气定喘丸(颗粒)

【药物组成】　麻黄、白芥子、苏子、葶苈子、陈皮。【功能主治】　降气定喘,止咳祛痰。用于慢性支气管炎、哮喘等;咳嗽痰多,气逆喘促等。【用法用量】　口服:颗粒剂:每次 1 袋,温开水冲服;丸剂,每次 7g;均每日 2 次。【制剂规格】　丸剂:每瓶 7g;颗粒剂:每袋 7g。

定　喘　膏[保乙]

【药物组成】　血余炭、洋葱头、附子、生川乌、天南星、干姜。【功能主治】　止咳定喘。用于气喘症,冬季加重,胸膈满闷,咳嗽痰盛等症。【用法用量】　外用:贴前湿热软化,外贴肺俞穴。【禁忌】　避风寒,忌生冷。【制剂规格】　黑膏药:每帖 10g、20g。

珠贝定喘丸

【药物组成】 人工牛黄、珍珠、川贝、琥珀、猪胆粉、盐酸异丙嗪、麻黄、细辛、人参、肉桂油、葶苈子、陈皮、紫苏油、猪胆粉、人参、氨茶碱。【功能主治】 理气化痰,镇咳平喘,补气温肾。用于支气管哮喘、慢性支气管炎等久病喘咳,痰涎壅盛。【用法用量】 口服:成人每次 6 丸,小儿,3—4岁,每次 1 丸,5—6 岁,每次 2 丸,7—8 岁,每次 3 丸,9—10 岁,每次 4 丸,10—12 岁,每次 5 丸。均每日 3 次,含服。【制剂规格】 丸剂:每丸含氨茶碱 8mg;每瓶 50 丸。

麻黄止嗽丸

【药物组成】 麻黄、细辛、桔梗、橘红、川贝母、茯苓、五味子。【功能主治】 辛散表邪,宣肺化痰,止咳平喘。用于上呼吸道感染、支气管炎、哮喘、肺炎、流行性感冒、百日咳等外感风寒证。【用法用量】 口服:每次 6g,每日 2～3 次,小儿酌减。【制剂规格】 水泛丸:每 20 粒重 1g。

消 喘 膏

【药物组成】 细辛、白芥子、延胡索、甘遂、鲜姜。【功能主治】 化痰止咳,降气除湿,解痉平喘。用于哮喘、喘息型支气管炎、支气管哮喘、肺气肿等。【用法用量】 外用:取药膏 6 块,将药丸放于橡皮膏中央,然后贴于背部肺俞(双)、心俞(双)、膈俞(双)(即第 3、5、7 胸椎下,左、右旁开 1.5 寸处)六个穴位上(需将穴位处皮肤洗净擦干),一般每次贴 4～6 小时,5～10 日贴治 1 次。3 次为 1 个疗程。【禁忌】 孕妇忌用。【制剂规格】 软膏剂:每块重 3g;药丸每粒重 1g,附有橡皮膏。每帖(袋)3g;每盒 6、12 帖(袋)。

寒 喘 丸

【药物组成】 射干、麻黄、细辛、干姜、款冬花、半夏、紫菀、五味子、大枣。【功能主治】 发散风寒,止咳平喘。用于气管炎、支气管哮喘、喘息性气管炎、老年性肺气肿及感冒等外感风寒、内有痰饮证。【用法用量】 口服:每次 3～6g,每日 2 次,小儿酌减。【制剂规格】 水泛丸:每袋 50 粒重 3g。

麻杏石甘软胶囊（丸、合剂）^[保乙]

【药物组成】　麻黄、苦杏仁、甘草、石膏。【功能主治】　辛凉宣泄，清肺平喘。主治慢性呼吸道病、传染性支气管炎、传染性喉气管炎及多病因呼吸道综合征。用于感冒、百日咳、气管炎、肺炎、白喉、发热等属外感风邪，表有寒邪，里有邪热之热邪迫肺证。【用法用量】　口服：胶囊剂，每次3粒；丸剂，每次0.5～1袋；合剂，每次10～20ml；均每日2～3次。【制剂规格】　胶囊剂：每粒0.55g，每盒12粒；丸剂：每袋18g；合剂：每瓶120ml。

麻杏止咳糖浆（糖丸）^[保乙]

【药物组成】　麻黄杏仁水、生石膏、薄荷脑。【功能主治】　清肺泻热，宣肺平喘。用于流行性感冒、气管炎、肺炎、百日咳等属风寒入里化热证。【用法用量】　口服：糖浆剂，每次5ml；糖丸，每次1丸（3g）；均每日3次；小儿酌减。【制剂规格】　糖浆剂：每瓶60ml；糖丸：每丸3g。

黑　锡　丹^[保乙]

【药物组成】　黑铅、硫黄、川楝子、木香、肉桂、小茴香、肉豆蔻、附子（制）、沉香、胡芦巴、阳起石。【功能主治】　升降阴阳，坠痰定喘。用于肾阳亏损，真元亏惫，上盛下虚引起的痰壅气喘，胸腹冷痛。外用治疗疮疡等。【用法用量】　口服：每次1.5g，姜汤或淡盐水送服。【制剂规格】　丸剂：每小瓶1.5g，每100粒3.75g。

第四节　呼吸道其他疾病用药

一、矽肺用药

黄　根　片^[保乙]

【药物组成】　黄根。【功能主治】　活络散结，祛瘀生新，强壮筋骨，有抗二氧化硅细胞毒作用，用于治疗矽肺。【用法用量】　口服：每次3～4片，每日3次。【制剂规格】　片剂：每片含干浸膏0.2g（相当于原药材6g）。

二、肺结核(肺痨)用药

【特别提示】 本类中成药需与抗结核药联合应用。

抗痨胶囊[基]

【药物组成】 矮地茶、百部、白及、桑白皮、五指毛桃、穿破石等。【功能主治】 散瘀止血,祛痰止咳,有一定抗炎、止咳、镇痛、增强免疫功能作用。用于肺痨,症见肺虚络损,痰中带血,气短乏力,咳声短促,神疲,或有胸胁刺痛,潮热盗汗,舌红而暗,舌下瘀络明显,脉细涩及肺结核见上述证候者的辅助治疗。【用法用量】 口服:每次3粒,每日3次。【禁忌】 孕妇及哺乳期妇女忌服;忌烟酒及辛辣、温燥饮食。【制剂规格】 胶囊剂:每粒0.5g(相当于原生药材2.33g)。

白百抗痨颗粒[保乙]

【药物组成】 白及、浙贝母、百部、薏苡仁、三七、红大戟。【功能主治】 敛肺止咳,养阴清热。用于肺痨引起的咳嗽,痰中带血。【用法用量】 口服:每次15g,每日2~3次,开水冲服,1个月为1个疗程。【注意】 需与抗结核药联合应用。【制剂规格】 颗粒剂:每袋15g。

百 花 膏

【药物组成】 百部、款冬花。【功能主治】 润肺止咳。用于咳嗽喘急,痰中带血,津少咽干,虚烦潮热。主治寒热错杂、肺津不足之咳嗽及秋燥(温燥、凉燥)之咳嗽,如肺痨、燥咳及肺虚喘急,喘促声低,伴见轻微咳嗽,烦热口干,手足心热,夜寐不安,脉细数,舌红无苔者。【用法用量】 口服:每次9g,每日2~3次,温开水送服。【注意】 需与抗结核药联合应用。【制剂规格】 膏剂:每瓶150g。

利 肺 片[保乙]

【药物组成】 百部、白及、蛤蚧、牡蛎、枇杷叶、五味子、百合、冬虫夏草、甘草。【功能主治】 驱痨补肺,镇咳祛痰。主治肺疾。用于肺痨咳嗽、咳痰咯血、气喘、慢性气管炎。【用法用量】 口服:每次5片,每日3次。【注意】 需与抗结核药联合应用。【制剂规格】 片剂:每片0.25g。

白　及　粉

【药物组成】　白及粉。【功能主治】　止血止咳。用于年久咳嗽,肺痿咯血(肺结核出血)。【用法用量】　口服:每次 15g,每日 2 次,温开水送服。【注意】　需与抗结核药联合应用。【制剂规格】　粉剂(散剂):每袋 15g。

三、新冠肺炎用药

新冠肺炎是新型冠状病毒肺炎的简称,在 2019 年 12 月至 2020 年春的武汉新冠肺炎疫情中,特效的疫苗尚未研制成功,目前尚无特效药。但通过 11 例因新冠肺炎去世的尸体解剖发现,有效地排痰、吸痰疏痰堵塞,抗血栓促进血液循环措施等可降低危重患者的风险;应用后述几种抗病毒药和精准对症治疗,可明显提高治愈率,大大降低病死率。西医对症选(试)用药主要为:①抗病毒药:磷酸氯喹、阿比朵尔、干扰素、奥司他韦、洛匹那韦、利托那韦、洛匹那韦、瑞德西韦等;②皮质激素如甲强龙等;③调节水电解质平衡输液、静脉高营养,恢复正常血液循环,给氧气。此外,新冠肺炎患者康复后的“免疫血清、血浆”对重症患者有良效。中医对症选用含有苍术、藿香、防风等处方汤剂或中成药,如小柴胡汤、银翘散、藿香正气丸(口服液、滴丸、软胶囊)、双黄连口服液、金花解热颗粒、防风通圣丸、“清肺热(止咳)汤”、清肺排毒合剂(“新冠肺炎 1～5 号”)止咳化痰、活血化瘀,以及上海的处方 1 号方(疏表清热方)、2 号方(清肺止咳方)等;滴注给药多选用喜炎平注射剂、血必净注射剂、双黄连注射液等。这些中医药方剂和部分中成药对疫情的控制、防止扩散、稳定病情、恢复或提高免疫力,增强应激能力,缩短康复时间等多方面都发挥了重要的积极作用。相关中成药请参阅本书各章论述,限于篇幅,从略。

第2章　心脑血管疾病用药

第一节　常见心脑血管疾病用药

银杏蜜环口服液

【药物组成】　银杏叶提取物、天麻蜜环菌。【功能主治】　扩张冠状动脉及脑血管,增加冠状动脉血流量,改善心脑组织微循环,可抑制血小板聚集及抗血栓形成。用于冠心病、心绞痛、缺血性脑血管疾病,可改善心脑缺血性症状。【用法用量】　口服:每次 10ml,每日 3 次,或遵医嘱。【制剂规格】　口服液:10ml。

九味益脑灵颗粒

【药物组成】　人参、丹参、制何首乌、补骨脂、茯苓、赤芍、川芎、石菖蒲、远志。【功能主治】　活血化痰,补肾益智。主治心脑血管轻、中型病症。用于老年性、血管性痴呆轻症之髓海不足兼痰瘀阻络证,症见近事善忘,呆钝少言,头晕耳鸣,肢体麻木不遂者,可抑制血小板聚集和抗血栓形成。【用法用量】　口服:每次 5g,每日 3 次,开水冲服,60 天为 1 个疗程。【不良反应】　极个别患者偶见轻度恶心,口舌生疮、轻度腹痛腹泻。【制剂规格】　颗粒剂:每袋 5g。

丹芎通脉颗粒[保乙]

【药物组成】　丹参、红花、川芎、赤芍、延胡索、枸杞子、制何首乌、香附。【功能主治】　活血理气,滋补肾阴。治胸痹诸证。用于冠心病心绞痛、气滞血瘀兼肾阴不足,症见胸闷,胸痛,心悸,头晕,失眠,耳鸣,腰膝酸软。【用法用量】　口服:每次 5g,每日 3 次,4 周为 1 个疗程。【不良反应】　个别患者服药后可能出现上腹不适、恶心嗳气,便溏等消化道症状。【注意事项】　孕妇慎用;有出血倾向者慎用;本品有轻度降血压作用,服药期间请注意血压变化。【制剂规格】　颗粒剂:每袋 5g。

冠心二号片(冠心片)

【药物组成】　丹参 375g,赤芍、川芎、红花各 187.5g,降香 125g。【功能主治】　活血化瘀。用于瘀血内停所致的胸痹,症见胸闷、心前区刺痛。主治冠心病心绞痛见上述证候者。【用法用量】　口服:每次 6～8 片,每日 3 次。【制剂规格】　薄膜衣片:每片重 0.32g、0.38g。

丹参酮片(胶囊)[保乙]

本品为丹参提取物有效成分丹参酮,能祛瘀止痛、活血通经、去烦安神;有改善冠状动脉血流等作用。用于冠心病,改善冠状动脉血流而缓解心绞痛。【用法用量】　口服:每次 2～4 片(粒),每日 3 次。【制剂规格】片剂:每片 0.2g;胶囊剂:每片 0.2g。

丹参舒心片(胶囊)[保乙]

【药物组成】　丹参提取物。【功能主治】　对改善心绞痛症状及心电图有一定作用,亦有改善脑血栓形成的后遗症,对血栓形成闭塞性脉管炎、硬皮病、视网膜中央动脉栓塞、神经性聋、贝赫切特综合征(白塞综合征)及结节性红斑等也有一定效果。本品主要用于心绞痛、心悸等。【用法用量】　口服:每次 2 粒(片),每日 3 次。可连服 1～2 个月。【制剂规格】　胶囊、片剂:每粒、片含丹参提取物均为 0.2g。

丹参酮 II A 磺酸钠[保乙]

【药物组成】　系从丹参中分离的二萜醌类化合物丹参酮 II A 经磺化后之水溶性物质。【功能主治】　能增加冠状动脉血流量,改善缺氧后引起的心肌代谢紊乱,从而提高心肌耐缺氧力;有强力保护红细胞膜效应,可改善心肌梗死,强心而毒性小。用于冠心病、心绞痛、胸闷及心肌梗死,对室性期前收缩也可使用;对冠心病患者的疗效与复方丹参注射液相似。【用法用量】　肌内注射、静脉滴注或注射:每次 40～80mg,每日 1 次。注射用 25% 葡萄糖注射液 20ml 稀释;滴注用 5% 葡萄糖注射液 250～

500ml 稀释。【不良反应与注意事项】 部分肌内注射患者有疼痛、皮疹，停用后可消失。孕妇(尤其是最初 3 个月)、哺乳妇女应忌用。【制剂规格】 注射剂:每支 10mg(2ml)。

灯盏生脉胶囊 [保乙]

【药物组成】 灯盏细辛、人参、五味子、麦冬。【功能主治】 益气养阴,活血健脑。用于气阴两虚,瘀阻脑络引起的胸痹心痛,中风后遗症;症见痴呆、健忘、手足麻痹(木)症,冠心病心绞痛,缺血性心脑血管疾病,高脂血症见上述证候者。【用法用量】 口服:每次 2 粒,每日 3 次,饭后服。2 个月为 1 个疗程,疗程可连续。巩固疗效或预防复发时,每次 1 粒,每日 3 次。脑出血急性期禁用。【制剂规格】 胶囊:每粒 0.18g;每盒 36 粒。

冠脉宁片 [保乙]

【药物组成】 丹参、没药(炒)、鸡血藤、血竭、延胡索(醋制)、当归、郁金、制何首乌、桃仁(炒)、黄精(蒸)、红花、葛根、乳香(炒)、冰片。【功能主治】 活血化瘀,行气止痛。用于胸部刺痛固定不移、入夜更甚、心悸不宁、舌质紫暗、脉沉弦为主症的冠心病、心绞痛、冠状动脉供血不足。【用法用量】 口服:每次 5 片,每日 3 次。或遵医嘱。孕妇忌服。【注意】哺乳期妇女慎用。避免高脂饮食,如肥肉、禽肉皮、内脏、蛋黄等。【制剂规格】 片剂:每片 0.4g;每瓶 60 片。

冠心舒通胶囊 [保乙]

【药物组成】 广枣、丹参、丁香、冰片、天竺黄。【功能主治】 活血化瘀,通经活络,行气止痛。用于胸痹心血瘀阻证,症见胸痛、胸闷、心慌、气短。主治冠心病、心绞痛见上述症候者。【用法用量】 口服:每次 3 粒,每日 3 次,4 周为 1 个疗程。【禁忌】 孕妇禁用。【不良反应】 个别患者用药后出现恶心、胃部不适、胃中嘈杂不安等反应。【制剂规格】 胶囊剂:每粒 0.3g;每盒 36 粒。

杏灵分散片

【药物组成】 银杏酮酯。【功能主治】 活血化瘀。用于血瘀型胸痹及血瘀型轻度动脉硬化引起的眩晕。主治冠心病、心绞痛。药理学试验证明本品有改善冠状动脉血管结扎犬的心肌缺血程度,缩小心肌缺血范围;尚有抑制 ADP、胶原致血小板聚集的作用。【用法用量】 口服:每次1 片,每日 3 次。【注意】 心力衰竭者、孕妇慎用。【不良反应】 偶有胃部不适,恶心。【制剂规格】 片剂:0.3g(内含银杏酮酯 40mg),每盒12 片。

益心康泰胶囊 [保乙/藏]

【药物组成】 唐古特铁线莲、大黄、黄芪、多腺悬钩子、锁阳、甘草。【功能主治】 益气行滞,化瘀通脉,通腑降浊。用于气虚血瘀所致胸痹心痛,心悸气短,倦怠乏力,大便秘结。主治冠心病心绞痛,高脂血症见上述症状者。【用法用量】 口服:每次 2 粒,每日 3 次。1～2 个月为 1 个疗程,必要时可服 2～3 个疗程。【禁忌】 孕妇忌用。【制剂规格】 胶囊:0.5g;每盒 20 粒。

活血通脉片 [基/保乙/农合]

【药物组成】 鸡血藤、桃仁、丹参、赤芍、红花、降香、郁金、三七、川芎、陈皮、木香、石菖蒲、枸杞子、酒黄精、人参、麦冬、冰片。【功能主治】行气活血,通脉止痛。用于冠心病心绞痛气滞血瘀症。【用法用量】 口服:每次 5 片,每日 3～4 次;或遵医嘱。【制剂规格】 片剂:0.35g;每盒96 片。

芪参益气滴丸 [基/保乙]

【药物组成】 黄芪、丹参、三七、降香油。【功能主治】 益气通脉、活血止痛。临床前药效表明,本药可使心肌梗死犬的梗死范围缩小,能改善缺血性心电图并降低血清酶 CK 和 LDH 活性,能降低血浆 BT 和 TXB2水平,6-Kelo-PGF1α 活性和 6-Kelo-PGF1α/TXB2 比值升高;可使心肌缺血再灌注损伤大鼠的梗死范围缩小,SOD 活性增加。本品可使大鼠体外血栓长度缩短,重量减轻,并可使血浆及全血黏度降低;可使高脂血症家兔 TC、LDL-C、VLDL-C 水平降低,使 HDL-C 水平升高,使主动脉 TC 含量和肝脏 TC 及 MDA 含量降低;并可使花生四烯酸和胶原诱导的血小板聚集率降低;尚扩张冠脉血管使冠脉血流量增加,使心肌耗氧指数降低;在不增加左室做功情况下,能使心搏出量和心输出量增加等。用于气虚血瘀型胸痹,症见胸闷胸痛,气短乏力,心悸面色少华,自汗,舌体胖而有齿痕,舌质暗淡或紫暗或有瘀斑,脉沉或沉弦,适用于冠心病心绞痛见上述证候者。【用法用量】 口服:饭后半小时服用,每次 1 袋,每日 3 次。4 周为 1 个疗程,或遵医嘱。【禁忌】 孕妇慎用。【制剂规格】 滴丸:每袋 0.5g,每盒 15 袋。

心　宝　丸 [基/保乙/农合]

【药物组成】 洋金花、人参、肉桂、附子、鹿茸、冰片、人工麝香、三七、蟾酥。【功能主治】 温补心肾、益气助阳、活血通脉。用于治疗心肾阳虚、心脉瘀阻引起的慢性心功能不全;窦房结功能不全性心动过缓,病窦综合征及缺血性心脏病性心绞痛及心电图缺血性改变。【用法用量】 口服:慢性心功能不全者,按心功能 1、2、3 级分别服用 2、4、6 丸,均每日 3 次。2 个月为 1 个疗程。在心功能正常后每天 1～2 丸为维持量。病窦综合征重症者,每次 5～10 丸,每日 3 次,3～6 个月为 1 个疗程。其他心律失常(期外收缩)及房颤、心肌缺血或心绞痛者,每次 2～4 丸,每日 3 次;2～4 个月为 1 个疗程。【禁忌】 阴虚内热,肝阳上亢、痰火内盛者及孕妇、青光眼患者忌服。【注意】 服药后口干者可饮淡盐开水或每日用生地黄 10g 煎汤送服。运动员慎用。【制剂规格】 丸剂:每丸 60mg,每瓶 20 丸。

诺迪康胶囊 [保乙]

参见第 20 章第一节内容。

银丹心脑通软胶囊 [保乙/苗]

【药物组成】 银杏叶、灯盏细辛、绞股蓝、山楂、大蒜、三七、艾叶。【功能主治】 活血化瘀、行气止痛、消食化滞。用于气滞血瘀引起的胸痹,症见胸痛、胸闷、气短、心悸等。主治冠心病心绞痛、高脂血症、脑动脉硬化、中风后遗症见上述症状者。【用法用量】 口服:每次 2～4 粒,每日 3 次。【制剂规格】 软胶囊:每粒 0.4g。

益心巴迪然吉布亚颗粒(唐者欣) [维/保乙]

参见第 20 章第三节内容。

参仙升脉口服液

【药物组成】　红参、淫羊藿、补骨脂(盐炙)、枸杞子、麻黄、细辛、丹参、水蛭。【功能主治】　温补心肾,活血化瘀。用于阳虚脉迟证,症见脉迟、脉结、心悸、胸闷、畏寒肢冷、腰膝酸软、气短乏力;或头晕、舌质暗淡有齿痕;或舌有瘀斑、瘀点。相当于轻、中度心动过缓(心率>50 次)和轻度病态窦房结综合征不合并室上性快速性心律失常的心肾阳虚,寒凝血脉证。【用法用量】　口服:每次 2 支(20ml),每日 2 次。【不良反应】　可见不同程度的口干,胃部不适。【禁忌】　肝阳上亢,湿热内盛者,病态窦房结综合征中的慢-快综合征。【注意】　①合并高血压者、孕妇、哺乳期妇女、严重心脏病患者安装心脏起搏器患者均慎用。②本品有增加心率、缩短窦房结传导时间的作用,故心动过速患者不宜用。【制剂规格】　口服液:10ml;每盒 6 支。

参松养心胶囊(颗粒)[保甲]

【药物组成】　人参、麦冬、山茱萸、丹参、酸枣仁(炒)、桑寄生、赤芍、土鳖虫、甘松、黄连、南五味子、龙骨。【功能主治】　益气养阴,活血通络,清心安神。用于治疗冠心病室性早搏属气阴两虚,心络瘀阻证,症见心悸不安,气短乏力,动则加剧,胸部闷痛,失眠多梦,盗汗,神倦懒言。【用法用量】　口服:每次 2~4 粒(或 1 小袋),每日 3 次。【不良反应】　个别患者服后有腹胀感。【注意】　应注意配合原发性疾病的治疗。防潮保存。【制剂规格】　胶囊剂:0.4g;颗粒剂:每袋 1g。

芪苈强心胶囊[保]

【药物组成】　黄芪、人参、附子、丹参、葶苈子、泽泻、玉竹、桂枝、红花、香加皮、陈皮。【功能主治】　益气温阳,活血通络,利水消肿。动物兔和犬实验表明,本品能使心肌收缩力、心输出量和肾血流量增加,可使心室壁厚度和心脏指数降低,血管紧张素Ⅱ和醛固酮水平降低、减轻心室重构;尚有利尿,延长生存期和抗疲劳等作用。本品属温阳活血药。用于冠心病、高血压所致轻、中度充血性心力衰竭证属气虚乏,络瘀水停者,症见心慌气短,动则加剧,夜间不能平卧,下肢水肿,倦怠乏力,小便短少,口唇青紫,畏寒肢冷,咳吐稀白痰等。【用法用量】　口服:每次 4 粒,每日 3

次。【注意】 如果患者正在服用其他治疗心衰的药物,不宜突然停用。打开防潮袋后,请注意防潮。【制剂规格】 胶囊剂:0.3g;每盒36粒。

复方丹参滴丸(胶囊、片、颗粒)[典/保甲/保乙]

【药物组成】 丹参、三七、冰片。【功能主治】 活血化瘀,理气止痛。药理作用有增加冠脉血流量;增加心肌耐缺氧,保护缺血心肌;抗血小板聚集,防止血栓形成;改善微循环。主治胸中憋闷、心绞痛和冠心病等。【用法用量】 口服或舌下含服:滴丸,每次10粒,每日3次。4周为1个疗程或遵医嘱;颗粒剂,每次1g;片剂,每次2～3片;胶囊剂,每次2～3粒;均每日3次。【禁忌】 孕妇禁用。参见复方丹参气雾剂。【制剂】滴丸:每丸重25mg;薄膜衣滴丸:每丸重27mg;每瓶100粒;片剂:每片重0.32g(相当于饮片0.6g);口服液:每支10ml;胶囊剂:每粒0.3g,每盒48粒。

复方血栓通胶囊[保乙]

【药物组成】 三七、黄芪、丹参、玄参。【功能主治】 活血化瘀,益气养阴。主治视网膜静脉阻塞、心绞痛。用于治疗血瘀兼气阴两虚证的视网膜静脉阻塞,症见视力下降或视觉异常,眼底瘀血征象,神疲乏力,咽干,口干等;以及用于血瘀兼气阴两虚的稳定性劳累型心绞痛,症见胸闷痛,心悸,心慌,气短乏力,心烦口干者。【用法用量】 口服:每次2～3粒,每日3次。【不良反应】 个别用药前谷丙转氨酶异常的患者服药过程中出现谷丙转氨酶增高,是否与服用药物有关,尚无结论。【注意】 孕妇慎用。忌辛辣厚味、肥甘滋腻、不易消化之品,以免助湿生热。【制剂规格】 胶囊剂:0.5g;每盒36粒。

血塞通片(胶囊)[基]

【药物组成】 三七总皂苷。【功能主治】 活血祛瘀,通脉活络,抑制血小板聚集和增加脑血流量;能扩张冠状动脉和外周血管,降低外周阻力、减慢心率,减少和降低心肌耗氧量,增加心肌灌流量,对心肌和脑缺血有一定改善作用;降低血液黏度,抑制血栓形成作用;尚有降血脂、抗疲劳、耐缺氧,提高和增强巨噬细胞功能等作用。用于脑络瘀阻,中风偏瘫,心脉瘀阻,胸痹心痛。主治脑血管病后遗症、冠心病心绞痛属上述症状者。【用法用量】　口服:片剂,每次 1～2 片,每日 3 次;软胶囊剂,每次 2 粒,每日 2 次。【注意】　孕妇慎用。【制剂规格】　片剂:每片 50mg;软胶囊剂:每粒 60mg。

脑心通胶囊[保乙]

【药物组成】　黄芪、丹参、桃仁、红花、乳香、地龙、全蝎。【功能主治】益气活血,化瘀通络。可抑制 ADP 诱导的血小板聚集;可明显抑制血栓形成;可明显增加脑血流量,降低脑血管阻力,延长凝血时间。用于卒中(脑血栓、脑出血、脑栓塞)所致半身不遂、肢体麻木、口眼歪斜、舌强语謇及胸痹(冠心病)所致胸闷、心悸气短等症。【用法用量】　口服:每次 4 粒,每日 3 次;或遵医嘱。【制剂规格】　胶囊剂:每粒 0.4g。

脑心清片(胶囊)[保乙]

【药物组成】　柿叶醋酸乙酯浸出物。【功能主治】　活血化瘀,通络,用于脉络瘀阻,眩晕头痛,肢体麻木,胸痹心痛,胸中憋闷,心悸气短;冠心病、脑动脉硬化症见上述证候者。【用法用量】　口服:片(胶囊)剂,每次 2～4 片(粒),每日 3 次。【注意】　服药后极少部分病人有可能上腹不适,但不需停药,必要时可配以制酸药同服。【制剂规格】　片剂:每片 0.41g;胶囊:每粒装 0.25g、0.3g。

大活络丸(胶囊)[典/保乙]

【药物组成】　蕲蛇、乌梢蛇、威灵仙、两头尖、麻黄、贯众、甘草、羌活、肉桂、广藿香、乌药、黄连、熟地黄、大黄、木香、沉香各 40g,细辛、赤芍、没药(制)、丁香、乳香(制)、僵蚕(炒)、天南星(制)、青皮、骨碎补(烫、去毛)、豆蔻、安息香、黄芩、香附(醋制)、玄参、白术(麸炒)各 20g,防风 50g,龟甲(醋淬)40g,葛根、虎骨(油酥)、当归各 30g,血竭 14g,地龙、犀角、麝香、松香各 10g,牛黄、冰片各 3g,红参 60g,制草乌、天麻、全蝎、何首乌各 40g。【功能主治】　驱风止痛、祛湿豁痰、舒筋活络。药理实验证明:本品有扩张血管及抗心肌缺血、抑制血栓形成等作用,在增加脑血流量时,并不明显增加心肌耗氧量,对中风、偏瘫、改善动脉粥样硬化和抗炎、镇痛等有重要意义。临床用于缺血性中风引起的偏瘫,风湿痹证(风湿性关节炎)引起的疼痛、筋脉拘急腰腿疼痛及跌打损伤引起的行走不便和胸痹心痛证。【用法用量】 口服:蜜丸,每次 1 丸,每日 1～2 次;胶囊剂,每次 4 粒,每日 3 次,温黄酒或温开水送服。【禁忌】 孕妇忌服。【注意】 服用前应除去蜡皮、塑料球壳及玻璃纸;本品不可整丸吞服,可嚼服也可分份吞服;使用本品后,少数患者出现口干、大便偏干、胃部短暂不适。运动员慎用。【制剂规格】 蜜丸:每丸 3.5g。胶囊剂:每粒 0.25g。

消栓通络胶囊(颗粒、片)[保乙]

【药物组成】 川芎、丹参、黄芪、泽泻、三七、槐花、桂枝、郁金、木香、冰片、山楂。【功能主治】 活血化瘀,温经通络。用于瘀血阻络所致的中风,症见神情呆滞、言语謇涩,手足发凉,肢体疼痛,半身不遂,肢体麻木,以及缺血性中风及高脂血症见上述证候者。【用法用量】 口服:胶囊剂,每次 6 粒;片剂,每次 6 片;颗粒剂,每次 12g,均每日 3 次。【禁忌】 ①孕妇忌用;②禁食生冷辛辣及油腻食物。【注意】 患有肝脏、肾脏疾病,出血性疾病及糖尿病患者,或正在接受其他治疗的患者应在医师指导下服药。【制剂规格】 胶囊剂:每粒 0.35g;颗粒剂:每袋 12g;薄膜衣片:每片 0.38g。

脑血康胶囊(片、颗粒、滴丸、口服液)[保乙]

【药物组成】 水蛭。【功能主治】 活血化瘀,破血散结。主治脑血栓。用于血瘀中风,半身不遂,口眼歪斜,舌强语謇,舌紫暗,有瘀斑及高血压脑出血后的脑血肿、脑血栓见上述证候者。具有抗血栓形成、改善血液流变学、改善微循环和抗脑缺血等作用。【用法用量】 口服:胶囊剂,每次 1 粒;片剂,每次 3 片;滴丸,每次 10～20 丸;口服液,每次 10ml;颗粒剂,每次 1 袋(2g),开水冲服;均每日 3 次;或遵医嘱。其余制剂遵医嘱。【禁忌】 出血者及孕妇禁用。【制剂规格】 胶囊剂:0.15g;片剂:0.15g(基片)、0.16g;颗粒剂:每袋 2g;滴丸:每丸(袋)35mg;口服液:每支 10ml。

华佗再造丸[基/保乙]

【药物组成】 当归、川芎、红花、吴茱萸、天南星、马钱子、冰片。【功能主治】 活血化瘀,化痰止痛,行气止痛。治中风诸证。用于瘀血或痰湿闭阻经络之中风瘫痪,拘挛麻木,口眼歪斜,言语不清,胸闷憋气,心前区疼痛等。临床常用于冠心病及脑血管病。【用法用量】　口服:每次4～8g(24～50粒),早、晚各服1次。连服10日,停药1日,30日为1个疗程,可连服3个疗程。预防量与维持量每次4g,早、晚各服1次。重症每次8～16g,或遵医嘱。【不良反应】　少数人可出现口干、舌燥、恶心、食欲减退、胃脘不适及皮肤瘙痒等过敏症。【禁忌】　肝阳上亢,痰热壅盛者忌用;孕妇忌服。【注意】　服药期间如有燥热感,可用白菊花蜜糖水送服,或减半服用,必要时可停服1～2日。【制剂规格】　丸剂:每袋8g,每瓶80g。

冠心苏合软胶囊(丸)[保甲]

【药物组成】　苏合香50g,冰片、乳香(制)各105g,檀香、青木香各210g。【功能主治】　理气宽胸,止痛。能改善急性心肌缺血、减少机体耗氧量,减轻心肌梗死程度。主治冠心病。用于心绞痛、胸闷憋气、冠心病。【用法用量】　口服:软胶囊剂,每次2粒,每日3次,或遵医嘱;丸剂,每次1丸,每日1～3次;急重症嚼碎服。【不良反应】　个别服用可出现恶心、胃不适。【禁忌】　孕妇禁用。【制剂规格】　软胶囊:每粒0.5g,每盒24粒,铝塑;大蜜丸,每丸9g,每盒10丸;滴丸:每丸(袋)40mg;胶囊剂:每粒0.35g,每盒24片。

吉如心片

【药物组成】　广枣干果肉。【功能主治】　行气活血,养心安神。治胸痹诸证。用于心血瘀阻型胸痹,症见胸部刺痛,绞痛或胸部闷痛,胸闷憋气,心悸等症。主治冠心病、心绞痛见上述症状者。【用法用量】　口服:每次4片,每日3次。【禁忌】　孕妇禁用。【注意】　有胃、十二指肠溃疡及其他胃酸过多的患者慎用。【不良反应】　个别患者服药后可出现胃脘部烧灼感。【制剂规格】　片剂:每片0.3g;每盒36片;每瓶100片。

脑安胶囊(片、颗粒、滴丸)[典/保乙]

【药物组成】　当归、人参、红花、冰片。【功能主治】　活血化瘀,益气通络。具有抗血栓,降低脑血管阻力,增加脑血流量而改善脑循环的作用。主治脑血栓。适用于脑血栓形成急性期,恢复期属气虚血瘀证候者,症见急性起病,半身不遂,口舌歪斜,舌强语謇,偏身麻木,气短乏力,口角流涎,手足肿胀,舌暗或有瘀斑,苔薄白等。【用法用量】 口服:胶囊剂,每次2粒;片剂,每次2片;滴丸,每次13粒;颗粒剂,每次1袋,开水冲服;均每日2次,4周为1个疗程。或遵医嘱。【不良反应】 个别患者可有头胀、头痛、头晕,无须特殊处理。【禁忌】 对本品过敏者禁用。【注意】 孕妇及过敏体质者、出血性中风患者慎用。【制剂规格】 胶囊剂:每粒0.4g;片剂:每片0.53g;颗粒剂:每袋1.2g;滴丸:每120丸重50g。

脑得生片(丸、胶囊)[典/基/保乙]

【药物组成】 三七、川芎各78g,红花91g,葛根261g,山楂(去核)157g。【功能主治】 活血化瘀,疏通经络,醒脑开窍。用于脑动脉硬化、缺血性脑中风及脑出血后遗症等。【用法用量】 口服:片剂,每次6片;丸剂,每次1丸;胶囊剂,每次4粒;均每日3次。【制剂规格】 片剂:每片0.3g;蜜丸:每丸9g;胶囊剂:每粒0.45g。

地奥心血康胶囊[典/保乙]

【药物组成】 由黄山药、穿龙薯蓣提取的甾体总皂苷制成。【功能主治】 活血化瘀,行气止痛,扩张冠脉血管,改善心肌缺血。治胸痹诸证。用于预防和治疗冠心病、心绞痛及瘀血内阻之胸痹、眩晕、气短、心悸、胸闷或胸痛等症。【用法用量】 口服:每次1~2粒,每日3次,饭后服用,或遵医嘱。【注意】 偶有头晕、头痛,可自行缓解。罕见空腹用有胃肠道不适。【制剂规格】 胶囊剂:每粒含甾体总皂苷0.1g(相当于甾体总皂苷元35mg)。

冰蛹通脉含片

【药物组成】 葛根、冰片、柞蚕蛹。【功能主治】 活血、通脉、化浊。用于脑动脉硬化、高脂血症引起的脑供血不足,如头沉、头闷、头晕、头痛、健忘等症。【用法用量】 口服:舌下含服,每次1片,每日3次,或遵医嘱。【注意】 孕妇及有明显出血倾向者及对本品中任何成分有过敏史者禁用。【制剂规格】 片剂:每片0.6g。

脉血康胶囊[保乙]

【药物组成】 水蛭。【功能主治】 破血,逐瘀,通脉止痛。主治血瘀证。用于癥瘕痞块,血瘀经闭,跌打损伤。【用法用量】　口服:每次 2～4 粒,每日 3 次。【禁忌】　孕妇、有出血倾向者禁用。【制剂规格】　肠溶胶囊剂:每粒 250mg。

生脉胶囊(口服液)[保乙]

【药物组成】　人参(党参)、麦冬、五味子。【功能主治】　益气,养阴生津。主治气虚阴虚。用于气阴两亏,心悸气短,自汗。【用法用量】　口服:每次 3 粒(10ml),每日 3 次,饭前服用。【禁忌】　服用本品同时不宜用藜芦、五灵脂、皂荚或其制剂;不宜喝茶和吃萝卜,以免影响药效;忌油腻食物;感冒病人不宜服用。【注意】　凡脾胃虚弱,呕吐泄泻,腹胀便溏,咳嗽痰多者慎用;小儿、孕妇、高血压、糖尿病患者应在医师指导下服用。【制剂规格】　胶囊剂:每粒 0.35g;口服液:每支 10mg。

稳 心 颗 粒[保乙]

【药物组成】　党参、黄精、三七、琥珀、甘松。【功能主治】　益气养阴,定悸复脉,活血化瘀。用于心律失常,可改善微循环,并增强心肌的收缩力及气阴两虚兼心脉瘀阻所致的心悸不宁,气短乏力,头晕心悸,胸闷胸痛,适用于心律失常、室性期前收缩、房性期前收缩等属上述症状者。【用法用量】　口服:每次 9g,每日 3 次,开水冲服,请将药液充分搅匀,勿将杯底药粉丢弃。4 周为 1 个疗程。【不良反应】　偶见轻度头晕、恶心,一般不影响用药。【注意】　孕妇慎用。【制剂规格】　颗粒剂:每袋 9g。

银杏叶提取物片(丸、胶囊、口服液)[基/保乙]

【药物组成】　银杏叶提取物。【功能主治】　活血化瘀通络。治胸痹诸证。用于瘀血阻络引起的胸痹、心痛、中风及半身不遂,舌强语謇。主治冠心病稳定型心绞痛、脑梗死见上述症状者。【用法用量】　口服:片剂,每次 2 片;胶囊剂,每次 2 粒;口服液,每次 10ml;丸剂,每次 5 丸;均每日 3 次;或遵医嘱。【不良反应】　偶有食欲减退、便稀、腹胀、皮疹、头痛等反应。【注意】　本品并非抗高血压药,不能代替或停服抗高血压药。【制剂规格】　每片或胶囊剂均含银杏叶提取物 40mg,其中银杏黄酮醇苷 9.6mg,萜类内酯、白果内酯各 2.4mg;滴丸:每丸 60mg,63mg(薄膜衣丸)。

血府逐瘀胶囊(丸、口服液、片)[保甲/保乙]

【药物组成】 桃仁(炒)、红花、赤芍、川芎、枳壳(麸炒)、柴胡、桔梗、当归、地黄、牛膝、甘草。【功能主治】 活血祛瘀,行气止痛。用于瘀血内阻,胸痛或头痛、内热瞀闷,失眠多梦,心悸怔忡,急躁善怒。主治冠心病心绞痛、血管及外伤性头痛见上述证候者。临床主要治疗头痛、眩晕、脑损伤后遗症、冠心病心绞痛。尚引申应用于呼吸系统疾病,如肺结核、慢性咽炎、哮喘;消化系统疾病,如慢性肝炎、肝硬化腹水、胃炎、神经性呕吐;泌尿生殖系统疾病,如乳糜尿、尿血症、尿潴留、肾病综合征、痛经、闭经、子宫内膜异位。【用法用量】 口服:大蜜丸,每次 1~2 丸;胶囊、小丸,每次 6 粒;片剂,每次 6 片;均每日 2 次,空腹服用,红糖水或开水送服。口服液,每次 1 支,每日 3 次。【禁忌】 忌食辛冷食物;孕妇忌服。【制剂规格】 大蜜丸:每丸 9g;胶囊剂:每粒 0.4g;口服液:每支 10ml;水丸:每袋 0.4g;片剂:每片 0.42g。

山海丹胶囊(颗粒、片)[保乙]

【药物组成】 三七、人参、黄芪、红花、山羊血、决明子、葛根、佛手、海藻、何首乌、川芎、灵芝、连翘、苏合香、丹参。【功能主治】 活血通络。主治胸痹。用于心脉瘀阻,胸痹。【用法用量】 口服:胶囊剂,每次 5 粒;片剂,每次 5 片;颗粒剂,每次 1 袋;均每日 3 次,饭后服用。或遵医嘱。【不良反应】 偶有口舌干燥感,应多饮水。【制剂规格】 胶囊剂:每粒 0.5g;颗粒剂:每袋 10g;片剂:每片 0.42g。

黄杨宁片[典/保乙]

【药物组成】 黄杨木提取物。【功能主治】 行气活血,通络止痛。治胸痹。用于气滞血瘀型胸痹心痛,脉结代。主治冠心病、心律失常见上述症状者。【用法用量】 口服:每次 1~2mg(2~4 片),每日 3 次。【不良反应】 服用初期出现的轻度四肢麻木感、头晕、胃肠不适,可在短期内自行消失,无须停药。【注意】 肝肾功能不全者慎用。【制剂规格】 片剂:每片 0.5mg。

心通口服液[保乙]

【药物组成】 黄芪、党参、麦冬、何首乌、淫羊藿、野葛、当归、丹参、皂角刺、海藻、昆布、牡蛎、枳实。【功能主治】　益气养阴,化痰通络。治胸痹诸证。用于胸痹气虚,痰瘀交阻证;心痛、心悸及胸闷气短,心烦乏力,脉沉细,结代。主治冠心病心绞痛见上述症状者。【用法用量】　口服:每次 1～2 支(10～20ml),每日 2～3 次。【禁忌】　孕妇禁用。【注意】　如服后有泛酸者,宜饭后服用。【制剂规格】　口服液:每支 10ml。

心血宁片^[保乙]

【药物组成】　葛根提取物、山楂提取物。【功能主治】　活血化瘀,通络止痛。治胸痹。用于心血瘀阻,瘀阻脑络引起的胸痹、眩晕,以及冠心病、高血压、心绞痛、高脂血症。【用法用量】　口服:每次 4 片,每日 3 次,或遵医嘱。【制剂规格】　片剂:每片 0.21g。

心元胶囊^[保乙]

【药物组成】　制何首乌、丹参、麦冬、地黄等(保密方)。【功能主治】　滋肾养心,活血化瘀。本品有一定改善和预防心肌缺血,减少心肌梗死范围,增加冠状动脉流量,降低冠状动脉压力,降低心肌耗氧量、胆固醇、三酰甘油、全血黏度、血浆黏度,改善血液流变异常的作用,对动脉硬化斑块有治疗和改善作用。用于改善和预防心肌缺血,减少心肌梗死范围。临床主要用于胸痹心肾阴虚、心血瘀阻证,症见胸闷不适、胸部刺痛或绞痛,或胸痛彻背,固定不移,入夜更甚,心悸盗汗,心烦不寐,腰酸膝软,耳鸣头晕等,冠心病稳定型劳累性心绞痛、高脂血症见上述症状者。【用法用量】口服:每次 3～4 粒,每日 3 次。【制剂规格】　胶囊剂:每粒 0.3g。

大株红景天胶囊^[保乙]

【药物组成】　大株红景天。【功能主治】　活血化瘀,通脉止痛。临床前动物实验表明,在结扎犬冠脉致急性心肌缺血模型上,本品灌胃给药可使心肌收缩性增强,心脏血流动力学状况改善,心外膜缺血性心电图改善,心肌细胞的酸中毒减轻;本品十二指肠给药可使正常麻醉犬的冠脉阻力降低,心肌耗氧量、耗氧指数降低,还有一定的降低血压和减慢心率的作用;给小鼠预防性灌本品可使气管夹闭后小鼠的心电消失时间后延;可使小鼠常压及低压耐缺氧的存活时间延长;使大鼠灌胃给药后的血小板聚集率抑制,体外血栓形成减少;对静脉注射垂体后叶素所致的心电图缺血性改变也具有改善作用;还可使大鼠空腹血糖水平升高。临床用于冠心病、心绞痛属于心血瘀阻证,症见胸痛、胸闷、心慌、气短等。【用法用量】 口服:每次4粒,每日3次。【禁忌】 孕妇禁用。【不良反应】 个别患者服药后出现口干、胃部不适。【制剂规格】 胶囊剂:每粒0.38g。

益 心 酮 片

【药物组成】 从山楂叶中提取分离的有效成分(山楂叶总黄酮)。【功能主治】 活血化瘀,宣通心肺,理气舒络。用于气结血瘀,胸闷憋气,心悸健忘,眩晕耳鸣。主治冠心病、心绞痛、高脂血症、脑动脉供血不足属上述证候者。【用法用量】 口服:每次2～3片,每日3次。【制剂规格】片剂:每片含黄酮以无水芦丁计不得少于25mg。

心 脑 康 胶 囊 [保乙]

【药物组成】 丹参、赤芍、制何首乌、枸杞子、葛根、川芎、红花、泽泻、牛膝、地龙、郁金、远志(蜜炙)、九节菖蒲、鹿心粉、酸枣仁、甘草。【功能主治】 活血化瘀,通窍止痛,扩张血管,增加冠状动脉血流量。用于冠心病,心绞痛及脑动脉硬化症。活血化瘀,通窍止痛。主治冠心病。用于瘀血阻络所致的胸痹、眩晕,症见胸闷、心前区刺痛、头晕头痛、冠心病、心绞痛及脑动脉硬化症。尚对失眠健忘、神经衰弱亦有良效。【用法用量】口服:每次4粒,每日3次,饭后服用。【注意】 少数病人有食欲增加及尿频现象。【不良反应】 个别有口干、恶心等不良反应,如饭后服用,症状可消失。【制剂规格】 胶囊剂:每粒0.25g。

心 安 宁 片 [典]

【药物组成】 葛根213g,山楂244g,制何首乌183g,珍珠粉3g。【功能主治】 养阴宁血,化瘀通络,降血脂。用于血脂过高,心绞痛及高血压引起的头痛、头晕、耳鸣、心悸。【用法用量】 口服:每次4～5片,每日3次。【注意】 规格有2种,仔细阅读说明书,遵医嘱。【制剂规格】 糖衣片:每片0.31g;薄膜衣片:每片0.3g。

心 达 康 片 (胶囊) [保乙]

【药物组成】 醋柳黄酮。【功能主治】 补益心气,化瘀通脉,消痰运脾。主治冠心病、心绞痛。用于气虚,心脉瘀阻,痰湿困脾所致的气短胸闷,心悸心痛。【用法用量】　口服:每次 10mg,每日 3 次,1 个月为 1 个疗程。【不良反应】　个别病人服药后出现轻微恶心、上腹不适等消化道症状。【制剂规格】　片、胶囊剂:每片(粒)含异鼠李素 5mg。

血美安胶囊

【药物组成】　猪蹄甲、地黄、赤芍、牡丹皮。【功能主治】　清热养阴,凉血活血。有拮抗化疗性白细胞、血小板减少功能,且有一定促进恢复作用,尚有增强机体的免疫功能。用于原发性血小板减少性紫癜血热伤阴夹瘀证,症见皮肤紫癜、齿龈出血、鼻出血、妇女月经过多、口渴、烦热、盗汗等。亦可用于肿瘤化疗引起的白细胞减少症,中医属热毒伤阴证患者。【用法用量】　口服:每次 6 粒,每日 3 次。小儿遵医嘱酌减。1 个月为 1 个疗程,或遵医嘱。【不良反应】　偶见轻度腹胀,呕吐、大便稀。一般不需停药,可自行缓解。【注意】　①孕妇忌用;②虚寒者慎用;③服药期间忌辛辣食物。【制剂规格】　胶囊剂:每粒 0.27g。

乐脉颗粒[典/保乙]

【药物组成】　丹参、川芎、赤芍、红花、香附、木香、山楂。【功能主治】行气活血,化瘀通脉。主治气滞血瘀证。用于气滞血瘀所致的头痛、眩晕、胸痛、心悸、冠心病心绞痛、多发性脑梗死。【用法用量】　口服:每次 1～2 袋,每日 3 次,开水冲服。【制剂规格】　颗粒剂:每袋 3g。

丹参舒心胶囊[保甲]

【药物组成】　丹参提取物。【功能主治】　活血化瘀,镇静安神。主治冠心病引起的心绞痛、胸闷及心悸等。【用法用量】　口服:每次 1～2 粒,每日 3 次。【制剂规格】　胶囊剂:每粒 0.3g。

参七心疏胶囊[鼻]

【药物组成】　丹参、灵芝、葛根、杜仲、三七、白薇、降香、红花、川芎、仙人掌、甘草。【功能主治】　理气活血,通络止痛。治胸痹。用于气滞血瘀引起的胸痹,症见胸闷、胸痛、心悸等;冠心病心绞痛属上述症状者。【用法用量】　口服:每次 2 粒,每日 3 次。【制剂规格】　胶囊剂:每粒 0.3g。

麝香保心丸 [保甲]

【药物组成】 麝香、人参提取物、牛黄、肉桂、苏合香、蟾酥、冰片。【功能主治】 芳香温通，益气强心。用于冠心病、心绞痛。【用法用量】 口服：每次 2 粒，每日 3 次；或症状发作时服用。【禁忌】 孕妇禁用。【制剂规格】 丸剂：每丸 22.5mg。

活血通脉片(胶囊) [保乙]

【药物组成】 鸡血藤、桃仁、丹参、赤芍、红花、降香、郁金、三七、川芎、陈皮、木香、石菖蒲、枸杞子、黄精、人参、麦冬、冰片。【功能主治】 活血通脉，强心镇痛。主治胸痹、心痹。用于冠状动脉粥样硬化引起的心绞痛、胸闷气短、心气不足、瘀血作痛。主治气滞血瘀所致的胸闷、胸痹、心悸气短；冠心病见上述症状者。【用法用量】 口服：片剂，每次 5 片，每日 3～4 次；胶囊剂，每次 2～4 粒，每日 3 次。【制剂规格】 片剂：每片 0.35g；胶囊剂：每粒 0.43g。

血脂康胶囊

【药物组成】 红曲。【功能主治】 除湿祛痰，活血化瘀，健脾消食。调节"异常血脂"。用于脾虚痰瘀阻滞证的气短、乏力、头晕、头痛、胸闷、腹胀、食少纳呆等；也可用于由高脂血症及动脉粥样硬化引起的心脑血管疾病的辅助治疗。【用法用量】 口服：每次 2 粒，每日 2 次，早、晚饭后服用；轻中度患者每日 2 粒，晚饭后服用或遵医嘱。【不良反应】 可有轻而短暂的胃肠道不适，如胃痛、腹胀、胃部灼热；血清氨基转移酶和肌酸磷酸激酶可逆性升高，罕见乏力、口干、头晕、头痛、肌痛、皮疹、胆囊疼痛、水肿、结膜充血和尿道刺激症状。【禁忌】 对本品过敏者禁用；活动性肝炎或无法解释的血清转氨酶升高者禁用。【制剂规格】 胶囊剂：每粒 0.3g。

血栓心脉宁胶囊(片) [保甲]

【药物组成】 川芎、丹参、水蛭、毛冬青、牛黄、麝香、槐米、人参茎叶皂苷、冰片、蟾酥。【功能主治】 芳香开窍，活血散瘀。用于脑血栓、冠心病、心绞痛。【用法用量】　口服:胶囊剂,每次 4 粒,每日 3 次;片剂,每次 2 片,每日 3 次。【注意】　孕妇忌服。有 3 种规格,用法用量有别,仔细阅读说明书,遵医嘱。【制剂规格】　胶囊剂:每粒 0.5g;片剂:每片 0.4g、0.41g。

速效救心丸[保甲]

【药物组成】　川芎、冰片。【功能主治】　行气活血,祛瘀止痛。用于气滞血瘀型冠心病、心绞痛。【用法用量】　口服:每次 4～6 粒,每日 3 次,舌下含服。急性发作时每次 10～15 粒。【制剂规格】　小丸剂:每粒 40mg,每瓶 50 粒;每盒 2 瓶。

天麻首乌片

【药物组成】　天麻、白芷、何首乌、熟地黄、丹参、川芎、当归、蒺藜(炒)、桑叶、墨旱莲、女贞子、白芍、黄精、甘草及辅料蔗糖、滑石粉、硬脂酸镁、明胶、柠檬黄。【功能主治】　养血息风、滋补肝肾。用于降压、增加脑血流量、催眠和镇痛,也可用于肝肾阴虚所致的头痛,头晕,目眩,口干咽干,舌红苔少,脉弦,视力和听力减退,腰膝乏力,脱发。主治脑动脉硬化、早期高血压、血管神经性头痛、脂溢性脱发等。【用法用量】　口服:每次 6 片,每日 3 次,饭前服用。【禁忌】　忌油腻食物;感冒及由低血压引起的头晕、目眩等不宜服用。【注意】　凡脾胃虚弱、呕吐泄泻、腹胀便溏、咳嗽痰多者慎用。【制剂规格】　片剂:每片片芯重 0.25g。

二十五味珊瑚丸[典/基/藏]

参见第 20 章第一节内容。

脑络通胶囊[保乙]

【药物组成】　黄芪、丹参、川芎、盐酸托哌酮(脑脉宁)、甲基橙皮苷、维生素 B_6 等。【功能主治】　中西药复方制剂,益气和血,有补有通。具有扩张血管,改善循环,增加脑血流量,降低脑耗氧量,改善脑供血及增加冠脉血流量的作用。用于治疗脑血管疾病,如脑血栓、脑动脉硬化症、中风及其后遗症、颈椎病、血管性头痛等引起的头痛、眩晕、失眠、记忆力减退、肢体麻木等气虚血瘀、脉络阻滞症。【用法用量】　口服:每次 2 粒,每日 3 次。【禁忌】 饮食宜清淡,低盐、低脂、低糖,忌辛辣、油腻食品,忌浓茶、烈性白酒,戒烟。【注意】 脾胃虚寒者慎用。【制剂规格】 胶囊剂:每粒重 0.5g(含盐酸托哌酮 50mg,甲基橙皮苷 10mg,维生素 B_6 2mg)。

心 安 宁 片

【药物组成】 制何首乌、山楂、葛根、珍珠粉。【功能主治】 补肾宁心,活血通络,化浊降脂;有一定降血脂和抗凝血作用。用于肾虚血瘀型原发性高血压、冠心病心绞痛、高脂血症,症见心闷心痛,甚或刺痛,固定不移,入夜尤甚,心悸少寐,头晕、腰痛;或伴有心悸不宁,心烦,少寐,胸闷不舒,头晕腰酸;或伴有目涩,耳鸣;舌暗红,脉沉细涩的胸痹、心悸和眩晕患者。【用法用量】 口服:每次 4～5 片,每日 3 次。【禁忌】 ①饮食宜清淡、低糖、低盐、低脂,食勿过饱;忌生冷、辛辣、油腻食品,忌酒禁烟和浓茶。②保持心情舒畅,及时调整心态于正常。【注意】 服本药期间心绞痛持续发作,宜加服硝酸酯类药物;如果出现剧烈心绞痛、心肌梗死、严重心律失常等,应就地急救。【制剂规格】 片剂:糖衣片每片 0.25g;薄膜衣片每片 0.27g。

丹参颗粒(片、滴丸) [保乙]

【药物组成】 丹参、三七、冰片。【功能主治】 活血化瘀、理气止痛。用于胸中憋闷,心绞痛。症见胸部疼痛,痛处固定,舌质紫暗。主治冠心病、心绞痛见上述证候者。【用法用量】 口服:颗粒剂,开水冲服,每次 10g;片剂,每次 3～4 片。滴丸,口服或舌下含服,每次 10 丸,每日 3 次,4 周为 1 个疗程,或遵医嘱。【禁忌】 ①月经期妇女、有出血倾向者均禁用。②饮食宜清淡而均衡营养。【注意】 ①孕妇、过敏体质者均慎用。②在治疗期间,心绞痛持续发作,宜加用硝酸酯类药;若出现剧烈心绞痛、心肌梗死,或见气促,汗出,面色苍白者,应及时对症急救。③偶见胃肠道不适。【制剂规格】 颗粒剂:每袋 10g(相当于原生药 10g);薄膜衣片:每片重 0.33g;滴丸:每粒 35mg。

复方丹参颗粒(片) [保甲/保乙]

【药物组成】 丹参,三七,冰片。【功能主治】 活血化瘀,理气止痛。用于气滞血瘀所致的胸痹,症见胸闷、心前区刺痛。主治冠心病心绞痛见上述证候者。【用法用量】　口服:颗粒剂,每次 1 袋,温开水冲服;片剂,每次 3 片;均每日 3 次。或遵医嘱。【不良反应】　个别病人有胃肠不适和作呕外,未发现有肝、肾功能损害等不良反应。【注意】　肝肾功能异常者、孕妇及过敏体质者慎用。【制剂规格】　颗粒剂:每袋 1g;片剂:每片重 0.32g(相当于饮片 0.6g)。

复方丹参气雾剂[保乙]

【药物组成】　丹参干浸膏、三七、冰片。【功能主治】　活血化瘀,理气止痛。有抗心肌缺血,改善血液流变学和降血脂等作用。用于气滞血瘀、阻塞心脉所致的胸痹,症见胸前闷胀或闷痛,或猝然心痛如绞,痛有定处,甚则胸痛彻背,背痛彻胸,舌紫暗或有瘀斑,脉弦涩或结代。主治冠心病、心绞痛见上述证候者。【用法用量】　口服:口腔喷雾,每次 3～5 揿,每日 3 次,或遵医嘱。【禁忌】　①饮食宜清淡、低盐、低脂;食勿过饱,忌食生冷、辛辣、油腻之品,戒烟酒。②孕妇禁用。【注意】　①寒凝血瘀,脾虚,胸痹心痛不宜。②本品用于心绞痛发作时,中病则止,不宜长期久服。③在治疗期间,心绞痛持续发作,宜加用硝酸酯类药;如果出现剧烈心绞痛、心肌梗死等,应及时救治。【制剂规格】　气雾剂:每瓶 14g(7.8ml 药液,二氟二氯甲烷 7g)。

脉管复康片[保乙]

【药物组成】　丹参、鸡血藤、郁金、乳香、没药。【功能主治】　活血化瘀、通经活络。用于瘀血阻滞,脉管不通引起的脉管炎、硬皮病、动脉硬化性下肢血管闭塞症。【用法用量】　口服,每次 4 片,每日 3 次。【制剂规格】　薄膜衣片:每片 0.6g。

脉血康胶囊(肠溶片)[保乙]

【药物组成】　水蛭。【功能主治】　破血,逐瘀,通脉止痛。实验证明,本品能有效抑制血栓形成和血小板黏附,明显缩短红细胞电泳时间,降低血清胆固醇(TC)及血清甘油三酯(TG)、较强地延长血浆复钙、凝血酶原时间,改善微循环,具强的纤溶活性和抗凝血活性。用于癥瘕痞块,血瘀经闭,跌打损伤。【用法用量】　口服:每次 2～4 粒,每日 3 次。【禁忌】　孕妇禁用。【制剂规格】　胶囊剂:每粒 0.25g。

脉 平 片 [保乙]

【药物组成】 银杏叶提取物、何首乌、当归、芦丁、维生素 C。【功能主治】 活血化瘀。用于瘀血闭阻的胸痹、心痛病,症见胸闷,胸痛,心悸,舌暗或有瘀斑等,以及冠心病、心绞痛、高脂血症见上述症状者。【用法用量】 口服:每次 4 片,每日 3 次。【禁忌】 孕妇忌服。【不良反应】 偶见食欲减退、便稀、腹胀等。【制剂规格】 片剂:每片 0.28g。

心 脉 通 片 [保乙]

【药物组成】 当归、决明子、钩藤、牛膝、丹参、葛根、槐花、毛冬青、夏枯草、三七。【功能主治】 活血化瘀,通脉养心,降压降脂。用于高血压、高脂血症等。【用法用量】 口服:每次 4 片,每日 3 次。【禁忌】 孕妇忌服。【不良反应】 偶有病人服药后感觉口干、腹胀、胃纳差,此乃处方偏寒所致,饭后服用可避免。【制剂规格】 片剂:0.3g。

活 心 丸 [保乙]

【药物组成】 灵芝、人工麝香、熊胆、红花、体外培育牛黄、珍珠、人参、蟾酥、附子、冰片。【功能主治】 益气活血,温经通脉。主治胸痹、心痛,适用于冠心病、心绞痛。【用法用量】 口服:每次 1～2 丸,每日 1～3 次。或遵医嘱。【注意】 运动员慎用。【不良反应】 本品可引起子宫平滑肌收缩,妇女经期及孕妇慎用。【制剂规格】 浓缩丸:每丸 20mg;每瓶 30 丸。

救 心 丸 [保乙]

【药物组成】 川芎、冰片等。【功能主治】 益气强心。用于气虚血瘀所致心痛、胸闷、气促、眩晕、心悸、神疲乏力、自汗、手足发冷、食欲不振、浮肿等症。主治冠心病、心绞痛、陈旧性心肌梗死、心功能不全具有上述证候者。【用法用量】 口服:成人每次 1～2 丸,每天 2 次,在早晚饭后用温水送服。15 岁以下应遵医嘱。【禁忌】 服药期间勿喝浓茶、咖啡,并尽量少吃辛辣、油腻之物,戒烟酒。【制剂规格】 丸剂:每 10 丸重 0.25g。

心 安 胶 囊 [保乙]

【药物组成】　山楂叶。【功能主治】　扩张冠状血管,改善心肌供血量,降低血脂。用于治疗冠心病,心绞痛,胸闷心悸,高血压等。【用法用量】　口服:每次 3 粒,每日 2～3 次。【制剂规格】　胶囊:每粒含总黄酮 80mg。

三七冠心宁片(胶囊) [保乙]

【药物组成】　三七的茎叶提取物等。【功能主治】　活血益气,宣畅心阳,疏通心脉,蠲除瘀阻。用于胸痹或心脉瘀阻所致之胸闷、心痛、气促、心悸等症。【用法用量】　口服:片(胶囊)剂,每次 2～4 片(粒),均每日 3 次。【制剂规格】　片(胶囊);每片(粒)0.1g(每片、粒均含干浸膏 100mg)。

薯蓣皂苷片 [保乙]

【药物组成】　薯蓣科植物穿龙薯蓣根茎的提取物。【功能主治】　本品能增加冠脉血流量,减少心肌耗氧量,改善心肌缺血,缓解心绞痛,并对心肌缺血和缺血再灌注损伤产生保护作用;还具有调节脂质代谢、改善血液流变性的作用,可降低血清胆固醇、三酰甘油、低密度脂蛋白和氧化修饰低密度脂蛋白含量,降低高、低切变率下的全黏度,因此可减轻动脉壁脂质润及斑块形成,从而防治动脉粥样硬化。用于冠心病、心绞痛的辅助治疗。亦可用于并发高血压、高甘油三酯、高胆固醇等症的患者。【用法用量】　口服:片剂,每次 0.12g(1.5 片)～0.16g(2 片),每日 3 次。【制剂规格】　片剂:每片 80mg。

延 丹 胶 囊 [保乙]

【药物组成】　丹参,瓜蒌,乳香(醋制),五灵脂,延胡索(醋制),枳壳,柴胡,白芍。【功能主治】　活血祛瘀,理气止痛。药效学试验表明,本品可使犬冠脉结扎所致的缺血性心电图改善,梗死范围缩小;可使麻醉犬冠脉阻力降低,冠脉流量增加,使左室内压和室内压最大上升速度降低,使心肌耗氧量降低;本品还可使家兔体外血栓重量减低,使大鼠动-静脉旁路血栓形成抑制。用于冠心病劳累性心绞痛气滞血瘀证,症见胸痛、胸

— 133 —

闷,心慌,憋气等。【用法用量】 口服:每次 4 粒,每日 3 次。【禁忌】 孕妇禁用。【不良反应】 个别患者服药后出现头晕、轻度恶心。【制剂规格】 胶囊:每粒 0.3g。

复方地龙片(胶囊)^[保乙]

【药物组成】 地龙(鲜品)、川芎、黄芪、牛膝。【功能主治】 化瘀通络,益气活血。用于缺血性中风中经络恢复期气虚血瘀证,症见半身不遂,口舌歪斜,言语謇涩或不语,偏身麻木,乏力,心悸气短,流涎,自汗等。【用法用量】 口服:片(胶囊)剂,每次 2 片(粒),每日 3 次,饭后服用。【禁忌】 孕妇禁用。不宜用于痰热证、火郁证、瘀热证等有热象者。【不良反应】 个别患者服药 2~3 天后出现胃部不适感。【制剂规格】 胶囊剂:每粒 0.28g;片剂:每片 0.53g。

龙生蛭胶囊^[保乙]

【药物组成】 黄芪、水蛭、川芎、当归、红花、桃仁、赤芍、木香、石菖蒲、地龙、桑寄生、刺五加浸膏。【功能主治】 补气活血,逐瘀通络。临床前动物实验结果提示,本品能降低家兔全血及血浆黏度、血球压积,抑制大鼠、家兔的血小板聚集和血栓形成,延长血浆复钙时间及小鼠出血时间,能增加犬脑血流量,降低脑血管阻力,改善实验性脑血栓大鼠运动状况和脑水肿。用于动脉硬化性脑梗死恢复期中医辨证为气虚血瘀型中风中经络者,症见半身不遂,偏身麻木,口角歪斜,语言不利等。【用法用量】口服:每次 5 粒,每日 3 次。4 周为 1 个疗程。【禁忌】 本品有较强的活血作用,脑出血者禁服。孕妇忌服。【不良反应与注意】 【制剂规格】胶囊:每粒 0.4g。

刺五加脑灵液^[保乙]

【药物组成】 刺五加浸膏、五味子流浸膏。辅料为蜂蜜、苯甲酸钠。【功能主治】 健脾补肾,宁心安神。用于心脾两虚、脾肾不足所致的心神不宁,失眠多梦,健忘,倦怠乏力,食欲不振。【用法用量】 口服:每次 10ml,每日 2 次。【禁忌】 服药期间,忌食辛辣,油腻,生冷食物;睡前不宜服用咖啡、浓茶等兴奋性饮品。【制剂规格】 合剂:每支装 10ml;每瓶装 100ml。

双丹颗粒(胶囊、口服液、片)[保乙]

【药物组成】　丹参、牡丹皮。【功能主治】　活血化瘀,通脉止痛。用于瘀血痹阻所致的胸痹,症见心胸疼痛,痛处固定,入夜尤甚,甚或痛引肩背,时或胸闷、心悸、舌质紫暗或有瘀斑。主治冠心病、心绞痛见上述证候者,有一定抗心肌缺血、抗血小板凝聚之效。【用法用量】　口服:胶囊剂,每次 4 粒,每日 2 次;颗粒剂,开水冲服,每次 5g,每日 2 次;口服液,每次 20ml,每日 3 次;片剂,每次 6 片,每日 2 次。小儿酌减或遵医嘱。【注意】①寒凝血瘀胸痹心痛者慎用,孕妇及月经过多者慎用。②饮食宜清淡而均衡营养,忌辛辣油腻。③在治疗期间若心绞痛持续发作,宜加用硝酸酯类药;若出现剧烈心绞痛,心肌梗死,应及时急诊就地急救,然后送医院治疗。【制剂规格】　颗粒剂:每袋 5g;口服液:每支 10ml;胶囊剂:每粒 0.5g;片剂:每片 0.35g。

心脑舒通胶囊(片)[保乙]

【药物组成】　蒺藜。【功能主治】　活血化瘀,舒利血脉。用于瘀血阻络所致的胸痹心痛、中风半身不遂,语言障碍。主治冠心病、心绞痛、中风恢复期及血液高黏症见上述证候者。【用法用量】　口服:每次 2～3 粒,每日 3 次,饭后服用。【禁忌】　寒凝血瘀、气虚血瘀、阴虚血瘀、痰瘀互阻之胸痹心痛,风痰阻窍之中风偏瘫,月经期妇女,有出血倾向者均忌服或禁用;忌辛辣油腻食物。【注意】　有出血史或血液低黏症患者、孕妇慎用;饮食宜清淡而均衡营养;在治疗期间若心绞痛持续发作,宜加用硝酸酯类药;若出现剧烈心绞痛,心肌梗死,应及时急诊就地急救,然后送医院治疗。【制剂规格】　胶囊剂:每粒 0.15g;片剂:每片 0.15g。

灯盏花颗粒(片、胶囊)[保甲/保乙]

【药物组成】　灯盏细辛。【功能主治】　活血化瘀,通经活络。用于脑络瘀阻,中风偏瘫,心脉痹阻,胸痹心痛。主治缺血性中风、冠心病心绞痛、胸出血后遗症见上述证候者。【用法用量】　口服:颗粒剂,每次 5～10g;胶囊剂,每次 2～3 粒;片剂,每次 2～3 片;均每日 3 次。【禁忌】　脑出血急性期及有出血倾向者不宜服用。【注意】　①孕妇慎用;②心痛剧烈及持续时间长者,应做心电图及心肌酶学检查,对症治疗。【制剂规格】

颗粒剂:每袋 5g(含总黄酮 80mg);胶囊剂(片剂):每粒(片)均 0.18g。

灯盏花素片 [保甲]

【药物组成】 灯盏花素。【功能主治】 参见灯盏花颗粒,尚有增强学习记忆能力、降低肺动脉高压等作用。【用法用量】 口服:每次 2 片,每日 3 次。【注意】 ①脑出血急性期及有出血倾向者不宜服用;②孕妇慎用;③心痛剧烈及持续时间长者,应做心电图及心肌酶学检查,对症治疗。【制剂规格】 片剂:每片含灯盏花素 20mg。

通 脉 颗 粒

【药物组成】 丹参、川芎、葛根。【功能主治】 活血通脉。用于瘀血阻络所致的中风,症见半身不遂,肢体麻木,以及胸痹心痛,胸闷气憋;脑动脉硬化、缺血性中风及冠心病心绞痛见上述证候者。【用法用量】 口服:开水冲服,每次 10g,每日 2~3 次。【注意】 ①阴虚阳亢或肝阳化风者不宜服用本品;②心痛剧烈及持续时间长者,应做心电图及心肌酶学检查,并采取相应的对症治疗。【制剂规格】 颗粒剂:每袋 10g。

盾叶冠心宁片 [保乙]

【药物组成】 薯蓣。【功能主治】 活血化瘀,理气止痛。用于气滞血瘀所致的胸痹,症见胸闷而痛,或胸痛隐隐,痛有定处,时欲叹息,脘胀憋气,舌暗红或边有齿痕,脉弦或弦涩。主治冠心病、心绞痛见上述证候者。【用法用量】 口服:每次 2 片,每日 3 次,3 个月为 1 个疗程,或遵医嘱。【禁忌】 ①孕妇、月经期妇女、有出血倾向者均禁用。②饮食宜清淡而均衡营养。【注意】 ①过敏体质者均慎用;②在治疗期间,心绞痛持续发作,宜加用硝酸酯类药;③若出现剧烈心绞痛,心肌梗死,或见气促,汗出,面色苍白者,应及时就地对症急救。【制剂规格】 片剂:每片 0.16g。

冠心安口服液

【药物组成】 川芎、三七、延胡索(醋炙)、牛膝、降香、珍珠母、野菊花、柴胡、桂枝、半夏(炙)、首乌藤、茯苓、大枣、冰片、炙甘草。【功能主治】 活血行瘀,宽胸散结,有抗心律失常作用。用于气滞血瘀、脉络瘀阻所致的胸痹,症见胸闷而痛,气机不畅,气短,烦躁不安,舌紫暗或有瘀斑,脉沉涩。主治冠心病、心绞痛见上述证候者。【用法用量】　口服:每次 10ml,每日 2～3 次。【禁忌】　忌食生冷、辛辣、油腻之品,忌烟酒、浓茶。孕妇禁用。【注意】　气阴不足,胸痹心痛者,不宜单用;饮食宜清淡而均衡营养,低盐,低脂;食勿过饱。【制剂规格】　合剂:每支 10ml。

冠心丹参片（胶囊、颗粒、滴丸）[典/基/保乙]

【药物组成】　丹参、三七各 200g,降香油 1.75ml。【功能主治】　活血化瘀,理气止痛;有抗心肌缺血、耐缺氧、改善微循环作用。用于气滞血瘀所致的胸痹,症见心脉痹阻,胸闷憋气,心胸隐痛,甚或猝痛、如刺如绞、心悸气短,舌暗红或有瘀斑,舌下脉络青紫,脉弦涩或结代。主治冠心病、心绞痛见上述证候者。【用法用量】　口服:片剂,每次 3 片;胶囊剂,每次 3 粒;颗粒剂,每次 1.5g,开水冲服;滴丸(舌下含服),每次 10 粒;均每日 3 次。【禁忌】　①寒凝血瘀、气虚血瘀、阴虚血瘀之胸痹心痛者不宜单用本品;②月经期及有出血倾向者禁用。【注意】　①孕妇慎用;②气阴不足,胸痹心痛者,不宜单用;③饮食宜清淡而均衡营养,低盐,低脂;④食勿过饱。【制剂规格】　胶囊(片)剂:每粒(片)0.3g;颗粒剂:每袋 1.5g;滴丸:每丸 0.04g。

强力脑心康口服液

【药物组成】　蜂王浆、丹参、蜜环菌提取液。【功能主治】　补益肝肾,活血化瘀。用于肝肾不足,瘀血阻滞所致的胸痹、眩晕;症见胸闷、心前区疼痛、刺痛、头痛、头晕。主治冠心病、心绞痛、神经衰弱见上述证候者。【用法用量】　口服:每次 10ml,每日 2 次。【注意】　①寒凝血瘀胸痹心痛者,不宜单独使用本品;②孕妇慎用;③治疗期间,心绞痛持续发作,宜加用硝酸酯类药,若出现剧烈心绞痛、心肌梗死,应及时救治。【制剂规格】　合剂:每支 10ml。

山玫胶囊

【药物组成】　山楂叶、刺玫果。【功能主治】　益气化瘀;有抗心肌缺血和抗脑缺血作用。用于气虚血瘀所致的胸痹及气虚血瘀、瘀阻清窍、脑失所养所致的眩晕,症见胸痛、痛有定处,胸闷憋气或眩晕、心悸、气短、乏力、舌质紫暗。主治冠心病、心绞痛、脑动脉硬化见上述证候者。【用法用量】 口服：每次3粒，每日3次；4周为1个疗程，或遵医嘱。【注意】 参见强力脑心康口服液。【制剂规格】 胶囊剂：每粒0.25g。

心痛康胶囊

【药物组成】 白芍、红参、淫羊藿、北山楂。【功能主治】 益气活血，温阳养阴，散结止痛。用于气滞血瘀所致的胸痹，症见心胸刺痛、闷痛，痛有定处，心悸气短，或兼有神疲自汗，咽干心烦。主治冠心病、心绞痛见上述证候者。【用法用量】 口服：每次3～4粒，每日3次。【注意】 在本品治疗期间，若心绞痛持续发作，宜加用硝酸酯类药；当出现剧烈心绞痛、心肌梗死，应及时就地急诊救治，然后送医院治疗。【制剂规格】 胶囊剂：每粒0.3g。

心痛舒喷雾剂

【药物组成】 牡丹皮、川芎、冰片。【功能主治】 活血化瘀，凉血止痛。用于缓解或改善心血瘀阻所致冠心病心绞痛急性发作的临床症状和心电图异常。症见心胸闷痛、绞痛发作，痛处常固定不移，胸闷，心悸，面晦唇青，口苦或口干，时或心悸不宁，舌紫暗或暗红，舌下脉络纡曲，脉沉弦涩或结代。【用法用量】 心绞痛发作时，将喷嘴对准口腔舌下，一次喷3下，每日3次；1周为1个疗程。【注意】 ①寒凝血瘀胸痹心痛者，不宜单独使用本品；②孕妇慎用；③治疗期间，心绞痛持续发作，宜加用硝酸酯类药，若出现剧烈心绞痛、心肌梗死，应及时救治。【制剂规格】 喷(气)雾剂：每瓶(支)4ml、10ml。

正心泰片(胶囊、颗粒)[保乙]

【药物组成】 黄芪、丹参、川芎、槲寄生、山楂、葛根。【功能主治】 补气活血，化瘀通络。用于心气不足、心血瘀滞、心脉痹阻所致的胸痹；症见胸闷心痛、心悸、气短、自汗、乏力、脉细涩、舌质淡紫。主治冠心病、心绞痛见上述证候者。【用法用量】 口服：胶囊剂，每次4粒；片剂，每次4片；颗粒剂，每次1袋；均每日3次。【注意】 ①孕妇慎用；②在服用本品治疗期间，心绞痛持续发作，宜加用硝酸酯类药，如果出现剧烈心绞痛、心肌梗死时，应及时就地急救，然后送医院治疗。【制剂规格】 胶囊剂：每粒0.46g；片剂：每片0.36g；颗粒剂：每袋5g。

灵宝护心丹

【药物组成】　红参、麝香、冰片、三七、丹参、蟾酥、牛黄、苏合香、琥珀。【功能主治】　强心益气,通阳复脉,芳香开窍,活血镇痛。用于气虚血瘀所致的胸痹、心悸;症见胸闷气短、心前区疼痛、脉结代。主治心动过缓型病态窦房结综合征及冠心病、心绞痛、心律失常见上述证候者。【用法用量】　口服:每次 3～4 丸,每日 3～4 次,饭后服用,或遵医嘱。【制剂规格】　丸剂:每 10 丸重 0.08g。

冠 心 静 片(胶囊)

【药物组成】　丹参、三七、赤芍、川芎、红花、人参、玉竹、苏合香、冰片。【功能主治】　益气通脉,活血化瘀,宣痹止痛。有一定抗心肌缺血、抗缺氧作用。用于心气不足、气虚血瘀、瘀阻心脉所致的胸痹;症见胸闷、胸痛隐隐,烦躁易怒,气短,心悸,自汗,乏力,舌暗淡胖、脉沉或细涩。主治冠心病、心绞痛见上述证候者。【用法用量】　口服:片剂,每次 4 片;胶囊剂,每次 1 粒;均每日 3 次。【注意】　①出血性疾病患者慎用;②寒凝血瘀胸痹心痛,不宜单独使用。【制剂规格】　片剂:每片相当于原生药0.84g;胶囊剂:每粒 0.3g。

参芍胶囊(片)[保乙]

【药物组成】　人参茎叶皂苷、白芍。【功能主治】　益气活血,宣痹止痛,有抗心肌缺血、缺氧作用。用于因心气不足、血行不畅、胸阳失宣所致,症见胸闷、心痛、心悸、气短、脉细弦涩、苔薄舌紫。主治冠心病、心绞痛见上述证候者。【用法用量】　口服:胶囊(片)剂,每次 4 粒(片),每日2 次。或遵医嘱。【注意】　①胸痹痰热症(证)不宜用;②在服用本品治疗期间,心绞痛持续发作、剧烈心绞痛者,应及时就地急救,然后住院治疗。【制剂规格】　胶囊剂:每粒 0.25g;片剂:每片 0.3g。

脉络通颗粒(片、胶囊)[保乙]

【药物组成】　川芎、丹参、当归、党参、地龙、葛根、红花、槐米、木贼、柠檬酸、山楂、碳酸氢钠、维生素 C 等 23 味。【功能主治】　益气活血,化瘀止痛。用于胸痹引起的心胸疼痛、胸闷气短、头痛眩晕及冠心病,心绞痛具有上述诸症,以及中风引起的肢体麻木、半身不遂等症者。【用法用量】 口服:颗粒剂,每次 6g,开水冲服;胶囊剂,每次 2 粒;片剂,每次 4 片;均每日 3 次,或遵医嘱。【禁忌】 孕妇及痰火内盛者忌服。【制剂规格】 颗粒剂:每粒 6g;片剂:每片 0.4g;胶囊剂:每粒 0.42g。

心可宁胶囊[保乙]

【药物组成】 丹参、三七、红花、水牛角浓缩粉、牛黄、冰片、蟾酥、人参须。【功能主治】 益气活血,通脉止痛。用于气虚血瘀,痹阻心脉所致的心痹,症见胸闷心痛,痛处固定,心悸气短,动则喘息,倦怠乏力,或少气懒言,面色无华,或易出汗,舌淡红胖,有齿痕,脉细弱无力或结代。主治冠心病、心绞痛见上述证候者。【用法用量】 口服:每次 2 粒,每日 3 次。【禁忌】 ①蟾蜍有毒,不可过量久服,忌与洋地黄类药物同用。②月经期妇女,有出血倾向者禁用;孕妇禁用。③饮食宜清淡,低盐,低脂,食勿过饱;忌食生冷、辛辣、油腻之品,忌烟酒、浓茶。【注意】 ①保持心情开朗,及时调整心态。②服药治疗期间,心绞痛持续发作,宜加服硝酸酯类药;若出现剧烈心绞痛、心肌梗死,或见有气促、汗出、面色苍白者,应及时就地急救,然后住院治疗。③偶有服本品后出现轻度腹胀,口干,继续服药后可自行消失,无须停药。【制剂规格】 胶囊剂:每粒 0.4g。

康尔心胶囊[基]

【药物组成】 人参、麦冬、三七、丹参、山楂、枸杞子、何首乌。【功能主治】 益气养血,活血止痛,有抗心肌缺血再灌注损伤作用。用于因气阴亏虚,血瘀阻络,心脉失养所致胸痹,症见胸闷不适,心前区疼痛,或隐痛或刺痛,心悸不安,腰膝酸软,耳鸣眩晕,舌淡红或有瘀点,脉细无力。主治冠心病、心绞痛见上述证候者。【用法用量】 口服:每次 4 粒,每日 3 次。【注意】 ①孕妇、月经期妇女慎用。②在服用本品期间,心绞痛持续发作,应急时就诊。③饮食宜清淡,低盐,低脂;食勿过饱;忌食生冷、辛辣、油腻之品;忌烟酒、浓茶。【制剂规格】 胶囊剂:每粒 0.4g。

洛布桑胶囊[藏]

【药物组成】 红景天、冬虫夏草、手参。【功能主治】 益气养阴,活血通脉。用于因心气不足、心阴亏虚、心血瘀阻所致的胸痹,症见胸部闷痛、隐痛或刺痛、不寐、心悸、少气懒言、头晕目眩、面色无华、倦怠乏力、脉细涩无力。主治冠心病、心绞痛见上述证候者。【用法用量】　口服：每次2 粒，每日 3 次，饭后服用。或遵医嘱。【注意】　在治疗期间，心绞痛持续发作，应及时就诊。【制剂规格】　胶囊剂：每粒 0.45g。

心荣口服液[典]

【药物组成】　黄芪、地黄、赤芍、麦冬、五味子、桂枝。【功能主治】助阳、益气、养阴。用于心阳不振、气阴两虚所致胸痹，症见胸闷隐痛、心悸气短、头晕目眩、倦怠懒言、面色少华。主治冠心病见上述证候者。【用法用量】　口服：每次 20ml，每日 3 次；6 周为 1 个疗程，或遵医嘱。【注意】　①在治疗期间，心绞痛持续发作，应及时就诊。②饮食宜清淡而均衡营养，低盐，低脂；食勿过饱；忌食生冷、辛辣、油腻之品，忌烟酒、浓茶。③本品久置可沉淀，摇匀后可服用。【制剂规格】　口服液：每支 10ml。

益心复脉颗粒

【药物组成】　生晒参、黄芪、丹参、麦冬、五味子、川芎。【功能主治】益气养阴，活血复脉。用于气阴两虚、瘀血阻脉所致的胸痹，症见胸痛胸闷、心悸气短、脉结代。主治冠心病、心绞痛、心律失常见上述证候者。【用法用量】　口服：开水冲服，每次 15g，每日 2～3 次。【禁忌】　孕妇、月经期妇女禁用。【注意】　①寒凝血瘀胸痹心痛者不宜单独使用。②痰湿壅滞，舌苔腻者慎用。③在治疗期间，心绞痛持续发作，宜加用硝酸酯类药；若出现剧烈心绞痛、心肌梗死，或见有气促、汗出、面色苍白者，应就地急救，然后急诊住院治疗。【制剂规格】　颗粒剂：每袋 15g。

益心胶囊(口服液、颗粒)[保乙]

【药物组成】　人参、麦冬、五味子、当归、知母、石菖蒲。【功能主治】益气养阴，活血通脉；有抗心肌缺血、改善血液流变学等作用。用于气阴两虚、瘀血阻络所致的胸痹，症见胸痛胸闷，心悸气短，失眠多汗。主治冠心病、心绞痛、心律失常、期前收缩等见上述证候者。【用法用量】　口服：口服液，每次 10ml；胶囊剂，每次 4 粒；颗粒剂，开水冲服，每次 1 袋；均每日 3 次。或遵医嘱。【禁忌】　孕妇、月经期妇女禁用。【注意】　①寒凝血瘀胸痹心痛者不宜单独使用。②痰湿壅滞，舌苔腻者慎用。③在治疗期间,心绞痛持续发作,宜加用硝酸酯类药;若出现剧烈心绞痛、心肌梗死,或见有气促、汗出、面色苍白者,应就地急救,然后急诊住院治疗。【制剂规格】 胶囊剂:每粒 0.35g;口服液:每支 10ml;颗粒剂:每袋 10g(含糖)、5g(无蔗糖)。

益心通脉颗粒

【药物组成】 黄芪、人参、丹参、川芎、郁金、北沙参、玄参、甘草(蜜炙)。【功能主治】 益气养阴,活血通络;有抗心肌缺血,改善血流动力学和血液流变学作用。用于气阴两虚、瘀血阻络所致的胸痹;症见胸闷心痛,心悸气短,倦怠汗出,咽喉干燥。主治冠心病、心绞痛见上述证候者。【用法用量】 口服:温开水冲服,每次 10g,每日 3 次,4 周为 1 个疗程,或遵医嘱。【禁忌】 忌食辛辣、油腻食物。【注意】 ①寒凝血瘀胸痹心痛者不宜服用。②痰火扰心,心悸心烦者慎用,孕妇慎用。③保持心情舒畅。④在治疗期间,心绞痛持续发作,宜加用硝酸酯类药物;若出现剧烈心绞痛、心肌梗死,或见气促、汗出、面色苍白者,应及时就地急诊救治,住(送)院治疗。【制剂规格】 颗粒剂:每袋 10g。

稳心颗粒[保乙]

【药物组成】 黄精、党参、三七、琥珀、甘松。【功能主治】 益气养阴,活血化瘀。用于气阴两虚、心脉瘀阻所致的心悸不宁,气短乏力,胸闷胸痛。主治窦性期前收缩,房性期前收缩等见上述证候者。【用法用量】口服:开水冲服,每次 9g,每日 3 次;或遵医嘱。【禁忌】 痰热内盛者禁用;忌生冷、辛辣、油腻食物,忌烟酒、浓茶。【注意】 孕妇及月经期妇女慎用;保持心情开朗,及时调整心态;饮食宜清淡、易消化且均衡营养。【不良反应】 偶见轻度头晕恶心,一般不影响用药;摇匀服用,勿将未溶药粉丢弃。【制剂规格】 颗粒剂:每袋 9g(含糖),5g(无糖型)。

葛根素片(注射液)[保乙]

【药物组成】 由葛根及黄豆等豆科植物中提取的有效成分 4,7-二羟基异黄酮,亦称黄豆苷元。【功能主治】 可扩张冠脉及外周血管,降低胆固醇和血液黏度,改善血液流变学,有一定双向调节体内雌激素水平的作用。临床可用于辅助治疗冠心病、心绞痛、心肌梗死、视网膜动静脉阻塞、突发性聋、突发性缺血性脑血管病、小儿病毒性心肌炎、糖尿病等。【用法用量】　口服：片剂，每次 50mg，每日 3 次。静脉滴注：每次 200～400mg（加入 5% 或 10% 葡萄糖注射液 250～500ml 中），每日 1 次，10～20 日为 1 个疗程，可连续使用 2～3 个疗程。或遵医嘱。【禁忌】　①严重肝、肾损害，心衰及其他严重器质性疾病者禁用；②对本品过敏者禁用。【注意】有出血倾向者慎用。【不良反应】　偶见暂时性腹胀、恶心等反应。【制剂规格】　片剂：每片 50mg；注射液：每支 50mg。

通塞脉片（颗粒、胶囊）[保乙]

【药物组成】　黄芪、当归、党参、金银花、甘草、玄参、石斛、牛膝。【功能主治】　培补气血，养阴清热，活血化瘀，通筋活络。用于气血两虚、瘀毒阻络所致的脱疽，症见趾节肿痛、皮色发暗。主治血栓闭塞性脉管炎见上述证候者。【用法用量】　口服：片剂，每次 5～6 片；胶囊剂，每次 5 粒；颗粒剂，每次 1 袋，开水冲服；均每日 3 次。或遵医嘱。【注意】　①孕妇慎用；②肢端出现坏疽时，应及时综合诊治；③忌辛辣油腻饮食。【制剂规格】　片剂：每素片重 0.35g（含干浸膏 0.35g）。颗粒剂：每袋 7g；胶囊剂：每粒 0.35g。

通脉宝膏 [基]

【药物组成】　金银花、蒲公英、苦地丁、野菊花、天葵子、黄芩、当归、赤芍、延胡索（醋制）、牛膝、鸡血藤、玄参、石斛、黄芪、白术（麸炒）、天花粉、甘草。【功能主治】　清热解毒，益气滋阴，活血通络。用于毒瘀阻络、气阴亏虚所致的脱疽，症见肢端肿烂灼红或暗红，持续性静止性疼痛，夜间尤甚，兼见潮热，口干或低热，倦怠无力。主治血栓性闭塞性脉管炎、动脉硬化性闭塞症见上述证候者。【用法用量】　口服：每次 25～50g，每日 2 次；或遵医嘱。【注意】　体质虚寒者慎用，孕妇慎用，忌食辛辣、油腻、海鲜食品。【制剂规格】　膏剂：每瓶 50g、250g、500g。

通脉养心口服液（丸）[典/基/保乙]

【药物组成】　地黄、鸡血藤各 100g，麦冬、甘草、制何首乌、阿胶、五味子、党参各 60g，醋龟甲、大枣各 40g，桂枝 20g。精制成合剂 1000ml，或水丸剂 450g。【功能主治】　益气养阴，通脉止痛。用于冠心病心绞痛及心律不齐之气阴两虚证,症见胸闷、胸痛、心悸、气短、脉结代。【用法用量】 口服:合剂,每次 10ml;丸剂,每次 40 丸;均每日 1～2 次。【注意】孕妇慎用,遵医嘱。【制剂规格】 合剂:每支 10ml;水丸剂:每 10 丸重 1g。

荣 心 丸 [基]

【药物组成】 玉竹、五味子、丹参、降香、山楂、蓼大青叶、苦参、炙甘草。【功能主治】 益气养阴,活血解毒。用于气阴两虚或气阴两虚兼心脉瘀阻所致的胸闷、心悸、气短、乏力、头晕、多汗、心前区不适或疼痛。主治轻、中型小儿病毒性心肌炎见上述证候者。临床验证有抗缺氧、抗病毒之效。【用法用量】 口服:1—2 岁,每次 2 丸;3—6 岁,每次 3 丸;6 岁以上,每次 4 丸;均每日 3 次。或遵医嘱。【禁忌】 ①心胆气虚、水饮不振之心悸者不宜服用。②饮食宜清淡,忌食辛辣、油腻及刺激性食品。【制剂规格】 蜜丸:每丸 1.5g。

益心舒胶囊(片) [典/保乙]

【药物组成】 人参、麦冬、黄芪、山楂各 200g,五味子、川芎各 133g,丹参 267g。辅料为淀粉适量,共精制成胶囊剂 1000 粒。【功能主治】益气复脉,活血化瘀,养阴生津。用于气阴两虚,瘀血阻脉所致胸痹,症见胸痛胸闷,心悸气短,脉结代。主治冠心病心绞痛见上述证候者。【用法用量】 口服:每次 3 粒(片),每日 3 次。或遵医嘱。【制剂规格】 胶囊剂:每粒 0.4g;片剂:每片 0.4g。

益脑宁片 [典/保乙]

【药物组成】 炙黄芪、党参、麦芽、制何首乌、灵芝、山楂各 100g,女贞子、墨旱莲、槲寄生、丹参各 70g,天麻、地龙各 30g,钩藤、赤芍各 40g,琥珀 10g,共精制成 1000 片。【功能主治】 益气补肾,活血通脉。用于气虚血瘀、肝肾不足所致的中风、胸痹,症见半身不遂、口舌㖞斜、言语謇涩、肢体麻木或胸痛、胸闷、憋气。主治中风后遗症、冠心病、心绞痛及高血压病见上述证候者。有抗脑缺血、抗血栓、降血脂、抗动脉硬化等疗效。【用法用量】 口服:每次 4～5 片,每日 3 次;或遵医嘱。【注意】 孕妇慎用。【制剂规格】 薄膜衣片:每片 0.37g;糖衣片:每片 0.35g(片芯重)。

丹红化瘀口服液 [典/保乙]

【药物组成】　丹参、当归、川芎、桃仁、红花、柴胡、枳壳。【功能主治】活血化瘀,行气通络。用于气滞血瘀引起的视物不清,突然不见症。主治视网膜中央静脉阻塞的吸收期见上述证候者,气滞血瘀的冠心病患者亦可使用。【用法用量】　口服:每次 10～20ml,每日 3 次,用时摇匀。【注意】　孕妇忌用或慎用;忌食辛辣油腻食物。【制剂规格】　合剂:每支 10ml。

心脑静片 [典]

【药物组成】　莲子心 11g,珍珠母 46g,槐米 64g,黄芩 286g,夏枯草214g,钩藤 214g,龙胆 71g,淡竹叶 36g,铁丝威灵仙 179g,制天南星 57g,甘草 14g,人工牛黄 7.1g,朱砂 7.1g,冰片 19.3g。与辅料适量精制成1000 片。【功能主治】　平肝潜阳,清心安神,有降压、镇静、抗惊厥、抗脑缺血之效。用于肝阳上亢所致的眩晕及中风,症见头晕目眩,烦躁不宁,言语不清,手足不遂,也可用于高血压肝阳上亢证。【用法用量】　口服:每次 4 片,每日 1～3 次;或遵医嘱。【注意】　孕妇忌用;本品不宜久服;肝肾功能不全者慎用。【制剂规格】　薄膜衣片:每片 0.4g;糖衣片:每片片芯重 0.4g。

心舒宁片 [典]

【药物组成】　毛冬青 108g,银杏叶 540g,葛根 170g,益母草 330g,豨莶草 330g,柿叶 40g。辅料为硬脂酸镁、滑石粉各适量,精制成 1000 片。【功能主治】　活血化瘀。用于心脉瘀阻所致的胸痹、心痛、冠心病心绞痛、冠状动脉供血不全见上述证候者。【用法用量】　口服:每次 5～8 片,每日 3 次。【制剂规格】　糖衣片:每片片芯重 0.29g。

灯盏生脉胶囊 [典/保乙]

【药物组成】　灯盏细辛 3000g,人参 600g,五味子 600g,麦冬 1100g。辅料为淀粉、硬脂酸镁等适量,共精制成胶囊剂 1000 粒。【功能主治】益气养阴,活血健脑。用于气阴两虚、瘀阻脑络引起的胸痹心痛、中风后遗症,症见痴呆、健忘、手足麻木症。主治冠心病心绞痛、缺血性心脑血管疾病、高脂血症见上述证候者。【用法用量】 口服:每次 2 粒,每日 3 次,饭后 30 分钟服用。两个月为 1 个疗程。疗程可连续。巩固疗效或预防复发,每次 1 粒,每日 3 次。【禁忌】 脑出血急性期禁用。【制剂规格】胶囊剂:每粒 0.18g。

软脉灵口服液 [典]

【药物组成】 熟地黄、五味子、枸杞子、牛膝、茯苓、制何首乌、白芍、柏子仁、远志、炙黄芪、陈皮、淫羊藿、当归、川芎、丹参、人参。【功能主治】滋补肝肾,益气活血。用于肝肾阴虚、气虚血瘀所致的头晕、失眠、胸闷、胸痛、心悸、气短、乏力。主治早期脑动脉硬化、冠心病、心肌炎、中风后遗症见上述证候者。【用法用量】 口服:每次 10ml,每日 3 次。40 日为 1个疗程。【制剂规格】 口服液:每支 10ml。

养心氏片 [典/保乙]

【药物组成】 黄芪、党参、丹参、葛根、淫羊藿、山楂、地黄、当归、黄连、醋延胡索、灵芝、人参、炙甘草。【功能主治】 益心活血,化瘀止痛。用于气虚血瘀所致的胸痹,症见心悸气短、胸闷、心前区刺痛。主治冠心病心绞痛见上述证候者。【用法用量】 口服:每次 1.2～1.8g,规格①③,每次 4～6 片;规格②④,每次 2～3 片;均每日 3 次。【注意】 孕妇慎用。【制剂规格】 薄膜衣片:每片①0.3g、②每片 0.6g;糖衣片:每片片芯重③0.3g、④每片 0.6g。

养心定悸口服液(颗粒、胶囊、膏) [典]

【药物组成】 地黄 400g,麦冬 200g,红参 67g,大枣 200g,阿胶 67g,黑芝麻 167g,桂枝 100g,生姜 100g,炙甘草 133g。精制成 1000ml 分装。【功能主治】 养血益气,复脉定悸。用于气虚血少,心悸气短,心律不齐,盗汗失眠,咽干舌燥,大便干结。【用法用量】 口服:口服液,每次 20ml;膏剂,每次 15～20g;胶囊剂,每次 6～8 粒;颗粒剂,每次 1 袋,开水冲服;均每日 2 次。其他剂型遵医嘱。【注意】 腹胀便溏,食少苔腻者忌服。【制剂规格】 口服液:每瓶 100ml、20ml;膏剂:每瓶 15g、20g、60g;胶囊剂:0.5g;颗粒剂:每袋 12g。

复脉定胶囊 [典]

【药物组成】　党参、黄芪、远志、桑椹、川芎。【功能主治】　补气活血,宁心安神。用于气虚血虚所致的怔忡、心悸、脉结代。主治轻中度房、室性早搏见有上述证候者。【用法用量】　口服:每次 3 粒,每日 3 次。【注意】　①多源性室性早搏,R 在 T 上的室性期前收缩及其他严重心律失常者非本品的适应证;②长期应用西药而不能停药者,非本品的适应证。【制剂规格】　胶囊剂:每粒 0.35g。

保 心 片 [典]

【药物组成】　三七 45g,丹参 540g,川芎 360g,山楂 450g,制何首乌157.5g,何首乌 292.5g。辅料为乙醇、淀粉等适量,精制成 1000 片。【功能主治】　滋补肝肾,活血化瘀。用于肝肾不足、瘀血内停所致的胸痹,症见胸闷,心前区刺痛。主治冠心病心绞痛见上述证候者。【用法用量】口服:每次 4～6 片,每日 3 次。【制剂规格】　片剂:每片 0.52g。

冠心生脉口服液 [典/保乙]

【药物组成】　人参、麦冬、醋五味子、丹参、赤芍、郁金、三七。【功能主治】　益气生津,活血通脉。用于气阴不足,心脉瘀阻所致的心悸气短,胸闷作痛,自汗乏力,脉微结代。【用法用量】　口服:每次 10～20ml,每日 2 次。【注意】　孕妇慎用。【制剂规格】　口服液:每支 10ml。

镇心痛口服液 [典]

【药物组成】　党参、三七、醋延胡索、地龙、薤白、炒葶苈子、肉桂、冰片、薄荷脑。辅料为蔗糖 83g,甜菊素 0.5g。精制成 1000ml。【功能主治】　益气活血,通络化痰。用于气虚血瘀、痰阻脉络所致的胸痹,症见胸痛、胸闷、心悸、气短、乏力、肢冷。主治冠心病心绞痛见上述证候者。【用法用量】　口服:每次 20ml,每日 3 次。或遵医嘱。【注意】　孕妇慎用;本品久存后可有轻微沉淀,请摇匀后服用,不影响功效。【制剂规格】　口服液:每支 10ml、20ml。

滋心阴颗粒(胶囊、口服液) [典/保乙]

【药物组成】　麦冬、赤芍、北沙参、三七。【功能主治】　滋养心阴,活血止痛。用于阴虚血瘀所致的胸痹,症见胸闷胸痛,心悸怔忡,五心烦热,夜眠不安,舌红少苔;冠心病心绞痛见上述证候者。【用法用量】 口服:颗粒剂,开水冲服,每次 1 袋;胶囊剂,每次 2 粒;口服液,每次 10ml;均每日 3 次。或遵医嘱用。【制剂规格】 颗粒剂:6g(每袋含芍药以芍药苷 $C_{23}H_{28}O_{11}$ 计,不得少于 6.0mg);胶囊剂:0.35g(每粒含芍药以芍药苷 $C_{23}H_{28}O_{11}$ 计,不得少于 3.0mg);口服液(合剂):10ml(每毫片含芍药以芍药苷 $C_{23}H_{28}O_{11}$ 计,不得少于 0.4mg)。

舒心糖浆(口服液)[基/典/保乙]

【药物组成】 糖浆药物组成:党参、黄芪各 150g,红花、当归、川芎、三棱、蒲黄各 100g。口服液的组成成分与糖浆相同,但相应的比例则分别为 225g:150g。【功能主治】 补益心气,活血化瘀。用于心气不足,瘀血内阻所致的胸痹,症见胸闷憋气,心前区刺痛,气短乏力。主治冠心病心绞痛见上述证候者。【用法用量】 口服:糖浆剂,每次 30～35ml;口服液,每次 20ml,均每日 2 次。【注意】 孕妇慎用。【制剂规格】 糖浆:每瓶 100ml;口服液:每支 20ml。

舒心丸(口服液)[基]

【药物组成】 人参、附子、蟾酥、灵芝、红花、牛黄、麝香。【功能主治】活血化瘀,理气镇痛。主治冠心病、心绞痛,有胸闷、胸痛、气短、乏力属气虚血瘀者或未确诊冠心病而有胸痛者。【用法用量】 口服:小水丸,每次 1～2 丸,每日 3 次,舌下含服或嚼后服;口服液,每次 1 支,每日 2 次。2个月为 1 个疗程,服药期间停服扩张血管药。【制剂规格】 水丸剂:每瓶 150g;口服液:每支 10ml。

利脑心胶囊[典/保乙]

【药物组成】 丹参、川芎、粉葛、地龙、赤芍、红花、郁金、制何首乌、泽泻、枸杞子、炒酸枣仁、远志、九节菖蒲、牛膝、甘草。【功能主治】 活血祛瘀,行气化瘀,通络止痛。用于气滞血瘀、痰浊阻络所致的胸痹刺痛,绞痛,固定不移,入夜更甚,心悸不宁,头晕头痛。主治冠心病、心肌梗死、脑动脉硬化、脑血栓见上述证候者。【用法用量】 口服:每次 4 粒,每日 3次,饭后服用。【制剂规格】 胶囊剂:每粒 0.25g[内含丹酚酸 B

$(C_{36}H_{30}O_{16})$不得少于 0.40mg]。

神香苏合丸[典]

【药物组成】 人工麝香、冰片各 50g,水牛角浓缩粉 400g,乳香（制）、安息香各 100g,白术、香附、木香、沉香、丁香、苏合香各 200g。辅料为淀粉 13.4g,乙醇适量。【功能主治】 温通宣痹,行气化浊。用于寒凝心脉、气机不畅所致的胸痹,症见心痛、胸闷、胀满、遇寒加重。主治冠心病、心绞痛见上述证候者。【用法用量】 口服:每次 1 瓶,每日 1～2 次。【禁忌】 孕妇禁用。【制剂规格】 丸剂:每瓶 0.7g,每克含丁香以丁香酚$(C_{10}H_{12}O_2)$计,不得少于 4.5mg。

七味广枣丸

【药物组成】 广枣 450g,肉豆蔻、丁香、木香、枫香脂、沉香、牛心粉各 75g。【功能主治】 养心益气,安神。主治心脑血管疾病、冠心病。症见胸闷疼痛,心跳气短,心神不安,失眠健忘。【用法用量】 口服:每次 1丸,每日 1～2 次。【制剂规格】 大蜜丸:每丸 6g。

松龄血脉康胶囊[保甲]

【药物组成】 鲜松叶、葛根、珍珠层粉。【功能主治】 平肝潜阳,镇心安神,活血化瘀。主治肝阳上亢或阴虚阳亢、气滞血瘀等所致的头痛眩晕,心悸失眠,颈项强痛,口苦舌干,耳鸣健忘,中风等。用于心悸、头昏、口干、失眠、耳鸣、急躁易怒、舌脉异常等属肝阳上亢或阴虚阳亢证,以及高血压病和原发性高脂血症见上述证候者。【用法用量】 口服:每次 3粒,每日 3 次,可酌情增减。【不良反应】 偶有轻度腹泻,胃脘胀满等,饭后服用可减轻。【制剂规格】 胶囊剂:每粒 0.5g。

益心康泰胶囊[藏]

【药物组成】 唐古特铁线桃、大黄、黄芪、多腺悬钩子、锁阳、甘草。【功能主治】 益气行滞,化瘀通脉,通腑降浊。用于气虚血瘀所致的胸痹心痛,心悸气短,倦怠乏力,大便秘结。主治冠心病、心绞痛、高脂血症见上述证候者。【用法用量】 口服:每次 2 粒,每日 3 次。1～2 个月为 1 个疗程,必要时可服 2～3 个疗程。【禁忌】 孕妇忌服;遵医嘱。【制剂规格】 胶囊剂:每粒 0.5g。

舒胸片(胶囊)[典/基/保乙]

【药物组成】 三七、红花各100g,川芎200g。【功能主治】 活血,祛痰及止痛。用于瘀血阻滞、胸痹心痛;跌打损伤,瘀血肿痛,冠心病、心绞痛、心律失常、软组织挫伤;肺心病、心肌炎、脑血栓(溢血)以及糖尿病的辅助治疗。【用法用量】 口服:每次 5 片;胶囊每次 3 粒;均每日 3 次。【注意】 孕妇慎用。热证所致瘀血证忌用。【制剂规格】 片剂:每片相当于原生药 0.4g;胶囊剂:每粒相当于原生药 0.35g。

八味沉香散[典/基]

【药物组成】 沉香200g,肉豆蔻、广枣、石灰华、乳香、木香、诃子(煨)、木棉花各100g。【功能主治】 清心热,养心,安神,开窍。主治热病攻心、神昏谵语、冠心病心绞痛等心脑血管疾病。【用法用量】 口服。每次 0.9～1.5g,每日 2～3 次。【制剂规格】 散剂:每袋 2g。

八味清心沉香散[典/基]

【药物组成】 沉香、广枣各180g,檀香、紫檀香、红花各90 克,肉豆蔻、天竺黄、北沙参各60g。【功能主治】 清心病,理气,镇静安神。用于心肺火盛,胸闷不舒,胸胁闷痛,心跳气短。主治心脑血管疾病。【用法用量】 口服:每次 3g,每日 1～2 次。【制剂规格】 散剂:每袋 15g。

愈风宁心片(口服液、胶囊)[典/基]

【药物组成】 葛根。【功能主治】 解痉止痛,活血通脉,增强脑及冠状动脉血流量。用于头晕头痛,颈项疼痛等以及耳鸣、冠心病、心绞痛。主治高血压头晕头痛,颈项疼痛,肢体麻木,神经性头痛,早期突发性聋等。【用法用量】 口服:片剂,每次 5 片;口服液,每次 10ml;胶囊剂:每次 4 粒;均每日 3 次。【注意】 本品性凉,胃寒者慎用;少数人用药后有头胀感;偶见服药第 1 周内有轻度腹胀及上腹部不适感。【制剂规格】片剂:每片含总黄酮60mg;口服液:每支 10ml;胶囊剂:每粒 0.4g。

精制冠心片(颗粒)[典/基]

【药物组成】 片剂:丹参 375g,赤芍、红花、川芎各 187.5g,降香

125g。颗粒剂:丹参 456g,赤芍、红花、川芎各 225g,降香 152g。【功能主治】 活血化瘀。主治胸痹。用于心血瘀阻之冠心病、心绞痛。【用法用量】 口服:片剂。每次 6～8 片;颗粒剂,每次 1 袋,开水冲服;均每日 3 次。【制剂规格】 片剂:每瓶 0.75g;颗粒剂:每袋 13g。

洋地黄片[基]

【药物组成】 洋地黄叶。【功能主治】 强心药,加强心肌收缩力,减慢心率,抑制传导。治心脏病。用于充血性心功能不全。【用法用量】 口服:每次 0.05～0.2g,饱和量 0.7～1.2g,于 48～72 小时内分次口服;维持量,每日 0.07～0.1g;极量,每次 0.4g,每日 1g。【禁忌】 用药期间忌用钙剂。【不良反应】 本品有蓄积性,可能引起恶心、呕吐、心律失常等中毒反应。【制剂规格】 片剂:50mg,每瓶 50 片。

宽胸气雾剂[基/保乙]

【药物组成】 细辛油、檀香油、高良姜油、荜茇油、冰片。【功能主治】理气止痛。用于胸闷气滞,缓解心绞痛。【用法用量】 心绞痛发作时,将瓶倒置,喷口对准口腔,喷 2～3 次。【禁忌】 忌寒凉气恼。【制剂规格】气雾剂:每瓶 20ml,含挥发油 2ml。

心可舒片(胶囊)[保乙]

【药物组成】 山楂、丹参、葛根、三七、木香。【功能主治】 活血化瘀,行气止痛。主治气滞血瘀引起的胸闷、头晕、头痛、颈痛。用于冠状动脉供血不足、心功能不全引起高血压、冠心病、高脂血症、心绞痛、糖尿病性脑梗死等。【用法用量】 口服:片剂,每次 4 片;胶囊剂,每次 4 粒,均每日 3 次,或遵医嘱。【不良反应】 偶见尿潴留。【禁忌证】 心阳虚者勿用。【制剂规格】 片剂:每瓶 0.3g;胶囊剂:每粒 0.3g。

丹 七 片[基/保乙]

【药物组成】 丹参、三七。【功能主治】 活血化瘀。主治血瘀气滞,心胸痹痛,眩晕头痛,痛经,恶露不下。临床用于冠心病、心绞痛、高血压属血瘀证者及脑震荡后遗症、创伤性血肿疼痛、痛经。【用法用量】 口服:每次 3～5 片,每日 3 次。【禁忌】 孕妇禁服;忌过劳及气恼;禁食高脂饮食。【制剂规格】 片剂:每片 0.3g。

活 心 丸 [基]

【药物组成】 麝香、蟾酥、人参浸膏、牛黄、冰片、附子、红花、熊胆、珍珠。【功能主治】 益气活血,芳香开窍,宣痹止痛。主治心血瘀阻,心气亏虚所致的胸痹心痛。用于气虚血瘀、胸阳失展所致的胸痹,症见胸闷、心痛、气短、乏力,以及冠心病及其他心脏病之心绞痛、心肌缺血、心功能不全见上述证候者。【用法用量】 口服:每次 1～2 丸,每日 1～3 次。【禁忌】 孕妇及妇女经期禁用。【不良反应】 偶见颜面水肿。【制剂规格】 水丸:每素丸重 20mg。

复 春 片 [基]

【药物组成】 乳香、没药、地黄、郁金、丹参、红花、川芎、降香。【功能主治】 活血化瘀,通经止痛,祛瘀生新。主治脉痹、胸痹等病。用于脉管炎、动脉硬化性下肢血管闭塞症、系统性硬皮病、局限性硬皮病及结缔组织增生性疾病、皮肤烧伤及外伤性瘢痕。【用法用量】 口服:每次 4～8 片,每日 3 次。【注意】 孕妇及结核病活动期患者慎用;妇女月经期服用应酌减剂量。【制剂规格】 片剂:每片 0.3g。

麝香心脑乐片 [基]

【药物组成】 麝香、冰片、人参茎叶总皂苷、三七、丹参、红花、淫羊藿、葛根、郁金。【功能主治】 活血化瘀,开窍止痛。能改善心肌缺血,用于瘀血阻络之胸痹心痛。主治冠心病、心绞痛、心肌梗死、脑血栓、中风后遗症等。【用法用量】 口服:每次 3～4 片,每日 3 次。或遵医嘱。【不良反应】 偶见胃部不适。【注意】 孕妇慎用。【制剂规格】 片剂:每片含原生药 1.6g(含人参茎叶总皂苷 5mg)。

心脑联通胶囊 [苗]

【药物组成】 灯盏细辛、虎杖、野山楂、柿叶、刺五加、葛根、丹参。【功能主治】 活血化瘀,通络止痛。主治心痹、胸痹。用于瘀血闭阻引起的胸痹、眩晕,症见胸闷胸痛,心悸头晕,头痛耳鸣等,以及冠心病心绞痛,脑动脉硬化、高脂血症见上述症状者。【用法用量】 口服:每次 4～5 粒,每日 3 次,20 日为 1 个疗程;或遵医嘱。【制剂规格】　胶囊剂:每粒 0.4g。

芪冬颐心口服液 [保乙]

【药物组成】　黄芪、麦冬、生晒参、茯苓、地黄、龟甲(烫)、紫石英(煅)、郁金、桂枝、淫羊藿、洋金花、枳壳(炒)。【功能主治】　益气养心,安神止悸。能降低冠脉阻力、增加冠脉流量,减少心肌耗氧量;减轻心肌缺血程度和范围,缩小心肌梗死面积。主治心悸胸痹。用于病毒性心肌炎、冠心病心绞痛所表现的心悸,胸闷,胸痛,气短乏力,失眠多梦,自汗,盗汗,心烦等气阴两虚证。【用法用量】　口服:每次 20ml,每日 3 次,饭后服用,或遵医嘱,28 日为 1 个疗程。【禁忌】　孕妇忌服;饮食忌辛辣、油腻之品。【不良反应】　偶见服药胃部不适。【注意】　①寒凝血瘀胸痹心痛者不宜服用。②痰火扰心,心悸心烦者慎用,孕妇慎用。③在治疗期间,心绞痛持续发作,宜加用硝酸酯类药物;若出现剧烈心绞痛、心肌梗死,或见气促、汗出、面色苍白者,应及时就地急诊救治,住(送)医院治疗。【制剂规格】　口服液:每支 10ml。

心 灵 丸 [基]

【药物组成】　人参、麝香、冰片、蟾酥、犀角、牛黄、熊胆、珍珠、三七。【功能主治】　活血化瘀,益气通脉,宁心安神。能降低动脉压、增加冠脉流量、扩张外周血管、降低心脏后负荷、减慢心率、改善心肌供血,提高耐缺氧能力等。主治心悸气短,头痛目眩,胸痹心痛诸证。用于冠心病、心功能不全、心律失常、伴高脂血症、高血压者。【用法用量】　口服:每次 2丸,每日 1～3 次,舌下含化或咀嚼后咽服,亦可在睡前或发病时含服。【注意】　孕妇慎用;心脏传导阻滞者应在医师或药师指导下服用。【制剂规格】　水丸:每 10 丸重 200mg。

益 心 丸 [基/保乙]

【药物组成】　人参、麝香、牛黄、蟾酥、珍珠、冰片、三七。【功能主治】益心强心,芳香开窍,活血化瘀。主治冠心病心绞痛,心律不齐,心功能不全、心肌缺血、胸闷、心悸气促等。【用法用量】　口服:每次 1～2 丸,每日1～2 次,舌下含服。【禁忌】　孕妇忌用。【注意】　月经期慎用。【制剂

【规格】 丸剂:小丸,每瓶10粒,每瓶20粒。

心 脉 通 片 [基/保乙]

【药物组成】 当归、决明子、钩藤、丹参、葛根、槐花、毛冬青、夏枯草、三七、牛膝。【功能主治】 活血化瘀,通脉养心,降压降脂。用于心前区疼痛,胸闷气短,心情急躁,头晕项强,舌质紫暗,脉涩结等胸痹心痹诸证及高血压、高脂血症、冠心病、心绞痛等见上述症状者。【用法用量】 口服:每次4片,每日3次。【禁忌证】 虚证忌用。【注意】 孕妇、月经过多者慎用。【制剂规格】 片剂:每片含原生药1.13g。

第二节 平肝息风、镇眩晕等降压药

天 麻 钩 藤 颗 粒 [保乙]

【药物组成】 天麻、钩藤、石决明、栀子、黄芩、川牛膝、杜仲(盐制)、益母草、桑寄生、首乌藤、茯苓。【功能主治】 平肝息风,清热安神,主治高血压、肝阳上亢所引起的头痛、眩晕、耳鸣、眼花、震颤、失眠。【用法用量】 口服:每次10g,每日3次,开水冲服。或遵医嘱。【制剂规格】 颗粒剂:每袋10g,每盒9袋。

脉 君 安 片 [保乙]

【药物组成】 钩藤、葛根、氢氯噻嗪。【功能主治】 平肝息风,解痉止痛。治心痹、胸痹。用于高血压,头痛眩晕,颈项强痛,失眠心悸及冠心病。【用法用量】 口服:每次4～5片,每日3～4次。【制剂规格】 片剂:每片0.5g。

阿 胶 首 乌 汁 [基]

【药物组成】 阿胶、何首乌、金樱子、狗脊、黄精、当归、鸡汁、党参、黄芪、陈皮。【功能主治】 滋阴,滋养肝肾。用于阴虚血少,肝肾失养引起的头晕目眩、视物昏花、手足麻木、腰膝酸软等症及肝虚血少之高血压,白血病、腰肌劳损、血小板减少症、习惯性腰扭伤和各种慢性消耗性疾病。【用法用量】 口服:每次35ml,每日2次。【制剂规格】 口服液:每瓶 70ml。

杜仲胶囊(颗粒)[保乙]

【药物组成】　杜仲叶。【功能主治】　降血压,补肝肾,强筋骨,安胎。主治高血压,腰膝酸软,肾虚腰痛,腰膝无力,妊娠胎动不安。【用法用量】口服:胶囊剂,每次 2～3 粒;颗粒剂:每次 1 袋,开水冲服;均每日 2 次。【制剂规格】　胶囊剂:每粒 0.5g(相当于杜仲药材 3g),每盒 24 粒、36 粒;颗粒剂:每袋 10g(含糖),5g(无蔗糖型)。

牛黄降压丸(片、胶囊)[典/基]

【药物组成】　羚羊角、珍珠、水牛角浓缩粉、雄黄、牛黄、冰片、草决明、党参、黄芪、白芍、川芎、黄芩、甘松、薄荷、郁金。【功能主治】　清心化痰、镇静降压。主治肝火亢盛,头晕目眩,烦躁不安,痰火壅盛及高血压症。【用法用量】　口服:小蜜丸,每次 20～40 丸,每日 2 次;大蜜丸,每次 1～2 丸,每日 1 次;胶囊剂,每次 2～4 粒,每日 1 次;片剂遵医嘱。【不良反应】　偶有腹泻、便溏。【禁忌证】　腹泻者忌服。【制剂规格】　小蜜丸:每 20 丸重约 1.3g;大蜜丸:每丸 1.6g;胶囊剂:每粒 0.4g。

天麻头痛片

【药物组成】　天麻、白芷、荆芥、川芎、当归、乳香(醋制)。【功能主治】　养血驱风,散寒止痛。用于外感风寒、瘀血阻滞或血虚失养所致的偏正头痛、眩晕,症见恶寒鼻塞、头痛头胀耳鸣。主治血管神经性头痛、紧张性头痛、原发性高血压病见上述证候者。【用法用量】　口服:每次 4～6 片,每日 3 次。【注意】　①肝火上炎所致的头痛、头晕者,脾胃虚弱者慎用;②服药期间宜用清淡易消化之品,忌食辛辣、油腻、刺激性食物。【制剂规格】　片剂:每片 0.35g。

天麻头风灵胶囊

【药物组成】　天麻、钩藤、地黄、玄参、当归、川芎、杜仲、槲寄生、牛膝、野菊花。【功能主治】　滋阴潜阳,祛风湿,强筋骨。用于阴虚阳亢及风湿阻络所致的头痛、痹病,症见头痛而胀、反复不愈、朝轻暮重,头晕目眩,腰膝酸软,口干口苦。主治原发性高血压,血管神经性头痛,以及因肝肾不足、风湿阻络所致腰腿酸痛,感觉风湿后加重,手足麻木,腰膝乏力,头晕目眩的风湿劳损患者。【用法用量】 口服:每次 4 粒,每日 2 次。【注意】 ①外感所致的头痛忌用;②脾胃虚弱者慎用;③服药期间忌辛辣、油腻食品。【制剂规格】 胶囊剂:每粒 0.2g。

强力定眩片[保]

【药物组成】 天麻、杜仲、野菊花、杜仲叶、川芎。【功能主治】 降压、降脂、定眩。动物实验证明本品有降血清胆固醇、三酰甘油和低密度脂蛋白的作用,并有使其高密度脂蛋白增加的趋势,即有降血脂的作用;有缓和降血压作用且无快速耐受性。用于高血压、动脉硬化、高脂血症及上述诸病引起的头痛、头晕、目眩、耳鸣、失眠等症。【用法用量】 口服:每次 4～6 片,每日 3 次。【制剂规格】 片剂:每片 0.35g。

心脉通胶囊[保乙]

【药物组成】 当归、决明子、钩藤、牛膝、丹参、粉葛、槐米、毛冬青、夏枯草、三七。辅料有淀粉。【功能主治】 活血化瘀,通脉养心,降压降脂。用于高血压、高脂血症等。【用法用量】 口服:每次 3 粒,每日 3 次。【制剂规格】 胶囊剂:每粒 0.4g。

逐瘀通脉胶囊[保乙]

【药物组成】 水蛭、桃仁、虻虫、大黄。【功能主治】 破血逐瘀,通经活络。药理学上有抗血小板聚集作用,能延长出血时间和血浆复钙时间,能显著降低全血黏度及胆固醇。主治血瘀型眩晕证。症见眩晕、头痛耳鸣、舌质暗红、脉沉涩。【用法用量】 口服:每次 2 粒,每日 3 次。4 周为一个疗程。【注意】 孕妇及有出血倾向者,素体虚及体虚便溏者均慎用。【不良反应】 少数病例用药后有轻度恶心,上腹不适等,一般可自行缓解。【制剂规格】 胶囊剂:每粒 0.2g。

晕可平颗粒

【药物组成】 赭石、夏枯草、法半夏、车前草。【功能主治】 平肝潜阳,清热利尿,镇眩晕。症见眩晕、耳鸣、头痛头胀、面色潮红、急躁易怒、少寐多梦,舌质红,苔黄、脉弦。【用法用量】 口服:每次 10g(1 袋),每日

3 次,开水冲服。【制剂规格】　颗粒剂:每袋 10g。

杜仲双降袋泡剂

【药物组成】　杜仲叶、苦丁茶。【功能主治】　平肝清热。用于肝阳上亢所致的头痛、耳鸣、心烦易怒、目赤、口苦、夜寐不安、舌红少苔、脉弦细数。主治原发性高血压病,以及上述症状伴眩晕、腰膝酸软、少寐多梦、心烦胸闷等高脂血症患者。【用法用量】　口服:每次 1 袋,每日 2～3 次,开水冲服。【禁忌】　外感发热头痛者不宜服用;忌烟限酒,忌浓茶。【注意】　饮食宜清淡、低盐、低脂,食勿过饱。【制剂规格】　袋泡茶:每袋 3.5g。

晕 痛 定 片

【药物组成】　蜜环菌发酵培养物、川芎。【功能主治】　平肝息风,活血通络,有一定镇痛、镇静、抗惊厥作用和改善血液流变学作用。用于风阳上扰,瘀血阻络所致的头痛日久、痛有定处、头晕目眩、夜寐不安。主治原发性高血压、脑血管病见上述证候者。【用法用量】　口服:每次 4 片,每日 3 次。或遵医嘱。【注意】　①外感以及虚证所致的头痛患者慎用;②孕妇慎服;③服药期间忌辛辣、油腻食物。【制剂规格】　片剂:每片 0.3g。

复方羚角降压片[典]

【药物组成】　羚羊角 8.6g,夏枯草 582g,黄芩 186g,槲寄生 582g。精制成 1000 片。【功能主治】　平肝泄热。用于肝火上炎、肝阳上亢所致的头晕、头胀、头痛、耳鸣、眩晕的高血压病患者,神经性头痛、顽固性偏头痛见上述证候者;多因肝胆之火上扰清窍而致的神经性耳聋,症见耳鸣如风雷声,耳聋时轻时重,每于郁怒之后,耳鸣、耳聋加重,头痛、眩晕、心烦易怒者。【用法用量】　口服:每次 4 片,每日 2～3 次。【注意】　①脾胃虚寒者忌用;体弱年迈者慎服;当中病即止,不可过服、久服。②饮食宜清淡易消化之品,忌辛辣油腻之品,以免助热生湿。【制剂规格】　片剂:每片 0.35g,每片含黄芩苷($C_{21}H_{18}O_{11}$)不得少于 13.4mg。

复方罗布麻颗粒(片)[保乙]

【药物组成】　罗布麻叶、菊花、山楂、防己等。【功能主治】　平肝泄热,镇静安神。用于肝阳上亢、肝火上攻所致的头晕、头胀、失眠。主治高血压病(眩晕证)、神经衰弱见上述证候者。【用法用量】 口服:颗粒剂,每次 1～2 块(袋),每日 2 次,开水冲服。片剂,每次 2 片,每日 3 次。维持量每日 2 片。【注意事项】 ①脾胃虚寒者忌服,体弱虚寒便溏者慎用;②饮食宜清淡易消化之品,忌辛辣油腻食物。【制剂规格】 颗粒剂:每袋 15g。片剂:复方罗布麻片Ⅰ:每 1000 片含罗布麻叶 218.5g,野菊花 171.0g,防己 184.2g,三硅酸镁 15.0g,硫酸双肼屈嗪 1.6g,氢氯噻嗪 1.6g,盐酸异丙嗪 1.05g,氯氮䓬 1.0g,维生素 $B_1$0.5g,维生素 $B_6$0.5g,泛酸钙 0.25g。复方罗布麻片Ⅱ:本品为复方制剂,每片含罗布麻煎剂干粉 43.7mg,野菊花煎剂干粉 28.5mg,防己煎剂干粉 30.7mg,三硅酸镁 15mg,硫酸胍生 1.3mg,硫酸双肼酞嗪 1.6mg,氢氯噻嗪 1.6mg,盐酸异丙嗪 1.05mg,维生素 $B_1$0.5mg,维生素 $B_6$0.5mg,泛酸钙 0.25mg。

降 压 平 片

【药物组成】 夏枯草、菊花、葛根、地龙、珍珠母、地黄、槲寄生、薄荷脑、黄芩、淡竹叶、芦丁。【功能主治】 清热平肝潜阳。用于肝火上扰所致的头晕、目眩、耳鸣、口苦咽干。主治高血压病(眩晕)症见上述证候者。【用法用量】 口服:每次 4 片,每日 3 次。或遵医嘱。【禁忌】 ①气血亏虚所致的眩晕者忌用;②服药期间宜食清淡易消化之品,忌食辛辣油腻食物。【注意】 孕妇慎用。【制剂规格】 片剂:每片 0.3g。

清肝降压胶囊[保乙]

【药物组成】 制何首乌、桑寄生、夏枯草、槐花(炒)、小蓟、丹参、葛根、川牛膝、泽泻(盐炒)、远志(去心)。【功能主治】 清热平肝,补益肝肾,有一定降压作用。用于因肝肾阴虚、肝火上炎所致,症见眩晕、耳鸣、耳聋、口苦咽干、烦躁易怒、腰膝酸软、便秘、尿黄、舌质红、苔薄黄、脉弦细。主治原发性高血压见上述证候者及伴有上述症状的头痛患者。【用法用量】 口服:每次 3 粒,每日 3 次。或遵医嘱。【禁忌】 ①气血不足之眩晕患者忌服;②服药期间宜用清淡易消化之品,忌食辛辣油腻食物。【制剂规格】 胶囊剂:每粒 0.5g。

山菊降压片[典]

【药物组成】 山楂、决明子(炒)、菊花、夏枯草、泽泻(盐制)、小蓟。

【功能主治】　平肝潜阳。用于阴虚阳亢所致的头痛、眩晕、耳鸣健忘、腰膝酸软、五心烦热、心悸失眠、目赤口苦、便秘尿赤、舌暗红、苔薄黄、脉弦。主治高血压、高脂血症见上述证候者。【用法用量】　口服:每次 5 片,每日 2 次,或遵医嘱。【禁忌】　①气血两虚眩晕者忌服;②饮食宜选择清淡易消化之品,忌辛辣油腻食物。【制剂规格】　片剂:每粒 0.3g。

醒脑降压丸

【药物组成】　黄芩、黄连、栀子、郁金、玄精石、冰片、朱砂、珍珠母、辛夷、零陵香、雄黄。【功能主治】　通窍醒脑,清心镇静,有一定解痉(降压)作用。用于火热上扰阻窍所致眩晕头痛、言语不利、痰涎壅盛、烦躁不宁、肢体麻木、胸闷痰多、口苦口渴。主治原发性高血压病见上述证候者。【用法用量】　口服:每次 10～15 粒,每日 1～2 次。【禁忌】　孕妇、胃肠溃疡者忌服;含朱砂、雄黄,中病即止,不宜过量、久服。【注意】　阴虚阳亢者、体虚者慎用。【制剂规格】　丸剂:每 10 丸 2.2g。

眩晕宁颗粒(片)[保乙]

【药物组成】　泽泻、菊花、陈皮、白术、茯苓、半夏(制)、女贞子、墨旱莲、牛膝、甘草。【功能主治】　利湿化痰,补益肝肾,有一定镇静和降压等作用。用于痰湿中阻、肝肾不足所致的眩晕,症见头晕目眩、胸脘痞闷、腰膝酸软;或视物旋转、头重如蒙、胸闷作呕;或耳鸣、目涩、心烦、口干。主治原发性高血压、梅尼埃病(美尼尔综合征)见上述证候者。【用法用量】口服:颗粒剂,开水冲服,每次 8g;片剂,每次 4～6 片;均每日 3～4 次。【禁忌】　服药期间忌食辛辣寒凉食物。【注意】　肝火上炎所致的眩晕患者,平素大便干燥者慎用。【制剂规格】　颗粒剂:每袋 8g;薄膜衣片:片剂 0.38g。

益龄精口服液

【药物组成】　制何首乌、桑椹、女贞子(酒蒸)、菟丝子(酒蒸)、金樱子肉、川牛膝(酒蒸)、豨莶草(蜜酒蒸)。【功能主治】　滋补肝肾。用于肝肾亏虚所致的头晕目眩、耳鸣、心悸失眠、腰膝痿软。主治原发性高血压见上述证候者。【用法用量】　口服:每次 10ml,每日 2～3 次。【禁忌】①痰湿中阻、清阳不升者,脾虚便溏者不宜服用;②忌肥甘油腻之品,忌烟酒和浓茶。【注意】 ①饮食宜清淡、低盐、低脂而均衡营养;②保持良好心态。【制剂规格】 合剂:每瓶 10ml、120ml。

养阴降压胶囊

【药物组成】 龟甲(沙烫)、白芍、天麻、钩藤、珍珠层粉、赭石(煅醋淬)、夏枯草、槐米、牛黄、冰片、人参、五味子(醋炙)、大黄(醋炙)、石膏、土木香、吴茱萸(醋炙)。【功能主治】 滋阴潜阳,平肝安神。用于肝肾阴虚、肝阳上亢所致的眩晕,症见头晕、头痛、颈项不适、目眩、耳鸣、烦躁易怒、失眠多梦。主治高血压见上述证候者。【用法用量】 口服:每次 4～6 粒;每日 2～3 次。【禁忌】 ①痰湿阻滞、肾虚所致的头痛、眩晕者忌用;平素脾虚便溏者慎用。②忌辛辣厚味饮食。【制剂规格】 胶囊剂:每粒 0.5g 粒。

山绿茶降压片 [典/保乙]

【药物组成】 山绿茶。【功能主治】 清热泻火,平肝潜阳。用于眩晕耳鸣,头痛头胀,心烦易怒,少寐多梦。主治高血压、高脂血症见上述证候者。【用法用量】 口服:每次 2～4 片,每日 3 次。【制剂规格】 薄膜衣片:每片 0.2g;糖衣片:每片片芯重 0.2g。

清脑降压颗粒(胶囊、片) [典/保乙]

【药物组成】 黄芩、当归、决明子、夏枯草、槐米、煅磁石、牛膝、钩藤、地黄、丹参、珍珠母、水蛭、地龙。辅料为蔗糖粉、糊精各适量。【功能主治】 平肝潜阳,有一定降压作用。用于肝阳上亢所致的眩晕,症见头晕、头痛、项强、血压偏高。【用法用量】 口服:颗粒剂,开水冲服,每次 2～3g;胶囊剂,每次 3～5 粒;片剂,每次 4～6 片;均每日 3 次。【禁忌】 孕妇忌用;饮食宜清淡、低盐、低脂,忌油腻、烟酒。【注意】 ①气血不足性头晕、头痛者,有出血倾向者均慎用;②血压明显升高,或服用本品后血压不降者,应遵医嘱配合其他降压药使用;③保持心情舒畅,忌过度思虑、避免恼怒、抑郁等不良情绪。【制剂规格】 颗粒剂:每袋 2g;胶囊剂:每粒 0.55g;片剂:每片含原生药 0.76g。

安宫降压丸 [典/保乙]

【药物组成】 郁金、黄连、栀子、人工牛黄、水牛角浓缩粉各 100g,黄芩、黄芪、白芍、麦冬、川芎各 80g,天麻 20g,珍珠母 50g,党参 150g,醋五味子 40g,冰片 25g。辅料为炼蜜。【功能主治】　清热镇惊,平肝降压潜阳。用于肝阳上亢,肝火上炎所引起的头晕目眩、项强脑涨、心悸多梦、烦躁易急,高血压症及高血压危象,症见头晕头胀,烦躁不安,心悸,咽干耳鸣,眼花失眠。主治高血压脑危象(暂时性脑缺血、高血压脑病),血压急剧升高,剧烈头痛,头昏,恶心欲吐等。【用法用量】　口服:每次 1～2 丸,每日 2 次。【禁忌】　凡血压不高,无肝阳上亢、心肝火旺时停用;阳虚、气虚者忌用。【注意】　忌辛辣、香燥、肥甘油腻、动火生痰或刺激性食物。【制剂规格】　蜜丸:每丸 3g。

罗黄降压片[基]

【药物组成】　罗布麻叶、菊花、决明子、熟大黄、丹参、川芎、槐米、葛根、山楂、牛膝、地黄、牛黄、冰片。【功能主治】　清肝降火,活血化瘀。主治肝火上炎引起的头晕目眩,心烦少眠,大便秘结及高血压。【用法用量】　口服:每次 4～6 片,每日 2 次。【禁忌】　孕妇忌服。【制剂规格】　片剂:每片 0.5g。

速效牛黄丸[基/保乙]

【药物组成】　牛黄、水牛角浓缩粉、黄连、冰片、栀子、黄芩、朱砂、珍珠母、郁金、雄黄、石菖蒲。【功能主治】　清热解毒,开窍镇惊。主治痰火内盛所致的烦躁不安,神志昏迷。主治高血压引起的头晕目眩等。【用法用量】　口服:每次 1 丸,每日 2 次。【注意】　孕妇慎用。【制剂规格】　蜜丸:每丸 3g。

脑立清丸(片、胶囊)[典/基/保乙]

【药物组成】　磁石、清半夏、酒曲(炒)、牛膝各 200g,珍珠母 100g,薄荷脑、冰片各 50g,赭石、猪胆汁(或猪胆膏、粉 50g)各 350g。【功能主治】平肝潜阳,醒脑安神。主治肝阳上亢,头晕目眩,耳鸣口苦,心烦难寐等。用于高血压、内耳眩晕、脑血管意外导致半身不遂属肝阳上亢者。【用法用量】　口服:水丸,每次 10 粒;片剂,每次 5 片;胶囊剂,每次 3 粒,均每日 2 次,空腹温开水送服。【禁忌】　体弱虚寒者忌服。【禁忌】　孕妇忌用。【制剂规格】　水丸:每 10 粒重 1.1g;片剂:每片 0.5g;胶囊:每粒 0.33g。

高血压速降丸^[基]

【药物组成】 茺蔚子、琥珀、蒺藜(盐制)、乌梢蛇(酒制)、天竺黄、阿胶、菊花、法半夏、夏枯草、大黄(酒炒)、白芍、赤芍、白薇、当归、牛膝。【功能主治】 清热解毒,平肝降逆。主治虚火上升引起的头晕目眩,脑中胀痛,颜面红赤,烦躁不宁,言语不清,头重脚轻,步态不稳,知觉减退。用于高血压病。【用法用量】 口服:每次 20 粒,每日 2 次;体虚胃弱者酌减。【禁忌】 感冒、泄泻期间停服。【注意】 孕妇忌用。【制剂规格】 水丸剂:每袋 20g;每瓶 200g。

蜜 环 片

【药物组成】 蜜环菌粉。【功能主治】 息风镇惊,散风通络。主治风寒湿痹引起的肢体麻木不仁,关节疼痛。用于高血压、神经性头痛、风湿病、脑血管病后遗症、小儿惊风等。【用法用量】 口服:每次 4～5 片,每日 2 次。儿童酌减,14 日为 1 个疗程。【禁忌】 小儿高热惊风时不宜。【制剂规格】 糖衣片:每片 0.25g。

第三节 中风后遗症用益气活血抗栓药

再 造 丸^[典/基/保乙]

【药物组成】 穿山甲(代)、僵蚕、豹骨(代)、龟甲(制)、朱砂、细辛、附子(制)、油松节、骨碎补(炒)、当归、赤芍、乳香(制)、没药(制)、茯苓、天竺黄、青皮(醋炒)、沉香、母丁香、豆蔻、香附(醋制)各 10g,蕲蛇肉、天麻、防风、羌活、白芷、川芎、麻黄、肉桂、桑寄生、粉草薢、人参、黄芪、甘草、何首乌(制)、熟地黄、玄参、黄连、大黄、广藿香、草豆蔻、两头尖(醋制)各 20g,全蝎、水牛角浓缩粉、葛根、威灵仙(酒炒)各 15g,地龙、麝香、三七、檀香、乌药、红曲各 5g,牛黄、片姜黄、冰片各 2.5g,血竭 7.5g,白术(炒)18g,建曲 40g。【功能主治】 祛风化痰,活血通络。主治中风引起的口眼歪斜,半身不遂,手足麻木,疼痛拘挛,语言謇涩。用于中风后遗症,手足麻木,半身不遂等。亦有人用于治疗血栓症。【用法用量】 口服:每次 1 丸,每日 2 次,温开水或菊花茶送服。【禁忌】 孕妇禁用。【制剂规格】 大蜜丸:每丸 9g。

回天再造丸[基]

【药物组成】 蕲蛇、朱砂、草豆蔻、细辛、白芷、麻黄、地龙、乳香(制)、冰片、沉香、虎骨(代)、天竺黄、僵蚕(炒)、犀角、山羊血、穿山甲(醋制,代)、威灵仙。【功能主治】 祛风散寒,理气豁痰,通经活络。主治中风、类中风及半身不遂,口眼歪斜,言语不利。用于中风、中寒、中痰、痹症、急性脑血管病,症见中风猝然昏仆,不省人事,口眼歪斜,语言不利,半身不遂等;中寒,中痰,突然眩晕,昏迷,失语,身体强直,四肢发麻等;痹症,肢体筋骨、肌肉关节等处疼痛酸楚,重者麻木,关节肿大屈伸不利等,亦可用于急性脑血管病(脑血栓形成、脑栓塞、脑出血、蛛网膜下腔出血、一过性脑缺血发作)恢复期。【用法用量】 口服:每次 1 丸,每日 1～2 次,温黄酒或温开水送服。【禁忌】 孕妇忌服。【制剂规格】 大蜜丸:每丸 10g。

脑脉泰胶囊[保乙]

【药物组成】 红参、三七、银杏叶、丹参、葛根、当归。【功能主治】 益气活血,息风豁痰。主治缺血性中风。用于缺血性中风(脑血栓形成与脑栓塞)恢复期中经络属于气虚血瘀证,风痰瘀血闭阻脉络证者,症见半身不遂,口眼歪斜,舌强言謇或不语,头昏目眩,偏身麻木,面色白,气短乏力,口角流涎等。【用法用量】 口服:每次 2 粒,每日 3 次。【禁忌】 忌厚腻肥甘食物。【注意】 夹有感冒发热、目赤、咽痛者慎用。【制剂规格】 胶囊剂:每粒 0.5g。

脑血栓片[基]

【药物组成】 红花、当归、水蛭(制)、赤芍、川芎、丹参、桃仁、土鳖虫、羚羊角、人工牛黄。【功能主治】 活血散瘀,醒脑通络,潜阳息风。主治中风形成初期的舌謇不语,口眼㖞斜,四肢麻木,半身不遂或瘀血头痛,胸痹,积聚经闭等。用于脑血栓病早期、瘀血性头痛、冠心病心绞痛和心肌梗死。【用法用量】 口服:每次 4 片,每日 3 次,饭后温开水送服。【注意】 孕妇禁用。【制剂规格】 片剂:每片 0.3g。

二十五味珍珠丸 [典/基/藏]

参见第 20 章第一节内容。

天丹通络胶囊 [保乙]

【药物组成】 川芎、豨莶草、丹参、水蛭、天麻、槐花、石菖蒲、人工牛黄、黄芪、牛膝。【功能主治】 活血通络，息风化痰。主治脑梗死。用于脑梗死急性期，恢复早期，属中医中经络风痰瘀血痹阻脉络者，症见半身不遂，口舌歪斜，偏身麻木，语言謇涩等。【用法用量】 口服：每次 5 粒，每日 3 次。【禁忌】 脑出血者禁用。【注意】 忌食生冷、辛辣油腻食物。【制剂规格】 胶囊剂：每粒 0.4g。

豨莶通栓胶囊

【药物组成】 豨莶草。【功能主治】 活血祛瘀，祛风化痰，舒筋活络，醒脑开窍。主治急性期和恢复期缺血性中风（脑梗死）、风痰瘀血及痹阻脉络证引起的半身不遂，偏身麻木，口舌歪斜，语言謇涩等症。【用法用量】 口服：每次 3 粒，每日 3 次，4 周为 1 个疗程。【禁忌】 有出血倾向及凝血功能障碍病史者、出血性中风（脑出血、蛛网膜下腔出血）者均禁用。【注意】 孕妇、产妇禁用。【制剂规格】 胶囊剂：每粒 0.37g。

通心络胶囊（片、颗粒、滴丸） [保甲]

【药物组成】 人参、水蛭、全蝎、土鳖虫、蜈蚣、蝉蜕、赤芍、冰片、檀香、降香、乳香、酸枣仁。【功能主治】 益气活血，通络止痛。主治血瘀阻络型冠心病、中风。用于冠心病心绞痛证属心气虚乏，血瘀络阻者，症见胸部憋闷，刺痛，绞痛，固定不移，心悸自汗，气短乏力，舌质紫暗或有瘀斑，脉细涩或结代。亦用于气虚血瘀络阻型中风病，症见半身不遂或偏身麻木，口舌歪斜，言语不利等症的治疗。【用法用量】 口服：每次 2～4 粒，每日 3 次。4 周为 1 个疗程。轻中度心绞痛患者每次 2 粒，重度患者可每次 4 粒，均每日 3 次。或遵医嘱。【禁忌】 孕妇及妇女月经期禁用；出血性疾患、阴虚火旺型中风禁用。【不良反应】 偶可出现胃不适或胃痛。【注意】 服药后胃部不适者宜改为饭后服。【制剂规格】 胶囊剂：每粒 0.26g；0.38g。

中风安口服液

【药物组成】　黄芪、水蛭。【功能主治】　益气活血。用于治疗气虚血瘀型脑血栓急性期,症见半身不遂,偏身麻木,口舌歪斜,舌强言謇,气短乏力。【用法用量】　口服:每次 1～2 支,每日 3 次,3 周为 1 个疗程。【不良反应】　个别患者服药后出现腹胀、纳差、口干、咽痛,停药可自行缓解。【禁忌】　有出血倾向者、脑出血急性期禁用。【注意】　痰热阴虚者慎用;孕妇禁用。本品久存后稍有沉淀,可摇匀后服用。【制剂规格】　口服液:每支 10ml。

龙血通络胶囊[保乙]

【药物组成】　人参、水蛭、全蝎、赤芍、蝉蜕、土鳖虫、蜈蚣、檀香、降香、乳香(制)、酸枣仁(炒)、冰片。【功能主治】　活血化瘀,温经通络。用于中风(脑血栓)恢复期(一年内)的半身不遂,肢体麻木。【用法用量】口服,每次 2～4 粒,每日 3 次。【禁忌】　孕妇忌用;禁食生冷、辛辣、动物油脂食物。【注意】　患有肝脏疾病、肾脏疾病、出血性疾病及糖尿病患者,或正在接受其他治疗的患者,应在医师的指导下服药。【不良反应】个别患者用药后可出现胃部不适。【制剂规格】　胶囊剂:每粒 0.33g。

中风回春丸(片、胶囊、颗粒)[典/基/保乙]

【药物组成】　丹参、鸡血藤、川牛膝、忍冬藤各 100g,川芎(酒制)、当归(酒制)、威灵仙(酒制)、桃仁、僵蚕(麸炒)、茺蔚子(炒)各 30g,红花、全蝎各 10g,蜈蚣 5g,地龙(炒)90g,络石藤 60g,木瓜 50g,金钱白花蛇 6g。【功能主治】　活血化瘀,舒筋活络。治中风。用于中风偏瘫。口眼歪斜,半身不遂,肢体麻木等症。【用法用量】　口服,丸剂,每次 1.2～1.8g,每日 3 次,或遵医嘱;片剂,每次 4～6 片;胶囊剂,每次 1～1.5g(2～3 粒);均每日 3 次,温开水送服。颗粒剂,每次 1 袋(2g),开水冲服,每日 3 次,或遵医嘱。【禁忌】　脑出血急性期患者忌用。【制剂规格】　丸剂:每袋1.8g,每盒 9 袋;片剂:每片 0.3g;胶囊剂:每粒 0.5g;颗粒剂:每袋 2g。

十香返生丸[典/基/保乙]

【药物组成】　沉香、丁香、檀香、青木香、香附(醋炙)、降香、僵蚕(麸炒)、广藿香、乳香(醋炙)、天麻、郁金、莲子心、瓜蒌子(蜜炙)、金礞石(煅)、诃子肉、苏合香、安息香、朱砂、琥珀各 30g,麝香、牛黄各 15g,甘草 60g,冰片 7.5g。【功能主治】 开窍化痰,镇静安神。治中风。用于中风痰迷心窍引起的言语不清,神志昏迷,痰涎壅盛,牙关紧闭。【用法用量】 口服:每次 1 丸,每日 2 次,或遵医嘱。【禁忌】 孕妇忌服。【制剂规格】大蜜丸:每丸 6g。

龙心素胶囊[保乙]

【药物组成】 鲜地龙提取物。【功能主治】 活血通络。用于瘀血阻络所致缺血性中风,症见半身不遂、肢体麻木、口眼歪斜。【用法用量】口服:每次 1 粒,每日 3 次,饭后温开水送服。30 天为 1 个疗程。【禁忌】有出血性疾患者禁用。【制剂规格】 胶囊剂:每粒 0.15g。

脑脉泰胶囊[保乙]

【药物组成】 红参、三七、当归、丹参、鸡血藤、红花、银杏叶、山楂、菊花、石决明、何首乌(制)、石菖蒲、葛根。【功能主治】 益气活血、息风豁痰。动物实验表明,本品有一定改善脑缺血的行为障碍,缩小梗死面积的作用。用于缺血性中风(脑梗死)恢复期中经络属于气虚血瘀证,风痰瘀血闭阻脉络证者。症见半身不遂,口舌歪斜,舌强言謇或不语,头晕目眩,偏身麻木,面色苍白,气短乏力,口角流涎等。也可用于急性期以上病证的轻症。【用法用量】 口服:每次 2 粒,每日 3 次。【注意】 忌油腻肥甘之品。【注意】 夹有感冒发热、目赤、咽痛等火热症者慎用。【制剂规格】胶囊剂:每粒 0.5g。

脑栓康复胶囊[保乙]

【药物组成】 三七、葛根、赤芍、红花、豨莶草、血竭、川芎、地龙、水蛭、牛膝。【功能主治】 活血化瘀,通经活络。用于淤血阻络所致的中风,中经络,舌謇语涩,口眼歪斜,半身不遂。【用法用量】 口服:每次 3~4 粒,每日 3 次。【禁忌】 孕妇及有出血倾向者忌服。【制剂规格】胶囊剂:每粒 0.3g。

脑栓通胶囊[保乙]

【药物组成】 蒲黄、赤芍、郁金、天麻、漏芦。【功能主治】 活血通络,祛风化痰。用于风痰瘀血痹阻脉络引起的缺血性中风中经络急性期和恢复期,症见半身不遂,口舌歪斜,语言不利或失语,偏身麻木,气短乏力或眩晕耳鸣,舌质暗红或黯淡,苔薄白或白腻,脉沉细或眩细、弦滑。主治脑梗死见上述症状者。【用法用量】　口服:每次 3 粒,每日 3,4 周为 1 个疗程。【禁忌】　孕妇禁用。【注意】　产妇慎用。【不良反应】　少数患者服药后有胃部嘈杂不适感,便秘等。【制剂规格】　胶囊剂:每粒 0.4g。

步长脑心通胶囊^[基/保乙/农合]

【药物组成】　黄芪、赤芍、丹参、当归、川芎、桃仁、红花、乳香(制)、没药(制)、鸡血藤、牛膝、桂枝、桑枝、地龙、全蝎、水蛭。【功能主治】　益气活血,化瘀通络。用于气虚血滞、脉络瘀阻所致中风中经络,半身不遂,肢体麻木,口眼歪斜,舌强语謇,胸痹心痛,胸闷,心悸,气短。主治脑梗死、冠心病、心绞痛见上述症状者。【用法用量】　口服:每次 2～4 粒,每日 3 次。或遵医嘱。【禁忌】　孕妇禁用。【注意】　胃病患者饭后服用。【制剂规格】　胶囊剂:每粒 0.4g。

蛭芎胶囊

【药物组成】　水蛭、川芎、丹参、葛根、益母草。【功能主治】　活血化瘀,通经活络。用于脑动脉硬化症及中风病恢复期瘀血阻络所致眩晕、头痛、语言謇涩、肢体麻木疼痛。【用法用量】　口服:每次 4 粒,每日 3 次。或遵医嘱。【制剂规格】　胶囊剂:每粒 0.3g。

培元通脑胶囊^[保乙/农合]

【药物组成】　制何首乌、熟地黄、麦冬、龟甲(醋制)、鹿茸、肉苁蓉(醋制)、肉桂、赤芍、全蝎、水蛭(烫)、地龙、山楂(炒)、茯苓、炙甘草。【功能主治】　益肾填精,息风通络。本品有减轻脑缺血动物脑水肿,缩小脑梗死范围,改善动物的行为活动和病理组织学的损伤损度,尚有抗血小板聚集,抗凝血和改善血流变学等作用。临床用于缺血性中风中经络恢复期肾元亏虚,瘀血阻络证,症见半身不遂、口舌歪斜,语言不清,偏身麻木、眩晕耳鸣、腰膝酸软、脉沉细。【用法用量】　口服:每次 3 粒,每日 3 次。【禁忌】　孕妇禁用,忌辛辣、油腻食物。禁酒戒烟。【注意】　产妇慎用。【不良反应】　个别患者有恶心等,但一般不影响继续服药。偶见嗜睡、乏力,继续服可自行缓解。【制剂规格】 胶囊剂:每粒 0.6g。

天智颗粒[保乙/农合]

【药物组成】 天麻、钩藤、石决明、杜仲、桑寄生、茯神、首乌藤、槐花、栀子、黄芩、川牛膝、益母草。【功能主治】 平肝潜阳,补益肝肾,益智安神。药理试验表明本品有降低血浆黏度、全血黏度、还原黏度,可增强记忆获得力,降低心肝过氧化脂质含量,提高血清超氧化物歧化酶(SOD)水平。临床用于肝阳上亢的中风,症见头晕目眩、头痛失眠、烦躁易怒、口苦咽干、腰膝酸软、智力减退、思维迟缓、定向力差。主治轻中度血管性痴呆见上述证候者。【用法用量】 冲服:每次 1 袋,每日 3 次。【禁忌】 低血压患者、孕妇。【不良反应】 少见腹泻、腹痛、恶心、心慌等。【制剂规格】颗粒剂:每袋 5g。

心脑清软胶囊[保乙]

【药物组成】 精制红花油、冰片、维生素 E、维生素 B_6。【功能主治】活血散瘀,通经止痛,开窍醒神。用于瘀血阻滞所致中风,中经络,半身不遂,口眼歪斜,胸痹心痛。主治脑梗死、冠心病、心绞痛及高脂血症见上述证候者。【用法用量】 口服:每次 2 粒,偏瘫者每次 3 粒,每日 3 次,饭后服用。或遵医嘱。【不良反应】 偶见恶心、口干等。【制剂规格】 胶囊剂:每粒 0.4g(含维生素 E 7mg);每瓶 100 粒。

血塞通胶囊[保乙]

【药物组成】 三七总皂苷。【功能主治】 活血祛瘀,通脉活络。动物实验表明本品可延长在缺氧条件下的存活期,对缺氧性脑损伤有保护作用,并可延长颈动脉血栓形成时间。临床用于瘀血阻滞所致缺血性中风病(脑梗死)中经络恢复期,症见半身不遂、偏身麻木、口舌歪斜,语言謇涩等。【用法用量】 口服:每次 1~2 粒,每日 3 次,4 周为 1 个疗程。【禁忌】 孕妇及有出血倾向者禁用。【注意】 产妇慎用。【制剂规格】 软胶囊:每粒 0.1g。

长春西汀(卡兰、阿扑长春胺乙酯)[保乙]

【药物组成】 本品系从小蔓长春花中提取的生物碱衍生物。【功能主治】　具有抑制磷酸二酯酶活性及增加血管平滑肌产生磷酸鸟苷的作用，能选择性增加脑血流，改善脑组织供氧而促进吸收葡萄糖，改善脑代谢。尚有增强红细胞变形力，降低血黏度，抑制血小板聚集，改善微循环等作用。口服吸收快且好，1 小时达血药浓度峰值，半衰期约 1 小时。可静脉给药。用于改善脑出血，脑梗死后遗症及脑动脉硬化所致的多种神经或精神症状，如眩晕、头重、头痛、记忆力衰退、行动障碍、精神不振、抑郁、失眠、四肢麻木及语言障碍等。【用法用量】　口服：每次 5mg，每日 3 次。静脉滴注：每日 20mg，输液中浓度应不超过 0.06mg/ml，否则有溶血可能。【不良反应】　可见皮疹、荨麻疹等过敏反应，一旦发生过敏反应，应停用并对症处理。偶见食欲下降，腹痛腹泻等及脸色潮红，头晕，白细胞减少，血清转氨酶升高、尿素氮升高等。【禁忌】　颅内出血尚未完全控制者、孕妇及哺乳期妇女。【注意】　长期应用须定查血象。不可与抗凝药如肝素等合用。糖尿病者慎用。【制剂规格】　片剂：每片 5mg；注射剂：每支 20mg(2ml)。

七十味珍珠丸[典/基/藏]

【药物组成】　珍珠、檀香、降香、九眼石、西红花、牛黄、麝香等。【功能主治】　安神，镇惊，通经活络，调和气血，醒脑开窍。主治中风及心脑血管疾病。用于"黑白脉病""龙血"不调，中风瘫痪，半身不遂，癫痫，脑出血，脑震荡，心脏病，高血压及神经性障碍。【用法用量】　口服：重症患者每次 1g，每隔 3～7 天服 1 次，开水泡服或青稞酒浸泡过夜服。【禁忌】禁用陈旧、酸性食物。【制剂规格】　大丸剂：每丸 1g；小丸剂：30 丸重 1g。

消栓胶囊(口服液、颗粒)[基/保乙]

【药物组成】　黄芪、当归、川芎、赤芍、地龙、桃仁、红花。【功能主治】补气活血，通络化瘀。主治脑血栓。用于气虚血瘀滞证：半身不遂，缺血性脑血管疾病引起的脑血栓形成、瘀血性头痛、脑震荡后遗症头痛及相关的眼科疾病等，有抗血栓形成、抗动脉硬化之效。【用法用量】　口服液：每次 10～20ml，每日 2～3 次；胶囊剂：每次 2 粒，每日 3 次，饭前半小时服；颗粒剂：冲服，每次 4g，每日 3 次。【制剂规格】　口服液：每支 10ml；胶囊：每粒 0.2g；颗粒剂：每袋 4g。

益脑复健胶囊

【药物组成】 三七、赤芍、红花、川芎、血竭、葛根、豨莶草、地龙。【功能主治】 活血化瘀,祛风通络,有改善血液流变学、抗血栓作用。用于瘀血阻络所致的中风病,症见脑脉受阻,半身不遂,言语謇涩,舌强流涎,口眼歪(㖞)斜,头晕头痛,肢体麻木,舌质暗,脉涩。主治缺血性中风见上述证候者。【用法用量】 口服:胶囊剂,每次3～4粒,每日3次。【注意】 ①阴虚阳亢,肝阳化风者不宜单独使用本品;②久病气血亏虚者不宜用;③孕妇忌服。【制剂规格】 胶囊剂:每粒0.3g。

消栓通络片(颗粒、胶囊)[典/保乙]

【药物组成】 川芎287g,丹参215g,黄芪431g,泽泻144g,三七144g,桂枝144g,郁金144g,山楂144g,槐花72g,木香72g,冰片5.7g。【功能主治】 活血化瘀,温经通络。用于血瘀阻络所致的中风,症见神情呆滞,言语謇涩,手足发凉,肢体疼痛。主治缺血性中风及高脂血症见上述证候者。【用法用量】 口服:片剂,每次6片;颗粒剂,每次1袋,开水冲服;胶囊剂,每次6粒;均每日3次。【禁忌】 禁食生冷、辛辣、动物油脂食物。【制剂规格】 薄膜衣片:每片0.38g;颗粒剂:每袋12g(含糖),6g(含甜菊素);胶囊:每粒0.37g。

消栓再造丸[保乙]

【药物组成】 三七、丹参、川芎、血竭、当归、天麻、黄芪、泽泻、金钱白花蛇、苏合香、人参、安息香、沉香。【功能主治】 消栓通脉,活血化瘀,息风化痰,补养气血。主治脑血栓后遗症、外伤性癫痫。【用法用量】 口服:每次1～2丸,每日2次,温开水或黄酒送服。【制剂规格】 大蜜丸:每丸9g。

抗栓再造丸[基]

【药物组成】 丹参、三七、麝香、苏合香油、桃仁、水蛭、牛膝、葛根、冰片、牛黄、穿山甲(代)、乌梢蛇、穿山龙、威灵仙、细辛、地龙、红参、黄芪、当归、何首乌、天麻、全蝎、胆南星、朱砂、草豆蔻。【功能主治】 活血化瘀,舒筋活络,息风解痉。用于中风后遗症恢复期的手足麻木,步履艰难,瘫痪,口眼歪斜,言语不清。【用法用量】　口服:每次 3g,每日 3 次。【禁忌】　孕妇忌服。【注意】　年老体弱及有出血倾向者慎用。【制剂规格】水泛丸:每袋 3g、6g。

清眩治瘫丸[基]

【药物组成】　天麻、沉香、安息香、人参、牛黄、珍珠。【功能主治】活血降压,化痰息风。主治肝阳上亢证。用于肝阳上亢引起的头晕目眩,胸中闷热,半身不遂,口眼歪斜,言语不清,血压升高。【用法用量】　口服,每次 1 丸,每日 2 次,温开水或温黄酒送服。【注意】　忌食辛辣、厚味、油腻食物。【制剂规格】　大蜜丸:每丸 9g。

偏瘫复原丸[基]

【药物组成】　黄芪、人参、川芎、三七、沉香、肉桂、冰片。【功能主治】补气活血,化瘀,通络祛风。主治气虚血瘀之中风后遗症期、中风恢复期、胸痹、心痛、短气等。【用法用量】　口服:蜜丸,每次 1 丸;水蜜丸,每次6g;均每日 2 次。【禁忌】　阴虚火旺,肝阳上亢者禁用。【制剂规格】　蜜丸:每丸 9g;水蜜丸:每袋 18g。

通络活血丸[基]

【药物组成】　人工牛黄、香附(醋制)、赤芍、川芎(酒蒸)、冰片、穿山甲(代)、龟甲。【功能主治】　豁痰搜风,通络活血。主治风痰阻络,半身不遂,口眼歪斜,言语不清,筋骨疼痛等。【用法用量】　口服:每次 3g,每日 2 次。【禁忌】　孕妇禁服。【注意】　有出血倾向者慎服。【制剂规格】水丸:每 1g 素丸相当于原药材 1.6g。

抗栓保荣胶囊

【药物组成】　丹参、当归尾、蜈蚣、虻虫、麝香、延胡索、水蛭、僵蚕。【功能主治】　活血化瘀,抗栓通脉。用于血栓闭塞性脉管炎、脑血栓、心肌梗死、血栓性静脉炎,胸痹、中风后遗症等。主治症见下肢暗红,疼痛,肌肉萎缩的血栓闭塞性脉管炎;或胸痛如刺,痛有定处的冠心病、心绞痛;或半身不遂,患肢痿软无力的脑血栓后遗症。【用法用量】　口服:每次10 丸,每日 1 次。【禁忌】　小儿及孕妇禁用。【制剂规格】　水丸:每丸重 0.3g。

麝香抗栓丸[基]

【药物组成】 麝香、羚羊角、三七、天麻、全蝎、乌梢蛇、红花、地黄、大黄、葛根、川芎、僵蚕、水蛭(烫)、黄芪、胆南星、地龙、赤芍、当归、豨莶草、忍冬藤、鸡血藤、络石藤。【功能主治】 通络活血,醒脑散瘀。主治脑血栓。用于中风症见半身不遂,言语不清,头昏目眩等。【用法用量】 口服:每次 1 丸,每日 3 次。【注意】 孕妇慎用。【制剂规格】 大蜜丸:每丸 7.5g。

强力天麻杜仲丸(胶囊)[典/保乙]

【药物组成】 丸剂由天麻 73.08g,杜仲(盐制)77.59g,制草乌 9.13g,附子(制)9.13g,独活 45.57g,藁本 53.87g,玄参 53.87g,当归 91.35g,地黄 146.05g,川牛膝 53.87g,槲寄生 53.87g,羌活 91.35g,蜂蜜 341g,制成 1000g。胶囊的成分与丸剂相同,但其比例有别。【功能主治】 散风活血,舒筋止痛。主治中风引起的筋脉挛痛,肢体麻木,行走不便,腰腿酸痛,头痛头昏等。用于神经衰弱、眩晕综合征、神经痛及血管神经性头痛患者。【用法用量】 口服:胶囊剂,每次 2~3 粒,每日 2 次;水蜜丸,每次 3~5 丸,每日 2~3 次。【制剂规格】 胶囊剂:每粒 0.4g;水蜜丸:每丸 0.25g。

紫丹活血胶囊[彝]

【药物组成】 三七总皂苷、紫丹参。【功能主治】 活血化瘀,理气止痛,适用于气滞血瘀所致胸痹(冠心病心绞痛)、眩晕(脑动脉硬化症)。本品为治疗心脑血管疾病的彝族药。三七总皂苷加紫丹参,加大活血化瘀的力度,亦消亦补双向调节,其疗效比三七总皂苷制剂更为显著。胶囊剂吸收好服用方便,临床应用依从性更好,特别适合中老年心脑血管疾病。【用法用量】 口服:每次 3 粒,每日 3 次。【禁忌】 孕妇、经期妇女禁用。【制剂规格】 胶囊:每粒 0.3g。

第3章　血液系统疾病用药

第一节　止血理血药

一、止血、生血小板药

荷 叶 丸[典/基/保乙]

【药物组成】　荷叶 320g,大蓟(炭)、小蓟(炭)各 48g,栀子(焦)、知母、白芍、藕节、黄芩各 64g,地黄(炭)、棕榈(炭)、白茅根(炭)、玄参各96g,当归 32g,香墨 8g。【功能主治】　凉血止血,抗菌,解热。主治咯血、鼻出血、尿血、便血、崩漏。用于原发性血小板减少性紫癜,齿龈炎,干燥性鼻炎出血,肺结核、支气管扩张的咯血,急性泌尿系感染、急性肾盂肾炎的尿血。【用法用量】　口服:每次 1 丸,每日 2～3 次。【禁忌】　忌辛辣油腻食物,忌气恼。【制剂规格】　大蜜丸:每丸 9g。

断血流片(胶囊、口服液、颗粒)[典/基/保乙]

【药物组成】　断血流浸膏。【功能主治】　凉血止血。有收缩血管、改善血管壁功能、促进血小板聚集与黏附,促进血栓形成、止血,增强子宫收缩力、抗炎、抗菌等功效。主治各种出血症。用于功能性子宫出血、月经过多、产后出血、子宫肌瘤出血、尿血、便血、吐血、咯血、鼻出血、单纯性紫癜、原发性血小板减少性紫癜等。【用法用量】　口服:片剂,每次 3～6片;胶囊剂,每次 3～6 粒;颗粒剂,每次 1 袋;口服液,每次 10ml;均每日 3次,或遵医嘱。【制剂规格】　片剂:每片 0.3g;薄膜衣片:每片 0.35g;胶囊剂:每粒 0.35g;颗粒剂:每袋 0.9g(均按干流浸膏计)袋;口服液:每支 10ml。

景天三七糖浆

【药物组成】 红景天、三七。【功能主治】 止血。用于各种出血病症,诸如热灼血脉,瘀血阻络,导致血不循经,溢于脉外而致咯血、吐血、衄血、便血、崩漏,外伤出血等。主治各种出血性疾病见上述证候者。【用法用量】 口服:每次 15～25ml,每日 3 次。【注意】 ①饮食宜清淡,忌辛辣油腻食物;②重症大出血症应综合急救。【制剂规格】 糖浆剂:每瓶120ml、200ml。

止血定痛片[典]

【药物组成】 三七 129g,煅花蕊石 129g,海螵蛸 86g,甘草 86g。共制 1000 片。【功能主治】 散瘀,止血,止痛。用于十二指肠溃疡疼痛,胃酸过多,出血属血瘀证者;胃痛、吐血、便血患者,症见胃脘疼痛,痛有定处而拒按,或有针刺感,食后痛甚,呕吐酸水,或舌质紫黯,脉涩;胃、十二指肠溃疡、出血见上述证候者。【用法用量】 口服:每次 6 片,每日 3 次。【禁忌】 虚证忌用,忌辛辣油腻食物。【注意】 ①孕妇慎用;②饮食宜清淡、易消化而均衡营养。【制剂规格】 片剂:每片相当于原药材 0.43g。

三七片(胶囊)[典/保甲]

【药物组成】 三七。【功能主治】 散瘀止血,消肿定痛;有止血、消炎、镇痛、保肝等作用。用于咯血、吐血、衄血、便血、崩漏、外伤出血、胸腹刺痛、跌打肿痛。主治支气管扩张出血、胃及十二指肠出血(溃疡性)、牙龈出血、痔疮出血、功能性子宫出血等患者。【用法用量】 口服:小片,每次 4～12 片;大片,每次 2～6 片;均每日 3 次。胶囊剂,每次 6～8 粒,每日 2 次。【禁忌】 孕妇慎用;忌辛辣油腻食物。【注意】 ①饮食宜清淡而均衡营养。②出血量大量,应立即采取综合急救措施;③皮肤未破损的软组织伤,可在伤后 24 小时配合外用正红花油等活血之品涂搽,以增疗效。【制剂规格】 片剂:每片含三七 0.25g(小片)、0.5g(大片);胶囊剂:每粒 0.3g。

固本统血颗粒[典]

【药物组成】 锁阳、菟丝子、肉桂、巴戟天、黄芪、山药、附子、枸杞子、党参、淫羊藿。【功能主治】　温肾健脾,填精益气。用于阳气虚损,血失固摄所致的紫斑,症见畏寒肢冷、腰酸、尿清便溏,皮下紫斑,其色淡暗;亦用于轻型原发性血小板减少性紫癜见上述证候者。【用法用量】　饭前开水冲服:每次 20g,每日 2 次。1 个月为 1 个疗程。【禁忌】　①阴虚阳亢,血热妄行发斑者忌服;②饮食宜清淡,忌生冷、辛辣、油腻食品。【注意】感冒者慎用;孕妇慎用。【制剂规格】　颗粒剂:每袋 20g。

益气止血颗粒

【药物组成】　白及、党参、黄芪、白术(炒)、茯苓、功劳叶、地黄、防风。【功能主治】　益气,止血,固表。用于气不摄血所致的咯血、吐血,症见血气淡红,夹有痰涎,气短懒言,神疲乏力,面色苍白,唇甲色淡,舌质淡,脉细无力的肺结核咯血,支气管扩张咯血患者;亦可用于脾胃气虚,气不摄血所致的吐血,血色淡红,夹有食物残渣,肢体倦怠,精神疲惫,面色无华,舌质淡,脉细无力的胃、十二指肠出血患者。【用法用量】　口服:每次20g,每日 3～4 次。儿童用量酌减。【注意事项】　①血热出血者忌用;②饮食宜清淡,忌辛辣油腻;③出血量多者应综合急救。【制剂规格】　颗粒剂:每袋 20g,每瓶 250g。

裸花紫珠片 [保乙]

【药物组成】　裸花紫珠。【功能主治】　消炎,解毒,收敛,止血。用于上呼吸道感染、流行性感冒、支气管炎、支气管肺炎、大叶性肺炎、肺脓肿、支气管扩张、呼吸道出血、出血性钩端螺旋体病;紫癜性出血、再障性出血等;亦可用于泌尿系统感染、血尿。临床报道有人还用于止血、烧伤和痔疮等。【用法用量】　口服:每次 2 片,每日 3 次,重症加倍,小儿遵医嘱。【制剂规格】　薄膜衣片:每片 0.5g,每盒 24 片。

紫珠止血液

【药物组成】　紫珠草叶。【功能主治】　清热解毒,收敛止血。用于热毒所致的胃肠出血、吐血、便血、血色鲜红、身热烦躁、口干口臭、牙龈红肿热痛、口舌生疮、舌红苔黄、脉数有力;或大便秘结;胃、十二指肠溃疡出血,痔疮出血见上述证候者。【用法用量】　口服:每次 40ml,每日 2～3次;亦可用胃管灌胃。外用:取本品制成蘸药纱布条使用。【注意】　①脾胃虚寒者忌用;②饮食宜选清淡易消化之品,忌辛辣油腻食物;③年老体弱者慎用;④出血量多应综合急救。【制剂规格】 溶液剂:每支 20ml;每盒 6 支。

止血宝胶囊

【药物组成】 小蓟。【功能主治】 凉血止血,祛瘀消肿,有一定止血,抑制肺炎球菌、白喉杆菌、溶血链球菌、金黄色葡萄球菌等抗菌作用。用于血热妄行所致的鼻出血(衄血)、吐血、尿血、便血、崩漏下血。【用法用量】 口服:每次 2～4 粒,每日 2～3 次。【注意】 ①阴虚火旺出血证慎用;②饮食宜清淡,忌辛辣油腻;③出血量多者应综合急救。【制剂规格】 胶囊剂:每粒 0.3g(相当于原药材 3g)。

紫地宁血散[典/保乙]

【药物组成】 大叶紫珠、地苓。【功能主治】 清热凉血,收敛止血,有止血作用。用于胃中积热所致的吐血、便血,血色鲜红,夹有食物残渣,身热烦躁,口干口臭,口疮,便秘尿赤;或肛门灼热,大便秘结,小便黄赤,舌红苔黄,脉数有力。主治胃及十二指肠溃疡出血,痔疮出血见上述证候者。【用法用量】 口服:每次 8g,每日 3～4 次,开水冲服。【注意】①阴虚火旺出血者慎用;②孕妇慎用;③饮食宜选用清淡易消化之品,忌食辛辣油腻食物,注重均衡营养;④出血量多者,应综合急救。【制剂规格】 散剂:每袋(瓶)4g。

脉血康胶囊[保乙]

【药物组成】 水蛭。【功能主治】 破血、逐瘀,通脉止痛。用于癥瘕痞块、血瘀经闭、跌打损伤。【用法用量】 口服:每次 2～4 粒,每日 3 次。或遵医嘱用。【禁忌】 有出血倾向或凝血功能障碍者禁用或忌用;孕妇禁用。【制剂规格】 胶囊剂:每粒 0.25g。

致 康 胶 囊[保乙]

【药物组成】 大黄、黄连、三七、白芷、阿胶、龙骨(煅)、白及、醋没药、海螵蛸、茜草、龙血竭、甘草、珍珠、冰片。【功能主治】 清热凉血止血,化瘀生肌定痛。用于创伤性出血、崩漏、呕血及便血。【用法用量】 口服:

每次 2～4 粒,每日 3 次。或遵医嘱。【禁忌】　忌烟酒、辛辣、生冷及油腻厚味食物;忌恼怒、忧郁。【注意】　有消化系统疾病者饮食宜清淡而均衡营养,保持心情舒畅;长期使用者须遵医嘱。【制剂规格】　胶囊剂:每粒 0.3g。

四　红　丹

【药物组成】　地榆(炭)、槐花(炭)、大黄、大黄(炭)、当归、当归(炭)。【功能主治】　清热止血。用于血热所致的吐血、衄血、便血、崩漏下血,血色鲜红,口渴、心烦身热;或口鼻干燥,烦渴喜饮,牙龈肿痛、出血,口臭;或大便不畅,肛门灼痛,腹痛;或妇女经血非时而下,量多或淋漓不断,或有瘀块。主治消化性溃疡出血,食管炎出血,干燥性鼻炎、萎缩性鼻炎、牙周炎出血,痔疮出血,功能性子宫出血见上述证候者。【用法用量】　口服:每次 1 丸,每日 2 次,温开水送服。【注意】　①脾不统血所致出血者慎用;②孕妇慎用;③饮食宜清淡,忌辛辣油腻;④体弱年迈者慎用;⑤出血量大者,应综合急救。【制剂规格】　蜜丸:每丸重 9 g(含药量约 3.9 g),每盒 10 丸。

江南卷柏片

【药物组成】　江南卷柏。【功能主治】　清热凉血。用于血热所致的肌衄,症见皮下有散在紫癜、出血点,舌质红,脉细数;或伴有鼻衄,齿衄,便血,尿血;发热、口渴、便秘患者,以及难治性特发性血小板减少性紫癜的患者。【用法用量】　口服:每次 5～6 片,每日 3 次。【禁忌】　①虚寒证出血者、孕妇均忌用;②忌辛辣油腻食物。【注意】　体弱年迈者慎用;饮食宜清淡而均衡营养。【制剂规格】　片剂:每片含干浸膏 0.32g。

止血复脉合剂

【药物组成】　阿胶、附片(黑顺片)、川芎、大黄。【功能主治】　止血祛瘀,滋阴复脉。用于上消化道出血量多,症见烦躁或神志淡漠,肢冷、汗出、脉弱无力。可作为失血性休克的辅助治疗药物。【用法用量】　口服:每次 20～40ml,每日 3～4 次,或遵医嘱用。治疗失血性休克时,开始 2小时内服 180ml,3～12 小时和 12～24 小时分别服 90～180ml,2～7 天可根据病情恢复情况,每天给药 90～180ml,分数次口服或遵医嘱用。【制剂规格】 合剂:每瓶装 20ml、200ml。

止红肠辟丸 [典]

【药物组成】 地黄(炭)、当归、黄芩各 96g,地榆炭、栀子各 84g,白芍 72g,槐花、阿胶、荆芥、侧柏各 64g,黄连 24g,乌梅 10g,升麻 5g。【功能主治】 清热凉血,养血止血。用于血热所致的肠风便血,痔疮下血。【用法用量】 口服:小丸每次 6 丸,大丸每次 1 丸;每日 2 次。【制剂规格】 小蜜丸:每丸(袋)1.5g;大蜜丸:每丸 9g。

脏 连 丸 [典/基]

【药物组成】 黄连 25g,黄芩 150g,槐角 100g,地黄、赤芍、槐花、地榆(炭)各 75g,当归、荆芥穗、阿胶各 50g。【功能主治】 清肠止血。主治肠热便血,肛门灼热,痔疮肿痛,内痔出血,肛裂出血,便血等。【用法用量】 口服:水蜜丸,每次 6~9g;小蜜丸,每次 9g;大蜜丸,每次 1 丸;均每日 2 次。【制剂规格】 水蜜丸、小蜜丸:每袋均 18g;大蜜丸:每丸 9g。

止 血 片 [基]

【药物组成】 墨旱莲、地锦草、拳参、土大黄、珍珠母。【功能主治】 清热凉血,止血,抗菌,消炎。主治血热引起的月经过多、鼻出血、吐血、咯血等。用于胃、十二指肠溃疡出血、肠息肉出血、溃疡性结肠炎出血、肺结核咯血、支气管扩张咯血、功能性子宫出血、产后出血不止、手术后或避孕药引起的出血。【用法用量】 口服:每次 4 片,每日 3 次;中量或大量出血,每次 8 片,每日 3~4 次;可配合其他药物,遵医嘱使用。【制剂规格】 片剂:每片含原生药 0.875g。

十灰散(丸) [基/保乙]

【药物组成】 大蓟、小蓟、茜草、栀子、牡丹皮、棕榈、侧柏叶、白茅根、大黄、荷叶。【功能主治】 清热泻火,凉血止血。主治吐血、鼻出血、血崩及一切出血不止。用于肺结核咯血、支气管扩张咯血、消化道溃疡出血、妇女月经过多、功能性子宫出血、鼻出血、尿血及其他不明原因出血。【用法用量】 口服:散剂,温开水冲服,每次 3~9g;水丸,每次 3~9g;均每日 1~2 次。【禁忌】 虚寒出血者忌用。【注意】 不宜多服久服;本品钙含量较高。【制剂规格】 散剂:每小瓶 3g;丸剂:每袋 3g。

八宝治红丸 ^[基]

【药物组成】 荷叶、石斛、大蓟、小蓟、香墨、甘草、白芍、牡丹皮、藕节、黄芩、侧柏叶(炭)、栀子(焦)、百合、陈皮、浙贝母、棕榈(炭)、地黄、竹茹。【功能主治】 清热泻火,凉血止血。主治各种出血症。临床用于急性肺炎支气管炎、急性支气管扩张、肺结核等引起的咯血;十二指肠球部溃疡、肝硬化引起的胃底静脉曲张破裂;食管炎、急性胃炎、胃黏膜脱垂、全身性疾病引起的吐血;血液病、不明原因的鼻出血、维生素缺乏等。【用法用量】 口服:每次 1 丸,每日 2~3 次。【制剂规格】 大蜜丸:每丸 9g;每盒 10 丸。

八宝五胆药墨

【药物组成】 水牛角浓缩粉、羚羊角、麝香、冰片、珍珠、蟾酥、牛黄、朱砂、牛胆、熊胆、蛇胆、猪胆、川芎、青鱼胆、藕节、红花、小蓟、大蓟、白茅根、夏枯草、牡丹皮、丁香。【功能主治】 消炎解毒,活血止痛,凉血止血,消肿软坚,防腐收敛。主治吐血、咯血、鼻出血、便血、赤白痢下、痈疽肿毒、顽癣、皮炎、湿疹等。临床用于上消化道出血、血小板减少性紫癜、血友病、支气管扩张、功能性子宫出血、痔疮、菌痢、急性乳腺炎、链球菌感染引起的网状淋巴管炎、腭扁桃体周围脓肿、带状疱疹、神经性皮炎、银屑病、体癣;大叶性肺炎咯血、尿路感染、肾结核、肾小球肾炎引起的尿血等。【用法用量】 口服:捣碎后开水冲服,每次 0.5g,每日 2 次;小儿酌减。外用:取适量加水磨浓汁涂患处。【禁忌证】 凡痔疮、囊肿表面已溃者禁用。【禁忌】 孕妇忌服。【制剂规格】 锭剂:每锭重 1.5g、3g 或 6g。

地榆槐角丸 ^[基/保甲]

【药物组成】 地榆(炭)72g,槐角(蜜炙)108g,槐花(炒)72g,大黄36g,黄芩 72g,地黄 72g,当归 36g,赤芍 9g,红花 9g,防风 36g,荆芥穗36g,枳壳(麸炒)36g。【功能主治】 疏风凉血,泻热润燥。主治脏腑实热,大肠火盛,肠风便血,痔疮漏疮,湿热便秘,肛门肿痛。用于痔疮出血、膀胱出血、肠息肉出血、肛门直肠周围脓肿等。【用法用量】 口服:每次1 丸,每日 2 次。【禁忌】 忌食辛辣。孕妇忌服。【制剂规格】 大蜜丸:

每丸 9g。

治 红 丸 [基]

【药物组成】 鲜荷叶、侧柏叶(炭)、地黄(炭)、荷叶、陈皮、牡丹皮、黄芩、百合、石斛、橘络、地黄、甘草、关木通、大蓟、铁树叶、京墨、浙贝母、棕榈(炭)。【功能主治】 清热,凉血,止血。主治吐血、便血、咳嗽痰中带血。【用法用量】 口服:每次 1 丸,每日 2 次。【禁忌】 忌食辛辣食物;关木通对肾功能有损伤,不可多服久服。【制剂规格】 大蜜丸:每丸 9g。

维血宁颗粒(糖浆、合剂) [典/基/保乙]

【药物组成】 虎杖、白术(炒)、仙鹤草、地黄、鸡血藤、熟地黄、墨旱莲、太子参。辅料:乳糖、甜菊糖苷。【功能主治】 滋补肝肾,凉血清热。用于血小板减少症及血热所致的出血,如胃、肠出血及肺结核咯血、功能性子宫出血、各种贫血、白细胞减少症、血小板减少性紫癜等。【用法用量】 口服:颗粒剂,每次 1 袋,开水冲服;糖浆剂或合剂:每次 25～30ml;均每日 3 次。小儿酌减或遵医嘱。【注意】 感冒患者及孕妇慎用。【制剂规格】 颗粒剂:每袋 20g(含蔗糖),8g(无蔗糖型);合剂:每支 25ml,每瓶 150ml;糖浆剂:每瓶 300ml、500ml。

止 血 胶 [基]

【药物组成】 白及、阿胶。【功能主治】 收敛止血,滋阴养血。用于吐血、便血等消化道出血及肺结核咯血、胃黏膜出血、胃及十二指肠溃疡出血、牙龈炎、牙槽外科术后出血等。【用法用量】 口服:每次 30～40ml,每日 3～4 次。纤维内镜下喷洒:每次 10～40ml。【制剂规格】 糖浆剂:每瓶 50、120、150、250、500ml。

白及粉(片、颗粒、膏、糖浆) [基]

【药物组成】 白及。【功能主治】 收敛,止血,补肺,生肌定痛。主治久咳伤肺、咯血吐血及创伤出血等。用于久病咳嗽、多种出血,尤其是肺结核、支气管扩张出血、上消化道出血、痔术后继发性出血、术后出血等。【用法用量】 口服:片剂,嚼碎服,每次 10～30 片;颗粒剂,开水冲服,每次 5～10g;煎膏剂,每次 2 汤匙(约 10ml);糖浆剂,每次 5～10ml;

均每日 3 次。外用:片剂,研粉敷患处。【禁忌】　肺胃实火者忌用;忌与乌头合用。【制剂规格】　散剂:每瓶 120g;颗粒剂:10g;片剂:1g;膏剂:100ml;糖浆剂:120ml。

血宁颗粒[基]

【药物组成】　大黄、黄连、黄芩。【功能主治】　泻火解毒,化湿泻热,凉血止血。用于肝火犯胃或胃中积热型吐血,肺热壅盛型或肝火犯肺型咯血,上消化道出血,上呼吸道出血症。【用法用量】　口服:每次 1～2包,每日 2～3 次,开水冲服。【禁忌】　虚寒型出血症忌用。【制剂规格】颗粒剂:每袋 7.5g。

血宁胶囊

【药物组成】　落花生种皮。【功能主治】　止血。用于血友病、血小板减少性紫癜症及其他内脏出血症。【用法用量】　口服:每次 5～7 粒,每日 3 次。【制剂规格】　胶囊剂:每粒 0.2g(相当于原药材 8g)。

血康口服液[典/基]

【药物组成】　肿节风(草珊瑚)。【功能主治】　活血化瘀,消肿散结,凉血止血。用于血小板减少性紫癜及血热妄行、皮肤紫斑。主治气不摄血、阴虚火旺型原发性及继发性血小板减少性紫癜。【用法用量】　口服:每次 10～20ml,每日 3～4 次;小儿酌减,可连服 1 个月。【不良反应】偶见轻度恶心、嗜睡。【制剂规格】　口服液:每支 10ml。

再障生血片[基]

【药物组成】　当归、何首乌、党参、枸杞子、人参、阿胶、白芍、白术、鹿茸、益母草、墨旱莲、淫羊藿、仙鹤草、鸡血藤、熟地黄、黄芪、女贞子。【功能主治】　气血双补,滋肾补脾,活血止血,保护骨髓的造血功能。用于各类贫血和血细胞减少症,虚劳及血虚重证,血细胞减少性疾病与各种出血证,如月经不调、闭经,阳痿遗精等。【用法用量】　口服:每次 5 片,每日 3 次,小儿酌减或遵医嘱。一般血细胞减少情况 1～3 个月为 1 个疗程,再生障碍性贫血不得少于 3 个月。【禁忌】　凡实证、热证者忌服。【注意】　忌生冷、油腻、辛辣、厚味食物。【制剂规格】　片剂:每片 0.3g。

止 血 宁 片 [基/基]

【药物组成】 三七 111g,紫珠草、马齿苋各 370g,槐花(炒)148g,血余炭 37g,花蕊石 74g。【功能主治】 止血,消肿,化瘀。用于功能性子宫出血,崩中下血,衄血,咳血,吐血等出血症。【用法用量】 口服:每次 8 片,每日 2 次。或遵医嘱。【制剂规格】 薄膜衣片:每片 0.31g;糖衣片:每片 0.35g。

震 灵 丸 [基]

【药物组成】 赤石脂(醋煅)、禹余粮(醋煅)、朱砂、紫石英(醋煅)、赭石(醋煅)、乳香(制)、没药(制)、五灵脂(醋炒)。【功能主治】 固涩冲任,止血定痛。主治崩漏、吐血、咯血、便血、尿血。用于功能性子宫出血、胃溃疡出血、月经过多、痔疮出血、血尿等。【用法用量】 口服:每次 9g,每日 2~3 次,空腹温开水送服。【制剂规格】 水泛丸:每袋 18g,每盒 10 袋。

二、理血、生白细胞及贫血治疗药

阳 和 丸 [基]

【药物组成】 熟地黄、肉桂、麻黄、白芥子、炮姜、甘草、鹿角胶。【功能主治】 温经补血,散寒通滞。主治阳虚寒凝之脱疽、流注、痰核、鹤膝风等阴疽证。用于血栓闭塞性脉管炎、结核病、早期闭塞性动脉硬化症、慢性骨髓炎、乳腺炎等。【用法用量】 口服:每次 2 丸,每日 2~3 次。【制剂规格】 大蜜丸:每丸 3g。

益 血 生 丸 (胶囊) [基/保乙]

【药物组成】 阿胶、龟甲胶、鹿角胶、黄芪、熟地黄、党参、何首乌。【功能主治】 健脾益气,滋阴填精,补血生血。主治各种贫血症、血小板减少症、再生障碍性贫血。用于因失血过多或生血不足而引起的脏腑百脉失养,面色苍白,唇甲色淡无华,头晕目眩,心悸怔忡,疲倦乏力,手足麻木。【用法用量】 口服:每次 3~4 粒,每日 2~3 次,温开水送服;小儿酌减。【禁忌】 内有瘀血、感冒及虚热者勿用。【制剂规格】 水丸、胶囊剂:每粒均 0.25g。

第二节　滋阴养血、气血双补药

龟　龄　集[典/基]

【药物组成】　人参、鹿茸、海马、枸杞子、丁香、穿山甲(代)、雀脑、牛膝、锁阳、熟地黄、补骨脂、菟丝子、杜仲、石燕、肉苁蓉、甘草、天冬、淫羊藿、大青盐、砂仁。【功能主治】　强身补脑,固肾补气,增进食欲。主治肾亏阳弱,记忆减退,夜梦精遗。用于老年肾虚泄泻、便秘、贫血、骨折延迟愈合、慢性呼吸道疾病、痛经、滑胎、崩漏、不孕等。主治症见肾亏阳弱,记忆衰退、夜梦精遗、腰腿酸软,气虚咳嗽,五更溏泻,食欲缺乏者。【用法用量】　口服:胶囊剂,每次 0.6g,每日 1 次,于早饭前 2 小时用淡盐水送服;酒剂,每次 15～30ml,每日 3～4 次。【注意】　孕妇禁用;伤风感冒时停服。【制剂规格】　胶囊剂:每粒 0.3g;酒剂:每瓶 750ml。

生　血　丸[典/基]

【药物组成】　鹿茸、黄柏、山药、白术(炒)、紫河车。【功能主治】　补肾健脾,填精补髓。主治失血血亏,放、化疗后全血细胞减少及再生障碍性贫血。【用法用量】　口服:每次 5g,每日 3～4 次,小儿酌减。【注意事项】　阴虚内热,舌质红少苔,或口干舌燥者慎用。【制剂规格】　小蜜丸:每小瓶 5g,每盒 10 支(小瓶)。

参　芪　片[基]

【药物组成】　人参、黄芪、当归、熟地黄、鹿角。【功能主治】　补气养血,健脾益肾,填精生髓。用于气虚体弱,四肢无力,放化疗所致白细胞减少及伴随的头昏头晕、倦怠乏力、消瘦、恶心呕吐等。【用法用量】　口服:每次 4 片,每日 3～4 次。【制剂规格】　片剂:每片 0.25g。

生血宁片[保乙]

【药物组成】　蚕沙提取物。【功能主治】　益气补血。用于缺铁性贫血属气血两虚证者,症见面色无华,肌肤萎黄或苍白,神疲乏力,眩晕耳鸣,心悸气短,舌淡或胖,脉弱等。【用法用量】 口服:轻度缺铁性贫血患者,每次 2 片,每日 2 次;中重度患者,每次 2 片,每日 3 次;儿童每次 1 片,每日 3 次;30 日为 1 个疗程。【不良反应】 少数可见上腹不适,恶心;个别患者大便次数增多,出现皮疹,中性粒细胞异常,但未肯定与服用本品有关。【注意事项】 注意复查血常规、血清铁等相关生化指标,以指导治疗。【制剂规格】 片剂:每片 0.25g。

芪胶升白胶囊[苗/保乙]

【药物组成】 大枣、阿胶、血人参、淫羊藿、苦参、黄芪、当归。【功能主治】 补血益气。用于气血亏损证所致头昏眼花,气短乏力,自汗盗汗,以及白细胞减少症见上述证候者。【用法用量】 口服:每次 4 粒,每日 3 次;或遵医嘱。【制剂规格】 胶囊剂:每粒 0.5g。

地榆升白片[保乙]

【药物组成】 地榆。辅料有蔗糖、淀粉、薄膜包衣剂。【功能主治】升高白细胞计数。用于白细胞减少症。【用法用量】 口服:每次 2～4 片,每日 3 次。【制剂规格】 片剂:每片 0.1g。

致康胶囊[保乙]

【药物组成】 大黄、黄连、三七、白芷、阿胶、煅龙骨、白及、醋没药、海螵蛸、茜草、龙血竭、甘草、珍珠、冰片。【功能主治】 清热凉血止血,化瘀生肌定痛。用于创伤性出血、崩漏及便血。【用法用量】 口服:每次 2～4 粒,每日 3 次。或遵医嘱。【禁忌】 ①忌烟酒及辛辣、生冷、油腻饮食。②忌恼怒、忧郁、抑郁,保持心情舒畅乐观。③孕妇禁用。【注意】 胃及十二指肠溃疡,急慢性胃炎,溃疡性结肠炎,痔疮,直肠炎等患者饮食宜清淡而均衡营养;过敏体质及儿童遵医嘱。【制剂规格】 胶囊剂:每粒 0.3g。

参归养血片

【药物组成】 人参、黄芪、白术、五味子、当归、川芎、女贞子、牡蛎、枸杞子、何首乌、大黄、木香。【功能主治】 益气养血。用于气血两虚所致的头晕目眩、心悸失眠、神疲倦怠、气短乏力、纳差等症,对白细胞减少症、贫血有一定的疗效。【用法用量】 口服:每次 2～4 片,每日 3 次,饭后服用。4 周为 1 个疗程。【注意】 服药期间忌辛辣等刺激性食物及茶水、神经兴奋药。【制剂规格】 片剂:每片相当于原生药 1.8g。

血复生胶囊

【药物组成】 炙黄芪、当归、白芍、熟地黄、川芎、女贞子、墨旱莲、山药、天花粉、牡丹皮、泽泻、川牛膝、甘草、大黄(酒炙)、猪脾粉。【功能主治】 益气养血,滋阴凉血、化瘀毒。用于气血两虚、阴虚津亏、自汗盗汗、烦躁失眠、出血性紫癜等恶性贫血,癌症放化疗的血象异常;尤其对白细胞减少症有明显的升高或调整血象作用。【用法用量】 口服:每次 2～4 粒,每日 3 次。小儿酌减或遵医嘱。【制剂规格】 胶囊剂:每粒 0.35g。

补气和血胶囊

【药物组成】 当归、丹参、白芍、甘草、蜈蚣、红参、首乌藤等。【功能主治】 补气和血。适用于瘀血阻滞,气血不足,宗筋失养所致腰膝酸软、精神不振、气短乏力,以及阳痿,早泄等症。【用法用量】 口服:每次 1～2 粒,每日 3 次,饭后服用。【制剂规格】 胶囊剂:每粒 0.45g。

维血康糖浆(咀嚼片、颗粒)

【药物组成】 熟地黄、何首乌、山药、黑豆、党参、陈皮、砂仁、山楂、硫酸亚铁等。【功能主治】 补肾健脾,补血养阴。适用于脾肾不足,精血亏虚,面色萎黄,眩晕耳鸣,腰膝酸软,倦怠体瘦。主治营养性贫血、缺铁性贫血属上述证候者。【用法用量】 口服:糖浆剂,成人每次 20ml,小儿每次 10ml,每日 3 次,饭前服用;片剂,每日 1～2 次,每次 1 片;颗粒剂,成人每次 1 袋,小儿每次半袋,每日 3 次。15～20 天为 1 个疗程。【禁忌】忌油腻食物;凡脾胃虚弱,呕吐泄泻,腹胀便溏、咳嗽痰多者慎用;感冒病人不宜服用;非缺铁性贫血(如地中海贫血)患者禁用。【不良反应】 可见胃肠道不良反应,如恶心、呕吐、上腹疼痛、便秘;可排黑粪,因铁与肠内硫化氢结合生成黑色硫化铁。【注意】 本品含硫酸亚铁。不应与浓茶同服。酒精中毒、肝炎、急性感染、肠道炎症、胰腺炎、胃与十二指肠溃疡、溃疡性肠炎慎用;高血压、糖尿病患者及儿童、孕妇、哺乳期妇女及年老体弱者应遵医嘱。【制剂规格】 咀嚼片:每片含铁 7mg,维生素 C 30mg;糖浆剂:每瓶 150ml,每支 10ml;颗粒剂:每袋 10 g。

血宝肠溶胶囊

【药物组成】 皂矾、黄芪、当归、白术、陈皮、鸡血藤、大枣等。【功能主治】 益气、健脾、生血。本品是一种治疗缺铁性贫血的纯中药制剂,用于气血双虚证。方中皂矾为天然的含铁矿物药,它不仅含硫酸亚铁60%～80%,还含有硅、铝、镁、钙、钠、锰、钛、铜、锌、镍、钴、镓、铌等 25 种微量元素,而其中的铜、钴等元素都与造血有关,其他锌等微量元素亦为人体所需。辅药当归补血,黄芪补气,鸡血藤补气活血,陈皮、白术健脾燥湿,红枣养血安神,诸药合用,相得益彰,故对缺铁性贫血、萎黄病的治疗有良效。【用法用量】 口服:胶囊剂,成人每次 2 粒,每日 3 次;2 岁以下儿童每次半粒,每日 3 次;2 岁以上每次 1 粒,每日 3 次。饭后半小时服用,温开水送下。【不良反应】 有文献个案报道,口服本品治疗营养性贫血引起剥脱性唇炎 1 例。【制剂规格】 肠溶胶囊剂:每粒 0.25g,每瓶40 粒。

新血宝胶囊

【药物组成】 黄芪、当归、鸡血藤、白术、陈皮、大枣、硫酸亚铁。【功能主治】 补血益气,健脾和胃。本品用于痔疮出血、月经过多、偏食等原因所致的缺铁性贫血。【用法用量】 口服:每次 2 粒,每日 3 次,饭后服用,10～20 天为 1 个疗程。【禁忌】 忌与茶、咖啡及含鞣酸类药物合用;胃溃疡进行性出血者忌服;非缺铁性贫血(如地中海贫血)患者禁用;忌辛辣、生冷、油腻食物;感冒发热病人不宜服用;对本品过敏者禁用。【注意】本品含硫酸亚铁。酒精中毒、肝炎、急性感染、肠道炎症、胰腺炎、胃与十二指肠溃疡、溃疡性肠炎慎用;高血压、心脏病、肝病、糖尿病、肾病等慢性病患者、儿童、孕妇应在医师指导下服用;过敏体质者慎用。【药物相互作用】 ①本品与磷酸盐类、四环素类及鞣酸等同服,可妨碍铁的吸收。②如与其他药物同时使用可能会发生药物相互作用,详情请咨询医师或药师。【不良反应】 可见胃肠道不良反应,如恶心、呕吐、上腹疼痛、便秘;可排黑便,因铁与肠内硫化氢结合生成黑色硫化铁,从而使大便变黑,患者无须顾虑。【制剂规格】 胶囊剂:每粒 0.25g。

益气养血口服液

【药物组成】　人参、黄芪、当归、制何首乌、党参、白术(炒)、鹿茸、地黄、麦冬、五味子、淫羊藿、地骨皮、陈皮。【功能主治】　益气养血,用于气血不足所致的气短心悸、面色无华、倦怠乏力,下肢浮肿,舌淡苔薄,脉细弱。主治心律失常、贫血见上述证候者。【用法用量】　口服:每次 15～20ml,每日 3 次。【注意事项】　①湿热内蕴,痰火壅盛者禁用。②月经期及有出血倾向者忌用,孕妇慎用。③饮食宜清淡而均衡营养,低脂、低盐;忌辛辣、生冷、油腻之品,忌烟酒、浓茶。④保持良好心态,勿过劳。【制剂规格】　合剂:每瓶 10ml、100ml。

阿胶益寿晶

【药物组成】　人参、熟地黄、炙黄芪、制何首乌、阿胶、陈皮、木香、甘草。【功能主治】　补气养血。用于气血双亏所致的未老先衰、面黄肌瘦、四肢无力、腰膝酸软、健忘失眠、妇女产后诸虚。主治贫血、神经衰弱、心悸、产后贫血见上述证候者。【用法用量】　口服:每次 10g,每日 1～2次,开水冲服。【注意事项】　①体实有热者忌服,感冒者慎用;②饮食宜清淡而均衡营养,忌辛辣、油腻、生冷之品;③失眠者忌烟戒酒,忌饮浓茶。【制剂规格】　颗粒剂:每袋 10g(相当于原药材 3.5g)。

养血饮口服液 [保乙]

【药物组成】　黄芪、当归、鹿角胶、阿胶、大枣。【功能主治】　补气养血。用于气血两亏所致的体虚赢弱,崩漏下血。主治血小板减少,贫血及放、化疗后白细胞减少症见上述证候者;尚可用于功能性子宫出血患者。【用法用量】　口服:每次 10ml,每日 2 次。【注意事项】　①体实有热者忌服;②感冒者慎用;③忌辛辣、油腻、生冷饮食。【制剂规格】　口服液:每支 10ml。

生血宝颗粒 [典/保乙]

【药物组成】　制何首乌、黄芪、女贞子、桑椹、墨旱莲、白芍、狗脊。【功能主治】　滋补肝肾,益气生血。用于肝肾不足,气血两虚所致的神疲乏力、腰膝酸软、头晕眩、耳鸣、心悸、失眠、气短、咽干、纳差食少。主治放、化疗所致的白细胞减少,缺铁性贫血、高血压、神经性耳鸣耳聋、功能性心律失常、神经衰弱见上述证候者。【用法用量】 口服:每次 8g,每日 2～3 次,开水冲服。【禁忌】 ①体实阳虚者忌服;②忌辛辣、油腻、生冷饮食;③治疗失眠时,睡前勿吸烟,勿喝酒、茶和咖啡。【注意】 感冒者,脘腹痞满、痰多湿盛者均慎用。【制剂规格】 颗粒剂:每袋 4g,8g。

生白口服液

【药物组成】 淫羊藿、黄芪、补骨脂、附子(制)、枸杞子、麦冬、当归、鸡血藤、茜草、芦根、甘草。【功能主治】 温肾健脾,补益气血。用于癌症患者放、化疗引起的白细胞减少属脾肾阳虚、气血不足证者,症见神疲乏力、少气懒言、畏寒肢冷、纳差便溏、腰膝酸软。临床验证有一定升白细胞计数作用。【用法用量】 口服:每次 40ml,每日 3 次;或遵医嘱。【禁忌】忌生冷、油腻饮食。【注意】 感冒患者慎用。【制剂规格】 口服液:每支 10ml,20ml。

升血灵颗粒(升血颗粒)

【药物组成】 黄芪、新阿胶、皂矾、大枣、山楂。【功能主治】 补气养血。用于气血两虚所致的面色淡白、眩晕、神疲乏力、气短。主治缺铁性贫血见上述证候者。【用法用量】 口服:小儿周岁以内,每次 5g;1－3 岁,每次 10g;3 岁以上及成年人,每次 15g;均每日 3 次。【禁忌】 ①实热证忌用;②感冒者、非缺铁性贫血、孕妇均忌服;③忌辛辣、生冷、油腻饮食。【注意】 胃弱者慎服;可合用含铁制剂治疗缺铁性贫血。【制剂规格】 颗粒剂:每袋 10g(相当于原药材 8g)。

升血调元汤

【药物组成】 骨碎补、黄芪、何首乌、女贞子、党参、鸡血藤、麦芽、佛手。【功能主治】 补肾健脾,益气养血。用于脾肾不足、气血两亏所致的头目晕眩、心悸、气短、神疲乏力、腰膝酸软、夜尿频数。主治白细胞减少症、贫血见上述证候者。【用法用量】 口服:每次 25～50ml,每日 2 次。【禁忌】 ①实热证或身体壮实者忌用;②忌辛辣、油腻、生冷饮食。【注意】 感冒者慎用;白细胞减少症应采取综合治疗措施。【制剂规格】 合剂:每瓶 250ml。

益中生血片

【药物组成】　党参、山药、薏苡仁（炒）、大枣、绿矾、陈皮、法半夏、草豆蔻、甘草。【功能主治】　健脾和胃，益气生血，有一定抗贫血和提高免疫功能作用。用于脾胃虚弱、气血两虚所致的面色萎黄、头晕、纳差、心悸气短、食后腹胀、神疲倦怠、失眠健忘、大便溏泄、舌淡或有齿痕、脉细弱。主治缺铁性贫血、神经衰弱、慢性肠炎见上述证候者。【用法用量】　口服：每次 6 片，每日 3 次，饭后服用。【禁忌】　禁用茶水送服；忌辛辣、油腻、生冷饮食。【注意】　感冒患者、非缺铁性贫血患者、孕妇、胃弱者均慎用。【制剂规格】　片剂：每瓶 108 片。

养阴生血合剂[保乙]

【药物组成】　地黄、黄芪、当归、麦冬、石斛、玄参、川芎。【功能主治】　养阴清热，益气生血。用于阴虚内热、气血不足所致的口干咽燥，食欲减退，倦怠无力；有助于减轻肿瘤病人白细胞下降，改善免疫功能，可用于肿瘤患者放化疗不良反应见上述证候者。【用法用量】　口服：每次 50ml，每日 1 次。放疗治疗前 3 日开始服用，放疗期间在每次放射治疗前 1 小时服用，至放疗结束。【禁忌】　忌辛辣、油腻、生冷饮食。【注意】　外感表证及内有湿热证时慎用。【制剂规格】　合剂：每瓶 50ml。

紫芝多糖片

【药物组成】　紫芝多糖。【功能主治】　滋补强壮，养心安神。用于神经衰弱、白细胞和血小板减少症、电离辐射及职业性造血功能损伤，肿瘤患者放、化疗后白细胞下降。亦可用于气血两虚证、失眠，症见神疲乏力、腰膝酸软、心悸气短、健忘、面色无华、舌淡红、脉细弱。【用法用量】　口服：每次 3 片，每日 3 次。【禁忌】　阴虚火旺，心肾不交所致失眠不宜单独使用；忌生冷辛辣饮食。【注意】　感冒者慎用。【制剂规格】　片剂：每片含紫芝多糖 0.25g。

升气养元糖浆

【药物组成】　党参 125g，黄芪 125g，龙眼肉 50g。辅料为蔗糖 500g，苯甲酸钠 3g。共精制成糖浆 1000ml。【功能主治】　益气，健脾，养血。

用于气血不足,脾胃虚弱所致的面色萎黄、四肢乏力。【用法用量】 口服:每次 20ml,每日 2 次。【制剂规格】 糖浆剂:每瓶 20ml,250ml。

当归补血口服液(丸、糖浆)[典/保乙]

【药物组成】 当归 132g,黄芪 320g。辅料为蔗糖 150g,山梨醇 1.5g 等。【功能主治】 补养气血,用于气血两虚证。【用法用量】 口服:口服液(糖浆),每次 10ml;丸剂,每次 9g;均每日 2 次。或遵医嘱。【制剂规格】 口服液:每支 10ml;丸剂:每 10 丸重 1.5g;糖浆剂:每瓶 100ml、200ml。

驴胶补血颗粒[典]

【药物组成】 阿胶 108g,黄芪 90g,党参 90g,熟地黄 60g,白术 45g,当归 30g。蔗糖粉适量。共精制成 1000g。【功能主治】 补血,益气,调经。用于久病气血两虚所致的体虚乏力、面黄肌瘦、头晕目眩、月经过少、闭经。【用法用量】 口服:每次 1 袋;每日 2 次,开水冲服。【制剂规格】颗粒剂:每袋 20g,8g(无糖型)。

归脾丸(合剂)[典/基/保甲]

【药物组成】 党参、炙黄芪、炒酸枣仁各 80g,炒白术、茯苓、制远志、龙眼肉、当归各 160g,炙甘草、木香、大枣(去核)各 40g。辅料为炼蜜适量。【功能主治】 益气健脾,养血安神。用于心脾两虚,气短心悸,失眠多梦,头晕头昏,肢倦乏力,食欲不振,崩漏便血。【用法用量】 口服:水蜜丸,每次 6g;小蜜丸,每次 9g;大蜜丸,每次 1 丸;均每日 3 次,用温开水或生姜汤送服。合剂,每次 10～20ml,每日 3 次,或遵医嘱。【制剂规格】水蜜丸:每袋 6g;小蜜丸:每袋 9g;大蜜丸:每袋 9g;合剂:每支 10ml。

归芍地黄丸[典]

【药物组成】 当归、白芍各 40g,熟地黄 160g,山茱萸、山药各 80g,牡丹皮、茯苓、泽泻各 60g。辅料为炼蜜。【功能主治】 滋肝肾,补阴血,清虚热。用于肝肾两虚,阴虚血少,头晕目眩,耳鸣咽干,午后潮热,腰腿酸痛,足跟疼痛。【用法用量】 口服:水蜜丸,每次 6g;小蜜丸,每次 9g;大蜜丸,每次 1 丸;均每日 2～3 次。【制剂规格】 水蜜丸:每袋 6g;小蜜丸:

每袋 9g;大蜜丸:每丸 9g。

血美安胶囊[典]

【药物组成】　猪蹄甲 109g,地黄 60g,赤芍 50g,牡丹皮 50g。【功能主治】　清热养阴,凉血活血。用于原发性血小板减少性紫癜血热伤阴夹瘀证,症见皮肤紫癜、齿衄、鼻衄、妇女月经过多、口渴、烦热、盗汗。【用法用量】　口服:每次 6 粒,每日 3 次。小儿酌减。【禁忌】　孕妇禁用。【注意】　虚寒者慎用。【制剂规格】　胶囊剂:每粒 0.27g。

血宝胶囊[基/典]

【药物组成】　鹿茸、补骨脂、狗脊、附子、枸杞子、女贞子、牛髓、紫河车、熟地黄、制何首乌、当归、阿胶、人参、党参、制黄芪、刺五加、白术(炒)、川芎、虎杖、桂枝、丹参、鸡血藤、牡丹皮、赤芍、牛西西、漏芦、连翘、水牛角、浓缩粉、仙鹤草、陈皮。【功能主治】　益肾健脾补阴培阳。用于脾肾两虚所致的头晕目眩、面色无华、气短乏力。主治再生障碍性贫血见上述症候者。亦用于白细胞缺乏症、原发性血小板减少症、紫癜。【用法用量】　口服:每次 4～5 粒,每日 3 次;儿童酌减。【禁忌】　忌辛辣、油腻、生冷食物;阴虚者忌用;服药期间禁饮茶、咖啡;禁止同时服用含鞣质多的药物和食物。【注意】　感冒者慎用。【制剂规格】　胶囊:每粒 0.3g。

阿胶补血口服液(颗粒、膏)[典/基]

【药物组成】　阿胶、党参、枸杞子、熟地黄、黄芪、白术。【功能主治】　滋阴补血,健脾益气,调经活血。治久病体弱,血亏目晕,妇科疾病,虚劳咳嗽,贫血、再生障碍性贫血、血细胞减少、功能性子宫出血、产前产后血虚、肺结核咯血及心悸健忘,营养不良,内脏脱垂等。【用法用量】　口服:口服液,每次 20ml,早、晚各 1 次;膏剂,每次 20g,早、晚各 1 次;颗粒剂,每次 1 袋,每日 2～3 次。或遵医嘱。【禁忌】　消化不良,内有瘀滞,伤风感冒者忌用。【制剂规格】　颗粒剂:每袋 30g;口服液:每支 20ml;膏剂:每瓶 200g。

阿胶三宝膏[基]

【药物组成】　阿胶、黄芪、大枣。【功能主治】　补益气血,健脾胃。

主治崩漏,心悸,水肿等症。用于缺铁性贫血、功能性子宫出血。【用法用量】 口服:每次 10ml,每日 2 次。【禁忌】 湿盛中满,舌苔厚腻者忌服。【制剂规格】 膏剂:每瓶 250g。

东 阿 阿 胶

【药物组成】 驴皮、冰糖、黄酒、豆油。【功能主治】 补血滋阴,润燥,止血。主治血虚证。用于血虚萎黄,眩晕心悸,心烦不眠,肺燥咳嗽。【用法用量】 口服:每次 3～9g,每日 1 次,或在药师、医师指导下服用。烊化兑服,宜饭前服用。【禁忌】 忌油腻食物,感冒病人不宜服用。【注意】 脾胃虚弱,呕吐泻泄,腹胀便溏,咳嗽痰多者慎用。【制剂规格】 硬胶膏:每张(帖、块)25.0g;每袋 4 块。

复方阿胶浆(胶囊、颗粒)[基/保乙]

【药物组成】 阿胶、熟地黄、人参、党参、山楂、蔗糖。【功能主治】 补血滋阴,益气养营,填精生髓。主治虚劳,惊悸,怔忡,不寐,健忘,眩晕,贫血等。用于白细胞减少、缺铁性贫血、血小板减少性紫癜等,亦可用于再生障碍性贫血。【用法用量】 口服:糖浆剂,每次 20ml;胶囊剂,每次 6 粒;颗粒剂,每次 4g;均每日 3 次。【不良反应】 偶有泛酸、恶心、纳差及上腹烧灼感等不适情况。【注意】 糖尿病及温病发热者慎用;儿童酌减。【制剂规格】 糖浆剂:每瓶 20ml、200ml、250ml;胶囊剂:每粒 0.45g;颗粒剂:每袋 4g。

健脾生血片(颗粒)[典/保乙]

【药物组成】 党参、茯苓、山药、南五味子(醋制)、麦冬、龟甲(醋制)、大枣、龙骨、牡蛎(煅)、甘草、白术(炒)、鸡内金(炒)、硫酸亚铁。【功能主治】 健脾和胃,养血安神。用于血虚证,缺铁性贫血。症见面黄纳差,腹胀,大便不调,失眠,心慌气短,心神不足,烦躁多汗等。【用法用量】 口服:颗粒剂,每次 2～3 包,每日 2～3 次,饭后冲服,小儿酌减,4 周为 1 个疗程。片剂,小儿每次半片至 2 片;成年人,每次 3 片,均每日 3 次,4 周为 1 个疗程。【制剂规格】 颗粒剂:每袋 7g。片剂:每片含硫酸亚铁(Fe$SO_4 \cdot 7H_2O$)100mg。

黑归脾丸[基]

【药物组成】　党参、黄芪、白术、甘草、生姜、黑枣。【功能主治】　健脾养心,益气补血。用于心脾两虚之面色萎黄、神疲乏力,心悸气短、健忘不寐,盗汗、纳少及月经先期,量多、舌淡脉细。主治心脾两虚之贫血、再生障碍性贫血、血小板减少性紫癜、上消化道出血、冠心病、功能性子宫出血、经闭、不孕、绝经期综合征、神经衰弱。【用法用量】　口服:每次 60粒,每日 2～3 次。【制剂规格】　水蜜丸:每 30 粒重 30g。

洞天长春膏[基]

【药物组成】　党参、黄芪、熟地黄、何首乌、茯苓。【功能主治】　补气血,益肝肾,养肺阴。用于病后虚弱,气血亏损,肝肾不足引起的头晕目眩,腰膝酸软。主治血小板减少性紫癜、不明原因发热、久病及年老体弱者康复、预防感冒。【用法用量】　口服:每次 9～15g,每日 2 次,开水冲服。【制剂规格】　煎膏剂:每瓶 400g。

气血康口服液

【药物组成】　三七(鲜)、黄芪、人参、葛根。【功能主治】　健脾固本,滋阴润燥,生津止咳。主治神倦乏力,气短心悸,阴虚汗少,口干舌燥。【用法用量】　口服:每次 10～20ml,每日 1～2 次,饭前服用。【禁忌】服药期间忌生冷、油腻食物;忌食萝卜、忌茶和烟酒;忌与藜芦、五灵脂、皂荚及其制剂合用、联用。【注意】　小儿和高血压患者应遵医嘱。【制剂规格】　口服液:每瓶 10ml,100ml,250ml。

第三节　抗血黏、化浊降血脂药

血脂康胶囊[基/保甲/农合]

【药物组成】　红曲。【药物组成】　红曲。【功能主治】　除湿祛痰,活血化瘀,健脾消食。本品有调节异常血脂的作用,可降低血胆固醇、甘油三酯、低密度脂蛋白胆固醇和升高高密度脂蛋白胆固醇;抑制动脉粥样硬化斑块的形成,保护血管内皮细胞;抑制脂质在肝脏沉积。用于脾虚痰瘀阻滞症所致的气短、乏力、头晕、头痛、胸闷、腹胀、食少纳呆等;高脂血症;也可用于由高脂血症及动脉粥样硬化引起的心脑血管疾病的辅助治疗。【用法用量】 口服:每次 2 粒,每日 2 次,早、晚饭后服用。或遵医嘱。【禁忌】 对本品过敏者,活动性肝炎或无法解释的转氨酶升高者禁用。【不良反应】 ①可有轻而短暂的胃肠反应。②偶有血清氨基转移酶和肌酸磷酸激酶可升高;罕见乏力、口干、头晕、头痛、皮疹、胆囊疼痛、水肿、结膜充血、尿道刺激症状。【制剂规格】 胶囊剂:每袋 0.3g。

复方红曲胶囊(口服液)^[保乙]

【药物组成】 红曲、银杏、丹参等(每粒含洛伐他汀 0.525mg)。【功能主治】 降血脂,用于高脂血症。【用法用量】 口服:胶囊剂,每次 2 粒;口服液,每次 10ml;均每日 3 次,30 日为 1 个疗程。【制剂规格】 胶囊剂:每粒含洛伐他汀 0.525mg;口服液:每支 10ml。

地奥脂必妥片(胶囊)

【药物组成】 红曲、山楂、白术。【功能主治】 健脾消食,除湿祛痰,活血化瘀。主治脾瘀阻滞,症见气短,乏力,头晕,头痛,胸闷,腹胀,食少纳呆等;用于预防、治疗和调节高脂血症;也可用于高脂血症及动脉粥样硬化引起的其他心脑血管疾病的辅助治疗。【用法用量】 口服:片(胶囊)剂:每次 3 片(粒),每日 2 次,早、晚饭后服用或遵医嘱。【禁忌】 孕妇及哺乳期妇女禁用。【注意】 服药期间及停药后应尽量避免高脂饮食,如肥肉、禽肉皮、内脏、蛋黄等。【制剂规格】 片剂:每片 0.35g;胶囊:每粒 0.35g。

化滞柔肝颗粒^[保乙]

【药物组成】 茵陈、决明子(清炒)、大黄(酒炖)、泽泻、猪苓、山楂、苍术(麸炒)、白术(麸炒)、陈皮、瓜蒌、女贞子(酒蒸)、墨旱莲、枸杞子、小蓟、柴胡(醋炙)、甘草。【功能主治】 清热利湿,化浊解毒,祛瘀柔肝。用于非酒精性单纯性脂肪肝湿热中阻证,症见肝区不适或隐痛,乏力,食欲减退,舌苔黄腻者。【用法用量】 口服:开水冲服,每次 1 袋,每日 3 次,每服 6 天需停服 1 天或遵医嘱。【不良反应】 偶见腹泻或胃部不适。【禁忌】 对本品过敏者禁用。【注意】 本品尚无妊娠及哺乳期妇女的有效性和安全性研究数据;本品尚无非酒精性脂肪性肝炎和肝硬化的有效性和安全性研究数据;糖尿病患者慎用。【制剂规格】 胶囊剂:每袋 8g。

解毒降脂胶囊(片)^[保乙]

【药物组成】 虎杖。【功能主治】 清热解毒,利湿,并有升高白细胞和降血脂作用。用于急慢性肝炎、慢性支气管炎及风湿性关节炎;亦可用于高脂血症,以及化疗、放疗引起的白细胞降低。【用法用量】 口服:胶囊(片)剂,每次 2~3 粒(片),每日 3 次。【制剂规格】 胶囊(片)剂:每粒(片)0.25g,相当于原药材 2.1g。

壳 脂 胶 囊^[保乙]

【药物组成】 甲壳、制何首乌、茵陈、丹参、牛膝。【功能主治】 消化湿浊、活血散结、补益肝肾。用于治疗非酒精性脂肪肝湿浊内蕴,气滞血瘀或兼有肝肾不足郁热证,症见肝区闷胀不适或闷痛、耳鸣、胸闷气短、肢麻体重、腰膝酸软、口苦口黏、尿黄、舌质暗红,苔薄黄腻、脉或弦数或弦滑等。【用法用量】 口服:每次 5 粒,每日 3 次。【禁忌】 妊娠及哺乳期妇女禁用;对本药过敏者禁用。【不良反应】 临床试验过程中,试验组有 1 例大便次数增多,每日 2~3 次,属轻度,经判断可能与药物有关。【注意】 对于经检查证实由肾病、免疫性疾病、糖尿病引起的高脂血症脂肪肝患者,目前仍无临床试验资料,建议服药过程中配合饮食控制(包括脂肪、酒精摄入等)。【制剂规格】 胶囊剂:每粒 0.25g。

脂 康 颗 粒^[保乙]

【药物组成】 决明子、枸杞子、桑葚、红花、山楂。【功能主治】 滋阴清肝,活血通络。高脂血症大鼠预防给药试验表明本品有降低血清胆固醇(TC)、甘油三酯(TG)、低密度脂蛋白胆固醇(LDL-C)及升高高密度脂蛋白胆固醇(HDL-C)的作用,并降低全血和血浆黏度。家兔脂质代谢紊乱的预防和治疗试验,显示本品有降低 TC、TG、LDL-C,升高 HDL-C 的作用。用于肝肾阴虚挟瘀之高脂血症,症见头晕或胀或痛,耳鸣眼花,腰膝酸软,手足心热,胸闷,口干,大便干结。【用法用量】 口服:开水冲溶,搅拌温服,每次 1 袋,每日 2 次,8 周为 1 个疗程。【禁忌】 妇女妊娠期、月经过多忌用。禁烟酒及高脂饮食。【制剂规格】 颗粒剂:每袋 8g。

蒲参胶囊^[保乙]

【药物组成】 何首乌、蒲黄、丹参、川芎、赤芍、山楂、泽泻、党参。【功能主治】 活血祛瘀,滋阴化浊。用于高脂血症的血瘀证,症见头晕目眩、头部刺痛、胸部刺痛、胸闷憋气、心悸怔忡、肢体麻木,舌质紫暗或有瘀点,脉象细涩。【注意】 肝、肾功能不全者应减少用量。【用法用量】 口服:每次 4 粒,每日 3 次。【制剂规格】 胶囊剂:0.25g。

血脂平胶囊^[保乙/苗]

【药物组成】 刺梨、徐长卿、绞股蓝、山楂。【功能主治】 活血祛痰。用于痰瘀互阻引起的高脂血症,证见胸闷、气短、乏力、心悸、头晕等。【用法用量】 口服:每次 2～4 粒,每日 3 次。【制剂规格】 胶囊:每粒装 0.3g。

血滞通胶囊^[保乙]

【药物组成】 薤白。【功能主治】 通阳散结,行气导滞。用于高脂血症血瘀痰阻所致的胸闷、乏力、腹胀等。【用法用量】 口服:每次 2 粒,每日 3 次;4 周为 1 个疗程或遵医嘱。【制剂规格】 胶囊剂:每粒 0.45g。

泰脂安胶囊^[保乙]

【药物组成】 女贞叶乙醇提取物。【功能主治】 滋养肝肾。用于肝肾阴虚,阴虚阳亢证所致的原发性高脂血症,症见头晕胀痛,口干,烦躁易怒,肢麻,腰酸,舌红少苔,脉细。【用法用量】 口服:每次 3 粒,每日 3 次。【不良反应】 偶有胃部胀满,嘈杂不适,食欲减退(饭后服用可减轻反应);偶见肾功能轻度异常;偶见头晕、乏力加重。【注意】 肾功能异常者、孕妇、哺乳期妇女均慎用。【制剂规格】 胶囊剂:每粒含熊果酸 78mg。

血脂宁丸(片、颗粒)^[典/基]

【药物组成】 山楂、何首乌、决明子、荷叶。【功能主治】 活血化瘀,清肝益肾。主治肝肾阴虚,阴虚阳亢,心血瘀阻,胸痹肥胖等。用于增强冠状动脉的血液循环,提高心肌对强心苷作用的敏感性,抗心律失常及高脂血症;高血压、冠心病属肝肾阴虚、脉络瘀阻之证,症见头晕眼花,胸痛气短,两颧潮红,心烦易怒,失眠多梦,或肥胖、血脂高。【用法用量】　口服:丸剂,每次 2 丸;颗粒剂,每次 1 袋;均每日 2～3 次;片剂,每次 4～5 片,每日 3 次。【禁忌证】　严重胃溃疡、胃酸分泌多者禁用。【制剂规格】大蜜丸:每丸 9g;颗粒剂:每袋 10g;片剂:每片 0.3g。

丹田降脂丸[保乙]

【药物组成】　丹参、三七、人参、何首乌、川芎、当归、泽泻、黄精、肉桂、淫羊藿、五加皮。【功能主治】　活血化瘀,祛痰降脂。用于降血脂、抑制血小板聚集,改善血液流变性,降低血黏度,主治高脂血症、脑动脉硬化、冠心病。【用法用量】　口服:每次 1～2g,每日 2 次,分早、晚服用,半个月为 1 个疗程。【不良反应】　偶有口干感。【制剂规格】　水蜜丸:每瓶 10g。

山楂精降脂片

【药物组成】　山楂。【功能主治】　化浊降脂。用于高脂血症,临床表现为胸闷、肢麻、体胖、乏力、纳呆脘痞、神疲倦怠、苔腻、舌质暗或有瘀斑、脉弦涩的患者,服用后有降血脂和心肌缺血作用。【用法用量】　口服:每次 1～2 片,每日 3 次。【禁忌】　忌烟、酒、浓茶。【注意】　①胃脾虚弱者慎服;②饮食宜清淡、低盐,勿食过饱。【制剂规格】　片剂:每瓶 60mg。

荷　丹　片[保乙]

【药物组成】　荷叶、丹参、山楂、番泻叶、补骨脂(盐炒)。【功能主治】化痰降浊,活血化瘀,有降血脂作用。用于高脂血症属痰浊夹瘀证者,症见体形肥胖,面有油光,头晕头重,心悸气短,胸闷胸痛,肢麻,乏力懒动,口苦口黏,苔白腻,脉弦滑者。【用法用量】　口服:糖衣片,每次 5 片;薄膜衣片,每次 2 片,均每日 3 次,饭前服用。8 周为 1 个疗程,或遵医嘱。【禁忌】　①脾胃虚寒,便溏者忌用;②有出血倾向者和月经期妇女忌用;③勿食过饱,忌食辛辣油腻食品、烟酒和浓茶。【注意】　孕妇慎用;饮食宜清淡、低糖、低盐、低脂。【制剂规格】　薄膜衣片:每片 0.73g。

桑葛降脂丸[典]

【药物组成】 桑寄生、葛根、山药、山楂、丹参、红花、大黄、泽泻、茵陈、蒲公英。【功能主治】 补肾健脾,通下化瘀,清热利湿,有一定降血脂作用。用于脾肾两虚、痰浊血瘀型高脂血症,症见乏力,纳呆,腰膝酸软,眩晕、耳鸣,头重体困,胸闷肢麻,心悸、气短,大便干燥,舌暗淡或有瘀斑齿痕,苔厚腻,脉沉涩或弦滑。【用法用量】 口服:每次 4g,每日 3 次;30日为 1 个疗程,或遵医嘱。【禁忌】 ①脾胃虚寒,便溏者忌用;②有出血倾向者和月经期妇女忌用;③勿食过饱,忌食辛辣油腻食品、烟酒和浓茶。【注意】 孕妇慎用;饮食宜清淡、低糖、低盐、低脂。【制剂规格】 丸剂:每 30 粒重 1g。

葶苈降脂片

【药物组成】 葶苈子、茵陈、泽泻、山楂、黄芩、大黄、木香。【功能主治】 宣通导滞,消痰渗湿,有一定降血脂作用。主治痰湿阻滞所致的眩晕,症见头晕目眩,四肢沉重,肢麻胸闷,便秘,苔黄或白腻。用于高脂血症见上述证候者。【用法用量】 口服:每次 2~3 片,每日 3 次;30日为 1个疗程。【禁忌】 ①脾胃虚寒,便溏者忌用;②有出血倾向者和月经期妇女忌用;③勿食过饱,忌食辛辣油腻食品、烟酒和浓茶。【注意】 孕妇慎用;饮食宜清淡、低糖、低盐、低脂。【制剂规格】 片剂:每片 0.3g。

通脉降脂片

【药物组成】 笔管草、荷叶、三七、川芎、花椒。【功能主治】 化浊降脂,活血通络;有一定降血脂、抗血栓形成等作用。用于痰瘀阻滞型的高脂血症,症见胸痛肢麻、头重体困、纳呆食少、神疲倦怠、舌暗红、脉弦数或弦涩。【用法用量】 口服:每次 4 片,每日 3 次。【注意】 参阅荷丹片。【制剂规格】 片剂:每片 0.21g。

血脂灵片

【药物组成】 泽泻、决明子、制何首乌、山楂。【功能主治】 化浊降脂,润肠通便;有降血脂、抗动脉粥样硬化形成作用。用于痰浊阻滞型高脂血症,症见头重体困,体形肥胖,肢麻沉重,耳鸣心悸,腰膝酸软,胸闷心痛,体困乏力,腹胀,纳呆或恶心,咳吐痰沫,大便干燥,舌苔白腻,脉濡滑。
【用法用量】　口服:每次 4～5 片,每日 3 次。【禁忌】　①脾胃虚寒,便溏者忌用;②有出血倾向者和月经期妇女忌用;③勿食过饱,忌食辛辣油腻食品、烟酒和浓茶。【注意】　孕妇慎用;饮食宜清淡、低糖、低盐、低脂。
【制剂规格】　片剂:每片 0.3g。

脂脉康胶囊 [典]

【药物组成】　普洱茶 100g,山楂 100g,荷叶 50g,三七 50g,茺蔚子 50g,莱菔子 50g,何首乌 100g,杜仲 50g,桑寄生 50g,刺五加 100g,黄芪 50g,黄精(酒制)50g,葛根 50g,菊花 50g,槐花 100g,大黄(酒制)30g。共精制成胶囊剂 1000 粒。【功能主治】　消食,降脂,通血脉,益气血。用于瘀浊内阻、气血不足所致的动脉硬化症、高脂血症,症见头晕头重,胸闷胸痛,腹胀纳呆,泛恶,神疲倦怠,腰膝肢麻或疼痛,健忘,耳鸣,大便干燥,舌暗淡或青紫,苔白腻,脉弦或弦涩的患者,有一定降血脂、抗动脉硬化的作用。【用法用量】　口服:每次 5 粒,每日 3 次。【注意】　①脾虚便溏者慎用;孕妇慎用。②饮食宜清淡、低糖、低盐、低脂;食勿过饱;忌食辛辣、油腻之品。【制剂规格】　胶囊剂:每粒 0.3g。

健脾降脂颗粒

【药物组成】　党参、灵芝、南山楂、丹参、泽泻、远志。【功能主治】健脾化浊,益气活血;有一定降血脂作用。用于脾运失调、气虚血瘀型高脂血症,症见眩晕耳鸣,胸闷纳呆,心悸气短的患者。【用法用量】　口服:每次 10g,每日 3 次,开水冲服;20 日为 1 个疗程。【禁忌】　忌食辛辣、油腻食物。【注意】　饮食宜清淡、低糖、低盐、低脂,食勿过饱。【制剂规格】颗粒剂:每袋 10g。

化浊轻身颗粒

【药物组成】　何首乌、龙胆草、夏枯草、玄参、陈皮、益母草、黄芪、冬瓜皮。【功能主治】　滋补肝肾,清热降浊。用于肝肾阴虚、痰湿郁结而致的单纯性肥胖症,以及肥胖症伴有高血压、糖尿病、闭经、月经不调,症见头晕目眩、耳鸣耳聋、腰膝酸软、胸中烦闷、痰多、肢体麻木、口苦咽干、二便不畅、闭经或月经不调、舌红、苔黄腻、脉弦细或弦滑者。【用法用量】

口服:每次 2.5～5g,每日 2 次,开水冲服,饭前服用。【禁忌】 忌食辛辣、油腻食物。【注意】 ①脾胃虚寒者不宜用;②饮食宜清淡、低糖、低盐、低脂,食勿过饱。【制剂规格】 颗粒剂:每袋 2.5g、5g。

丹香清脂颗粒^[典/保乙]

【药物组成】 丹参、川芎、桃仁、降香、三棱、莪术、枳壳、酒大黄。【功能主治】 活血化瘀,行气通络。用于高脂血症属气滞血瘀证者。【用法用量】 口服:每次 10g,每日 3 次,开水冲服。【制剂规格】 颗粒剂:每袋 10g。

降脂灵片(胶囊、颗粒)^[基/保乙]

【药物组成】 何首乌、黄精、桑寄生、金樱子。【功能主治】 滋补肝肾,清热平肝。主治眩晕、胸痹、高脂血症。【用法用量】 口服:片剂,每次 4～6 片;胶囊剂,每次 5 粒;颗粒剂,每次 3～5g,开水冲服;均每日 3 次。或遵医嘱。【制剂规格】 片剂:每片 0.3g;胶囊剂:每粒 0.3g;颗粒剂:每袋 3g。

脂必泰胶囊

【药物组成】 山楂 2000g,泽泻 1500g,白术 1500g,红曲 1000g。共制 1000 粒。【功能主治】 消痰化瘀,健脾和胃。主治痰瘀互结,气血不利所致的高脂血症,症见头昏、胸闷、食欲减退、神疲乏力等。【禁忌】 孕妇及哺乳期妇女禁用。【用法用量】 口服:每次 1 粒,每日 2 次。【制剂规格】 胶囊剂:每粒 0.24g。

血滞通胶囊^[保乙]

【药物组成】 薤白。【功能主治】 通阳散结,行气导滞。用于高脂血症血瘀痰阻所致的胸闷、乏力、腹胀等。【用法用量】 口服:每次 2 粒,每日 3 次,4 周为 1 个疗程。或遵医嘱。【制剂规格】 胶囊:每粒 0.45g。

降脂通络软胶囊

【药物组成】 姜黄提取物。【功能主治】 活血行气,降脂祛浊。有降血清胆固醇、三酰甘油、低密度脂蛋白的作用,尚有降低血清和肝中过氧化脂质和血浆中纤维蛋白原含量,并升高高密度脂蛋白,使主动脉脂质沉淀减少等。用于高脂血症属血瘀气滞证,症见胸胁胀痛,心前区刺痛、胸闷、舌尖边有瘀点或瘀斑,脉弦或涩。【用法用量】　口服:每次 2 粒,每日 3 次,饭后服。或遵医嘱。【不良反应】　偶见腹胀、腹泻。【制剂规格】软胶囊:每粒含姜黄素类化合物不少于 50mg。

悦 年 片[基]

【药物组成】　鬼针草。【功能主治】　祛痰,降脂,降压。用于预防和治疗高血脂造成的脂质代谢紊乱及动脉粥样硬化,以及高脂血症的头晕、头痛、心绞痛、半身不遂、恶心、呕吐等。【用法用量】　口服:每次 7~10片,每日 3 次,饭后服用,一般连服 3 个月。【制剂规格】　片剂:每片 0.15g。

脉安颗粒[基]

【药物组成】　山楂、麦芽。【功能主治】　降低血清胆固醇水平,防止动脉粥样硬化。用于高脂蛋白血症、冠心病等。【用法用量】　口服:每次20g,每日 2 次。【制剂规格】　颗粒剂:每袋 20g。

活 血 胶 囊

【药物组成】　川芎、参三七、丹参、赤芍、生地、黄芩、金银花等。【功能主治】　补气养血,活血化瘀,理气安神。用于中老年人气血虚弱,瘀血阻滞所致的神疲乏力,少气懒言,心慌,失眠多梦,肢体麻木,头痛,健忘。【用法用量】　口服:每次 3 粒,每日 3 次,饭后服用。【禁忌】　孕妇、经期妇女禁用;忌辛辣、生冷、油腻食物;感冒发热病人不宜服用。【注意】　高血压、心脏病、肝病、糖尿病、肾病等慢性病患者应遵医嘱。【制剂规格】胶囊剂:每粒 0.3g。

第4章　神经精神系统疾病用药

第一节　健脑养心、益肾安神、失眠健忘用药

归脾丸(合剂)^[典/基/保甲]

【药物组成】　党参、黄芪(蜜炙)、酸枣仁各 68g,白术(炒)、茯苓、远志(制)、龙眼肉、当归各 136g,木香、大枣(去核)、甘草(蜜炙)各 34g,生姜17g。【功能主治】　益气健脾,养血安神。用于心脾两虚,气短心悸,失眠多梦,头昏头晕,肢倦乏力,食欲不振。【用法用量】　口服,水蜜丸,用温开水或生姜汤送服;每次 6g(约 33 丸);合剂,每次 10ml;均每日 3 次。【禁忌】　忌不易消化食物;感冒发热病人不宜服用。【注意】　高血压、心脏病、肝病、糖尿病、肾病患者及儿童、孕妇、哺乳期妇女应遵医嘱。【制剂规格】　水蜜丸:6g(约 33 丸);合剂:每瓶装 10ml,100ml,120ml。

人参归脾丸^[保乙]

【药物组成】　人参、白术(麸炒)、茯苓,甘草(蜜炙)。黄芪(蜜炙)、当归、木香、远志(去心甘草炙)、龙眼肉、酸枣仁(炒)。辅料为赋形剂蜂蜜。【功能主治】　益气补血,健脾养心。用于气血不足,心悸,失眠,食少乏力,面色萎黄,月经量少,色淡。【用法用量】　口服:蜜丸,每次 6g,每日 2次,饭前服用。【禁忌】　身体壮实不虚者忌服;不宜和感冒类药同时服用;不宜喝茶和吃萝卜,以免影响药效;服本药时不宜同时服用藜芦、五灵脂、皂荚或其制剂。【注意】　高血压患者或正在接受其他药物治疗者应在医师指导下服用。【制剂规格】　蜜丸:每 100 丸重 8.3g(每袋装 6g)。

天麻丸(片、胶囊)^[典/基/保乙]

【药物组成】　天麻、牛膝、粉草薢、玄参各 60g,独活 50g,羌活、当归

各 100g,杜仲(盐炒)70g,附子(制)10g,地黄 160g。【功能主治】　祛风除湿,舒筋通络,活血止痛,强筋壮骨,有抗炎、镇痛、镇静作用。主治肝肾不足,风邪侵入经络所致的肢体拘挛,手足麻木,风湿痹痛,腰腿酸痛,关节疼痛,中风后遗症。用于风湿性关节炎、类风湿关节炎、退行性骨关节炎、坐骨神经痛、痛风等。【用法用量】　口服:水蜜丸,每次 6g;大蜜丸,每次 1 丸;片剂,每次 6 片;胶囊剂,每次 6 粒。均每日 2～3 次。【不良反应】天麻丸与艾司唑仑合用偶见过敏性紫癜,可能因协同作用加重了后者的毒副反应,故本品不宜与中枢抑制药合用。偶有口渴感。【注意】　孕妇忌服。【制剂规格】　水蜜丸:每袋 18g;大蜜丸:每丸 9g;胶囊剂:每粒 0.25g;片剂:每片 0.52g。

全天麻胶囊 [典/保乙]

【药物组成】　天麻。【功能主治】　平肝,息风,止痉。具有抗惊厥、镇静催眠及镇痛作用;用于降低血压,改善微循环;头痛眩晕,肢体麻木,癫痫抽搐。【用法用量】　口服:每次 2～6 粒,每日 3 次。【制剂规格】胶囊剂:每片 0.5g。

归芍地黄丸 [典/基/保乙]

【药物组成】　当归、白芍(酒炒)各 40g,熟地黄 160g,山茱萸(制)、山药各 80g,牡丹皮、茯苓、泽泻各 60g。【功能主治】　滋肝肾,补阴血,清虚热。主治肝肾两亏,阴虚血少证;肝肾两亏,阴虚血少,头晕目眩,耳鸣咽干,午后潮热,腰腿酸痛,脚跟疼痛。用于原发性高血压,神经衰弱,耳聋,月经不调,功能性子宫出血见上述证候者。【用法用量】　口服:水蜜丸,每次 6g;小蜜丸,每次 9g;大蜜丸,每次 1 丸;均每日 2～3 次。【制剂规格】　大蜜丸:每丸 9g;水蜜丸、小蜜丸:每袋 18g。

肝肾滋糖浆 [基]

【药物组成】　枸杞子、党参、麦冬、黄芪、阿胶。【功能主治】　益气,补血,养阴。主治肝肾不足,肺脾气虚,气血不足诸证。用于梅尼埃综合征缓解期出现的四肢倦怠,全身乏力,眼前发黑,头晕目眩,舌质淡白,脉细等。【用法用量】　口服:每次 10ml,每日 2 次。【禁忌】　咳嗽痰多,腹胀便溏,舌苔厚腻者忌用。【制剂规格】　糖浆剂:每支 10ml,每盒 10 支,每瓶 100ml。

琥珀多寐丸^[基]

【药物组成】 琥珀、羚羊角、茯苓、人参、远志、甘草、鲜猪血。【功能主治】 补气补血,平肝,清热镇惊,养血安神。用于肾气亏损,心血不足,怔忡健忘,卧寐多梦。主治神经官能症之顽固性失眠,头晕目眩,心烦不安。用于自主神经紊乱之心悸怔忡,坐卧不安及夜游症。【用法用量】口服:每次 1.5～3.0g,每日 2 次,小儿酌减。【禁忌】 体弱属寒证者忌用。【制剂规格】 小蜜丸:每小瓶 42 粒,重 1g。

北芪五加片^[典]

【药物组成】 黄芪 112g,刺五加浸膏 50g。加入辅料适量精制成1000 片。【功能主治】 益气健脾,宁心安神。用于心脾两虚、心神不宁所致的失眠多梦,体虚乏力,食欲不振。【用法用量】 口服:每次 4～6片,每日 2 次。【制剂规格】 薄膜衣片:每片 0.3g,0.5g;糖衣片(片芯重):每片 0.35g。

半夏天麻丸^[典/保乙]

【药物组成】 法半夏 360g,天麻 180g,炙黄芪 360g,人参 30g,苍术(米泔炙)36g,炒白术 80g,茯苓 126g,陈皮 360g,泽泻 36g,六神曲(麸炒)69g,麸炒麦芽 39g,黄柏 54g。【功能主治】 健脾祛湿,化痰息风。用于脾虚湿盛、痰浊内阻所致的眩晕,头痛,如蒙如裹,胸脘满闷。【用法用量】口服:每次 6g,每日 2～3 次。【注意】 忌生冷油腻饮食。【制剂规格】丸剂:每 100 丸重 6g。

汉桃叶片^[典]

【药物组成】 汉桃叶 3000g,加辅料适量精制成 1000 片。【功能主治】 祛风止痛,舒筋活络。用于三叉神经痛,坐骨神经痛,风湿关节痛。【用法用量】 口服:每次 3～5 片,每日 3 次。【制剂规格】 薄膜衣片:0.33g;糖衣片(片芯重):0.32g。

安神胶囊^[典]

【药物组成】 炒酸枣仁 40g,川芎 47g,知母 112g,麦冬 92g,制何首乌 32g,五味子 97g,丹参 130g,茯苓 97g。与辅料适量精制成胶囊剂 1000 粒。【功能主治】 补血滋阴,养心安神。用于阴血不足,失眠多梦,心悸不宁,五心烦热,盗汗耳鸣。【用法用量】 口服:每次 4 粒,每日 3 次。【制剂规格】 胶囊剂:每粒 0.25g。

柏子养心丸(片、胶囊) [典/保甲]

【药物组成】 柏子仁、党参、制远志、酸枣仁、肉桂、醋五味子各 25g,炙黄芪、川芎、当归、法半夏各 100g,茯苓 200g,炙甘草 10g,朱砂 30g。【功能主治】 补气,养血,安神。用于心气虚寒,心悸易惊,失眠多梦,健忘。【用法用量】 口服:水蜜丸,每次 6g;小蜜丸,每次 9g;大蜜丸,每次 1 丸;片剂,每次 3~4 片;胶囊剂,每次 3~4 粒;均每日 2 次。【制剂规格】 水蜜丸:每袋 6g;小蜜丸:每袋 9g;大蜜丸:每丸 9g;片剂:每片 0.3g;胶囊剂:每粒 0.3g。

枣仁安神胶囊(合剂) [典/保乙]

【药物组成】 炒酸枣仁 1425g,丹参 285g,醋五味子 285g。【功能主治】 养血安神。主治心血不足所致的失眠,健忘,头晕。用于神经衰弱见上述证候者。【用法用量】 口服:胶囊剂,每次 5 粒;合剂,每次 10~20ml;均每日睡前服用 1 次。【注意】 孕妇慎用。【制剂规格】 合剂:每支 10ml,每瓶 100ml;胶囊剂:每粒 0.45g,每粒含五味子醇甲($C_{24}H_{32}O_7$)不得少于 0.3mg。

疏痛安涂膜剂

【药物组成】 透骨草 143g,红花 48g,伸筋草 14.3g,薄荷脑 6.7g。乙醇适量,精制成 1000ml。【功能主治】 舒筋活血,消肿止痛。主治风中经络、脉络瘀滞所致的头面疼痛,口眼㖞斜,或跌打损伤所致的局部肿痛。用于头面神经痛,面神经麻痹,急慢性软组织损伤见上述证候者。【用法用量】 外用:涂患处或有关穴位,每日 2~3 次。【禁忌】 皮肤破损处忌用。【注意】 ①风痰阻络者不宜使用;②孕妇慎用。【不良反应】偶有过敏性皮疹,须停止使用。【制剂规格】 外用膜剂:每瓶 20ml。

脑震宁颗粒

【药物组成】 丹参、当归、川芎、地龙、牡丹皮、地黄、酸枣仁(炒)、柏子仁、茯苓、陈皮、竹茹。【功能主治】 凉血活血,化瘀通络,养血安神,有一定镇静、镇痛作用。主治瘀血阻络型脑外伤,症见头痛、头晕、烦躁、心悸、健忘、失眠、面色晦暗、恶心呕吐。用于脑震荡见上述证候者。【用法用量】 口服:每次 20～30g,每日 2 次,开水冲服。【注意】 ①外感及虚证头痛忌用;孕妇忌用。②忌辛辣油腻食物。【制剂规格】 颗粒剂:每袋 10g。

偏瘫复原丸

【药物组成】 黄芪、人参、当归、熟地黄、白术(炒)、茯苓、泽泻、豆蔻仁、川芎、丹参、三七、牛膝、天麻、僵蚕(炒)、全蝎、钩藤、白附子(矾炙)、地龙、法半夏、秦艽、铁丝威灵仙、防风、杜仲(炭)、补骨脂(盐炙)、骨碎补、香附(醋炙)、沉香、枳壳(炒)、肉桂、桂枝、冰片、安息香、麦冬、甘草。【功能主治】 补气活血,祛风化痰,有一定抗血栓形成和减轻脑水肿等作用。主治因气虚血瘀、风痰阻络所致的中风,症见半身不遂、肢体麻木、口舌㖞斜,言语謇涩;伴有手足肿胀,口角流涎,肢体或关节疼痛,屈伸不利,重则关节挛缩,饮水发呛,步态不稳,气短乏力,自汗等。用于脑血管病恢复期见上述证候者。【用法用量】 用温开水或温黄酒送服:每次 1 丸,每日 2次。【注意】 ①阴虚火旺,肝阳上亢者慎用;②孕妇忌用。【制剂规格】大蜜丸:每丸 9g。

杜仲补天素片

【药物组成】 杜仲(盐水炒)、菟丝子(制)、肉苁蓉、淫羊藿、巴戟天、山茱萸、金樱子、黄芪、党参、白术、山药、甘草、熟地黄、当归(酒制)、枸杞子、女贞子、白芍、牡丹皮、茯苓、泽泻、莲子、砂仁、陈皮、远志(制)、柏子仁。【功能主治】 温肾强腰,养心安神。主治肾阳不足、心血亏虚所致的腰膝酸软,夜尿频多,心悸失眠,少气乏力。用于神经衰弱、慢性腰肌劳损见上述证候者。【用法用量】 口服:每次 2～4 片,每日 2 次。【禁忌】①本品为年老体弱、久病体虚、肾阳不足、心血亏虚、失眠而制,若因肝郁化火,痰热内扰,瘀血闭阻及阴虚火旺,心脾气虚所致失眠者不宜服用;②外邪侵袭,湿热腰痛或跌仆外伤,气滞血瘀实邪所致腰痛忌用;③服用本品治疗期间,忌食生冷及油腻食物。【注意】 孕妇慎用。【制剂规格】片剂:每片 0.27g。

抗脑衰胶囊 [基]

【药物组成】　何首乌(制)、熟地黄、枸杞子、山药、人参、党参、黄芪、茯神、酸枣仁、麦冬、龙骨粉、石菖蒲、远志、丹参、白芍、菊花、黄芩、葛根、香附、卵磷脂、维生素 E。【功能主治】　补肾填精,益气益血,强身健脑,有一定抗脑血管性痴呆和改善血液流变学等作用。主治肾精不足、肝气血亏所致的精神疲惫、失眠多梦、头晕目眩、体乏无力、记忆力减退。用于脑动脉硬化早期、认知能力降低、眩晕证、不寐证、脑血管性痴呆、脑动脉硬化、脑梗死见上述证候者。【用法用量】　口服:每次 5～6 粒,每日 3 次。【禁忌】　①肝气郁滞,肝脾不和者不宜长期服用;②忌油腻饮食;③睡前不宜饮浓茶、咖啡。【制剂规格】　胶囊剂:每粒 0.3g(相当于原药材 1.78g)。

养阴镇静片 [基]

【药物组成】　当归、麦冬、五味子、首乌藤、地黄、玄参、柏子仁、党参、珍珠母、朱砂、丹参、远志、桔梗。【功能主治】　滋阴养血,镇静安神。主治心血管不足所致的失眠多梦,心烦不安,心悸健忘,自汗盗汗,舌红少苔,脉细弱。用于神经衰弱见上述证候者。【用法用量】　口服:每次 4～6 片,一日 3 次。【禁忌】　①实热及痰热不寐者忌用;②含朱砂,不宜久服,有肝肾疾病等不宜用;③睡前不宜饮浓茶、咖啡。【制剂规格】　片剂:每片 0.3g。

益心宁神片 [典/基/保乙]

【药物组成】　人参茎叶总皂苷、灵芝、合欢藤、五味子。【功能主治】　补气生津,养心安神。用于心气不足、心阴亏虚所致的失眠多梦、心悸、记忆力减退、健忘;多汗、面色无华、舌淡红、苔少、脉细弱;神经衰弱见上述证候者。【用法用量】　口服:每次 5 片,每日 3 次。【禁忌】　①胃酸过多者不宜服用;②失眠者睡前不宜喝咖啡、浓茶。【注意】　邪热内盛、痰瘀壅滞之失眠、心悸、健忘者均慎用。【制剂规格】　片剂:每瓶 100 片。

百乐眠胶囊 [保乙]

【药物组成】　百合、刺五加、首乌藤、合欢花、珍珠母、石膏、酸枣仁、茯苓、远志、玄参、地黄、麦冬、五味子、灯心草、丹参。【功能主治】 滋阴清热,养心安神。用于肝郁阴虚型失眠症,症见入睡困难,多梦易醒,醒后不眠,头晕乏力,烦躁易怒,心悸不安等。【用法用量】 口服:每次 4 粒,每日 2 次,14 日为 1 个疗程。【禁忌】 忌烟酒及辛辣、油腻食物;保持心情平和,乐观,切忌生气恼怒。【制剂规格】 胶囊剂:每粒 0.27g。

复 心 片

【药物组成】 山楂叶。【功能主治】 有减少左心室做功、降低心肌耗氧量,维持氧代谢平衡,促进微动脉血流及恢复血管径的作用。用于胸闷心痛、心悸气短、冠心病、心绞痛。【用法用量】 口服:每次 2～4 片,每日 3 次。【制剂规格】 片剂:每片含山楂叶干浸膏 0.25g,每盒 54 片。

脑立清丸[基/保乙/农合]

【药物组成】 磁石、赭石、牛膝、清半夏、酒曲(炒)、薄荷油、冰片、猪胆粉、朱砂。【功能主治】 清热平肝,降逆止痛。用于肝热上升引起的头痛脑涨、眩晕耳鸣、烦躁易怒,失眠多梦,高血压症。【用法用量】 口服:每次 10 粒,每日 2～3 次。【禁忌】 肝肾功能不全、造血系统疾病者,孕妇,哺乳期妇女,儿童及体弱虚寒者。【注意】 ①本品含朱砂,不可久用,并避免与含汞制剂同时服用。②连续应用不应超过 2 周。因特殊情况需长期服用,应监测血象、尿中汞离子浓度和肝肾功能,超标者应停用。③避免与茶碱、普萘洛尔类药、含溴及碘的化合物、咖溴合剂、三溴合剂、海带、海藻等同服。【制剂规格】 丸剂:每 100 粒重 10.5g,每瓶 100 粒。

圣·约翰草提取物片(路优泰)[德进口]

【药物组成】 圣·约翰草。【药理作用】 有多重抗抑郁作用。【适应证】 抑郁证,焦虑或烦躁不安。【用法用量】 口服:成人及 12 岁以上儿童,每次 1 片,每日 2～3 次。若持续服药 4 周以上症状仍存在或加重,应向专科医生咨询。【禁忌】 12 岁以下儿童、妊娠期前 3 个月妇女及哺乳期妇女禁用。【注意】 服药期间应避免皮肤较长时间直接暴露在阳光下,以免发生光敏性皮炎;有光敏性皮炎史者慎用。本品尚无儿童用药安全性资料。【不良反应】 本品光敏性反应发生率较高。有胃肠不适、过敏反应(如皮肤红、肿、痒)、疲劳和不安的发生。【药物相互作用】 本品可使头孢菌素、香豆素类抗凝药(如华法林、苯丙羟基香豆素)治疗效果下降;合用口服避孕药可使皮下出血;本品可降低艾滋病病毒药艾迪那韦(如 Indinavir,羟基乙烯戊胺即茚地那韦)等蛋白酶抑制药的血药浓度。【制剂规格】　片剂:每片含圣·约翰草的干燥提取物 300mg,其中贯叶金丝桃素含量不少于 9mg,每盒 15 片。

舒肝解郁胶囊[保甲]

【药物组成】　贯叶金丝桃、刺五加。【功能主治】　舒肝解郁,健脾安神。动物实验有调节神经功能等作用。临床用于轻中度单相抑郁症属肝郁脾虚证者,症见情绪低落、兴趣下降、迟滞、入睡困难、早醒、多梦、紧张不安、急躁易怒、食少纳呆、胸闷、疲乏无力、多汗、疼痛、舌苔白或腻,脉弦或细。【用法用量】　口服:每次 2 粒,每日 2 次(早、晚各 1 次),6 周为 1个疗程。【禁忌】　肝功能不全者慎用。【制剂规格】　胶囊剂:0.36g。

振源胶囊[基/保乙/农合]

【药物组成】　人参果总皂苷。【功能主治】　益心通脉,宁心安神。生津止渴。主治胸痹、心悸、不寐、消渴气虚证,症见胸痛胸闷、心悸不安、失眠健忘、口渴多饮、气短乏力。用于冠心病、心绞痛、心律失常、神经衰弱、2 型糖尿病见上述证候者。【用法用量】　口服:每次 1～2 粒,每日 3次。【禁忌】　忌与五灵脂、藜芦及其复方制剂同服。【制剂规格】　胶囊剂:每粒装 0.25g(含人参果总皂苷 25mg)。

复方芦荟胶囊[农合]

【药物组成】　芦荟、青黛、琥珀、朱砂。【功能主治】　清热泻热,润肠通便,宁心安神。用于心肝火盛、大便秘结、腹胀腹痛、烦躁失眠。【用法用量】　口服:每次 1～2 粒,每日 1～2 次。【禁忌】　孕妇禁用。【注意】不宜久服,哺乳期妇女及肝肾功能不全者慎用。【制剂规格】　胶囊剂:0.5g,每盒 20 粒。

消眩止晕片[保乙]

【药物组成】　火炭母、鸡矢藤、姜半夏、白术、天麻、丹参、当归、白芍、茯苓、木瓜、枳实、砂仁、石菖蒲、白芷。【功能主治】　豁痰、化瘀、平肝。

动物实验证实本品有减轻脑水肿、降低脑毛细血管通透性、能扩张脑膜微循环的小血管、能松弛胸主动脉，有降血脂(胆固醇)作用，有延长睡眠时间、存活期和一定止吐作用。用于脑动脉硬化患者因肝阳挟痰瘀上扰所致眩晕症。【用法用量】 口服：每次 5 片，每日 3 次；4 周为 1 个疗程。【制剂规格】 片剂：每片 0.35g，每盒 30 片。

夜宁糖浆(颗粒)[基]

【药物组成】 甘草、浮小麦、大枣、首乌藤、合欢皮、灵芝、女贞子。【功能主治】 养血安神；有一定镇静、安神作用。主治心血不足所致的失眠、多梦、头晕、乏力、虚烦不安、纳呆、面色无华、舌淡苔薄、脉细弱。用于神经衰弱症见上述证候者。【用法用量】 口服：糖浆剂，每次 40ml；颗粒剂，每次 20g，开水冲服；均每日 2 次。【禁忌】 ①糖尿病者不宜服用糖浆剂；②睡前不宜喝咖啡、浓茶，戒烟忌酒。【注意】 保持心情舒畅，及时调整好心态。【制剂规格】 颗粒剂：每袋 20g；糖浆剂：每瓶 240ml。

脑力静糖浆

【药物组成】 小麦、甘草流浸膏、大枣、甘油磷酸钠(50%)、维生素 B_1、维生素 B_2、维生素 B_6。【功能主治】 健脾和中，养心安神。主治心脾不足所致的失眠健忘、心烦易躁、头晕、气短、自汗、腹胀纳差、面色无华、舌淡苔薄、脉细缓而弱。用于神经衰弱、更年期综合征见上述证候者。【用法用量】 口服：每次 10～20ml，每日 3 次。【禁忌】 睡前不宜饮浓茶、咖啡，忌烟酒；糖尿病者忌服。【注意】 ①阴虚内热、痰热内盛所致不寐、郁证者慎用；②及时调整好心态。【制剂规格】 糖浆剂：每瓶 10ml、20ml、100ml、168ml。

乌灵胶囊[保乙/农合]

【药物组成】 发酵乌灵粉。【功能主治】 补肾填精，养心安神，临床验证有镇静催眠作用。主治心肾不交所致的失眠、健忘、神疲乏力、腰膝酸软、头晕耳鸣、少气懒言、脉细或沉无力。用于神经衰弱见上述证候者。【用法用量】 口服：每次 3 粒，每日 3 次。【禁忌】 孕妇禁用。【注意】 胃虚寒者慎用。【制剂规格】 胶囊剂：每粒 0.33g。

健脑胶囊(丸)[典]

【药物组成】 当归、肉苁蓉(盐制)、山药、枸杞子、益智仁(盐炒)、酸枣仁(炒)、五味子(酒制)、柏子仁(炒)、琥珀、龙齿(煅)、胆南星、天竺黄、制远志、九节菖蒲、天麻、菊花、代赭石、人参、石参。【功能主治】 补肾健脑,养血安神,有一定改善记忆力作用。主治心肾亏虚所致的记忆力减退,头晕目眩,心悸失眠,腰膝酸软。用于老年轻度认知障碍、脑动脉硬化、神经官能症、老年性痴呆见上述证候者。【用法用量】 口服:胶囊剂,每次 2 粒,每日 3 次;丸剂:每次 5 粒,每日 2～3 次;均饭后服用。【禁忌】①气滞胃不和者不宜久服;②忌辛辣、油腻食物;③睡前忌喝浓茶、咖啡。【制剂规格】 胶囊剂:0.3g;丸剂:每 10 粒重 1.5g。

活力苏口服液[基]

【药物组成】 制何首乌、枸杞子、黄精(制)、黄芪、淫羊藿、丹参。【功能主治】 益气补血,滋养肝肾。用于年老体弱,精神萎靡,失眠健忘,眼花耳聋,脱发或头发早白属气血不足、肝肾亏虚者。【用法用量】 口服:每次 10ml,每日 1 次,睡前服用。【禁忌】 外感或实热内盛者不宜服用。【注意】 孕妇、高血压、糖尿病患者应遵医嘱。【制剂规格】 合剂:每支 10ml。

活力源口服液[保乙]

【药物组成】 人参茎叶总皂苷、麦冬、五味子、黄芪、附片。【功能主治】 益气养阴,强心益肾。用于气阴两虚、心肾亏损所致的失眠健忘,记忆力减退,神经官能症,老年性痴呆,症见入睡困难,失眠多梦,气短,眩晕,心悸,舌淡,脉细弱;或健忘迷惑,耳鸣目眩,行为迟钝,呆不识人。【用法用量】 口服:每次 20ml,每日 2～3 次。【禁忌】 ①有外邪者不宜用;睡前忌喝浓茶、咖啡;本品不宜久服。【注意】 不寐严重者,可酌情联用镇静安神或养心安神药物。【制剂规格】 合剂:每支 10ml。

五加参精[基]

【药物组成】 刺五加清膏、蜂蜜。【功能主治】 益气健脾,补肾安神。主治脾肾阳虚所致的失眠、多梦、体虚乏力、气短、食欲不振、腰膝酸痛或冷痛、舌淡、脉沉迟;或面色无华、神疲倦怠、舌淡胖或有齿痕。用于神经衰弱症见上述证候者。【用法用量】 口服:早晨、晚上空腹时温开水送服,每次 10ml,每日 2 次。小儿酌减。【禁忌】 ①阴虚内热或肝阳上亢失眠者忌服。②忌生冷、辛辣、油腻饮食;睡前不喝浓茶、咖啡。【注意】饮食宜清淡而均衡营养,低盐、低脂,食勿过饱;保持和(或)调整好心态。【制剂规格】 合剂:每瓶 10ml、120ml。

强力脑清素片 [基]

【药物组成】 刺五加浸膏、五味子流浸膏、鹿茸精、甘油磷酸钠。【功能主治】 益气健脾,补肾安神。主治心脾两虚、肾精不足所致的乏力,纳呆,腰膝酸软,失眠多梦。用于神经衰弱、更年期综合征见上述证候者。【用法用量】 口服:每次 3 片,每日 2 次。【禁忌】 阴虚火旺、痰热互扰之不寐不宜服用;睡前不宜饮浓茶、咖啡。【制剂规格】 片剂:每片0.31g,每瓶 60 片。

脉络宁口服液 [保乙]

【药物组成】 牛膝、玄参、金银花、石斛。【功能主治】 养阴清热,活血祛瘀。主治阴虚内热、血脉瘀阻所致的脱疽、中风,症见患肢红肿热痛、破溃,持续性静息痛,夜间为甚,兼见腰膝酸软、口干欲饮。用于血栓性脉管炎,动脉硬化性闭塞症见上述证候者;亦用于脑梗死阴虚风动,瘀毒阻络证,症见半身不遂,口舌㖞斜,偏身麻木,语言不利。【用法用量】 口服:每次 20ml,每日 3 次。【注意】 体质虚寒者、孕妇均慎用。【制剂规格】 口服液:每支 10ml、20ml。

大川芎口服液 [典]

【药物组成】 川芎、天麻;辅料为苯甲酸。【功能主治】 活血化瘀,平肝息风。用于瘀血阻络、肝阳化风所致的头痛、头胀、眩晕、颈项紧张不舒、下肢或偏身麻木、舌部瘀斑。【用法用量】 口服:每次 10ml,每日 3次,15 天为 1 个疗程;或遵医嘱。【禁忌】 外感头痛者、孕妇、出血性脑血管病急性期患者忌用。【注意】 重症患者遵医嘱服用。【制剂规格】口服液:每支 10ml。

天菊脑安胶囊[典/保乙]

【药物组成】　川芎、天麻、菊花、蔓荆子、藁本、白芍、丹参、墨旱莲、女贞子、牛膝。【功能主治】　平肝息风,活血化瘀。用于肝风夹瘀证的偏头痛。【用法用量】　口服:每次 5 粒,每日 3 次。【禁忌】　哺乳期妇女禁用。【制剂规格】　胶囊剂:每粒 0.4g。

天麻头痛片[典]

【药物组成】　天麻、白芷、川芎、荆芥、当归、乳香(醋制)。【功能主治】　养血祛风,散寒止痛。用于外感风寒、瘀血阻滞或血虚失养所致的偏正头痛、恶寒、鼻塞。【用法用量】　口服:大片,每次 2～3 片;小片,每次 4～6 片;均共计 1.24～1.86g,每日 3 次。【制剂规格】　薄膜衣片:每片 0.31g(小片),0.62g(大片);糖衣片(片芯重):0.3g。

天麻祛风补片[典]

【药物组成】　地黄、当归各160g,羌活80g,独活50g,附片(黑顺片沙炒)、肉桂、天麻(姜汁制)、酒川牛膝、玄参、茯苓各 60g,盐杜仲70g。共精制成1000片。【功能主治】　活血平肝,通络止痛。主治瘀血阻络或肝阳上亢所致的头痛日久,痛有定处,或头晕胁痛,失眠烦躁,舌质暗或有瘀斑。用于血管神经性头痛见上述证候者。【用法用量】　口服:每次 4 粒,每日 3 次,饭后服用;或遵医嘱。【禁忌】　孕妇及月经量过多的妇女禁用。【不良反应】　偶见有胃部不适、头胀和妇女月经量过多。【制剂规格】　片剂:每片 0.34g。

天舒胶囊[典/保乙]

【药物组成】　川芎、天麻。【功能主治】　活血平肝,通络止痛。主治瘀血阻络或肝阳上亢所致的头痛日久,痛有定处,或头晕胁痛,失眠烦躁,舌质暗或有瘀斑。用于血管神经性头痛见上述证候者。【用法用量】　口服:每次 4 粒,每日 3 次,饭后服用。或遵医嘱。【禁忌】　孕妇及月经量过多的妇女禁用。【不良反应】　偶见胃部不适、头胀和妇女月经量过多。【制剂规格】　胶囊剂:每粒 0.34g。

五味子糖浆[典/保乙]

【药物组成】 五味子100g,辅料有30％乙醇、苯甲酸、香精适量及蔗糖600g,精制成1000ml。【功能主治】 益气生津,补肾宁心。主治心肾不足所致的失眠、多梦、头晕。用于神经衰弱见上述证候者。【用法用量】口服:每次5～10ml,每日3次。【制剂规格】 糖浆剂:每支10ml,每盒10支;每瓶100ml。

麝香抗栓胶囊[典]

【药物组成】 人工麝香、羚羊角、全蝎、乌梢蛇、三七、僵蚕、水蛭(制)、川芎、天麻、大黄、红花、胆南星、鸡血藤、赤芍、粉葛、地黄、黄芪、忍冬藤、当归、络石藤、地龙、豨莶草。【功能主治】 通络活血,醒脑散瘀。用于中风气虚血瘀证,症见半身不遂,言语不清,头晕目眩。【用法用量】口服:每次4粒,每日3次。【禁忌】 孕妇禁用。【制剂规格】 胶囊剂:每粒0.25g。

健脑安神片[典]

【药物组成】 酒黄精47g,淫羊藿39g,枸杞子16g,鹿茸0.8g,鹿角胶2g,鹿角霜5g,红参2g,大枣(去核)16g,茯苓8g,麦冬8g,龟甲4g,炒酸枣仁8g,南五味子31g,制远志16g,熟地黄8g,苍耳子31g。辅料有淀粉120g,蔗糖21g,糊精适量。精制成糖衣片1000片。【功能主治】 滋补强壮,镇静安神。用于神经衰弱、头痛、头晕、健忘失眠、耳鸣。【用法用量】 口服:每次5片,每日2次。【禁忌】 高血压患者忌服。【制剂规格】 糖衣片(片芯重):0.21g。

健脑补肾丸[典]

【药物组成】 红参、鹿茸、狗鞭、肉桂、金牛草、杜仲炭、川牛膝、金银花、连翘、蝉蜕、山药、制远志、炒酸枣仁、砂仁、当归、龙骨(煅)、煅牡蛎、茯苓、炒白术、桂枝、甘草、豆蔻、酒白芍。【功能主治】 健脑补肾,益气健脾,安神定志。主治脾肾两虚所致的健忘、失眠、头晕目眩、耳鸣、心悸、腰膝酸软、遗精。用于神经衰弱和性功能障碍见上述证候者。【用法用量】口服:用淡盐水或温开水送服,每次15丸,每日2次。【注意】 忌食生冷食物。【制剂规格】　薄膜衣丸:每 15 丸重 1.85g;红氧化铁包衣丸:每 15 丸(芯重)1.7g。

平眩胶囊[保乙/鼻]

【曾用名】　八仙宁胶囊。【药物组成】　万丈深、楤木、天麻、黄精、仙鹤草、猪殃殃、三七。【功能主治】　补肝益肾,平肝潜阳,养心安神。主治头昏,头晕,头痛,气短乏力,心悸耳鸣,失眠多梦,自汗,盗汗,腰膝酸软,肾虚阳痿等。用于失眠、神经衰弱;眩晕、梅尼埃病;血管神经性头痛、颈椎性头昏、头痛、慢性鼻炎、鼻窦炎所致头痛;绝经期综合征。【用法用量】口服:每次 2～4 粒,每日 3 次,用蜂蜜水或白糖水送服更佳。【禁忌】　孕妇禁用;服药后 2 小时内忌食鱼、酸冷食物。【制剂规格】　胶囊剂:每粒 0.5g。

甜梦胶囊(口服液)[保乙]

【药物组成】　黄精、黄芪、党参、刺五加、淫羊藿(制)、山药、泽泻、茯苓、蚕蛾、枸杞子、熟地黄、马钱子(制)。【功能主治】　益气补肾,健脾和胃,养心安神。主治心脑血管疾病及神经衰弱诸证。用于头晕耳鸣,视减听衰,失眠健忘,食欲缺乏,腰膝酸软,心慌气短,中风后遗症;对脑功能减退、冠状血管疾患、脑血管栓塞及脱发也有一定作用。【用法用量】　口服:胶囊剂,每次 3 粒,每日 2 次;口服液,每次 10～20ml,每日 2～3 次。【制剂规格】　胶囊剂:每粒 0.4g(相当于原药材 2.18g),每盒 36 粒;口服液:每瓶 150ml、250ml。

神衰康胶囊(颗粒)

【药物组成】　倒卵叶五加。【功能主治】　益气健脾,补肾安神,扶正固本,益智安神,补肾健脾。治脾肾阳虚诸证。用于脾肾阳虚,腰膝酸软,体虚乏力,失眠多梦,食欲缺乏等症。【用法用量】　口服:胶囊剂,每次 5 粒,饭后服用;颗粒剂,每次 0.5g,开水冲服;均每日 2 次。【禁忌】　外感发热患者忌服。【制剂规格】　胶囊剂:每粒 0.36g,每盒 40 粒;颗粒剂:每袋 5g。

清脑复神液[保乙]

【药物组成】　人参、黄芪、当归、鹿茸(去皮)、菊花、薄荷、柴胡、决明子、荆芥穗、丹参、远志、五味子、枣仁、莲子心、麦冬、百合、竹茹、黄芩、桔梗、陈皮、茯苓、甘草、枳壳、半夏(制)、干姜、石膏、冰片、大黄、木通、黄柏、柏子仁、莲子肉、知母、石菖蒲、川芎、赤芍、桃仁(炒)、红花、山楂、牛膝、白芷、藁本、蔓荆子、葛根、防风、羌活、钩藤、地黄。【功能主治】 清心安神,化痰醒脑,活血通络。治神经衰弱等诸证。用于神经衰弱、失眠、顽固性头痛及脑震荡后遗症所致头痛、眩晕、健忘、失眠等症。【用法用量】 口服:轻症每次 10ml,重症每次 20ml,均每日 2 次。【注意】 孕妇及对乙醇过敏者慎用。【制剂规格】 口服液:每支 10ml,每盒 6 支、12 支。

养血清脑颗粒[保乙]

【药物组成】 当归、川芎、白芍、熟地黄、钩藤、鸡血藤、夏枯草、决明子、珍珠母、延胡索、细辛。【功能主治】 养血平肝,活血通络。本品能改善动物软脑膜微循环,增加脑血流量,缓解血管痉挛,止痛。用于血虚肝旺所致头痛,眩晕眼花,心烦易怒,失眠多梦等。【用法用量】 口服:每次 1 袋,每日 3 次。【不良反应】 偶见服药后恶心,呕吐,罕见皮疹。一般不影响继续用药,可自行消失。【禁忌】 孕妇忌服。忌烟酒及辛辣油腻饮食。【注意】 本品有轻度降压作用,低血压者慎用;儿童、老人、孕妇、哺乳妇须遵医嘱用药。【制剂规格】 颗粒剂:每袋 4g,每盒 10 袋。

复方枣仁胶囊

【药物组成】 酸枣仁提取物、罗通定。【功能主治】 养心安神。主治虚烦不眠,惊悸等症。用于心神不安,失眠,多梦,惊悸。【用法用量】口服:每次 1 粒,每日 1 次。【注意】 孕妇慎用。【制剂】 胶囊剂:0.4g(含罗通定 60mg),每盒 12 粒。

六味地黄丸(颗粒、胶囊、片、口服液)[典/基/保甲/保乙]

【药物组成】 熟地黄 160g,山茱萸(制)、山药各 80g,牡丹皮、茯苓、泽泻各 60g。【功能主治】 滋阴补肾,益肝阴。主治肾阴亏损,肝阴不足。用于肾阴亏损,头晕耳鸣,腰膝酸软,遗精盗汗。【用法用量】 口服:浓缩丸,每次 8 丸;水蜜丸,每次 6g;小蜜丸,每次 9g;大蜜丸,每次 1 丸;胶囊剂,每次 2 粒(每粒 0.5g);软胶囊,每次 2 粒;片剂,每次 8 片;口服液,每次 10ml;颗粒剂,每次 1 袋,开水冲服;均每日 2 次。或遵医嘱。

【禁忌】 忌辛辣食物。【注意】 孕妇、小儿应在医师指导下服用;剂型规格品种多,用法用量有别,仔细阅读说明书,遵医嘱。【不良反应】 偶有食欲缺乏,胃脘不适,大便稀,腹痛等症状时,应去医院就诊。【制剂规格】 浓缩丸:每瓶 200 粒;大蜜丸:9g;水蜜丸:每瓶 200g;水丸:每瓶 250g;颗粒剂:5g;口服液:10ml,每盒 10 支;胶囊剂:0.3g、0.5g;软胶囊:0.38g;浓缩丸:每 8 丸重 1.44g(相当于药材 3g);片剂:0.55g。

杞菊地黄丸(浓缩丸、口服液、片、胶囊)[典/基/保甲]

【药物组成】 枸杞子、菊花各 40g,熟地黄 160g,山茱萸(制)、山药各 80g,牡丹皮、茯苓、泽泻各 60g。【功能主治】 滋肾养肝,清肝明目,有一定降血脂、抗动脉粥样硬化、抗氧化及增强免疫力的作用。用于肝肾阴亏引起的眩晕,耳鸣,目涩畏光,视物昏花及脑震荡后遗症、高血压、慢性肝炎。【用法用量】 口服:浓缩丸,每次 8 丸;大蜜丸,每次 1 丸,均每日 3 次;片剂,每次 3~4 片;胶囊剂,每次 5~6 粒;口服液,每次 10~20ml;均每日 3 次。或遵医嘱。【禁忌】 忌食不易消化食物;感冒发热病人不宜服用;对本品过敏者禁用。【注意】 有高血压、心脏病、肝病、糖尿病、肾病等慢性病严重者和儿童、孕妇、哺乳期妇女应在医师指导下服用;过敏体质者慎用;脾胃虚寒、大便稀溏者慎用。【制剂规格】 浓缩丸:每瓶 200 粒;口服液:每支 10ml;片剂(片芯重):0.3g;胶囊剂:每粒 0.3g;大蜜丸:每丸 9g;小蜜丸:每 10 丸重 2g。

太极通天口服液[保乙]

【药物组成】 川芎、白芷、细辛、羌活、薄荷、天麻。【功能主治】 活血化瘀,祛风止痛。用于血瘀证、风湿痹痛。【用法用量】 口服:第 1 日,按即刻,服药 1 小时后、2 小时后、4 小时后各服 10ml,以后每 6 小时服 10ml。第 2~3 日,每次 10ml,每日 3 次。3 天为 1 个疗程;或遵医嘱。【禁忌】 出血性脑血管病、阴虚阳亢者禁用。【注意】 孕妇禁服。【制剂规格】 口服液:10ml,每盒 6 支。

川芎茶调颗粒(丸、片、袋泡茶)[保甲/保乙]

【药物组成】 川芎、荆芥各 120g,白芷、羌活、甘草各 60g,细辛 30g,防风 45g,薄荷 240g。【功能主治】 疏风止痛。用于风寒头痛,恶寒发热,鼻塞。【用法用量】 口服:颗粒剂,饭后温开水或浓茶冲服,每次1袋,每日2次,儿童酌减或遵医嘱,2周为1个疗程;丸剂,饭后清茶送服,每次3~6g,每日2次;片剂,每次4~6片,每日2~3次;袋泡茶,每次2袋,每日2~3次,儿童酌减。【禁忌】 出血性脑病患者禁用;孕妇禁用。【注意】 本品为原药味浓,用茶水冲服,口感及疗效更佳。【制剂规格】颗粒剂:每袋7.8g,每盒6袋;丸剂:每袋6g;片剂:每片0.48g,每盒24片;袋泡茶:每袋1.6g。

刺五加脑灵液 [保乙]

【药物组成】 刺五加浸膏、五味子。【功能主治】 健脾补肾、宁心安神。主治神经衰弱症。用于心脾两虚、脾肾不足所致的心神不宁,失眠多梦,健忘,倦怠乏力,食欲缺乏等。【用法用量】 口服:每次10ml,每日2次。【制剂规格】 口服液:每支10ml。

新乐康片

【药物组成】 钩藤碱、酸枣仁皂苷、萝芙木总碱。【功能主治】 平肝养心安神。主治神经衰弱、忧郁症等。用于神经衰弱、焦虑,伴有失眠多梦,头晕目眩,焦虑不安,心神不宁,忧郁等情绪者。【用法用量】 口服:每次2~3片,每日3次,或遵医嘱。【注意】 勿过度烦劳,孕妇不宜服;忌酒、辣、辛等。【制剂规格】 片剂:每片0.25g,每盒12片。

眩晕宁颗粒(片) [保乙]

【药物组成】 泽泻、白术、茯苓、陈皮。【功能主治】 健脾利湿,益肝补肾。治疗与预防眩晕。用于梅尼埃病、迷路炎、内耳药物中毒、位置性眩晕、晕动病等耳性眩晕;脑动脉粥样硬化引起的脑性眩晕;高血压、低血压、高黏血症、贫血、神经官能症、颈椎病、眼源性眩晕等其他原因引起的眩晕或中医属痰湿中阻,肝肾不足型眩晕。症见头晕、头痛、恶心、呕吐、耳鸣、目眩、失眠、心慌、胸闷等眩晕病症。【用法用量】 口服:颗粒剂,冲服,每次1袋(8g);片剂,每次4~6片,均每日3~4次。【制剂规格】 颗粒剂:每袋8g(相当于原药材15g,无糖型);糖衣片:每片0.38g(每片相当于总药材3g)。

七叶安神片[保乙]

【药物组成】　三七叶中提取的总皂苷。【功能主治】　益气安神,活血止痛,止血。用于心气不足、失眠、心悸、胸痹心痛,或痈肿疮毒及出血症。【用法用量】　口服:每次 1 片,每日 3 次;饭后服或遵医嘱。【制剂规格】　片剂:每片 100mg,每盒 12 片。

心神宁片

【药物组成】　酸枣仁(炒)、远志、茯苓、栀子、六神曲、甘草。【功能主治】　养血除烦,宁心安神。治失眠症。用于心肝血虚,失眠多梦,烦躁不安,疲倦食少。【用法用量】　口服:每次 4～6 片,每日 3 次。或遵医嘱。【制剂规格】　薄膜衣:每片重 0.25g,每盒 48 片。

舒眠胶囊[保乙]

【药物组成】　酸枣仁、柴胡、白芍、合欢花、合欢皮、僵蚕、蝉蜕、灯心草。【功能主治】　疏肝解郁,宁心安神。主治失眠症。用于肝郁伤神所致的失眠症,症见失眠多梦,精神抑郁或急躁易怒,胸胁苦满或胸膈不畅,口苦目眩,舌边、尖略红,苔白或微黄、脉弦。【用法用量】　口服:每次 3 粒,每日 2 次。晚饭后临睡前服用。【不良反应】　少数病人服药后出现胃部不适。【注意】　注意避免精神刺激、酗酒、过度疲劳;睡前避免摄食过量,不参加导致过度兴奋的活动等。【制剂规格】　胶囊剂:每粒 0.4g,每盒 12 粒。

晕复静片

【药物组成】　制马钱子、珍珠。【功能主治】　化痰,息风,止眩。治眩晕证。用于痰浊中阻、清阳不升引起的头晕目眩,耳胀耳鸣,胸闷,恶心,视物模糊及梅尼埃病(美尼尔综合征)及晕船、晕车等见上述证候者。【用法用量】　口服:每次 1～3 片,每日 3 次,饭后服用,或遵医嘱。7 日为 1 个疗程,可连服 1～2 个疗程。【禁忌】　①孕妇及心动过速者禁用;②本品含马钱子,不宜过量服用。【不良反应】　偶见胃不适或精力过旺、夜间失眠等;服用地西泮(安定片)可消除。【制剂规格】　片剂:片芯重 0.1g,每盒 48 片。

清眩止晕片[保乙]

【药物组成】 火炭母、鸡矢藤、姜半夏、白术、天麻、丹参。【功能主治】 豁痰,化瘀,平肝。主治眩晕症。用于脑动脉硬化患者因肝阳夹痰瘀上扰所致眩晕症。【用法用量】 口服:每次5片,每日3次,4周为1个疗程。【注意】 孕妇慎用。【制剂规格】 片剂:每片0.35g,每盒30片。

晕可平颗粒(糖浆)[基]

【药物组成】 赭石、夏枯草、法半夏、车前草。【功能主治】 潜阴镇肝。主治肝阳上亢、扰动清窍所致眩晕症。用于内耳眩晕症、梅尼埃综合征(美尼尔综合征)。【用法用量】 口服:颗粒剂,开水冲服,每次10g;糖浆剂,每次20ml;均每日3次。【注意】 孕妇慎用。【制剂规格】 颗粒剂:每袋10g;糖浆剂:每瓶100ml、150ml。

清眩丸(片)[典/基]

【药物组成】 川芎、白芷各200g,石膏、薄荷、荆芥穗各100g。【功能主治】 散风清热。主治风热头晕目眩,偏正头痛,鼻塞牙痛。用于风热感冒引起的头痛、目眩、神经性头痛、鼻炎引起的头痛、副鼻窦炎、慢性鼻炎、牙周炎、牙龈脓肿等属中医学"风热"证者。【用法用量】 口服:大蜜丸,每次1~2丸;片剂,每次4片;均每日2次。【禁忌】 风寒、虚寒证者忌用。【制剂规格】 大蜜丸:每丸6g;片剂:每片相当于原药材1.4g。

镇脑宁胶囊[基/保乙]

【药物组成】 川芎、藁本、细辛、天麻、水牛角。【功能主治】 息风通络。主治头痛,恶心呕吐,视物不清,肢体麻木,头晕耳鸣等症。用于偏头痛。【用法用量】 口服:每次4~5粒,每日3次。【制剂规格】 胶囊剂:每粒0.3g。

天王补心丸[典/基/保甲]

【药物组成】 丹参、石菖蒲、党参、茯苓、玄参、远志(制)、桔梗、甘草各25g,当归、五味子、麦冬、天冬、酸枣仁(炒)、柏子仁各50g,地黄200g。【功能主治】 滋阴,养血,补心安神。主治心阴不足,心悸健忘,失眠多梦,大便干燥。【用法用量】 口服:水蜜丸,每次 6g;小蜜丸,每次 9g;大蜜丸,每次 1 丸;浓缩丸,每次 8 丸,均每日 2 次。【禁忌】 脾胃虚寒、胃纳欠佳、痰湿留滞者忌服。【不良反应】 偶见全身皮肤红疹发痒,消化不良等。【制剂规格】 大蜜丸:每丸 9g;小蜜丸:每袋 6g;水蜜丸:每袋 9g;浓缩丸:每 8 丸相当于饮片 3g。

安神丸(胶囊)^[基]

【药物组成】 合欢花、生地黄、玄参、女贞子、合欢皮、丹参、夜交藤、桑椹子。【功能主治】 养心安神。用于神经官能症及失眠多梦,头昏烦躁,健忘,心慌心烦,头晕目眩者。【用法用量】 口服:丸剂,每次 15～20 丸;胶囊剂,每次 4 粒;均每日 3 次。【制剂规格】 丸剂:每丸 0.3g;胶囊剂:每粒 0.25g。

安神补心丸(颗粒、胶囊)^[典/基/保乙]

【药物组成】 丹参300g,五味子(蒸)150g,石菖蒲 100g,安神膏560g [安神膏系取合欢皮、菟丝子、墨旱莲各 3 份及女贞子(蒸)4 份、首乌藤 5 份、地黄 2 份、珍珠母 20 份混合,加水煎煮 2 次,第 1 次 3h,第 2 次 1h 而制得相对密度为 1.21(80～85℃)的膏剂]。【功能主治】 养心安神。治健忘失眠。用于心悸失眠,头晕耳鸣,健忘,心神不宁,入睡困难,记忆力减退等。【用法用量】 口服:丸剂,每次 15 丸;胶囊剂,每次 4 粒;颗粒剂,每次 1 袋,开水冲服;均每日 3 次。【制剂规格】 丸剂:每 15 粒重 2g,每袋 2g;颗粒剂:每袋 1.5g;胶囊剂:每粒 0.5g。

小儿智力糖浆^[基]

【药物组成】 龟甲、龙骨、远志、石菖蒲、雄鸡。【功能主治】 调补阴阳,开窍益智。主治小儿轻微脑功能障碍综合征。用于小儿注意力涣散,上课时思想不集中,小动作不停,学习成绩不良;亦用于小儿冲动任性或动作迟缓症,大脑功能轻微失调(MBD)。【用法用量】 口服:每次 10～15ml,每日 3 次。【制剂规格】 糖浆剂:每瓶 100ml。

安神养心丸^[基]

【药物组成】 熟地黄、琥珀、当归、白术(炒)、川芎、黄芪、甘草、党参、酸枣仁(炒)、石菖蒲、白芍(酒制)、远志(制)、茯苓。【功能主治】 益气补血,定志安神。主治气血两亏引起的身体衰弱,惊悸失眠,精神恍惚,夜卧多梦等。用于心脏病、神经衰弱等。【用法用量】 口服:每次 1 丸,每日 2 次。【注意】 忌生冷凉食。【制剂规格】 大蜜丸:每丸 10g。

安神补脑液(胶囊、颗粒、片)[典/基/保甲]

【药物组成】 鹿茸、干姜、何首乌、淫羊藿、大枣及维生素 B_1。【功能主治】 填精生髓,滋生气血,安神补脑。主治头晕耳鸣,恍惚健忘,失眠心悸等症。用于神经衰弱、头痛、脑血管病恢复期、绝经期综合征等。【用法用量】 口服液:每次 10ml;胶囊剂,每次 1 粒;片剂,每次 0.31g(1 大片)或 0.33g(3 小片);颗粒剂,每次 1 袋,开水冲服;均每日 2 次,开水冲服。【禁忌】 儿童、孕妇禁用;忌烟、酒及辛辣、油腻食物;服药期间要保持情绪乐观,切忌生气恼怒;感冒发热病人不宜服用;忌烟、酒及辛辣、油腻食物。【注意】 有高血压、心脏病、肝病、糖尿病、肾病等慢性病严重者和哺乳期妇女、年老体弱者应在医师指导下服用;服药期间要保持情绪乐观,切忌生气恼怒;感冒发热病人不宜服用。【制剂规格】 口服液:每支 10ml;胶囊剂:每粒 0.3g;片剂:每片 0.11g(小片)、0.31g(大片);颗粒剂:每袋 1g。

补脑安神片(胶囊)[保乙]

【药物组成】 鹿茸、制何首乌、淫羊藿、干姜、甘草、大枣、维生素 B_1 等。【功能主治】 补肝益肾,养血安神。用于肝肾不足所致头痛眩晕,心悸不宁,失眠多梦,健忘。【用法用量】 口服:片剂(胶囊剂),每次 3～4 片(粒),每日 3 次。【注意】 忌烟、酒及辛辣、油腻食物;服药期间要保持情绪乐观,切忌生气恼怒;有高血压、心脏病、糖尿病、肝病、肾病等慢性病严重者应遵医嘱。【制剂规格】 片剂(胶囊剂):每片(粒)均 0.35g。

安神健脑液[基]

【药物组成】 人参、麦冬、枸杞子。【功能主治】 养心安神,益气生津,活血固肾。用于头晕头痛,记忆力减退,神经官能症。心血不足、气阴两虚或肝肾两虚所引起的失眠多梦,心悸乏力,口渴津少,虚汗较多,神经衰弱等症。【用法用量】 口服:每次 10ml,每日 3 次。【禁忌】 感冒患者忌服。【制剂规格】　口服液:10ml,每 1ml 含生药 1g,每盒 10 支。

安神糖浆^[基]

【药物组成】　灵芝、白术(炒)、女贞子(制)、合欢皮、首乌藤、仙鹤草、墨旱莲、甘草。【功能主治】　养血安神。主治贫血体虚,头昏,失眠,腰酸,四肢乏力。用于神经衰弱、贫血等见上述症状者。【用法用量】　口服:每次 30ml,每日 2 次。【制剂规格】　糖浆剂:每瓶 150ml。

安神温胆丸^[基]

【药物组成】　姜半夏、陈皮、竹茹、枳实、酸枣仁、远志、朱砂、五味子、人参、熟地黄、茯苓、甘草、大枣。【功能主治】　和胃化痰,安神定志。主治胸闷恶呕,心烦口苦,舌质红,苔黄腻,脉弦滑等晕动病症。用于心悸、梅尼埃综合征、癫痫、神经官能症。【用法用量】　口服:每次 1 丸,每日 2 次。【注意】　忌食肥厚油腻之食品。【制剂规格】　蜜丸:每丸 10g,每盒 10 丸。

安眠补脑糖浆^[基]

【药物组成】　红参、远志(制)、枸杞子、何首乌(制)、大枣、麦冬、甘草(蜜炙)、五味子(醋制)、柏子仁、桑椹子。【功能主治】　益气养阴,安神定志。用于以失眠健忘,头昏,心悸,舌质淡红,脉象细弱为主要表现属气阴两虚者及神经官能症见上述症状者。【用法用量】　口服:每次 15ml,每日 3 次,或睡前服 30～50ml。【制剂规格】　糖浆剂:每瓶 150ml。

补　脑　丸^[基]

【药物组成】　酸枣仁、柏子仁、当归、枸杞子、五味子、胡桃仁、肉苁蓉、益智仁、龙齿、琥珀、石菖蒲、远志、胆南星、天竺黄、天麻。【功能主治】　健脑益智,安神镇惊,化痰息风。主治失眠健忘,心悸不宁,神疲乏力,舌红苔黄,脉弦细之癫症。用于阵发性心动过速、各种贫血、神经衰弱、自主神经功能紊乱等。【用法用量】　口服:每次 3～6g,每日 2～3 次。【制剂规格】　水丸:每袋 18g。

抗　衰　灵　膏^[基]

【药物组成】　黄芪、白术、枸杞子、生地黄、桑椹、菟丝子、茯神、芡实、

223

麦冬、党参、莲子、黄精、山萸肉、何首乌、炙甘草、五味子、玉竹、丹参、黑豆、乌梅、熟地黄、山药。【功能主治】 宁心安神,强身抗老。主治早老综合征属气阴两虚证者。用于年老体弱,中年早衰,虚弱等衰老综合征及贫血,多种慢性消耗性疾病,症见头晕眼花,腰膝酸软,步履艰难,神疲乏力,形体枯槁,失眠健忘,耳聋,便秘;或身体虚弱无力,心悸失眠,发白齿落,记忆减退,食欲不佳,少气懒言等。【用法用量】 口服:每次 10g,每日 2次。【禁忌】 感冒患者忌用。【制剂规格】 膏剂:每瓶 300g。

定 心 丸 [基/保甲]

【药物组成】 生地黄、石菖蒲、柏子仁、当归、党参、茯苓、五味子、麦冬、酸枣仁、甘草、远志、黄芩、琥珀、朱砂、虫白蜡、牡丹皮。【功能主治】益气养血,宁心安神。主治气血不足、心失所养、心神浮越不宁所致的早泄、梦遗、心悸怔忡、失眠健忘、燥热、小便短赤、脉细弱等症。对风湿性心脏病、心动过速、心律不齐、心力衰竭等有良好疗效。【用法用量】 口服:每次 1 丸,每日 2 次。【注意】 孕妇忌服。【制剂规格】 蜜丸:每丸 9g,每盒 10 丸。

柏子仁丸 [基]

【药物组成】 柏子仁、麻黄根(蜜炙)、半夏曲(炒)、党参、白术(麸炒)、牡蛎(煅)、麦麸(炒黄)、五味子(制)、大枣。【功能主治】 养心安神,和胃固卫。主治阴火旺,夜寐不安,盗汗。用于阵发性心动过速、神经衰弱等。【用法用量】 口服:每次 6～9g,每日 2 次,饭前服用。【注意】胃阴不足,口唇燥裂者慎用。【制剂规格】 水蜜丸:每袋 18g。

复方北五味子片

【药物组成】 五味子流浸膏、刺五加浸膏、甘油磷酸钠、维生素 B_1。【功能主治】 敛肺补肾,养心安神。主治失眠、心悸、自汗、盗汗等。用于自主神经功能失调症、神经官能症、神经衰弱等。【用法用量】 口服:每次 2 片,每日 2～3 次。【注意】 阴虚火旺的汗出、心烦不寐者慎用。【制剂规格】 片剂:每片 0.3g,每盒 12 片×4 板。

养血安神片(丸) [保乙]

【药物组成】 鸡血藤、熟地黄、生地黄、合欢皮、墨旱莲、首乌藤、仙鹤草。【功能主治】　滋阴养血,宁心安神。主治阴虚血亏所致的头晕心悸、精神疲倦,失眠多梦,腰酸乏力等。用于神经衰弱、自主神经功能紊乱、神经官能症、贫血、甲状腺功能亢进、更年期综合征;亦可用于慢性风湿性疾病、放射治疗引起的白细胞减少、再生障碍性贫血、糖尿病等的辅助治疗。【用法用量】　口服:丸剂,每次6g;片剂,每次5片;均每日3次,饭前或空腹时温开水送服。【制剂规格】　丸剂:每50粒重3g;片剂:每片0.25g,每瓶100片,每盒60片。

养心安神丸 [基/保乙]

【药物组成】　黄芪、党参、白术、茯苓、熟地黄、白芍、当归、川芎、酸枣仁、远志、石菖蒲、琥珀、甘草。【功能主治】　补血养血,安神定志。治心惊失眠,头晕目眩,神疲乏力等属气血虚弱证。用于失眠,症见面色无华,唇甲色淡,头晕目眩,夜难入眠,精神疲倦,气短懒言;心律失常,症见面色无华,头晕目眩,心悸不宁,精神恍惚,气短等。【用法用量】　口服:每次1丸,每日3次。【制剂规格】　大蜜丸:每丸10g,每盒10丸。

神经衰弱丸 [基]

【药物组成】　磁石、首乌藤、合欢花、丹参、黄精、酸枣仁、知母、当归、远志、五味子。【功能主治】　补肾,益智,安神,强心。主治神经衰弱、失眠。用于神经衰弱、阵发性心动过速等。【用法用量】　口服:每次6g,每日2次。【制剂规格】　水泛丸:每20丸重1g。

眠安宁糖浆(口服液)

【药物组成】　丹参、熟地黄、白术(麸炒)、首乌藤、陈皮、远志(甘草水制)、大枣、蔗糖。【功能主治】　补养心脾,宁心安神。治神经衰弱,失眠多梦,心神不安,头昏,贫血等。用于神经衰弱,失眠多梦及神经官能症、贫血、甲状腺功能亢进、绝经期综合征等;具有镇静、催眠、抗惊厥等作用。【用法用量】　口服:每次20~30ml,每日2~3次;小儿酌减。【制剂规格】　糖浆剂:每瓶150ml;口服液(合剂):每支10ml。

脑灵素片 [基]

【药物组成】　红参、鹿茸、鹿角胶、鹿角霜、龟甲、五味子、远志、酸枣仁、茯苓、淫羊藿、熟地黄、黄精、苍耳子、枸杞子、麦冬、大枣。【功能主治】补气血,养心肾,健脑安神。主治心血不足、脾肾虚弱证。用于神经衰弱,症见惊悸失眠,头晕目眩,耳鸣健忘,身倦无力等;阳痿遗精,白带增多,体虚自汗;久病体弱患者服用本品有利于康复。【用法用量】 口服:每次4～6片,每日早、晚饭前各服1次。【禁忌】 有高血压者忌服。【制剂规格】 片剂:每片重0.31g(相当于原药材0.4g),每瓶100片。

益脑胶囊 [基/保乙/农合]

【药物组成】 龟甲胶、远志、龙骨、灵芝、五味子、麦冬、石菖蒲、党参、人参、茯苓。【功能主治】 补气养阴,滋肾健脑,益智安神。主治神志不安属气阴不足。用于神经衰弱及脑动脉硬化引起的体倦头晕,失眠多梦,记忆力减退等属心肝肾不足,气阴两虚者。【用法用量】 口服:每次3粒,每日3次。【制剂规格】 胶囊剂:每粒0.3g。

琥珀安神丸 [基]

【药物组成】 生地黄、玄参、天冬、麦冬、丹参、当归、琥珀、龙骨、人参、茯苓、大枣、甘草、柏子仁、五味子、酸枣仁、远志、合欢皮、桔梗。【功能主治】 镇惊安神,滋阴清热,固肾。主治心悸怔忡,失眠健忘,梦遗滑精,惊惕不安,口舌生疮,头晕目眩等。用于神经衰弱、绝经期综合征、神经官能症、遗精等。【用法用量】 口服:每次1丸,每日2次。【制剂规格】大蜜丸:每丸9g,每盒10丸。

滋肾宁神丸 [基]

【药物组成】 熟地黄、何首乌、黄精(制)、白芷、女贞子、菟丝子、金樱子、五味子、酸枣仁、夜交藤、丹参、山楂、珍珠母、怀山药、茯苓、牛大力、五指毛桃。【功能主治】 滋补肝肾,平肝潜阳,镇静安神,宁心益智。主治肝肾阴亏引起的神经衰弱,症见头晕耳鸣,失眠多梦,心慌心悸,怔忡健忘,腰酸泄泻。【用法用量】 口服:每次10g,每日2次。【制剂规格】水蜜丸:每瓶10g,每盒10瓶。

解郁安神颗粒 [基]

【药物组成】 柴胡、石菖蒲、清半夏、白术、浮小麦、远志、栀子、百合、胆南星、郁金、生龙齿、酸枣仁、茯神。【功能主治】　舒肝解郁,健脾和胃,安神定志。主治肝郁气滞,肝气犯脾之证及由于精神刺激或情志不舒而致的肝气郁结,疏泄失常,脾胃失调等证。用于症见失眠、多梦、健忘,伴有胸胁胀痛,烦躁焦虑,自汗,嗳气吞酸,口苦,神疲纳少,脘腹不舒;抑郁不乐,易紧张、激动,烦躁不安,疲乏无力,不明原因自汗者。【用法用量】口服:3～7岁,每次 1/2～2/3 袋;7 岁以上,每次 1 袋;均每日 2 次。【禁忌】　阴虚火旺者忌服。【制剂规格】　颗粒剂:每粒 5g,每盒 10 袋。

睡 宁 丸[基]

【药物组成】　龟甲、龙骨、远志、石菖蒲。【功能主治】　宁心安神。主治健忘失眠,精神恍惚,心神不宁,神经衰弱。用于神经衰弱,症见失眠健忘,心烦多梦,心神不宁,面色无华,唇甲色淡,舌质淡,脉细弱等。【用法用量】　口服:每次 1 丸,每日 2 次。【制剂规格】　大蜜丸:每丸 9g,每盒 10 丸。

酸枣仁合剂[基]

【药物组成】　酸枣仁、川芎、茯苓、知母、甘草。【功能主治】　养血安神,清热除烦。主治虚劳不眠,心悸盗汗,头晕目眩,咽干口燥,脉弦细等。用于神经衰弱、神经官能症、精神分裂症等。【用法用量】　口服:每次10ml,每日 3 次。【制剂规格】　合剂:每瓶 100ml。

朱砂安神丸[基/保乙]

【药物组成】　朱砂、地黄、当归各200g,黄连300g,甘草100g。【功能主治】　镇惊安神,清心养血,强心。主治心神不宁,失眠多梦,心悸易惊,胸中烦热,心火亢盛。用于室性心律失常、期前收缩、心肌炎、神经衰弱、失眠、精神分裂症及癫痫。【用法用量】　口服:大蜜丸,每次 1 丸;小蜜丸,每次 9g;水蜜丸,每次 6g;均每日 1～2 次。【注意】　孕妇忌用;不宜多服久服。【制剂规格】　大蜜丸:每丸 9g;小蜜丸或水蜜丸:每瓶 40g。

磁 朱 丸[基]

【药物组成】　磁石(煅)、朱砂(水飞)、六神曲(炒)。【功能主治】　摄纳潜阳、镇惊安神、清心明目。主治心肾阴虚,心阳偏亢,心悸失眠,耳鸣耳聋,视物昏花。用于各类型精神疾病及白内障、癫痫、耳鸣等。【用法用量】 口服:每次 3～6g,每日 2 次,空腹温开水送服;7 岁以下小儿剂量减半。【禁忌】 孕妇忌服;不宜多服久服;儿童尤不宜多服久服。【不良反应】 胃不适、皮疹(弥漫性红斑、瘙痒),停药后可逐渐消失。【制剂规格】水泛丸:每 30 粒重 3g,每袋或小瓶装 6g、10g、18g。

泻肝安神丸(胶囊)^[基/保乙]

【药物组成】 珍珠母、生龙骨、生牡蛎、柏子仁、酸枣仁、远志、龙胆草、黄芩、栀子、生地黄、当归、麦冬、车前子、白蒺藜、甘草。【功能主治】平肝泻火,养心安神。主治阴虚肝热引起的心烦失眠,头晕耳鸣,性情急躁等。用于神经官能症、癫痫、高血压及梅尼埃综合征。【用法用量】 口服:水丸,每次 3～5g;胶囊剂,每次 3 粒;均每日 2 次。【禁忌】 忌食生冷食物。【制剂规格】 丸剂:每 100 丸重 6g,每袋 18g;胶囊剂:每粒 0.4g。

败 酱 片^[基]

【药物组成】 黄花败酱的根茎及根。【功能主治】 镇静安神。用于以失眠为主要症状的神经衰弱或精神病患者,症见头晕、头痛、心悸、失眠。【用法用量】 口服:每次 2～4 片,每日 2～3 次。【制剂规格】 浸膏片:每片相当于原药材 1g,每瓶 100 片。

复方牵正膏^[典/基]

【药物组成】 复方牵正流浸膏、樟脑、冰片、薄荷脑、麝香草酚。【功能主治】 舒筋活络,调和气血。主治风邪中络,口眼歪斜,肌肉麻木,筋骨疼痛。用于面神经瘫痪、面神经炎、坐骨神经痛等。【用法用量】 外用:根据患部面积将膏药剪开,局部取穴贴敷(敷前将患部用酒或温水洗净,擦红)。①口眼歪斜取穴:下关、颊车、地仓、太阳、阳白、迎香等穴。②肌肉麻木取穴:上肢取合谷、中渚、外关、手三里、阿是等穴;下肢取太冲、解溪、足三里、足临泣、阳陵泉、阿是等穴。③筋骨疼痛取穴:阿是、循经取穴。【禁忌】 开放性创伤忌用。【注意】 如有皮肤过敏反应可暂停用本品;贴敷期间防受内寒。【制剂规格】 橡胶膏:4cm × 6.5cm,6.5cm×10cm。

脑乐静糖浆 [典/基]

【药物组成】　甘草流浸膏 35,4g,大枣 125g,小麦 416g。【功能主治】养心,健脑,安神。主治精神忧郁,易惊失眠,烦躁及小儿夜惊不安。用于绝经期综合征、精神分裂症、神经官能症等。【用法用量】　口服:每次30ml,每日 3 次,小儿酌减。【制剂规格】　糖浆剂:每瓶 150ml。

脑力宝丸 [基]

【药物组成】　远志、五味子、地骨皮、川芎、生地黄、茯苓、菟丝子、维生素 E 及维生素 B_1 等。【功能主治】　健脑安神,补脾益肾,养血清虚热。用于健忘失眠,神经衰弱,烦躁多梦,身体倦怠及血虚所致的虚热等,可提高记忆力。【用法用量】　口服:每次 4 丸,每日 3 次;10 岁以下酌减。【不良反应】　罕见多形性红斑型药疹 1 例。【制剂规格】　水丸:0.2g,每瓶 120g、60g。

健 脑 丸 [基]

【药物组成】　当归 25g,天竺黄、龙齿(煅)、琥珀、远志(甘草水炙)、九节菖蒲、胆南星、肉苁蓉(盐炙)、山药、枸杞子各 20g,五味子、益智仁(盐炒)各 15g,天麻、人参、丹参、菊花各 5g,柏子仁 4g,赭石 25g,酸枣仁(炒)40g。【功能主治】　补肾健脑,养血安神,有镇静安眠作用。主治精血不足,心肾亏虚等引起的心悸不安,记忆力减退,腰酸乏力,头晕耳鸣,或遗精早泄等症。用于老年轻度认知障碍,神经衰弱、健忘症等。【用法用量】　口服:每次 5 丸,每日 2～3 次,饭后服。【制剂规格】　水丸:每 20粒重 3g,每袋 6g。

安 乐 片 [基]

【药物组成】　柴胡、当归、川芎、茯苓、钩藤、首乌藤、白术(炒)、甘草。【功能主治】　舒肝解郁,定惊安神。主治精神抑郁,惊恐失眠,胸闷不适,纳少神疲用于神经官能症、绝经期综合征、小儿夜啼、磨牙等,症见肝气郁结,郁而化热,郁热内扰引起的难以入睡,即使入睡也多梦易惊,或胸胁胀满,善叹息,平时性情急躁易怒,不思饮食,口渴喜饮,目赤口苦者。【用法用量】　口服:每次 4～6 片,每日 3 次。【制剂规格】　糖衣片:每片含生药 1.1g,每瓶 100 片。

参芪五味子片(颗粒、胶囊)[保乙]

【药物组成】 南五味子、党参、黄芪、酸枣仁(炒)。辅料为淀粉、糖粉、滑石粉。【功能主治】 健脾益气,宁心安神。用于气血不足,心脾两虚所致的失眠、多梦、健忘、乏力、心悸、气短、自汗。【用法用量】 口服:片剂,每次 3～5 片;胶囊剂,每次 3 片;颗粒剂,每次 1 袋;均每日 3 次。【禁忌】 忌不易消化食物;.感冒发热病人不宜服用。有实热症者禁用,待实热症退后可服用。【注意】 高血压、心脏病、肝病、糖尿病、肾病等慢性病严重者及儿童、孕妇、哺乳期妇女应在医师指导下服用。【制剂规格】片剂(胶囊剂):每片(粒)0.25g;颗粒剂:每袋 3g。

枣仁安神胶囊(颗粒、口服液)[典/保乙]

【药物组成】 酸枣仁(炒)、丹参、五味子(醋炙)等。【功能主治】 养血安神。主治心血不足所致的失眠、健忘、心烦、头晕。用于神经衰弱症见上述证候者。【用法用量】 口服:胶囊剂,一次 5 粒;颗粒剂,每次 1袋,开水冲服;口服液,每次 10ml;均每日 1 次,临睡前服用。【禁忌】 由于消化不良所导致的睡眠差者忌用。【注意】 孕妇慎用。糖尿病患者、小儿应在医师指导下服用。【制剂规格】 胶囊剂:每粒 0.45g;颗粒剂:每袋 5g;口服液:每支 10ml。

利尔眠胶囊[保乙]

【药物组成】 黄连,肉桂。【功能主治】 清心降火,交通心肾。用于心肾不交所致的失眠多梦,心悸不宁。【用法用量】 口服:每次 2 粒,临睡前半小时用温开水送服。【禁忌】 孕妇禁用。【禁忌】 忌烟、酒及辛辣、油腻食物;保持情绪乐观,切忌生气恼怒;高血压、心脏病、糖尿病、肝病、肾病等慢性病严重者应在医师指导下服用。【制剂规格】 胶囊剂:每粒 0.35g。

九味镇心颗粒[保乙]

【药物组成】 人参(去芦)、酸枣仁、五味子、茯苓、远志、延胡索、天冬、熟地黄、肉桂。【功能主治】 本品用于广泛性焦虑症心脾两虚证,症见善思多虑不解、失眠或多梦、心悸、食欲不振、神疲乏力、头晕、易汗出、善叹息、面色萎黄、舌淡苔薄、脉弦细或沉细。【用法用量】　口服:温开水冲服,早、中、晚各 1 袋,每日 3 次。【制剂规格】　颗粒剂:每袋 6g。

九味熄风颗粒

【药物组成】　熟地黄、龙骨、龟甲、天麻、龙胆、钩藤、僵蚕、青礞石、法半夏。【功能主治】　滋阴平肝;息风化痰。用于轻中度小儿多发性抽动症属中医肾阴亏损,肝风内动证者,症见头、颈、五官及肢体不自主抽动,喉中发出异常声音,舌红苔少,脉细弦。【用法用量】　口服:开水冲服。4~6 岁,每次 1 袋,每日 2 次;7~9 岁,每次 1.5 袋,每日 2 次;10~14 岁,每次 2 袋,每日 2 次。6 周为 1 个疗程。【制剂规格】　颗粒剂:每袋 6g。

安神补心丸[典/保乙]

【药物组成】　丹参 300g,五味子(蒸)150g,石菖蒲 100g,安神膏560g。【功能主治】　养心安神,主要有镇静,催眠,改善智力等作用。用于心血不足、虚火内扰所致的心悸失眠、头晕耳鸣。【用法用量】　口服:每次 15 丸,每日 3 次。【禁忌】　忌辛辣食物。【不良反应】　偶有胃痛、食欲减退等不良反应。【制剂规格】　水丸:每 15 丸重 2g。

安神补脑片(胶囊)[保乙]

【药物组成】　鹿茸、制何首乌、淫羊藿、干姜、甘草、大枣、维生素 B₁等。【功能主治】　补肾健脑。主治肾虚所致的失眠,健忘,头晕。用于神经衰弱见上述证候者。【用法用量】　口服:片剂,每次 1 片(大片)或 3 片(小片);胶囊剂,每次 1 粒;均每日 2 次。【禁忌】　忌烟、酒及辛辣、油腻食物;感冒发热病人不宜服用。【注意】　保持情绪乐观,切忌生气恼怒;高血压、心脏病、肝病、糖尿病、肾病等慢性病严重者、儿童、孕妇、哺乳期妇女、年老体弱者应在医师指导下服用。【制剂规格】　片剂:每片重0.11g、0.31g。胶囊剂:每粒 0.3g。

益心宁神片[保乙]

【药物组成】　人参茎叶总皂苷、灵芝、合欢藤等。【功能主治】　补气生津,养心安神。主治心气不足,心阴亏虚所致的失眠多梦,心悸,记忆力减退。用于神经衰弱见上述证候者。【用法用量】 口服:每次5片(小片)或每次3片(大片),每日3次,饭前服用。【禁忌】 忌辛辣、生冷、油腻食物。【注意】 高血压、心脏病、肝病、糖尿病、肾病等慢性病患者应在医师指导下服用。【制剂规格】 薄膜衣小片:每片0.31g;薄膜衣大片:每片0.52g。

小儿黄龙颗粒 [保乙]

【药物组成】 熟地黄,白芍,麦冬,知母,五味子,煅龙骨,党参,石菖蒲,远志,桔梗。【功能主治】 滋阴潜阳、安神定志,用于注意缺陷多动障碍中医辨证属阴虚阳亢症者,症见多动不宁,神思涣散,性急易怒,多言多语,盗汗,口干咽燥,手足心热等。【用法用量】 口服:温开水冲服,6-9岁,每次1袋,每日2次;10-14岁,每次2袋,每日2次。6周为1个疗程。【不良反应】 个别患儿用药后出现呕吐、腹泻等。【注意】 本品用于6-14岁患儿,6岁以下患儿用药的安全和有效性尚不明确。少数患儿用药后出现血小板升高,与药物的关系尚无法确定。【制剂规格】 颗粒剂:每袋6g。

舒 眠 片 [保乙]

【药物组成】 酸枣仁(炒)、柴胡(酒炒)、白芍(炒)、合欢花、合欢皮、僵蚕(炒)、蝉蜕、灯心草。【功能主治】 舒肝解郁,养血柔肝,宁心安神。主要药效学试验表明,本品可明显抑制大、小鼠的自主活动,缩短阈剂量戊巴比妥钠致大、小鼠睡眠的潜伏期,并延长时间,对阈下剂量戊巴比妥钠对小鼠的镇静催眠作用起明显协同作用,且一日内给药也有明显的镇静催眠的协同作用,能明显对抗士的宁致小鼠的惊厥,表现为延长惊厥潜伏期和延长死亡时间,对小鼠睡眠觉醒后的再睡眠有一定的促进作用。临床用于失眠、多梦易惊、多愁善感或忧郁不乐,甚则急躁易怒,胸胁苦满或胸膈不畅,头晕目眩,咽干口燥。【用法用量】 口服:每次3片,上午服1次,晚饭后临睡前服1次。【禁忌】 对阴虚阳亢及痰瘀蕴阻的失眠忌用。【制剂规格】 片剂:每片0.48g。

安尔眠糖浆 [基]

【药物组成】 丹参、首乌藤、大枣。【功能主治】 具有抗疲劳,镇静安神之功效。主治神经衰弱和失眠。用于血不养心所致的心悸、失眠等,症见入睡困难,多梦易惊,健忘等。【用法用量】　口服:每次 10～15ml,每日 3 次。【制剂规格】　糖浆剂:每瓶 100ml。

醒脑再造丸(胶囊)[典/基/保乙]

【药物组成】　黄芪 162.2g,红参、当归各 33.8g,天麻 27g,三七、炒白术、胆南星、葛根、粉防己、玄参、黄连、连翘、赤芍、决明子、石决明各 27g,淫羊藿 94.6g,炒僵蚕 6.8g,珍珠(大豆制)20.3g,冰片、猪牙皂、大黄、细辛、木香、制白附子各 13.5g,全蝎(去钩)6.8g,制何首乌 40.5g,沉香 13.5g。【功能主治】　化痰醒脑,祛风活络。用于神志不清,语言謇涩,肾虚痿痹,筋骨酸痛,手足拘挛,半身不遂及脑血栓形成恢复期后遗症亦可用于脑供血不足、脑血栓形成、脑出血后遗症、风湿性关节炎、类风湿关节炎等。【用法用量】　口服:大蜜丸,每次 1 丸,每日 2～3 次;胶囊剂:每次 4 粒,每日 2 次。【注意】　孕妇忌服。【制剂规格】　大蜜丸:每丸 9g;胶囊剂:每粒 0.35g。

参桂再造丸[基/保乙]

【药物组成】　朝鲜参、肉桂、麻黄、乌梢蛇(去头)、穿山甲(代)、白附子(制)、冰片。【功能主治】　祛风行血,舒筋活络。主治筋骨疼痛,四肢麻木,腰酸背痛,疲乏无力。用于脑血管意外后遗症、多发性神经炎、颈椎骨质增生、腰肌劳损、类风湿脊柱炎等。【禁忌】　孕妇忌服用。【用法用量】　口服:每次 1 丸,每日 2 次,早、晚温开水送服。【制剂规格】　大蜜丸:每丸 9g。

四　妙　丸[保乙]

【药物组成】　苍术、牛膝、黄柏、薏苡仁。【功能主治】　祛湿清热。主治湿热下注证。用于多发性神经炎、关节炎、脚气病,症见两足麻木,下肢痿弱,筋骨疼痛,足胫湿疹痒痛。【用法用量】　口服:每次 6g,每日 3 次;小儿酌减。【禁忌证】　虚寒痿证、带下、风寒湿痹阴虚等忌用。【注意】　孕妇慎用;忌饮酒及油腻食品。【制剂规格】　水丸:每 15 粒重 1g,每袋 18g。

复方扶芳藤合剂[典]

【药物组成】 扶芳藤、黄芪、红参。【功能主治】 益气补血,健脾养心。用于气血不足,心脾两虚证。临床主要用于气短胸闷,少气懒言,神疲乏力,自汗,心悸健忘,失眠多梦,面色不华,纳谷不馨,脘腹胀满,大便溏软,舌淡胖或有齿痕,脉细弱,以及神经衰弱、白细胞减少症见上述证候者。【用法用量】 口服:每次 15ml,每日 2 次。【禁忌证】 周岁以内婴儿禁服;外感发热者忌服。【制剂规格】 合剂:每支 15ml(相当于原药材 15g)。

第二节 理血通脉、活血疏络镇痛药

天菊脑安胶囊[保甲]

【药物组成】 天麻、菊花等。【功能主治】 平肝息风,活血化瘀。用于肝风夹瘀证的偏头痛。【用法用量】 口服。每次 5 粒,每日 3 次。【禁忌】 妊娠及哺乳期妇女禁用。忌烟、酒及辛辣食物。【注意】 高血压头痛及不明原因的头痛,应去医院就诊。有心脏病、肝病、糖尿病、肾病等慢性病严重者及儿童、年老体弱者应在医师指导下服用。【制剂规格】 胶囊剂:每粒 0.4g。

丹参头痛胶囊[保乙]

【药物组成】 高原丹参、夏枯草、熟地黄、珍珠母、鸡血藤、川芎、当归、白芍、菊花、蒺藜、钩藤、细辛。【功能主治】 平肝息风,散瘀通络,解痉止痛。用于肝阳上亢,瘀血阻络所致的头痛、背痛颈酸、烦躁易怒。【用法用量】 口服:每次 3~4 粒,每日 3 次。或遵医嘱。【禁忌】 肾病患者、孕妇、新生儿禁用。【注意】 因含马兜铃科植物细辛,在医生指导下用,定期复查肾功能。【制剂规格】 胶囊剂:每粒 0.5g,每盒 24 粒。

定风止痛胶囊(软胶囊、口服液)[保乙]

【药物组成】 三七、天麻、僵蚕、白附子(制)、防风、羌活、天南星(制)、白芷。【功能主治】 祛风化痰,行瘀散结,消肿定痛。用于咽喉肿痛、口腔溃疡、牙痛及风痰瘀毒，风痰瘀血阻络引起的关节肿胀疼痛，筋脉拘挛，屈伸不利，破伤风的辅助治疗。【用法用量】　口服：胶囊剂，每次2粒，每日3次，小儿酌减。口服液，每次10ml，每日2次。外用：创面用盐水清洁，将胶囊药粉撒于患处，或用香油调敷。【制剂规格】　胶囊剂：每粒0.28g，每盒48粒；口服液：每支10ml。

元胡止痛片（胶囊、滴丸、软胶囊、颗粒、口服液）[典/保甲/保乙]

【药物组成】　延胡索（醋制）445g，白芷223g。【功能主治】　理气，活血，止痛。主治痛经及痛痹。用于气滞血瘀的行经腹痛、胃痛、胁痛、头痛及月经痛等。【用法用量】　口服：片剂，每次4～6片；胶囊剂，每次4～6粒；软胶囊剂，每次2粒；颗粒剂，每次5g；口服液，每次10ml；滴丸，每次20～30丸；均每日3次；或遵医嘱。【禁忌】　①忌食生冷食物；②本品不宜用于虚证痛经，其表现为经期或经后小腹隐痛喜按，月经色淡质稀，伴有头晕目花、心悸气短等症者；③孕妇忌用。【注意】　①服药中如出现皮疹、胸闷、憋气等过敏反应者应停药并对症处理；②剂型不同，处方药中剂量比例和用法均有差异。【制剂规格】　片剂：每片0.25g、0.26g；胶囊剂：每粒0.25g；软胶囊剂：每粒0.5g；颗粒剂：每袋5g；滴丸：每10丸重0.5g；口服液：每支10ml。

通迪胶囊[保乙]

【药物组成】　三七、紫金莲、大青木香、七叶莲、鸡矢藤、细辛。【功能主治】　活血行气，散瘀止痛。用于气滞血瘀、经络阻滞所致的癌症疼痛、术后疼痛、跌打损伤疼痛、肩颈痹痛以及胃脘疼痛、头痛、痛经等。【用法用量】　口服：每次2粒，每日3次。剧痛可加服1粒。【禁忌】　孕妇忌用，肾功能不全者慎用；细辛可影响肾功能。【制剂规格】　胶囊剂：每粒0.45g，每盒12粒、24粒。

都梁丸（软胶囊）[典/保乙]

【药物组成】　白芷（黄酒浸蒸）、川芎。【功能主治】　祛风散寒，活血通络。主治风寒之邪引起的头痛、胸痹、鼻鼽等，症见头痛、胸痛或鼻塞流清涕或伴畏寒发热，口不渴，舌淡苔白，脉细数。用于感染性发热性疾病初期、颅内肿瘤、神经性头痛、偏头痛、冠心病、肋间神经痛、急慢性鼻黏膜炎、过敏性鼻炎见上述症状者。【用法用量】 口服:蜜丸,每次 1 丸;软胶囊,每次 3 粒,均每日 3 次。【禁忌】 本方辛温走窜,久服会伤阴耗气,故气虚、血弱、阴伤、热甚者忌服。对阴虚阳亢、高血压引起的头痛、头晕忌服。孕妇忌服;服药期间忌生冷食物。【注意】 阴虚阳亢、肝火上扰引起的头痛、头晕者慎用。【制剂规格】 大蜜丸:每丸 9g;软胶囊:每粒 0.54g。

头痛宁胶囊[基/保乙]

【药物组成】 土茯苓、天麻、制何首乌、当归、防风、全蝎。【功能主治】 息风涤痰,逐瘀止痛。用于偏头痛、紧张性头痛属痰瘀阻络证,症见痛势甚剧,或攻冲作痛,或痛如锥刺,或连及目齿,伴目眩畏光,恶心呕吐,急躁易怒,反复发作者。【用法用量】 口服:每次 3 粒,每日 3 次。【制剂规格】 胶囊剂:每粒 0.4g,每盒 36 粒。

乌金活血止痛胶囊[彝]

【药物组成】 赤芍、倒提壶(制)、金荞麦。【功能主治】 活血化瘀,通络止痛。用于气滞血瘀所致腰腿痛、风湿关节痛、癌疼痛。【用法用量】 口服:每次 1～2 粒,每日 1～2 次,1 日最大用量不超过 4 粒;体质虚弱者可用蜂蜜、大枣煎汤送服。【禁忌】 孕妇、小儿和心脏病患者忌服。【注意】 本品有小毒,不宜超量服用,年老体弱者慎用。【制剂规格】 胶囊剂:每粒 0.3g,每盒 12 粒。

晕痛定胶囊[基/保乙/农合]

【药物组成】 蜜环菌粉、川芎。【功能主治】 镇痛,止痛。用于治疗偏头痛、神经官能症,对高血压、脑血管病等头痛及头眩晕也有一定疗效。【用法用量】 口服:每次 3 粒,每日 3 次。或遵医嘱。【制剂规格】 胶囊剂:每粒 0.4g,每盒 27 粒。

天舒胶囊[保乙]

【药物组成】 川芎、天麻。【功能主治】 活血平肝。主要用于血瘀所致血管神经性头痛;症见头痛日久,痛有定处,或兼头晕、夜寐不安。【用法用量】 口服:每次 4 粒,每日 3 次,饭后服用。【不良反应】 偶有胃不适、头胀、月经量过多。本品主要用于外伤后遗症引起的血管神经性头痛轻症患者。【禁忌】 孕妇及月经过多者、有出血性疾病者禁用。【制剂规格】 胶囊剂：每粒 0.34g，每盒 36 粒。

羚羊角口服液

【药物组成】 羚羊角。【功能主治】 解热、镇惊、解毒。主要用于热极生风证，包括孕妇、哺乳期妇女和儿童高热患者。【用法用量】 口服：每次 5ml，每日 2 次。【禁忌】 对本品过敏者禁用。【制剂规格】 口服液：每支 5ml、10ml。

熊胆降热胶囊

【药物组成】 熊胆等。【功能主治】 清热、解毒、镇痛、通便。用于外感热病引起的发热烦躁、头痛目赤、牙龈肿痛、大便秘结。【用法用量】口服：每次 2～3 粒，小儿每次 1～2 粒，每日 3 次。【禁忌】 忌烟及辛辣食物。不宜同服滋补性中药。【注意】 患有高血压、心脏病、糖尿病、肝肾疾病等患者须遵医嘱用药。【制剂规格】 胶囊剂：每粒 0.36g。

五灵止痛胶囊[保乙]

【药物组成】 五灵脂、蒲黄、冰片。【功能主治】 行气止痛，通经活络，祛瘀散结，开窍辟秽。治诸痛痹。用于因气滞血瘀、邪闭所致的胸胁痛、胃脘痛、痛经、腹痛，亦可用于扭伤、骨折等痛症。【用法用量】 口服：每次 1～2 粒，痛时服用。【注意】 孕妇慎用。【制剂规格】 胶囊剂：每粒 0.2g，每盒 12 粒。

安络痛片

【药物组成】 由安络小皮伞菌，俗称鬼毛针制备的安络痛浸膏片。【功能主治】 通经活络，活血止痛。治痛痹诸证。用于坐骨神经痛、三叉神经痛、风湿性关节痛等。【用法用量】 口服：每次 0.42g(2 片)，每日2～3 次；或遵医嘱。【禁忌】 孕妇禁用。【制剂规格】 薄膜衣片：每片0.21g，每盒 24 片。

腰痹通胶囊

【药物组成】 三七、川芎、延胡索、白芍。【功能主治】 活血化瘀，祛风除湿,行气止痛。主治血瘀气滞,脉络闭阻证。用于腰腿疼痛,痛有定处,痛处拒按,轻者俯仰不便,重者则因剧痛不能转侧,腰椎间盘突出症见上述症状者。【用法用量】 口服:每次 3 粒,每日 3 次,饭后服用,30 日为 1 个疗程。消化性溃疡患者慎用或遵医嘱。【禁忌】 孕妇忌服。【制剂规格】 胶囊剂:每粒 0.42g,每盒 50 粒。

舒筋健腰丸

【药物组成】 枸杞、金樱子、鸡血藤、千斤拔、黑老虎、牛大力、女贞子(蒸)、桑寄生(蒸)、菟丝子(盐制)、延胡索(制)、两面针、乳香(制)、没药(制)等。【功能主治】 补益肝肾,强健筋骨,驱风除湿,活络止痛。用于腰膝酸痛。【用法用量】 口服:每次 5g(瓶盖内侧有刻度),每日 3 次,饭后半小时服用。【禁忌】 忌食生冷、油腻食物;孕妇忌服;感冒时不宜服用。【注意】 高血压、心脏病、肝病、糖尿病、肾病等慢性病严重者应在医师指导下服用。【制剂规格】 丸剂:每瓶 45g,120g。

活 络 丸[保乙]

【药物组成】 蕲蛇(酒炙)、麻黄、羌活、竹节香附、天麻、乌梢蛇(酒炙)、细辛、豹骨(油炙)、僵蚕(麸炒)、铁丝威灵仙(酒炙)、防风、全蝎、肉桂(去粗皮)、附子(炙)、丁香、地龙、没药(醋炙)、乳香(醋炙)、赤芍、血竭、何首乌(黑豆酒炙)、玄参、甘草、熟地黄、白术(麸炒)、茯苓、人参、龟甲(沙烫醋淬)、骨碎补、当归、广藿香、熟大黄、白芷、川芎、草豆蔻、黄芩、沉香、黄连、青皮(醋炙)、香附(醋炙)、天竺黄、木香、乌药、松香、葛根、豆蔻、人工麝香、水牛角浓缩粉、冰片、人工牛黄、朱砂、安息香。【功能主治】 祛风,舒筋,活络,除湿。用于风寒湿痹引起:肢体疼痛,手足麻木,筋脉拘挛,中风瘫痪,口眼歪斜,半身不遂,言语不清。【用法用量】 口服:每次 1 丸,每日 2 次,温黄酒或温开水送服。服用前应除去蜡皮、塑料球壳,本品可嚼服,也可分份吞服。【禁忌】 孕妇忌服;本品处方中含朱砂,不宜过量久服。【注意】 肝肾功能不全者慎用。【制剂规格】 蜜丸:每丸 3g。

活络止痛丸

【药物组成】 鸡血藤、何首乌、过岗龙、牛大力、豨莶草、豆豉姜、半枫荷、两面针、臭屎茉莉、走马胎、威灵仙、连钱草、千斤拔、独活、穿破石、薏苡仁、土五加、钩藤、山白芷、宽筋藤;辅料为炼蜜。【功能主治】　活血舒筋,驱风除湿。用于风湿痹痛,手足麻木酸软。【用法用量】　口服:水蜜丸,每次 4g;大蜜丸,每次 1 丸,每日 3 次。【禁忌】　孕妇忌服;对该药品过敏者禁用。【注意】　儿童慎用,严重高血压、心脏病、肾病患者慎用,年老体虚患者应遵医嘱;过敏体质者慎用。【制剂规格】　丸剂:水蜜丸,每150 丸重 4g;大蜜丸,每丸 5.6g。

十　香　丸 [典/基]

【药物组成】　沉香、木香、丁香、茴香、香附、陈皮、乌药、泽泻、荔枝核、猪牙皂。【功能主治】　温中散寒,理气止痛。主治痛痹诸证,属气滞腹胀者。用于小肠疝气、肠功能紊乱所致腹痛、痛经、疝痛。【用法用量】口服:每次 0.5～1 丸,每日 1～2 次;小儿酌减。【禁忌】　忌食生冷腥腻之品;孕妇忌服。【制剂规格】　蜜丸:每丸 9g,每盒 10 丸。

新　癀　片 [保乙]

【药物组成】　肿节风、三七、人工牛黄、猪胆粉、肖梵天花、珍珠层粉、水牛角浓缩粉、红曲、吲哚美辛。【功能主治】　清热解毒,活血化瘀,消肿止痛。治痛痹诸证。用于热毒瘀血所致的咽喉肿痛、牙痛、鼻炎伴疼痛、胁痛、黄疸、无名肿痛等症。临床新用于咽炎、复发性口疮、急性根尖周炎、虫咬皮炎等。【用法用量】　口服:每次 2～4 片,每日 3 次。小儿酌减。外用:用冷开水调化,敷患处。【不良反应】　个别患者空腹服药会有眩晕、咽干、倦怠、胃部嘈杂不适,轻度腹泻。停药后自行消失。【制剂规格】　片剂:每片 0.32g。

牛黄宁宫片 [基]

【药物组成】　牛黄、琥珀、蒲公英、珍珠、猪胆膏、板蓝根、朱砂、雄黄、连翘、冰片、金银花、甘草、黄连、石决明、天花粉、郁金、地黄、赭石、黄芩、石膏、钩藤、大黄、磁石(煅)、玄参、栀子、葛根、麦冬。【功能主治】　清热解毒,镇静安神,息风止痛。用于外感热病,高热神昏,惊风抽搐,肝阳眩晕,耳鸣头痛,心烦不寐,癫痫狂躁及精神分裂症复发等。【用法用量】口服:每次 3～6 片,一日 3 次;小儿酌减。【禁忌】　孕妇忌用;服药期间不宜食用酸辣油腻、刺激性食物。【注意】　虚证及低血压者慎用。【制剂

【规格】 片剂:每片 0.34g。

一粒止痛丸[基]

【药物组成】 披麻草、重楼、乳香、没药、金铁锁、麝香。【功能主治】清热解毒,活血止痛。主治刀枪伤、跌打伤所致的疼痛、妇女痛经、癌痛等。临床用于各种瘀滞疼痛、跌打扭伤疼痛、手术后疼痛、胃痛、牙痛、恶性肿瘤痛痛。【用法用量】 口服:痛时服用 1 粒,每小时 1 次,或遵医嘱。【禁忌】 孕妇忌服;不能与洋地黄类药物合用,用药 1 日内忌食蚕豆、鱼类和酸冷食物。【注意】 心血管病人慎用。【不良反应】 过量服用会中毒,症见恶心呕吐、血压降低、心率减慢等。【制剂规格】 浓缩丸:每 10粒重 0.9g。

乌金片(丸)

【药物组成】 益母草、小茴香(盐制)、川芎、补骨脂(盐制)、吴茱萸(制)、当归、艾叶(炭)、白芍、莪术(醋制)、蒲黄(炒)、百草霜、三棱(醋制)、香附(醋制)、熟地黄、延胡索(醋制)、木香。【功能主治】 调经化瘀。用于气郁血滞引起的胸胁刺痛,面黄肌瘦,产后瘀血不行,痛经,以及产后缩宫性疼痛等痛证。【用法用量】 口服:片剂,每次 4 片;蜜丸,每次 1 丸;均一日 2 次。【禁忌】 孕妇忌服;忌食辛辣之品。【制剂规格】 片剂:每片 0.6g;蜜丸:每丸 9g。

腰痛片(丸)[典]

【药物组成】 杜仲叶(盐炒)、当归各 108g,补骨脂(盐炒)、狗脊(制)、续断、白术(炒)、牛膝各 81g,泽泻 54g,肉桂、乳香(制)各 27g,赤芍、土鳖虫(酒炒)各 43g。【功能主治】 补肾,活血,止痛。治痛痹。用于肾虚腰痛,腰肌劳损。【用法用量】 口服:片剂,每次 6 片;丸剂,每次 9g;均每日 2～3 次。【禁忌】 孕妇禁用。【注意】 阴虚火旺及有实热者慎用。【制剂规格】 片剂:每片 0.3g;丸剂:每袋 18g。

正天丸(胶囊)[基/保甲]

【药物组成】 钩藤、白芍、川芎、当归、地黄、白芷、防风、羌活、桃仁、红花、细辛、独活、麻黄、附片、鸡血藤。【功能主治】 疏风活血,养血平肝,通络止痛。用于外感风邪、瘀血阻络、血虚失养、肝阳上亢引起的多种头痛、痛痹诸证,如头痛、神经性头痛、颈椎病型头痛、经前头痛、血管性头痛。【用法用量】　口服:丸剂,每次 6g,每日 2～3 次,饭后服用,15 日为 1 个疗程;胶囊剂,每次 2 粒,每日 3 次。【不良反应】　偶有固定性药疹、大疱性表皮坏松解型药疹,胃黏膜出血。【制剂规格】　水丸:每瓶 60g,每袋 6g;胶囊剂:每粒 0.45g。

复方羊角胶囊(片、颗粒)[基/保乙]

【药物组成】　羊角、川芎、白芷、制川乌。【功能主治】　平肝,镇痛。用于各种头痛、偏头痛、血管性头痛、紧张性头痛,也可用于神经性头痛。【用法用量】　口服:胶囊剂、片剂,每次 5 粒(片);颗粒剂,每次 8g,开水冲服;均每日 2～3 次。【制剂规格】　胶囊剂:每粒 0.25g,每盒 30 粒;片剂:每片 0.25g,每瓶 60 片;颗粒剂:每袋 8g。

复方白屈菜酊

【药物组成】　由白屈菜 20g、橙皮 10g、酒精(15%)制成 100ml 酊剂。【功能主治】　解痉止痛。用于慢性胃炎及胃肠道痉挛疼痛。【用法用量】口服:每次 5ml,每日 3 次。【制剂规格】　酊剂:每瓶 100ml。

第三节　豁痰息风、镇惊安神等抗癫痫药

小儿抗痫胶囊[典]

【药物组成】　胆南星、天麻、水半夏(制)、橘红、琥珀、沉香、六神曲(麸炒)、枳壳(麸炒)、川芎、羌活。【功能主治】　豁痰息风,健脾理气。用于原发性全身强直,阵挛发作型儿童癫痫风痰闭阻证,发作时症见四肢抽搐、口吐涎沫、二目上窜,甚至昏仆。【用法用量】　口服:3－6 岁,每次 5 粒;7－13 岁,每次 8 粒;每日 3 次。因胶囊较大,患儿不习惯致吞服有困难者,可从胶囊剂中取出药粉冲服。【禁忌】　①忌食牛羊肉、无鳞鱼及辛辣刺激性食物。【注意】　少数患儿服药后出现食欲不振、恶心呕吐、腹痛腹泻等消化道症状,饭后服用或继续服用 1～3 周可自行消失;③停药或减量服用须遵医嘱。【制剂规格】　胶囊剂:每粒 0.5g。

癫痫康胶囊 [典/保乙]

【药物组成】 天麻、石菖蒲、僵蚕、胆南星、川贝母、丹参、远志、全蝎、麦冬、淡竹叶、生姜、琥珀、人参、冰片、人工牛黄。【功能主治】 镇惊息风,化痰开窍。用于癫痫风痰闭阻,痰火扰心,神昏抽搐,口吐痰沫者。【用法用量】 口服:每次 3 粒,每日 3 次。【制剂规格】 胶囊剂:每粒 0.3g。

止 痫 散 [基]

【药物组成】 寒水石、紫石英、赤石脂、白石脂、石膏、龙骨、牡蛎、赭石、钩藤、桂枝、大黄、干姜、滑石、甘草。【功能主治】 镇惊安神,清热化痰,平肝息风。主治痰热内盛,蒙闭清窍所致之症。用于精神分裂症、抑郁症、癫痫等。【用法用量】 口服:每次 10g,每日 2 次;小儿酌减。温开水调服,宜调成糊状服用;2 个月为 1 个疗程。【禁忌】 脾胃虚寒者忌用。【制剂规格】 散剂:每袋 10g,每盒 10 袋。

医 痫 丸 [典/基]

【药物组成】 生白附子(制)40g,天南星(制)、半夏(制)、僵蚕(炒)、乌梢蛇(制)各 80g,蜈蚣 2g,白矾 120g,雄黄 12g,全蝎、朱砂各 16g。【功能主治】 祛风化痰,定痫止搐。治癫痫病。用于痰阻脑络所致的癫痫,症见双目上吊,口吐涎沫,抽搐昏迷。【用法用量】 口服:每次 3g,每日 2~3 次;小儿酌减。【禁忌】 本品含毒剧药,不宜多服;孕妇禁用。【制剂规格】 水泛丸:每袋 3g,每盒 10 袋。

羊痫风丸 [基]

【药物组成】 全蝎、金礞石(煅)、黄连、郁金、乌梅、白矾。【功能主治】 息风止惊,清心安神。用于抗惊厥、降血压、抗菌抑菌、祛痰等。用于癫痫。【用法用量】 口服:每次 6g,每日 1~2 次。【制剂规格】 水泛丸:每袋 6g。

桂芍镇痫片 [保乙]

【药物组成】 桂枝、白芍、党参、柴胡、黄芩、半夏、甘草、生姜、大枣。

【功能主治】　调和营卫,缓解挛急,清舒肝胆。主治癫痫。【用法用量】口服:每次 6 片,每日 3 次。【制剂规格】　片剂:每片相当于原生药 3.2g。

癫痫宁片[基]

【药物组成】　钩藤、朱砂、硼砂、制石灰。【功能主治】　平肝息风镇惊、清热化痰解毒。主治实热痰火,夹风上升阻窍所致的癫狂证。用于癫痫症见突然昏仆,口吐痰涎,或伴吼叫声,平素口苦便秘,性情急躁,心烦失眠,舌红苔腻,脉弦滑。【用法用量】　口服:每次 4~6 片,每日 3 次,姜汤或温开水送服。【禁忌】　虚证禁用(实证亦不宜长期超量用)。【禁忌】忌羊肉、酒类。【制剂规格】　片剂:0.45g,每瓶 100 片。

镇痫丸(片)[基]

【药物组成】　人工牛黄、石菖蒲、胆南星、莲子心、酸枣仁、茯苓、朱砂、郁金、红参、珍珠母、麦冬、远志、甘草。【功能主治】　镇心安神,豁痰开窍。有镇咳祛痰、镇静解热、利尿等作用,主治癫痫。用于症见癫狂心乱,痰迷心窍,昏迷,四肢抽搐,口角流涎等癫痫患者。【用法用量】　口服:丸剂,每次 1 丸;片剂,每次 4 片,均每日 3 次,饭前服。7 岁以上小孩服半量;3~7 岁小孩服 1/3 剂量。【注意】　忌忧思恼怒,孕妇禁服。【制剂规格】　丸剂:3g;片剂:每片相当于原药材 1.42g。

癫痫散[基]

【药物组成】　郁金、巴豆、全蝎(焙)、香附(醋炒)、蜈蚣。【功能主治】息风豁痰定癫。有镇静、抗惊厥、降血压、抗菌等作用,主治癫痫及一切痰迷癫狂之证。【用法用量】　口服:成人每次 1 瓶(3g),每日 2 次,老弱者剂量减半。【注意】　服后半日不可进食;孕妇禁服。【制剂规格】　散剂:每袋 3g。

白金丸[基]

【药物组成】　郁金、白矾。【功能主治】　清心安神,豁痰通窍。用于痰气壅塞,癫痫发狂,猝然昏倒,口吐涎沫。治疗痰阻心窍之癫痫发狂,烦躁不安,神志不清,口角流涎等症。【用法用量】　口服:每次 3~6g,每日 2 次,小儿酌减。【禁忌】　孕妇忌用。【注意】　眩晕头晕头痛由肝阳上亢导致者慎用。【不良反应】 偶有恶心、胃肠不适。【制剂规格】 水丸:每 20 粒重 3g。

羚羊角胶囊[基]

【药物组成】 羚羊角。【功能主治】 平肝息风,清肝明目,散血解毒。用于肝风内动,肝火上亢,血热毒盛所致的高热惊痫,神昏痉厥,子痫抽搐,癫痫发狂,头痛眩晕,目赤,翳障,温毒发斑。【用法用量】 口服:每次 0.3～0.6g,每日 1 次。【注意】 阴虚火旺及孕妇慎用。【制剂规格】胶囊剂:每粒 0.15g、0.3g。

青阳参片(健脑克癫片)

【药物组成】 本品为由萝藦科鹅绒藤属植物青阳参根粉经氯仿提取所得的总苷。【功能主治】 平肝补肾,豁痰镇痉,定痫。药理试验显示,本品对听源性惊厥发作有对抗作用,且能有效维持 24 小时。本品抗癫痫作用时间长,对各类型癫痫均有一定疗效,无镇静嗜睡作用;也暂未发现明显其他不良反应。主治癫痫,头昏头痛,眩晕,耳鸣,腰膝酸软等症。癫痫大发作、小发作、精神运动性发作,功能性部分性发作等各类癫痫均有较好控制效果。临床对各型癫痫均有效,对大发作疗效较好,总有效率达 80%;与其他抗癫药合用治疗顽固性癫痫或难治性癫痫的总有效率达 79%。临床主要与苯妥英钠或苯巴比妥等抗癫痫药合用治疗顽固性癫痫或难治性癫痫,亦可单独用于治疗一般性癫痫。【用法用量】 口服:每次 4～8 片,每日 1 次,连服 2 日停药 1 日;小儿减半,或按每千克体重 15～20mg 服用,每日 1 次,一般连服 2 日停 1 日。【注意】 ①当加大剂量使用于精神分裂症时,可出现恶心、呕吐,继而出现抽搐、昏迷。②因有蓄积作用,每千克体重日剂量不得超过 20mg。【制剂规格】 片剂:每片 0.25g(含青阳参总苷 70mg、80mg)。

第四节 发热疼痛辅助用药

绿尔康退热贴

【药物组成】 高分子凝胶、薄荷、冰片、水。【功能主治】 具有芳香味。本品通过凝胶内水分的气化带走人体局部大量热量而降温,达到冷敷理疗,物理性退热降温的目的,故可缓解发热性头痛、牙痛症状;因提神醒脑,亦可用于疼痛的辅助外用治疗。【用法用量】　外用:先清洁皮肤未破损的贴敷患处,再沿缺口撕开包装袋,取出贴剂,揭开透明胶膜,将凝胶面直接敷贴于额头或太阳穴,也可敷贴于后颈部大椎穴;为加快降温速度可加用数贴同时贴于左右颈总动脉、股动脉处;牙痛者可贴敷于相应痛点敏感处未破损的皮肤。每日 1～3 次,每帖止痛维持 8 小时。【注意】　不能贴敷于开放性伤口和黏膜。【制剂规格】　凝胶贴剂:每贴 5cm×12cm,每盒 4 帖。

第五节　小儿多动症用药

小儿黄龙颗粒 [典/基/保乙]

【药物组成】　黄芪、地龙、淫羊藿、桔梗、射干、鱼腥草、麻黄(炙)、山楂、葶苈子及辅料蔗糖、糊精。【功能主治】　滋阴潜阳、安神定志。用于注意力缺陷多动障碍中医辨证属阴虚阳亢症者,症见多动不宁,神思涣散,性急易怒,多言多语,盗汗,口干咽燥,手足心热等。【用法用量】　口服:开水冲服,3 岁以下每次 3g;4－7 岁每次 6g;8－14 岁每次 10g;成人每次 10～20g,均每日 3 次。【不良反应】　偶见荨麻疹型药疹。【禁忌】孕妇、糖尿病患者禁服;对本品过敏者禁用;忌烟、酒及辛辣、生冷、油腻食物。【注意】　①过敏体质者慎用;②不宜在服本药期间同时服用滋补性中药;③高血压、冠心病、甲状腺功能亢进患者慎服;此外,有支气管扩张、肺脓肿、肺心病、肺结核患者出现咳嗽时应去医院就诊。【制剂规格】　颗粒剂:每袋 5g;每盒 6 袋。

第5章 消化系统疾病用药

第一节 常见胃肠疾病用药

香砂六君丸(片)^[典/保甲/保乙]

【药物组成】 木香、甘草(蜜炙)各70g,陈皮、砂仁各80g,半夏(制)、党参各100g,白术(炒)、茯苓各200g,生姜10g,大枣20g。【功能主治】益气健脾,和胃,燥湿化痰。主治脾虚气滞,消化不良,嗳气食少,脘腹胀满,大便溏泄,痰饮食积。用于治疗胃炎、胃及十二指肠溃疡,妊娠恶阻、氮质血症等;尚可用于尿毒症、慢性口腔溃疡。【用法用量】 口服:丸剂,每次6~9g;片剂,每次4~6片;均每日2~3次。【制剂规格】 浓缩丸:每丸0.5g(每12丸6g),每瓶200丸;片剂:每片0.46g,每瓶48片。

安胃疡胶囊^[保乙]

【药物组成】 甘草黄酮类化合物。【功能主治】 补中益气,解毒生肌。药理试验证明,本品对几种大鼠胃溃疡实验模型有明确的治疗作用,动物实验证明对大鼠胃液分泌有一定的抑制作用,对胃液酸度有降低作用,对溃疡大鼠模型的胃黏膜修复有积极作用。主治胃及十二指肠球部溃疡。对虚寒型和气滞型患者有较好的疗效。并可用于溃疡愈合后的维持治疗。【用法用量】 口服:每次2粒,每日4次(三餐后和睡前)。【禁忌】 忌喝烈性酒,醺酒。忌辛辣油腻和不易消化的食物。【注意】 合理饮食,均衡营养。【制剂规格】 胶囊剂:每粒含黄酮类化合物0.2g。

健 脾 丸^[保乙]

【药物组成】 白术、木香、黄连、甘草、白茯苓、人参、神曲、陈皮、砂仁、麦芽、山楂、山药、肉豆蔻。【功能主治】　健脾和胃,消食止泻。用于脾胃虚弱,脘腹胀满,食少便溏。【用法用量】　口服:小蜜丸,每次 9g;大蜜丸,每次 1 丸,均每日 2 次,小儿酌减。【禁忌】　忌食生冷油腻不易消化食物。【注意】　本品不适用于急性肠炎腹泻,主要表现为腹痛、水样大便频繁,或发热;也不适用于口干、舌少津,或手足心热,脘腹作胀,不欲饮食;孕妇及哺乳期妇女慎用。【制剂规格】　大蜜丸:每丸 9g;小蜜丸:每袋 9g。

人参健脾丸[保乙]

【药物组成】　人参、白术(麸炒)、茯苓、山药、陈皮、木香、砂仁、炙黄芪、当归、酸枣仁(炒)、远志(制)。辅料为赋形剂蜂蜜。【功能主治】　用于脾胃虚弱所致的饮食不化、脘闷嘈杂、恶心呕吐、腹痛便溏、不思饮食、体弱倦怠。【用法用量】　口服:每次 2 丸,每日 2 次。【禁忌】　忌不易消化食物;感冒发热病人不宜服用。【注意】　有高血压、心脏病、肝病、糖尿病、肾病等慢性病严重者和儿童、孕妇、哺乳期妇女应在医师指导下服用。【制剂规格】　水蜜丸:每 10 丸重 2g,每袋 6g。

补脾益肠丸[保乙]

【药物组成】　黄芪、党参(米炒)、砂仁、白芍、白术(土炒)、肉桂、延胡索(制)、干姜(炮)、防风、木香、补骨脂(盐制)、赤石脂(煅)等 15 味。【功能主治】　补中益气,健脾和胃,涩肠止泻。用于脾虚泄泻症,临床表现为腹泻腹痛、腹胀、肠鸣。【用法用量】　口服:每次 6g,每日 3 次。【禁忌】　服药期间忌食生冷、辛辣油腻之物。【注意】　感冒发热者慎用。【制剂规格】　水蜜丸:每袋 6g,每瓶 90g。

延参健胃胶囊[保乙]

【药物组成】　人参(去芦)、半夏(制)、黄连、干姜、黄芩(炒)、延胡索、甘草(炙)。【功能主治】　健脾和胃,平调寒热,除痞止痛。药理试验显示:对慢性萎缩性胃炎大鼠具有促进胃黏膜恢复作用;可减轻胃黏膜炎性反应,增加胃窦 G 细胞数量;可减少醋酸引起小鼠扭体次数的增加;对蛋清引起的小鼠足跖肿胀具有一定的抑制作用;可促进正常小鼠的胃肠蠕动。临床用于治疗本虚标实,寒热错杂之慢性萎缩性胃炎。症见胃脘痞满,疼痛,纳差,嗳气,嘈杂,体倦乏力等。【用法用量】 口服:每次 4 粒,每日 3 次,饭前温开水送服或遵医嘱。【不良反应】 偶有腹泻或胃肠道不适。临床研究中发现 3 例用药后心电图异常,1 例为左室高电压,1 例心肌受累,1 例不完全束支传导阻滞,均为老年患者,临床研究单位无法判断与药物的相关性。【禁忌】 服药期间忌食辛辣刺激性食物。【制剂规格】 胶囊剂:每粒 0.3g。

养胃片(颗粒)[保乙]

【药物组成】 木香、麦芽、茯苓、甘草、陈皮、砂仁、豆蔻、白术、苍术、香附、厚朴、党参、六神曲、半夏曲、藿香油。【功能主治】 健胃消食,理气止痛。用于胃肠虚弱,消化不良,胸膈满闷,腹痛呕吐,肠鸣泄泻。【用法用量】 口服:片剂,每次 4～8 片;颗粒剂,每次 1 袋,开水冲服;均每日2～3 次。【禁忌】 孕妇禁用。【注意】 服药期间忌食生冷、辛辣油腻之物;哺乳期妇女慎用;有慢性结肠炎、溃疡性结肠炎便脓血等慢性病史者,患泄泻后应在医师指导下使用。【制剂规格】 片剂:每片 0.6g;颗粒:每袋含糖型 15g;无糖型:每袋 5g。

消食养胃片[保乙]

【药物组成】 白术(麸炒)、茯苓、香附(醋炙)、砂仁、苍术(炒)、厚朴(姜炙)、陈皮、甘草、木香、南山楂、六曲(麸炒)、麦芽(炒)、藿香、莱菔子(炒)、枳壳(去心、麸炒)、半夏曲、党参(去芦)。【功能主治】 和胃止呕,舒气宽胸。用于胃脾虚弱,消化不良引起的两肋胀满,胃脘作痛,饱胀嘈杂,呕吐酸水,面色萎黄,四肢倦怠。【用法用量】 口服:每次 8 片,每日2 次。【禁忌】 孕妇禁用。胃阴虚者不宜用,其表现为口干欲饮、大便干结、小便短少。【注意】 饮食宜清淡,忌烟、酒及辛辣、生冷、油腻食物;不宜在服药期间同时服用滋补性中药。有高血压、心脏病、肝病、糖尿病、肾病等慢性病严重者应在医师指导下服用。【制剂规格】 片剂:每片 0.3g。

健脾养胃丸[基]

【药物组成】 人参、白术(土炒)、白茯苓、广陈皮、当归(酒洗)、白芍药(炒)、麦芽(炒)、木香、半夏曲、山药、枳实。【功能主治】 健脾养胃。

主治 脾胃虚弱。【用法用量】 口服:每次 9g,每日 2～3 次,食后白汤送下。【禁忌】 忌辛辣油腻和刺激性强的食物。【制剂规格】 水泛丸:每袋 9g。

健脾养胃颗粒[基]

【药物组成】 砂仁、陈皮、厚朴、青皮、猪苓、白术、甘草、党参、茯苓、酵母粉、淀粉酶等。【功能主治】 健脾消食,止泻利尿。用于胃肠衰弱,消化不良,呕吐便泻,腹胀腹痛,小便不利,面黄肌瘦。【用法用量】 口服:温开水冲服,成人每次 9g,儿童每次 1.5g,均每日 2 次,周岁以内酌减。【禁忌】 忌辛辣油腻和不易消化的饮食,痢疾初期忌服。【制剂规格】 颗粒剂:每袋 9g。

香砂养胃片(颗粒)[基/典]

【药物组成】 片剂为木香、砂仁各 37g,麦芽、豆蔻、厚朴、神曲各 56g,茯苓 93g 陈皮、苍术、香附各 93g,甘草 22g,白术 139g,党参 157g,半夏曲 46g;辅料:广藿香油 0.3ml,硬脂酸镁 3g。共制成 1000 片。颗粒的中药成分与片剂相同,但辅料为赋形剂蔗糖粉、糊精。【功能主治】 健胃消食、行气止痛。用于胃肠衰弱、消化不良、胸膈满闷、腹痛呕吐、肠鸣泄泻。【用法用量】 口服:片剂,每次 4～8 片;颗粒剂,每次 1 袋,开水冲服;均每日 2 次。【禁忌】 忌生冷油腻辛辣食物。胃痛症见胃部灼热,隐隐作痛,口干舌燥者不宜服用本药。【制剂规格】 片剂:每片 0.6g;颗粒剂:每袋 5g。

养胃舒胶囊(颗粒、软胶囊)[保乙]

【药物组成】 党参、陈皮、黄精(蒸)、山药、玄参、乌梅、山楂、北沙参、干姜、菟丝子、白术(炒)。辅料为二氧化硅、淀粉、滑石粉。【功能主治】 扶正固本,滋阴养胃,调理中焦,行气消导。用于慢性萎缩性胃炎、慢性胃炎所引起的胃脘热胀痛、手足心热、口干、口苦、纳差、消瘦等症。【用法用量】 口服:胶囊剂,每次 4 粒;软胶囊,每次 3 粒;颗粒剂,每次 1～2 袋,开水冲服;均每日 2 次。或遵医嘱。【不良反应】 本品有恶心、腹泻等不良反应报告。【注意】 孕妇慎用;湿热胃痛证及重度胃痛患者和儿童及年老体虚患者应在医师指导下服用。【制剂规格】 胶囊剂:每粒 0.4g;

软胶囊:每粒 0.5g;颗粒剂:每袋 10g(含糖型);每袋 5g(无糖型)。

益气和胃胶囊[保乙]

【药物组成】 黄芪(蜜炙)、丹参、党参、黄芩、枳壳(炒)、白芍(炒)、白术(麸炒)、仙鹤草、甘草(蜜炙)、檀香。【功能主治】 健脾和胃,通络止痛。用于慢性非萎缩性胃炎脾胃虚弱兼胃热瘀阻证,症见胃脘痞满胀痛、食少纳呆、大便溏薄、体倦乏力、舌淡苔薄黄、脉细。【用法用量】 口服,每次 4 粒,每日 3 次。【禁忌】 饮食宜清淡,忌酒及辛辣、生冷、油腻食物;忌愤怒、忧郁,保持心情舒畅。【注意】 有高血压、心脏病、肝病、糖尿病、肾病等慢性病患者、妊娠及哺乳期妇女、儿童和老年人应遵医嘱;本品尚无幽门螺杆菌(Hp)根除疗效的充分研究数据,患者应去医院就诊。【制剂规格】 胶囊剂:每粒 0.5g。

蒲元和胃胶囊

【药物组成】 延胡索、香附、乳香(制)、蒲公英、白矾(煅)、甘草等。【功能主治】 行气和胃止痛。用于治疗慢性胃炎、萎缩性胃炎、胃及十二指肠溃疡,反流性食管炎等疾病,可有效解除胃痛、胃酸、胃胀、烧心、恶心、嗳气、返酸、食欲不振、功能性消化不良、黑粪、腹泻等症状。【用法用量】 口服:饭后半小时服用,每次 4 粒,每日 3 次,6 周为 1 个疗程。【禁忌】 ①忌生冷食物;孕妇忌服;忌食生冷、油腻、不易消化食物;②本品不适用于脾胃阴虚,主要表现为口干,舌红少津,大便干;③本品也不适用于肝肾阴虚,主要表现口干,急躁易怒,头晕血压高。【制剂规格】 胶囊剂:每粒 0.25g。

砂连和胃胶囊[苗]

【药物组成】 黄连、北沙参、青木香、陈皮、砂仁、紫箕贯众。【功能主治】 清热养阴,理气和胃。用于胃热阴伤,兼有气滞所致的胃脘疼痛,口臭、呃逆、胁痛。【用法用量】 口服:每次 4 粒,每日 3 次,饭前半小时服用。痛时可临时加服 4 粒。【禁忌】 肾脏病患者、孕妇、新生儿禁用。【注意】 本品中的成分青木香属马兜铃科植物,内含马兜铃酸有引起肾脏损害等不良反应的报道,用药时间不得超过 2 周,定期复查肾功能;儿童及老人慎用;在医生指导下使用。【制剂规格】 胶囊剂:每粒 0.42g。

复方田七胃痛胶囊

【药物组成】 白及、白芍、川楝子、颠茄流浸膏、甘草、枯矾、三七、碳酸氢钠、瓦楞子、吴茱萸、香附、延胡索、氧化镁。【功能主治】 制酸止痛，理气化瘀，温中健脾，收敛止血。用于胃酸过多，胃脘痛，胃溃疡，十二指肠球部溃疡及慢性胃炎。【用法用量】 口服：每次 3～4 粒，每日 3 次。维持用量：症状消失后，继续用药 15 日，每次 2 粒，每日 2 次。【禁忌】①孕妇及月经过多者禁用；②忌情绪激动及生闷气；③不宜在服药期间同时服用滋补性中药；④忌食辛辣、生冷、油腻食物。【注意】 饮食宜清淡而均衡营养。【不良反应】 可有口干、便秘、出汗减少、口鼻咽喉及皮肤干燥、视物模糊、排尿困难（老年人）。【制剂规格】 胶囊剂：每粒 0.5g（相当于原药材 0.73g）。

痛血康胶囊[保乙]

【药物组成】 重楼、草乌、金铁锁、化血丹等。【功能主治】 止血镇痛，活血化瘀。用于跌打损伤，外伤出血，以及胃、十二指肠溃疡、炎症引起的轻度出血。【用法用量】 口服：每次 1 粒，每日 3 次，儿童酌减。外用：跌打损伤者取内容物适量，用 75% 乙醇调敷患处，每日 1 次；创伤出血者取药粉适量，直接撒患处。有条件情况下，先清洗创面后再用。凡跌打损伤疼痛难忍时，可先服保险子胶囊 1 粒。【禁忌】 孕妇忌服。心、肝、肾功能有严重损伤者，不可内服。【注意】 服药期间忌食蚕豆、鱼类及酸冷食物。【制剂规格】 胶囊：每粒 0.2g。

舒肝丸(片、散、颗粒)[典/基/保乙]

【药物组成】 川楝子 150g，白芍(酒炒)120g，延胡索(醋制)、片姜黄、沉香、枳壳(炒)、茯苓各 100g，豆蔻仁、厚朴(姜制)各 60g，砂仁、木香、陈皮各 80g，朱砂 27g。【功能主治】 舒肝和胃，理气止痛，助消化，消食积，舒气开胃，止痛除烦。主治肝气郁滞，消化不良。用于肝郁气滞，胸胁胀满，胃脘疼痛，嘈杂呕吐，嗳气泛酸；两肋刺痛，饮食无味，消化不良，呕吐酸水，倒饱嘈杂，周身窜痛。【用法用量】 口服：片剂，每次 4 片，每日 2 次。水丸，每次 2.3g；水蜜丸，每次 4g；小蜜丸，每次 6g；大蜜丸，每次 1丸；均每日 2～3 次。颗粒剂，每次 1 袋，开水冲服；散剂，每次 1 袋，温开水或生姜汤送服;均每日 2 次;或遵医嘱。【注意】 孕妇慎用或遵医嘱。【制剂规格】 片剂:每片 0.6g;大蜜丸:每丸 6g;水丸:每 20 丸重 2.3g;水蜜丸:每 100 丸重 20g;小蜜丸:每 100 丸重 20g。颗粒剂:每袋 10g;散剂:每袋 10g。

延胡胃安胶囊

【药物组成】 鸡矢藤、海螵蛸、大枣、砂仁、延胡索、木香、白及、甘草、生姜。【功能主治】 舒肝和胃、制酸止痛。治肝胃不和证。用于慢性糜烂性胃炎、胃窦炎、胃吻合口溃疡、胃溃疡。症见呕吐吞酸、脘腹胀痛,不思饮食。【用法用量】 口服:每次 1～2 粒,每日 3 次,饭前服用。【制剂规格】 胶囊剂:0.4g。

胃立康片

【药物组成】 广藿香、六神曲(麸炒)、白术、猪苓、麦芽(炒)、苍术、木香、茯苓、厚朴(姜汁制)、泽泻、清半夏、人参、豆蔻、吴茱萸、陈皮、甘草。【功能主治】 健胃和中,顺气化滞。主治胃炎,胃溃疡。用于消化不良,倒饱嘈杂,呕吐胀满,肠鸣泻下等主要症状的慢性胃病,如慢性胃炎,消化性溃疡,功能性消化不良等。【用法用量】 口服:每次 4 片,每日 2 次。【注意】 ①孕妇禁用;②服药期间忌食生冷、辛辣油腻之物;③感冒发热者、哺乳期妇女慎用;④服药时不宜同时服用藜芦、五灵脂、皂荚或其制剂,不宜喝茶和吃萝卜以免影响药效;⑤有慢性结肠炎、溃疡性结肠炎便脓血等慢性病史者,患泄泻后应在医师指导下使用;⑥小儿用法用量应遵医嘱;⑦过敏体质者慎用。【制剂规格】 片剂:每片 0.3g,每盒 24 片。

六味木香散(胶囊)^[典/保乙]

【药物组成】 木香200g,栀子150g,石榴(皮)、闹羊花各100g,豆蔻、荜茇各70g。【功能主治】 开郁行气,止痛。治胃痹。用于胃痛,腹痛,嗳气呕吐。【用法用量】 口服:每次 4～6 粒,每日 1～2 次。【制剂规格】 胶囊:每粒 0.42g;散剂:每袋 15g。

六味安消散(胶囊)^[典/保甲/保乙]

【药物组成】 土木香50g,大黄200g,山奈100g,寒水石(煅)250g,诃子 150g,碱花 300g。【功能主治】 和胃健脾,导滞消积,行血止痛。治胃脘胀满、痛经诸证。用于胃痛胀满、消化不良、便秘、痛经。【用法用量】口服:胶囊剂,每次 3～6 粒,每日 2～3 次;中老年人一般每次 2～3 粒,每日 2～3 次;体质强壮病情较重者,每次 4～6 粒,每日 3 次;儿童用量酌减,或医师指导下服用。散剂,每次 1.5～3g,每日 2～3 次。【禁忌】 孕妇忌用,哺乳期妇女慎用或忌用。【注意】 过敏体质者慎用。【制剂规格】 胶囊剂:每粒 0.5g,每盒 24 粒;散剂:每袋 18g,每盒 10 袋。

六味能消胶囊^[保乙/藏]

参见第 20 章第一节内容。

厚朴排气合剂

【药物组成】 厚朴(姜制)、木香、枳实(麸炒)、大黄。【功能主治】行气消胀,宽中除满。本品可提高盲肠切除小鼠小肠炭末推进率,缩短炭末排出时间;对肠吻合口加盲肠切除造成的肠麻痹大鼠,可增强结肠的收缩幅度和频率,缩短手术引起的结肠麻痹的收缩恢复时间。用于腹部非胃肠吻合术后早期肠麻痹,症见腹胀痛,腹部膨隆,无排气,排便,舌质淡红,舌苔薄白或薄腻。【用法用量】 口服:于手术后 6 小时、10 小时各服1 次,每次 50ml。服用时摇匀,稍加热后温服。【不良反应】 个别有恶心、呕吐、大便稀水样,但不排除手术麻醉等因素影响。【禁忌证】 孕妇、肠梗阻、恶性肿瘤、血管供血不足引起的肠麻痹。【注意】 药瓶可在温水中加温 5～10 分钟后摇匀服用。【制剂规格】 合剂:每瓶 50ml、100ml。

胃力康颗粒^[保甲/保乙]

【药物组成】 柴胡(醋炙)、赤芍、枳壳(麸炒)、木香、丹参、延胡索、莪术、黄连、吴茱萸、大黄(酒炙)、党参、甘草。【功能主治】 行气活血,泄热和胃。有保护胃黏膜受损伤,抗消化系溃疡作用;有调整胃肠蠕动的作用;尚有一定降低胃酸、增加胃蛋白酶活性、增加胃黏膜血流量、镇痛、抗炎和抗幽门螺杆菌等作用。用于胃脘气滞血瘀兼肝胃郁热证,症见胃脘疼痛、胀闷、灼热、嗳气、泛酸、烦躁易怒、口干口苦等,以及慢性浅表性胃炎及消化性溃疡见上述证候者。【用法用量】 口服:每次 6g,每日 3 次,6 周为 1 个疗程,或遵医嘱。【禁忌】 孕妇忌服。【注意】 脾虚便溏者慎服。【制剂规格】 颗粒剂:每袋 6g,每盒 12 袋。

智托洁白片 [藏/保乙]

参见第 20 章第一节内容。

甘海胃康胶囊

【药物组成】 甘草、海螵蛸、沙棘、枳实、白术、黄柏、延胡索、绞股蓝总苷。【功能主治】 健脾和胃,收敛止痛。用于脾虚滞所致的胃及十二指肠溃疡、慢性胃炎、反流性食道炎。【用法用量】 口服:每次 6 粒,每日 3 次。【制剂规格】 胶囊剂:每粒 0.4g。

健胃消炎颗粒 [保乙]

【药物组成】 党参、茯苓、白术(麸炒)、白芍、丹参、赤芍、白及、大黄、木香、川楝子、乌梅、青黛。【功能主治】 健脾和胃,理气活血。用于脾胃不和所致的上腹疼痛、痞满纳差,以及慢性萎缩性胃炎、表浅性胃炎见上述症候者。【用法用量】 口服:饭前开水冲服,每次 20g,每日 3 次。【禁忌证】 孕妇。【注意】 饮食宜清淡而均衡营养,忌食辛辣、生冷、油腻厚味、不易消化食物。忌情绪激动或生闷气。不可同服滋补性中药。脾胃虚寒或寒湿中阻者,脾胃阴虚者症见口干,舌红津少,大便干结忌用或不宜服用。【制剂规格】 无糖型颗粒:每袋 5g,每盒 6 袋。

荆花胃康胶丸 [保乙]

【药物组成】 土荆芥、水团花。【功能主治】 理气散寒,清热化瘀。动物实验显示,本品对急慢性胃溃疡型大鼠有明确治疗作用;对离体胃肠道平滑肌有抑制作用;体外试验对幽门螺杆菌有抑制作用。用于寒热错杂症,气滞血瘀所致的胃脘胀闷、疼痛、嗳气、反酸、嘈杂、口苦,以及十二指肠溃疡见上述症候者。【用法用量】 口服:每次 2 粒,每日 3 次,饭前服用,4 周为 1 个疗程。或遵医嘱。【禁忌】 孕妇忌服。【不良反应】 少见有恶心、呕吐、腹痛、腹泻、胃脘不适等,一般可自行缓解,严重者可停药,对症处理。【制剂规格】 胶丸剂:每粒:80mg。

舒肝健胃丸 [基/保乙/农合]

【药物组成】 柴胡(醋制)、香附(醋制)、香橼、牵牛子(炒)、青皮(醋制)、陈皮、枳壳、厚朴(姜制)、檀香、豆蔻、延胡索(醋炒)、白芍(麸炒)、五灵脂(醋制)。辅料为滑石粉、桃胶。【功能主治】 疏肝开郁,导滞和中。用于肝胃不和引起的胃脘胀痛、胸胁满闷、呕吐吞酸、腹胀便秘。【用法用量】 口服:每次 3~6g,每日 3 次。【禁忌】 忌食生冷油腻不易消化的食物;忌情绪激动和生闷气;不宜与含有人参成分的药物同时服用;不宜用于小儿,年老体弱者,症见身倦乏力、气短嗜卧。孕妇忌用。【制剂规格】 丸剂:每袋 12g。

痛泻宁颗粒

【药物组成】 白芍、青皮、薤白、白术。【功能主治】 柔肝缓急,疏肝行气,理脾运湿。主治肝气犯脾所致头痛、腹胀、腹部不适等症。用于肠易激综合征(腹泻型)等见上述证候者。【用法用量】 冲服:每次 1 袋(5g),每日 3 次。【不良反应】 偶见轻度恶心,皮肤感觉异常(但未确定是否与本品有关)。【禁忌】 忌烟酒、生冷、油腻食物。【注意】 肝肾功能不全者、孕妇、哺乳妇、儿童和老人慎用。【制剂规格】 颗粒剂:每袋 5g;每盒 10 袋。

枳术宽中胶囊 [保乙]

【药物组成】 白术(炒)、枳实、柴胡、山楂。【功能主治】 健脾和胃,理气消痞。主治胃痞(脾虚气虚),症见呕吐、反胃、纳呆、反酸等。用于功能性消化不良见上述症状者。药理学证明本品有促胃排空,增加胃液总酸度和提高胃蛋白酶活性,促小肠运动和镇痛之效。【用法用量】 口服:每次 3 粒,每日 3 次。2 周为 1 个疗程。【注意】 肝功能不全者慎用。【不良反应】 偶见胃痛及大便次数增多。【制剂规格】 胶囊剂:每粒 0.43g,每盒 24 粒。

丹桂香颗粒

【药物组成】 炙黄芪、桂枝、丹参、牡丹皮、延胡索、木香、枳壳、炙甘草。【功能主治】 益气温胃,散寒行气,活血止痛。本品对氨水诱发的实验性萎缩性胃炎有一定治疗作用,可增加实验大鼠胃黏膜的血流量。主治脾胃虚寒、寒凝血瘀引起的胃脘痞满疼痛、纳差、嗳气、嘈杂。用于慢性萎缩性胃炎见上述症状者。【用法用量】 口服:每次 1 袋(20g),每日 3

次,饭前半小时服用,8 周为 1 个疗程;或遵医嘱。【注意】 孕妇、月经过多和有自发出血倾向者及有中医热证或阴虚火旺者慎用。【不良反应】偶见轻度胃脘不适,一般可自行缓解。【制剂规格】 颗粒剂:每袋 20g,每盒 6 袋。

陈香露白露片[保乙]

【药物组成】 陈皮、川木香、大黄、石菖蒲、甘草、碱式硝酸铋、碳酸氢钠、碳酸镁、氧化镁。【功能主治】 健胃和中,理气止痛。主治胃溃疡、胃炎。用于胃溃疡,糜烂性胃炎,胃酸过多,急性、慢性胃炎,肠胃神经官能症和十二指肠炎等。【用法用量】 口服:每次 3～5 片,每日 3 次。【制剂规格】 片剂:每片 0.5g(含碱式硝酸铋 0.110g)。

胃肠炎胶囊

【药物组成】 钻地风、白及、海螵蛸、白芍、党参、干姜、胡椒、砂仁、山楂、甘草。【功能主治】 温中祛寒,健脾止泻。用于中焦虚寒,寒湿内盛,脘腹冷痛,大便稀溏或泄泻,慢性肠炎、慢性结肠炎见上述症状者。【用法用量】 口服:每次 4 粒,每日 3 次。【制剂规格】 胶囊剂:每粒 0.4g。

柴胡舒肝丸[典/基/保乙]

【药物组成】 茯苓 100g,柴胡、香附(醋制)、紫苏梗、槟榔(炒)各75g,豆蔻 40g,枳壳(炒)、白芍(酒炒)、甘草、陈皮、桔梗、厚朴(姜制)、山楂(炒)、防风、六神曲(炒)、黄芩、薄荷、三棱(醋制)、大黄(酒炒)、青皮(炒)、当归、莪术(制)各 50g,木香 25g。炼蜜与药粉比例为(180～190)g:100g。【功能主治】 舒肝理气,消胀止痛。主治肝郁气滞血瘀证。用于肝气不舒,胸胁痞闷,食滞不清,呕吐酸水。【用法用量】 口服:每次 1丸,每日 2 次,温开水送服,多饮水效果较好。【制剂规格】 大蜜丸:每丸10g,每盒 10 丸。

中满分消丸[基/保乙]

【药物组成】 党参、泽泻、枳实(麸炒)、茯苓、黄芩(炒)、陈皮、白术(麸炒)、半夏(制)、黄连(姜汁炒)、厚朴(制)、知母(炒)、干姜、砂仁、甘草(蜜炙)、片姜黄、猪苓。【功能主治】 健脾行气,祛湿清热,利水消肿。主治脾不运化,水湿中阻引起的胸满胀闷,中满不运及气膨、水膨、血膨。用于肝硬化腹水、慢性肝炎、胆囊炎、胃炎、盆腔炎以及肠梗阻等引起的腹满,胸部胀满,甚至下肢水肿,小便不利等属脾虚实阻,水湿停聚,中焦湿热,气机不畅等寒热虚实夹杂者。【用法用量】　口服:每次 6g,每日 2 次,早、晚用灯心汤或温开水送下。【禁忌】　阴虚泉竭之虚证忌用;忌食辛辣肥腻食物。【制剂规格】　水丸:每 100 粒重 6g,每瓶(袋)18g。

启　脾　丸^[典/基]

【药物组成】　人参、白术(炒)、山药、莲子(炒)、茯苓各 100g,甘草、陈皮、山楂(炒)、麦芽(炒)、泽泻各 50g,六神曲(炒)80g。【功能主治】健脾和胃。主治脾胃虚弱,消化不良,腹胀便溏。【用法用量】　口服:每次 1 丸,每日 2～3 次;3 岁以下小儿酌减。【制剂规格】　蜜丸:每丸 3g,每盒 12 丸。

良　附　丸^[典/基]

【药物组成】　高良姜、香附(醋制)各 500g。【功能主治】　温胃理气。主治脾胃寒凝气滞,脘痛吐酸,胸腹胀满。【用法用量】　口服:每次 3～6g,每日 2 次。【制剂规格】　水丸:每袋 12g、18g。

藿香正气软胶囊(液、水剂、丸、颗粒)^[典/保甲/保乙]

【药物组成】　广藿香油 1.6ml,紫苏叶油 0.8ml,苍术、厚朴(姜制)、生半夏、陈皮各 160g,茯苓、白芷、大腹皮各 240g,甘草浸膏 20g。【功能主治】　解表化湿,理气和中。主治外感风寒、内伤湿滞或夏伤暑湿所致的感冒,症见头痛昏重、胸膈痞闷、脘腹胀痛、呕吐泄泻。用于胃肠型感冒见上述证候者。在 2020 年抗击"新冠肺炎"疫情期间,对症用于有适应证的患者,疗效满意。【用法用量】　口服:软胶囊,每次 2～4 粒,每日 2～3 次;水剂,一次半支(5ml)～1 支(10ml),每日 2 次,用时摇匀;浓缩丸,每次 3～5 丸,每日 2～3 次;颗粒剂,每次 1 袋,每日 2 次,开水冲服。或遵医嘱。【注意】　①饮食宜清淡,儿童须在成人监护下服用;②其他不良反应和注意事项须仔细看说明书,或遵医嘱。③由于剂型不同,各成分组成比利有微小差异,仔细阅读说明书,遵医嘱。【制剂规格】　软胶囊剂:每粒 0.45g;水剂(含乙醇):每支 10ml,每盒 10 支;液剂(不含乙醇):每支

10ml,每盒 6 支;浓缩丸:每 8 丸相当于原生药 3g;颗粒剂:每袋 10g。

小建中合剂(胶囊、颗粒)[典/基/保乙]

【药物组成】 桂枝、生姜、大枣各 111g,白芍 222g,甘草(蜜炙)74g,饴糖 370g。【功能主治】 温中补虚,缓急止痛,有抗溃疡、抑制胃酸分泌和调节胃肠蠕动作用。治脾胃虚寒,脘腹疼痛,喜温喜按,嘈杂吞酸,食少、面色无华等症;反酸。用于消化性溃疡、胃肠功能紊乱等疾病;亦可用于三叉神经痛、牙痛、偏头痛、痛经、喉痛;体质虚弱、低热虚劳病、帕金森病震颤、贝赫切特综合征、绝经期综合征等。【用法用量】 口服:合剂,每次 20~30ml;胶囊剂,每次 2~3 粒;颗粒剂,开水冲服,每次 15g;均为每日 3 次。【禁忌】 实热或阴虚火旺之证忌用。【制剂规格】 合剂:每瓶120ml;胶囊:每粒 0.4g;颗粒剂:每袋 15g。

木香分气丸[典/基]

【药物组成】 木香、陈皮、枳实、山楂(炒)、白术(麸炒)、甘松、甘草各192g,砂仁、丁香、檀香、广藿香、豆蔻各 48g,香附(醋炙)、厚朴(姜炙)、莪术(醋炙)各 384g,槟榔 96g。【功能主治】 宽胸消胀,止呕。主治肝郁气滞,脾胃不和,胸膈痞闷,两胁胀满,胃脘疼痛,倒饱嘈杂,呕吐恶心,嗳气吞酸,食欲缺乏,闪腰岔气。【用法用量】 口服:每次 6g,每日 2 次。【禁忌】 忌恼怒,忌食生冷食品,孕妇忌用。【制剂规格】 水丸:每 100 丸重6g,每袋 12g。

木香顺气丸[基/保乙]

【药物组成】 木香、砂仁、香附(醋制)、槟榔、甘草、陈皮、厚朴(姜制)、枳壳(炒)、苍术(炒)、青皮(炒)。【功能主治】 行气化湿,健脾和胃。治湿浊阻滞气机,胸膈痞闷,脘腹胀痛,呕吐恶心,嗳气纳呆。用于消化不良、胃肠功能紊乱、慢性肝炎、早期肝硬化等。【用法用量】 口服:每次6~9g,每日 2~3 次。【禁忌】 中气不足,阴液亏损,脾胃虚弱,大便溏薄者忌用;孕妇禁服;忌生冷油腻食物。【注意】 年老体弱者慎用。【制剂规格】 水丸:每 50 粒重 3g,每袋 18g。

木香槟榔丸[典/基/保乙]

【药物组成】 木香、槟榔、枳壳(炒)、陈皮、青皮(醋炒)、三棱(醋制)、莪术(醋制)、黄连各 50g,香附(醋制)、黄柏(酒炒)、大黄各 150g,牵牛子(炒)200g,芒硝 100g。【功能主治】　行气导滞,泻热通便。主治赤白痢疾,里急后重,胃肠积滞,脘腹胀痛,大便不通。用于消化不良、急性胃肠炎、急性菌痢等。【用法用量】　口服:每次 3～6g,每日 2～3 次。【禁忌】非实证的虚胀及津亏大便燥结者忌用;孕妇禁服。【注意】　老年体弱者慎用。若治疗痢疾,须在起病初期用药,且内有积滞而又无表邪者才有良效。【制剂规格】　水丸:每 100 粒重 6g,每袋 12g。

五味清浊散 [典/蒙]

【药物组成】　石榴 400g,红花 200g,豆蔻、肉桂、荜茇各 50g。【功能主治】　开郁消食,暖胃。治胃肠疾病。用于食欲缺乏,消化不良,胃脘冷痛,满闷嗳气,腹胀泄泻。【用法用量】　口服:每次 2～3g,每日 1～2 次。【制剂规格】　散剂:每袋 15g。

仁青芒觉丸(胶囊) [典/藏/保乙]

【药物组成】　毛诃子、蒲桃、西红花、牛黄、麝香、朱砂、马钱子等。【功能主治】　清热解毒,益肝养胃,明目醒神,愈疮,滋补强身。治各种中毒证、胃脘证。用于自然毒、配制毒等各种中毒症;"培根木布",消化道溃疡,急、慢性胃肠炎,萎缩性胃炎,腹水,麻风病等。【用法用量】　口服:丸剂,研碎后开水送服,每次 1 丸;胶囊剂:一次 4～6 粒;均每日 1 次。【注意】　①服药期间忌酸腐、生冷及油腻食物;防止受凉或感冒。②黎明时间开水泡服,服药前夜服少量花椒水。【制剂规格】　丸剂:每丸 1～1.5g;胶囊剂:每粒 0.25g。

仁青常觉丸 [典/藏/保乙]

参见第 20 章第一节内容。

乌 贝 散 [典]

【药物组成】　海螵蛸(去壳)850g,浙贝母 150g,陈皮油 1.5ml。【功能主治】　制酸止痛,收敛止血。主治胃痛泛酸,胃及十二指肠溃疡。【用法用量】　口服:每次 3g,每日 3 次,饭前服用;十二指肠溃疡者可加倍服用,或其中一次于晚上睡前服用,疗效较好。【制剂规格】　散剂:每瓶 45g。

人参健脾丸(片)^[保乙]

【药物组成】 人参、白术(麸炒)、茯苓、山药、陈皮、木香、砂仁、炙黄芪、当归、酸枣仁(炒)、远志(制)。辅料为赋形剂蜂蜜。【功能主治】 用于脾胃虚弱所致的饮食不化、脘闷嘈杂、恶心呕吐、腹痛便溏、不思饮食、体弱倦怠。【用法用量】 口服:水蜜丸,每次 2 丸;片剂,每次 4 片;均每日 2 次。【禁忌】 忌不易消化食物;感冒发热病人不宜服用。【注意】有高血压、心脏病、肝病、糖尿病、肾病等慢性病严重者及儿童、孕妇、哺乳期妇女应在医师指导下服用。【制剂规格】 水蜜丸:每 10 丸重 2g;片剂:每片 0.25g。

香苏正胃丸^[典/基]

【药物组成】 广藿香、香薷、厚朴(姜制)各 80g,紫苏叶 160g,陈皮、白扁豆(炒)各 40g,山楂(炒)、六神曲(炒)、枳壳(炒)、砂仁、麦芽(炒)、茯苓各 20g,甘草 11g,滑石 66g,朱砂 3.3g。【功能主治】 解表和中,消食行滞。主治由感冒暑湿、食积停滞所致的发热怕冷,头痛身倦,呕吐乳食,腹痛泄泻,小便不利。用于小儿暑湿感冒、腹泻。本品能起到解热、调节胃肠系统功能的功效。【用法用量】 口服:每次 1 丸,每日 2 次;周岁以下小儿酌减,温开水送服。【禁忌】 忌油腻、生冷食物。【制剂规格】 蜜丸:每丸 3g。

香连丸(片、胶囊、浓缩丸)^[典/基/保甲/保乙]

【药物组成】 黄连(吴茱萸制)800g,木香 200g。【功能主治】 清热化湿,行气止痛。主治大肠湿热所致的痢疾,症见大便脓血,里急后重,发热腹痛,泄泻腹痛。用于菌痢、肠炎见上述证候者。【用法用量】 口服:水丸,每次 3～6;片剂,成年人每次 5 片(大片),小儿每次 2～3 片(小片);胶囊剂,每次 3 粒;浓缩丸,每次 6～12 丸;均每日 2～3 次,小儿酌减。【制剂规格】 水丸:每 50 粒重 3g,每袋 6g;薄膜衣小片每片重 0.1g;薄膜衣大片每片重 0.3g;胶囊剂:每粒 0.55g,每瓶 60 粒;浓缩丸:每 10 丸 2g。

香砂枳术丸^[典/基/保乙]

【药物组成】 木香、枳实(麸炒)、砂仁、白术(麸炒)各 150g。【功能主治】　健脾开胃,行气消痞。本品对消化道功能呈双相调节作用,可促进胃蛋白酶和胃酸分泌,辅助消化食物。主治脾虚气滞,脘腹痞闷,食欲缺乏,大便溏软。用于胃下垂,胃肠神经官能症,慢性胃肠炎,消化不良等。【用法用量】　口服:每次 10g,每日 2 次。【禁忌】　口干咽燥等阴虚者忌服;忌生冷油腻食物。【制剂规格】　水丸:每 50 粒重约 3g,每袋 10g。

胃 痛 宁 片[保乙]

【药物组成】　蒲公英提取物、龙胆粉、甘草干浸膏、小茴香油、天仙子浸膏、氢氧化铝。【功能主治】　清热燥湿,理气和胃,制酸止痛。主治湿热互结所致胃、十二指肠溃疡,胃炎,症见胃脘疼痛,胃酸过多,脘闷嗳气,泛酸嘈杂,食欲缺乏,大便秘结,小便短赤。【用法用量】　口服:每次 3 片,每日 2～3 次。【禁忌】　对本品任何成分过敏者忌用。【制剂规格】片剂:0.25g,每瓶 45 片。

十 香 止 痛 丸[典/基]

【药物组成】　香附(醋炙)160g,乌药、延胡索、香橼、厚朴(姜汁炙)、零陵香、五灵脂(醋炙)、熟地黄各 80g,檀香、蒲黄、降香、木香、乳香(醋炙)各 40g,沉香、丁香、排草、砂仁各 10g,高良姜 6g。【功能主治】　舒气解郁,散寒止痛。主治胃痹寒痛。用于气滞胃寒,两胁胀满,胃脘刺痛,腹部隐痛。【用法用量】　口服:每次 1 丸,每日 2 次。【注意】　孕妇慎用。【制剂规格】　大蜜丸:每丸 6g。

戊 己 丸[典/基]

【药物组成】　吴茱萸(制)50g,黄连、白芍(炒)各 300g。【功能主治】泻肝火,和脾胃。治胃肠疼痛。用于肝胃不和,口苦嘈杂,呕吐吞酸,腹痛泻痢。【用法用量】　口服:每次 3～6g,每日 2 次。【制剂规格】　水丸:每袋 6g。

胃 肠 安 丸[典/基/保乙]

【药物组成】　木香、沉香、枳壳(麸炒)、檀香、大黄、厚朴(姜制)、朱砂、麝香、巴豆霜、大枣(去核)、川芎。【功能主治】　芳香化浊,理气止痛,健胃导滞。主治消化不良性腹泻、肠炎、菌痢、脘腹胀满、腹痛、乳积食积、泄泻。用于治疗腹泻、肠炎、菌痢、消化不良等。【用法用量】 口服:小丸,每次 20 丸;大丸,每次 4 丸;均每日 3 次,小儿酌减。【制剂规格】 小丸:每 40 丸重 0.16g;大丸:每 10 丸重 0.2g。

洁白丸(胶囊)[典/基/藏/保乙]

参见第 20 章第一节内容。

胃苏颗粒[保乙]

【药物组成】 紫苏梗、香附、陈皮、佛手。【功能主治】 理气消胀,和胃止痛。主治气滞型胃脘痛,症见胃脘胀痛,窜及两肋,得嗳气或矢气则舒,情绪郁怒则发作加重,胸闷食少,排便不畅,舌苔薄白,脉弦等。用于慢性胃炎及消化性溃疡见上述症状者。【用法用量】 口服:每次 1 袋,每日 3 次,15 日为 1 个疗程,可服 1～3 个疗程。【不良反应】 偶有口干、嘈杂。【制剂规格】 无糖型颗粒剂:每袋 5g。

养胃颗粒[保乙]

【药物组成】 黄芪、党参、陈皮、香附、白芍、山药、乌梅、甘草。【功能主治】 养胃健脾,理气和中。主治脾虚气滞所致的慢性萎缩性胃炎。【用法用量】 口服:每次 1 袋,每日 3 次。【禁忌】 忌食辛辣食物。【注意】 ①饮食有规律,宜清淡而均衡营养;②重度胃痛在医师指导用药。【制剂规格】 无糖型颗粒剂:每袋 5g。

养胃舒颗粒[保乙]

【药物组成】 党参、陈皮、黄精(蒸)、山药、乌梅、山楂、北沙参、干姜、菟丝子、白术(炒)。【功能主治】 滋阴养胃。治胃痹。用于慢性胃炎、胃脘灼热,隐隐作痛。【用法用量】 口服:每次 10g,每日 3 次,开水冲服。【禁忌】 孕妇忌用。【注意】 湿热胃痛及重度胃痛、糖尿病患者,儿童及年老体虚患者应遵医嘱。【制剂规格】 颗粒剂:每袋 10g。

温胃舒颗粒(胶囊)[保乙]

【药物组成】 党参、附子(制)、黄芪(炙)、山药、肉苁蓉(制)、白术

(炒)、山楂、乌梅、陈皮、补骨脂、砂仁。【功能主治】　补肾健脾,温中养胃,行气止痛。治脾肾阳虚引起的胃脘冷痛、胀、嗳气、纳差,畏寒等症。主要用于萎缩性胃炎、慢性胃炎等。【用法用量】　口服:颗粒剂,开水冲服,每次 10～20g;胶囊剂,每次 3 粒;均每日 2 次。【禁忌】　胃大出血时忌用。【制剂规格】　颗粒剂:每袋 10g;胶囊剂:每粒 0.4g。

四磨汤口服液[保乙]

【药物组成】　木香、枳壳、乌药、槟榔。【功能主治】　顺气降逆,消积止痛。主治小儿乳食内滞,腹胀,腹痛,啼哭不安,厌食纳差,大便秘结。用于中老年人脘腹胀满,腹痛,便秘及术后,产后促进肠蠕动功能恢复;中医辨证为肠胃气滞症患者;婴儿及儿童消化不良,腹部胀满,时时腹痛或啼哭难安,拒食厌食者。【用法用量】　口服:成人,每次 20ml,每日 3 次,1 周为 1 个疗程;新生儿,每次 3～5ml,每日 3 次,2 日为 1 个疗程;幼儿,每次 10ml,每日 3 次,3～5 日为 1 个疗程。【禁忌】　忌辛辣刺激、油腻、难消化食物。【注意】　①手术病人应在术后 12 小时第 1 次服用,再隔 6 小时第 2 次服药,以后按常法服用;②冬天寒冷时,新生儿、婴幼儿服药时,将药置 35～38℃温水中微热再服;③药液如有微量沉淀,可摇匀后服用,不影响疗效。【制剂规格】　口服液:每支 10ml,每盒 10 支。

四方胃片(胶囊)

【药物组成】　海螵蛸、浙贝母、延胡索(醋制)、川楝子(去皮酒炒)、沉香、柿霜、黄连、吴茱萸(盐水制)、苦杏仁。【功能主治】　制酸止痛。主治胃痛、胃酸过多,消化不良,胃及十二指肠溃疡。【用法用量】　口服:每次 3 片(粒),每日 2～3 次。【禁忌】　忌服辛辣、酸性食物。【制剂规格】片(胶囊)剂:每片(粒)0.52g,每盒 24 片(粒)。

肠泰口服液

【药物组成】　红参、白术、茯苓、甘草、双歧杆菌。【功能主治】　益气健脾,消食和胃。主治脾胃气虚所致的神疲懒言,体虚无力,食少腹胀,大便稀溏等症及慢性腹泻、慢性胃炎、药源性肠菌失调等所致的肠功能紊乱。亦可辅助治疗急慢性肝炎、肝硬化及肝癌。【用法用量】　口服:每次 10～20ml,每日 3 次,7～15 日为 1 个疗程,可连服 3～5 个疗程;10 岁以下儿童半量。【制剂规格】 口服液:10ml,每盒 6 支、10 支。

科迪胃康灵胶囊

【药物组成】 白芍、白及、三七、延胡索、海螵蛸、颠茄浸膏。【功能主治】 柔肝和胃,散瘀止血,缓急止痛,去腐生新。主治胃炎、胃及十二指肠溃疡、糜烂性胃炎、十二指肠溃疡及胃出血等。【用法用量】 口服:每次 4 粒,每日 3 次,饭后服用。【制剂规格】 胶囊剂:每粒 0.4g。

复方陈香胃片[保甲]

【药物组成】 陈皮、木香、大黄、石菖蒲、碳酸氢钠、重质碳酸镁、氢氧化铝。【功能主治】 行气和胃,制酸止痛。主治气滞型胃脘疼痛,脘腹痞满,嗳气吞酸等症。用于胃及十二指肠溃疡、慢性胃炎见上述症状属气滞证者。【用法用量】 口服:每次 2 片,每日 3 次。【不良反应】 极少数病人服药后有便溏现象,不需处理,药物反应会自行消失。【禁忌】 脏腑燥热,胃气虚弱者,气虚阴虚燥咳患者及腹泻者禁用。【注意】 吐血证慎服。【制剂规格】 片剂:每片 0.56g,每盒 48 片。

健胃消食片[保甲]

【药物组成】 太子参、陈皮、山药、麦芽(炒)、山楂。【功能主治】 健胃消食。用于脾胃虚弱,消化不良。【用法用量】 口服:每次 4~6 片,每日 3 次。【禁忌】 ①忌食生冷辛辣刺激性食物;②药物性状发生改变时禁用。【注意】 小儿脾胃虚弱性厌食症患者应减量服用,遵医嘱。【制剂规格】 片剂:每片 0.5g。

开胸消食片

【药物组成】 熟大黄、乌药、槟榔、莱菔子、枳实、厚朴、青皮、山楂、木香、神曲、麦芽、甘草。【功能主治】 开胸顺气,健胃消食。用于胸腹胀满,消化不良,呕吐恶心,停食蓄水,红白痢疾。【用法用量】 口服:每次 4 片,每日 2 次。【禁忌】 久病气虚者忌服。【注意】 孕妇遵医嘱。【制剂规格】 片剂:每片 0.3g,每瓶 60 片,每盒 12 片。

开胸顺气丸[典/基/保乙]

【药物组成】 槟榔 300g,牵牛子(炒)400g,木香 75g,陈皮、厚朴(姜制)、三棱(醋制)、莪术(醋制)各 100g,猪牙皂 50g。【功能主治】　消积化滞,行气止痛,顺气宽胸。主治饮食不节,气滞郁结性胸腹胀满,胃脘疼痛,便秘痢疾,里急后重。用于消化不良、急性胃肠炎、菌痢;停食停水,气郁不舒,胸胁胀满,胃脘疼痛。【用法用量】　口服:每次 3~9g,每日 1~2次。【禁忌】　孕妇禁用。【注意】　年老体弱者慎用。【制剂规格】　水丸:每 50 粒重约 3g,每袋 18g。

复方谷氨酰胺肠溶胶囊[保乙]

【药物组成】　L-谷氨酰胺、白术、茯苓、甘草、党参。【功能主治】　促进肠激素分泌;促进肠黏膜细胞更新、修复;改善吸收功能;增强肠黏膜屏障防御功能。为肠黏膜保护剂。适用于食欲缺乏、消化吸收不良、食后腹胀、肠道溃疡、急慢性肠炎、慢性腹泻等症;促进创伤及手术肠道功能恢复和重建,如各种原因所致的急、慢性肠道疾病和肠功能紊乱、肠道易激综合征、非感染性腹泻、肿瘤治疗引起的肠道功能紊乱和放、化疗性肠炎,亦可促进创伤或术后肠道功能的恢复。【用法用量】　口服:肠道功能紊乱和非感染性腹泻,每次 2~3 粒,每日 3 次,饭后服用。治疗 1 周后症状可能会有明显改善,对于病程较长,病情较重的患者,获得较理想的治疗结果可能需 4 周以上的时间。创伤或手术病人,每次 4 粒,术前 3~4 日开始服用效果将更明显。创伤及术后第 2 日可开始服用,视病情而定可持续 2 周或 2 周以上时间。【注意】　孕妇及哺乳妇慎用;勿将胶囊内药物倾出服用。【制剂规格】　胶囊剂:每粒含 L-谷氨酰胺 120mg,人参,甘草(蜜炙)、白术、茯苓各 50mg。

苏南山肚痛丸

【药物组成】　白芍、川楝子、陈皮、木香、香附(制)、血竭、甘草、丹参、郁金、乳香(炒)、没药(炒)。【功能主治】　行气止痛。治脘腹痛痹。用于肚痛、食滞腹痛、胃气痛、月经痛、小肠疝气痛、胁痛。【用法用量】　口服:每次 1.8g,每日 1~2 次。【禁忌】　孕妇忌服。【制剂规格】　水丸:每瓶 1.8g。

复方田七胃痛胶囊(片)[保乙]

【药物组成】　三七、延胡索、香附、吴茱萸、川楝子、白芍、白及、枯矾、氧化镁、碳酸氢钠。【功能主治】 制酸止痛,理气化瘀,温中健脾,收敛止血。治胃痛。用于胃酸过多、胃脘痛、胃溃疡、十二指肠球部溃疡及慢性胃炎。【用法用量】 口服:每次 3～4 粒,每日 3 次,症状消失后,继续用药 15 日,每次 2 粒,每日 2 次;片剂,每次 3～4 片,每日 3 次。【制剂规格】 胶囊剂:每粒 0.5g(相当于原药材 0.73g);片剂:每片 0.5g(相当于原药材 0.73g)。

元和正胃片

【药物组成】 龙胆、丁香油。【功能主治】 和胃止酸。用于消化性溃疡,慢性胃炎,十二指肠炎及其症状,如胃痛,胃脘胀满,胃酸过多,饮食积滞,食欲缺乏,消化不良。【用法用量】 口服:每次 1 片,每日 3 次。【制剂规格】 片剂:每片 1.0g。

安　中　片

【药物组成】 高良姜、桂枝、小茴香、砂仁、延胡索(醋制)、牡蛎(煅)、甘草。【功能主治】 温中散寒,理气止痛,和胃止呕。主治阳虚胃寒所致的胃痛,症见胃痛绵绵,畏寒喜暖,泛吐清水,神疲肢冷。用于慢性胃炎,胃、十二指肠溃疡见上述证候者,以及功能性消化不良亦有临床应用的报道。【用法用量】 口服:素片,每次 4～6 片,儿童每次 2～3 片;薄膜衣片,每次 2～3 片,儿童每次 1～1.5 片,均每日 3 次,或遵医嘱。【禁忌】出血性溃疡忌用,胃脘热痛者忌服;忌食生冷寒滑、酸性及不易消化食物。【制剂规格】 片剂:每片 0.2g。

胃炎宁颗粒

【药物组成】 檀香、木香(煨)、肉桂、细辛、鸡内金、山楂、薏苡仁(炒)、赤小豆、乌梅、炙甘草。【功能主治】 温中醒脾,和胃降逆,消食化浊。主治脾胃虚寒、湿阻食滞所致的胃痛痞满、遇寒尤甚、喜温喜按、呕恶纳呆。用于浅表性胃炎,萎缩性胃炎,功能性胃炎,慢性胃炎,功能性消化不良见上述证候者。【用法用量】 口服:每次 15g,每日 3 次,开头冲服。【禁忌】 忌食生冷、油腻及不易消化食物。【注意】 ①阴虚内热、湿热中阻所致胃痛、痞满者慎用;②孕妇慎用。【制剂规格】 颗粒剂:每袋 15g。

仲景胃灵丸

【药物组成】 肉桂、高良姜、砂仁、延胡索、白芍、小茴香、牡蛎、炙甘草。【功能主治】 温中散寒,健胃止痛。主治脾胃虚弱、中焦虚寒、不能运化所致的胃脘冷痛,食欲不振,寒凝胃痛,脘腹胀满,呕吐酸水或清水。用于胃炎见上述证候者。【用法用量】 口服:每次 1.2g,每日 3 次。儿童酌减。【禁忌】 忌食生冷油腻食物。【注意】 阴虚火旺者胃痛忌用;孕妇慎服。【制剂规格】 丸剂:每丸 1.2g。

御制平安丸

【药物组成】 苍术(炒)、厚朴(炙)、陈皮、枳实(炒)、沉香、木香、檀香、丁香、红豆蔻、白豆蔻、草豆蔻、肉豆蔻、山楂(焦)、老范志万应神曲、麦芽(炒)、甘草。【功能主治】 温中和胃,行气止痛,降逆止呕。主治湿浊中阻、胃气不和所致的晕车晕船,恶心呕吐,胸膈痞满,嗳腐厌食,脘腹胀满,大便溏泄。用于急性胃炎、消化不良、功能性呕吐患者见上述证候者,有抗晕动、镇吐、镇静、解除胃肠痉挛和保护胃黏膜作用。【用法用量】口服:每次 1.5～3g,每日 1 次,用温开水或姜汁送服。防晕车船者,宜在出发前 1 小时服用。【禁忌】 ①阴虚火旺及湿热中阻者忌用。②孕妇及哺乳期妇女慎用。③忌生冷、油腻食物。【制剂规格】 丸剂:每丸 1.5g。

黄芪健胃膏

【药物组成】 黄芪、桂枝、白芍、生姜、大枣、甘草。【功能主治】 补气温中,缓急止痛。主治脾胃虚寒所致的胃痛,症见胃痛拘急,胃寒肢冷,喜温喜按,心悸自汗,纳少便溏。用于舌淡(胖)苔白,脉沉细无力或虚缓;胃、十二指肠溃疡,慢性肠炎见上述证候者,有抗溃疡、镇痛之效。【用法用量】 口服:每次 15～20g(1.5～2 勺),每日 2 次。【禁忌】 忌生冷油腻、辛辣、不易消化的食物。【注意】 宜食易消化的食物。【制剂规格】膏剂:每瓶 100g(附小勺一支)。

胃肠灵胶囊

【药物组成】 钻地风、干姜、胡椒、党参、砂仁、白及、海螵蛸、山楂、白芍、甘草。【功能主治】 温中祛寒,健脾止泻。主治中焦虚寒、寒湿内盛所致的泄泻,症见腹冷隐痛,脘腹痞满,大便稀溏,体倦肢冷。用于慢性肠炎见上述证候者。【用法用量】 口服:每次 5 粒,每日 3 次。【禁忌】 大肠湿热泄泻者忌用;食宜清淡,忌油腻刺激品。【制剂规格】 胶囊剂:每粒 0.3g。

舒肝平胃丸[典]

【药物组成】 苍术 60g,厚朴(姜炙)30g,枳壳(麸炒)30g,法半夏 30g,陈皮 30g,槟榔(炒焦)15g,炙甘草 15g。每 1000 丸用生赭石粉 188g 包衣,打光。【功能主治】 疏肝和胃,化湿导滞。主治肝胃不和、湿浊中阻所致胃痛、痞证、吞酸,症见胸胁胀满,胃脘痞塞疼痛,嘈杂嗳气,呕吐酸水,大便不调,舌质红,苔黄腻或薄腻,脉弦滑。用于慢性胃炎、急性胃炎、消化性溃疡、慢性胆囊炎、反流性食管炎见上述证候者。【用法用量】 口服:每次 4.5g,每日 2 次。【禁忌】 ①肝寒犯胃者不宜服;②孕妇慎用;③忌食生冷油腻及不易消化食物。【制剂规格】 丸剂:每 100 粒重 6g。

舒肝和胃丸(口服液)[典]

【药物组成】 柴胡、炙甘草各 15g,佛手 150g,陈皮 75g,香附(醋制)、郁金、木香、乌药、槟榔(炒焦)、莱菔子、白芍各 45g,白术(炒)60g,广藿香 30g。【功能主治】 疏肝解郁,和胃止痛,有一定促进肠运动及利胆、抗溃疡、镇痛等作用。主治肝胃不和所致的胃痛、胁痛,症见两胁胀满,胃脘疼痛,食欲不振,呃逆呕吐,大便失调;或嗳气呕恶,舌苔薄黄或腻,脉沉弦。用于胃炎、消化性溃疡、胆囊炎、肋间神经痛见上述证候者。【用法用量】 丸剂:水蜜丸,每次 9g;大蜜丸,每次 2 丸;口服液,每次 10ml,均每日 2 次,或遵医嘱。【禁忌】 ①肝胃郁火所致胃痛、胁痛者忌服;②忌忧思恼怒,忌辛辣油腻食物。【注意】 妇女月经期、孕妇、哺乳期妇女当慎用。【制剂规格】 水蜜丸:每 100 粒重 20g;大蜜丸:每丸 6g;合剂:每支 10ml,每瓶 120ml。

平 安 丸

【药物组成】 木香、香附(醋炙)、延胡索(醋炙)、青皮(醋炙)、枳实、槟榔、沉香、山楂(炒)、六神曲(麸炒)、麦芽(炒)、豆蔻仁、砂仁、丁香、母丁香、肉豆蔻(煨)、白术(麸炒)、茯苓、草果仁、陈皮。【功能主治】 疏肝理气,和胃止痛。主治肝气犯胃所致的胃痛、胁痛,症见胃脘疼痛,胁肋胀满,吞酸嗳气,呃逆腹胀;或胁痛走窜,气怒痛重,嗳气呃逆。用于胃炎、肝炎、胆囊炎见上述证候者。【用法用量】　口服:每次 2 丸,每日 2~3 次。【禁忌】　孕妇忌用;忌食辛辣厚味食物。【注意】　①肝胃郁火胃痛,胁痛者慎用;②年老体弱、脾虚者慎用;③饮食宜清淡而均衡营养;及时调节不良心态,保持心情舒畅。【制剂规格】　大蜜丸:每丸 6g。

野苏颗粒

【药物组成】　野木瓜、陈皮、白矾、碳酸氢钠。【功能主治】　理气调中,和胃止痛。主治气滞寒凝所致胃脘疼痛,腹胀,嗳气,畏寒喜暖,嘈杂吞酸,嗳气则舒。用于胃炎见上述证候者。【用法用量】　口服:每次 6g,每日 3~4 次,开水冲服。【禁忌】　不宜吃酸性食物。【注意】　本颗粒剂对脾胃阴虚及肝胃郁火所致胃痛患者慎用;服药期间饮食宜清淡而均衡营养。【制剂规格】　颗粒剂:每袋 6g。

珍珠胃安丸

【药物组成】　珍珠层粉 450g,陈皮 100g,豆豉姜 50g,徐长卿 50g,甘草 350g。【功能主治】　行气止痛,宽中和胃。主治气滞胃痛、肝气犯胃所致的胃部胀痛,痛窜胁背,泛吐酸水,嘈杂似饥。用于胃及十二指肠溃疡见上述证候者。【用法用量】　口服:每次 1.5g,每日 4 次,饭后至睡前服用。【禁忌】　忌食酸甜和难消化的食物。【注意】　①肝胃郁火、湿热中阻胃痛、吞酸者慎用;②胃酸分泌不足者忌用。【制剂规格】　丸剂:每袋 1.5g。

猴头健胃灵胶囊[典]

【药物组成】　郁金、丹参、赤芍、川芎、蒲公英、黄芩、洋金花、瓦楞子(煅)、甘草。【功能主治】　疏肝和胃,理气止痛。主治肝胃不和,胃脘胁肋胀痛,呕吐吞酸,纳呆食少,舌质红,脉弦。用于慢性胃炎、胃及十二指肠溃疡见上述证候者。【用法用量】　口服:每次 4 粒,每日 3 次;或遵医嘱。【禁忌】　①阴虚胃痛者忌用;②避免郁怒伤肝,调节和保持心情舒畅。③忌食生冷、油腻、辛辣刺激性强的食物和不易消化食物。【注意】　孕妇慎用。【制剂规格】　胶囊剂:每粒 0.34g。

健 胃 片

【药物组成】 柴胡、苍术（米泔制）、草豆蔻、陈皮、延胡索（醋制）、川楝子、白芍、山楂（炒）、鸡内金（醋炒）、六神曲（炒）、麦芽（炒）、槟榔（炒焦）、生姜、甘草浸膏。【功能主治】 疏肝和胃，消食导滞，理气止痛。主治肝胃不和，饮食停滞所致的胃痛、吞酸、痞证，症见胃脘胀痛、嘈杂食少，嗳气口臭，大便不调，咽干口苦，舌苔薄白或厚腻，脉弦（滑）。用于胃、十二指肠溃疡、慢性胃炎、急性胃炎缓解期、消化不良患者见上述证候者。【用法用量】 口服：每次 6 片，每日 3 次。【禁忌】 肝寒犯胃所致的胃痛、痞满、吞酸者忌用；忌食生冷、油腻和不易消化之品。【注意】 年老体虚者不宜久服；孕妇慎用；肝功能不良者慎用。【制剂规格】 薄膜衣片：每片重 0.32g；糖衣片：片芯重 0.3g。

胃 康 胶 囊 [保乙]

【药物组成】 香附、黄芪、白芍、三七、白及、海螵蛸、鸡内金、乳香、没药、百草霜、鸡蛋壳（炒焦）。【功能主治】 行气健胃，化瘀止血，制酸止痛。主治气滞血瘀所致的胃脘疼痛，痛处固定，吞酸嘈杂，或见吐血、黑粪。用于胃及十二指肠溃疡、慢性胃炎、上消化道出血见上述证候者。【用法用量】 口服：每次 2~4 粒，每日 3 次。【禁忌】 ①孕妇禁用；②饮食宜清淡而均衡营养，忌辛辣、油腻、生冷食物，戒烟酒。【注意】 脾胃虚寒、阴虚火旺者不宜使用；胃功能低下者慎用。【制剂规格】 胶囊剂：每粒 0.3g。

胃 乐 新 颗 粒

【药物组成】 猴头菌。【功能主治】 养阴和胃。主治胃阴不足、胃气失和所致的胃脘疼痛或痞塞不适，纳少腹胀或大便隐血。用于慢性萎缩性胃炎，胃、十二指肠球部溃疡，结肠炎，消化不良（痞证、胃痛、食积）见上述证候者。【用法用量】 口服：每次 5g，每日 3 次，开水冲服。【禁忌】①脾胃虚寒，胃痛满不宜；②忌生冷、油腻和不易消化食物；③忌恼怒、忧郁，勿过劳。【制剂规格】 颗粒：每袋 5g。

阴 虚 胃 痛 颗 粒 [保乙]

【药物组成】 北沙参、麦冬、石斛、玉竹、川楝子、白芍、炙甘草。【功能主治】　养阴益胃,缓急止痛,有一定抗溃疡、抑制胃肠运动及镇痛作用。主治胃阴不足所致的胃脘隐隐灼痛,口干舌燥,纳呆干呕。用于慢性胃炎、消化性溃疡见上述证候者。【用法用量】　口服:每次 6 片,每日 3 次;或遵医嘱。【禁忌】　①虚寒胃痛者忌用;②饮食宜清淡而均衡营养,忌生冷、辛辣、油腻饮食,戒酒忌烟。【制剂规格】　颗粒剂:每袋 10g。

三九胃泰颗粒 [典/保甲/保乙]

【药物组成】　三叉苦、九里香、两面针、木香、黄芩、茯苓、地黄、白芍。【功能主治】　清热燥湿,行气活血,柔肝止痛。主治湿热内蕴、气滞血瘀所致的胃痛,症见脘腹隐痛,饱胀反酸,恶心呕吐,嘈杂纳减。用于浅表性胃炎、糜烂性胃炎、萎缩性胃炎见上述证候者。【用法用量】　口服:每次 1 袋,每日 2 次,开水冲服。【禁忌】　忌油腻、生冷、难消化食物。【注意】胃寒患者慎用。【制剂规格】　颗粒剂:每袋 2.5g(无糖型)、20g(含蔗糖)。

胃肠复元膏 [典]

【药物组成】　麸炒枳壳、太子参、木香、紫苏梗各 100g,大黄、赤芍、黄芪、桃仁各 150g,蒲公英 300g,炒莱菔子 200g,炼蜜 1000g。【功能主治】　益气活血,理气通下,有促进胃肠功能恢复正常的作用。用于胃肠术后腹胀,胃肠活动减弱,症见体乏气短,脘腹胀满,大便不下;亦可用于老年性便秘,虚性便秘。【用法用量】　口服:腹部手术前 1～3 日,每次 15～30g,每日 2 次,或遵医嘱。术中胃肠吻合完成前,经导管注入远端肠管 40～60g(用水稀释 2～3 倍)或遵医嘱。术后 6～8 小时口服,每日 2 次或遵医嘱。老年性便秘,每次 10～20g,每日 2 次或遵医嘱。【禁忌】　孕妇禁用。【制剂规格】　煎膏剂:每瓶 100g。

胃祥宁颗粒 [典]

【药物组成】　女贞子 5000g,精制成干燥颗粒 1000g。【功能主治】养阴柔肝止痛,润燥通便。主治阴虚胃燥,胃脘胀痛,腹胀,嗳气,口渴,便秘。用于消化性溃疡、慢性胃炎见上述证候者。【用法用量】　口服:每次 3g,每日 2 次。【注意】　有实邪(热)者慎用。【制剂规格】　颗粒剂:每袋 3g(相当于原生药材 5g)。

胃脘舒颗粒^[典]

【药物组成】 党参、白芍、山楂(炭)、陈皮、甘草、醋延胡索。【功能主治】 益气阴,健脾胃,消痞满。主治脾虚气滞所致的胃脘痞满,嗳气纳差,时有隐痛。用于萎缩性胃炎见上述证候者。【用法用量】 口服:每次7g,每日2次,开水冲服,或遵医嘱。【注意】 孕妇慎用。【制剂规格】颗粒剂:每袋7g。

胃康灵胶囊(片)^[典/保甲]

【药物组成】 白芍 317.5g,白及 238.1g,三七 9.9g,甘草 317.5g,茯苓 238.1g,延胡索 158.7g,海螵蛸 31.7g,颠茄浸膏 2.1g。【功能主治】 柔肝和胃,散瘀止血,缓急止痛,去腐生新。主治肝胃不和、瘀血阻络所致的胃脘疼痛,连及两胁,嗳气,泛酸。用于急慢性胃炎及胃、十二指肠溃疡、胃出血见上述证候者。【用法用量】 口服:片(胶囊)剂,每次4粒(片),每日3次。饭后服用。【注意】 长期服用者咨询医生或药师。【制剂规格】 胶囊剂:每粒 0.4g;片剂:每片 0.4g。

香砂养胃丸(颗粒)^[典/保甲]

【药物组成】 木香、砂仁、醋香附、枳实、豆蔻(去壳)、姜厚朴、广藿香各 210g,白术、陈皮、茯苓、半夏(制)各 300g,甘草 90g。【功能主治】 温中和胃。用于胃阳不足、湿阻气滞所致的胃痛、痞满,症见胃痛隐隐、脘闷不舒、呕吐酸水、嘈杂不适、不思饮食、四肢倦怠。【用法用量】 口服:水丸,每次 9g;颗粒剂:每次 5g;均每日 2次。【注意】 脾胃有实热者慎用。【制剂规格】 丸剂:每瓶 108g,每袋 9g;颗粒剂:每袋 5g。

芄 龙 胶 囊^[典]

【药物组成】 龙胆总苷 80g(以龙胆苦苷计),制成胶囊剂 1000 粒。【功能主治】 清肝泄热。用于功能性消化不良属肝胃郁热证者,症见胃脘饱胀、脘部烧灼、口干口苦。【用法用量】 口服:每次 2粒,每日 3次。4 周为 1 个疗程。【不良反应】 偶见恶心,呕吐,食欲不振,腹痛及轻度腹泻。【制剂规格】 胶囊剂:每粒胶囊含龙胆苦苷 80mg。

石榴健胃散[典]

【药物组成】　石榴子 750g,肉桂 120g,荜茇 75g,红花 375g,豆蔻 60g。【功能主治】　温胃益火,化滞除湿,温通脉道。用于消化不良,食欲不振,寒性腹泻。【用法用量】　口服:每次 1 袋,每日 2～3 次,开水冲服。【制剂规格】　散剂:袋(小瓶)1.2g。

木香胃康胶囊[典]

【药物组成】　鸡内金、决明子、海螵蛸、牡蛎、木香、阿魏。【功能主治】　泄肝和胃,行气止痛。主治肝气犯胃所致的胃痛,症见胃脘疼痛,饥后尤甚,泛吐酸水,食欲不佳,心烦易怒。用于胃及十二指肠球部溃疡、慢性胃炎见上述证候者。【用法用量】　口服:每次 2～4 粒,每日 3 次。【制剂规格】　胶囊剂:每粒 0.5g(每粒含大黄酚 $C_{15}H_{10}O_4$ 不少于 0.12mg)。

加味保和丸[典]

【药物组成】　山楂(炒)、六神曲(麸炒)、麦芽(炒)、厚朴(姜制)、枳实、枳壳(麸炒)、陈皮、香附(醋制)、白术(麸炒)、茯苓、法半夏。【功能主治】　理气和中,开胃消食。主治痰食内阻、胃虚气滞所致的痞满,食积;症见胸膈满闷,饮食不下,嗳气呕恶,嗳腐吞酸,腹胀腹痛,泻下则缓,大便不调,或结或泄;或肠鸣泄泻,泻下粪臭如败卵,伴有不消化之物,泄下后痛减;舌苔厚腻,脉濡滑或弦滑。用于消化不良,急性胃肠炎、慢性胃肠炎、小儿及婴幼儿腹泻患者见上述证候者,有抑制胃肠运动、提高胃蛋白酶活性和促进小肠吸收等作用。【用法用量】　口服:每次 6g,每日 2 次。小儿酌减。【禁忌】　①湿热中阻者忌用;②孕妇慎用;③忌生冷油腻和不易消化性食物。【注意】　麦芽有回乳之效,哺乳期妇女慎用。【制剂规格】　丸剂:每 100 粒重 6g。

香果健消片(胶囊)

【药物组成】　蜘蛛香(炒焦)、木香(炒)、草果(去壳炒焦)、糯米。【功能主治】　健胃消食。主治饮食不节、脾虚失运所致的脘腹痞满,食后更甚,嗳腐吞酸,恶心呕吐,吐后反快,腹满拒按,大便臭秽或秘结,舌苔厚腻,脉弦滑。用于功能性消化不良见上述证候者。【用法用量】　口服:片

(胶囊)剂,每次 2~5 片(粒),每日 3 次。【禁忌】 ①孕妇忌用;②忌食生冷油腻及不易消化食物。【注意】 脾胃火旺者慎用。【制剂规格】 片(胶囊)剂:每片(粒)0.19g,每盒 24 片(粒)。

醒脾开胃颗粒

【药物组成】 谷芽、稻芽、荷叶、佛手、香橼、使君子、冬瓜子(炒)、白芍、甘草。【功能主治】 醒脾调中。主治脾胃失和所致的食积、虫积,症见面黄乏力,食欲低下,腹胀腹痛,大便溏烂;或虫积肠道、脾失健运,腹痛时作,食欲不振。用于消化不良,蛔虫病见上述证候者。【用法用量】 口服:每次 14g,每日 2 次,开水冲服;驱蛔空腹服。【禁忌】 禁食不洁食物;忌食生冷、油腻、不易消化的食物。【注意】 建立良好饮食习惯,注意个人卫生。【制剂规格】 颗粒剂:每袋 14g。

健 脾 糖 浆 [典]

【药物组成】 党参 51.3g,炒白术 76.9g,陈皮 51.3g,枳实(炒)51.3g,炒山楂 38.5g,炒麦芽 51.3g。辅料用蔗糖 650g,苯甲酸钠 3g。精制成糖浆 1000ml 分装。【功能主治】 健脾开胃。用于脾胃虚弱、脘腹胀满、食少便溏。【用法用量】 口服:每次 10~15ml,每日 2 次。【禁忌】糖尿病患者忌服。【制剂规格】 糖浆剂:每瓶 120ml。

气滞胃痛颗粒(片) [典/保甲]

【药物组成】 柴胡、延胡索(炙)、枳壳、香附(炙)、炙甘草、白芍。【功能主治】 疏肝理气、和胃止痛,有镇痛抗炎、消胀、抗溃疡、调节胃肠平滑肌作用。主治肝郁气滞,胸痞胀满,胃脘疼痛,用于慢性胃炎、消化性溃疡、慢性黄疸性(型)肝炎、胃节律紊乱见上述证候者。【用法用量】 口服:颗粒剂,每次 5g,开水冲服;薄膜衣片,每次 3 片;糖衣片,每次 6 片;均每日 3 次。【注意】 孕妇慎用。【制剂规格】 颗粒剂:每袋 5g;薄膜衣片:每片 0.5g;糖衣片:每片 0.25g。

朴沉化郁丸 [典]

【药物组成】 醋香附 150g,醋延胡索、檀香、豆蔻、砂仁、木香、柴胡、丁香、沉香、醋青皮、甘草各 35g,麸炒枳壳 50g,陈皮 100g,肉桂、片姜黄各

15g,姜厚朴 75g,醋莪术、高良姜各 25g。【功能主治】　疏肝解郁,开胃消食。用于肝气郁滞、肝胃不和所致的胃脘刺痛,胸腹胀痛或胀满,恶心呕吐,停食停水,气滞闷郁。【用法用量】　口服:每次 1 丸,每日 2 次。【注意】　孕妇慎用。【制剂规格】　大蜜丸:每丸 9g,每丸含厚朴以厚朴酚的总量计,不得少于 5.6mg。

荜铃胃痛颗粒[典/保乙]

【药物组成】　荜澄茄、川楝子、醋延胡索、酒大黄、黄连、吴茱萸、醋香附、香橼、佛手、煅瓦楞子、海螵蛸。【功能主治】　行气活血,和胃止痛。主治气滞血瘀所致的胃脘痛。用于慢性胃炎见上述证候者。【用法用量】口服:每次 1 袋,每日 3 次,开水冲服。【注意】　孕妇慎用。【制剂规格】颗粒剂:每袋 5g(含小檗碱不少于 5.0mg)。

复方牛黄清胃丸[典]

【药物组成】　大黄 240g,炒牵牛子 200g,姜炙栀子、芒硝、黄芩、连翘、姜厚朴、枳实、桔梗各 80g,石膏、猪牙皂、玄参各 120g,黄连 20g,炒山楂、陈皮各 160g,香附、荆芥、薄荷、防风、菊花、甘草各 40g,人工牛黄 13g,冰片 51.5g。辅料为炼蜜等。【功能主治】　清热泻火,解毒通便。用于胃肠湿热所致的口舌生疮,牙龈肿痛,咽膈不利,大便秘结,小便短赤。【用法用量】　口服:每次 2 丸,每日 2 次。【禁忌】　孕妇禁用;忌食辛辣油腻食物。【注意】　老年人、儿童及脾胃虚弱者慎用。【制剂规格】　蜜丸:每丸 4.5g(每丸含龙脑和异龙脑的总量不得少于 28mg)。

复方苦参肠康片[典]

【药物组成】　苦参、黄连、黄芩、白芍、车前子、金银花、甘草、颠茄流浸膏。辅料为乙醇、硬脂酸镁。【功能主治】　清热燥湿止泻。主治湿热泄泻,症见泄泻急迫或泻而不爽,肛门灼热,腹痛,小便短赤。用于急性肠炎见上述证候者。【用法用量】　口服:每次 4 片,每日 3 次,3 日为 1 个疗程。或遵医嘱。【注意】　青光眼患者慎用。【制剂规格】　片剂:片芯重0.4g,每片含苦参碱和氧化苦参碱总量不得少于 5.0mg。

和胃止痛胶囊

【药物组成】　大红袍、鸡矢藤、贯众、金荞麦、黄连、砂仁、延胡索、木香。为彝族药。【功能主治】 行气活血,和胃止痛。治胃痛。用于肝胃气滞、湿热瘀阻所致的急、慢性胃肠炎,胃及十二指肠溃疡,慢性结肠炎。【用法用量】 口服:每次 3 粒,每日 3 次。【禁忌】 服药治疗期间,忌饮酒及食用酸冷辛辣及不易消化食物。【制剂规格】 胶囊剂:每粒 0.3g,每盒 20 片。

心胃止痛胶囊

【药物组成】 大果木姜子、冰片(天然冰片)。【功能主治】 行气止痛。治胃痛。用于气滞血瘀所致的胃脘疼痛,嗳气吞酸,胀满及胸痛、胸闷,气短、心悸等。【用法用量】 口服:每次 2 粒,每日 3 次,7 日为 1 个疗程,饭前或饭中服用。【注意】 孕妇慎用。【制剂规格】 胶囊剂:0.25g,每盒 24 片。

肠胃宁片

【药物组成】 党参、黄芪、补骨脂、赤石脂、砂仁、白芍、延胡索、当归、干姜(炭)、罂粟壳。【功能主治】 健脾益肾,温中止痛,涩肠止泻。治疗肠胃病,如脾肾阳虚泄泻日久,大便不调,五更泄泻,时带黏液,伴有腹胀腹痛,胃脘疼痛,小腹坠胀,饮食不佳者;舌质淡红,苔薄白或腻,脉细微或沉细。用于慢性结肠炎、溃疡性结肠炎、肠功能紊乱属上述症状者。【用法用量】 口服:每次 4～5 片,每日 3 次,儿童慎用。【禁忌】 禁食酸、冷、刺激性食物。【制剂规格】 片剂:0.3g,每盒 15 片。

快 胃 片 [基/保乙]

【药物组成】 白及、甘草、延胡索。【功能主治】 消炎生肌,制酸止痛。主治肝郁犯胃、胃失和降所致的胃脘疼痛,胀闷不适,嘈杂、泛酸,纳差嗳气,呕吐恶心,胸胁胀痛。用于胃溃疡、十二指肠球部溃疡、浅表性胃炎、肥厚性胃炎、胃窦炎等。【用法用量】 口服:成年人,每次 6 片,每日 3 次;11～15 岁,每次 4 片,饭前 1～2 小时服用。【不良反应】 偶致过敏反应。【制剂规格】 片剂:每片 0.7g。

溃 疡 胶 囊 [基]

【药物组成】 仙鹤草、鸡蛋壳、瓦楞子、陈皮、枯矾、水红花子、珍珠粉。【功能主治】 制酸止痛,生肌收敛。主治胃脘疼痛,腹胀纳少,吞酸嘈杂或口吐清水。用于胃出血、肠出血、功能性子宫出血、血小板减少性紫癜、胃及十二指肠溃疡、胃酸过多等。【用法用量】 口服:每次 2 粒,每日 3 次。【制剂规格】 胶囊剂:每粒 0.3g。

调胃舒肝丸

【药物组成】 砂仁、厚朴(姜制)、白豆蔻、青皮(醋制)、枳壳(麸炒)、陈皮、山楂(炒)、柴胡(醋制)、郁金、香附(醋制)、木香、姜黄、甘草。【功能主治】 舒肝解郁,和胃止痛。主治脾胃不和、肝郁不舒引起的胃脘刺痛,两胁胀满,嗳气吞酸,饮食无味。用于急、慢性胃炎及胃溃疡、胃神经官能症、慢性胆囊炎、胰腺炎及慢性肝炎等。【用法用量】 口服:每次 1 丸,每日 3 次,温开水送服。【禁忌】 孕妇忌服;烦恼、忧郁者忌服。【注意】气虚、阴虚者慎用。【制剂规格】 蜜丸:每丸 9g。

醒脾养儿颗粒 [保乙]

【药物组成】 毛大丁草、一点红。【功能主治】 醒脾开胃,养血安神,固肠止泻。主治小儿消化不良,夜卧不宁。用于儿童厌食、贫血、消瘦、慢性腹泻、长期便秘、遗尿、夜寐不宁(夜啼)等症。【用法用量】 口服:1 岁以内,每次 1 袋;1—2 岁,每次 2 袋;3—6 岁,每次 2 袋;7—14 岁,每次 3～4 袋;均每日 2 次,温开水冲服。【制剂规格】 颗粒剂:每袋 2g,每盒 12 袋。

胃乃安胶囊 [基]

【药物组成】 黄芪、人参(粉)、三七、珍珠层粉、人工牛黄。【功能主治】 补气健脾,宁心安神,活血止痛,消炎生肌。主治脾胃气虚、瘀血阻滞所致的胃痛,症见胃脘隐痛或刺痛,纳呆食少。用于胃、十二指肠溃疡及慢性胃炎。【用法用量】 口服:每次 4 粒,每日 3 次,温开水送服。【制剂规格】 胶囊:0.3g,每瓶 36 粒。

黄芪建中丸 [基/保乙]

【药物组成】 黄芪、桂枝、白芍、炙甘草、生姜、大枣、饴糖。【功能主治】 益气温中补虚,和里缓急。主治虚劳里急、脾胃虚寒引起的脘腹疼痛及虚热、痛经等。用于胃、十二指肠溃疡及胃肠功能紊乱等症。【用法用量】 口服:每次 1 丸,每日 2～3 次,7 岁以上儿童服半量,3－7 岁服1/3 量。【禁忌】 阴虚火旺、呕吐、中满、吐蛔虫者忌用。【制剂规格】蜜丸:每丸 9g,每盒 10 丸。

安胃片(颗粒、胶囊)[典/基/保乙]

【药物组成】 延胡索(醋制)63g,白矾(煅)250g,海螵蛸(去壳)187g。【功能主治】 抑制胃酸,止胃痛。用于胃及十二指肠溃疡、慢性胃炎。【用法用量】 口服:片剂,每次 5～7 片;颗粒剂,每次 1 袋;胶囊剂,每次5～7 粒;均每日 3～4 次。或遵医嘱。【制剂规格】 片剂:每片 0.6g、0.7g;颗粒剂:每袋 4g;胶囊剂:每粒 0.5g。

越鞠丸(片)[典/基/保乙]

【药物组成】 香附(醋制)、川芎、栀子(炒)、苍术(炒)、六神曲(炒)各200g。【功能主治】 理气解郁,宽中除满。主治胸脘痞闷,脘腹胀满,饮食停滞,嗳气吞酸。用于胃肠溃疡病、传染性肝炎。【用法用量】 口服:水丸,每次 6～9g;片剂,每次 5～6 片;均每日 2 次。【禁忌】 忌忧思恼怒,虚证郁滞者不宜单独使用。【制剂规格】 水丸:每 100 粒重 6g,每袋18g;片剂:0.43g,每瓶 60 片、100 片。

越鞠保和丸[基/保乙]

【药物组成】 栀子(姜制)、六神曲(麸炒)、香附(醋制)、川芎、苍术、木香、槟榔。【功能主治】 舒气解郁,开胃消食。主治气郁停滞,倒饱嘈杂,胸腹胀痛,消化不良。用于慢性胃肠炎、消化不良、慢性肝炎等。【用法用量】 口服:每次 6g,每日 1～2 次。【禁忌】 孕妇忌服。【制剂规格】 水丸:每袋 6g。

五积散丸(酒)[基]

【药物组成】 苍术(麸炒)、桔梗、枳壳(麸炒)、陈皮、桂枝、麻黄、厚朴(姜制)、干姜、半夏(制)、茯苓、甘草、白芷、当归、白芍、川芎。【功能主治】散寒解表,祛风除湿,温中消积,理气活血。主治外感内伤多种原因所致的气、血、痰、湿、食积诸证,症见头疼身痛,项背拘急,发热无汗,脘腹痞痛,恶心呕吐,以及妇女气血不和,月经不调等。用于急、慢性胃炎及胃、十二指肠溃疡,胃扩张,胃酸过多症,心源性喘息,肋间神经痛等,亦有人用于斑秃、头皮糠疹、闭经、痛经。【用法用量】 口服:丸剂,每次 9g,每日 1~2 次;酒剂,每次饮 15~30ml,每日 2 次。【禁忌】 受寒凉侵袭、热病者忌服。【注意】 年老体弱、孕妇及自汗者慎用。【制剂规格】 水泛丸:每袋 9g;酒剂:每瓶 500ml。

颠茄片(酊、合剂、膏)[典/保甲]

【药物组成】 颠茄。【功能主治】 同阿托品,作用较弱,为抗胆碱药,可解除平滑肌痉挛,抑制腺体分泌。用于胃及十二指肠溃疡,胃肠道、肾及胆绞痛等。【用法用量】 口服:片剂,每次 1~2 片;酊剂,每次 0.3~1ml;流浸膏,每次 0.01~0.03ml;浸膏,每次 10~30mg(莨菪碱计);合剂,每次 10~20ml;均每日 3 次,或遵医嘱。极量应仔细阅读说明书,按规定服用。【禁忌】 青光眼患者忌服。【制剂规格】 片剂:每片 10mg;酊剂:每支 5ml;流浸膏:每瓶 100ml;浸膏:每瓶 100g。

驻 车 丸[典/基]

【药物组成】 黄连 360g,炮姜 120g,当归、阿胶各 180g。【功能主治】 滋阴,止痢。主治久痢伤阴,赤痢腹痛,里急后重,休息痢、胃炎、肠炎。【用法用量】 口服:每次 6~9g,每日 3 次。【禁忌】 湿热、积滞、痢疾初起者忌用。【制剂规格】 水泛丸:每 50 丸重 3g,每袋 18g。

宽胸利膈丸[基]

【药物组成】 大黄(酒炒)、槟榔(炒)、木香、苍术(炒)、陈皮、草果仁、厚朴(姜制)、广藿香、砂仁、山楂(炒)、六神曲(炒)、麦芽(炒)、桔梗、青皮(炒)、甘草、枳壳(炒)、莱菔子(炒)。【功能主治】 开郁顺气,消食除胀。主治气郁不舒,胸腹胀满,宿食停水,呕逆腹痛。用于胃肠炎、溃疡病、胃神经官能症、神经性呕吐、幽门痉挛或梗阻、痢疾等。【用法用量】 口服:每次 1 丸,每日 2 次。【禁忌】 孕妇及非实证者禁用。【注意】 年老、体弱者慎用。【制剂规格】 大蜜丸:每丸 10g,每盒 10 丸。

沉香化滞丸[基/保乙]

【药物组成】 沉香、牵牛子(炒)、枳实(麸炒)、五灵脂(醋制)、山楂

（炒）、枳壳（麸炒）、陈皮、香附（醋制）、厚朴（姜制）、莪术（醋制）、砂仁、三棱（醋制）、木香、青皮（醋制）、大黄。【功能主治】 理气化滞，有解除胃肠平滑肌痉挛、助消化作用。主治饮食停滞，胸腹胀满。用于胃炎、胃及十二指肠球部溃疡、胃神经官能症、胆囊炎、急慢性肠炎、单纯性消化不良、小儿厌食症等。【用法用量】 口服：每次 6g，每日 2 次，小儿酌减。【不良反应】 偶有服药后出现癃闭者。【禁忌】 孕妇忌服；忌油腻腥冷黏滑食品。【注意】 年老体弱者慎用。【制剂规格】 水丸：每 100 粒重 6g，每袋 18g。

沉香化气丸(片)[典/基]

【药物组成】 沉香 25g，木香、香附（醋制）、砂仁、陈皮、甘草各 50g，莪术（醋制）、广藿香、六神曲（炒）、麦芽（炒）各 100g。【功能主治】 理气舒肝，消积和胃。主治胃脾气滞，脘腹胀满，胸膈痞满，不思饮食，嗳气泛酸。用于急慢性胃炎、胃及十二指肠溃疡、胃神经官能症、慢性肝炎、慢性胆囊炎、神经性呕吐等。【用法用量】 口服：水丸，每次 3～6g；片剂，每次 3～5 片；均每日 2 次。【禁忌】 气虚体弱者禁用；孕妇忌服。【制剂规格】 水丸：每袋 18g；片剂：每片 0.5g，每瓶 48 片。

沉香舒气丸

【药物组成】 沉香、木香、砂仁、青皮（醋制）、厚朴（姜制）、香附（醋制）、乌药、枳壳（麸炒）、草果仁、豆蔻、片姜黄、郁金、延胡索（醋制）、五灵脂（醋制）、柴胡、槟榔、山楂（炒）、甘草。【功能主治】 疏气化郁，和胃止痛。主治肝郁气滞，肝胃不和引起的胃脘胀痛，两胁胀满痞痛或刺痛，嗳腐吞酸，烦躁易怒等。用于慢性胃炎、胃及十二指肠溃疡、胃神经官能症、慢性肝炎、慢性胆囊炎、肋间神经痛、消化不良等。【用法用量】 口服：每次 2 丸，每日 2～3 次。【禁忌】 忌油腻、辛辣刺激性食物。【制剂规格】蜜丸：每丸 3g，每盒 12 粒。

老 蔻 丸[基]

【药物组成】 豆蔻、砂仁、肉桂、丁香、当归、川芎、山楂（炒）、六神曲（炒）、白术（麸炒）、甘草、青皮（醋制）、陈皮、乌药、莱菔子（炒）、大黄（酒蒸）、牵牛子（炒）、木香、枳壳（麸炒）、厚朴（姜制）、三棱（醋制）、莪术（醋制)、清半夏、草果仁、槟榔(炒)。【功能主治】 开郁疏气,温胃消食。治肝郁气滞,饮食不消,膨闷胀饱,胃脘疼痛。用于胃炎、胃及十二指肠球部溃疡、肠炎、消化不良等。【用法用量】 口服:每次 1 丸,每日 2 次。【禁忌】 忌生冷油腻食物;孕妇忌服。【制剂规格】 丸剂:每丸 9g。

沉香舒郁丸(片)[基]

【药物组成】 沉香、木香、陈皮、厚朴(姜制)、豆蔻、砂仁、枳壳(麸炒)、青皮(醋制)、香附(醋制)、柴胡、姜黄、延胡索(醋制)、甘草。【功能主治】 疏气开胃,化郁止痛。主治胸腹胀满,胃脘疼痛,呕吐酸水,消化不良,食欲缺乏,郁闷不舒。用于胃炎、胃及十二指肠球部溃疡、胃神经官能症等。【用法用量】 口服:丸剂,每次 1 丸;片剂,每次 4 片;均每日 2 次。【禁忌】 久病气虚者忌服。【注意】 孕妇遵医嘱用。【制剂规格】 大蜜丸:每丸 6g,每盒 12 丸;片剂:每片 0.3g,每瓶 48 片。

定 中 丸

【药物组成】 藿香、厚朴、杏仁、砂仁、姜半夏、木瓜、茯苓、白术、人参、白扁豆、甘草、紫苏叶、香薷。【功能主治】 芳香化湿,健胃补脾、止呕。用于外感暑湿寒邪所致的感冒、呕泻、停食伤胃,脘闷胀满,暑季头痛身热怕寒,四肢酸痛、恶心呕吐、腹痛轻泻、苔白、脉浮者或急性胃肠炎偏于寒湿证者。【用法用量】 口服:每次 1 丸,5—10 岁儿童,每次 1/2 丸;均每日 2 次。【制剂规格】 蜜丸:每丸 10g。

泻痢保童丸

【药物组成】 人参、白术、苍术、茯苓、白扁豆、薏苡仁、车前草、滑石、肉桂、吴茱萸、丁香、槟榔、黄连、肉豆蔻、芡实、诃子、麦冬、天冬、朱砂、檀香、木香等。【功能主治】 健脾止泻,温中化湿。主治脾胃虚弱,寒湿凝结。用于腹泻痢疾日久不止,腹胀腹痛,呕吐恶心,小便不利,四肢倦怠,肌肉消瘦等。【用法用量】 口服:每次 1 丸,每日 2 次,周岁以下儿童酌减。【制剂规格】 蜜丸:每丸 3g。

胃 苓 丸

【药物组成】 炒白术、苍术、姜制厚朴、陈皮、泽泻、茯苓、猪苓、肉桂、甘草。【功能主治】 健脾利湿,消胀和中。主治脾失健运,湿浊中阻。主要用于急性肠胃炎、营养不良性水肿、肾病综合征、妊娠高血压综合征、食物中毒等属湿阻气滞证。【用法用量】 口服:水丸,每次 6g;蜜丸,每次 1丸;均每日 2 次,温开水送服。【制剂规格】 水丸:每 8 粒重 1g;蜜丸:每丸 9g。

调脾止泻丸

【药物组成】 炒苍术、麸炒白术、黄连、干姜、肉桂、泽泻、滑石、赤苓、车前子、沙烫枳实、槟榔、藿香、砂仁、木香、甘草。【功能主治】 寒热平调,专理脾胃,止呕止泻。用于脾胃失调、消化不良引起的呕吐、恶心、泄泻、腹胀且痛等症,如急性胃肠炎、肠胃功能紊乱、急性细菌性痢疾、消化不良等。【用法用量】 口服:每次 1~2 丸,小儿服半丸,每日 2 次。【注意】 脾胃虚弱者慎用。【制剂规格】 蜜丸:每丸 6g。

香 橘 丸

【药物组成】 白术、苍术、莲子肉、茯苓、山药、泽泻、甘草、陈皮、薏苡仁、法半夏、砂仁、香附、枳实、厚朴、六神曲、麦芽、山楂、扁豆。【功能主治】 健脾止泻,和胃止呕。用于小儿脾胃虚弱、饮食不节引起的脘腹胀痛,呕吐腹泻,饮食不消,面黄肌瘦等,如小儿呕吐、腹痛、泄泻等。【用法用量】 口服:每次 1 丸,每日 2 次,周岁以内小儿酌减。【制剂规格】 蜜丸:每丸 3g。

加味香连丸

【药物组成】 黄连、木香、厚朴、吴茱萸。【功能主治】 祛湿清热,化滞止痢。用于肠胃食滞、湿热凝结或泄泻引起的红白痢疾、腹痛下痢、小便下痢、饮食无味、四肢倦怠。【用法用量】 口服:每次 6g,每日 2 次。【禁忌】 忌生冷油腻食物。【制剂规格】 水丸:每袋 18g。

胃 药 胶 囊

【药物组成】 醋制延胡索、海螵蛸、青木香、枯矾、蛋壳、煅珍珠母。【功能主治】 制酸止痛。用于胃痛,胃及十二指肠溃疡,慢性胃炎。【用法用量】 口服:每次 2~3 粒,每日 3 次。【制剂规格】 胶囊剂:每粒 0.5g。

阴虚胃痛颗粒(片)[保乙]

【药物组成】 北沙参、石斛、白芍、麦冬、川楝子、甘草等。【功能主治】 甘凉濡润,生津养胃。用于胃阴亏损所致的胃脘疼痛,呕逆,不思饮食,口干咽燥等。【用法用量】 口服:颗粒剂,开水冲服,每次 1～2 袋;片剂,每次 6 片;均每日 3 次;小儿酌减。【制剂规格】 颗粒剂:每袋 10g;片剂:每片 0.25g。

参梅养胃颗粒

【药物组成】 北沙参、乌梅、白芍、山楂等。【功能主治】 酸甘养阴,和胃止痛。用于胃阴不足、肝胃不和所致的胃脘疼痛。【用法用量】 口服:每次 1 袋,每日 3 次,饭后温开水冲服。【制剂规格】 颗粒剂:每袋 16g。

连香颗粒

【药物组成】 马尾连、金锦香。【功能主治】 清热利湿,解表凉血,止痢消黄。用于细菌性痢疾、急性肠炎、慢性病毒性肝炎等属湿热内蕴所致痢疾、胁痛及黄疸诸病。口服:每次 1 包(12g),每日 3 次,温开水冲服。【制剂规格】 颗粒剂:每袋 12g。

肠炎宁片(糖浆、口服液)

【药物组成】 地锦草、黄毛耳草、香薷、枫树叶等。【功能主治】 清热利湿,行气。用于急慢性胃肠炎,慢性腹泻,细菌性痢疾、小儿消化不良等,属暑湿热毒引起的腹痛、腹泻、呕吐等。【用法用量】 口服:片剂,每次 4～6 片;糖浆、口服液:每次 10ml;均每日 3～4 次;小儿酌减。【制剂规格】 片剂:每片 0.4g;口服液:每支 10ml;糖浆:每支(瓶)10ml(100ml)。

九气心痛丸

【药物组成】 五灵脂、高良姜、木香、青皮、丁香、延胡索。【功能主治】 理气,散寒,止痛。用于胃炎、胃神经官能症、胸膜炎、肋间神经痛、肝硬化、附件炎、盆腔炎所致的胃腔疼痛,两胁胀痛,癥瘕积聚。【用法用量】 口服:每次 3~6g,每日 1~2 次。【制剂规格】 水丸:每 40 粒重 3g。

六 郁 丸

【药物组成】 香附、木香、青皮、陈皮、砂仁、郁金、三棱、莪术、猪牙皂、槟榔、六神曲、麦芽、广藿香、黄连、大黄、牵牛子、甘草。【功能主治】舒郁化结,顺气导滞。用于气、血、痰、湿、食、火郁结所致消化不良、胃肠道疾病。【用法用量】 口服:每次 6g,每日 2 次。【禁忌】 忌气恼;孕妇忌用;体弱者慎用。【制剂规格】 水丸:每 100 粒重 6g。

加味左金丸[保乙]

【药物组成】 黄连、吴茱萸、郁金、香附、柴胡、青皮、白芍、延胡索、陈皮、枳壳、甘草、木香、黄芩、当归。【功能主治】 平肝降逆,舒郁止痛。用于急性胃炎、胃及十二指肠溃疡、胆囊炎、胃神经官能症等属肝胃不和引起的胸脘痞闷、急躁易怒、嗳气吞酸、胃痛少食。【用法用量】 口服:每次6g,每日 2 次。【禁忌】 忌气恼;忌辛辣食物。【制剂规格】 水丸:每100 粒重 6g。

沉 香 曲

【药物组成】 沉香、木香、柴胡、厚朴、豆蔻、砂仁、郁金、防风、葛根、乌药、枳壳、陈皮、桔梗、槟榔、麦芽、谷芽、前胡、青皮、白芷、檀香、陈香、羌活、藿香、甘草。【功能主治】 疏表化滞,舒肝和胃。用于表邪未尽,肝胃气滞,胸闷腹胀、胁肋作痛,吞酸呕吐。【用法用量】 口服:每次 9g,每日2 次,煎服或供配方用。【禁忌】 孕妇忌服。【制剂规格】 曲剂:每袋 500g。

沉香利气丸

【药物组成】 木香、丁香、沉香、香附、枳壳、青皮、陈皮、厚朴、佛手、广藿香、豆蔻仁、砂仁、柴胡、白芍、川芎、延胡索、片姜黄、郁金、山楂、甘草、牵牛子、冰片。【功能主治】 行气疏郁,健胃导滞。用于气郁不舒、消化不良引起的胸胁痞满,嗳气吞酸,胃脘胀痛,大便秘结。【用法用量】

口服:每次 2 丸,每日 2 次。【禁忌】　忌辛辣油腻食物;孕妇忌服。【制剂规格】　蜜丸:每丸 6g。

制金柑丸

【药物组成】　金橘、佛手、砂仁、肉桂、沉香、豆蔻、木香、延胡索、梅花、郁金、香附、青皮、橘络、紫苏梗、川楝子、白术、甘草、玫瑰花、香橼、小茴香、陈皮、枳壳、乌药、党参、白芍。【功能主治】　疏肝理气,和胃止痛。用于神经官能症、急慢性胃炎、胃及十二指肠溃疡,急慢性附睾炎、腹股沟斜疝等。症见肝胃气痛,胸胁胀痛,不思饮食者。【用法用量】　口服:每次 1 丸,一日 2 次,小儿酌减。【禁忌】　忌恼怒寒凉。【注意】　孕妇慎用。【制剂规格】　大蜜丸:每丸 6.6g。

舒肝止痛丸[保乙]

【药物组成】　柴胡、当归、白芍、赤芍、白术、薄荷、甘草、生姜、香附、郁金、川楝子、延胡索、木香、陈皮、半夏、黄芩、川芎、莱菔子。【功能主治】疏肝理气,和胃止痛。用于慢性胃炎、胃溃疡、肝炎之胸胁胀满,恶心,脘腹疼痛,呃逆吞酸。【药物组成】　口服:每次 4～4.5g,每日 2 次。【制剂规格】　浓缩丸:每瓶 100 粒重 10g。

舒肝调气丸

【药物组成】　香附、厚朴、枳实、龙胆草、青皮、豆蔻、木香、陈皮、延胡索、郁金、石菖蒲、五灵脂、莪术、牡丹皮、牵牛子、白芍、姜黄、厚朴花、郁李仁、沉香、莱菔子。【功能主治】　舒气开郁,健胃消食。用于胃炎、消化不良、神经性呕吐、慢性肝炎、胆囊炎,症见两胁胀满,胸中烦闷,恶心呕吐,气逆不顺,倒饱嘈杂,大便燥结等。口服:每次 6g,每日 1～2 次,小儿酌减。【禁忌】　忌抑郁恚怒、气恼,忌油腻食物;孕妇忌用。【制剂规格】水丸:每瓶 6g。

白蔻调中丸

【药物组成】　白豆蔻、草豆蔻、党参、沉香、白术、甘草、乌药、焦山楂、六神曲、肉桂、麦芽、白扁豆、干姜、紫苏梗。【功能主治】　温中散寒,行气消食。用于急慢性胃炎、肝炎、消化不良、胃神经官能症、胃及十二指肠溃疡等,症见寒郁气滞,饮食不化,脘腹胀满,疼痛,呕吐嘈杂。【用法用量】口服:每次 1 丸,每日 2～3 次。【制剂规格】 蜜丸:每丸 9g。

十香定痛丸

【药物组成】 丁香、母丁香、降香、小茴香、檀香、木香、香附、乳香、豆蔻、枳实、厚朴、三棱、莪术、蒲黄、五灵脂、片姜黄、延胡索、红花、白术、赤芍、白芍、没药、肉桂、山楂、茯苓、高良姜、石菖蒲、牵牛子、槟榔、法半夏、甘草、松萝茶、砂仁、安息香、苏合香、朱砂粉、沉香粉。【功能主治】 舒肝解郁,和胃止痛。用于肝胃不和、气滞血瘀所致胸胁胀满,食积腹胀,经期腹痛。【用法用量】 口服:每次 1 丸,每日 2 次。【制剂规格】 大蜜丸:每丸 6g。

吐泻肚痛散(胶囊)

【药物组成】 木香、厚朴、白芍、茯苓、甘草、广藿香、赤石脂粉、朱砂粉、丁香。【功能主治】 化气消滞,祛湿止泻。用于急慢性胃肠炎属湿热积滞型肚痛泄泻、眩晕呕吐。【用法用量】 口服:散剂,每次 1.6g;胶囊剂,每次 5 粒,均每日 3 次。【制剂规格】 散剂:1.6g;胶囊剂:0.3g。

仲景胃炎片

【药物组成】 肉桂、延胡索、牡蛎、小茴香、砂仁、高良姜、白芍、甘草。【功能主治】 用于慢性胃炎,胃及十二指肠球部溃疡属中焦虚寒,寒湿内生,肝郁气滞。【用法用量】 口服:大片,每次 2 片;小片,每次 4 片,均每日 3 次。【制剂规格】 片剂:每片 0.3g、0.6g。

和中理脾丸

【药物组成】 党参、白术、苍术、茯苓、甘草、陈皮、法半夏、木香、砂仁、枳壳、厚朴、白豆蔻、香附、广藿香、南山楂、六神曲、麦芽、莱菔子。【功能主治】 理气健脾,和胃消食。用于慢性胃炎、胃肠功能紊乱、胃神经官能症及消化不良等属中焦气郁,脾胃不和证。【用法用量】 口服:每次 1 丸,每日 2 次。【制剂规格】 大蜜丸:每丸 9g。

和 胃 片

【药物组成】 蒲公英、洋金花、川芎、瓦楞子、郁金、赤芍、丹参、甘草、黄芩。【功能主治】　舒肝解郁清热,凉血活血,祛瘀生新,和胃止痛。用于胃及十二指肠溃疡、急性胃痉挛及胃癌属热毒郁血、胃失和降证。【用法用量】　口服:每次 4 片,每日 4 次。【制剂规格】　片剂:每片 3g,每盒12 片、每瓶 72 片。

胃 气 痛 片

【药物组成】　乌药、香附(制)、郁金各 15g,没药(制)、高良姜、乳香(制)、公丁香各 5g,白芍(麸炒)30g,五灵脂(炒)20g,大茴香 4g,木香 8g,青皮(麸炒)、肉桂各 10g。【功能主治】　温胃散寒,理气止痛,有理气、和胃、止痛之效。主治胃寒疼痛,心腹闷郁,吐酸水,消化不良。用于胃痛、急性胃痉挛等属寒湿困中、胃失和降证。【用法用量】　口服:每次 5 片,每日 2 次。【禁忌】　忌食生冷、油腻、不易消化食物;不适用于脾胃阴虚,主要表现为口干、舌红少津、大便干者;不适用于肝肾阴虚,主要表现为口干,急躁易怒,头晕血压高者。【制剂规格】　片剂:每片 0.4g。

金 佛 止 痛 丸

【药物组成】　郁金、三七、延胡索、白芍、佛手、甘草。【功能主治】行气止痛,舒肝和胃,祛瘀生新。用于消化性溃疡、慢性胃炎、胃痉挛引起的疼痛及月经痛。【用法用量】　口服:每次 5～10g,每日 2～3 次,或痛时服。【禁忌】　忌食辛辣、生冷、油腻食物;不宜在服药期间同时服用滋补性中药;忌情绪激动及生闷气。【注意】　饮食宜清淡,胃阴虚者不适用,其表现为唇燥口干、喜饮、大便干结;有高血压、心脏病、肝病、肾病等慢性病严重者应在医师指导下服用。【制剂规格】　微粒水丸:每袋 5g。

胃 活 灵 片

【药物组成】　砂仁、枳实、陈皮、莪术、五灵脂、青皮、香附、木香、丁香、厚朴、白胡椒、猪牙皂、肉桂、沉香、巴豆霜。【功能主治】　温里散寒,行气止痛。用于消化不良、急性胰腺炎、肠梗阻、阑尾炎、胆囊炎、胆石症,症见脘腹胀满疼痛,呕吐嘈杂,不思饮食者。【用法用量】　口服:每次 4片,每日 2 次。【禁忌】　孕妇忌服。【制剂规格】　片剂:每片 0.41g,相当于原生药 1g。

香苏调胃片

【药物组成】 广藿香、香薷、木香、紫苏叶、厚朴、砂仁、枳壳、陈皮、茯苓、山楂、麦芽、白扁豆、葛根、甘草、六神曲、生姜。【功能主治】 解表和中,健胃化滞。主治胃肠型感冒,急慢性胃肠炎,消化性溃疡。用于胃肠积滞,外感时邪引起之身热体倦,饮食少进,呕吐乳食,腹胀便泻,小便不利。【用法用量】 口服:周岁以内,每次1～2片;1—3岁,每次2～3片;3岁以上,每次3～5片;成年人,每次4～6片;均每日2～3次;空腹温开水送服。【禁忌】 风热感冒,内热者勿用。【制剂规格】 片剂:每片0.5g。

复方黄连素片[典/保甲]

【药物组成】 盐酸小檗碱30g,木香116g,吴茱萸40g,白芍162g。【功能主治】 止痢止泻。主治大肠湿热,赤白下痢,里急后重或暴注下泻,肛门灼热。用于肠炎、痢疾见上述证候者。【用法用量】 口服:每次4片,每日3次。【制剂规格】 片剂:每片含盐酸小檗碱30mg。

胃益胶囊

【药物组成】 佛手、砂仁、黄柏、川楝子、延胡索、山楂。【制剂规格】胶囊剂:0.25g。【功能主治】 疏肝理气,和胃止痛,健脾消食。主治肝胃气滞,脘胁胀痛,食欲不振,嗳气呃逆。临床用于胃脘痛、胃炎、慢性肝炎、胆囊炎、胆囊蛔虫病等属肝郁气滞、肝胃不和证见上述证候者。【用法用量】 口服:每次7粒,每日3次,饭后2小时服用。【制剂规格】 胶囊剂:每粒0.25g。

香砂平胃丸(散、颗粒)[保乙]

【药物组成】 陈皮、厚朴、甘草、木香、砂仁、苍术。【功能主治】 燥湿健脾,理气和胃。用于急慢性胃炎、胃肠神经官能症、消化不良等属湿阻气滞,脾胃不和引起的脘腹胀满,呃逆嘈杂,恶心呕吐,消化不良。【用法用量】 口服:丸剂,每次6g;颗粒剂、散剂,每次1袋(6g);均每日2～3次;儿童酌减。【禁忌】 忌油腻辛辣、煎炸及海腥发物;脾虚不足者、孕妇、老弱阴虚不宜服。【制剂规格】 水丸:每瓶6g;颗粒剂:5g(无蔗糖)、

20g(含糖型);散剂:每袋 6g。

香砂胃苓丸

【药物组成】　木香、砂仁、苍术、厚朴、白术、陈皮、茯苓、泽泻、猪苓、肉桂、甘草。【功能主治】　祛湿健脾。用于慢性、急性肠炎,肠功能紊乱,急慢性肾小球肾炎水肿、营养缺乏性水肿、急性胃炎、细菌性食物中毒等,症见呕吐,泄泻,水肿,小便不利。【用法用量】　口服:每次 6~9g,每日 2~3 次。【制剂规格】　水丸:15 粒重 1g。

健胃愈疡片(颗粒)[保乙]

【药物组成】　柴胡、党参、白芍、延胡索、白及等。【功能主治】　舒肝健脾,解痉止痛,止血生肌。用于治疗胃溃疡,属肝郁脾虚,肝胃不和所致胃脘胀痛,嗳气吐酸,烦躁不食,腹胀便溏症。【用法用量】　口服:片剂,每次 4~6 片,每日 4 次;颗粒剂:开水冲服,每次 1 袋,每日 3 次。【制剂规格】　片剂:每片 0.3g;颗粒剂:每袋 3g。

琥珀利气丸

【药物组成】　琥珀、大黄、牵牛子、木香、槟榔、枳壳、香附、陈皮、黄连、莪术、黄柏、神曲、麦芽、山楂、青皮。【功能主治】　平肝,利气,消食,通便。用于消化不良、急慢性痢疾、结肠炎、肠吸收功能障碍、腹水等,亦可用于停食、停水,脘腹胀闷作痛,吞酸嘈杂,大便秘结。【用法用量】　口服:每次 1 丸,每日 2~3 次,空腹温开水送服。【禁忌】　忌气恼及禁食滋腻肥甘食物;虚证者及孕妇慎用。【制剂规格】　大蜜丸:每丸 9g。

宽胸舒气化滞丸

【药物组成】　沉香、陈皮、青皮、木香、牵牛子。【功能主治】　舒肝调中,消积导滞。用于胃及十二指肠球部溃疡,急慢性胃炎、胃肠功能紊乱、膈肌痉挛属肝胃不和所致胁痛、胃脘痛、呃逆、积滞等症;也可用于慢性胆囊炎,胆石症。【用法用量】　口服:每次 1~2 丸,每日 2 次。【禁忌】　胃脾虚弱及孕妇忌用。【制剂规格】　大蜜丸:每丸 6g。

复方拳参片

【药物组成】　白及、海螵蛸、拳参、寻骨风、陈皮。【功能主治】　收敛止血,制酸止痛。用于胃热所致的胃痛,症见胃脘疼痛,嘈杂吞酸,或见吐血、便血。【用法用量】 口服:每次6～8片,每日3次。【禁忌】 胃酸缺乏者忌用。【注意】 肾功能不全者慎用。【制剂规格】 片剂:每片0.35g。

溃得康颗粒

【药物组成】 黄连、蒲公英、苦参、砂仁、豆蔻、黄芪、浙贝母、海螵蛸、三七、白及、白蔹、甘草。【功能主治】 清热和胃,制酸止痛。主治胃脘痛郁热证,症见胃脘痛势急迫、有灼热感,反酸,嗳气,便秘,舌红苔黄,脉弦数。用于消化性溃疡见上述证候者。【用法用量】 口服:空腹时用开水冲服,每次10g,每日2次,6周为1个疗程。【禁忌】 虚寒胃痛者忌服,忌辛辣、酸性及刺激性食物。【制剂规格】 颗粒剂:每袋10g。

竹叶椒片

【药物组成】 竹叶椒。【功能主治】 清热解毒,活血止痛。主治瘀滞型的胃脘痛,腹痛,痛有定处,痛处拒按,脉弦紧或涩细等症。用于早期急性单纯性阑尾炎所致的左下腹有固定而明显的压痛或跳痛。【用法用量】 口服:饭前温开水送服,首次4片,以后每次2片,每日4次。或遵医嘱。【制剂规格】 片剂:每片0.37g。

复胃散(胶囊)

【药物组成】 炙黄芪、海螵蛸、白及、白芷、延胡索(醋制)、白芍、炙甘草。【功能主治】 补气健脾,制酸止痛,收敛止血。主治脾气虚所致的胃痛吞酸,症见胃脘疼痛,喜温喜按,食减形瘦,四肢倦怠,泛吐酸水,吐血,黑粪,用于胃及十二指肠疾病见上述证候者。【用法用量】 口服:每次4～6粒,饭前服用;伴吐血、便血者可每次12粒;均每日3次,或遵医嘱。【制剂规格】 胶囊剂:每粒0.25g。

胃舒宁颗粒

【药物组成】 海螵蛸、白芍、甘草、党参、白术、延胡索。【功能主治】补气健脾,制酸止痛。主治脾胃气虚,肝胃不和所致的胃脘疼痛,喜温喜按,泛吐酸水。用于胃及十二指肠疾病见上述证候者。【用法用量】 口服:每次 5g,每日 3 次,开水冲服。【制剂规格】　颗粒剂:每袋 5g。

参苓健脾胃颗粒

【药物组成】　北沙参、白术、茯苓、薏苡仁(炒)、山药(炒)、扁豆(炒)、砂仁(盐灸)、陈皮、莲子、甘草。【功能主治】　补脾益肾,利中止泻。主治脾胃虚弱、气阴不足所致的饮食不消,或吐或泻,不欲饮食。形瘦色萎,神疲乏力。用于神经性厌食,小儿厌食症,胃肠功能紊乱,慢性胃炎、肠炎、胆囊炎见上述证候者。【用法用量】　口服:每次 10g,每日 2 次,开水冲服。【制剂规格】　颗粒剂:每袋 10g(相当于原生药 10g)。

参芪五味子片(胶囊、颗粒)[保乙]

【药物组成】　黄芪、南五味子、党参、酸枣仁(炒)。【功能主治】　健脾益气,宁心安神。主治气血不足,心脾两虚所致的失眠,多梦,健忘,乏力,心悸,气短,自汗,舌淡舌薄白,脉弱。用于胃肠神经官能症,神经衰弱见上述证候者。【用法用量】　口服:片剂,每次 3～5 片;胶囊剂,每次 3粒;颗粒剂,每次 1 袋,开水冲服;均每日 3 次。【制剂规格】　素片:每片0.25g;胶囊剂:每粒 0.25g;颗粒剂:每袋 3g。

固本益肠片(胶囊)[典/保乙]

【药物组成】　党参、黄芪、补骨脂、白术、山药、炮姜、当归、白芍。【功能主治】　健脾益气,涩肠止泻。主治脾肾阳虚所致的泄泻,症见腹痛绵绵,大便清稀或有黏液,黏液血便,食少腹胀,腰酸乏力,形寒肢冷,舌淡苔白,脉虚用于慢性肠炎见上述证候者。【用法用量】　口服:片剂,每次 8片;胶囊剂,每次 4 粒;均每日 3 次。30 日为 1 个疗程。连服 2～3 个疗程。【制剂规格】　片剂:每片 0.32g;胶囊剂:每粒 0.6g。

紫 蔻 丸[典]

【药物组成】　山楂(去核)60g,香附(醋制)40g,白术(炒)30g,茯苓、槟榔、莱菔子(炒)、草豆蔻、麦芽、六神曲(炒)、枳壳(炒)、青皮各 20g,陈皮、木香、广藿香、甘草、高良姜、豆蔻各 10g,官桂、砂仁、丁香各 6g。【功能主治】　温胃消食,理气和胃。用于急慢性胃炎、十二指肠壅积、消化性溃疡等属寒郁气滞或伤食引起的呕吐、胃脘痛等症。【用法用量】　口服:

每次 1 丸,每日 2~3 次。【禁忌】 忌生冷油腻;孕妇慎用。【制剂规格】大蜜丸:每丸 9g。

越鞠二陈丸

【药物组成】 香附、苍术、川芎、茯苓、半夏、神曲、麦芽、栀子、陈皮、甘草。【功能主治】 健脾消食,化痰顺气。用于胸闷腹胀、咳嗽痰多、气滞食阻,症见咳嗽、慢性胃炎、胃神经官能症、消化不良、绝经期综合征。【用法用量】 口服:每次 1 丸,每日 2~3 次。【制剂规格】 水泛丸:每 18 粒重 1g。

舒郁九宝丸

【药物组成】 木香、砂仁、丁香、沉香、香附、青皮、陈皮、厚朴、豆蔻、当归、白芍、白术、茯苓、白扁豆、六神曲、甘草。【功能主治】 解郁宽胸,理气止痛。用于慢性胃炎、胃溃疡、消化不良等,症见胸膈满闷、胃脘疼痛,干哕气逆,纳差、腹胀。【用法用量】 口服:每次 2 丸,每日 2 次。【制剂规格】 大蜜丸:每丸 6g。

舒肝健胃丸

【药物组成】 厚朴、香附、白芍、柴胡、青皮、香橼、陈皮、檀香、豆蔻、枳壳、鸡内金、槟榔、延胡索、五灵脂、牵牛子。【功能主治】 舒肝开郁,导滞和中。用于慢性胃炎、胃溃疡,消化不良、慢性肝炎、胆囊炎等。【用法用量】 口服:每次 3~6g,每日 3 次。【禁忌】 忌气恼,忌辛辣食物;孕妇忌服。【制剂规格】 水丸:每袋 18g。

金菊五花茶颗粒

【药物组成】 木棉花、槐花、葛花、金银花、野菊花、甘草。【功能主治】 清热利湿,凉血解毒,清肝明目。用于急性结膜炎、肠炎、咽喉炎等属大肠湿热所致的泄泻、痢疾、便血、痔血、目赤、口舌溃疡等。【用法用量】 口服:温开水冲服,每次 1 袋,每日 1~2 次。【制剂规格】 颗粒剂:每袋 10g。

第二节 健脾化积、促消化药

一、消导化积药

山楂化滞丸 [典/基]

【药物组成】 山楂 500g,麦芽、六神曲各 100g,槟榔、莱菔子、牵牛子各 50g。【功能主治】 消食导滞。主治消化不良。用于停食停滞,食少纳呆,大便秘结,脘腹胀满。【用法用量】 口服:每次 2 丸,每日 1～2 次。【禁忌】 孕妇忌服。【制剂规格】 大蜜丸:每丸 9g,每盒 10 丸。

山 楂 丸 [典/基]

【药物组成】 山楂 1000g,六神曲(麸炒)、麦芽(炒)各 150g。【功能主治】 消食化滞,调和脾胃。治食积。用于食欲缺乏,消化不良,脘腹胀闷。有报道用于房性心律失常、高脂血症有良效。【用法用量】 口服:大蜜丸,每次 1～2 丸,每日 1～3 次,小儿酌减;水泛丸,每次 9g,每日 2 次。【制剂规格】 大蜜丸:每丸 9g;水泛丸:每 10 粒重 1g。

山楂内消丸 [基]

【药物组成】 山楂、麦芽、莱菔子、法半夏、橘皮、香附、青皮、厚朴、砂仁、五灵脂、三棱、莪术。【功能主治】 开胃行滞,消食化痰,能改善食欲,帮助消化。主治食内停、气滞痰凝引起的呃逆吞酸,脘腹胀满,大便秘结。用于消化性溃疡、急慢性胃炎、胆囊炎、肠炎、肝脾大、肠梗阻、消化不良、小儿厌食症等。【用法用量】 口服:每次 9g,每日 2 次,饭前服;小儿酌减。【禁忌】 孕妇忌服。【制剂规格】 水丸:每 20 粒重 1g,每袋 3g。

二味枳术丸 [基]

【药物组成】 枳实(炒)、白术(炒)各 500g。【功能主治】 健脾消食,行气化湿。主治脾胃虚弱,食少不化,脘腹胀满。用于消化不良,亦用于慢性胃炎、肠炎、胃下垂、胃神经官能症、肝炎、子宫脱垂、脱肛等。【用法用量】 口服:每次 6g,每日 2 次。温开水送服;小儿酌减。【禁忌】

忌生冷、刺激性食物。【制剂规格】 水泛丸:每袋 6g、12g。

枳实导滞丸 [典/基/保乙]

【药物组成】 枳实(炒)、六神曲(炒)、白术(炒)各 100g,大黄、黄连(姜汁炒)各 200g,黄芩、茯苓各 60g,泽泻 40g。【功能主治】 消积导滞,清热利湿。主治食积气滞,脘腹胀痛,不思饮食,大便秘结,痢疾里急后重。用于消化不良、肠麻痹、菌痢。【用法用量】 口服:每次 6～9g,每日 2 次,空腹温开水送服;小儿酌减。【禁忌】 忌生冷刺激性食物。【制剂规格】 水泛丸:每袋 6g、18g。

保和丸(片、合剂) [典/基/保甲]

【药物组成】 山楂(焦)300g,六神曲(炒)、半夏(制)、茯苓各 100g,陈皮、连翘、莱菔子(炒)、麦芽(炒)各 50g。【功能主治】 消食,导滞,和胃。主治食积停滞,消化不良,脘腹胀满,嗳腐吞酸,不思饮食等。【用法用量】 口服:水丸,每次 6～9g;大蜜丸,每次 1 丸;合剂,每次 10～30ml;片剂,每次 4 片;均每日 2～3 次;小儿酌减。【禁忌证】 体虚无积滞者忌用。【注意】 孕妇慎用。【制剂规格】 水泛丸:每 100 粒重 6g,每袋 6g、12g、18g;大蜜丸:每丸 9g;薄膜衣片:每片 0.4g;合剂:每瓶 120ml,每支 10ml,每盒 12 支。

胃得安胶囊(片、颗粒) [基]

【药物组成】 白术、香附、黄芩、茯苓、半夏、泽泻、厚朴、砂仁、川芎。【功能主治】 和胃止痛,健脾消食。主治脾胃不和,中焦食滞。用于慢性胃炎、溃疡病。【用法用量】 口服:胶囊剂,每次 2～3 粒;片剂,每次 3～4 片;颗粒剂,每次 1 袋;均每日 3～4 次,饭前 30 分钟及睡前温开水送服;小儿酌减。【不良反应】 偶见荨麻疹样药疹、固定性药疹,停用后可自行消失。【禁忌】 戒酒,忌生冷、油腻、辛辣食物。【制剂规格】 胶囊剂:每粒 0.8g;颗粒剂:每袋 7.5g;片剂:每片 0.46g。

消食化痰丸 [基]

【药物组成】 姜半夏、胆南星、青皮、山楂、神曲、橘红、莱菔子、麦芽、杏仁、苏子、葛根、香附、生姜。【功能主治】 顺气降逆,消食化痰。主治食积不化,胸膈胀闷,咳嗽痰多,饮食减少,消化不良、慢性气管炎。【用法用量】　口服:每次 9g,每日 2 次,饭前服用。【禁忌】　肺胃热盛、热咳痰黄者忌用;避寒凉;忌生冷油腻不易消化食物。【制剂规格】　水泛丸:每袋 18g。

槟榔四消丸 [典/基/保乙]

【药物组成】　槟榔、香附(醋制)、五灵脂(醋炒)各 200g,大黄(酒炒)、牵牛子(炒)各 400g,猪牙皂(炒)50g。【功能主治】　消食导滞,行气泻水。主治食积痰饮,消化不良,脘腹胀满,嗳气吞酸,大便秘结。用于不完全性肠梗阻、胃炎、消化不良、肠炎等。【用法用量】　口服:水丸,每次 3g,每日 3 次;大蜜丸,每次 1 丸,每日 2 次;小儿酌减。【不良反应】　偶致腹泻,停药后可自行消失。【禁忌】　孕妇忌服;老年体弱者不宜用。【制剂规格】　水丸:每 50 粒重 3g,每袋 9g;大蜜丸:每丸重 9g。

健 脾 丸 [典/基/保乙]

【药物组成】　白术(炒)300g,党参、陈皮、枳实(炒)、麦芽(炒)各 200g,山楂(炒)150g。【功能主治】　健脾,开胃,消食。主治脾胃虚弱,脘腹胀满,食少便溏。用于胃下垂、慢性胃炎、胃及十二指肠球部溃疡、慢性菌痢性结肠炎、胃肠自主神经功能紊乱,尚有人用于精少不育症。【用法用量】　口服:大蜜丸,每次 1 丸;小蜜丸,每次 9g;均每日 2 次,温开水送服;小儿酌减。【禁忌】　实热证者忌用。【制剂规格】　大蜜丸:每丸 9g;小蜜丸:每瓶 60g。

糊 药 [基]

【药物组成】　糯米饭、枳实、槟榔、糊饭、麦饼、苍术、厚朴、陈皮、神曲、草果、甘草、鸡内金、红糖。【功能主治】　开胃消食,理气化滞。主治饮食积滞,消化不良,停食反胃。用于消化性溃疡及急、慢性胃肠炎、胆囊炎、神经胃肠功能紊乱等。【用法用量】　口服:每次 1 袋,每日 2 次。【制剂规格】　散剂:每袋 10g。

开胃健脾丸 [基]

【药物组成】　党参、白术、茯苓、山药、山楂、六神曲(炒)、麦芽(炒)、木香、砂仁、陈皮、肉豆蔻(煨)、黄连、甘草(蜜炙)。【功能主治】 健脾消食。主治痞满、嗳气、吐酸等症,症见脘腹痞胀,厌食呕恶,嗳腐吞酸,大便不通或溏薄,苔腻微黄,脉濡缓或滑数。用于胃炎及胃、十二指肠溃疡、消化不良等。【用法用量】 口服:大蜜丸,每次 1 丸;小蜜丸,每次 6g;均每日 3 次;小儿剂量酌减。【制剂规格】 大蜜丸:每丸 6g;小蜜丸:每 10 粒重 1g。

开胃山楂丸[基]

【药物组成】 山楂、神曲、槟榔、山药、白扁豆、鸡内金、枳壳、麦芽、砂仁。【功能主治】 健脾开胃,消食化积。主治脾胃虚弱,饮食积滞,胸脘痞闷,腹痛拒按,嗳腐吞酸,消化不良,不思饮食,大便臭秽或秘结不通。用于急慢性胃炎、消化性溃疡、胃肠道功能紊乱、慢性肝炎、胆囊炎、结肠炎、小儿厌食症、单纯性消化不良。【用法用量】 口服:每次 1 丸,每日 2 次。【禁忌】 孕妇忌服。【制剂规格】 蜜丸:每丸 10g,每盒 10 丸。

楂曲平胃丸[基]

【药物组成】 苍术、厚朴、建曲、山楂、甘草、陈皮。【功能主治】 理气消食,燥湿健脾。主治气滞湿困,消化不食,胸膈胀满,食欲缺乏,腹痛呕吐,肠鸣泄泻。用于急、慢性消化性溃疡及神经性胃肠功能紊乱、急慢性肠炎、胆囊炎、慢性肝炎等。【用法用量】 口服:每次 1.5～2g,每日 3 次。【制剂规格】 水泛丸:每袋 6g,每盒 10 袋。

摩罗丹(口服液)[基/保乙]

【药物组成】 茵陈、鸡内金、白芍、延胡索、百合。【功能主治】 和胃降逆,健脾消胀,通络定痛。主治慢性萎缩性胃炎及胃痛,症见胀满痞闷、嗳气等。用于萎缩性胃炎、慢性胃病、萎缩性胃炎伴肠上皮化生。【用法用量】 口服:蜜丸,每次 1～2 丸,每日 3 次,饭前用米汤或白开水送服,或遵医嘱,3 个月为 1 个疗程;口服液,每次 1 支,每日 3 次。【禁忌】 忌刺激性食品、酒、浓茶、咖啡等饮料;孕妇慎用。【制剂规格】 大蜜丸:每丸 9g;口服液:每支 10ml(含生药 10g),每盒 10 支。

健胃消食片[基/保乙]

【药物组成】 太子参、陈皮、山药、炒麦芽、山楂。辅料为蔗糖、山楂、山楂香精、枸橼酸。【功能主治】　健胃消食。主治脾胃虚弱所致的食积，症见不思饮食、嗳腐酸臭、胃脘胀满。用于消化不良见上述证候者。【用法用量】　口服，可咀嚼。成人每次 4～6 片；儿童 2—4 岁每次 2 片；5—8 岁每次 3 片；9—14 岁每次 4 片；均每日 3 次。【禁忌】　忌烟酒、生冷及油腻厚味饮食。【注意】　饮食宜清淡而均衡营养。【制剂规格】　片剂：每片 0.8g，每盒 32 片。

醒脾养儿颗粒[基/保乙]

【药物组成】　一点红、毛大丁草、山栀茶、蜘蛛香；辅料为蔗糖。【功能主治】　醒脾开胃，养血安神，固肠止泻。用于脾气两虚所致儿童厌食、腹泻便溏、烦躁盗汗、遗尿夜啼。【用法用量】　口服：1 岁以内每次 1 袋，每日 2 次；1—2 岁每次 2 袋，每日 2 次；3—6 岁每次 2 袋，每日 3 次；7—14 岁每次 3～4 袋，每日 2 次；温开水冲服。【禁忌】　糖尿病患儿。忌食生冷油腻及不易消化食物。【制剂规格】　颗粒剂：每袋 2g，每盒 12 袋。

枳术丸(颗粒)[典/基/保乙]

【药物组成】　枳实(炒)250g，白术(炒)500g，荷叶 75g。【功能主治】　健脾消食，行气化湿。治脾胃虚弱，食少不化，脘腹痞满。用于消化不良，对老年体弱、小儿的消化不良尤为适用。【用法用量】　口服：水泛丸，每次 6g，每日 2 次；小儿酌减；颗粒剂，每次 1 袋(6g)，每日 2 次，开水冲服。【制剂规格】　水泛丸：每袋 6g、12g；颗粒剂：每袋 6g。

五　香　丸[基]

【药物组成】　五灵脂、香附、牵牛子。【功能主治】　行气化瘀，消积化痰，宽胸止痛。主治胸膈痞闷，两胁胀满，食积气滞，脘腹疼痛，大便秘结，经闭，痛经等。用于急、慢性胃炎，胃、十二指肠溃疡及单纯性肠梗阻、胆囊炎、冠心病、高脂血症、肝脾大、痛经、子宫内膜异位症、闭经、小儿厌食症、单纯性消化不良等。【用法用量】　口服：每次 3～6g，每日 2～3 次，温开水送服；小儿酌减。【禁忌】　正气虚弱者不可服用；孕妇忌服。【制剂规格】　水泛丸：每 20 粒重 1g。

阿魏麝香化积膏

【药物组成】　阿魏、透骨草、穿山甲(代)、千年健、追地风、川牛膝、杜仲、附子、当归、防风、高良姜、白芷、细辛、肉桂、甘草、川乌、草乌、麝香、黄丹。【功能主治】 活血化瘀，化瘀消积，追风散寒。用于脘腹饱胀、虚寒痞块、筋骨麻木、腰腿疼痛、脾湿胃寒、妇女血寒、经行腹痛及肝脾大、腹腔肿瘤、胆囊疾患、消化性溃疡、慢性胃炎、慢性腰腿痛、月经痛等的辅助性外用治疗。【用法用量】 外用：温热软化后贴于患处。【禁忌】 孕妇忌贴。【制剂规格】 膏剂：每帖9g。

阿魏化痞膏[典/基]

【药物组成】 阿魏、香附、厚朴、莪术、三棱、当归、生草乌、生川乌、大蒜、使君子、白芷、穿山甲（代）、木鳖子、蜣螂、胡黄连、大黄、蓖麻子各20g，乳香、没药、芦荟、血竭各3g，雄黄、肉桂、樟脑各15g。【功能主治】 化痞消积。用于气滞血凝，癥瘕痞块，脘腹疼痛，胸胁胀满。【用法用量】 外用：加温软化，贴于脐上或患处。【禁忌】 孕妇禁贴。【制剂规格】 膏剂：每帖6g、12g。

二、小儿健脾消导化积药

宝儿康散[典/保乙]

【药物组成】 太子参550g，茯苓480g，芡实、白扁豆（炒）、北沙参、薏苡仁、莲子各410g，麦芽（炒）、山楂各350g，白术（炒）280g，山药、陈皮、石菖蒲各200g，甘草（炙）130g。【功能主治】 补气健脾，开胃消食，渗湿，止泻。用于小儿脾胃虚弱，消化不良，食欲不振，大便异常，精神困倦，睡眠不安，夜惊、夜啼等症。【用法用量】 口服：开水冲服，周岁小儿，每次0.25g；2—3岁，每次0.5g，4—6岁，每次1g；均每日2次。【制剂规格】散剂：每袋（小瓶）1g。

儿脾醒颗粒[保乙/苗]

【药物组成】 山楂、麦芽各320g，鸡内金、山药、白扁豆各240g，薏苡仁160g，陈皮、茯苓各96g，蔗糖930g。制成1000g。【功能主治】 健脾利胃，消食化积。用于脾虚食滞引起的小儿厌食，大便稀溏，消瘦体弱。【用法用量】 口服：温开水冲服，1—3岁，每次1.25g，每日2次；3—5岁，每次1.25g，每日3次；6—14岁，每次2.5g，每日2～3次；14岁以上，每次 2.5～5g,每日 2～3 次。或遵医嘱。【制剂规格】　颗粒剂:每袋 2.5g。

健儿消食合剂(口服液)[保乙]

【药物组成】　黄芪、白术(麸炒)、陈皮、麦冬、黄芩、山楂(炒)、莱菔子(炒)。辅料为水,矫味剂为炼蜜,防腐剂为山梨酸。【功能主治】　健脾益胃,理气消食。用于小儿饮食不节损伤脾胃引起的纳呆食少,脘胀腹满,手足心热,自汗乏力,大便不调,以至厌食、恶食。【用法用量】　口服:3岁以内,每次 5～10ml;3 岁以上,每次 10～20ml;均每日 2 次,用时摇匀。【禁忌】　对该药品过敏者禁用。【注意】　过敏体质者慎用。患儿平时应少吃巧克力及带颜色的饮料,尽量不吃油腻厚味等不易消化的食品。【制剂规格】　合剂:每瓶 120ml;口服液:每支 10ml。

醒脾养儿颗粒[基/保乙]

【药物组成】　一点红、毛大丁草、山栀茶、蜘蛛香;辅料为蔗糖。【功能主治】　醒脾开胃,养血安神,固肠止泻。用于脾气两虚所致儿童厌食、腹泻便溏、烦躁盗汗、遗尿夜啼。【用法用量】　口服:1 岁以内,每次 1袋,每日 2 次;1-2 岁,每次 2 袋,每日 2 次;3-6 岁,每次 2 袋,每日 3次;7-14 岁,每次 3～4 袋,每日 2 次,温开水冲服。【禁忌】　糖尿病患儿。忌食生冷油腻及不易消化食物。【制剂规格】　颗粒剂:每袋 2g,每盒 12 袋。

健　脾　丸[保乙]

【药物组成】　白术、木香、黄连、甘草、白茯苓、人参、神曲、陈皮、砂仁、麦芽、山楂、山药、肉豆蔻。【功能主治】　健脾和胃,消食止泻。【用法用量】　口服、小蜜丸,每次 9g;大蜜丸,每次 1 丸,每日 2 次,小儿酌减。【禁忌】　忌食生冷油腻不易消化食物;本品不适用于急性肠炎腹泻,主要表现为腹痛、水样大便频繁,或发热;也不适用于口干、舌少津,或手足心热,脘腹作胀,不欲饮食。【制剂规格】　大蜜丸:每丸 9g;小蜜丸:每袋 9g。

婴儿健脾散

【药物组成】　白扁豆(炒)、白术(炒)、山药(炒)、鸡内金(炒)、木香、川贝母、牛黄、碳酸氢钠。【功能主治】 健脾,消食,止泻。用于小儿消化不良,腹泻,乳食不进,腹胀,大便次数增多。【用法用量】 口服:1－3岁,每次1～2袋;周岁以内,每次半袋;均每日2次。【禁忌】 忌生冷辛辣食物。【注意】 本品可用温开水、奶汁调成羹状服用。【制剂规格】微粉细粒型:每袋1g,每盒10袋。

儿童清热导滞丸(片)[基]

【药物组成】 鸡内金、莪术、厚朴、枳实、山楂、青皮、半夏、六神曲、麦芽、槟榔、榧子、使君子(仁)、胡黄连、苦楝皮、知母、青蒿、黄芩、薄荷、钩藤、车前子。【功能主治】 健胃导滞,消积化虫。主治小儿消化不良、食积、虫积。用于小儿蓄乳宿食引起的胸膈满闷,积聚痞块,虫积腹痛,面黄肌瘦,消化不良,烦躁口渴,不思饮食。【用法用量】 口服大蜜丸,每次1丸;片剂,每次2～5片;均每日3次;周岁以内小儿酌减。麦芽红糖煎汤或温开水送服。【制剂规格】 蜜丸剂:每丸3g;片剂:每片0.1g。

保儿安颗粒

【药物组成】 山楂、稻芽、使君子、布渣叶、莱菔子、槟榔、葫芦茶、孩儿草、莲子心。【功能主治】 健脾消滞,利湿止泻,清热除烦,驱虫治积。主治由食滞、虫积所致的厌食消瘦,胸腹胀闷,腹泻腹痛,夜睡不宁,磨牙咬指等消化功能紊乱症。【用法用量】 口服:1岁小儿,每次2.5g(1/4包);2－4岁,每次5g(1/2袋);4岁以上,每次10g(1袋);均每日2次,开水冲服。2周为1个疗程,连续用2个疗程,或遵医嘱。【制剂规格】 颗粒剂:每袋10g,每盒8袋。

小儿化食丸[典/基/保乙]

【药物组成】 六神曲(炒焦)、山楂(炒焦)、麦芽(炒焦)、大黄、槟榔(炒焦)各100g,莪术(醋制)、三棱(制)各50g,牵牛子(炒焦)200g。【功能主治】 消食化滞,泻火通便。治食积。用于小儿胃热停食,肚腹胀满,恶心呕吐,烦躁口渴,大便干燥。肚大青筋,消化不良。【用法用量】 口服:1岁幼儿,每次1丸;1岁以上,每次2丸;均每日2次;1岁以下酌减。【注意事项】 脾虚腹胀泄泻者慎用;忌辛辣油腻食物。【制剂规格】 蜜丸:1.5g。尚有口服液。

一　捻　金[保乙]

【药物组成】　牵牛子(炒)200g,大黄、槟榔、人参各100g,朱砂30g。【功能主治】　消食导滞,祛痰,通便,清热。治小儿停乳停食,腹胀便秘,痰盛咳喘;内热积滞,痰涎壅盛,惊悸不安,气促,二便不利;小儿消化不良,停食腹胀,便秘。【用法用量】　口服:散剂,1岁以内,每次0.3g;1-3岁,每次0.6g;4-6岁,每次1g;均每日1~2次,温开水送服;或遵医嘱。蜜丸按说明书或遵医嘱服用。【禁忌】　脾肺双虚及患慢脾风者忌用;忌生冷油腻食物;不宜过量服用,病愈即停药。【制剂规格】　散剂:每袋0.4g、0.6g、1.2g、1,5g;蜜丸:每袋0.6g。

小儿百寿丸[典/基]

【药物组成】　钩藤、僵蚕(麸炒)、砂仁、六神曲(麸炒)、麦芽(炒)、薄荷各45g,胆南星(酒炙)、天竺黄、木香、陈皮、苍术(制)各75g,桔梗、茯苓、甘草各30g,山楂(炒)、滑石各15g,朱砂、牛黄各10g。【功能主治】清热散风,消食化滞,镇惊息风,化痰止咳。主治小儿外感风热,发热头痛,消化不良,停食停乳,厌食嗳气,咳嗽痰多,内热惊风。用于支气管炎,肺炎,高热惊厥等。【用法用量】　口服:每次1丸,每日2次。【注意】忌油腻食物。【制剂规格】　蜜丸:每袋3g。

小儿消积丸[基]

【药物组成】　枳壳(麸炒)、黄芩、厚朴、青皮(醋炒)、大黄、香附(醋炒)、巴豆霜、三棱(醋炒)、莪术(醋煮)、槟榔、陈皮、牵牛子、木香、朱砂。【功能主治】　消食导滞,驱虫。治食积腹胀,胃脘不适小儿营养不良、厌食症、肠道寄生虫病。【用法用量】　口服:1-3月龄,每次5粒;4-6月龄,每次10粒;1-2岁,每次30粒;3-6岁,每次50粒;7-12岁,每次80粒;12岁以上,每次1.25g;均每日2次。【禁忌】　虚弱、滑泄、外感者忌服。【制剂规格】　水泛丸:每320粒重1g。

小儿增食丸(片)[基]

【药物组成】　焦山楂、焦神曲、焦麦芽、鸡内金、槟榔、代代花、枳壳、莱菔子、砂仁、橘红、黄芩。【功能主治】　健脾和胃,消食化积。主治小儿脾胃虚弱,消化不良,不思乳食,嗳腐口臭,腹胀疼痛,大便溏泄,夜卧不宁。用于小儿厌食症,营养不良、单纯性消化不良、寄生虫病等。【用法用量】 口服:丸剂,1 岁以内,每次半丸;1—3 岁,每次 1 丸;4—7 岁,每次 1 丸半;8—12 岁,每次 2 丸;均每日 2～3 次。片剂:咀嚼口服,1—2 岁,每次 1 片,4—13 岁,每次 2 片,每日 3 次。【注意】 忌食生冷油腻及不易消化食品。【注意】 婴幼儿应在医师指导下应用。【制剂规格】 蜜丸:每丸 3g;片剂:每片 0.25g。

保 赤 散 [典/基]

【药物组成】 巴豆霜 150g,天南星(制)40g,朱砂、六神曲(炒)各 250g。【功能主治】 消食导滞,镇惊化痰。主治小儿冷积,停乳停食,大便秘结,腹部胀满,痰多。用于小儿冷热、痰食交阻诸证。【用法用量】 口服:6 个月—1 岁小儿,每次 0.09g,2—4 岁,每次 0.18g,每日 2～3 次。白糖开水调服,空腹温服;6 个月内婴儿酌减。【禁忌】 感冒、泻肚、身体虚弱或疹后泻痢者忌服;忌生冷油腻及不易消化饮食。【制剂规格】 散剂:每小瓶 0.09g。

保赤一粒金(散、丸)

【药物组成】 人工牛黄、朱砂、冰片、琥珀、钩藤、天竺黄、青黛、僵蚕、薄荷叶、天花粉、苦杏仁(去油)、浙贝母、陈皮、巴豆霜、山楂(炒焦)、麦芽(炒焦)、六神曲(炒焦)、鸡内金、使君子仁(炒)、甘草。【功能主治】 解热镇惊,止咳化痰,通便,助消化。主治内热感冒,咳嗽发热,消化不良,夜啼不眠。用于感冒食滞,消化不良,夜喘不安等。【用法用量】 口服:散剂,6 个月以内小儿,每次 0.075g;6 个月—1 岁,每次 0.15g;1—5 岁,每次 0.3g;6—10 岁,每次 0.45g;10 岁以上,每次 0.6g;水丸,6 个月以内小儿,每次 3 粒;6 个月—1 岁,每次 6 粒;1—2 岁,每次 12 粒;3—5 岁,每次 15 粒;6—10 岁,每次 18 粒;10 岁以上,每次 24 粒;均每日 2～3 次。或遵医嘱。【禁忌】 体质虚寒者忌用。【禁忌】 忌油腻饮食。【制剂规格】 散剂:每袋 0.3g;水丸:每 100 粒重约 2.6g。

疳 积 散 [典]

【药物组成】 石燕(煅)、煅石决明、使君子仁、茯苓各 100g,炒鸡内金、谷精草、威灵仙各 50g。【功能主治】　消积化滞。主治食滞脾胃所致的疳证,症见不思乳食,面黄肌瘦,腹部膨胀,消化不良;或夹有虫积,烦躁激动,睡眠不宁。用于营养不良见上述证候者。【用法用量】　口服用热米汤加少量糖调和,每次 9g,每日 2 次;3 岁以下小儿酌减。【禁忌】　气液干涸,脾胃虚弱称之"干疳"重症者忌用。【注意】　注意定时、定质、定量,给予易消化而有营养丰富的饮食。【制剂规格】　散剂:每袋(瓶)9g。

小儿肠胃康颗粒 [基/保乙]

【药物组成】　鸡眼草、地胆草、谷精草、夜明砂、蝉蜕、赤芍、蚕沙、党参、玉竹、麦冬、谷芽、木香、甘草、盐酸小檗碱。【功能主治】　清热平肝,调理脾胃。主治肝热脾虚引起的食欲不振,面色无华,精神烦扰,夜寐哭啼,腹泻、腹胀。用于小儿营养不良和厌食症,夜惊见上述证候者。【用法用量】　口服:每次 5～10g,每日 3 次,开水冲服。【禁忌】　脏腑虚寒者忌用。【注意】　注意定时、定质、定量,给予易消化而营养丰富的饮食,建立有规律的饮食生活习惯。【制剂规格】　颗粒:每袋 5g。

婴儿健脾颗粒

【药物组成】　白扁豆(炒)、山药(炒)、鸡内金(炒)、白术(炒)、川贝母、木香、碳酸氢钠、人工牛黄。【功能主治】　健脾、消食、止泻,有增强免疫功能,提高耐寒能力,降低回肠收缩幅度和小肠推进率等药理作用。用于婴儿非感染性腹泻,属脾虚挟滞证,症见大便次数增多,粪便稀而臭,且含未化之食物残渣,面色不华,乳食少进,肚胀腹痛,睡眠不宁等。【用法用量】　口服:1 岁以下,每次 1g,1－3 岁,每次 4g,4－7 岁,每次 8g;均每日 2 次。【禁忌】　本药不宜用于感染性腹泻,尤其是烈性传染性腹泻。【注意】　严重腹泻者(脱水严重)应配合其他措施治疗。【制剂规格】　颗粒剂:每袋 4g,每盒 12 袋。

健儿消食口服液 [典/保乙]

【药物组成】　黄芪、麦冬各 66.7g,白术(麸炒)、陈皮、莱菔子(炒)、山楂(炒)、黄芩各 33.4g。辅料为炼蜜 300g,山梨酸钾 0.67g,共制成 1000ml。【功能主治】　健脾益胃,理气消食。用于小儿饮食不洁损伤脾胃引起的纳呆食少,腹胀,手足心热,自汗乏力,大小便不利(调),以及厌食、恶食等症。【用法用量】 口服:3 岁以内,每次 5～10ml;3 岁以上,每次 10～20ml;均每日 2 次。用时摇匀。【注意】 胃阴不足者慎用;建立规律饮食习惯。【制剂规格】 口服液:每支 10ml。

复方消食颗粒[保乙]

【药物组成】 苍术、白术、薏苡仁、广山楂、神曲茶、饿蚂蝗。【功能主治】 健脾利湿,开胃导滞。用于食滞胃肠所致的厌食;症见食积不化,食欲不振,便溏消瘦。【用法用量】 口服:每次 14g,每日 3 次,开水冲服。周岁以内小儿酌减或遵医嘱。【禁忌】 胃阴不足厌食患儿忌用;忌生冷油腻食品。【注意】 建立有规律饮食习惯。【制剂规格】 颗粒:每袋 7g(相当于原药材 7g)。

健脾消食丸[保乙]

【药物组成】 白术(炒)、枳实(炒)、木香、槟榔(炒焦)、草豆蔻、鸡内金(醋炙)、荸荠粉。【功能主治】 健脾,和胃,消食,化滞。主治脾胃气虚所致的疳证,症见小儿乳食停滞,脘腹胀满,食欲不振,面黄肌瘦,大便不调,舌苔白腻,脉细不滑。用于小儿营养不良见上述证候者。【用法用量】口服:周岁以内,每次半丸,1－2 岁,每次服 1 丸;3－4 岁,每次服 1 丸半;4 岁以上,每次 2 丸;均每日 2 次,或遵医嘱。【制剂规格】 蜜丸:每丸 3g。

健儿素颗粒

【药物组成】 党参、白术(炒)、薏苡仁、南沙参、麦冬、白芍、稻芽(炒)、诃子。【功能主治】 益气健脾,和胃健中。主治脾胃气虚所致的疳证,症见食欲不振,消化不良,腹满腹痛,面黄肌瘦。用于小儿厌食症、小儿营养不良见上述证候者。【用法用量】 口服:每次 20～30g,每日 3次,开水冲服。【禁忌】 ①脾胃衰败,气液耗伤所致的疳积的重症即"干疳"者,不宜使用;②忌生冷、油腻食品。【注意】 虚脱危重证候者应急救综合治疗。【制剂规格】 颗粒剂:每袋 10g。

儿宝颗粒(膏)[典/基]

【药物组成】 太子参、北沙参、麦冬、白芍(炒)、茯苓、白扁豆(炒)、山药、山楂(炒)、麦芽(炒)、陈皮、葛根(煨)。【功能主治】 健脾益气,生津开胃。主治脾气虚弱、胃阴不足所致的纳呆厌食,口干燥渴,大便久泻,面黄体弱,精神不振,盗汗。用于小儿厌食症见上述证候者。【用法用量】口服:颗粒剂,1—3 岁,每次 5g;4—6 岁,每次 7.5g;6 岁以上,每次 10g;均每日 2～3 次,开水冲服。膏剂,1—3 岁,每次 10g;4—6 岁,每次 15g;6 岁以上,每次 20～25g;均每日 2～3 次。【禁忌】 食积内热厌食者忌用;忌辛辣食品。【制剂规格】 颗粒剂:每袋 5g、15g;膏剂:每瓶 100g、120g、180g、250g。

儿康宁糖浆

【药物组成】 黄芪、党参、白术、茯苓、薏苡仁、山药、大枣、麦冬、制何首乌、焦山楂、炒麦芽、桑枝。【功能主治】 益气健脾,消食开胃。主治脾胃气虚所致的厌食,症见食欲不振,消化不良,面黄身瘦,大便稀溏;舌苔淡红,苔薄白,脉无力。用于小儿厌食症见上述证候者。【用法用量】 口服:每次 10ml,每日 3 次,20～30 日为 1 个疗程。【禁忌】 ①食积化热胃阴不足所致厌食者忌用;②忌生冷、油腻饮食;③纠正偏食,少吃零食,定时进餐。【制剂规格】 糖浆剂:每瓶 10ml、150ml。

健儿糖浆

【药物组成】 萝藦、爵床。【功能主治】 健脾补气,消积化滞。主治脾胃虚弱、食滞肠胃所致疳证;症见纳呆食少,面黄肌瘦,脘腹胀满,大便不调。用于小儿营养不良见上述证候者。【用法用量】 口服:周岁以内,每次 5ml;1—2 岁,每次 8ml;3—5 岁,每次 10ml;均每日 3 次。【禁忌】忌食肥甘滋腻食物。【注意】 ①脾胃虚败,气阴耗竭所致"干疳"重证者慎用;②养成良好饮食卫生习惯。【制剂规格】 糖浆剂:每瓶 10ml、120ml。

利儿康合剂

【药物组成】 白术、莲子、北沙参、大枣、麦芽(炒)、谷芽(炒)、鸡内金(炙)、陈皮、白芍、川楝子(醋炒)、柏子仁、龙骨、牡蛎(煅)、银柴胡、甘草。【功能主治】 健脾,消食,开胃。主治脾虚食滞所致的小儿疳积,症见体弱,厌食,多汗,情绪激动,急躁,大便异常;精神倦怠,面色萎黄,容易汗出。用于小儿营养不良,厌食症见上述证候者。【用法用量】 口服:2岁以下,每次 5ml;2—10岁,每次 10ml;10岁以上,每次 15ml;均每日 3 次。或遵医嘱。【禁忌】 ①气阴耗竭,脾胃衰败的"干疳"重症及胃阴不足的厌食者忌用;②忌食生冷、黏腻、肥甘厚味食物,克服偏食,饭前喜吃寒食、糖果等不良饮食习惯。【制剂规格】 合剂:每瓶 50ml。

小儿胃宝丸(片)

【药物组成】 山药(炒)、山楂(炒)、麦芽(炒)、六神曲(炒)、鸡蛋壳(焙)。【功能主治】 消食化积,健脾和胃。主治脾虚食滞所致的积滞,症见停食、停乳,呕吐泄泻,消化不良;或面色萎黄,肌肉消瘦,不思乳食,呕吐酸腐,大便溏泄,舌苔白腻,脉细而滑,指纹清淡。用于小儿厌食症见上述证候者。【用法用量】 口服:丸剂,每次 2～3 丸,每日 3 次,3 岁以上儿童酌增;片剂,每次 2～3 片,每日 3 次,3 岁以上酌增剂量。【禁忌】①脾胃虚寒或食积内热者忌服;②忌油腻肥甘食物。【注意】 养成良好饮食习惯。【制剂规格】 丸剂:每丸 0.5g;片剂:每片 0.5g。

小儿康颗粒

【药物组成】 太子参、白术、茯苓、山楂、葫芦茶、麦芽、白芍、乌梅、榧子、槟榔、蝉蜕、陈皮。【功能主治】 健脾开胃,消食化滞,驱虫止痛。主治脾胃虚弱,食滞内停所致的腹泻、虫积,症见食滞纳少,烦躁不安,脘腹胀满,面色萎黄,大便溏稀。用于小儿消化不良,腹泻病,肠道寄生虫病,蛔虫病见上述证候者。【用法用量】 口服:周岁以内,每次 5g;1—4 岁,每次 10g;4 岁以上,每次 20g;均每日 3 次,温开水送服。【禁忌】 ①外感寒热或湿热腹泻、腹痛者忌用;②本品为驱虫药,但不宜久服;③忌生冷、油腻、辛辣食物。【注意】 若久泻不止,亡津失水者应去医院诊治。【制剂规格】 颗粒剂:每袋 10g。

清胃保安丸

【药物组成】 白术(麸炒)、茯苓、山楂(炒)、六神曲(麸炒)、麦芽(炒)、砂仁、陈皮、青皮(醋炙)、厚朴(姜炙)、槟榔、枳实、枳壳(去瓤麸炒)、白酒曲、甘草。【功能主治】 消食化滞,和胃止呕。主治食滞胃肠所致的积滞,症见小儿停食、停乳,脘腹胀满,酸腐呕吐,心烦,口渴;或烦躁多啼,夜眠不安,舌红苔腻,脉滑数。用于小儿胃肠功能紊乱见上述证候者。
【用法用量】　口服:每次 1 丸,每日 2 次。【禁忌】　忌生冷、肥腻饮食;中病即止,不可久服。【注意】　脾胃虚弱,中焦虚寒者慎用。【制剂规格】
蜜丸:每丸 3g。

小儿七星茶颗粒[保乙]

【药物组成】　薏苡仁、稻芽各 893g,山楂 446g,淡竹叶 670g,钩藤 335g,蝉蜕 112g,甘草 112g。辅料为蔗糖粉等,精制成颗粒 1000g 分装。
【功能主治】　开胃消滞,清热定惊。用于小儿积滞化热,消化不良,不思饮食,烦躁易惊,夜寐不安,大便不畅,小便短赤。【用法用量】　口服:每次 3.5～7g,每日 3 次,开水冲服。【制剂规格】　颗粒剂:每袋 3.5g、7g。

乐儿康糖浆[典]

【药物组成】　党参、太子参、黄芪、山药、薏苡仁、麦冬、制何首乌、陈皮各 77.3g,茯苓 51.5g,大枣、焦山楂、炒麦芽各 25.8g,桑枝 206.2g。辅料为蔗糖 603.1g,炼蜜 220.6g,枸橼酸和苯甲酸钠或山梨酸钾 3g,精制或糖浆剂 1000ml。【功能主治】　益气健脾,和中开胃。主治脾胃气虚所致的食欲不振,面黄,身瘦。用于厌食症,营养不良症见上述证候者。【用法用量】　口服:1－2 岁,每次 5ml;2 岁以上,每次 10ml;均每日 2～3 次,饭前服用。【制剂规格】　糖浆剂:每瓶 100ml。

健儿乐颗粒[典/基]

【药物组成】　竹叶卷心 150g,钩藤 50g,山楂 250g,白芍 250g,鸡内金 5g,甜叶菊 150g。【功能主治】　健脾消食,清心安神。用于心肝热盛,脾失运化所致的厌食,小儿烦躁不安,夜惊夜啼,夜眠不宁,消化不良等。
【用法用量】　口服:3 岁以下,每次半袋(瓶),每日 2 次;3－7 岁,每次 1 袋(瓶),每日 2 次;7－12 岁,每次 1 袋(瓶),每日 3 次;温开水送服,1～2 周为 1 个疗程,或遵医嘱。【制剂规格】　颗粒剂:每袋(瓶)2g(无糖型)、10g(蔗糖型)。

消食退热糖浆[典]

【药物组成】　柴胡、青蒿、知母、槟榔、荆芥穗、水牛角浓缩粉、黄芩、厚朴、牡丹皮、大黄。【功能主治】 清热解毒,消食通便。主治儿童外感夹滞的实热证。用于小儿急性感染、瘟热时毒,高热不退及内兼食滞、大便不畅等症;小儿呼吸道感染、消化道急性感染。【用法用量】 口服:周岁以内,每次 5ml;1－3 岁,每次 10ml;4－6 岁,每次 15ml;7－10 岁,每次 20ml;10 岁以上,每次 25ml;均每日 2～3 次。【禁忌】 脾虚腹泻者忌服。【制剂规格】 糖浆:每瓶 60ml、100ml、120ml。

健 儿 散 [基]

【药物组成】 山药、川明参、鸡内金、薏苡仁、稻芽、麦芽。【功能主治】 健胃养胃,消积化食。主治积食、厌食症。【用法用量】 口服:3 岁以下,每次半袋,每日 2 次;3－6 岁,每次半袋,每日 3 次;7－9 岁,每次 1袋,每日 2 次;10 岁以上,每次 1 袋,每日 3 次;温开水冲服。【制剂规格】散剂:每袋 5.5g,每盒 10 袋。

山麦健脾口服液

【药物组成】 山楂、麦芽、砂仁、陈皮、高良姜、干姜、栀子。【功能主治】 消食健脾,行气和胃。治食欲缺乏、饮食积滞所致的胃胀腹痛,小儿偏食及厌食症。【用法用量】 口服:每次 10ml,每日 2～3 次。【制剂规格】 口服液:每支 10ml,每盒 8 支。

小儿喜食糖浆(片)

【药物组成】 白术(炒)、六神曲(炒)、山楂、稻芽(炒)、麦芽(炒)、枳壳(炒)。【功能主治】 健胃消食,化积。主治单纯性消化不良、食欲缺乏及消化不良性腹泻。【用法用量】 口服:1－5 岁,每次 3～5ml;5 岁以上,每次 10～15ml,均每日 3 次,周岁以内酌减;片剂,1－3 岁,每次 2～3片;3－5 岁,每次 3～5 片,5 岁以上酌增,均每日 3 次。【禁忌】 ①忌食生冷、辛辣食物;②合理饮食;③服用其他药前咨询医生或药师。【制剂规格】 糖浆剂:每支 10ml;片剂:每片 0.6g。

肥儿丸(片) [典/基]

【药物组成】 肉豆蔻(煨)、麦芽(炒)、槟榔各 50g,木香 20g,六神曲(炒)、胡黄连、使君子仁各 100g。【功能主治】 健胃消积,驱虫。主治小儿消化不良,虫积腹痛,面黄肌瘦,食少泄泻,腹胀。用于食积、乳积腹痛,腹胀露筋,午后发热等症。【用法用量】　口服:蜜丸,每次 1~2 丸;片剂,每次 2 片;均每日 1~2 次;温开水送服,3 岁以下儿童酌减。【制剂规格】蜜丸:每丸 3g;片剂:每片 0.65g。

小儿香橘丸[典/基/保乙]

【药物组成】　木香、陈皮、苍术(米泔炒)、白术(麸炒)、茯苓、甘草、白扁豆(去皮)、山药(麸炒)、莲子、薏苡仁(麸炒)、山楂(炒)、麦芽(炒)、六神曲(麸炒)、厚朴(姜炙)、枳实(麸炒)、香附(醋炙)、砂仁、半夏(制)、泽泻。【功能主治】　健脾和胃,消食止泻。用于小儿饮食不节引起的呕吐便泻,脾胃不和,身烧腹胀,面黄肌瘦,不思饮食。【用法用量】　口服:每次 1丸,每日 3 次。周岁以内小儿酌减。【注意】　服用前应除去蜡皮、塑料球壳;本品可嚼服,也可分份吞服。【制剂规格】　蜜丸:每丸 3g。

小儿消食片[基]

【药物组成】　鸡内金(炒)、山楂、六神曲(炒)、麦芽(炒)、槟榔、陈皮。【功能主治】　消食化滞,健脾和胃。主治脾胃不和,消化不良,食欲缺乏,腹胀便秘,食滞,疳积。用于小儿肠炎、呼吸道感染、肝炎和其他疾病引起的食欲缺乏。【用法用量】　口服:1-3 岁,每次 3~4 片;4-7 岁,每次4~6 片;7 岁以上,每次 6~8 片;均每日 3 次。【制剂规格】　片剂:每片 0.25g,每瓶 100 片。

小儿健脾丸[基]

【药物组成】　人参、白术(麸炒)、甘草、山药、莲子、白扁豆、木香、草豆蔻、陈皮、青皮(醋制)、六神曲(麸炒)、谷芽(炒)、山楂(炒)、芡实(麸炒)、薏苡仁(麸炒)、当归、枳壳(麸炒)。【功能主治】　健脾益气,和胃化滞。主治脾胃虚弱,饮食不化,食滞内停,肚腹胀满,呕吐泄泻,面黄肌瘦,疲倦乏力。用于小儿厌食症、消化不良、营养不良等因脾胃虚弱引起的病症。【用法用量】　口服:每次 1 丸,每日 2 次。【禁忌】　乳食内积,腹部胀满,吐泻酸臭,属实证者忌用;忌食生冷油腻食物。【制剂规格】　蜜丸:每丸 3g,每盒 36 丸。

宝儿康糖浆(散)[基]

【药物组成】 太子参、芡实、山药、陈皮、白术、山楂、麦芽。【功能主治】 补气健脾,开胃消食,渗湿止泻。主治脾胃气虚证。用于小儿脾胃虚弱。消化不良,食欲缺乏,大便异常,身体消瘦,精神困倦,睡眠不安,自汗多汗,夜惊夜啼等症。【用法用量】 口服:糖浆剂,1岁以内,每次3ml;1-3岁,每次5ml;4-6岁,每次10ml;均每日2次。散剂按说明书用,或咨询医师、药师。【制剂规格】 糖浆剂:每支10ml;散剂:每支(管)1g。

消食健儿冲剂(维畅舒)

【药物组成】 南沙参、山药、白术、九香虫、谷芽、麦芽。【功能主治】健脾消食。用于小儿慢性腹泻、食欲缺乏及营养不良等症。【用法用量】口服:开水冲服,3岁以下,每次5g,3岁以上,每次10g,每日3次。【制剂规格】 每袋10g。

消食健儿颗粒[基]

【药物组成】 金银花、山楂、枳子、多肽、双歧因子。【功能主治】 健胃消食、清热祛火。【用法用量】 口服:3岁以下,每次3.5g;3岁以上,每次3.5~7g;或咨询医师、药师。均每日3次,热开水冲服。【制剂规格】 颗粒:每袋7g;7g×10包×180盒/件;1g颗粒含生药0.5g。

健脾康儿片[基]

【药物组成】 人参、茯苓、白术、甘草、山药、陈皮、木香、使君子肉、鸡内金、黄连。【功能主治】 补气健脾,和胃除湿,消食导滞,清热杀虫。主治小儿营养不良、消化不良、厌食症及肠道蛔虫病等,症见脾胃虚弱,厌食呕吐,胃脘痞满,腹痛泄泻,面黄肌瘦,神疲乏力等。【用法用量】 口服:每次4片,每日3次,空腹温开水送服;婴幼儿酌减。【制剂规格】 片剂:每片含原生药0.58g,每瓶100片。

婴 儿 素[基]

【药物组成】 鸡内金(炒)、白扁豆(炒)、山药、白术(炒)、木香(炒)、川贝母、牛黄、碳酸氢钠。【功能主治】 健脾,消食,止泻。主治脾胃气虚而消化不良,症见形体消瘦,面色无华,食欲减退,脘腹痞闷,便溏或腹泻等。用于婴幼儿消化不良、湿疹等。【用法用量】 口服:散剂,1 岁以内,每次 0.25g;1-3 岁,每次 0.5~1.0g;胶囊剂,1 岁以内,每次 1 粒;1-3 岁,每次 2~4 粒。均每日 2 次。【制剂规格】 散剂:每袋 0.5g;胶囊剂:粒 0.32g。

婴儿消食散[基]

【药物组成】 红参、大黄、槟榔、牵牛子、使君子、榧子、麦芽、三棱、枳实、莪术、山楂、鸡内金、胡黄连、芦荟、朱砂、冰片。【功能主治】 消食健脾,攻积导滞。主治停食伤乳,消化不良,食欲缺乏,腹胀腹痛,泄泻便结及疳积症。用于小儿停食伤乳、消化不良、厌食症、便秘、肠道寄生虫病。【用法用量】 口服:1-2 岁,每次 1/4 袋;3-4 岁,每次半袋;5-7 岁,每次 1 袋;均每日 2 次。【制剂规格】 散剂:每袋 2g。

小 儿 疳 药[基]

【药物组成】 枯矾、黄连、蛤壳、朱砂、冰片、薄荷脑、人参。【功能主治】 清热除疳,化痰安神。主治心疳积热,口舌生疮,烦躁不宁,叫扰啼哭,身热不扬,小便黄赤,大便干燥。主治小儿营养不良、小儿厌食症、功能性低热等,症见心脾积热引起的面红唇赤,五心烦热,口舌生疮,小便短赤。用于疳积后期,阴液不足,阴虚火旺等。【用法用量】 口服:每次 1g,每日 2~3 次,空腹温开水或白糖水送服。【制剂规格】 散剂:每袋 1g。

三 甲 散[基]

【药物组成】 龟甲、鳖甲、穿山甲、鸡内金。【功能主治】 软坚化积,祛瘀消斑。主治小儿乳积、食积、疳证、痞块,症见食欲缺乏,嗳腐吞酸,呕吐腹胀,胁下疼痛。用于小儿厌食症、消化不良、肝脾肿大等。【用法用量】 口服:每次 3g,每日 2~3 次。【制剂规格】 散剂:每袋 9g,每盒 10 袋。

化 积 散[基/保乙]

【药物组成】 山楂、麦芽、鸡内金、神曲、槟榔、牵牛子。【功能主治】

化积导滞。主治乳积、食积引起的腹胀不适,胃纳不佳,呕恶腹痛,大便酸臭或干结,烦躁不安等。用于小儿单纯性消化不良、营养不良、小儿厌食症及肠道寄生虫病驱虫后恢复期。【用法用量】 口服:6个月以下,每次1g;6个月-1岁,每次1.5g;均每日2次。1-3岁,每次1.5g;4-7岁,每次3g;均每日3次。温开水送服。【制剂规格】 散剂:每袋3g。

化积口服液 [典/基/保乙]

【药物组成】 茯苓(去皮)、莪术(醋制)、红花、鸡内金、海螵蛸、三棱(醋制)、槟榔、雷丸、鹤虱、使君子仁。【功能主治】 消积治疳。主治小儿疳积,腹胀腹痛,面黄肌瘦,消化不良,营养不良。【用法用量】 口服:1岁以内,每次5ml;2-5岁,每次10ml;均每日2次;5岁以上,每次10ml,每日3次。【制剂规格】 口服液:每支10ml,每盒10支;每瓶100ml。

肥儿疳积颗粒 [基]

【药物组成】 使君子、莲子、芡实、牵牛子、茯苓、乌梅、薏苡仁、槟榔、白芍、山药、麦芽、蓝花参、雷丸、蓼实子、甘草、苍术、鸡内金、车前子、苦楝皮、芜荑、白术、百部。【功能主治】 健脾和胃,消食导滞,调肝杀虫。主治食积、疳积、虫积及肝郁脾虚引起的消化不良,食欲缺乏,面黄肌瘦,二便失常,腹胀肚大等。【用法用量】 口服:每次0.5~1袋,每日2次,温开水冲服。【制剂规格】 颗粒剂:每袋10g。

枳实消痞丸 [基]

【药物组成】 枳实、黄连、干生姜、炙甘草、麦芽曲、白茯苓、白术、半夏曲、人参、厚朴。【功能主治】 消痞除满,健脾和胃。主治脾虚气滞,寒热互结,升降失司,气壅湿聚所致的心下痞满,不思饮食,食少不化,倦怠无力,大便不调等。用于急、慢性胃炎,胃及十二指肠溃疡、胃神经官能症、胆囊炎、慢性肝炎、肝硬化、消化不良等症。【用法用量】 口服:3-7岁,每次3g;7岁以上,每次6g;均每日2~3次,空腹服用。【禁忌】 忌生冷油腻油炸食物。【制剂规格】 水丸:每12丸重1g,每袋9g,每盒10袋。

消积肥儿丸 [基]

【药物组成】 茯苓、白术、白芍、陈皮、香附、麦芽、神曲、白扁豆、甘草、党参、使君子、五谷虫、鸡内金、山楂、胡黄连、木香、砂仁、芦荟。【功能主治】　补气健脾,消坚消积,行气宽中,泄热杀虫。主治小儿疳积日久,正虚邪实,形体羸瘦,面色萎黄,头发焦脆,目涩羞明,食欲缺乏,或喜食异物,肚腹胀大或青筋暴露,困倦乏力,下肢瘦弱,便溏或泄泻臭秽。用于小儿营养不良、厌食症、单纯性消化不良、缺铁性贫血、肠道寄生虫病等。【用法用量】　口服:每次 40～80 粒,每日 2～3 次;1 岁以内小儿酌减,米汤送服。【制剂规格】　水泛丸:每 80 粒重 1g,每袋 1g。

烂　积　丸[基]

【药物组成】　大黄、牵牛子、枳实、青皮、槟榔、三棱、莪术、山楂。【功能主治】　消积破滞,清热通下。主治食积、虫积证,症见腹痛拒按,恶食不饥,大便不通,形体消瘦,烦躁不安等。用于小儿营养不良、厌食症、肠道寄生虫病、单纯性肠梗阻、蛔虫病及急、慢性胆囊炎、消化不良等。【用法用量】　口服:7～14 岁,每次 3g;14 岁以上,每次 6g;均每日 2 次。6 岁以下酌减,空腹温开水送服。【禁忌】　孕妇忌服。【制剂规格】　水丸:每100 粒重 3g,每袋 6g,每盒 18 袋。

磨　积　散[基]

【药物组成】　三棱、莪术、山楂、鸡内金、红曲、槟榔、使君子、巴豆霜。【功能主治】　理气活血,消痰化瘀。主治乳积、食积、虫积、积聚痞块等病症。用于小儿厌食症、消化不良、寄生虫病、肝大、脾大等,症见面黄肌瘦、脘腹胀满、疼痛拒按,或痞块隐约,聚散无常,纳呆食少,体倦神疲。【用法用量】　口服:每次 2～3g,每日 2～3 次,空腹红糖水或温开水送服。【制剂规格】　散剂:每袋 6g,每盒 10 袋。

朱氏阿魏消痞膏

【药物组成】　阿魏、乳香、没药、官桂、白芷、麝香、朱氏阿魏消痞膏药[由独活、玄参、天麻、红花、大黄、赤芍、川芎、穿山甲(代)、生地黄、马钱子、黄丹植物油制成]。【功能主治】　消积散结,化瘀消癥。主治积滞积聚、疳积、癥瘕、腹胀腹痛,或有包块,或痞塞满痛,时作时止,伴有恶心呕吐,纳呆,倦怠乏力,日渐消瘦等。用于小儿营养不良、肠道寄生虫病、肝大、脾大、腹腔肿瘤、肠梗阻、幽门梗阻、胆道疾患等。【用法用量】　外用:

每次1帖,膏药温化后,将药粉撒放中间,贴于局部患处。【禁忌】 忌气恼、寒凉及生冷油腻食物;孕妇忌用。【制剂规格】 膏药:每帖15g;附粉剂:每瓶0.36g。

肥儿糖浆(粉)

【药物组成】 山药、芡实、莲子、白扁豆(炒)、白术(炒)、茯苓、薏苡仁(炒)、北沙参、山楂、麦芽(焦)。【功能主治】 健脾,消食。用于小儿脾胃虚弱,不思饮食,面黄肌瘦,精神困倦。【用法用量】 口服:糖浆剂,每次10ml,每日3次;粉剂按说明书服用。【禁忌】 不宜食用生冷不易消化食物。【制剂规格】 糖浆剂:每瓶120ml;粉剂:每袋500g。

东圣厌食灵

【药物组成】 六神曲(炒)、稻芽(炒)、山楂、白术(炒)、枳壳(炒)、麦芽(炒)。【功能主治】 健脾,消食,化积。主治脾虚厌食、食积。用于治疗小儿单纯性消化不良。食欲缺乏及消化不良引起的腹泻。【用法用量】口服:1—2岁,每次2~3片;3—5岁,每次3~5片;5岁以上酌量增加;均每日3次,或遵医嘱。【禁忌】 忌食生冷、辛辣食物;不要偏食。【制剂规格】 片剂:每片0.3g。

稚儿灵颗粒

【药物组成】 党参、白术、茯苓、山药、扁豆、陈皮、甘草、木香、白芍、五味子。【功能主治】 益气健脾,宁神敛汗。主治小儿厌食,面黄体弱,夜寐不宁,睡后盗汗。用于先天不足,后天失养,疳积、积滞、呕吐、泄泻。【用法用量】 冲服:每次3g,每日2次。【禁忌】 忌生冷、油腻食物。【制剂规格】 颗粒剂:每袋3g。

胃肠宁颗粒

【药物组成】 布渣叶、辣蓼、番石榴叶、火炭母、功劳木。【功能主治】清热祛湿,健胃止泻。用于急性胃肠炎、小儿消化不良,湿热吐泻、食滞、泄泻腹痛。【用法用量】 口服:每次1袋,每日3次,开水冲服;小儿酌减。【禁忌】 小儿脾胃皆虚者忌用。【制剂规格】 颗粒剂:每袋10g。

三、温里药

附子理中丸(片)^[典/基/保甲]

【药物组成】　附子(制)、干姜、甘草各 100g,党参 200g,白术(炒)150g。【功能主治】　温中健脾。主治胃脾虚寒,脘腹冷痛,呕吐泄泻,手足不温。用于胃肠出血及急性胃肠炎、消化性溃疡、吐血、便血、子宫出血、过敏性紫癜、中毒性消化不良、风湿性心脏病、肺心病、婴幼儿腹泻等。【用法用量】　口服:水蜜丸,每次 6g;大蜜丸,每次 1 丸;片剂,每次 6～8片;均每日 1～3 次。【禁忌】　热证疼痛、温热燥气之失血者均忌用。【注意】　孕妇慎用。【不良反应】　偶见舌头卷缩,失去知觉,同时甲状腺微肿,呼吸有紧迫感觉(嚼生黄豆,吞其浆汁即可解毒);罕见过敏、心律失常。【制剂规格】　大蜜丸:每丸 9g;水蜜丸:每袋 18g。片剂:每片 0.25g。

桂附理中丸^[典/基/保甲]

【药物组成】　肉桂、附片各 30g,党参、白术(炒)、炮姜、甘草(蜜炙)各 90g。【功能主治】　补肾助阳,温中健脾。主治脾胃虚寒,腹痛泄泻,寒痰咳喘,阴证霍乱及慢性胃肠炎、胃溃疡、幽门梗阻、腹泻。【用法用量】　口服:每次 10g,每日 2 次。【禁忌证】　伤风感冒及实热者忌用。【注意】　孕妇慎用;不适用于急性肠胃炎,泄泻兼有大便不畅,肛门灼热者;高血压、心脏病、肾病、咳喘、浮肿患者或正在接受其他药物治疗者应在医师指导下服用;本品中有附子,服药后如有血压增高、头痛、心悸等症状,应立即停药,去医院就诊。【制剂规格】　大蜜丸:每丸 10g;小蜜丸:每瓶120g;水蜜丸:每袋 10g。

丁蔻理中丸^[基]

【药物组成】　党参、焦白术、干姜、甘草、白豆蔻、公丁香。【功能主治】　健脾益气,温中祛寒,行气和胃。主治中焦虚寒,症见脘腹隐痛,食后胀满,得暖则舒,大便溏薄或下利,小便清长,口不渴,舌淡白,脉沉细或迟缓。用于胃及十二指肠溃疡、慢性胃炎、肠炎、消化不良、胃肠功能紊乱等。【用法用量】　口服:每次 6～9g,每日 3 次。【禁忌】　脾胃阴虚有热者禁用。【制剂规格】　蜜丸:每丸 9g;水蜜丸:每 20 粒重 1g。

参桂理中丸 [基]

【药物组成】 人参、肉桂、附子(制)、干姜、白术(炒)、甘草。【功能主治】 温中散寒,祛湿定痛。主治脾胃虚寒、阳气不足证,症见腹痛泄泻,手足厥冷,胃寒呕吐,寒湿疝气,妇女血寒,行经腹痛;或脘腹冷痛,喜温喜按,泛吐酸水,腹胀肠鸣,大便清稀色白无臭。用于慢性胃炎,慢性肠炎,胃及十二指肠溃疡,功能性子宫出血等。【用法用量】 口服:每次1~2丸,每日1~2次,姜汤送服。【禁忌】 孕妇忌服。【制剂规格】 蜜丸:每丸6g。

香砂理中丸 [基/保乙]

【药物组成】 党参、干姜(炮)、木香、白术(土炒)、砂仁、甘草(蜜炙)。【功能主治】 健脾和胃,温中行气。主治脾胃虚寒,气滞腹痛,反胃泄泻。用于慢性胃炎、胃及十二指肠溃疡、慢性肠炎等,症见胃脘隐隐作痛,绵绵不绝,食少纳呆,泛吐清水,喜按喜暖,饥饿时痛甚,得食稍减,遇冷则剧,畏寒肢冷,大便时溏时水泻,每食生冷油腻或较难消化食物后则腹泻加重,甚则完谷不化,消化不良等。【用法用量】 口服:每次1丸,每日2次。【制剂规格】 大蜜丸:每丸9g,每盒10丸。

党参理中丸 [基]

【药物组成】 党参、白术、甘草、干姜。【功能主治】 理脾健胃,温中散寒。主治脾胃虚寒,胸满腹痛,消化不良。用于慢性胃炎、胃及十二指肠溃疡属脾胃阳虚,纳运不健,胃失温煦,中寒内生证者。症见胃痛隐隐,绵绵不断,喜暖喜按,得食则减,时吐清水,纳少,神疲乏力,手足发凉,舌质淡等。【用法用量】 口服:每次1丸,每日2次。【制剂规格】 大蜜丸:每丸9g,每盒10丸。

理 中 丸 [基/保甲]

【药物组成】 干姜、人参、白术、甘草。【功能主治】 温中祛寒,补益脾胃。主治中焦虚寒证。用于胃肠功能衰弱所致的慢性消化不良、浅表性胃炎、胃窦炎、溃疡病、痢疾、肠炎、小儿腹泻、便血、吐血、过敏性紫癜、术后胆汁分泌过多、胃下垂、慢性胃炎、过敏性鼻炎、慢性口腔疾病等。

【用法用量】　口服:大蜜丸,每次 1 丸;水丸,每次 5～9g;均每日 2 次,温开水送服。【制剂规格】　大蜜丸:每丸 9g;水丸:每 9 粒 1g。

八宝瑞生丸[基]

【药物组成】　高良姜、干姜、肉桂、草豆蔻、草果仁、延胡索、郁金、香附、当归、神曲、肉桂、茯苓、甘草。【功能主治】　温里散寒,理气止痛,消积化瘀。主治胃脘及脐周腹痛,食欲缺乏,四肢不温,小腹坠痛,大便稀薄,舌质淡,舌苔白,脉沉细等。用于胃及十二指肠溃疡、慢性胃炎、胃肠痉挛、蛔虫性肠梗阻、消化不良等。【用法用量】　口服:每次 1 丸,每日 3 次。【注意】　孕妇慎用,小儿剂量酌减。【制剂规格】　蜜丸:每丸 9g,每盒 10 丸。

肚　痛　丸[基]

【药物组成】　丁香、石菖蒲、稻芽、高良姜、肉桂、藿香、陈皮、豆蔻、枳壳、胡椒、山楂、青蒿、木香、白芍、厚朴、茯苓、草豆蔻、朱砂。【功能主治】温中止痛,消导行气。主治中焦受寒,食积引起的脘腹疼痛,胀满,呕吐,泛酸等。用于宿食消化不良、胃及十二指肠溃疡、胃神经官能症等。【用法用量】　口服:每次 3g,每日 3 次;小儿酌减。【制剂规格】　水丸:每20g 重 1g,每瓶(袋)3g。

虚寒胃痛颗粒[基]

【药物组成】　党参、白芍、甘草、桂枝、黄芪、高良姜、干姜。【功能主治】　补虚益气,温运脾阳,和中健胃。主治虚寒胃痛,症见胃痛隐痛,得热熨或热食后则疼痛缓解等。用于十二指肠球部溃疡、球部炎症及慢性胃炎等。【用法用量】　口服:每次 10g,每日 3 次;剂量可酌情增减,或遵医嘱。【禁忌】　忌生冷油腻食物。【制剂规格】　颗粒剂:每袋 10g。

海洋胃药[基]

【药物组成】　海星、陈皮、牡蛎、瓦楞子、黄芪、白术、枯矾、干姜、胡椒。【功能主治】　健胃止痛。主治脾胃虚弱,胃酸过多及胃寒作痛。用于胃及十二指肠溃疡。【用法用量】　口服:每次 4～6 片,每日 3 次。【禁忌】　孕妇忌服。【注意】　阴虚内热及过敏者均慎用。【制剂规格】　片剂:每片 0.3g,每瓶 100 片。

慢 惊 丸 [基]

【药物组成】 人参、白术(麸炒)、丁香、甘草、附子(制)、肉桂、枸杞子、熟地黄、泽泻。【功能主治】 补气养血,温脾止泻。主治小儿吐泻日久,脾胃虚弱证。症见面色青白,身体疲弱,四肢厥冷,嗜睡露睛。用于癫痫小发作,手足抽搐症,营养不良Ⅲ度。【用法用量】 口服:每次 1～2粒,每日 2～3 次;1 岁以内儿童酌减。【禁忌】 忌寒凉食品。【制剂规格】 蜜丸:每丸 1.5g。

止泻保童颗粒 [基]

【药物组成】 人参、白术(麸炒)、茯苓、白扁豆、苍术(制)、广藿香、木香、丁香、檀香、砂仁、肉豆蔻、肉桂、吴茱萸(甘草水炙)、芡实、薏苡仁(麸炒)、车前草、滑石、黄连、诃子肉、天冬、麦冬、槟榔。【功能主治】 健脾止泻,温中止痢。主治小儿脾胃虚弱所致水泻痢疾,肚腹疼痛,口干舌燥,四肢倦怠,恶心呕吐,小便不利属小儿脾胃虚弱,寒热凝结证者。【用法用量】 口服:每次 2.5g,每日 2 次,开水冲服;1 岁以内小儿酌减。【制剂规格】 颗粒剂:每袋 5g。

腹 痛 水

【药物组成】 儿茶酊、辣椒酊、蟾酥酊、薄荷油。【功能主治】 温中止痛,解毒辟秽,和胃止泻。主治胃痛、腹痛、恶心腹胀、呕吐泄泻。用于慢性胃炎、胃及十二指肠溃疡。【用法用量】 口服:每次 5～10ml,每日 2～3 次。【制剂规格】 酊剂:每瓶 10ml、60ml。

复方草豆蔻酊 [基]

【药物组成】 草豆蔻、茴香、桂皮等。【功能主治】 驱风健胃。主治消化不良,脘腹胀满。用于胃寒胀痛,呕吐,吐酸,噎膈反胃,胃肠胀满,痰食积滞。【用法用量】 口服:每次 2～5ml,每日 3 次。【制剂规格】 酊剂:每瓶 60ml。

十香暖脐膏

【药物组成】 八角茴香、小茴香(盐制)、乌药、香附、当归、白芷、母丁香、肉桂、沉香、乳香(醋制)、没药(醋制)、木香。【功能主治】　温中散寒止痛。主治脾虚寒引起的脘腹冷痛,腹胀腹泻,腰痛寒疝,宫寒带下。亦用于新生儿硬肿症。内寒腹痛之外用药,可治疗慢性肠炎、慢性非特异性结肠炎、盆腔炎、宫颈糜烂等症。【用法用量】　外用:先用生姜擦净患处,再把本药加温软化,贴于脐腹或痛处。【禁忌】　孕妇忌贴。【制剂规格】黑药膏:每帖 6g、12g。

暖　脐　膏 [典/基]

【药物组成】　当归、白芷、乌药、小茴香、八角茴香、香附各 80g,木香40g,母丁香、没药、肉桂、乳香、沉香各 20g,麝香 3g。【功能主治】　温里散寒,行气止痛。治疗寒凝气滞,少腹冷痛,脘腹痞满,大便溏泻。用于胃病、肠炎、疝气、老年虚衰和某些妇科疾病、婴儿秋季腹泻。【禁忌】　孕妇禁用。【用法用量】　外用:加温软化,贴于脐腹部。【制剂规格】　膏药:每帖 3g、15g、30g。

第三节　润下、止泻、驱虫及肛周疾病治疗药

一、泻下润下药

大黄清胃丸 [典/基]

【药物组成】　大黄 504g,关木通、芒硝、槟榔各 63g,黄芩 96g,滑石粉168g,胆南星、羌活、白芷、牵牛子(炒)各 42g。【功能主治】　清热解毒,通便。主治胃热便秘,胃火炽盛,口干舌燥,头痛目眩,大便燥结;口苦,牙龈肿痛,前额与眉棱骨痛,腹胀且痛,小便黄赤,口渴喜饮,纳差。【用法用量】　口服:每次 1 丸,每日 2 次。【禁忌】　孕妇忌服。【制剂规格】　大蜜丸:每丸 9g。

导　赤　丸 [典/基/保乙]

【药物组成】　黄连、关木通、赤芍、大黄各 60g,连翘、栀子(姜炒)、玄参、天花粉、黄芩、滑石各 120g。【功能主治】　清热泻火,利尿通便。主

治口舌生疮,咽喉疼痛,心胸烦热,小便短赤,大便秘结。用于口腔炎、尿道炎、急慢性肾盂肾炎;亦可用于泌尿系结石、泌尿系结核等。【用法用量】 口服:每次1丸,每日2次;1岁以内小儿酌减。【禁忌】 脾胃虚弱、内寒者不宜服用。【制剂规格】 蜜丸:每丸3g。

清 宁 丸^[典/基/保乙]

【药物组成】 大黄600g,绿豆、车前草、白术(炒)、黑豆、半夏(制)、香附(醋制)、桑叶、厚朴(姜制)、麦芽、陈皮、侧柏叶各25g,桃枝5g,牛乳50g,黄酒600ml。【功能主治】 清热泻火,通便。主治咽喉肿痛,口舌生疮,头晕耳鸣,目赤牙痛,腹中胀满,大便秘结。用于上呼吸道感染、口腔溃疡、急性咽喉炎、腭扁桃体炎、膀胱炎、尿路感染、急慢性肝胆胰腺疾病及细菌性痢疾或阿米巴痢疾,尚用于高脂血症、急性淋病及胆系感染等。【用法用量】 口服:大蜜丸,每次1丸;浓缩丸和水丸,每次6g;均每日2次,温开水送服。【禁忌】 孕妇忌服。【注意】 年老体弱者慎用。【制剂规格】 大蜜丸:每丸9g;水泛丸:每100粒重约1g;浓缩丸:每袋6g。

十五制清宁丸^[基]

【药物组成】 大黄、厚朴、陈皮、香附、黄芩、绿豆、槐叶、车前草、白术、半夏、桑叶、黑豆、大麦、枇杷叶。【功能主治】 清理胃肠,泻热通便。主治胃肠炽热大便秘结。用于上呼吸道感染、口腔溃疡、牙周炎、咽喉炎、阿米巴痢疾,亦可用于急慢性胰腺炎、膀胱炎、尿路感染等。【用法用量】口服:蜜丸,每次1丸;水丸,每次6~9g;均每日2次,温开水送服。【注意】 年老、体弱者及孕妇慎用。【制剂规格】 蜜丸:每丸9g;水泛丸:每100粒重1g。

九制大黄丸^[基]

【药物组成】 大黄。【功能主治】 通便润肠,消食化滞。主治胃肠积滞所致的食积不化,大便燥结不通,心胸烦热,小便短赤等;或湿热下瘀,口渴不止,伤食停水;或妇人月经错后,经期腹痛,色黄有块等。用于便秘、急性菌痢,也应用于咯血、上消化道轻型出血、急性腭扁桃体炎等。【用法用量】 口服:大蜜丸,每次1丸;水泛丸,每次6g;均每日1~2次,或遵医嘱。【禁忌】 孕妇忌用。【注意】 久病、体弱者慎用。【制剂规格】　大蜜丸:每丸 9g;水泛丸:每 50 粒重约 3g,每瓶 125g。

滋阴润肠口服液

【药物组成】　地黄。【功能主治】　养阴清热,润肠通便。用于阴虚内热性大便干结,排便不畅,口干咽燥的辅助治疗。【用法用量】　口服:每次 10~20ml,每日 2 次。孕妇禁用。【注意】　饮食宜清淡、忌烟酒及辛辣、生冷、油腻食物。不宜同时服滋补性中药。【制剂规格】　口服液:10ml,每盒 10 支。

大黄通便颗粒(胶囊、片)[基/保乙]

【药物组成】　由大黄流浸膏等制成。【功能主治】　主治胃肠炽热便秘。用于实热食滞、便秘及湿热型食欲缺乏。【用法用量】　口服:颗粒剂,每次 1 袋,每日 1 次,睡前开水冲溶口服;片剂,每次 1~2 片;胶囊,每次 2 粒,均每日 1 次,晚睡前服用。或遵医嘱。【禁忌】　饮食宜清淡,忌烟、酒及辛辣、生冷、油腻食物;不宜在服药期间同时服用滋补性中药。【注意】　有高血压、心脏病、肝病、糖尿病、肾病等慢性病严重者应在医师指导下服用。【制剂规格】　颗粒剂:每袋 12g(相当于大黄流浸膏 2ml)。胶囊剂:每粒装 0.45g(相当于大黄流浸膏 1ml);片剂:每片 0.5g。

当归龙荟丸[典/基/保乙]

【药物组成】　当归(酒炒)、龙胆(酒炒)、栀子、黄连(酒炒)、黄芩(酒炒)、黄柏(盐炒)各 100g,芦荟、青黛、大黄(酒炒)各 50g,木香 25g,麝香 5g。【功能主治】　清肝利胆,泻火通便。主治肝胆火旺所致的头晕目眩,心烦不宁,耳鸣耳聋,胁肋疼痛,脘腹胀痛,大便秘结,小便赤涩,妇女带下,外阴瘙痒肿痛等。用于高血压、黄疸型肝炎、梅尼埃综合征、急性盆腔炎、尿道炎、阴道滴虫病等。尚有人用于慢性粒细胞白血病有效率 72.7%。【用法用量】　口服:每次 6g,每日 2 次,温开水送服。【制剂规格】　水泛丸:每袋 18g,每瓶 120g。

凉膈散(丸)[基]

【药物组成】　连翘、栀子(姜汁制)、黄芩、薄荷、大黄、芒硝、甘草、淡竹叶。【功能主治】　消炎解热,清火凉膈。主治上焦邪热亢盛,口舌生疮,面赤唇焦,咽痛鼻出血,便秘尿赤,胸膈烦热。用于肺炎、支气管炎、鼻窦炎、头痛、中风、风疹等。【用法用量】 口服:散剂,每次 9~15g,可加蜜少许煎服;丸剂,每次 6g;均每日 2 次。【禁忌】 脾胃虚寒、大便溏薄者忌服。【注意】 孕妇慎用。【制剂规格】 散剂:每袋 15g,每盒 10 袋;丸剂:每 50 粒重约 3g。

调胃承气片

【药物组成】 大黄、芒硝、甘草。【功能主治】 调胃通便。主治阳明腑实轻证而偏于燥热者。用于老年性便秘、痔疮、急性农药中毒、胆道疾病、急性胰腺炎、糖尿病、不明原因发热、真寒假热下痢,症见发热,大便不通,心烦口渴,或腹中胀满,或为谵语以及胃肠燥热而致的发斑吐衄、牙龈炎、咽喉肿痛等。【用法用量】 口服:每次 6 片,每日 3 次,温开水送服。【注意】 孕妇、产后、月经期、哺乳期妇女,或年老体弱,病后津亏及亡血者均慎用;必要时可攻补兼施,小剂试用,得效即止,慎勿过量。【制剂规格】 片剂:每片 0.55g。

调中四消丸 [基]

【药物组成】 香附(醋制)、五灵脂(醋制)、牵牛子(炒)、猪牙皂及熟大黄。【功能主治】 消食化滞,利水止痛。主治气滞停积,食水不调诸证。此药泻下力猛,用于急、慢性肾小球肾炎,便秘而有气滞症状者,腹痛属气滞血瘀者。症见胸膈满闷,腹胀积聚,胃脘疼痛,食欲缺乏,小便不利,大便不畅或秘结,全身水肿或下半身肿胀为甚。【用法用量】 口服:每次 6g,每日 1~2 次。【禁忌】 年老、体弱、便溏者勿用;孕妇忌用。【制剂规格】 水泛丸:每 100 粒重 6g,每瓶 60g。

通便灵胶囊 [保乙]

【药物组成】 肉苁蓉、番泻叶、当归。【功能主治】 泻热导滞,清肠通便。用于血虚而胃肠虚热积滞所致的热结便秘,长期卧床便秘,一时性腹胀便秘,老年习惯性便秘等。【用法用量】 口服:每次 5~6 粒,每日 1 次,空腹温开水送下。每日适量多喝水者效果更好。【禁忌】 ①胃肠实热积滞,舌苔黄厚者不宜服用;②孕妇忌服。【制剂规格】 胶囊剂:每粒 0.25g,每盒 48 粒。

通幽润燥丸 [典]

【药物组成】　麸炒枳壳、姜厚朴、黄芩、熟大黄各 80g,红花、当归、炒苦杏仁、火麻仁、郁李仁、熟地黄、地黄、槟榔各 20g,大黄 40g,木香、甘草各 10g。【功能主治】　清热导滞,润肠通便。用于胃肠积热所致的便秘,症见大便不通,脘腹胀满,口苦尿黄。【用法用量】　口服:每次 1 丸,每日 1～2 次。【禁忌】　孕妇禁用。【注意】　年老体弱者慎用。【制剂规格】蜜丸:每丸 6g。

通乐颗粒 [典]

【药物组成】　何首乌、地黄、当归、麦冬、玄参、麸炒枳壳。【功能主治】　滋阴补肾,润肠通便。用于阴虚便秘,症见大便秘结,口干,咽燥,烦热,以及习惯性、功能性便秘见上述证候者。【用法用量】　口服:每次 2 袋,每日 2 次,开水冲服。2 周为 1 个疗程。或遵医嘱。【不良反应】　偶见上腹部不适,或极少数患者可能便溏,甚至大便难以控制,但一般不影响继续治疗。【制剂规格】　颗粒剂:每袋 6g。

清泻丸 [典]

【药物组成】　大黄 826g,黄芩 165g,枳实 83g,朱砂粉 14g,甘草 17g。【功能主治】　清热、通便、消滞。主治实热积滞所致的大便秘结,口干口苦,小便黄赤,苔黄腻,脉滑数。用于习惯性便秘见上述证候者。【用法用量】　口服:每次 5.4g,每日 1 次。【禁忌】　①阴虚肠燥便秘者忌用;②含朱砂,为重金属,不可久服;③饮食宜清淡,忌食辛辣、油、香燥食物,以免助湿生热;④含有毒及攻下之品,孕妇忌服。【制剂规格】　丸剂:每袋 5.4g。

莫家清宁丸

【药物组成】　大黄、黄芩、厚朴、陈皮、香附、枳壳、木香、桑叶、侧柏叶、车前子、白术、半夏(制)、绿豆、黑豆、桃仁、杏仁、麦芽。【功能主治】清热泻火通便。主治胃肠实热积滞所致的脘腹胀满,头晕耳鸣,口燥舌干,咽喉不利,目赤牙痛,大便秘结,小便赤黄或短赤,面红身热,口干唇焦,口臭嗳呃,或兼有腹胀腹痛,头痛头晕,食纳减少,睡眠不安,舌红苔黄燥,脉滑数。用于习惯性便秘,喉痹(急性扁桃体炎),牙痛,牙周炎,牙龈脓肿,牙槽炎,口疮,口腔溃疡等见上述证候者。【用法用量】 口服:每次6g,每日1次。【禁忌】 含泻下、活血之品,孕妇禁用。【注意】 ①阴虚火旺之便秘、咽痛、牙痛、口疮者慎用;②本品属苦寒攻伐之品,年老、体弱者慎用。【制剂规格】 丸剂:每袋6g。

苁蓉通便口服液^[保乙]

【药物组成】 何首乌、肉苁蓉、枳实(麸炒)、蜂蜜。【功能主治】 滋阴补肾,润肠通便。用于中老年人,病后产后等虚性便秘及习惯性便秘患者,有通便作用。【用法用量】 口服:每次10～20ml,睡前或清晨服用。【禁忌】 孕妇慎用。【注意】 实热积滞,大便燥结者不宜用。【制剂规格】 口服液:每支10ml。

搜风顺气丸

【药物组成】 熟大黄、火麻仁、郁李仁、枳壳、防风、车前子、山药、牛膝。【功能主治】 搜风顺气,润肠通便。主治胃肠积热便秘。用于胃肠积热,胸膈满闷,大便秘结,肠红痔漏。【用法用量】 口服:每次1丸,每日1～2次。【禁忌】 孕妇忌服。【制剂规格】 大蜜丸:每丸9g。

半 硫 丸^[基]

【药物组成】 半夏(姜制)、硫黄(制)。【功能主治】 温肾通便。主治年老体弱阳虚便秘,年老体弱,脏冷而血脉枯,或脏寒而气道涩,阴寒内生,阳气不足所致的阳明传导失衡。用于临床表现为面色苍白或暗淡无华,腹中气攻或疼痛,大便艰涩,小便清长,甚则肢体不温,喜热畏寒者。【用法用量】 口服:成年人,每次3～6g,每日2次,温开水送服。【禁忌】老年气虚,产后血枯,肠胃燥热便秘及小儿便秘者禁用;孕妇忌服。【制剂规格】 水泛丸:每15粒重1g,每袋15g。

消水导滞丸^[基]

【药物组成】 牵牛子、山楂(焦)、大黄、猪牙皂。【功能主治】 利水通腑,消食化滞。主治肠胃积滞,宿食难消,蓄水腹胀。用于肝硬化腹水、肾性腹水且体质壮实者;亦用于食积腹痛、习惯性便秘、神经官能症引起的便秘、高热伴便秘等。【用法用量】　口服:每次 6g,每日 2 次。【禁忌】体虚者忌用;孕妇忌用。【制剂规格】　水泛丸:每 10 粒重约 0.5g。

四 消 丸 [基]

【药物组成】　牵牛子(炒)、五灵脂(醋炒)、香附(醋炒)、大黄(酒炒)、猪牙皂(炒)、槟榔。【功能主治】　消水消痰,消食消气,导滞通便。主治一切气食痰水,停积不化,胸脘饱闷,腹胀疼痛,大便秘结。用于有腹胀、腹水、肝脾大、大便秘结等症状的肝硬化、肾炎及心脏病水肿(腹水)、习惯性便秘等。【用法用量】　口服:每次 30～60 丸,每日 2 次。【禁忌】　身体虚弱、脾虚便溏并外感者均忌服;孕妇忌服。【制剂规格】　醋泛丸:每20 丸重约 1g。

清肠通便胶囊 [彝]

【药物组成】　洗碗叶、地蜈蚣、钩藤、马蹄香、草果。【功能主治】　清热通便,行气止痛。能清肠通便,治便秘。用于热结气滞所致的大便秘结。【用法用量】　口服:每次 2～4 粒,每日 2～3 次,或遵医嘱。【制剂规格】　胶囊剂:每粒 0.3g,每盒 12 粒。

麻仁软胶囊 [保乙]

【药物组成】　火麻仁、苦杏仁、大黄、枳实(炒)、厚朴(姜制)、白芍(炒)。【功能主治】　润肠通便。用于肠燥便秘。【用法用量】　口服:每次 1～2 粒,每日 1 次;急用时每次 2 粒,每日 3 次。【禁忌】　①孕妇忌服;②年老体弱者不宜久服,青壮年便秘者不必用本品;③忌食辛辣、生冷、油腻食品。【注意】　儿童必须在成人的监护下使用。【制剂规格】软胶囊:每粒 0.6g,每盒 24 粒。

麻 仁 丸 [典/基/保乙]

【药物组成】　火麻仁、白芍(炒)、大黄、枳实(炒)各 200g,苦杏仁、厚朴(姜制)各 100g。辅料为蜂蜜。【功能主治】　润肠通便。用于肠燥便秘。【用法用量】　口服:水蜜丸,每次 6g;大蜜丸,每次 1 丸,均每日 1～2次。【禁忌】　①孕妇忌服,年老体弱者不宜久服;②年轻体壮者便秘时不宜用本品;③忌食生冷、油腻、辛辣食品。【制剂规格】　水蜜丸:每 20 粒重 1g,每袋 6g;大蜜丸:每丸 9g。

麻仁润肠丸(软胶囊)[典/基/保甲]

【药物组成】 大黄、火麻仁、陈皮各 120g,苦杏仁(去皮炒)、木香、白芍各 60g。【功能主治】 润肠通便。治胃肠积热,胸腹胀满,大便秘结。用于习惯性便秘、产妇便秘、老人肠燥便秘及痔疮便秘属肠胃积热、兼有胸腹胀满、小便频数者。【用法用量】 口服:大蜜丸,每次 1～2 丸,每日 2 次;软胶囊,每次 8 粒,每日 2 次,年老,体弱者酌情减量使用。【注意】孕妇忌服。【制剂规格】 大蜜丸:每丸 6g。软胶囊:每粒 0.5g。

五仁润肠丸[基]

【药物组成】 地黄、陈皮、肉苁蓉、熟大黄、当归、桃仁、火麻仁、柏子仁、郁李仁、松子仁。【功能主治】 润肠通便。主治便秘。用于久病、产后、手术后所致血虚或年老体弱血虚或肠燥亏虚所见的大便干燥、津枯便秘,头晕目眩,腹胀食少,舌质干,脉细弱。【用法用量】 口服:每次 1 丸,每日 2 次;或遵医嘱。【禁忌】 孕妇忌服。【制剂规格】 大蜜丸:每丸 9g,每盒 10 丸。

麻仁滋脾丸[典/保乙]

【药物组成】 大黄(制)160g,火麻仁、当归各 80g,姜厚朴、炒苦杏仁、麸炒枳实、郁李仁各 40g,白芍 30g。辅料为炼蜜(每 100g 主药细粉末加炼蜜 80～100g,制成大蜜丸)。【功能主治】 润肠通便,消食导滞。主治胃肠积热,肠燥津伤所致的大便秘结,胸腹胀满,饮食无味,舌红少津。【用法用量】 口服:每次 1 丸,每日 2 次。【注意】 孕妇慎用。【制剂规格】 大蜜丸:每丸 9g。

香丹清胶囊

【药物组成】 芦荟、黄芪、银杏。【功能主治】 清肠、排毒、通便,有一定美容养颜、祛痘之效。可用于便秘、黄褐斑患者,也用于生活作息无规律、易疲劳、乏力者,皮肤粗糙、粉刺、口臭、易感冒、营养吸收不良或易肥胖者。【用法用量】 口服:每次 2 粒,每日 2 次。【禁忌】 儿童、孕妇、哺乳期妇女和慢性腹泻患者不宜用。【制剂规格】 胶囊剂:每粒 0.4g

（每 100g 含芦荟苷 20mg,总黄酮 1.5g)。

二、涩肠止泻药(小儿止泻药)

四 神 丸[典/基]

【药物组成】　补骨脂(盐炒)400g,吴茱萸(制)100g,五味子(醋制)、肉豆蔻(煨)、大枣(去核)各 200g。【功能主治】　温肾暖脾,涩肠止泻。主治命门火衰,脾肾虚寒,五更泄泻或便溏腹痛,腰酸肢冷。用于过敏性、慢性、溃疡性结肠炎及五更泄泻、非特异性结肠炎、肠道易激综合征。【用法用量】　口服:每次 9g,每日 1～2 次,早、晚用淡盐汤或温开水送服。【不良反应】　曾有服"四神汤"原方致精神分裂症的报道。【禁忌】　胃肠实热所致的泄泻及腹痛者忌用。【制剂规格】　水丸:每袋 18g。

十味石榴丸[基/蒙]

【药物组成】　石榴 250g,肉桂 25g,玉竹、荜茇各 100g,豆蔻、红花、黄精、白及、菱角、天花粉各 75g。【功能主治】　温中健胃,暖肾祛寒。主治胃寒腹泻,腰酸腿痛,遗精。用于慢性肠炎、慢性菌痢、滑精、脱肛等。【用法用量】　口服:每次 1 丸,每日 2 次。【禁忌】　忌食生冷食物。【制剂规格】　大蜜丸:每袋 6g,每盒 10 丸。

泻痢固肠丸(片)[基]

【药物组成】　党参、白术、罂粟壳、诃子、白芍、茯苓、甘草、肉豆蔻、陈皮。【功能主治】　益气固肠,调胃化湿。主治脾胃虚弱,久痢脱肛,腹胀腹痛,肢体无力。用于慢性肠炎、久泻久痢不止等。【用法用量】　口服:水丸,每次 6g;片剂,每次 4 片;均每日 2 次,温开水送服。【禁忌】　泻痢初起者勿用;本品含罂粟壳,避免长期应用,以免上瘾。【制剂规格】　水丸:每袋 6g;片剂:每片 0.6g。

小儿止泻安颗粒[基]

【药物组成】　赤石脂、肉豆蔻、伏龙肝、茯苓、陈皮、木香、砂仁。【功能主治】　健脾和胃,利湿止泻。主治小儿消化不良、脾虚泄泻及腹痛,厌食,畏寒肢冷。临床用于小儿久泻、肠炎、厌食、痢疾等。【用法用量】　口服:开水冲服,1 岁以内,每次 3g;1－2 岁,每次 6g;3－4 岁,每次 9g;均每日 3 次。【制剂规格】 颗粒剂:每袋 10g,每盒 10 袋。

复方黄连素片[保甲]

【药物组成】 盐酸黄连素(小檗碱)、木香、吴茱萸、白芍。【功能主治】 清热燥湿、行气、止痛、止痢止泻。用于大肠干燥、赤白下痢、里急后重或暴注下泻,肛门灼热。【用法用量】 口服:每次 4 片,每日 3 次。【禁忌】 服药期间忌酒、生冷、辛辣食物;葡萄糖-6-酸脱氢酶缺乏儿童禁用;对本品过敏者,溶血性贫血患者禁用;当药品性状发生改变时禁止使用。【注意】 饮食宜清淡。【不良反应】 口服本品的不良反应较少,偶尔会有恶心,呕吐,皮疹,停药后可以消失;妊娠期头三个月慎用。【制剂规格】片剂:每瓶 100 片,每片含盐酸小檗碱 30mg。

小儿止泻片[基]

【药物组成】 山药、白术、酸枣皮、薏苡壳、车前子、白矾。【功能主治】 益气健脾,利水止泻。主治小儿脾胃虚弱、饮食失调所致的腹痛腹泻,小便不利,厌食,舌质淡苔薄白,脉沉细等。用于小儿腹泻(秋季腹泻)、腹痛。【用法用量】 口服:1 岁以内,每次 2 片;1－2 岁,每次 3 片;3－4 岁,每次 4 片;均每日 3 次。【不良反应】 偶见婴儿服药后呕吐。【禁忌】 实热痢疾初起禁用,腹胀者慎用。【制剂规格】 片剂:每片0.25g,相当于原生药材 0.3g。

幼泻宁颗粒[基]

【药物组成】 白术、炮姜、车前草。【功能主治】 健脾利湿,温中止泻。治腹泻。用于小儿脾失健运、脾虚或虚寒、消化不良引起的泄泻,症见大便溏泄,日久不愈,或完整不化,泻物清稀,腹部冷痛,神疲乏力,纳少,苔白或白滑,脉沉迟或细弱者。【用法用量】 口服:开水冲服,1－6个月龄婴儿,每次 3～6g;6－12 个月龄者,每次 6g;1－6 岁,每次 12g;均每日 3 次。【禁忌】 凡脾胃积热或湿热泄泻者忌用。【制剂规格】 颗粒剂:每袋 6g。

固肠止泻丸[保乙]

【药物组成】 乌梅肉、黄连、干姜、木香。【功能主治】 调和肝脾,涩肠止痛。治结肠炎。用于肝脾不和,泻痢腹痛,慢性非特异性溃疡性结肠炎见上述证候者。【用法用量】　口服:每次 5g,每日 3 次。【禁忌】　忌食生冷、辛辣、油腻性食物。【制剂规格】　丸剂:每 12 粒重 1g,每瓶 30g。

止泻灵散剂

【药物组成】　蒙脱石。【功能主治】　收敛止泻,健脾和胃。治腹泻。用于急、慢性肠炎、过敏性肠炎、消化不良、胃肠功能紊乱等引起的腹泻、水泻,亦可治疗食管炎、痢疾等。本品不被吸收入血,几无不良反应。【用法用量】　口服:将本品溶于 50～100ml 温开水中,摇匀服用。成年人,每日 3 袋;1 岁以下儿童,每日 1 袋;1－2 岁,每日 1～2 袋;2 岁以上,每日 2～3 袋;均分为 3 次服用。食管炎患者饭后服用,其他适应证患者在餐间服用;急性腹泻剂量加倍,或遵医嘱,并纠正脱水。【制剂规格】　散剂:每袋 4g,每盒 10 袋。

小儿腹泻外敷散(贴)[典/基/保乙]

【药物组成】　吴茱萸、肉桂、公丁香。【功能主治】　温里散寒,健脾和胃,燥湿止泻。主治小儿脾胃虚寒引起的泄泻、腹痛。【用法用量】　外用:用醋调成糊状,敷于脐部。2 岁以下,每次 1/4 瓶,2 岁以上,每次 1/3 瓶。久泻、腹泻次数多者,可加敷涌泉穴,用量为 1/4 瓶,每 24 小时换药 1 次。或贴剂用于患部。【禁忌】　热泻者忌服和外敷。【制剂规格】　散剂:每瓶 5g;贴剂:每贴 1.2g。

小儿止泻颗粒[基]

【药物组成】　白扁豆、薏苡仁(炒)、厚朴(姜制)、党参、白术(炒)、芡实(炒)、泽泻、滑石粉、莲子肉(炒)、砂仁、车前子(盐制)、藿香。【功能主治】　健脾和胃,渗湿止泻。用于小儿痢疾、肠炎,症见小儿脾虚引起的腹泻腹痛,腹胀,呕吐,不思饮食,精神疲倦。【用法用量】　口服,每次 2.5g,每日 2～4 次;1 岁以下酌减,温开水送服。【禁忌】　忌食生冷油腻食物。【制剂规格】　颗粒剂:每袋 2.5g,每盒 10 袋。

小儿敷脐止泻散[典]

【药物组成】　黑胡椒 300g,制成最细粉分装。【功能主治】　温中散寒,止泻。用于小儿中寒、腹泻、腹痛。【用法用量】 外用:贴敷肚脐,每次 1 袋,每日 1 次。【禁忌】 脐部皮肤破损及有炎症者,大便有脓血者忌用;敷药期间忌食生冷油腻之品。【制剂规格】 散剂:每袋 0.3g。

双苓止泻口服液[基/保乙]

【药物组成】 猪苓、茯苓、黄芩、白术、贯众等。【功能主治】 清热化湿,健脾止泻。主治湿热内蕴,脾虚所致的腹泻。症见水样或蛋花样粪便,可伴有发热、腹痛、口渴、尿少、舌红苔黄腻等。用于轮状病毒性肠炎,婴幼儿轮状病毒性腹泻等急性肠炎见上述证候者。【用法用量】 口服:1 岁以下,每次 3~5ml;1~3 岁,每次 5~7ml;3 岁以上每次 10ml;均每日 3 次。3 日为 1 个疗程。或遵医嘱。【禁忌】 服药期间忌辛辣、生冷、油腻饮食。【制剂规格】 口服液:每支 10ml,每盒 6 支。

连蒲双清片[典]

【药物组成】 盐酸小檗碱 10g,蒲公英浸膏 188g。共精制成小片 1000 片,或大片 500 片。【功能主治】 清热解毒,燥湿止痢。用于湿热蕴结所致的肠炎痢疾;亦用于乳腺炎、疖肿、外伤发炎、胆囊炎。【用法用量】 口服:小片,每次 4 片;大片,每次 2 片;均每日 3 次。儿童遵医嘱酌减量服用。【制剂规格】 小片:糖衣片和薄膜片(含盐酸黄小檗碱 5mg)片重(片芯重)0.125g(0.126g);大片:糖衣片和薄膜衣片(含盐酸小檗碱 10mg)片重(片芯重)0.25g(0.255g)。

克痢痧胶囊[典]

【药物组成】 白芷、苍术、石菖蒲、细辛、荜茇、鹅不食草、猪牙皂、雄黄、丁香、硝石、枯矾、冰片。【功能主治】 解毒辟秽,理气止泻。用于泄泻,痢疾和痧气(中暑)。【用法用量】 口服:每次 2 粒,每日 3~4 次,儿童酌减。【注意】 孕妇禁用。【制剂规格】 胶囊剂:每粒 0.28g,每粒含雄黄以二硫化二砷(As_2S_2)计,应为 6.3~10.8mg。

肠炎宁糖浆[典]

【药物组成】 地锦草 660g,金毛耳草 990g,樟树根 660g,香薷 330g,枫香树叶 330g。辅料为蔗糖 600g,羟苯乙酯 0.5g,巧克力香精或橘子香精适量,精制成 1000ml。【功能主治】 清热利湿,行气。主治大肠湿热所致的泄泻、痢疾,症见大便泄泻,或小便脓血,里急后重,腹痛腹胀。用于急慢性肠炎、腹泻、细菌性痢疾、小儿消化不良见上述证候者。【用法用量】 口服:每次 10ml,每日 3～4 次;小儿酌减。【制剂规格】 糖浆剂:每支 10ml;每瓶 100ml。

痢必灵片

【药物组成】 苦参、白芍、木香。【功能主治】 清热、祛湿、止痢。主治大肠湿热所致的痢疾、泄泻,症见发热腹痛,大便脓血,里急后重。用于细菌性痢疾见上述证候者。【用法用量】 口服:每次 8 片,每日 3 次;儿童酌减。【禁忌】 饮食宜清淡,忌辛辣油腻食物。【注意】 ①本品偏苦寒,为大肠湿热所致的泄泻、痢疾而设,属虚寒慢性腹泻、痢疾者慎用;②严重脱水者应补液,纠正水电解质平衡。【制剂规格】 片剂:每片相当于原药材 0.5g。

痢特敏片

【药物组成】 仙鹤草浸膏粉、翻白草浸膏粉、甲氧苄啶。【功能主治】清热解毒,凉血止痢。主治大肠湿热所致的泄泻、痢疾,症见发热腹痛,大便泄泻,或大便脓血,里急后重,腹痛,恶心,呕吐。用于肠炎、急性痢疾见上述证候者。【用法用量】 口服:每次 4 片,每日 3 次。【禁忌】 ①参阅痢必灵片;②慢性虚寒性痢疾者忌用;孕妇禁用;③本药苦寒,易伤胃气,不可过量服、久服。【注意】 肝肾功能不全者慎用。【制剂规格】 片剂:每片 0.2g。

香连化滞丸 [保乙]

【药物组成】 黄连、黄芩、木香、枳实(麸炒)、陈皮、青皮(醋炙)、厚朴(姜炙)、槟榔(炒)、滑石、当归、白芍(炒)、甘草。【功能主治】 清热利湿,行血化滞。主治大肠湿热所致的痢疾,症见大便脓血,里急后重,发热腹痛,肛门灼热,舌红黄腻,脉滑数。用于细菌性痢疾见上述证候者。【用法用量】 口服:每次 2 丸,每日 2 次。【禁忌】 孕妇忌用。【制剂规格】蜜丸:每丸 6g。

泻痢消胶囊^[典]

【药物组成】 黄连(酒炙)404g,白芍(酒炙)404g,苍术(炒)404g,茯苓303g,泽泻202g,厚朴(姜炙)303g,木香202g,槟榔202g,陈皮202g,枳壳(炒)303g,吴茱萸(盐炙)202g,甘草202g。【功能主治】 清热燥湿,行气止痛。主治大肠湿热所致的腹痛泄泻,大便不爽,下痢脓血,肛门灼热,里急后重,心烦口渴,小便黄赤,舌红苔薄黄或黄腻,脉濡数。用于急性肠炎、结肠炎、痢疾见上述证候者。【用法用量】 口服:每次3粒,每日3次。【禁忌】 ①孕妇忌用;②忌食生冷油腻、辛辣刺激性食物。【注意】寒湿及虚寒下痢、泄泻者慎用。【制剂规格】 胶囊剂:每粒0.35g(相当于原药材9.57g)。

白蒲黄片^[典]

【药物组成】 白头翁830g,蒲公英830g,黄芩83g,黄柏83g。【功能主治】 清热燥湿,解毒凉血。主治大肠湿热、热毒壅盛所致的痢疾、泄泻,症见里急后重,便下脓血。用于肠炎、痢疾见上述证候者。【用法用量】 口服:每次3~6片,每日3次。【禁忌】 本药苦寒,易伤胃气,不可过量服、久服;忌辛辣油腻食物。【注意】 ①本品偏苦寒,为大肠湿热所致的泄泻、痢疾而设,属虚寒慢性腹泻、痢疾者慎用;②严重脱水者应补液,纠正水电解质平衡。【制剂规格】 片剂:每片0.3g。

肠胃适胶囊^[典]

【药物组成】 功劳木1000g,黄连须375g,凤尾草375g,两面针250g,鸡骨香250g,救必应250g,葛根200g,防己250g。辅料为糊精等适量。精制成1000g。【功能主治】 清热解毒,利湿止泻。主治大肠湿热所致的泄泻、痢疾,症见腹痛,腹泻,或里急后重,便下脓血。用于急性胃肠炎、痢疾见上述证候者。【用法用量】 口服:每次4~6粒,每日4次。【禁忌】 ①若属脾胃虚寒腹泻,泻痢者忌用;②饮食宜清淡,忌辛辣油腻;③不可过量服、久服。【注意】 严重脱水者应对症治疗。【制剂规格】胶囊剂:每粒0.25g。

枫蓼肠胃康片^[保乙]

【药物组成】 牛耳枫、辣蓼。【功能主治】 理气健胃,除湿化滞。有抗炎作用。主治脾胃不和,气滞湿困所致的泄泻,症见腹胀,腹痛,腹泻。用于急性胃肠炎见上述证候者。【用法用量】　口服:每次 4～6 片,每日 3 次。【注意】　参见肠胃适胶囊。【制剂规格】　片剂:每片片芯重 0.2g。

复方苦参肠炎片

【药物组成】　苦参、黄连、黄芩、白芍、颠茄流浸膏、车前子、金银花、甘草。【功能主治】　清热燥湿止泻,有一定抑菌、抗炎、解热和抑制肠运动作用。主治湿热泄泻,症见泄泻急迫或泻而不爽,肛门灼热,腹痛,小便短赤,伴恶心呕吐,不思饮食,口干渴。用于急性肠炎见上述证候者。【用法用量】　口服:每次 4 片,每日 3 次;3 日为 1 个疗程,或遵医嘱。【禁忌】①若属脾胃虚寒腹泻,泻痢者忌用;②饮食宜清淡,忌辛辣油腻;③不可过量服、久服。【注意】　严重脱水者应对症治疗。【制剂规格】　片剂:每素片重 0.4g。

克泻灵片

【药物组成】　苦豆草总生物碱。【功能主治】　清热燥湿。主治大肠湿热所致的泄泻、痢疾,症见腹痛腹泻,里急后重,大便脓血,肛门灼热,伴恶心呕吐,发热;或大便稀软,甚则如稀水样,次数增加,气味酸腐臭,伴完谷不化,不思饮食,口干渴。用于急性肠炎见上述证候者。【用法用量】口服:每次 2～3 片,每日 3 次,饭后服用。【禁忌】　①若属脾胃虚寒腹泻,泻痢者忌用;②饮食宜清淡,忌辛辣油腻;③不可过量服、久服。【注意】　严重脱水者应对症治疗。【制剂规格】　片剂:每片含苦豆草总生物碱 25mg。

止泻利颗粒

【药物组成】　钻地风、金银花、杨梅根、山楂。【功能主治】　收敛止泻,清热消食。主治大肠湿热所致的泄泻、痢疾,症见大便泄泻,腹痛不适,或大便脓血,里急后重,肛门灼热,伴恶心呕吐,不思饮食,口干渴。用于肠炎,痢疾见上述证候者。【用法用量】　口服:每次 1 袋,每日 3 次,开水冲服;儿童酌减。【禁忌】　①若属脾胃虚寒腹泻,泻痢者忌用;②饮食宜清淡,忌辛辣油腻;③不可过量服、久服。【注意】　严重脱水者应对症治疗。【制剂规格】　颗粒剂:每袋 15g。

复方仙鹤草肠炎胶囊

【药物组成】 仙鹤草、黄连、木香、石菖蒲、蝉蜕、桔梗。【功能主治】 清热燥湿,健脾止泻。主治脾虚湿热内蕴所致的泄泻急迫,泻而不爽,或大便溏泻,食少倦怠,腹胀腹痛;或大便稀软,甚则如稀水样,次数明显增加,气味酸腐臭;或伴完谷不化、恶心呕吐、不思饮食、口干渴。用于急慢性肠炎见上述证候者。【用法用量】 口服:每次3粒,每日3次,饭后服用。【禁忌】 ①若属脾胃虚寒腹泻,泻痢者忌用;②饮食宜清淡,忌辛辣油腻;③不可过量服、久服。【注意】 严重脱水者应对症治疗。【制剂规格】 胶囊剂:每粒0.4g。

止红肠辟丸[典]

【药物组成】 地黄(炭)、地榆(炭)、槐花、侧柏叶(炭)、黄芩、栀子、黄连、荆芥穗、阿胶、白芍、当归、乌梅、升麻。【功能主治】 清热,凉血。主治湿热壅遏肠道,脉络损伤性便血,症见大便下血,血色鲜红,或伴有黏液、脓液,常有少腹疼痛,肛门肿胀,舌苔黄腻,脉濡数。用于直肠息肉出血,溃疡性结肠炎出血见上述症状者,还可用于痔疮,症见大便带血,血色鲜红,痔核肿胀坠痛,大便不畅。【用法用量】 口服:每次1丸,每日2次。【禁忌】 ①本品清热凉血,养血止血,虚寒证出血者忌用;②饮食宜用清淡易消化之品,忌食辛辣油腻之品。【注意】 年迈体弱者慎服;若痔疮便血,发炎肿痛严重,便血呈喷射状者,应立即采取综合急救措施。【制剂规格】 大蜜丸:每丸9g。

莲芝消炎胶囊

【药物组成】 穿心莲总内酯,山芝麻干浸膏。【功能主治】 清热解毒,燥湿止泻,有抑菌,抗病毒,抗炎作用。主治肺胃蕴热所致的泄泻腹痛或咳嗽,咽部红肿疼痛,喉核红肿。用于肠胃炎、气管炎、急性腭扁桃体炎、急性咽炎见上述证候者。【用法用量】 口服:每次1粒,每日3次。【禁忌】 ①若属虚火喉炎(痹)、乳蛾、寒痰咳嗽、虚寒泄泻者忌用;②饮食宜清淡,忌辛辣油鱼腥,戒烟酒;③孕妇、老人、儿童及体虚者慎服;④重症感染全身发热者,应对症联用敏感的抗生素治疗及综合急救措施。【制剂规格】 胶囊剂:每粒含穿心莲总内酯60mg。

小儿泻速停颗粒[典/保乙]

【药物组成】　地锦草、儿茶、乌梅、焦山楂、茯苓、白芍、甘草。【功能主治】　清热利湿,健脾止泻,解痉止痛。主治小儿湿热壅遏大肠所致的泄泻,症见大便稀薄如水样,腹痛、纳差。用于小儿秋季腹泻及迁延性、慢性腹泻见上述证候者。【用法用量】　口服:6 个月以下,每次 1.5～3g;6 个月—1 岁以内,每次 3～6g;1—3 岁,每次 6～9g;4—7 岁,每次 10～15g;8—12 岁,每次 15～20g;均每日 3～4 次;或遵医嘱。【禁忌】　忌生冷油腻饮食。【注意】　腹泻严重,有较明显脱水者应及时补液,纠正水电解质失衡等综合治疗。【制剂规格】　颗粒剂:每袋 3g、5g、10g。

小儿泻痢片

【药物组成】　葛根 37.5g,黄芩、厚朴、白芍、茯苓、焦山楂各 62.5g,乌梅、黄连各 31.3g,甘草 12.5g,滑石粉 75g。精制成 1000 片。【功能主治】　清热利湿,止泻。用于小儿湿热下注所致的痢疾、泄泻,症见大便次数增多或里急后重,下痢赤白。【用法用量】　口服:1 岁以下,每次 1 片;1—4 岁,每次 2～3 片;4 岁以上,每次 4～6 片;均每日 4 次。【制剂规格】薄膜衣片:0.18g;糖衣片:片芯重:0.17g。

小儿腹泻宁糖浆[典]

【药物组成】　党参 150g,白术、茯苓各 200g,葛根 250g,甘草、广藿香、木香各 50g。辅料为蔗糖 610g,山梨酸 3g。精制成 1000ml。【功能主治】　健脾和胃,生津止泻。用于脾胃气虚所致的泄泻,症见大便泄泻,腹胀腹痛,纳减,呕吐,口干,倦怠乏力,舌苔淡白。【用法用量】　口服:10 岁以上,每次 10ml,每日 2 次。10 岁以下儿童酌减。【注意】　呕吐腹泻后舌红口渴,小便短赤者慎用。【制剂规格】　糖浆剂:每支 10ml。

小儿腹泻宁袋泡剂[基]

【药物组成】　党参、白术、茯苓、广藿香、木香、葛根、甘草。【功能主治】　健脾和胃,生津止泻。用于脾胃气虚所致的泄泻,症见大便泄泻,腹胀腹痛,纳减呕吐,口干倦怠,乏力,舌苔淡白,以及小儿腹泻病见上述证候者。【用法用量】　口服:取本品置于杯中,沸水加盖浸泡 20min 后,呷服浸泡液。1岁以内,每次1包,每日2次;1-3岁,每次1包,每日3次;4-7岁,每次1包,每日4次。或遵医嘱。【禁忌】 ①感受外邪,内伤食滞,湿热下注所致泄泻不宜使用;②忌油腻不消化之品。【注意】 重症去医院诊治。【制剂规格】 袋泡剂:每袋5g。

儿泻停颗粒 [基/保乙]

【药物组成】 茜草藤、乌梅、甘草。【功能主治】 清热燥湿,固肠止泻。主治湿热内蕴所致的小儿腹泻,症见大便呈水样或蛋花样,或伴有发热、腹痛、恶心呕吐等。用于小儿腹泻病见上述证候者。【用法用量】 口服:1岁以内,每次0.5～1g;1-2岁,每次1g;3岁,每次2g;4-6岁,每次3g;7-14岁,每次4g;均每日3次;3日为1个疗程。【禁忌】 ①脾虚或脾肾阳虚所致虚寒泄泻者不宜服用;②忌辛辣、油腻食品;③重症者应遵医嘱。【制剂规格】 颗粒剂:每袋0.5g。

泻定胶囊 [基]

【药物组成】 铁苋菜、石榴皮、丁香、炮姜、山楂(炭)。【功能主治】 温中燥湿,涩肠止泻。主治小儿寒湿内盛所致的泄泻,症见泻稀清便,甚则水样,肠鸣辘辘,脘腹冷痛,食少纳呆。用于急慢性肠炎见上述证候者。【用法用量】 口服:1岁以内,每次1粒;1-3岁,每次2粒;均每日4次,温开水送服。5日为1个疗程。或遵医嘱。【禁忌】 ①脾胃湿热,大肠湿热者忌用;②忌生冷、辛辣、油腻饮食。【制剂规格】 胶囊剂:每粒0.25g。

小儿健脾贴膏

【药物组成】 吴茱萸、丁香、五倍子、磁石、麝香、冰片。【功能主治】 温中健脾,和胃止泻。主治脾胃虚寒所致的小儿消化不良;症见大便次数增多,内含未消化的食物残渣;或大便稀溏,腹痛,喜暖喜按,食少纳呆。用于小儿腹泻见上述证候者。【用法用量】 外用:穴位贴敷,取足三里、天枢、关元,久泄者加贴脾俞穴,每日1次。【禁忌】 ①湿热泄泻者不宜用;②皮肤过敏者忌用。【注意】 贴敷时间不宜过长;腹泻加重者应去医院专科诊治。【制剂规格】 贴剂:每贴0.4g。

止泻灵颗粒[基]

【药物组成】　党参、白术(炒)、薏苡仁(炒)、茯苓、白扁豆(炒)、山药、莲子、陈皮、泽泻、甘草。【功能主治】　健脾益气,渗湿止泻。主治脾胃虚弱所致泄泻,大便溏泄,饮食减少,腹胀,倦怠懒言。用于慢性肠炎见上述证候者。【用法用量】　口服:每次 12g;6 岁以下儿童减半或遵医嘱;每日3 次。【禁忌】　孕妇禁用。若感受外邪,内伤饮食或湿热腹泻者忌用;服药期间忌食生冷、辛辣油腻之物。【注意】　饮食宜清淡;重症去医院诊治。【制剂规格】　颗粒剂:每袋 6g、12g。

三、肠道驱虫止痛药

小儿疳积散

【药物组成】　石燕(煅)、谷精草、石决明(煅)、使君子仁、鸡内金(炒)、威灵仙、茯苓。【功能主治】　消积治疳。主治小儿疳积,面黄肌瘦,腹部膨胀,消化不良,目翳夜盲。用于小儿营养不良症、肠寄生虫病、青光眼、夜盲症等。【用法用量】　口服:每次 9g,每日 2 次;3 岁以下小儿酌减,用热米汤加食糖少许调服。【制剂规格】　散剂:每袋 9g,每盒 10 袋。

乌 梅 丸[基/保乙]

【药物组成】　乌梅、花椒、细辛、黄连、黄柏、干姜、附子(制)、桂枝、人参、党参、当归。【功能主治】　温脏安蛔,寒热并治,治蛔厥证。用于胆道蛔虫症、肠道蛔虫症、血吸虫病及钩虫病、结肠炎、细菌性痢疾、胆囊炎及胆石症等,症见厥阴头痛,烦闷呕吐,时发时止,得食则吐,甚至吐蛔,手足厥冷,腹痛时作。也可治久痢久泻、消渴病、顽固性呃逆等。【用法用量】口服:每次 6～9g,每日 2～3 次,空腹温开水送服;7 岁以上服成年人半量,3－7 岁服成年人 1/3 量,3 岁以下小儿酌减。【禁忌】　泻痢初起忌用。【注意】　孕妇慎用。【制剂规格】　蜜丸:每丸 3g、9g。

化 虫 丸[基]

【药物组成】　鹤虱、芜荑、玄明粉、牵牛子、使君子仁、雷丸、槟榔、苦楝皮、大黄。【功能主治】　杀虫,消积。用于对蛔虫、蛲虫、绦虫、姜片虫等的驱除。【用法用量】 口服:每次 6～9g,每日 1～2 次,1 岁以内儿童每次 1.5g,早晨空腹或睡前用温开水送服;7 岁以上服成年人半量;3—7岁儿童服成年人 1/3 量。【禁忌】 本品有一定毒性,不宜连续服用,应咨询医师或药师;孕妇忌用。【制剂规格】 水丸:50 粒重 3g,每袋 18g。

驱 蛔 丸[基]

【药物组成】 苦楝皮、槟榔、雷丸、使君子、芜荑、雄黄、神曲、木香、厚朴、花椒、细辛、大黄、巴豆霜、砂仁、玄明粉。【功能主治】 驱蛔杀虫。主治蛔虫、绦虫病,症见面色萎黄,或面生白斑,口馋消瘦,腹部疼痛,舌苔剥落,脉乍大乍小,或洪大;便中常有节片状虫体,长约寸许,有时连续相接,经久不愈等症。【用法用量】 口服:3—5 岁,每次 3～5g;6—10 岁,每次6～9g;10 岁以上剂量酌增;均每日 1 次。早晨空腹时用白糖开水送服,服药后 4 小时再进饮食。【禁忌】 忌辛热油腻食物;有毒性,不宜久服。孕妇禁用。【制剂规格】 水泛丸,每 50 粒重 3g。

使君子丸(散)[基]

【药物组成】 使君子、甘草、芜荑、苦楝子。【功能主治】 杀虫消积。用于肠蛔虫、胆道蛔虫、蛔虫样肠梗阻、蛲虫病等引起的腹大腹痛,面黄肌瘦,食而不化,喜吃异物,哭啼不安者。【用法用量】 口服:散剂,每次3～5g;水丸剂,每次 9g,均每日 1 次,空腹温开水或糖水送服。服药后 4小时再进食,勿过饱。【禁忌】 忌食辛辣油腻不易消化食物。【不良反应】 有一定毒性,不宜长期、过量服用。偶见呃逆、眩晕等。【制剂规格】散剂:每袋 10g;水丸剂:每瓶 54g。

复方鹧鸪菜散[基]

【药物组成】 鹧鸪菜、盐酸左旋咪唑。【功能主治】 驱蛔消积。主治蛔虫症、胆道蛔虫症属食滞者,症见阵发性腹中脐周绞痛,剧痛难忍,按之腹软,缓解时如常人(蛔虫居肠中);气机逆乱之蛔虫症,以表现为剑突下右季胁呈阵发性剧烈绞痛,如钻顶样,呕吐或吐蛔,或辗转不安,汗出、腹软,局部有压痛之蛔厥。【用法用量】 口服:早晨空腹时温开水送服,1周岁,每次 1 袋;2—3 岁,每次 1.5 袋;4—6 岁,每次 2 袋;7—8 岁,每次 3袋;9—14 岁,每次 4 袋,14 岁以上,每次 5 袋;均每日 1 次,连服 3 日或遵医嘱。【禁忌】　孕妇忌服。【制剂规格】　散剂:每袋 0.3g,每盒 10 袋。

绛　矾　丸 [基]

【药物组成】　绛矾、苍术、陈皮、厚朴、甘草、大枣。【功能主治】　杀虫消积,芳香燥湿。用于钩虫病、脾湿积滞等证。症见积食不化,脾不运湿引起气滞湿阻之"黄肿"或"食劳疳黄"。【用法用量】　口服:成年人,每次 3～6g;7 岁以上小儿,服成年人半量;3－7 岁,服成年人 1/3 量;均每日 1～2 次。【禁忌】　服药期间忌饮浓茶。【制剂规格】　丸剂:每 100 丸重 6g,每袋 18g。

四、肛周疾病用药

槐　角　丸 [典/基/保甲]

【药物组成】　槐角(炒)200g,地榆(炭)、黄芩、枳壳、当归、防风各100g。【功能主治】　凉血止血。主治痔疮肿痛,肠风便血。用于痔疮出血。【用法用量】　口服:每次 6g,每日 2 次。【禁忌】　①禁烟、酒及辛辣食物;②失血过多,身体虚弱者禁用。【注意】　①孕妇及 3 岁以下儿童慎用;②痔疮便血,发炎及肿痛严重和便血呈喷射状者,应去医院就诊。【制剂规格】　丸剂:每 30 丸重 6g,每瓶 36g。

化　痔　片 [基]

【药物组成】　槐米、茜草、枳壳、三棱、三七。【功能主治】　清热凉血,止血,行气散瘀。主治内痔、外痔、混合痔、内外痔血栓。【用法用量】口服:每次 6 片,每日 3 次,或遵医嘱。【禁忌】　孕妇忌服。【制剂规格】片剂:每片 0.26g。

化　痔　栓 [基/保乙]

【药物组成】　没食子酸、苦参、黄柏、洋金花、冰片。【功能主治】　止血止痛,消炎解毒,收敛。用于内外痔疮、混合痔疮,有良好疗效。【用法用量】　直肠给药:患者取侧卧位,置入肛门 2～2.5cm 深处,每次 1 粒,每日 1～2 次,便后或睡前使用。【禁忌】　忌饮酒、忌食煎炸及辛辣刺激品。【制剂规格】　栓剂:每粒 1.4g。

槐角地榆丸[基]

【药物组成】 槐角(炒)、枳壳(炒)、地榆(炭)、栀子(炒)、地黄、白芍(酒炒)、荆芥、椿皮(炒)、黄芩。【功能主治】 清热止血,消肿止痛。治痔疮;大便下血,大肠积热,痔疮肿痛。【用法用量】 口服:每次1丸,每日2次。【禁忌】 忌辛辣食物。【制剂规格】 大蜜丸:每丸10g。

痔疮栓[基/保乙]

【药物组成】 柿蒂、大黄、冰片、芒硝、田螺壳(炒)、橄榄核(炒炭)。【功能主治】 清热通便,止血,消肿止痛,收敛固脱。主治痔疮。用于内痔、混合痔之内痔部分、肛门直肠脱垂脱出等。【用法用量】 直肠给药:每次1粒,每日2～3次。用药前可用花椒水或温开水坐浴,7日为1个疗程,或遵医嘱。【禁忌】 忌食辛辣刺激之品。【制剂规格】 栓剂:每粒2g(含芒硝46mg),每盒6枚。

痔疮丸(胶囊、片)[基]

【药物组成】 刺猬皮、金银花、槐花、槟榔、乳香、黄连、没药、当归尾、穿山甲(代)、赤芍、防风、红花、白芷、木香、甘草、蜂蜜。【功能主治】 清热解毒,止痛破瘀。治痔疮。用于湿热蕴结于大肠所致的肛门肿痛流血、痔疮、瘘疮不愈以及肠风便血、肛裂。【用法用量】 口服:每次1丸,每日1～2次;胶囊剂,每次4～5粒,每日3次;片剂,每次4～5片,每日3次。【禁忌】 孕妇禁用;忌辛辣刺激性饮食,戒酒。【注意】 不同的规格较多,仔细阅读说明书。【制剂规格】 蜜丸:每丸6g。胶囊剂:每粒0.3g、0.35g、0.5g;薄膜衣片:每片重0.3g;糖衣片,片芯重0.3g。

消痔丸[保乙]

【药物组成】 地榆(炒炭)、牡丹皮、三颗针皮(炒炭)、大黄(酒炙)、黄芪、白及、槐角(蜜炙)、防己、白术(炒)、当归(酒炒)、火麻仁(炒黄)、动物大肠。【功能主治】 消肿生肌,清热润便,补气固脱,止血,止痛。用于痔疾肿痛,便秘出血,脱肛不收及肠风下血,积滞不化等症。【用法用量】 口服,每次6g,每日3次,小儿酌减。【注意】 孕妇慎用。【制剂规格】 丸剂:每100丸重4g。

痔康片（胶囊）[保乙]

【药物组成】　豨莶草,金银花,槐花,地榆炭,黄芩,大黄。【功能主治】　清热凉血,泻热通便,能消肿、止痛、生肌、收口。主治热毒风盛或湿热下注所致的便血、肛门肿痛、有下坠感。用于一、二期内痔见上述证候者。【用法用量】　口服:片剂(胶囊剂),每次 3 片(粒),均每日 3 次。7日为 1 个疗程。【禁忌】　孕妇禁用;忌烟酒,忌食辛辣、油腻及刺激性食物;用药期间不宜同时服用温热性药物。【制剂规格】　片剂(胶囊剂):每片(粒)0.3g。

九　华　膏[保乙]

【药物组成】　滑石粉、硼砂、川贝母、银朱、龙骨、冰片。【功能主治】消肿、止痛、生肌、收口。适用于发炎肿痛的外痔、内痔嵌顿、直肠炎、肛窦炎及内痔术后(压缩法、结扎法、枯痔法等)。【用法用量】　外用:每日早晚或大便后敷用或注入肛门内。【禁忌】　忌食辛辣食物。【不良反应】有排便感。【制剂规格】　膏剂:每支 10g。

九味痔疮胶囊[苗]

【药物组成】　三月泡、地榆、虎杖、黄连、柳寄生、无花果叶、大黄、菊花、鸡子白等。【功能主治】　清热解毒,燥湿消肿,凉血止血。用于湿热蕴结所致的内痔少量出血,外痔肿痛。【用法用量】　口服:每次 5~6 粒,每日 3 次。【禁忌】　孕妇禁用。【制剂规格】　胶囊剂:每粒 0.4g。

九华痔疮栓[保乙]

【药物组成】　大黄、厚朴、侧柏叶(炒)、紫草、浙贝母、白及、冰片。【功能主治】　清热凉血,化瘀止血,消肿止痛。用于血热毒盛所致的痔疮、肛裂、痔疮术后粪嵌塞及产后会阴侧切感染。【用法用量】　外用:大便后或睡前温水洗净肛门,塞入栓剂 1 粒,每日 1 次;重症可每日早、晚各1 次。【禁忌】　①忌辛辣刺激性饮食,戒酒,不宜食海鲜食品。②孕妇慎用。③外用药,不可内服。【制剂规格】　栓剂:每枚 2g,每粒 2.1g。

消痔软膏（栓）[典/保乙]

【药物组成】　熊胆粉、地榆、冰片。【功能主治】　凉血止血,消肿止痛。用于炎性、血栓性外痔及一、二期内痔属风热瘀阻或湿热壅滞证。
【用法用量】 外用:软膏,洗净肛门。治疗内痔时,将注入头轻入肛门,再把药膏注入肛内;治疗外痔时,将药膏涂于患处,清洁纱布覆盖,每日 2～3 次。直肠给药:栓剂,睡前洗净肛门,塞入肛内 1 粒,每日 1 次。【禁忌】①忌辛辣刺激性饮食,戒酒,不宜食海鲜食品。②孕妇慎用。③外用药,不可内服。【制剂规格】 软膏剂:每支 2.5g、5g;栓剂:每枚 2g,每盒6 粒。

痔 康 片 [保乙]

【药物组成】 地榆(炭)、槐花、黄芩、大黄、金银花、豨莶草。【功能主治】 清热凉血,泻热通便。主治热毒风盛或湿热下注所致的便血,肛门肿痛,有下坠感。用于Ⅰ、Ⅱ期内痔见上述证候者。临床验证有一定抗炎、镇痛、止血及改善微循环作用。【用法用量】 口服:每次 3 片,每日 3次。7 日为 1 个疗程,或遵医嘱。【禁忌】 忌辛辣、油腻饮食。【注意】脾胃虚寒者及孕妇均慎用;用药后不能控制便血者应及时复诊。【制剂规格】 片剂:每片 0.3g。

熊胆痔灵栓(膏) [典]

【药物组成】 熊胆粉 1.05g,冰片 40g,煅炉甘石 202g,珍珠母、胆糖膏、蛋黄油各 202g。辅料有凡士林、半合成脂肪酸酯等。【功能主治】清热解毒,消肿止痛,敛疮生肌,止血。用于痔疮肿痛出血,痔漏,肠风下血,肛窦炎及内痔手术出血。【用法用量】 直肠给药:栓剂,每次 1 粒,每日 2 次;膏剂,先洗净肛门,再涂布于肛门内外,每日 2 次。【制剂规格】栓剂:每粒 2g;膏剂:每管(支)10g。

痔 宁 片 [典]

【药物组成】 地榆炭、侧柏叶炭、地黄、槐米、酒白芍、荆芥炭、当归、黄芩、枳壳、刺猬皮(制)、乌梅、甘草。【功能主治】 清热凉血,润燥疏风。用于实热内结或湿热瘀滞所致的痔疮出血、肿痛。【用法用量】 口服:每次 3～4 片,每日 3 次。【禁忌】 孕妇慎用;忌食辛辣食物。【制剂规格】片剂:每片 0.48g。

止红肠辟丸[典]

见本章涩肠止泻药,从略。

熊　胆　栓

【药物组成】　熊胆粉。【功能主治】　清热解毒,化瘀消肿。治疗痔疮。用于血热瘀阻所致的痔疮。【用法用量】　直肠给药:每次 1 枚,每日 2 次。【不良反应】　可见短暂的口渴,停药后症状消失。【注意】　孕妇及婴儿慎用。【制剂规格】　栓剂:每粒 1.2g,每盒 5 粒。

马应龙麝香痔疮膏[典/保甲]

【药物组成】　人工麝香、人工牛黄、珍珠、琥珀、硼砂、冰片、煅炉甘石。【功能主治】　清热燥湿,活血消肿,去腐生肌。用于湿热瘀阻所致的各类痔疮,肛裂,症见大便出血,或疼痛,有下坠感;亦用于肛周湿疹。【用法用量】　外用:适量涂患处,每日 2 次,早、晚各 1 次,用前洗净肛门,用于外痔和肛裂时,可将药膏直接涂敷患处;用于内痔、混合痔时,将注入器套在药膏管管口上,拧紧后,将注入器插入肛门内,挤入适量药膏后,弃去注入器。【禁忌】　忌烟酒、辛辣食物。【注意】　①孕妇慎用;②多食蔬菜水果,防止便秘;③排大便时不要久蹲不起或用力过度。【制剂规格】　软膏剂:每支 10g,附注入器 4 支,手套 4 个。

肛　泰　栓[保乙]

【药物组成】　人工麝香、冰片。【功能主治】　凉血止血,清热解毒,消肿止痛。治疗痔疮。用于大肠湿热瘀阻所引起的内痔、外痔、混合痔等出现的便血、肿胀、疼痛。【用法用量】　直肠给药:每次 1 粒,每日 1～2 次。早晚或便后使用,使用时先将配备的手套戴在示指上,撕开栓剂包装,取出栓剂,轻轻塞入肛门内约 2cm 处。【禁忌】　孕妇禁用。【注意】本品放置过程中有时会析出白霜系基质所致,属正常现象。不影响疗效;夏季高温时本品易软化,故应置于冰箱内冷藏固化后使用。【制剂规格】栓剂:每粒 1g,每盒 6 粒。

痔炎消颗粒[典/基]

【药物组成】　火麻仁、紫珠叶各 150g,槐花、金银花、地榆各 75g,白芍 60g,三七 5g,茅根 150g,茵陈 75g,枳壳 50g。【功能主治】 清热解毒,润肠通便,止血,止痛,消肿。主治痔疮。用于痔疮发炎肿痛、肛裂疼痛及痔疮手术后大便困难、便血及老年人便秘等。【用法用量】 口服:每次 1～2 袋,每日 3 次。【制剂规格】 颗粒剂:每袋 10g(含蔗糖);3g(无蔗糖)。

痔 特 佳 片 [基]

【药物组成】 槐角(炒)、地榆炭、黄芩、当归、枳壳(炒)、防风、阿胶。【功能主治】 清热消肿,凉血止血,收敛。用于一、二期内痔、血栓性外痔、肛窦炎、直肠炎。【用法用量】 口服:每次 2～4 片,每日 2 次。【制剂规格】 片剂:每片相当于原生药 1.6g,每瓶 60 片。

痔 速 宁 片

【药物组成】 白芨、槐花、五倍子、黑豆、猪胆膏。【功能主治】 解毒消炎,止血止痛,消肿通便,收缩痔核。主治痔疮。用于内痔、外痔、混合痔、肛裂等。【用法用量】 口服:每次 4 片,每日 3 次。【禁忌】 忌饮酒,忌辛辣刺激性食物。【制剂规格】 片剂:每片 0.21g。

痔 疮 片 [基/典/保乙]

【药物组成】 大黄、白芷、蒺藜各 323g,冰片 16g,功劳木 645g,猪胆粉 4g。【功能主治】 清热解毒,凉血止痛,祛风消肿。治各种痔疮、肛裂、肛瘘、便秘。【用法用量】 口服:每次 4～5 片,每日 3 次。【制剂规格】 片剂:每片 0.3g。

肤痔清软膏 [苗]

【药物组成】 金果榄、土大黄、朱砂根、野菊花、紫花地丁、雪胆、苦参、冰片、重楼、黄药子、姜黄、地榆、苦丁茶、薄荷脑。辅料为山梨醇、瓜耳胶、倍他环糊精、硬脂酸、单甘酯、聚山梨酯-80、司盘 80、液状石蜡、月桂氮酮、苯甲酸、羟苯乙酯、十八醇。【功能主治】 清热解毒,化瘀消肿,除湿止痒。用于湿热蕴结所致手足癣、体癣、股癣、浸淫疮、内痔、外痔(混合痔)、肿痛出血、带下病。【用法用量】 外用:温开水洗净患处,取本品适量直接涂擦于患处或注入患处。轻症每日 1 次,重症早、晚各 1 次。【禁忌】　孕妇禁用。【注意】　涂药处皮肤可有小疹和(或)红肿轻微表现。用毕洗手,切勿接触眼睛、口腔等黏膜。忌烟酒辛辣、油腻、刺激性食物,保持大便通畅。【制剂规格】　软膏剂:每支 35g。

复方角菜酸酯胶囊(栓)^[保乙]

【药物组成】　角菜酸酯等。【功能主治】　角菜酸酯系海藻提取物,栓剂可以在肛门直肠黏膜表面形成一层膜状结构,并长时间地覆盖于黏膜表面,对炎症或受损的黏膜起保护作用和润滑作用,并可使粪便易于排出;所含二氧化钛和氧化锌有止氧和减轻肛门、直肠黏膜充血的作用,从而保护黏膜。胶囊剂对痔疮手术创伤和机体其他部位损伤亦有促进创面修复和康复之效。【用法用量】　直肠给药:栓剂,塞入肛门内,每次 1 枚,每日 1～2 次。口服:胶囊剂,每次 2 粒,每日 3 次,或遵医嘱用。【制剂规格】　栓剂:每枚含角菜酸酯 0.3g、二氧化钛 0.2g、氧化锌 0.4g;辅料有滑石粉、硬脂。胶囊剂:见药品说明书。

麝香痔疮栓^[保乙]

【药物组成】　人工麝香、珍珠、冰片、炉甘石粉、三七、五倍子、人工牛黄、颠茄流浸膏。辅料有混合脂肪酸甘油酯(硬脂)、二甲亚砜。【功能主治】　清热解毒,消肿止痛,止血生肌。主治大肠热盛所致的大便出血、血色鲜红,肛门灼热疼痛。用于各类痔疮和肛裂见上述症候者。【用法用量】　直肠给药:早晚或大便后塞入肛门内,每次 1 粒,每日 2 次;或遵医嘱。【不良反应】　偶见口干、便秘、出汗减少、口鼻咽喉及皮肤干燥,视物模糊,排尿困难(老人)。【禁忌】　忌烟酒、辛辣、刺激性食物,哺乳期妇女禁用。【注意】　内痔出血过多或内痔脱出不能自行还纳者应去医院诊治。保持大便通畅宜常食膳食纤维丰富的食物。有严重器质性疾病、高血压、青光眼者、孕妇、儿童和老人均须遵医嘱用。【制剂规格】　栓剂:每粒相当于原药材 0.33g。

普济痔疮栓^[保乙]

【药物组成】　熊胆粉、冰片、猪胆粉。【功能主治】　清热解毒、凉血止血。主治热症便血。用于各期内痔,便血及混合痔肿胀等。【用法用量】　直肠给药,每次 1 粒,每日 2 次【制剂规格】　栓剂:每粒 1.3g,每盒

10粒。

肛泰软膏(栓)[保乙]

【药物组成】 地榆(炭)、五倍子、冰片、盐酸小檗碱、盐酸罂粟碱。【功能主治】 凉血止血,清热解毒,燥湿敛疮,消肿止痛。用于湿热下注所致的内痔、混合痔的内痔部分Ⅰ、Ⅱ期出现的便血、肿胀、疼痛,以及炎性外痔出血的肛门坠胀疼痛、水肿、局部不适。【用法用量】 外用:膏剂,肛门洗净后用软膏涂患处。直肠给药:栓剂,每次1粒,每日1次。【制剂规格】 软膏剂:每支15g、20g;栓剂:每粒1g,每盒6粒。

熊胆痔灵膏

【药物组成】 熊胆、冰片、炉甘石(煅)、珍珠母、胆糖膏、蛋黄油、凡士林。【功能主治】 清热解毒,敛疮生肌,止痒,止血。用于内外痔,或伴少量出血。【用法用量】 外用:先洗净肛门,涂于肛门内外患处,每日2次。【制剂规格】 软膏剂:每支10g、15g、20g。

痔疾洗液[苗]

【药物组成】 忍冬藤、苦参、黄柏、五倍子、蛇床子、地瓜藤。【功能主治】 清热解毒,燥湿敛疮,消肿止痛。用于湿热蕴结所致的外痔肿痛。【用法用量】 外用:取本品1瓶125ml,加沸水稀释至1000ml,趁热熏肛门,再坐浴20分钟,每日早、晚各1次。重症者坐浴后另取本品涂擦患处。【禁忌】 经期孕期妇女禁用。【制剂规格】 外用洗剂:每瓶125ml。

复方次没食子酸铋栓

【药物组成】 每粒含次没食子酸铋0.08g、磺胺嘧啶0.2g、颠茄流浸膏0.04ml、冰片0.004g。【功能主治】 收敛止血,解痉止痛。用于内外痔、混合痔的炎症及止血。【用法用量】 直肠给药:每次1粒,每日2次,洗净肛门取侧卧位,将本品缓缓塞入肛门约2cm,晨起或睡前使用。【制剂规格】 栓剂:每粒2g。

复方双金痔疮膏

【药物组成】 花椒、金银花、大黄、栀子、金毛狗脊。辅料为羊毛脂、凡士林。【功能主治】　清热解毒,消肿止痛。用于缓解痔疮所致的肿胀,疼痛等症状。【用法用量】　外用:取本品适量涂于洗净的患处,每日 3次。对于外痔,必要时以胶纸布贴敷。对于内痔,用专用注射管涂药。【禁忌】　孕妇禁用。【制剂规格】　软膏剂:每支 10g、15g、20g。

美辛唑酮红古豆醇酯栓[保乙]

【药物组成】　由莨菪中有效成分红古豆醇酯化物、吲哚美辛、呋喃唑酮组成。【功能主治】　消炎、抗菌、镇痛、解痉和改善肛周血液微循环。用于内痔、外痔、混合痔、肛门肿胀、瘘管、肛裂等肛肠疾病及痔瘘手术后止痛。【用法用量】　直肠给药:每天 1～2 次,每次 1 粒。临睡前或大便后洗净肛门并塞入肛内。使用时戴塑料指套,而后洗手。【禁忌】　青光眼及对本品过敏者。【注意】　本品稍有变软或变形不影响疗效,可冷却使用;天寒变硬时可稍蘸温水后使用;前列腺肥大者、心脏病、高血压、心动过速、胃肠道阻滞性疾病患者均慎用;孕妇、哺乳妇、儿童和老人用药尚无可靠参考文献。【制剂规格】　栓剂:每粒含红古豆醇酯 5mg、吲哚美辛75mg、呋喃唑酮 0.1g,每盒 5 粒、6 粒、10 粒、16 粒。

草木犀流浸液片[保乙]

【药物组成】　草木犀(Melilotus)。【功能主治】　止血、镇痛、消肿胀和止痒。主治创伤、外科手术等引起的软组织损伤肿胀。用于炎性外痔、血栓性外痔、各期内痔、混合痔引起的出血、疼痛、肿胀、瘙痒等。【用法用量】　口服:成人,每次 1～4 片,每日 3 次。【注意】　妊娠及哺乳期妇女慎用。【制剂规格】　片剂:每片 400mg。

平痔胶囊[苗]

【药物组成】　金丝梅鲜果。【功能主治】　清热解毒,凉血止血。主治痔疮。用于大肠湿热壅结所致内痔出血,外痔肿痛。【用法用量】　口服:每次 6 粒,每日 2 次;或遵医嘱。【禁忌】　孕妇禁服;忌饮酒;忌食辛辣、刺激食物。【制剂规格】　胶囊剂:每粒 0.36g。

第四节 护肝养肝及抗肝炎病毒用药

香菇多糖片

【药物组成】 系从香菇中提取的香菇多糖。【功能主治】 益肝健脾,补虚扶正。能激活机体的细胞免疫和体液免疫系统增强宿主抗病毒、抗肿瘤及抗细菌感染的能力,可减轻癌化疗药品的毒性,防止癌细胞转移。用于因自身免疫功能低下而引起的各种疾病,并用于慢性病毒性肝炎、肝中毒、肝硬化等疾病的治疗。【用法用量】 口服:每次 6～10 片;每日 2 次,早、晚饭后服用;儿童用量酌减。【不良反应】 偶有轻度不适;有出血患者慎用。【制剂规格】 片剂:每片 2.5mg,每盒 48 片。

小儿肝炎颗粒[典/基]

【药物组成】 茵陈 120g,黄芩、黄柏各 60g,山楂(炒焦)、大豆黄卷各 90g,郁金 15g,栀子(姜炙)、通草各 30g。【功能主治】 清肝热,利水、止痛。本品有清热解毒,抑制各型肝炎病毒的功效。用于小儿黄疸型肝炎或无黄疸型肝炎,肝区疼痛,腹胀发热,恶心呕吐,食欲减退,身体倦懒,皮肤黄染,转氨酶活性升高。【用法用量】 口服:1—3 岁,每次 5～10g;4—7 岁,每次 10～15g;8—10 岁,每次 15g;10 岁以上,每次 15～20g;均每日 3 次,开水冲服。【制剂规格】 颗粒剂:每袋 10g,每盒 10 袋。

青叶胆片[典/基]

【药物组成】 青叶胆浸膏。【功能主治】 清肝利胆,清热利湿。主治黄疸尿赤,热淋涩痛。用于湿热型肝胆疾病、慢性胆囊炎、肝炎等。【用法用量】 口服:每次 4～5 片,每日 4 次。【注意】 虚寒者慎服。【制剂规格】 片剂:每片相当于青叶胆 1.57g。

平肝舒络丸[典/基/保乙]

【药物组成】 沉香 150g,丁香、川芎、肉桂、天竺黄、青皮(醋炙)各 30g,柴胡、陈皮、佛手、乌药、香附(醋炙)、木香、檀香、广藿香、砂仁、豆蔻仁、厚朴(姜炙)、枳壳(去瓤麸炒)、羌活、白芷、铁丝威灵仙(酒炙)、细辛、木瓜、防风、钩藤、僵蚕(麸炒)、何首乌(黑豆酒炙)、牛膝、熟地黄、龟甲(沙烫醋淬)、延胡索(醋炙)、乳香(醋炙)、没药(醋炙)、白及、人参、白术(麸炒)、茯苓、桑寄生、冰片、黄连各 45g,羚羊角粉 15g。【功能主治】　平肝疏络,活血祛风。主治肝气郁结,经络不疏引起的胸胁胀痛,肩背窜痛,手足麻木,筋脉拘挛。用于高血压、梅尼埃综合征、神经官能症、急性肝炎、肝硬化等。【用法用量】　口服:黄酒或温开水送服,每次 1 丸,每日 2 次。【注意】　纯属虚证者慎用。【制剂规格】　蜜丸:每丸 6g,每盒 10 丸。

七味铁屑丸 ^[典/基/藏]

【药物组成】　铁屑(诃子制)250g,寒水石(奶制)300g,木香 100g,甘青青兰、红花、土木香各 150g,五灵脂膏 80g。【功能主治】　行气活血,平肝清热止痛。主治肝痹(病)。用于肝区疼痛,肝大。【用法用量】　口服:每次 1 丸,每日 2 次。【制剂规格】　丸剂:每丸 1g。

左　金　丸 ^[典/基/保乙]

【药物组成】　黄连 600g,吴茱萸 100g。【功能主治】　泻火、舒肝、和胃、止痛。用于肝火犯胃,脘胁疼痛,口苦嘈杂,呕吐酸水,不喜热饮及急慢性胃炎、胃及十二指肠溃疡、菌痢及急慢性肝炎、胆囊炎、胆结石症、妊娠反应及急、慢性胃肠炎见上述症状者。【用法用量】　口服:每次 3～6g,每日 2 次。【制剂规格】　水丸:每 50 粒重 3g,每袋 18g。

二十五味松石丸 ^[典/基/藏/保乙]

参见第 20 章第一节内容。

乙肝清热解毒颗粒(胶囊、片) ^[基/保乙]

【药物组成】　白花蛇舌草、虎杖、茵陈、白芦根、茜草、土茯苓、蚕沙、野菊花、北豆根、淫羊藿、橘红、甘草。【功能主治】　清肝利胆,解毒逐瘟。主治肝胆湿热型、慢性病毒性乙型肝炎初期或活动期、乙型肝炎病毒携带者,症见黄疸或无黄疸,发热或低热,舌质红,舌苔厚腻,脉弦滑数,口干或口黏臭,厌油,胃肠不适等。用于肝胆湿热型各类肝炎,如甲型、乙型肝炎初期、慢性迁移性肝炎和慢性活动性肝炎以及药物性、酒精性肝炎等。【用法用量】　口服:颗粒剂,每次 2 袋,开水冲服;胶囊剂,每次 6 粒;片剂,每次 4～8 片;均每日 3 次。【禁忌】 寒湿阴黄者忌用;忌烟酒、油腻、辛辣刺激性食物。【注意】 脾虚便溏者慎用。【制剂规格】 颗粒剂:每袋 10g,每盒 10 袋;胶囊剂:每粒 0.4g;片剂:每片 0.3g。

乙肝解毒胶囊[基]

【药物组成】 黄芩、黄柏、大黄、重楼、贯众、土茯苓。【功能主治】清热解毒,舒肝利胆。用于乙型肝炎症属肝胆湿热内蕴者,症见肝区热痛,全身乏力,口苦咽干,头昏耳鸣,或面红目赤,心烦易怒,大便干结,小便黄少。有报道试用于银屑病、痢疾及其他感染。【用法用量】 口服:成年人,每次 4 粒,10－17 岁,每次 3 粒;6－10 岁,每次 2 粒;6 岁以下,每次 1 粒;均每日 3 次。【禁忌】 乙型肝炎辨证属虚寒者勿用。【制剂规格】胶囊剂:每粒 0.25g,每盒 48 粒。

乙肝养阴活血颗粒[典/保乙]

【药物组成】 地黄、北沙参、麦冬、酒女贞子、五味子、黄芪、当归、制何首乌、白芍、阿胶珠、泽兰、牡蛎、川楝子、黄精(蒸)。【功能主治】 滋补肝肾,活血化瘀,有保肝作用。用于肝肾阴虚型慢性肝炎,症见面色晦暗,头晕耳鸣,五心烦热,腰腿酸软,齿鼻衄血,胁下痞块,赤缕红斑,舌质红少苔,脉沉弦、细涩。【用法用量】 口服:每次 20g 或 10g(无蔗糖),每日 3次,开水冲服。【禁忌】 忌烟酒、油腻食品;肝胆湿热,脾虚气滞者忌用。【制剂规格】 颗粒剂:每袋 10g。

乙肝益气解郁颗粒[保甲]

【药物组成】 柴胡(醋炙)、枳壳、橘叶、五味子各 62.5g,白芍、丹参、刺五加、瓜蒌、决明子、山楂、茯苓各 93.75g,黄芪 125g,党参、法半夏各75g,桂枝、黄连各 31.25g。共制成干颗粒 500g。【功能主治】 益气化湿,疏肝解郁,有保肝作用。用于肝郁脾虚型慢性肝炎,症见胁痛腹胀,痞满纳呆,身倦乏力,大便溏薄,舌质淡暗,舌体肿或有齿痕,舌苔薄白或白腻,脉沉弦或沉缓。【用法用量】 口服:每次 10g,每日 3 次,开水冲服;或遵医嘱。【禁忌】 忌烟酒、油腻饮食;肝胆湿热,邪实证者忌用。【制剂规格】 颗粒剂:每袋 10g。

乙肝灵丸

【药物组成】　大黄、贯众、柴胡、茵陈、白芍、黄芪、人参、甘草。【功能主治】　清热解毒,疏肝健脾。主治毒热蕴结、肝郁脾虚所致的胁痛、腹胀、乏力、便干、尿黄。用于乙型病毒性肝炎见上述证候者。【用法用量】口服:每次 2g,每日 3 次;小儿酌减。20～50 日为 1 个疗程。【禁忌】①单纯毒热证或肝郁脾虚证所致胁痛者不宜使用;孕妇忌用。②服药期间饮食宜清淡,忌食辛辣油腻之品;戒酒。【注意】　单独服用本品治疗乙型肝炎时,应注意检查乙型肝炎病毒指标,肝功能及 B 超检查等。【制剂规格】　小蜜丸:每丸 0.1g。

乙肝宁颗粒(片)[保乙]

【药物组成】　黄芪、丹参、绵茵陈、党参、白术、金钱草、制何首乌、白芍、茯苓、牡丹、川楝子、蒲公英、白花蛇舌草。【功能主治】　补气健脾,活血化瘀,清热解毒,有保肝、提高免疫功能、抗乙肝病毒和抗肝细胞癌变等作用。用于慢性肝炎属脾气虚弱,血瘀阻络,湿热毒蕴证,症见胁痛,腹胀,乏力,尿黄,舌质暗或有瘀斑,对急性肝炎属上述证候者亦有一定疗效。【用法用量】　口服:每次 1 袋,开水冲服;片剂,每次 4 片;均每日 3次;儿童酌减。治疗慢性肝炎时,3 个月为 1 个疗程。【禁忌】　①单纯性脾虚肝郁及肝阴不足所致胁痛者不宜使用;②饮食宜清淡而富于营养,忌辛辣油腻之品,戒烟酒。【注意】　用药 1 个月左右应及时复查病毒及肝功能指标,必要时应请专科医生诊治。【制剂规格】　颗粒剂:17g(含蔗糖型);3g(无蔗糖型);片剂:每片 0.55g。

乙肝扶正胶囊[保乙]

【药物组成】　何首乌、当归、沙苑子、丹参、人参、虎杖、贯众、明矾、石榴皮、麻黄、肉桂。【功能主治】　补肝肾,益气活血,具有显著抗炎、抗病毒,调节免疫细胞、有效清除肝炎病毒作用,能迅速修复损伤肝细胞。提高肝炎患者的免疫功能。用于乙型肝炎,辨证属于肝肾两虚证候。【用法用量】　口服:每次 4 粒,每日 3 次;儿童酌减;或遵医嘱。【制剂规格】胶囊剂:每粒 0.25g。

乙肝健片(胶囊)^[保乙]

【药物组成】 花锚草、黄芪、甘草、柴胡、黄芪、党参、白芍、芍药、泽兰、丹参、白花蛇舌草、茵陈、大黄、甘草14味药(AB片,见说明书)。**【功能主治】** 清热解毒,疏肝利胆,益气托毒、健脾和中、扶正健脾,对肝损害有保护作用,促进肝细胞再生,使坏死组织修复加快,防止肝糖原减少的作用。用于肝功能受损害者。**【用法用量】** 口服:A、B片合用,每次各2～3片,每日3次。胶囊剂,成人每次4粒,每日3次,小儿酌减或遵医嘱。**【禁忌】** 偶见轻度胃肠不适,饭后服用可减轻。**【不良反应】** 偶见轻度胃肠不适,饭后服用可减轻。**【制剂规格】** 片剂:每片0.26g;每瓶60片,每盒2瓶(AB片)。胶囊剂:每粒0.25g。

乙肝养阴活血颗粒^[保乙]

【药物组成】 地黄、北沙参、麦冬、女贞子(酒炙)、北五味子、黄芪、当归、白芍、何首乌(制)、阿胶珠、黄精(蒸)、泽兰、牡蛎、橘红、丹参、川楝子。**【功能主治】** 滋补肝肾,活血化瘀。用于肝肾阴虚型慢性肝炎,症见面色晦暗,头晕耳鸣,五心烦热,腰腿酸软,齿鼻衄血,胁下痞块,赤缕红斑,舌质红,少苔,脉沉弦,细涩等。**【用法用量】** 口服,每次20g,每日3次,开水冲服。**【禁忌】** 肝胆湿热,脾虚气滞者忌用;忌烟、酒、油腻食物。**【制剂规格】** 颗粒剂:每袋10g。

乙肝益气解郁颗粒^[保乙]

【药物组成】 柴胡(醋炙)、枳壳、白芍、丹参、黄芪、党参、黄连、橘叶、法半夏、瓜蒌、刺五加、茯苓、桂枝、决明子、山楂、五味子。**【功能主治】** 益气化湿,疏肝解郁。用于肝郁脾虚型慢性肝炎,症见胁痛腹胀,痞满纳呆,身倦乏力,大便溏薄,舌质淡暗,舌体胖或有齿痕,舌苔薄白或白腻,脉沉弦或沉缓等。**【用法用量】** 口服:每次20g,每日3次,开水冲服。**【禁忌】** 肝胆湿热,邪实证者忌用。忌烟、酒、油腻食物。**【制剂规格】** 颗粒剂:每袋10g。

苦胆丸(片)^[基]

【药物组成】 苦参、龙胆草、黄柏、神曲、大黄、郁金、茵陈、胆汁膏。

【功能主治】　清热消炎,利胆退黄,舒肝健胃。主治湿热蕴结、肝胃不和所致的黄疸或无黄疸型肝炎,症见胁肋胀痛,时时泛恶,厌食厌油,大便秘结,小便黄赤,舌质红黄厚或腻,脉弦或濡。用于急性黄疸型肝炎及急、慢性无黄疸型肝炎。【用法用量】　口服:蜜丸,每次 1～2 丸,每日 2～3 次,空腹温开水送下;片剂,每次 5 片,每日 3 次。【不良反应】　偶有空腹时出现恶心、胃纳减退。【禁忌证】　肝炎属寒湿证者忌服。【制剂规格】蜜丸:每丸 5g;片剂:每片 0.3g。

十三味榜嘎散

【药物组成】　榜嘎 60g,秦艽花、獐牙菜、巴夏嘎、苦荬菜、洪连、小檗皮、节裂角茴香各 40g,牛黄 3g,红花 20g,波棱瓜子、金腰草、山沿木子各 30g。【功能主治】　清热解毒,凉肝利胆。主治肝胆疾病。用于热性"赤巴"病、胆囊炎、黄疸型肝炎。【用法用量】　口服:每次 1～1.5g,每日 2 次,温开水送服。【制剂规格】　散剂:每瓶(袋)1g。

肝苏丸(片、胶囊、颗粒)[保乙]

【药物组成】　扯根菜(别名赶黄草)。【功能主治】　降酶,保肝,退黄,健脾。治肝痹。用于慢性活动性肝炎、乙型肝炎,也可用于急性病毒性肝炎。【用法用量】　口服:颗粒剂,每次 9g,温开水冲服;丸剂,每次 1袋;片剂每次 5 片;胶囊剂,每次 3 粒;均每日 3 次,小儿酌减。急性病毒性肝炎 1 个月为 1 个疗程,慢性活动性肝炎、乙型肝炎 3 个月为 1 个疗程。【制剂规格】　颗粒剂:每袋 9g;片剂:基片重 0.3g;丸剂:每袋 2.5g;胶囊剂:每粒 0.5g(含扯根菜生药 5.57g)。

慢肝养阴胶囊[基/保乙]

【药物组成】　北沙参、麦冬、生地黄、枸杞子、当归、人参。【功能主治】　滋补肝肾,养血活血,增强体力,养阴清热。治肝肾阴虚,肝经郁热证。用于迁延性肝炎、慢性肝炎、肝炎后综合征,症见胁痛,头晕目眩,肝气不舒等。【用法用量】　口服:每次 4 粒,每日 3 次。【制剂规格】　胶囊剂:每粒 0.25g,每盒 24 粒。

当飞利肝灵胶囊[保甲]

【药物组成】　水飞蓟、当药。【功能主治】　清利湿热,益肝退黄。主治黄疸型肝炎。用于湿热郁蒸所致的黄疸、急性黄疸型肝炎、传染性肝炎、慢性肝炎而见湿热症状者。【用法用量】 口服:每次 4 粒,每日 3 次,或遵医嘱;小儿酌减。【制剂规格】 胶囊剂:每粒 0.25g,每瓶 80 粒。

益肝灵片(胶囊)[保甲/保乙]

【药物组成】 水飞蓟(大蓟有效成分水飞蓟宾)。【功能主治】 保肝药,可改善肝功能,有保护肝细胞膜的作用。用于急、慢性肝炎及迁延性肝炎。【用法用量】 口服:片剂,每次 1 片,每日 3 次;胶囊剂,每次 2 粒,每日 3 次。【制剂规格】 片剂:每片 77mg,每盒 20 片;胶囊剂:每粒 0.2g。

护肝片(胶囊、颗粒)[保甲/保乙]

【药物组成】 由柴胡、茵陈、板蓝根等组成的保肝浸膏 181g,五味子浸膏 48g,猪胆粉 20g,绿豆粉 128g。【功能主治】 疏肝理气,健脾消食,有降低转氨酶等作用,治肝痹。用于慢性肝炎、迁延性肝炎及早期肝硬化等。【用法用量】 口服:片剂,每次 4 片,胶囊剂,每次 4 粒,颗粒剂,每次 1 袋,开水冲服;均每日 3 次。【制剂规格】 片剂:每片 0.35g,每瓶 100 片;胶囊剂:每粒 0.35g,每盒 48 粒;颗粒剂:每袋 2g;每盒 10 袋。

肝达康颗粒(胶囊、片)[保乙]

【药物组成】 北柴胡、党参、白芍、白术、青皮、地龙。【功能主治】舒肝健脾,化瘀通络。治肝病。适用于慢性乙型肝炎(慢性活动性及慢性迁延性肝炎)及具有肝郁脾虚兼血瘀证候者,症见疲乏纳差,胁痛腹胀,大便溏薄,胁下痞块,舌色淡或色暗有瘀点,脉弦缓或涩。【用法用量】 口服:每次 1 袋,每日 3 次。1 个月为 1 个疗程,可连续使用 3 个疗程。其他剂型遵医嘱。【注意】 孕妇慎用。【不良反应】 偶见服药腹胀、恶心,停药后症状可消失。【制剂规格】 颗粒剂:每袋 8g;胶囊剂:每粒 0.3g;片剂:素片重 0.3g。

茵芪肝复颗粒[保甲]

【药物组成】 茵陈、栀子、党参、黄芪、白花蛇舌草。【功能主治】 清热解毒,利湿,舒肝补脾,主治乙型肝炎。用于慢性乙型病毒性肝炎,肝胆湿热,兼脾虚肝郁证,症见右胁胀满,恶心厌油,纳差食少,口淡乏味。【用法用量】　口服:每次 18g,每日 3 次,3 个月为 1 个疗程,或遵医嘱。【禁忌】　孕妇禁服。【制剂规格】　颗粒剂:每袋 18g。

肝 达 片

【药物组成】　山茱萸、黄芪、酸枣仁。【功能主治】　滋补肝肾,健脾活血。主治慢性迁延性及慢性活动性乙型肝炎见肝肾亏损、脾虚夹瘀证者,症见胁肋疼痛,腹胀纳差,倦怠乏力,头晕目涩,五心烦热,腰膝酸软等。【用法用量】　口服:每次 5 片,每日 3 次。3 个月为 1 个疗程,或遵医嘱。【制剂规格】　片剂:每片 0.27g,每瓶 105 片。

柔肝解毒口服液

【药物组成】　红参、枸杞子、麦冬、女贞子、墨旱莲、佛手、紫草、檀香、浮萍、隔山撬、白花蛇舌草、半枝莲、大黄、茵陈。【功能主治】　柔肝健脾,清热解毒。治肝病。用于改善肝肾阴虚,肝郁脾虚兼有湿热的患者所见的身倦乏力,纳差腹胀,胁肋胀痛等症状。【用法用量】　口服:每次 1～2 支,每日 3 次。服药 6 日后停药 1 日,连服 3 个月。【禁忌】　感冒患者禁服;戒烟酒。【注意】　孕妇慎用;应在医生指导下服用,不宜长期服用。【制剂规格】　口服液:10ml,每盒 10 支。

天澳灵片 [基]

【药物组成】　板蓝根、刺五加、金银花、冬虫夏草。【功能主治】　清热解毒,益肝补肾。用于急、慢性乙型肝炎及乙型肝炎病毒携带者。【用法用量】　口服:每次 4 片,每日 3 次。【不良反应】　偶见急腹症、过敏性紫癜。【制剂规格】　片剂:每片 0.25g。

利肝隆片(颗粒、胶囊) [基/保乙]

【药物组成】　板蓝根、黄芪、甘草、五味子、郁金、茵陈、当归、刺五加。【功能主治】　清热解毒,舒肝解郁,健脾化湿。主治肝郁脾虚兼有湿热所致肝区疼痛,用于急、慢性肝炎及迁延性肝炎、慢性活动性肝炎,对血清谷丙转氨酶、麝香草酚浊度、黄疸指数均有显著性降低作用,对乙型肝炎表面抗原转阴有较好的效果。【用法用量】　口服:片剂,每次 5 片,每日 3 次;颗粒剂,每次 10g,每日 3 次。【制剂规格】　片剂:每片 0.37g,每盒 60

片;颗粒剂:每袋 10g,每盒 12 袋;胶囊剂:每粒 0.3g;每盒 10 袋。

甘参胶囊

【药物组成】 甘遂(醋制)、大黄、牵牛子(炒)、槟榔、香附(醋制)等 14 味中药。【功能主治】 行气逐水,兼益气养血。本品能促进腹水排泄;降转氨酶;增加肝组织 RNA 及蛋白质、糖原含量;增加胆汁分泌等。治疗肝硬化腹水。临床主要用于乙型病毒性肝炎后肝硬化的腹水,中医辨证属膨胀病水湿停聚,兼见脾虚证候者。【用法用量】 口服:每次 4 粒,每日 2 次。餐前 30 分钟服,2 周为 1 个疗程。【注意】 注意监测血液电解质水平(浓度)变化;不宜与甘草及甘草制剂同时配合应用。【制剂规格】 胶囊剂:每粒 0.3g。

云芝多糖胶囊

【药物组成】 云芝菌。【功能主治】 益气补血,养血安神,滋补强壮,健脑益智。有增强免疫力,影响内分泌、护肝、抗肿瘤、镇静、影响心血管系统及机体代谢等作用。用于慢性乙型肝炎,肝癌及老年免疫功能低下症。【用法用量】 口服:每次 2 粒,每日 3 次。【制剂规格】 胶囊剂:每粒 0.5g,每瓶(盒)50 粒。

朝阳丹(胶囊、丸)[基/保乙]

【药物组成】 黄芪、鹿茸、干姜、大枣、鹿角霜、硫黄、玄参、核桃仁、木香、川楝子、青皮、生石膏、大黄、黄芩、薄荷、冰片、甘草。【功能主治】 益气健脾,舒肝补肾,化湿解毒。有改善肝功能,抗肝损伤,调节免疫功能,抗病毒等作用。主治肝肾虚损,肝郁血滞,痰湿内阻及慢性活动性肝炎、慢性迁延型肝炎。【用法用量】 口服:每次 1 丸,每日 1 次。饭后服用,连服 6～10 个月。【制剂规格】 丸剂:每丸 3g;胶囊剂:每粒 0.42g。

鳖甲煎丸[基/保乙]

【药物组成】 鳖甲胶、阿胶、蜂房、鼠妇虫、土鳖虫(炒)、蛴螬、硝石、柴胡、黄芩、凌霄花、葶苈子、瞿麦。【功能主治】 活血化瘀,软坚散结。主治瘀血日久之胁下癥块。用于肝炎、肝硬化、肝癌、久疟、白血病等引起的肝脾大,属血瘀癥结者。【用法用量】 口服:水蜜丸,每次 3g;小蜜丸,每次 6g;大蜜丸,每次 2 丸;均每日 2 次;小儿酌减。饭后温开水送服。
【不良反应】　偶有恶心、食欲减退、头晕、眼花、精神不振及腹部不适,多
见于体弱患者。【制剂规格】　水蜜丸、小蜜丸:每袋 18g;蜜丸:每丸 3g。

护肝宁片 [基/保乙]

【药物组成】　垂盆草、虎杖、丹参、灵芝。【功能主治】　清热利湿,益
肝化瘀,舒肝止痛。退黄疸,降低谷丙转氨酶。主治急慢性肝炎,症见胁
痛、黄疸等。【用法用量】　口服:每次 4~5 片,每日 3 次。【禁忌】　有较
强的活血化瘀作用,孕妇慎用或忌用。【制剂规格】　片剂:每片含原生药
1.8g,每瓶 60 片。

澳泰乐颗粒 [保乙]

【药物组成】　返魂草、郁金、黄精(蒸)、白芍、麦芽。【功能主治】　疏
肝理气,清热解毒。主治肝郁毒蕴所致的胁肋胀痛、口苦纳呆、乏力。用
于慢性肝炎见上述证候者。【用法用量】　开水冲服:每次 1 袋,每日 3
次。【禁忌】　①脾胃虚寒者慎用,偏于瘀血停着,肝阴不足所致胁痛者不
宜用,寒湿胆黄者忌用;属急性肝病湿热疫毒壅盛,不兼有肝郁者忌用;
②湿热型肝炎忌用;③忌酒及辛辣油腻食物。【注意】　①只见肝郁气滞
而不兼有毒热蕴结者慎用。②本品用于肝郁气滞兼有毒蕴肝胆,属慢性
肝病调理之剂,适用于郁久化热者,尤以体质偏弱者更为适宜;凡属抑郁
症或焦虑病程较久或服用本品无效者宜请精神专科医生会诊。【制剂规
格】　颗粒剂:每袋 15g、5g(减糖型)。

肝脾康胶囊

【药物组成】　柴胡、黄芪、白芍、青皮、白术、茯苓、鸡内金(炒)、三七、
姜黄、郁金、水蛭、板蓝根、熊胆粉、水牛角浓缩粉。【功能主治】　疏肝健
脾,活血解毒。主治肝郁脾虚、毒瘀内蕴所致的胁肋胀痛、胸脘痞闷,食少
纳呆,神疲乏力,面色晦暗,胁下积块。用于慢性肝炎,早期肝硬化见上述
证候者有保肝、利胆等作用。【用法用量】　口服:每次 5 粒,每日 3 次,餐
前 30 分钟服用。3 个月为 1 个疗程,或遵医嘱。【禁忌】　①血虚肝旺所
致胁痛不宜服用;②孕妇禁用;③忌生冷油腻饮食,忌烟酒;④忌恼怒忧
郁,保持乐观豁达心态。【制剂规格】　胶囊剂:每粒 0.35g。

和络舒肝胶囊

【药物组成】 柴胡、郁金、香附(制)、木瓜、鳖甲(炙)、海藻、昆布、土鳖虫、蛂螂、桃仁、红花、三棱、莪术、凌霄花、五灵脂、大黄、虎杖、茵陈、半边莲、黑豆、地黄、玄参、白术(炒)、当归、白芍、制何首乌、熟地黄。【功能主治】 疏肝和络,活血化瘀,清热化湿,滋养肝肾。主治瘀血阻络,湿热蕴结,肝肾不足所致的胁痛、癥积,症见胁下痞块、唇青面黑、肌肤甲错、腰酸尿黄、舌有瘀斑。用于慢性肝炎、早期肝硬化见上述证候者。【用法用量】 口服:饭后温开水送服,每次5粒,每日3次;或遵医嘱,小儿酌减。【禁忌】 ①孕妇忌用;②饮食宜清淡而均衡营养,忌食辛辣油腻之品,戒烟酒。【注意】 对于失代偿期肝硬化患者宜酌情联用止血药或利尿药,以防止出血或腹水等并发症。【制剂规格】 胶囊剂:每粒相当于总药材0.93g。

中华肝灵胶囊

【药物组成】 柴胡(醋制)、鳖甲(醋制)、木香、香附(醋制)、青皮(醋制)、三七、当归、郁金、川芎、枳实(麸炒)、厚朴(姜制)、糖参。【功能主治】 疏肝理气,化瘀散结,有保肝作用。主治肝郁气滞血阻,两肋胀痛,食少便溏,积聚不消,舌有瘀斑,脉沉涩无力。用于急慢性肝炎、慢性胆囊炎、肝癌早期见上述证候者。【用法用量】 口服:每次7～8粒,每日3次。【禁忌】 ①肝胆湿热蕴结,或肝阴不足所致胁痛忌用;②忌恚怒忧郁,保持乐观健康心态;③饮食宜清淡易消化而均衡营养,忌食辛辣油腻之品,戒烟酒。【注意】 孕妇慎用。【制剂规格】 胶囊剂:每粒0.3g。

扶正化瘀胶囊[保乙]

【药物组成】 丹参、发酵虫草菌粉、桃仁、松花粉、绞股蓝、五味子(制)。【功能主治】 活血祛瘀,益精养肝。现代药理学证实本品可降低大鼠的网织红细胞数,升高白细胞数。用于乙型肝炎肝纤维化属"瘀血阻络,肝肾不足"证者,症见胁下痞块、胁肋疼痛、面色晦暗,或见赤缕红斑、腰膝酸软、疲倦乏力、头晕目涩、舌质暗红或有瘀斑、苔薄或微黄、脉弦细。【用法用量】 口服:每次3粒,每日3次。24周为1个疗程。【禁忌】 孕妇忌用,湿热盛者慎用。【不良反应】 偶见有胃不适感。【制剂规格】

胶囊剂:每粒 0.5g。

肝胆舒康胶囊[农合]

【药物组成】　白芍、茵陈、柴胡、郁金、丹参、鳖甲(制)、大枣。【功能主治】　清肝理脾,行气化瘀。主治肝瘀脾虚所致的胸胁胀痛、脘脾胀满,体倦纳呆,口苦等症的辅助治疗。适用于各类急慢性肝炎、胆囊炎、酒精肝、脂肪肝,预防和治疗肝纤维化等。【用法用量】　口服:每次 4 粒,每日 3 次。【禁忌】　肝肾阴虚患者,症见五心烦热,头晕目眩,舌质红,少苔,脉细数者。【注意】　出现皮疹等过敏反应时应停用。【制剂规格】　胶囊剂:每粒 0.5g,每盒 40 粒。

安络化纤丸[保乙]

【药物组成】　地黄、三七、水蛭、僵虫、地龙、白术、郁金、牛黄、瓦楞子、牡丹皮、大黄、生麦芽、鸡内金、水牛角浓缩粉,辅料为倍他环糊精。【功能主治】　健脾养肝,凉血活血,软坚散结。主治慢性乙型肝炎、乙肝后早、中期肝硬化,表现为肝脾两虚、瘀热互结症候者,症见胁肋胀痛,脘腹胀满,神疲乏力,口干咽燥,纳食减少,便溏不爽,小便黄等。【用法用量】　口服,每次 6g,每日 2 次或遵医嘱,3 个月为 1 个疗程。【禁忌】　对本品过敏者禁用。肝昏迷、严重氮质血症及氨基酸代谢障碍者禁用。孕妇禁用。忌生冷辣酒类食物,月经期停用。【制剂规格】　浓缩丸:每袋 6g。

利肝隆片(胶囊、颗粒)[保乙]

【药物组成】　郁金、茵陈、板蓝根、黄芪、当归、五味子、甘草、刺五加浸膏。【功能主治】　疏肝解郁,清热解毒。用于急、慢性肝炎,对血清谷氨酸转移酶,麝香草酚浊度,黄疸指数均有显著的降低作用,对乙型肝炎表面抗原转阴有较好的效果。【用法用量】　口服,片剂,每次 5 片;胶囊剂,每次 2~4 粒;颗粒剂,每次 1 袋,开水冲服;均每日 3 次,小儿酌减。【制剂规格】　薄膜衣片:每片 0.37g、0.38g;胶囊剂:每粒 0.3g;颗粒剂:每袋 10g。

茵莲清肝颗粒(合剂)[保乙]

【药物组成】　茵陈、半枝莲、白花蛇舌草、广藿香、佩兰、虎杖、茯苓、郁金、泽兰、白芍(炒)、当归、琥珀等 19 味。【功能主治】 清热解毒,调肝和脾。用于急性甲型、慢性乙型病毒性肝炎属"湿热蕴结,肝脾不和"证者,症见胁痛、脘痞、纳呆、乏力等。【用法用量】 口服:颗粒剂,每次 10g(1 袋),每日 3 次,温开水冲服;合剂,每次半瓶(50ml),每日 2 次,服时摇匀。急性甲型病毒性肝炎 4 周为 1 个疗程,慢性乙型病毒性肝炎 3 个月为 1 个疗程。【禁忌】 孕妇慎用。忌食辛辣油腻食物。【不良反应】 偶见恶心、呕吐、轻度腹泻。【制剂规格】 颗粒剂:每袋 10g;合剂:每瓶装 100ml。

急肝退黄胶囊[保乙]

【药物组成】 茵陈、苍术、车前草、黄芩、黄柏、大黄、麦芽、郁金等。【功能主治】 清肝利胆,退黄除湿。用于急性黄疸型肝炎,身目俱黄,发热或无热,食欲不振,胸脘痞满,小便短少而黄,舌苔黄腻。【用法用量】口服:每次 4 粒,每日 3 次;儿童酌减或遵医嘱。【禁忌】 忌烟酒、少食油腻,少食甜品,少食辛辣。【注意】 保持心情愉快,病重者需卧床休息,切勿过劳,防止感冒。【制剂规格】 胶囊剂:每粒 0.25g。

金黄利胆胶囊[保乙]

【药物组成】 茵陈、苍术、车前草、黄芩、黄柏、大黄、麦芽、郁金等。【功能主治】 清肝利胆,退黄除湿。用于急性黄疸型肝炎,身目俱黄,发热或无热,食欲不振,胸脘痞满,小便短少而黄,舌苔黄腻或黄干、脉弦数或滑数及各型肝炎转氨酶升高者。【用法用量】 口服,每次 4 粒,每日 3次;儿童酌减或遵医嘱。【禁忌】 忌烟酒、少食油腻,少食甜品,少食辛辣。【注意】 保持心情愉快,病重者需卧床休息,切勿过劳,防止感冒;由于肝病的发生和发展是一个比较慢的过程,所以治疗上也不是一朝一夕的事,一定要按疗程(3 个月为 1 个疗程)坚持用药,绝不可半途而废影响疗效。坚持服药可使部分大小三阳转阴,可防止肝硬化。【制剂规格】胶囊剂:每粒 0.25g。

苦黄注射液[保乙]

【药物组成】 苦参、大黄、大青叶、茵陈等 5 味。【功能主治】 清热利湿,疏肝退黄。主治湿热内蕴,胆汁外溢,黄疸胁痛,乏力,纳差等症。

用于黄疸型病毒性肝炎见上述证候者。【用法用量】 静脉滴注:可用 5%或 10%葡萄糖注射液稀释,每 500ml 葡萄糖注射液最多可稀释本品 60ml。每次 10~60ml,每日 1 次,15 天为 1 个疗程,或遵医嘱。【禁忌】 过敏体质禁用;严重心、肾功能不全者慎用。【不良反应】 用药期间个别 患者出现轻度消化道症状;个别患者可见过敏性休克、急性喉水肿、药疹、 药物热等过敏反应。【注意】 使用剂量应逐日增加,第 1 天 10ml、第 2 天 20ml、第 3 天 30ml;滴速不宜过快(不超过每分钟 30 滴),每 500ml 稀 释液应在 3 小时缓慢滴入;本品尚无妊娠期及哺乳期妇女应用的研究数 据。【制剂规格】 注射剂:每支 10ml。

肝 爽 颗 粒 [保乙]

【药物组成】 党参、柴胡(醋制)、白芍、当归、茯苓、白术(炒)、枳壳 (炒)、蒲公英、虎杖、夏枯草、丹参、桃仁、鳖甲(烫)。【功能主治】 疏肝健 脾,清热散瘀,保肝护肝,软坚散结。用于急慢性肝炎,肝硬化,肝功能损 害。【用法用量】 口服:每次 3g,每日 3 次,开水冲服。【制剂规格】 颗 粒剂:每袋 3g,每盒 9 袋。

五酯软胶囊(片)

【药物组成】 南五味子醇浸膏。【功能主治】 能降低血清丙氨酸氨 基转移酶,可用于慢性肝炎丙氨酸氨基转移酶升高者。【用法用量】 口 服:软胶囊,每次 2 粒;片剂,每次 3 片,每日 3 次。【制剂规格】 软胶囊: 每粒 0.3g(含五味子甲素 11.25mg),每盒 24 粒;糖衣片:每片片芯重 0.27g;薄膜衣片:每片 0.31g,每盒 36 片。

复方鳖甲软肝片

【药物组成】 鳖甲、三七、赤芍、冬虫夏草、连翘。【功能主治】 软坚 散结,化瘀解毒,益气养血。用于慢性肝炎肝硬化,以及肝硬化属瘀血阻 络,气血亏虚,兼热毒未尽证,症见胁肋隐痛或肋下痞块,面色晦暗、脘腹 胀满、纳差便溏、神疲乏力、口干口苦、赤缕红丝等。【用法用量】 口服: 每次 4 片,每日 3 次,6 个月为 1 个疗程。或遵医嘱。【禁忌】 孕妇禁服。 【不良反应】 偶见轻度消化道反应,一般可自行缓解。【制剂规格】 片 剂:每片 0.5g,每瓶(盒)60 片,96 片。

肝复乐片 [保乙]

【药物组成】 党参、鳖甲(醋制)、重楼、白术(炒)、黄芪、茯苓、薏苡仁、桃仁、土鳖虫、大黄、郁金、苏木、牡蛎、半枝莲、败酱草、陈皮、香附(制)、沉香、木通、茵陈、柴胡。【功能主治】 健脾理气,化痰软坚,清热解毒,有保肝、抗肿瘤等作用。用于以肝郁脾虚为主证的原发性肝癌,症见上腹肿块,胁肋疼痛,神疲乏力,食少纳呆,脘腹胀满,心烦易怒,口苦咽干,舌淡红,苔薄白,脉弦细患者。【用法用量】 口服:糖衣片,每次10片;薄膜衣片,每次6片;均每日3次。Ⅱ期原发性肝癌2个月为1个疗程,Ⅲ期1个月为1个疗程,遵医嘱。【禁忌】 ①孕妇忌服;②忌食肥甘厚味,忌烟酒。【注意】 ①饮食宜清淡、易消化之品,营养均衡。②少数患者开始服药时出现腹泻,脾痹虚寒者慎用。【制剂规格】 糖衣片:每片0.3g;薄膜衣片:每片0.5g。

龙胆泻肝丸(大蜜丸、水丸、颗粒、胶囊、片) [典/保甲]

【药物组成】 龙胆、柴胡、泽泻、地黄各120g,黄芩、栀子(炒)、木通、盐车前子、酒当归、炙甘草各60g。【功能主治】 清肝胆,利湿热。主治肝胆湿热,头晕目眩,耳鸣耳聋,耳肿疼痛,胁痛口苦,尿赤涩痛,湿热带下。临床用于结膜炎、化脓性中耳炎、外耳道疖肿、急性黄疸性肝炎、胆囊炎、尿路感染、带状疱疹等见上述证候者。【用法用量】 口服:大蜜丸,每次1~2丸;水蜜丸,每次3~6g;胶囊剂,每次4粒;片剂,每次4~6片;颗粒剂,每次1袋,开水冲服;均每日2~3次。或遵医嘱。【禁忌】 孕妇忌服。【注意】 ①孕妇慎用;②肾功能不全及无肝胆湿热者不宜服用;③剂型规格多,用法用量有别,仔细阅读说明书,遵医嘱。【制剂规格】 大蜜丸:每丸6g;水丸:每袋3g、6g。颗粒剂:每袋6g;片剂:每片0.3g、0.41g;胶囊剂:每粒0.25g。

五 灵 丸

【药物组成】 柴胡、丹参、灵芝、五味子。【功能主治】 疏肝、健脾、活血,有保肝和抗肝纤维化作用。主治肝郁脾虚挟瘀所致的胁肋胀痛,腹胀嗳气,疲乏无力。用于慢性乙型肝炎见上述证候者。【用法用量】 口服:每次1丸,每日3次;饭后半小时服用。1个月为1个疗程,或遵医嘱。

【禁忌】　凡急性肝炎属湿热疫毒内盛者忌用;肝阴不足所致胁痛者不宜用。【注意】　孕妇慎用;有溃疡病史者须遵医嘱用。【不良反应】　服本品后若见恶心、上腹不适者,应停药观察。【制剂规格】　大蜜丸:每丸 9g。

茵莲清肝合剂(颗粒)^[保乙]

【药物组成】　茵陈、柴胡、郁金、板蓝根、绵马贯众、白花蛇舌草、半枝莲、虎杖、重楼、茯苓、广藿香、砂仁、佩兰、白芍(炒)、当归、丹参、红花、泽兰、琥珀。【功能主治】　清热解毒,化湿和胃,舒肝活血,有一定抗病毒、抗炎和利胆作用。主治肝胆湿热所致的胁痛,症见胁腹胀痛或刺痛,口苦尿黄、纳呆乏力;身目悉黄,尿黄,舌红苔黄,脉滑数。用于病毒性肝炎见上述证候者。【用法用量】　口服:合剂,每次 50ml,每日 2 次,服药时先摇匀;颗粒剂,每次 1 袋,每日 2～3 次,开水冲服。【禁忌】　①肝旺脾虚所致胁痛者不宜用;②孕妇忌用;③服药期间忌食辛辣油腻之品,忌酒;④肾功能不全者禁用;⑤本品所含绵马贯众等成分,有小毒,不可过量、久服。【注意】　小儿、老年人慎用。【制剂规格】　合剂:每瓶 100ml;颗粒剂:每袋 10g,每盒 10 袋。

茵栀黄口服液(颗粒)^[典/保乙]

【药物组成】　茵陈提取物 12g,栀子提取物 6.4g,黄芩提取物(以黄芩苷计)40g,金银花提取物 8g。【功能主治】　清热解毒,利湿退黄,有一定保肝、利胆和抗病毒、抑菌作用。主治肝胆湿热所致的黄疸,症见面目悉黄,胸胁胀痛,恶心呕吐,小便赤黄,舌红苔黄腻,脉弦滑数。用于急慢性肝炎见上述证候者。【用法用量】　口服:口服液,每次 10ml;颗粒剂,每次 1 袋;均每日 3 次。【禁忌】　①寒湿阴黄者不宜用;②服本品期间饮食宜清淡易消化之品,忌烟酒,忌食辛辣油腻之品;③忌恚怒忧郁劳累。【制剂规格】　口服液:每支 10ml,内含黄芩苷 0.4g;颗粒剂:每袋 3g。

茵胆平肝胶囊^[典]

【药物组成】　茵陈 500g,龙胆 400g,黄芩 100g,猪胆粉 100g,栀子 150g,白芍(炒)100g,当归 100g,甘草 100g。【功能主治】　清热、利湿、退黄,有镇静和利胆作用。主治肝胆湿热所致的胁痛,口苦,尿黄,身目发黄,大便秘结,舌苔黄腻,脉弦滑数。用于急、慢性肝炎见上述证候者。【用法用量】 口服:每次2粒,每日3次。【禁忌】 寒湿阴黄者忌用;服药期间饮食宜清淡,忌食辛辣油腻之品,戒烟酒。【注意】 脾胃虚寒者慎用;服药期间若见黄疸加深,发热不退,腹痛加剧者,或有胆道完全梗阻之可能时,应及时外科治疗。【制剂规格】 胶囊剂:每粒0.5g,每粒含黄芩以黄芩苷($C_{21}C_{18}O_{11}$)计,不得少于1.5mg。

复方益肝灵片[保乙]

【药物组成】 水飞蓟宾、五仁醇浸膏。【功能主治】 益肝滋肾,解毒祛湿,保肝利胆。主治肝肾阴虚、湿毒未清所致的胁痛,症见胁痛腹胀,口苦纳差,腰酸乏力,尿黄,舌苔厚腻,脉沉弱。用于慢性肝炎见上述证候者。【用法用量】 口服:每次4片,每日3次,饭后服用。【禁忌】 ①肝郁脾虚所致的胁痛,不宜服用;②服药期间宜食清淡易消化之品,慎食辛辣肥腻食物、戒酒;③忌恚怒忧郁劳碌。【制剂规格】 片剂:每片含水飞蓟素以水飞蓟宾计为21mg。

肝舒乐颗粒

【药物组成】 柴胡、茵陈、虎杖、蒲公英、马蓝草、白茅根、夏枯草、苍术、甘草。【功能主治】 疏肝利胆,清热利湿,有抗病毒和抗炎利胆作用。主治肝胆湿热所致的黄疸,腹胀,症见黄疸或无黄疸,尿黄,胁腹胀满口苦,纳呆,舌红苔黄腻,脉弦滑数。用于急慢性肝炎见上述证候者。【用法用量】 口服:每次20g,每日3次,开水冲服。儿童酌减。【禁忌】 ①黄疸属寒湿阴黄者不宜使用;②服药期间饮食宜清淡易消化之品,忌酒,忌辛辣油腻食物;③本品苦寒易伤正气,不宜长期服用;④忌恚怒忧郁劳累。【注意】 孕妇慎用。【制剂规格】 颗粒剂:每袋20g。

肝炎康复丸

【药物组成】 茵陈、金钱草、滑石、菊花、板蓝根、拳参、郁金、当归、丹参。【功能主治】 清热解毒,利湿化郁。主治肝胆湿热所致的黄疸,症见目黄身黄,胁痛乏力,尿黄口苦,舌苔黄腻,胸胁纳呆,脉弦滑数。用于急慢性肝炎见上述证候者。【用法用量】 口服:每次1丸,每日3次。【禁忌】 ①黄疸属寒湿阴黄及肝阴不足所致胁痛者不宜服用;②孕妇慎用;

③服药期间饮食宜清淡,忌辛辣油腻,戒酒;④忌恚怒忧郁劳累。【制剂规格】　大蜜丸:每丸 9g。

金龙舒胆颗粒

【药物组成】　金钱草、柴胡、龙胆、茵陈、黄芩、木香、青皮、滑石、大黄、硝石、丹参、莪术。【功能主治】　清热利胆,疏肝理气。主治湿热气滞所致两胁胀痛,恶心呕吐;或触胁痛明显而拒按,可牵及肩背,口干口苦,食少纳呆,厌油腻,苔黄腻,脉弦数。用于急、慢性胆囊炎见上述证候者。肝炎胆汁排泄不畅者也可试用。【用法用量】　口服:每次 20g,每日 3次,开水冲服。【禁忌】　①血虚肝郁胁痛者不宜使用;②孕妇忌用;③饮食宜清淡,忌辛辣油腻。【注意】　年老体弱、儿童慎用;中病即止,不可过量、久服。【制剂规格】　颗粒剂:每袋 20g。

利 肝 片

【药物组成】　金钱草、猪胆汁。【功能主治】　清胆利胆。主治肝胆湿热所致的胁痛,症见口苦,尿黄,胁肋胀痛,舌苔黄腻,脉弦滑数。用于急、慢性肝炎,胆石症见上述证候者。【用法用量】　口服:每次 2～4 片,每日 3 次。【禁忌】　寒湿阴黄者忌用;肝气郁滞,瘀血停着,肝阴不足所致胁痛者不宜应用;服药期间饮食宜清淡,忌辛辣油腻,戒酒。【注意】本品药性苦寒,脾胃虚寒者慎用;急性胆囊炎及肝外胆石症患者服用本药时,如发热、黄疸、胁痛及脘腹疼痛不减时,应对症综合治疗。【制剂规格】片剂:每片 0.2g。

肝 福 颗 粒

【药物组成】　金钱草、茵陈、板蓝根、黄芩、栀子、柴胡(制)、枳壳(炒)、五仁醇浸膏。【功能主治】　清热利湿,疏肝理气。主治湿热蕴结、肝郁气滞所致的胁痛,症见口苦,胁肋胀痛,尿黄,舌苔黄腻,脉弦滑数。用于急、慢性肝炎,胆囊炎见上述证候者。【用法用量】　口服:每次 25g,每日 3 次,开水冲服。【禁忌】　忌油腻饮食。【注意】　①孕妇慎服。②治疗急慢性肝炎谷丙转氨酶有所好转时,应注意逐步递减停药,以防反跳。③如果用本品治疗谷丙转氨酶下降时,还应注意谷草转氨酶是否同时下降,如果不降表明肝功能尚未恢复,仍需进一步治疗。因为五味子乙素降低谷丙转氨酶并不表明肝脏功能的实际恢复,仍需密切观察病情。谷丙转氨酶下降而黄疸越来越深,即表明酶胆分离,应考虑急黄的可能,要及时对症综合治疗。④治疗急、慢性胆石症时,应警惕胆石嵌顿及排除肿瘤梗阻性黄疸。【制剂规格】 颗粒剂:每袋 25g。

肝 宁 片

【药物组成】 紫草、斑蝥、糯米。【功能主治】 清热解毒,化瘀散结。主治毒热瘀滞所致的胁痛,症见胁肋刺痛,赤缕红斑,口苦尿黄。用于急慢性肝炎见上述证候者。【用法用量】 口服:每次 2～3 片,每日 3 次。【禁忌】 斑蝥有大毒,不宜过量、久服;孕妇忌用;服药期间饮食宜清淡,忌辛辣油腻,戒酒。【注意】 ①气滞血瘀,肝阴不足所致胁痛者不宜应用。②用药最多不要超过 1 个月,应复查肝肾功能,在医生指导下确定是否继续服药。【制剂规格】 片剂:每片 0.3g。

清肝利胆胶囊(口服液) [基/保乙/农合]

【药物组成】 茵陈、金银花、栀子、防己。【功能主治】 清利肝胆湿热,有抗病毒、抗炎、促胆汁分泌排泄和镇痛作用。主治湿热蕴结肝胆所致的纳呆,胁痛,疲倦,乏力,苔腻,脉弦。【用法用量】 口服:胶囊剂,每次 4～6 粒,最多不超过 7 粒;口服液,每次 20～30ml;均每日 1～2 次。10日为 1 个疗程。或遵医嘱。【禁忌】 ①寒湿阴黄者不宜用;②服本品期间饮食宜清淡易消化之品,忌烟酒,忌食辛辣油腻之品;③忌恚怒忧郁劳累。【制剂规格】 胶囊剂:每粒 0.3g、0.35g;口服液:每支 10ml。

双虎清肝颗粒 [典/保乙]

【药物组成】 虎杖、金银花、白花蛇舌草、蒲公英、野菊花、紫花地丁、瓜蒌、法半夏、黄连、枳实(麸炒)、丹参、甘草。【功能主治】 清热利湿、化痰宽中,理气活血,具有一定抗炎抑菌、抗病毒、利胆、止痛作用。主治湿热内蕴所致的胃脘痞闷,口干不欲饮,恶心厌油,食少纳差,胁肋隐痛,腹部胀满,大便黏滞不爽或秽臭;或身体(目)发黄,舌质暗,边红,舌苔厚腻,脉弦或弦数者。用于慢性乙型肝炎见上述证候者。【用法用量】 开水冲服:每次 2 袋,每日 2 次。【禁忌】 ①单纯气滞血瘀胁痛者不宜用,寒湿阴黄者忌用;②孕妇忌用;③服药期间饮食宜用清淡易消化之品,忌辛辣油腻,戒酒禁烟。【注意】　脾胃虚寒者慎用。【制剂规格】　颗粒剂:每袋 12g。

茵山莲颗粒^[典]

【药物组成】　半枝莲 1390g,茵陈 556g,栀子 278g,板蓝根 278g,五味子 278g,甘草 278g。【功能主治】　清热解毒利湿,有一定抗炎抗病毒作用。主治湿热蕴毒所致的胁痛,口苦,尿黄,舌苔黄腻,脉弦滑数。用于急慢性肝炎、胆囊炎见上述证候者。【用法用量】　口服:每次 3～9g,每日 2 次,开水冲服;或遵医嘱。【注意】　①脾胃虚寒者慎用;②急、慢性肝炎或胆囊炎出现黄疸时应密切观察服药后的黄疸变化,如黄疸继续加深或乏力,恶心呕吐加重,应及时停药并采取相应措施。【制剂规格】　颗粒剂:每袋 3g。

强肝糖浆(丸、胶囊)^[保乙]

【药物组成】　生黄芪、党参、山药、当归、白芍、黄精、丹参、地黄、郁金、神曲、山楂、茵陈、泽泻、板蓝根、秦艽、甘草。【功能主治】　健脾疏肝,清利湿热,益气养血,有保肝、抗炎、抗病毒等作用。主治肝郁脾虚、湿热蕴结所致的两胁胀痛,乏力,脘痞,腹胀,面色无华,腰膝酸软。用于慢性肝炎见上述证候者。【用法用量】　口服:每次 10ml,每日 2 次,每服 6 日停 1 日,8 周为 1 个疗程,停 1 周,再进行第 2 个疗程,丸剂,每次 2 丸,每日 2 次。【禁忌】　饮食宜清淡,忌辛辣油腻之品,戒烟酒。【注意】　①本品多适宜慢性肝炎或早期肝硬化者,不宜用于急性肝炎;②有胃、十二指肠溃疡或高酸性慢性胃炎者应减量服用。【制剂规格】　大蜜丸:每丸 9g;糖浆剂:每瓶 120ml,每支 10ml;胶囊剂:每粒 0.4g。

复方益肝丸^[典/保乙]

【药物组成】　茵陈、垂盆草、龙胆、车前子、夏枯草、板蓝根、野菊花、蒲公英、山豆根、土茯苓、人工牛黄、胡黄连、大黄、柴胡、枳壳、香附、青皮、槟榔、苦杏仁、蝉蜕、丹参、牡丹皮、红花、人参、炙甘草、桂枝、五味子、鸡内金。【功能主治】　清热利湿,疏肝理脾,化瘀散结,有一定抗炎、抗病毒、镇痛等作用。主治湿热毒蕴所致的胁肋胀痛,黄疸,口干,口苦,尿黄,便干不爽;苔黄脉弦。用于急、慢性肝炎见上述证候者。【用法用量】　口服:每次 4g,每日 3 次。【禁忌】 ①寒湿阴黄者忌用,肝阴不足所致胁痛者不宜应用;②孕妇禁用;③服药期间饮食宜清淡,忌食辛辣油腻之品,戒烟酒。【注意】 脾胃虚寒者慎用。【制剂规格】 大蜜丸:每丸 4g;水蜜丸:每袋 4g。

片仔癀胶囊[典]

【药物组成】 片仔癀 300g,精制成胶囊剂 100 粒。【功能主治】 清热解毒,凉血化瘀,消肿止痛。用于热毒血瘀所致的慢性病毒性肝炎、痈疽疔疮、无名肿毒、跌打损伤及各种炎症。【用法用量】 口服:每次 2 粒;1—5 岁儿童每次 1 粒;每日 3 次,或遵医嘱。【注意】 孕妇忌服。【制剂规格】 胶囊剂:每粒 0.3g。

垂盆草颗粒[典/保乙]

【药物组成】 鲜垂盆草 20 000g,精制成含蔗糖型颗粒 1000g,或无糖型 500g 分装。【功能主治】 清热解毒,活血利湿。用于慢性肝炎湿热瘀结证。【用法用量】 口服:每次 1 袋,每日 2～3 次,开水冲服;或遵医嘱用。【制剂规格】 颗粒剂:每袋 5g(无蔗糖),10g(蔗糖型)。

黄疸肝炎丸[典]

【药物组成】 茵陈、酒白芍各 64g,滇柴胡、炒栀子、醋延胡索、麸炒枳壳、槟榔各 48g,郁金(醋炙)、青皮、佛手各 32g,青叶胆、甘草各 16g。共制成细粉,每 100g 粉末加炼蜜 160～180g,制成大蜜丸。【功能主治】 疏肝理气,利胆退黄。主治肝气不舒、湿热蕴结所致的黄疸,症见皮肤黄染,胸胁胀痛,小便短赤。用于急性肝炎、胆囊炎见上述证候者。【用法用量】 口服:每次 1～2 丸,每日 3 次。【注意】 孕妇、肝硬化及脾胃虚寒者慎用。【制剂规格】 大蜜丸:每丸 9g。

清肝利胆口服液(胶囊)[典/保乙]

【药物组成】 茵陈、山银花、栀子、厚朴、防己。【功能主治】 清利肝胆湿热。用于湿热蕴结肝胆所致的纳呆,胁痛,疲倦,乏力,尿黄,苔腻,脉弦。【用法用量】 口服:口服液,每次 20～30ml;胶囊剂,每次 4～6 粒;均每日 2 次,10 日为 1 个疗程。【注意】 忌烟酒及辛辣油腻食物。【制剂规格】　口服液:每支 10ml;胶囊剂:0.35g。

肝 友 胶 囊[基]

【药物组成】　丹参、鸡骨草、茵陈、鸡爪芋。【功能主治】　清热利湿,舒肝解郁,活血化瘀,有增加肝血流量、抗肝炎病毒、抗过敏、增强机体免疫功能等作用。主治黄疸型肝炎;湿热、瘀血所致黄疸,胁痛等症。【用法用量】　口服:每次 2 粒,每日 3 次。【制剂规格】　胶囊剂:每粒 0.3g,每瓶 60 粒。

鸡 骨 草 胶 囊[基]

【药物组成】　鸡骨草、茵陈、胆汁、牛黄、三七、白芍、栀子、枸杞子、大枣。【功能主治】　舒肝利胆,清热解毒,有抗炎、抗菌、抗病毒、抗过敏及改善肝功能等作用,主治肝炎。用于急慢性肝炎、黄疸型传染性肝炎、慢性活动型迁延性肝炎、湿热型肝炎、肝硬化及胆囊炎等。【用法用量】　口服:每次 4 粒,每日 3 次,1 个月为 1 个疗程。【禁忌】　忌食辛辣肥腻食物;忌烟酒。【制剂规格】　胶囊剂:每粒 0.5g,每瓶(盒)100 粒。

鸡 骨 草 肝 炎 颗 粒[基]

【药物组成】　鸡骨草、茵陈、地耳草、桃金娘根、鸭脚艾。【功能主治】舒肝清热,利湿祛黄。主治黄疸型和无黄疸型急性传染性肝炎。【用法用量】　口服:每次 1 袋,每日 2 次,开水冲服。【制剂规格】　颗粒剂:15g,每袋相当于原药材 31g。

复 方 肝 炎 颗 粒[基]

【药物组成】　茵陈、金钱草、柴胡、田基黄、蒲公英、甘草。【功能主治】　清肝利湿。主治急性黄疸型、无黄疸型、迁延性肝炎及胆囊炎。【用法用量】　口服:每次 1 袋,每日 3 次,开水冲服。【制剂规格】　颗粒剂:每袋 14g,每盒 10 袋。

黄 疸 茵 陈 颗 粒[基/保乙]

【药物组成】　茵陈、黄芩、制大黄、甘草。【功能主治】　清热利湿,退黄疸。治急、慢性黄疸型肝炎。【用法用量】　口服:每次 1 袋,每日 2 次,开水冲服。【注意】 可有大便溏薄或次数增多现象,一般可继续服用,无须停药。【制剂规格】 颗粒剂:每袋20g。

慢肝解郁胶囊

【药物组成】 当归、白芍、三棱、柴胡、茯苓、白术、甘草、丹参、薄荷、香橼、麦芽、延胡索。【功能主治】 舒肝解郁,健脾养血。主治肝气郁结,肝脾不和引起的胸胁疼痛,食欲缺乏,全身乏力,急躁易怒,腹胀便溏等。用于慢性迁延性肝炎、慢性活动性肝炎、慢性胆囊炎等。【用法用量】 口服:每次4粒,每日3次。【禁忌】 肝肾阴虚者忌服。【制剂规格】 胶囊剂:每粒0.25g。

复方木鸡颗粒

【药物组成】 木鸡、广豆根、菟丝子、核桃楸。【功能主治】 清热解毒散结,扶正健脾养肝。用于甲胎蛋白低浓度持续阳性、慢性肝炎及早、中期原发性肝癌。【用法用量】 口服:每次1袋,每日3次,开水冲服,30日为1个疗程。【制剂规格】 颗粒剂:每粒10g,每盒10袋。

大温中丸

【药物组成】 厚朴、苦参、陈皮、山楂、茯苓、白术、香附、甘草、六神曲、青皮、苍术、针砂、白芍。【功能主治】 健脾祛湿,理气消胀。主治脾虚湿阻,气滞腹胀。用于肝硬化、慢性胆囊炎、慢性肝炎、慢性肠炎等。【用法用量】 口服:每次6～9g,每日2～3次,温开水或姜汤送服。【禁忌】 忌恼怒及寒冷食物;孕妇忌服。【制剂规格】 糊丸:每50粒重3g。

舒泰丸

【药物组成】 紫苏、广藿香、桔梗、白芍、豆蔻、厚朴、陈皮、青皮、苍术、槟榔、鸡内金、六神曲、山楂、麦芽、柴胡、川芎、木香、甘草。【功能主治】 舒肝理气。用于慢性活动性肝炎、慢性迁延性肝炎、急慢性胃炎、消化不良、胆囊炎等,症见膨闷胀饱,食滞不消,呕逆吞酸。【用法用量】 口服:每次1丸,每日2次。【禁忌】 忌食生冷、油腻食物。【制剂规格】蜜丸:每丸10g。

复肝康颗粒

【药物组成】　柴胡、丹参、香附、黄芪、当归等。【功能主治】　活血，养血，舒肝，解毒。用于肝郁气滞型慢性乙型肝炎、肝硬化等。【用法用量】　开水冲服：每次 10g，每日 3 次。【制剂规格】　颗粒剂：每袋 10g。

甘露消毒丹^[保乙]

【药物组成】　滑石粉、连翘、茵陈、黄芩、石菖蒲、川贝母、木通、土藿香、射干、薄荷、豆蔻。【功能主治】　化湿，清热，解毒。用于急性黄疸型传染性肝炎、咽喉炎、百日咳、流感、消化不良、菌痢、伤寒、尿路感染、急性结膜炎等湿温时疫诸证。【用法用量】　口服：每次 6～9g，每日 1～2 次。【制剂规格】　水丸：每 50 粒重 3g。

茵陈五苓丸^[典/保乙]

【药物组成】　茵陈 160g，泽泻 250g，茯苓 210g，猪苓、白术（炒）、肉桂各 150g。【功能主治】　健脾渗湿，退黄。用于急性黄疸型传染性肝炎，急慢性胆囊炎，胆石症并胆管不完全梗阻，急慢性肠炎，痢疾，消化不良，胃肠功能紊乱，尿路感染，前列腺炎等属肝胆湿热者。【用法用量】　口服：每次 6g，每日 2 次。【制剂规格】　水丸：每 20 丸重 1g。

复方垂盆草糖浆（颗粒）

【药物组成】　鲜垂盆草、矮地茶。【功能主治】　清热解毒，利湿消肿。主治湿热黄疸水肿。用于急性黄疸型肝炎，无黄疸型肝炎、迁延性肝炎、慢性肝炎活动期。【用法用量】　口服：糖浆剂，每次 50ml，每日 3 次；颗粒剂，每次 1 袋，每日 2 次。【禁忌】　忌生气恼怒。【制剂规格】　糖浆，每瓶 150ml；颗粒剂：每袋 10g。

五虎片

【药物组成】　北五味子、虎杖各 0.3g，丹参、灵芝各 0.19g。【功能主治】　清热解毒，活血化瘀，扶正祛邪。适用于病毒性肝炎。临床治疗 283 例，有效 247 例（87.28%）。HBsAg 阳性 122 例，滴度下降和转阴者 40 例（32.78%）。【用法用量】　成人每次服 6 片，每日 3 次，1 个月为 1

个疗程。【制剂规格】 每片相当于原药材 0.98g。

第五节　通淋消石、消炎利胆排石药

胆乐胶囊

【药物组成】 连钱草、山楂、郁金、猪胆汁酸、陈皮。【功能主治】 理气止痛,利胆排石,有抗炎、镇痛作用。主治肝郁气滞所致的胁痛、胁胀。症见胁肋胀痛,纳呆尿黄,用于慢性胆囊炎,胆石症见上述证候者。【用法用量】 口服:每次 4 粒,每日 3 次。【禁忌】 ①肝阴不足所致的胁痛不宜应用;②胆固醇结石症应忌油腻等高脂饮食,戒酒禁烟。【注意】 适当加强体育活动;用药过程中如发生黄疸,或发热或剧烈上腹痛者,应立即请外科按急症处理。【制剂规格】 胶囊剂:每粒 0.3g。

利胆排石片(颗粒)[典/基/保乙]

【药物组成】 金钱草、茵陈各 250g,黄芩、木香、郁金各 75g,大黄、槟榔各 125g,枳实(麸炒)、厚朴(姜制)各 50g,芒硝(精制)25g。【功能主治】 清热利湿,利胆排石。用于胆管结石、胆管感染、胆囊炎及胆管手术后结石复发或胆管感染等。【用法用量】 口服:排石,片剂每次 6～10 片;颗粒剂每次 2 袋;抗炎,片剂每次 4～6 片,颗粒剂每次 1 袋;均每日 2 次。【禁忌】 孕妇禁用;忌生冷、油腻、辛辣刺激性食物。【注意】 体弱、肝功能不良者慎用;避免气恼寒凉。【制剂规格】 片剂:每片 0.3g,每瓶(盒)100 片;颗粒剂:每袋 10g,每盒 10 袋。

消炎利胆片(颗粒、胶囊、滴丸)[保甲]

【药物组成】 穿心莲、溪黄草、苦木。【功能主治】 清热,祛湿,利胆,消炎。治胆痹。用于肝胆湿热引起的口苦、胁痛、急性胆囊炎、胆管炎、肝胆结石并发感染。【用法用量】 口服:片剂,每次 6 片;颗粒剂,每次 1 袋(4g);滴丸,每次 1 袋(2g);胶囊剂,每次 4 粒;均每日 3 次。或遵医嘱。【制剂规格】 片剂:每片 0.25g(含穿心莲内酯不少于 15mg);滴丸:每袋 2g;颗粒剂:每袋 4g;胶囊剂:每粒 0.45g。

胆 石 片 [保乙]

【药物组成】　牛胆水、火硝、鸡内金、枳壳、香附、木香、延胡索、黄连、白术、吴茱萸、高良姜、山楂、青皮。【功能主治】　舒肝利胆,行气止痛。主治肝胆结石。用于胆囊结石和肝内胆管结石气滞证,症见右上腹疼痛,或阵发性绞痛,痛引肩背,腹胀,胃脘痞满,厌食油腻等。【用法用量】　口服:每次 6 片,每日 3 次,3 个月为 1 个疗程。【不良反应】　偶有轻度腹泻及胃脘不适,一般可自行缓解。【注意】　①孕妇忌服;②使用本品过程中,有可能出现结石嵌顿,应在医师指导下使用;③有手术指征者或治疗过程中出现嵌顿等手术指征者,建议及时手术治疗;④合并胆系感染者应注意加用抗感染措施;⑤重症宜加用其他治疗措施。【制剂规格】　片剂:每片 0.5g,每瓶 54 片。

复方胆通片(胶囊) [基/保乙]

【药物组成】　大黄、茵陈、羟甲基香豆素。【功能主治】　清热解毒,消炎利胆。主治胆囊炎、胆管感染。【用法用量】　口服:片剂,每次 2 片;胶囊剂,每次 2 粒;均每日 3 次。【制剂规格】　片剂:每片相当于原生药1.93g;胶囊剂:每粒相当于原生药 1.93g。

胆石通胶囊 [基/保乙]

【药物组成】　茵陈、黄芩、广金钱草、大黄、溪黄草、柴胡、枳壳。【功能主治】　利胆排石,清热利湿。本品主要有利胆、泻下和抑菌作用,主治肝胆湿热,右胁胀痛。用于胆石症、胆囊炎、胆管炎。【用法用量】　口服:每次 4～6 粒,年老体弱者可在开始服药时每次 3 粒,每日 2～3 次。10 日为 1 个疗程。【禁忌】　严重消化道溃疡、心脏病及重症肌无力者不宜服用;孕妇忌服。【制剂规格】　胶囊剂:每粒 0.55g,每瓶 50 粒、100 粒。

胆 乐 片 [基/保乙]

【药物组成】　柴胡、大黄、人工牛黄、郁金、蒲公英、茵陈、栀子、薄荷油。【功能主治】　清热利湿,舒肝止痛,利胆退黄。主治肝胆湿热所致的胁痛。用于急慢性胆囊炎、胆管感染、胆石症、胆管手术后综合征等。【用法用量】　口服:每次 4～5 片,每日 3 次,30 日为 1 个疗程;儿童酌情减量。【制剂规格】 糖衣片:每片 0.18g,每瓶 72 片。

龙胆泻肝片(颗粒、丸、胶囊、口服液)[典/基/保甲]

见护肝养肝及抗肝炎病毒用药(从略)。

胆舒胶囊(片、滴丸、软胶囊)[保甲]

【药物组成】 薄荷素油。【功能主治】 疏肝理气、利胆。治胆癖。主要用于慢性结石性胆囊炎、慢性胆囊炎及胆结石肝胆郁结、湿热胃滞证。【用法用量】 口服:胶囊剂,每次 2 粒;片剂,每次 11~12 片;滴丸,每次 11~12 丸;软胶囊,每次 1~2 粒;均每日 3 次;或遵医嘱。【制剂规格】 胶囊剂:每粒 0.5g,每盒 16 粒,每瓶 30 粒;片剂:每片 55mg;滴丸:每丸 55mg,每瓶 120 丸;软胶囊:每粒 0.4g。

十味蒂达胶囊[保乙/藏]

【药物组成】 蒂达、洪连、榜嘎、木香、波棱瓜子、角茴香、苦荬菜、金腰草、小檗皮、熊胆粉。【功能主治】 疏肝理气,清热解毒,利胆溶石。治胆癖。用于慢性胆囊炎、胆结石。【用法用量】 口服:每次 2 粒,每日 3 次。【制剂规格】 胶囊剂:每粒 0.45g,每盒 20 粒。

金钱草颗粒

【药物组成】 广金钱草、车前草。【功能主治】 清热,祛湿,利尿通淋。主治尿路感染、泌尿系结石、胆囊结石、肾积水肿属湿热者。【用法用量】 口服:每次 10g,每日 3~4 次。【制剂规格】 颗粒剂:每袋 10g,每盒 10 袋。

金 胆 片[保乙]

【药物组成】 龙胆、金钱草、虎杖、猪胆膏。【功能主治】 利胆消炎。治胆系疾病。用于急慢性胆囊炎、胆石症以及胆管感染。【用法用量】 口服:每次 5 片,每日 2~3 次。【注意】 孕妇慎用。【制剂规格】 片剂:每片 0.32g,每瓶 100 片。

乌军治胆片[基]

【药物组成】 乌梅、大黄、佛手、枳实、栀子、甘草、槟榔、威灵仙、姜黄。【功能主治】　舒肝解郁,利胆排石,消炎,清里泄热,理气止痛。主治肝胆实热证。用于胆囊炎、胆管感染、胆管术后综合征。【用法用量】　口服:每次 4 片,每日 3 次。【制剂规格】　片剂:每片 0.3g,每瓶 100 片。

胆　清　片

【药物组成】　虎杖、竹叶、柴胡、栀子、香附。【功能主治】　清化湿热,疏肝利胆。治胆痹。用于慢性胆囊炎肝胆湿热证。【用法用量】　口服:每次 6 片,每日 3 次。1 个月为 1 个疗程,或遵医嘱。【制剂规格】　片剂:每片 0.32g,每盒 36 片。

复方柠檬烯胶囊

【药物组成】　柠檬烯。【功能主治】　利胆溶石,理气开胃,消炎止痛。用于胆结石、胆囊炎、胆管炎、胆管术后综合征,亦可用于消化不良及气管炎。【用法用量】　口服:每次 3～5 粒,每日 3 次;儿童酌减或遵医嘱。胆系疾病 3 周为 1 个疗程。【注意】　少数患者服药后偶见便秘、唇疹;可自行消失。【制剂规格】　胶囊剂:每粒含柠檬烯挥发油 0.1ml。

利　胆　片 [典/保乙]

【药物组成】　大黄、金银花、金钱草、知母、大青叶、柴胡、白芍、茵陈各 58g,木香 96.5g,黄芩 29g,芒硝 19g。精制成 1000 片。【功能主治】舒肝止痛,清热利湿。主治肝胆湿热所致的胁痛,症见胁肋及胃腹部疼痛,按之痛剧,大便不通,小便短赤,身热头痛,呕吐不食。用于胆道疾患见上述证候者。【用法用量】　口服:每次 6～10 片,每日 3 次。【注意】孕妇慎服;忌油腻饮食。【制剂规格】　薄膜衣(片芯重):每片 0.23g。

清胰利胆颗粒

【药物组成】　牡蛎、姜黄、柴胡、大黄、延胡索(醋制)、牡丹皮、赤芍、金银花。【功能主治】　疏肝利胆,行气活血。主治胰胆郁热,气滞血瘀所致的胁痛、胃痛,症见胁肋疼痛,脘腹胀满,口苦呕恶,大便不畅。用于急性胰腺炎、胃炎见上述证候者。【用法用量】　口服:每次 13g,每日 2～3次,开水冲服。【禁忌】　阴虚不足的胁痛、胃痛者不宜使用;孕妇忌用;忌辛辣、油腻饮食,戒烟酒。【制剂规格】　颗粒剂:每袋 13g。

胆胃康胶囊[典/保乙]

【药物组成】 青叶胆、西南黄芩、枳壳、竹叶柴胡、白芍各150g,泽泻、茯苓各100g,茵陈80g,淡竹叶、灯心草各50g,制成1000粒。【功能主治】 舒肝利胆,清热利湿。用于肝胆湿热所致胁痛,黄疸,以及胆汁反流性胃炎、胆囊炎见上述证候者。【用法用量】 口服:每次1～2粒,每日3次。饭后服用。【禁忌】 孕妇禁用。【制剂规格】 胶囊剂:每粒0.3g。

十味黑冰片丸[保乙/藏]

【药物组成】 黑冰片、石榴子、肉桂、豆蔻、荜茇、诃子、光明盐、波棱瓜子、止泻木子、熊胆。【功能主治】 温胃消食,破积利胆。用于隆病、食积不化、培根痞瘤、胆囊炎、胆结石、胆管结石、肝内胆管结石、急慢性肝炎、黄疸,特别对胆结石有显著疗效。【用法用量】 口服:每次8～12丸,每日2次。【制剂规格】 丸剂:每丸0.25g,每盒60丸、180丸。

第六节　胰腺炎用药

胰胆舒胶囊(颗粒)[保乙]

【药物组成】 颗粒剂的组成为姜黄600g,赤芍400g,蒲公英350g,牡蛎500g,延胡索300g,大黄250g,柴胡150g,蔗糖600g,制成1000g。胶囊与颗粒的组成、功能主治均相同,但成分比例和制法有别。【功能主治】具有散淤行气,活血止痛的功效。用于急、慢性胰腺炎或胆囊炎属气滞血瘀,热毒内盛者。【用法用量】 口服:每次4粒;颗粒剂,每次1袋(10g),开水冲服;均每日2～3次。【制剂规格】 胶囊剂:每粒0.5g;颗粒剂:每袋10g。

清胰利胆颗粒

参见本章第五节内容。

清　胰　汤

【药物组成】 柴胡、白芍、生大黄(后下)各15g,黄芩、胡黄连、木香、延胡索、芒硝(冲服)各 9g。【功能主治】 疏肝理气,清热解毒,通里攻下。主治急性胰腺炎。【用法用量】 口服:每日 1 剂,分 1~2 次服用。水煎取液 300ml,禁食者鼻饲,开放饮食者可口服,用至血尿淀粉酶恢复正常。【制剂规格】 合剂:每瓶 300ml。

第6章 泌尿生殖系统感染及妇科、男科病用药

第一节 常见泌尿生殖系统感染用药

尿感宁颗粒[典/保乙]

【药物组成】 海金沙藤、连钱草、凤尾草、萹草、紫花地丁。【功能主治】 清热解毒,利尿通淋,抗菌消炎、利尿解痉等功效。主治泌尿生殖器各种感染证。用于急慢性膀胱炎、肾盂肾炎,对中轻度尿痛、尿急、尿频症状有显著改善作用,对重症者联用敏感的抗菌药物,效果更好。【用法用量】 口服:每次 15g,每日 3 次,开水冲服。必要时可联用喹诺酮、氨基糖苷或头孢菌素类抗菌药物,遵医嘱或药师指导应用。【制剂规格】 颗粒剂:每袋 15g,每盒 10 袋。

妇平胶囊[保乙]

【药物组成】 金荞麦、紫花地丁、败酱草、一枝黄花、扛板归、大血藤、莪术。【功能主治】 清热解毒,化瘀消肿。主治下焦湿热、瘀毒所致之白带量多、色黄质黏,或赤白相兼,或如脓样,有异臭,少腹坠胀疼痛,腰部疼痛,尿黄便干,舌红苔黄腻,脉数。用于盆腔炎、附件炎等见上述症状者。【用法用量】 口服:每次 2 粒,每日 3 次。【禁忌】 孕妇忌服。【制剂规格】 胶囊剂:每粒 0.45g,每盒 24 片。

复方杏香兔耳风颗粒

【药物组成】 杏香兔耳风、白术(漂)。【功能主治】 清热解毒,祛瘀生新。主治妇科病。用于湿热下注所致慢性宫颈炎、子宫内膜炎、阴道炎、白带等症。【用法用量】 口服:每次 9g,每日 2 次,开水冲服。【制剂

规格】　颗粒剂:每袋 9g(相当于原生药 35g),每盒 6 袋。

妇炎净胶囊^[典/基]

【药物组成】　苦玄参、地胆草、当归、鸡血藤、两面针。【功能主治】清热去湿,行气止痛。主治湿热带下、月经不调、痛经、附件炎、盆腔炎、子宫内膜炎、宫旁组织炎等。【用法用量】　口服:每次 3 粒,每日 3 次。【制剂规格】　胶囊剂:每粒 0.4g。

三金片(胶囊)^[保甲]

【药物组成】　金樱根、金刚藤、海金沙。【功能主治】　清热解毒,利湿通淋,补虚益肾。主治急慢性肾盂肾炎、慢性肾炎急性发作、急性膀胱炎和尿道感染等。【用法用量】　口服:片剂,每次 5 片;胶囊剂,每次 2粒;均每日 3～4 次;待症状消失,尿常规正常,尿培养阴性后,急性者继续服用 10 日,慢性者继续服用 1 个月,以巩固疗效。或遵医嘱连用 5～7 日的敏感抗菌药物可获良效,并能缩短疗程。【制剂规格】　片剂:每片相当于原生药 2.1g,每瓶 100 片,每盒 72 片;胶囊剂:每粒 0.35g。

癃清胶囊^[保乙]

【药物组成】　泽泻、车前子、败酱草、金银花、牡丹皮、白花蛇舌草、赤芍、仙鹤草、黄连、黄柏。【功能主治】　清热解毒,凉血通淋。用于下焦湿热所致的热淋,症见尿频、尿急、尿痛、腰痛、小腹坠痛。【用法用量】　口服:每次 4 粒,每日 2 次;重症每次 5～6 粒,每日 3 次。体虚胃寒者不宜服用。【制剂规格】　胶囊剂:每粒 0.5g,每盒 36 粒。

银花泌炎灵^[保乙]

【药物组成】　金银花、半枝莲、萹蓄、瞿麦、石韦、川木通、车前子、淡竹叶、桑寄生、灯心草。【功能主治】　清热解毒,利湿通淋。本品有抑制大肠埃希菌、变形杆菌、金黄色葡萄球菌 6 株菌、铜绿假单胞菌感染的作用,尚有抗炎及增加巨噬细胞吞噬能力的作用。用于急性肾盂肾炎、膀胱炎、下焦湿热证。症见发热恶寒、尿频急、尿道刺痛、尿血、腰痛等。【用法用量】　口服:每次 4 片,每日 4 次,2 周为 1 个疗程。可连服 3 个疗程,或遵医嘱。【禁忌】　孕妇禁用,哺乳期妇女慎用。【制剂规格】　片剂:每片

0.5g,每盒 24 片。

清浊祛毒丸^[保乙]

【药物组成】 金沙藤、大血藤、蒲公英、牡丹皮、虎杖、地黄、山茱萸、广山药、茯苓、泽泻、益母草、黄芪。【功能主治】 清热解毒,利湿祛浊。用于湿热下注所致尿频、尿急、尿痛等。【用法用量】 口服:每次 8g,每日 3 次。【制剂规格】 丸剂:每袋 8g。

清热通淋片(丸、胶囊)^[保乙]

【药物组成】 爵床(蛇床子)、苦参、白茅根、硼砂。【功能主治】 具有清热,利湿,通淋的功效。用于小便频急、尿道刺痛、尿液浑浊、口干苦等,以及急性下尿路泌尿系感染见于上述证候者。【用法用量】 口服:片剂每次 4 片;丸剂,每次 10 丸;胶囊剂,每次 4 粒;均每日 3 次,2 周为 1 个疗程。或遵医嘱。【禁忌】 孕妇忌服。【注意】 肾功能不良者注意定期复查,虚证慎用,胃脘不适者宜在饭后服药。【不良反应】 偶见消化道不适,一般可自行缓解。胃脘不适者宜在饭后服药。【制剂规格】 片剂:每片 0.39g;丸剂:每丸重 0.16g;胶囊剂:0.37g。

热淋清颗粒(胶囊、片)

【药物组成】 头花蓼。【功能主治】 清热解毒,利尿通淋。本品有明显的利尿、消炎、镇痛作用;对金黄色葡萄球菌、大肠埃希菌、铜绿假单胞菌、变形杆菌、淋球菌等革兰阳性、阴性菌有不同程度的抑制作用。用于下焦湿热所致的热淋,症见尿频、尿急、尿痛;尿路感染、肾盂肾炎见上述证候者。临床验证,本品应用于复杂性尿路感染治疗中效果确切,有助于促进患者免疫功能的提高,改善预后。也有对肾结石术后尿路感染的预防及促排石、止痛效果观察,得出结论热淋清颗粒用于防治 PCNL 术后尿路感染整体效果好,可促进结石排出,减轻尿痛、肾区疼痛等症状,且安全性高,不良反应少。【用法用量】 口服:颗粒剂,每次 1～2 袋,开水冲服;胶囊剂,每次 4～6 粒;片剂,每次 3～6 片;均每日 3 次。【制剂规格】 颗粒剂:每袋 4g(无蔗糖);胶囊剂:每粒 0.3g;片剂:每片 0.6g(每片相当于原药材 3.3g)。

野菊花栓^[保乙]

【药物组成】　野菊花。【功能主治】　抗菌消炎。用于前列腺炎及慢性盆腔炎等疾病。【用法用量】　直肠给药:每次 1 粒,每日 1～2 次,或遵医嘱。【禁忌】　肝郁气滞、肾阴不足,脾肾两虚所致的淋症不宜使用;脾肾两虚,寒湿带下不宜使用;饮食宜清淡,忌饮酒、辛辣食物。【注意】　在 20℃以下保存。【制剂规格】　栓剂:每粒 2.4g。

尿清舒颗粒^[保乙/彝]

【药物组成】　车前草、虎杖、地胆草、山木通、野菊花、重楼。【功能主治】　清热利湿,利水通淋。用于湿热蕴结所致淋症,小便不利,淋沥涩痛,慢性前列腺炎属上述证候。【用法用量】　口服:每次 10～20g,每日 3 次,开水冲服。【注意】　孕妇及身体虚寒者慎用。【制剂规格】　颗粒剂:每袋 10g。

宁泌泰颗粒^[保乙/苗]

【药物组成】　四季红、芙蓉叶、仙鹤草、大风藤、白茅根、连翘、三颗针。【功能主治】　清热解毒,利湿通淋。用于湿热蕴结所致淋证,症见小便不利,淋漓涩痛,尿血,以及下尿路感染、慢性前列腺炎见上述证候者。【用法用量】　口服:每次 3～4 粒,每日 3 次;7 天为 1 个疗程,或遵医嘱。【禁忌】　孕妇忌服,体质虚弱者不宜服。【制剂规格】　颗粒剂:每袋 0.38g。

清淋颗粒^[保乙]

【药物组成】　瞿麦、萹蓄、木通、车前子(盐炒)、滑石、栀子、大黄、炙甘草。【功能主治】　清热泻火,利水通淋。用于膀胱湿热所致的淋症、癃闭,症见尿频涩痛、淋沥不畅、小腹胀满、口干咽燥。【用法用量】　口服:每次 1 袋,每日 2 次,开水冲服,小儿酌减。【禁忌】　孕妇忌服,体质虚弱者不宜服。【制剂规格】　颗粒剂:每袋 10g。

清浊祛毒丸^[保乙]

【药物组成】　金沙藤、大血藤、蒲公英、牡丹皮、虎杖、地黄、山茱萸、广山药、茯苓、泽泻、益母草、黄芪等。【功能主治】 清热解毒,利湿去浊。主治湿热下注所致尿频,尿急,尿痛等。【用法用量】 口服:每次 8g,每天 3 次。【禁忌】 孕妇禁用。【注意】 儿童慎用。【制剂规格】 丸剂:每 10 丸重 0.13g。

血尿安胶囊(片)[保乙/徐]

【药物组成】 白茅根、小蓟、肾茶、黄柏。【功能主治】 清热利湿,凉血止血;有抗尿路感染作用。用于湿热蕴结所致,尿血,尿频,尿急,尿痛,泌尿系感染见上述症候者。【用法用量】 口服:胶囊剂,每次 4 粒;片剂每次 2 片,均每日 3 次。【注意】 孕妇慎用;服药期间慎用辛辣香燥食物。【制剂规格】 胶囊剂:每粒 0.35g;片剂:每片 0.6g。

克淋通胶囊[保乙]

【药物组成】 头花蓼(四季红)、黄柏。【功能主治】 清热泻火,利尿通淋。用于湿热下注、热结膀胱所致的热淋,症见小便频数,尿急、尿痛、小腹胀痛,腰痛,苔黄腻,脉滑数。【用法用量】 口服:每次 4～6 粒,每日 3 次。【制剂规格】 胶囊剂:每粒 0.4g。

通 淋 胶 囊

【药物组成】 土茯苓、韭菜子、泽泻、苍术、川木通、苦参、大黄、金樱子、鹿茸、蜈蚣、冬瓜子。【功能主治】 补肾健脾,解毒利湿的功效。用于肾虚瘀阻症,症见尿频、尿急、尿涩痛、血尿。【用法用量】 口服,每次 4 粒,每日 3 次。【禁忌】 孕妇禁用。【注意】 年龄过大,高血压者慎用。【制剂规格】 胶囊剂:每粒 0.3g。

八正片(胶囊、颗粒)[保乙]

【药物组成】 栀子、车前子、瞿麦、萹蓄、滑石、大黄、川木通、灯心草、甘草等。【功能主治】 清热,利尿,通淋的功效。用于湿热下注,小便短赤,淋沥涩痛,口燥咽干。【用法用量】 口服:片剂(胶囊),每次 4 片(粒);颗粒剂,每次 1 袋;均每日 3 次。【禁忌】 忌服辛辣刺激性食物;不宜在服药期间同时服用温补性中成药。【注意】 心脏病、肝病、糖尿病、肾病等慢性病严重者应在医师指导下服用。【制剂规格】 片剂:每片

0.60g;胶囊剂:每粒 0.3g;颗粒剂:每袋 2.2g(无糖型);8g(含糖型)。

泌宁胶囊 [保乙/苗]

【药物组成】　酢浆草、车前草、石椒草。【功能主治】　清热解毒,利尿通淋。用于湿热蕴结所致的小便黄赤,灼热刺痛,小腹拘急等。【用法用量】　口服:每次 3 粒,每日 3 次。【禁忌】　孕妇忌服;忌烟、酒及辛辣油腻食物。【制剂规格】　胶囊剂:每粒 0.3g。

导　赤　丸 [保乙]

【药物组成】　连翘、黄连、栀子(姜炒)、木通、玄参、天花粉、赤芍、大黄、黄芩、滑石。辅料为赋形剂蜂蜜。【功能主治】　清热泻火,利尿通便。用于火热内盛所致的口舌生疮、咽喉疼痛、心胸烦热、小便短赤、大便秘结。【用法用量】　口服:每次 1 丸,每日 2 次;周岁以内小儿酌减。【禁忌】　忌烟、酒及辛辣食物;不宜在服药期间同时服用滋补性中药。【注意】　高血压、心脏病、肝病、糖尿病、肾病等慢性病严重者应在医师指导下服用;服药后大便次数增多且不成形者,应酌情减量。【制剂规格】　蜜丸:每丸 3g。

泌淋胶囊(颗粒) [保乙/苗]

【药物组成】　头花蓼子(四季红)900g,车前草、酢浆草各 450g,石椒草 300g,淀粉 20g,制成 1000 粒。【功能主治】　清热解毒,利尿通淋。主治湿热蕴结所致淋症,小便不利,淋漓涩痛。用于尿路感染见上述证候者。【用法用量】　口服:胶囊剂,每次 3 粒;颗粒剂,每次 6g,每日 3 次。【禁忌】　服药期间忌烟、酒等辛辣食物。【注意】　孕妇慎服。【制剂规格】　胶囊剂:每粒 0.3g;颗粒剂:每袋装 6g。

泌淋清胶囊 [保乙]

【药物组成】　头花蓼子(四季红)、黄柏、酢浆草、仙鹤草、白茅根、车前草等苗族习用药组成。【功能主治】　清热解毒、利湿通淋,有抑菌、抗炎、镇痛、解热作用。主治下焦湿热、热淋、白浊、尿道刺痛、小便频急。用于急慢性肾盂肾炎、膀胱炎、尿路感染、小腹拘急等症。【用法用量】　口服:每次 3 粒,每日 3 次或遵医嘱。【禁忌】　服药期间忌烟、酒等辛辣食物。【注意】 孕妇慎服。【制剂规格】 胶囊剂:每粒 0.4g。

第二节 外生殖器感染用药

洁尔阴洗液[保乙]

【药物组成】 蛇床子、艾叶、独活、石菖蒲、苍术、薄荷、黄柏、黄芩、苦参、地肤子、茵陈、土荆皮、栀子、金银花。【功能主治】 清热燥湿,杀虫止痒。主治:①妇女湿热带下,症见阴部瘙痒红肿,带下量多、色黄或如豆渣状,口苦口干,尿黄便结,舌红苔黄腻,脉弦数;适用于真菌性、滴虫性及非特异性阴道炎。②用于下述皮肤病:急性湿疹(湿热型)、接触性皮炎(热毒夹湿型)、体股癣(风湿热型)。【用法用量】 阴道给药:①外阴、阴道炎,用 10%浓度洗液(即取本品 10ml 加温开水至 100ml,混匀)擦洗外阴;用冲洗器将 10%的洁尔阴洗液送至阴道深处冲洗阴道,每日 1 次,7 日为 1 个疗程。②接触性皮炎、急性湿疹,用 3%浓度洗液(即取 3ml 加冷开水至 100ml 混匀)湿敷患处,轻者每日 2～3 次,每次 30～60 分钟;严重渗出者可做持续湿敷,于 8:00、14:00、18:00、22:00 时各更换敷料 1 次。如发现皮损处皮肤发白呈浸渍状,即撕掉敷料 30～60 分钟后再湿敷;无溃破者,可直接用原液涂搽,每日 3～4 次;前者 7 日,后者 14 日为 1 个疗程。③体股癣:用 50%浓度洗液(即取本品 50ml 加冷开水至 100ml 混匀)涂搽患处,每日 3 次,21 日为 1 个疗程。【不良反应】 个别患者皮损处出现皮肤潮红加重,刺痛等。【注意】 ①勿内服;②外用若出现刺痛,皮肤潮红加重,暂停使用或遵医嘱处理;③严格按说明书要求掌握使用,不可随意提高浓度;④外阴、肛门等处,勿直接用原液涂搽。【制剂规格】 单瓶装:每瓶 220ml。套装盒内:洁尔阴洗液(120ml)1 瓶;洁尔阴泡腾片(每片 0.3g,每盒 8 片);洁尔阴冲洗器(100ml)1 个;指套 1 个。套装内产品可以合用,也可以分别单独使用。

洁尔阴泡腾片[保乙]

【药物组成】 蛇床子、金银花、栀子、土荆皮、黄柏、黄芩、苦参、地肤子、茵陈、薄荷、艾叶、独活、苍术、石菖蒲。【功能主治】 清热燥湿,杀虫止痒。主治妇女湿热带下,症见阴部瘙痒红肿,带下量多、色黄或如豆渣状,口苦口干,尿黄便结,舌红苔黄腻,脉弦数。适用于真菌性、滴虫性及非特异性阴道炎。【用法用量】　阴道给药:洗净手及外阴部,取平卧位或适当体位,戴上消毒指套用手指将药片送至阴道深部后穹窿处。每晚 1 片,或早、晚各放 1 片,或遵医嘱,7 日为 1 个疗程。先将阴道内污秽物用洗液冲洗出来后,再上泡腾片,其效更好。【注意】　①外用药,勿内服。②冲洗器使用请仔细看说明书,或向医生、药师咨询。③洁尔阴洗液、洁尔阴泡腾片、冲洗器使用请仔细看说明书。或向妇科医师、药师咨询。【制剂规格】　泡腾片:0.3g,每板 8 片。

红核妇洁洗液

【药物组成】　山楂核干馏液。【功能主治】　解毒去湿,杀虫止痒。主治湿毒下注之阴痒、带下。用于真菌性阴道炎和非特异性阴道炎见上述症状者。【用法用量】　外用:用药前,用水清洗阴部后擦干,取 10ml 药液于稀释瓶中,加温开水至 100ml,摇匀,用稀释后的药液冲洗外阴和阴道,每日 2 次,连用 7 日;重症患者用药应遵医嘱。【注意】　注意保持冲洗器的清洁。【制剂规格】　洗液:每瓶 100ml。

苦 参 栓[基]

【药物组成】　苦参。【功能主治】　清热,燥湿,解毒,杀虫,利尿。主治阴道炎。用于心腹结气,癥瘕积聚,热痢,便血,黄疸水肿,赤白带下,阴肿阴痒,湿疹,皮肤瘙痒,疥癣等。临床主要用于慢性宫颈炎、老年性阴道炎、真菌性阴道炎、附件炎、盆腔炎、滴虫病等妇科病。【用法用量】　阴道给药:每晚 1 粒,塞入阴道深处;用药前清洗外阴,上药后戴好卫生巾。【不良反应】　偶见头晕、便秘等,可自行消失。【制剂规格】　阴道栓剂:1.2g,含苦参总碱以氧化苦参碱计为 100mg。

苦参软膏(凝胶、阴道泡腾片)[保乙]

【药物组成】　苦参总碱。【功能主治】　抗菌消炎。用于宫颈糜烂,赤白带下,滴虫性阴道炎及阴道霉菌感染等妇科慢性炎症。【用法用量】　阴道给药:软膏、凝胶剂,均每晚 1 支,将软膏或凝胶轻轻挤入阴道深处;泡腾片,每晚 1 片,塞入阴道内。一般连用 7 日为 1 个疗程,或遵医嘱。【注意】　用药前清洗外阴,上药后戴好卫生巾。【制剂规格】　软膏、凝胶剂:均每支 5g,含苦参总碱以氧化苦参碱计为 100mg。泡腾片:每片重 1.2g(含苦参总碱以氧化苦参碱计为 100mg)。

治糜灵栓[保乙]

【药物组成】 黄柏 25g,苦参 25g,儿茶 25g,枯矾 20g,冰片 5g。【功能主治】 清热燥湿,解毒消炎,祛腐生肌。主治宫颈糜烂、真菌性阴道炎、感染性阴道炎、滴虫性阴道炎、外阴瘙痒等。【用法用量】 阴道给药:每晚睡前清洗外阴部,然后将本品推入阴道宫颈处,一般 2 日 1 枚。使用时有少量污秽物排出,要戴好卫生巾。【制剂规格】 栓剂:每枚 3g,每盒 10 枚。

消糜栓

【药物组成】 人参皂苷、紫草、黄柏、苦参、枯矾、儿茶。【功能主治】 清热解毒,燥湿杀虫,祛腐生肌。外用治疗妇科病。用于宫颈糜烂、滴虫阴道炎、真菌阴道炎、非特异性阴道炎、支原体感染、淋病双球菌感染等。【用法用量】 阴道给药:每次 1 枚,每日 1 次。用药期间,每日要清洗 1 次,可于睡前用 1:5000 高锰酸钾溶液洗净外阴部,一般以 10 次为 1 个疗程。分泌异常者可继续用药至子宫颈光滑为止。用药后如有烧灼感或脱落物排出,建议用 3 枚后停药 2~3 日再用本品,或咨询医生,在医生指导下用药。每日更换清洁内裤或卫生巾,以免重复感染。【禁忌】 月经期忌用;治疗期间禁止性生活及盆浴。【制剂规格】 栓剂:每粒(枚)3g,每盒 5 枚。

复方莪术油栓

【药物组成】 莪术油、冰片、硝酸益康唑。【功能主治】 莪术油能行气活血,消积止痛,活血化瘀,祛腐生肌,增强机体免疫力,且可预防宫颈癌,对细菌、真菌、滴虫、病毒等病原微生物具有协同杀灭作用,并修复病变组织促进创面愈合;硝酸益康唑为广谱抗真菌药,冰片能协同前二味治局部妇科病。用于白色念珠菌引起的阴道感染、真菌阴道炎、滴虫阴道炎、宫颈糜烂。【用法用量】 阴道给药:①治疗宫颈糜烂时,患者洗净手及外阴部,采取平卧位或适当体位,戴上本品配套的医用指套,将药栓送入阴道深部子宫处,用本品配备的"卫生棉条"堵住药栓;每次 1 枚,每日

1次;重症每日2次,或遵医嘱,6日为1个疗程,至少使用2个疗程。②治疗阴道炎时方法同前。如有外阴瘙痒症状,可先将药栓在瘙痒处涂抹,剩余部分填入阴道深处。③术前用药,每日2次,于每晚及次晨各1枚,连用1周。④必要时由专科医生指导用药。【不良反应】 仅个别患者反应恶心及局部有烧灼感,停药即消失。【注意】 ①外用药,禁止入口;②遇夏日高温,药栓会有变软现象,请在低温条件下放置一会儿,以方便患者使用;③仔细看说明书。【制剂规格】 妇科用栓剂:每枚内含硝酸益康唑50mg、莪术油0.2ml、冰片3mg,每盒6枚。

舒安卫生栓

【药物组成】 寮刁竹、两面针、蛇床子、野菊花。【功能主治】 清热燥湿,杀虫止痒。对白色念珠菌、阴道感染有治疗作用以及止痒、镇痛和抗炎作用。用于真菌阴道炎、细菌性阴道炎、湿热下注证候,症见白带增多,外阴瘙痒,或见小便短少黄赤等。【用法用量】 阴道给药:每晚1次,每次1枚,塞入阴道深处,用前洗净外阴,7日为1个疗程。【禁忌】 孕妇忌用,月经期暂停使用。【不良反应】 偶见外阴瘙痒,不影响继续治疗。【制剂规格】 栓剂:1.5g,每盒7枚。

保妇康栓(泡沫剂)[典/保乙]

【药物组成】 莪术油82g,冰片75g。【功能主治】 行气破瘀,生肌,止痛。外用治妇科病。用于真菌阴道炎、老年性阴道炎、宫颈糜烂。【用法用量】 阴道给药:栓剂,每晚1粒。用药前应先洗净外阴,然后将栓剂塞入阴道深部,或在医生指导下用药;仔细看使用说明书。泡沫剂:每日1次,睡前使用。使用前先装上导管,振摇均匀,倒置容器,将导管轻轻插入阴道约7cm,揿压阀门,以泡沫刚好溢出阴道口为准。【禁忌】 对本品过敏者忌用。【制剂规格】 栓剂:每粒1.74g,每盒6粒;泡沫剂:每瓶30g(除去抛射剂后内容物为18g)。

第三节 肾病用药

尿毒清颗粒[保甲]

【药物组成】 大黄、黄芪、桑白皮、苦参、白术、茯苓、白芍、制何首乌、丹参、车前草等。【功能主治】 通腑降浊,健脾利湿,活血化瘀。用于慢性肾功能衰竭,氮质血症期和尿毒症早期,中医辨证属脾虚湿浊证和脾虚血瘀证者。可降低肌酐、尿素氮,稳定肾功能,延缓透析时间。对改善肾性贫血、提高血钙、降低血磷也有一定作用。【用法用量】 口服:温开水冲服,每日 4 次,6、12、18 时各服 1 袋,22 时服 2 袋,每日最大服用量 8 袋;也可另定服药时间,但两次服药间隔勿超过 8 小时。【禁忌】 忌与氧化淀粉等化学吸附剂合用。【注意】 按肾功能衰竭程度,采用相应的肾衰饮食,少食豆类食品;服药后大便呈半糊状为正常现象,如呈水样需减量使用;本品可与对肾功能无损害的抗生素、化学药降压、利尿、抗酸、降尿酸药并用。【制剂规格】 颗粒剂:每袋 5g(无糖型)。

肾炎四味片(胶囊、丸、颗粒)[保甲/保乙]

【药物组成】 细梗胡枝子、黄芩、石韦、黄芪。【功能主治】 活血化瘀,清热解毒,补肾益气。用于慢性肾炎。对肾脏病患者具有提高免疫力的作用;对肾功能不全有较好的效果,能降低非蛋白氮、尿素氮、提高酚红排泄率等;对肾病综合征患者的浮肿、高血压、尿蛋白、尿红细胞、管型尿以及乏力、腰酸、纳差等自觉症状均有不同程度改善。【用法用量】 口服:片剂,每次 8 片;胶囊剂,每次 8 粒(0.3g/粒);浓缩丸,每次 5g;颗粒剂,每次 1 袋,开水冲服;均每日 3 次。【注意】 胶囊(0.45g/粒)服药剂量遵医嘱。【制剂规格】 片剂:0.36g;胶囊剂:每粒 0.3g、0.45g;浓缩丸:每袋 5g;颗粒剂:每袋 5g。

肾 康 栓[保乙]

【药物组成】 大黄、黄芪、丹参、红花。【功能主治】 降逆泄浊,益气活血,通腑利湿。主治慢性肾炎、慢性肾盂肾炎、高血压肾损伤、糖尿病肾损伤等多种原因引起的肾脏疾病,表现为面色晦暗、身重困倦、腰痛、口中黏腻、腹胀、纳呆、肌肤甲错、肢体麻木等。【用法用量】 直肠给药:在一般治疗的基础上,以本品直肠给药。戴上一次性脂套,用示指将栓塞入肛门内 2cm 以上,每日 5 粒,分 4 次使用,早、中、晚各 1 粒,睡前 2 粒。8 周为 1 个疗程。【禁忌】 肛周、直肠重度疾病者禁用;妊娠期妇女或哺乳期妇女,及对本药过敏者禁用。【注意】 用药后稍休息片刻,以利药物能较好地融化吸收;用药后可有欲解大便之感或大便次数增加,此为药物正常作用所致;饮食方面宜低蛋白、低磷、高热量饮食。【不良反应】　个别患者用药后出现肛门灼热、腹痛、腹泻、全身怕冷等。【制剂规格】　栓剂:每粒 3g。

益肾康胶囊

【药物组成】　耙齿菌多糖的粗提物。【功能主治】　清利湿热。用于慢性肾小球肾炎属下焦湿热证者。【用法用量】　口服:每次 2 粒,每日2～3 次;或遵医嘱。【注意】　孕妇及哺乳期妇女用药:孕妇及哺乳期妇女慎用。【不良反应】　偶见胃脘不适,口干,纳差,恶心。【制剂规格】胶囊剂:每粒 0.3g。

肾 炎 片[保乙]

【药物组成】　一枝黄花、马鞭草、白茅根、车前草、葫芦壳、白前。【功能主治】　清热解毒,利水消肿。用于急慢性肾炎和泌尿道感染。【用法用量】　口服:每次 6～8 片,每日 3 次。【制剂规格】　片剂:每片 0.3g。

肾炎舒片(胶囊、颗粒)[保乙]

【药物组成】　苍术、茯苓、白茅根、防己、生晒参(去芦)、黄精、菟丝子、枸杞子、金银花、蒲公英。【功能主治】　益肾健脾,利水消肿。用于治疗脾肾阳虚型肾炎引起的浮肿、腰痛、头晕、乏力等症。【用法用量】　口服,每次 6 片;胶囊剂,每次 4 粒;颗粒剂,每次 1 袋,开水冲服;均每日 3次。小儿酌减。【制剂规格】　片剂:每片 0.27g;胶囊剂:每粒 0.35g;颗粒剂:每袋 5g。

肾炎消肿片[保乙]

【药物组成】　桂枝、泽泻、陈皮、香加皮、苍术、茯苓、姜皮、大腹皮、黄柏、椒目、冬瓜皮、益母草。【功能主治】　健脾渗湿,通阳利水。本品具有显著的利尿作用,一次给药可使大鼠 4 小时平均总尿量增加 52.23%。对家兔血清型肾炎的实验证明,本品具有显著降低血清肾炎家兔的循环免疫复合物的生成,提高机体免疫功能,同时具有消除尿蛋白,降低尿素氮和肌酐,明显改善肾功能。对肾组织损伤具有较强的修复作用,可使其恢复到正常状态。临床用于急、慢性肾炎脾虚湿肿证候,表现为肢体浮肿,晨起面肿甚,午后腿肿较重,按之凹陷,身体重困,尿少,脘胀食少,舌苔白腻,脉沉缓。【用法用量】 口服:每次 4～5 片,每日 3 次。【注意】注意两种不同规格和用法,仔细阅读说明书,或遵医嘱。【制剂规格】 片剂:每片 0.34g、0.56g。

肾衰康灌肠液^[保乙]

【药物组成】 大黄、丹参、红花等。【功能主治】 清热解毒、益气利尿、活血化瘀。用于急性肾功能衰竭和早、中期慢性肾功能衰竭,属湿浊血瘀证,症见身重困倦,纳差腹胀,恶心呕吐,舌质紫暗,舌苔厚腻等。【用法用量】 直肠给药:普通型,灌肠,成人每次 100ml,小儿按每 1kg 体重 2ml 计算。用时加 5％碳酸氢钠溶液 10～20ml,保留 30 分钟后放出,每日 6～8 次,或遵医嘱。浓缩型,每次 20ml,一般每日 6 次,或遵医嘱。【制剂规格】 灌肠液:每瓶 100ml(普通型)、20ml(浓缩型)。

五苓片(胶囊)^[保乙]

【药物组成】 茯苓 180g,泽泻 300g,猪苓 180g,桂枝 120g,白术 180g。【功能主治】 温阳化气,利湿行水。主治小便不利,水肿腹胀,呕逆泄泻,渴不思饮。临床适应证包括急、慢性肾小球肾炎,肾盂肾炎,肾病综合征,肾功能不全,高脂血症,高血压,冠心病,慢性充血性心力衰竭,心瓣膜病,急、慢性胃肠炎,传染性肝炎,腹泻、呕吐等症,以及各种原因引起的肢体肿胀,关节炎及关节腔积液,胸腔积液,腹水,颅脑外伤,颅内压增高,脑积水,泌尿系感染及结石,尿潴留,阴囊水肿等;妊娠高血压综合征,产后尿潴留,更年期浮肿;青光眼,中心性浆液性视网膜炎,中耳炎,梅尼埃综合征,鼻窦炎,三叉神经痛等;鞘膜积液等。【用法用量】 口服:片剂,每次 4～5 片,每日 3 次;胶囊剂,每次 3 粒,每日 2 次。或遵医嘱。【注意】 小儿遵医嘱。【制剂规格】 片剂:每片 0.35g;胶囊剂:每粒 0.45g。

海昆肾喜胶囊^[保乙]

【药物组成】 褐藻多糖硫酸酯。【功能主治】 化浊排毒。用于慢性肾功能衰竭(代偿期、失代偿期和尿毒症早期)湿浊证,症见恶心,呕吐,纳差,腹胀,身重困倦,尿少,浮肿,苔厚腻。【用法用量】 口服:每次 2 粒,每日 3 次;2 个月为 1 个疗程。餐后 1 小时服用。【注意】 个别患者服用后出现胃脘不适,纳差。【制剂规格】 胶囊剂:每粒 0.22g(含褐藻多糖硫酸酯 100mg)。

第四节 常见妇科病治疗药

一、妇科炎症、月经不调及带下症用药

暖宫七味丸(散)^[保乙/蒙]

参见第 20 章第二节内容。

吉祥安坤丸^[保乙/蒙]

【药物组成】 益母草、沙棘、赤包子、红花、木香、山奈、土木香、鹿茸、朱砂、牛黄、冬虫夏草、牛胆粉。【功能主治】 调经活血,补气安神。用于调经及绝经期综合征等;月经不调,产后发热,心神不安(绝经期综合征),头昏头痛,腰膝无力,四肢水肿,乳腺肿胀。【用法用量】 口服:每次 11~15 粒,每日 1~2 次。【制剂规格】 丸剂:0.2g,每瓶 12g。

产   泰

【药物组成】 黄芪、川芎、何首乌、当归、炮姜等。【功能主治】 补虚扶正,化瘀生新,益气养血。润燥生津,固表解汗,促进子宫修复及产妇生理功能恢复。用于分娩,人工流产,自然流产子宫复旧不良,体虚无力,恶露增多或不尽,汗多,大便燥结,月经不调,痛经等。【用法用量】 口服:每次 20ml,每日 3 次。【制剂规格】 合剂:每瓶 120ml、360ml。

化瘀舒经胶囊

【药物组成】 延胡索(醋制)、白芍、川芎、乌药、当归、桂枝。【功能主治】 温经,行气,止痛。尚有活血化瘀、改善微循环、抗血栓、抗炎作用;其止痛作用持续时间长且无成瘾性。可用于痛经和胃痛,缓解寒凝气滞所致的行经小腹疼痛,得热则痛减,经行不畅,月经量少,手足欠温等。尚可用于胃痛、胸痹、疼痛性失眠、脑震荡后头痛、神经性疼痛、胃伤疼痛、癌

性疼痛等。【用法用量】 口服:每次3~4粒,每日3次;5日为1个疗程,可服2个疗程。【制剂规格】 胶囊剂:每粒0.35g。

祛斑调经胶囊

【药物组成】 黄芪、当归、丹参、党参、枸杞子。【功能主治】 益气补血,祛斑调经。本品抑制正常家兔在体子宫收缩,可抑制已烯雌酚和缩宫素致雌性大鼠扭体反应,改善微循环,提高肝组织的维生素E水平等。适用于气血两亏所致的月经后期,黄褐斑,或月经后期伴黄褐斑者。【用法用量】 口服:每次3粒,每日3次。【禁忌】 孕妇忌用。【不良反应】 少见有腹泻,或便秘、口唇生疮、口干、面部红疹,个别患者出现经期腹痛、崩漏。【注意】 脾虚便溏,实热火胜者均慎用。【制剂规格】 胶囊剂:每粒0.3g。

妇炎舒胶囊[保乙]

【药物组成】 忍冬藤、大血藤、甘草、大青叶、蒲公英、赤芍、大黄(制)、丹参、虎杖、川楝子(制)、延胡索(制)。【功能主治】 清热凉血,活血止痛。用于妇女盆腔炎症等引起的带下量多,腹痛。【用法用量】 口服:每次5粒,每日3次。【禁忌】 孕妇及妇女月经期间忌服。忌辛辣、生冷、油腻饮食。带下清稀者不宜用。【注意】 脾虚大便溏者慎用。【制剂规格】 胶囊剂:每粒0.4g,每盒60粒。

葆宫止血颗粒[保乙]

【药物组成】 煅牡蛎、白芍、侧柏叶、地黄、金樱子、醋柴胡、三七、仙鹤草、椿皮、大青叶。【功能主治】 固经止血,滋阴清热。本品有缩宫、促凝、止血和抗炎作用。主治冲任不固,阴虚血热所致的月经过多,经期延长,症见月经量过多或经期延长,经色深红,质稠,或有小血块,腰膝酸软,咽干口燥,潮热心烦,舌红少津,苔少或无苔,脉细数。用于功能性子宫出血及上环后子宫出血见上述证候者。【用法用量】 口服:每次1袋(15g),每日2次,开水冲服。月经来后开始服用,14日为1个疗程,连服2个月经周期。【制剂规格】 颗粒剂:每袋15g,每盒6袋。

丹栀逍遥丸[基/保乙]

【药物组成】 牡丹皮、焦栀子、柴胡(酒制)、酒白芍、当归、茯苓、白术

（土炒）、薄荷、炙甘草、生姜。【功能主治】　舒肝解郁,清热调经。用于肝郁化火,胸胁胀痛,燥闷胀痛,烦闷急躁,颊赤口干,食欲不振或有潮热,以及妇女月经先期,经行不畅,乳房与腹胀痛。【用法用量】　口服:每次6～9g(1～1.5袋),每日2次。【注意】　口服本品期间应保持情绪乐观,切忌生气恼怒。忌生冷油腻厚味饮食。孕妇慎用。【制剂规格】　丸剂:每袋6g,每盒10袋。

妇　宁　胶　囊

【药物组成】　益母草、党参、地黄、当归、熟地黄、陈皮、乌药、白芍、川芎、白术(麸炒)、香附(醋制)、茯苓、木香、紫苏叶、阿胶、砂仁、黄芩、琥珀、甘草、沉香、川牛膝。【功能主治】　养血调经,顺气解郁。用于月经不调,腰腹疼痛,赤白带下,精神倦怠,饮食减少。【用法用量】　口服:每次4粒,每日2次,2周为1个疗程。或遵医嘱。【制剂规格】　胶囊剂:每粒0.48g,每盒24粒。

红 金 消 结 浓 缩 丸 [基]

【药物组成】　三七、香附、八角莲、鼠妇虫、黑蚂蚁、五香血藤、鸡矢藤、大红袍、柴胡。【功能主治】　疏肝理气,软坚散结,活血化瘀,消肿止痛。用于气滞血瘀所致的乳腺小叶增生、子宫肌瘤、卵巢囊肿。【用法用量】　口服:每次10丸,每日3次。孕妇禁用。【注意】　忌食酸、冷及刺激性食物。【制剂规格】　浓缩丸:每丸0.2g,每盒60粒。

坤 复 康 片 [保乙]

【药物组成】　赤芍、乌药、香附、南刘寄奴、粉萆薢、萹蓄、猪苓、女贞子、苦参。【功能主治】　活血化瘀,清利湿热。用于气滞血瘀,湿热蕴结所致的带下量多,下腹隐痛。【用法用量】　口服:每次3～4片,每日3次。【禁忌】　孕妇禁用。忌食辛辣、生冷、油腻食物。带下清稀者不宜用。【注意】　脾虚大便溏者慎用。【制剂规格】　片剂:每片0.45g,每盒48片。

坤　灵　丸

【药物组成】　有2方:①香附(炙)、益母草、红花、鸡冠花、地黄、麦冬、白芍(酒灸)、黄芪、肉苁蓉(灸)、茯苓、厚朴、白术(炒)、赤石脂、甘草、白薇、五味子、木通。②香附(灸)、阿胶、红参、当归、鹿角胶、龟甲胶、牡丹皮、川芎、延胡索、砂仁、没药(炒)、小茴香(盐灸)、荆芥、藁本、川贝母。【功能主治】 调经养血,逐瘀生新。其药理作用主要有增强免疫力,缓解疲劳,促使红细胞及血色素的增加,改善肝脏的解毒功能,改善血循环障碍和调节子宫功能,调节性激素,促进新陈代谢,促进子宫发育,对不孕症或是改善怀孕的环境有促进作用。临床主要用于月经不调、月经量异常、行经腹痛、子宫寒冷、久不受孕,习惯性流产,赤白带下,崩漏不止,病久气虚,肾亏腰痛。【用法用量】 口服:每次 15 丸,每日 2 次。【禁忌】 对本药品过敏者禁用;忌食辛辣、油腻食物。【制剂规格】 丸剂:每 10 丸重1.25g,相当于原药材 2.6g,每袋 15 丸,每盒 60、72 粒。

坤泰胶囊[保乙]

【药物组成】 熟地黄、黄连、白芍、黄芩、阿胶、茯苓。【功能主治】滋阴清热,安神除烦。用于绝经前后诸证。阴虚火旺者,症见潮热面红、自汗盗汗、心烦不宁、失眠多梦、头晕耳鸣、腰膝酸软、手足心热、妇女卵巢功能衰退更年期综合征见上述表现者。【用法用量】 口服:每次 4粒,每日 3 次,2～4 周为 1 个疗程,或遵医嘱。【禁忌】 阳虚体质者忌用;忌食辛辣、油腻厚味食物;不宜与感冒药同时服用。【不良反应】 偶见服药后腹胀、胃痛,可改为饭后服药或停药。【制剂规格】 胶囊剂:每粒 0.5g,每盒 36 粒。

散结镇痛胶囊[保乙]

【药物组成】 龙血竭、三七、浙贝母、薏苡仁。【功能主治】 软坚散结,化瘀定痛。动物实验表明本品有消肿胀、抑制肉芽生长,降低血浆$PGF_{1\alpha}$、TXB_2 及血清雌二醇的浓度,升高血清黄体酮含量;提高免疫功能并改善微循环;能抑制子宫内膜异位模型动物的子宫内膜生长。临床用于痰瘀互结兼气滞所致的继发性痛经、月经不调、盆腔包块、不孕、子宫内膜异位症见上述症状者。【用法用量】 口服:每次 4 粒,每日 3 次。于月经来潮第 1 天开始服药,连服 3 个月经周期为 1 个疗程。或遵医嘱。【不良反应】 偶见皮肤瘙痒、烦热、口渴、便秘、胃脘不适;头晕、恶心、腹泻、皮疹;心悸、皮肤多油、多汗等,一般不影响治疗。【禁忌】 孕妇忌用。

【制剂规格】　胶囊剂:每粒 0.4g,每盒 30 粒。

逍 遥 丸 [基/保甲/农合]

【药物组成】　柴胡、当归、白芍、白术(炒)、茯苓、炙甘草、薄荷、生姜。
【功能主治】　疏肝健脾,益血调经。用于肝气不舒所致的月经不调、胸胁
胀痛、头晕目眩、食欲减退。【用法用量】　口服:每次 8 丸,每日 3 次。
【禁忌】　忌食寒凉、生冷食物;感冒时不宜服本药;月经过多时不宜服本
药。【制剂规格】　丸剂:每 8 丸相当于原方药材 3g,每瓶 200 丸。

丹 贞 颗 粒

【药物组成】　牡丹皮、赤芍、女贞子、黄柏、生地黄、海螵蛸。【功能主
治】　清热凉血,滋肾养阴,调经止血。治妇科病。用于血热所致的月经
提前,经量过多,经色鲜红,质稠有块。【用法用量】　口服:每次 5g,每日
2 次,开水冲服,月经干净后起服,15 日为 1 个疗程。【制剂规格】　颗粒
剂:每袋 5g。

八珍颗粒(丸) [典/保乙]

【药物组成】　熟地黄、当归各 150g,党参、白术(炒)、茯苓、白芍各
100g,甘草(炙)50g,川芎 75g。【功能主治】　补气益气。主治气血两虚
之面色萎黄,食欲缺乏,四肢乏力,月经过多。用于月经不调、习惯性流产
等妇科病,亦用于慢性萎缩性胃炎、胃下垂等。【用法用量】　口服:水蜜
丸,每次 6 丸;大蜜丸,每次 1～2 丸;颗粒剂,每次 1 袋;均每日 2～3 次,
温开水送服或开水冲服。【禁忌】　体实有热者禁用。忌过劳、辛辣食物。
【注意】　避免受寒凉;节制性生活。【制剂规格】　水蜜丸:每袋 18g;颗
粒剂:每袋 10g;大蜜丸:每丸 9g。

金刚藤糖浆(颗粒、片、丸、胶囊) [保乙]

【药物组成】　金刚藤(菝葜)。【功能主治】　清热解毒,散结消肿,有
抗菌消炎散瘀的功效。用于妇女附件炎、附件炎性包块及炎性包块不孕
症。【用法用量】　口服:糖浆剂,每次 20ml;胶囊剂,每次 4 粒;片剂,每
次 3 片;丸剂,每次 2g(10 丸);颗粒剂,每次 1 袋,温开水冲服;均每日 3
次。【制剂规格】　糖浆剂:每瓶 150ml;胶囊剂:每丸 0.5g;颗粒剂:每袋

6g;片剂:每片 0.52g;丸剂:每袋 4g(约 20 丸)。

参茸白凤丸 [典/基]

【药物组成】 人参 8.2g,鹿茸(酒制)9.4g,党参(炙)40g,当归、黄芪(酒制)、白芍(酒制)、益母草(酒制)各 39g,熟地黄 77.5g,川芎、胡芦巴(盐制)、续断(酒制)、白术(制)、黄芩(酒制)、甘草(炙)各 30g,延胡索(制)23g,香附(制)31g,砂仁 23g,桑寄生(蒸)21g。【功能主治】 益气补血,调经安胎。主治气血不足,月经不调,经期腹痛,经漏早产。用于肾精亏损、气血不足所致的妇人月经不调,经期腹痛,经漏早产,闭经等妇科疾病;慢性活动性肝炎、血小板减少症、再生障碍性贫血、功能性子宫出血、产后恶露不尽及术后出血等。【用法用量】 口服:每次 1 丸,每日 1 次。【禁忌】 感冒发热,食滞时忌服。【制剂规格】 蜜丸:每丸 9g。

乌鸡白凤丸(片、胶囊、颗粒、口服液) [典/基]

【药物组成】 乌鸡(去毛、爪、肠)640g,鹿角胶、白芍、人参、香附(醋制)、丹参、山药各 128g,黄芪、甘草各 32g,当归 144g,鳖甲(制)、天冬、川芎、芡实(炒)各 64g,牡蛎(煅)、桑螵蛸、鹿角霜各 48g,生地黄、熟地黄各 256g,银柴胡 26g。【功能主治】 补气养血,调经止带。主治气血两虚,身体瘦弱,腰膝酸软,月经不调,崩漏、带下。临床用于治疗月经不调、痛经、功能性子宫出血、产后恶露不尽、带下、男子体虚等,亦可用于原发性血小板减少性紫癜、隐匿性肾炎、胃下垂、中风病后痴呆、再生障碍性贫血、斑秃、荨麻疹、骨结核、前列腺增生、遗精、阳痿、精液不液化、习惯性流产、绝经期综合征、尿血等。【用法用量】 口服:小蜜丸,每次 6g;大蜜丸,每次 1 丸,温黄酒或温开水送服;口服液,每次 1 支;片剂,每次 2 片;胶囊剂,每次 2~3 粒;颗粒剂,每次 1 袋,开水冲服;均每日 2 次。【禁忌】孕妇禁用。【注意】 忌食寒凉、生冷食物;服药期间不宜喝茶和吃萝卜,不宜同时服用藜芦、五灵脂、皂荚或其制剂;感冒时不宜服用本药。【制剂规格】 大蜜丸:每丸 9g;小蜜丸:每袋 6g(每 12 丸 1g);口服液:每支 10ml;片剂:每片 0.5g;胶囊剂:每粒 0.3g;颗粒剂:每袋 2g。

十二乌鸡白凤丸 [基/保乙]

【药物组成】 乌鸡(去毛、爪、肠)、炙黄芪、党参、白术、山药、熟地黄、白芍(酒炒)、当归、川芎、牡丹皮、五味子(酒制)。【功能主治】　益气养血,调经。主治气血两虚所致月经不调、崩漏,症见月经提前、月经错后、经量少或淋沥不净,或月经量多。用于功能性月经不调、子宫出血见上述证候者。【用法用量】　口服:大、小蜜丸,均每次 9g,每日 2 次。【制剂规格】　小蜜丸:每袋 9g;大蜜丸:每丸 9g。

同仁乌鸡白凤丸(口服液)[基/保乙]

【药物组成】　乌鸡(去毛、爪、肠)、人参、黄芪、山药、鹿角、熟地黄、天冬、青蒿、银柴胡、香附(醋炙)、丹参、川芎、桑螵蛸、芡实(炒)、牡蛎(煅)、甘草。【功能主治】　益气养血,滋阴清热。主治气血两虚、阴虚有热所致的月经不调、崩漏、带下病,症见经行错后或提前、经水量多、淋沥不净、带下量多、黄白相间(兼)、腰膝酸软、虚热盗汗。用于功能性子宫出血见上述证候者,临床验证有促进造血、保肝、抗炎及雌激素样活性。【用法用量】　口服:水蜜丸,每次 6g;大蜜丸,每次 1 丸,用黄酒或温开水送服;口服液,每次 10ml;均每日 2 次,或遵医嘱。【制剂规格】　大蜜丸:每丸 9g;小蜜丸:每袋 6g;口服液:每支 10ml。

复方乌鸡白凤口服液[基/保乙]

【药物组成】　乌鸡、炙黄芪、党参、山药、白术、当归、熟地黄、白芍(酒炒)、川芎、茯苓、牡丹皮、五味子(酒制)。【功能主治】　益气养血,滋补肝肾。用于气血两虚、肝肾不足所致的月经不调,症见月经错后,量少色淡,以及脾虚湿阻所致带下病,症见带下量多、色白清稀。【用法用量】　口服:每次 10ml,每日 2 次。月经不调者于月经干净后服用,12 日为 1 个疗程,可连服 3 个疗程。带下病者 10 日为 1 个疗程,可连用 1 个月。【制剂规格】　口服液:每支 10ml。

白凤饮(丸)[基]

【药物组成】　乌鸡、生地黄、人参、香附。【功能主治】　补气养血,调经止带。治气血两亏所致月经不调、产后虚弱等。用于气虚血亏所致的月经不调,行经腹痛,崩漏带下,小腹冷痛,体弱乏力,腰酸腿软,产后虚弱,阴虚盗汗等。【用法用量】　口服:大蜜丸,每次 1 丸;水蜜丸,每次 6g;合剂,每次 10ml;均每日 2 次。【制剂规格】　大蜜丸:每丸 10.5g、

15g;水蜜丸:每 50 粒重 5g;合剂:每支 10ml,每盒 6 支、10 支。

安坤赞育丸^[典/基]

【药物组成】 香附(醋制)96g,鹿茸、阿胶、白术(麸炒)、砂仁各 24g,紫河车 20g,白芍、当归、生地黄、酸枣仁(炒)、熟地黄各 16g,牛膝、川牛膝、陈皮各 14g,北沙参、没药(醋制)、川芎各 12g,天冬 11.5g,补骨脂(盐制)11g,龙眼肉、续断、黄芩各 10g,茯苓、黄柏、龟甲、锁阳、杜仲(盐制)、秦艽、鳖甲(醋制)、艾叶(炭)、白薇、延胡索(醋制)、山茱萸(酒制)、橘红、泽泻、远志(制)各 8g,鹿尾 7.5g,枸杞子、鸡冠花、黄芪、乳香(醋制)、赤石脂(煅)、鹿角胶、肉苁蓉(酒制)、青蒿、肉豆蔻(煨)、藁本、柴胡各 6g,菟丝子、鸡血藤、桑寄生、琥珀、甘草、红花各 4g,血余炭、木香、丹参各 2g,乌药 3g,西红花 0.8g,沉香 13g,紫苏叶 5g。【功能主治】 补气养血,调经止带。主治气滞血虚引起的月经不调。用于气血两亏,肝肾不足,形瘦虚羸,神倦体疲,面黄水肿,心悸失眠,腰酸腿软,午后低热,骨蒸潮热,月经不调,崩漏带下,产后虚弱,血瘀腹痛,大便溏泻。【用法用量】 口服:每次 1 丸,每日 2 次。【注意】 孕妇遵医嘱服用。【制剂规格】 大蜜丸:每丸 9g,每盒 10 丸。

得生丸(片)^[典/基/保乙]

【药物组成】 益母草 600g,当归、白芍各 200g,柴胡 100g,木香、川芎各 50g。【功能主治】 养血化瘀,调经止痛。主治血瘀气滞,月经不调,经期腹痛,癥瘕痞块。用于闭经、婚后不受孕、体质虚弱、精神负担过重属血虚血瘀气滞者。【用法用量】 口服:每次 1 丸,每日 2 次。【禁忌】 孕妇忌服,忌思虑劳伤。【制剂规格】 大蜜丸:每丸 9g,每盒 10 丸;片剂:每片 0.26g。

痛经丸(片)^[典/基]

【药物组成】 当归、香附(醋制)、山楂(炭)、丹参各 75g,白芍、延胡索、五灵脂(醋炒)各 50g,川芎 37.5g,熟地黄 100g,木香、青皮、炮姜、肉桂各 12.5g,茺蔚子、红花各 25g,益母草 300g。【功能主治】 活血散寒,调经止痛。主治痛经:气滞血瘀型、寒凝胞中型(血滞)、湿热下注型、气血虚弱型,经来腹痛;尚可用于冠心病心绞痛、慢性肝炎、早期肝硬化、胃溃疡等。【用法用量】　口服：水丸，每次 6～9g，每日 1～2 次，临经时服用；片剂，每次 8 片，每日 3 次。【禁忌】　孕妇禁用。【制剂规格】　水丸：每袋 18g；片剂：每片相当于原生药 0.74g，每盒 24 片。

蹄甲多肽片

【药物组成】　猪蹄甲提取物，角蛋白部分水解生成的多肽。【功能主治】　可兴奋子宫，增加子宫收缩的频率和幅度，节律性地兴奋子宫肌影响内膜的血管，使血管呈扩张和收缩的双相变化，从而改善"功血"的子宫内膜血管血流障碍；本品还可调节内分泌，通过促进肾上腺束状带分泌糖皮质激素，抑制纤维蛋白溶解，减少血管通透性，稳定溶酶体膜等作用，从而改善或制止功能性子宫出血。用于月经过多，功能性子宫出血。【用法用量】　口服：每次 0.9～1.5g，每日 3 次。连续服用 3 个月经周期或遵医嘱。【不良反应】　偶有胃不适。【禁忌】　对本品过敏者忌用。【注意】　孕妇、哺乳期妇女忌用。【制剂规格】　片剂：每片 0.3g。

十珍香附丸 [基]

【药物组成】　党参、黄芪、当归、川芎、白芍、熟地黄、白术、甘草、香附、艾叶炭。【功能主治】　益气养血，理气调经。调经药。主治月经不调、痛经、血虚气滞。表现为经期或前或后，经量或多或少，色黯有块，小腹胀甚连及胸胁乳房，舌淡苔白，脉弦、小腹胀痛或隐隐作痛，行经量少或淋漓不畅等。【用法用量】　口服：每次 1～2 丸，每日 1～2 次。【制剂规格】　大蜜丸：每丸 9g，每盒 10 丸。

宫血宁胶囊(片) [保甲]

参见本章四、温经养血安胎、通乳及产后子宫复旧不全康复药内容。

崩　漏　丸 [基]

【药物组成】　棕榈炭、莲房炭、贯众炭、牡丹皮炭、杏仁皮炭、血余炭、茜草炭、香附、陈皮、木香、焦枳壳、地黄、当归、白术、甘草。【功能主治】　固崩塞漏，能提高子宫肌张力，促进子宫内膜剥脱，以利子宫内膜排出，减少局部充血，缩短出、凝血时间，并收缩血管，促进血液凝固。主治突发性崩漏下血，淋漓不止。用于功能性子宫出血、女性生殖器官炎症、肿瘤等阴道出血。【用法用量】 口服:每次 6g,每日 2 次。【制剂规格】 水丸:每 50 粒重 3g。

春血安胶囊

【药物组成】 熟地黄、车前子(盐制)、茯苓、柴胡、牛膝、五味子(制)、肉桂、泽泻、三七、附子(制)、山药、黄连、牡丹皮。【功能主治】 益肾固冲,调经止血。主治功能性子宫出血。用于肝肾不足、冲任失调所致月经过多,经期腹痛,青春期功能失调性子宫出血、上环后子宫出血。【用法用量】 口服:每次 4 粒,每日 3 次;或遵医嘱。【制剂规格】 胶囊剂:每粒 0.5g,每盒 36 片。

八宝坤顺丸[典]

【药物组成】 熟地黄、生地黄、白芍、当归、川芎、阿胶、人参、白术、茯苓、甘草、益母草、黄芩、牛膝、橘丝、沉香、木香、砂仁、琥珀。【功能主治】 养血调经,补气解郁。调经药,主治气血两虚,月经不调,经期腹痛,腰酸腿痛,足跗水肿。亦用于闭经及赤白带下,胎动不安,胞衣不下或产后恶血不尽,脐腹刺痛,产后血晕、血崩。【用法用量】 口服:每次 1 丸,每日 2 次。【禁忌】 月经过多者禁用;孕妇禁用。【注意】 感冒发热者慎用。【制剂规格】 大蜜丸:每丸 9g,每盒 10 丸。

八珍益母丸(胶囊)[典/基/保甲]

【药物组成】 益母草、党参、白术、茯苓、甘草、当归、白芍(酒炒)、川芎、熟地黄。【功能主治】 补气养血,调月经。主治月经不调,痛经。用于妇女气血两虚之体弱无力,月经不调,行经腹痛,白带过多,腰酸倦怠,不思饮食等。【用法用量】 口服:水蜜丸,每次 6g;小蜜丸,每次 9g;大蜜丸,每次 1 丸;均每日 2 次;胶囊剂,每次 3 粒,每日 3 次。均温开水送服。【不良反应】 偶见大小不一的紫红色皮疹,服抗过敏药数日后消失。【禁忌】 月经量多者忌服;孕妇禁用。【制剂规格】 大蜜丸:每丸 9g,每盒 10 丸;小蜜丸:每 100 粒重 10g;胶囊剂:每粒 0.28g。

四物益母丸[基]

【药物组成】 熟地黄、当归、川芎、白芍、益母草。【功能主治】 补血调经,活血祛瘀。主治月经不调、闭经不行、经前腹痛、产后恶露不绝、闭经、痛经、行经腹痛等症。【用法用量】　口服:水丸,每次 6g;蜜丸,每次 9g;均每日 2 次。【注意】　孕妇忌用。【制剂规格】　水丸:每袋 18g;大蜜丸:每丸 9g。

妇 珍 片[基]

【药物组成】　益母草、川芎、当归。【功能主治】　养血活血,化瘀调经,有活血化瘀,调经止痛作用。主治月经不调、经闭、产后腹痛、痛经、头痛、经期腹痛、产后瘀血症等。【用法用量】　口服:每次 4～5 片,每日 2～3 次,温开水送服。【禁忌】　孕妇忌用。【制剂规格】　片剂:每片 0.28g,每瓶 100 片。

妇科千金片[保甲]

【药物组成】　党参、当归、千斤拔、金樱根、鸡血藤、穿心莲、两面针、十大功劳叶。【功能主治】　益气养血,清热解毒,强腰通络。主治妇科炎症。用于急慢性盆腔炎、子宫颈炎、子宫内膜炎及其他妇女生殖器炎症;带下病、腹痛、月经失调等。有人用于前列腺炎、慢性咽炎、感冒发热等均有较好疗效。【用法用量】　口服:每次 4 片,每日 2 次。【制剂规格】　片剂:每片 0.32g,每盒 60 片。

立止白带丸[基]

【药物组成】　白术、山药、党参、人参、当归、白芍、川芎。【功能主治】气血双补,健脾,除湿,止带。主治气虚血亏所致的白带,虚寒湿阻引起的行经腹痛等。临床主要用于治疗慢性宫颈炎、功能性子宫出血、贫血、白细胞减少症及慢性活动性肝炎等。【用法用量】　口服:每次 25g,每日 2 次。【禁忌】　湿热带下证禁用;不宜与四环素类药物同服。【制剂规格】水丸:每 100 粒重 23g。

宁坤养血丸(丹)[基]

【药物组成】　当归、人参、茯苓、陈皮、白芍。【功能主治】　补气养血,调经。治月经不调。用于气血虚弱兼寒湿凝滞所致的月经不调,行经腹痛等症。【用法用量】　口服:每次 1 丸,每日 2～3 次,用温黄酒或白开水送服。【注意】 孕妇慎用。【制剂规格】 蜜丸:每丸 7.8g。

妇科通经丸^[典/基]

【药物组成】 巴豆(制)80g,干漆(炭)、大黄(醋炒)各 160g,香附(醋炒)200g,木香、红花各 225g,沉香、三棱(醋炒)、莪术(醋煮)、郁金、黄芩、鳖甲(醋制)、穿山甲(代,醋制)各 163g,艾叶(炭)75g,硇砂(醋制)100g。【功能主治】 破瘀通经,解郁止痛。主治月经不调、痛经、闭经及胸膈痞闷,腰腹胀痛。【用法用量】 口服:每早空腹,小米汤或黄酒送服,每次 3g(30 丸),每日 2 次。【禁忌】 气血虚弱证忌用;孕妇忌用;忌生冷、辛辣食物、荞麦面。【制剂规格】 水丸:每 10 丸重 1g,每袋 18g。

艾附暖宫丸^[典/基/保甲]

【药物组成】 当归、艾叶(炭)各 120g,香附(醋制)240g,吴茱萸(制)、黄芪(蜜炙)、川芎、白芍(酒炒)各 80g,地黄 40g,肉桂 20g,续断 60g。【功能主治】 理气补血,暖宫调经。主治子宫虚寒,月经不调,经来腹痛,腰酸带下。用于不孕症、痛经等。【用法用量】 口服:小蜜丸,每次 9g;大蜜丸,每次 1 丸;均每日 2～3 次。【制剂规格】 小蜜丸:每袋 18g;大蜜丸:每丸 9g。

十一味能消丸^[典/基/藏]

【药物组成】 土木香 30g,小叶莲 50g,野姜 40g,沙棘膏 38g,诃子(去核)75g,蛇肉(麝香剂)、方海各 25g,寒水石(煅)100g,硇砂 17g,大黄 90g。【功能主治】 化痰行血,通经催产。用于经闭、月经不调、难产及胎盘不下,产后瘀血腹痛。【用法用量】 口服:每次 2～3 丸(粒),每日 2 次。【注意】 孕妇忌用。【制剂规格】 水丸:每丸(粒)0.3g,每盒(瓶)24 丸(粒)。

九气拈痛丸^[典/基]

【药物组成】 延胡索(醋制)、五灵脂(醋炒)、香附(醋制)各 300g,木香、甘草、高良姜各 75g,槟榔、陈皮、郁金各 150g,莪术(醋制)600g。【功能主治】 理气,活血,止痛。治痛痹。用于胸胁胀满疼痛,痛经。【用法用量】 口服:每次 6～9g,每日 2 次。【禁忌】 孕妇禁用。【制剂规格】

水泛丸:每瓶 6g;每袋 9g;每盒 10 小瓶(袋)。

白　带　丸 [典/基/保乙]

【药物组成】　黄柏(酒炒)150g,椿皮 300g,白芍、当归各 100g,香附(醋制)50g。【功能主治】　清湿热,止带下。主治湿热下注,赤白带下。用于阴道炎、子宫颈炎、子宫内膜炎等妇女生殖器炎症引起的白带增多以及糖尿病等,亦用于遗精、滑精、慢性前列腺炎。【用法用量】　口服:水蜜丸,每次 6～9g,温开水送服;大蜜丸,每次 1 丸;均每日 2 次。【禁忌】　虚寒者不宜用。【制剂规格】　水蜜丸:每袋 18g;大蜜丸:每丸 9g。

女金丸(胶囊、片) [典/基/保乙]

【药物组成】　当归、陈皮各 140g,白芍、川芎、熟地黄、白术(炒)、茯苓、甘草、肉桂、牡丹皮、没药(制)、延胡索、藁本、白芷、黄芩、白薇、赤石脂(煅)、阿胶各 70g,党参 55g,益母草 200g,香附(醋制)150g,砂仁 50g,麝香霜 150g。【功能主治】　调经养血,理气止痛。主治月经病。用于月经不调、痛经、小腹胀痛、腰腿酸痛。【用法用量】　口服:蜜丸:每次 1 丸;胶囊剂:每次 3 粒,片剂:每次 4 片;均每日 2 次。【注意】　孕妇慎用。【制剂规格】　大蜜丸:每丸 9g,每盒 10 丸;胶囊剂:每粒 0.38g;片剂:每片 0.6g。

香　附　丸 [典]

【药物组成】　香附(醋制)300g,当归 200g,白芍(炒)、熟地黄、白术(炒)各 100g,砂仁 25g,川芎、陈皮、黄芩各 50g。【功能主治】　理气养血,主治气滞血虚,胸闷胁痛,经期腹痛,月经不调。【用法用量】　口服:黄酒或温开水送服,每次 6～9g,每日 2 次。【制剂规格】　水丸:每袋 18g;大蜜丸:每丸 9g。

妇科回生丹 [基]

【药物组成】　当归、川芎、熟地黄、白芍、茯苓、人参、白术、甘草、黑大豆、山茱萸、大黄、红花、苏木、苍术、香附、乌药、延胡索、桃仁、蒲黄、五灵脂、羌活、木瓜、地榆炭、青皮、乳香、没药、高良姜、陈皮、木香、三棱、怀牛膝、米醋。【功能主治】　益气活血,化瘀通经。治气虚血亏、瘀血凝滞冲任引起的经闭不行、腰痛、癥块等。用于妇女血瘀经闭,胸胁胀满,少腹疼痛,子宫内膜异位症及生殖器炎症,下腹包块、子宫肌瘤、盆腔炎性包块。【用法用量】 口服:每次1丸,每日2~3次。【制剂规格】 大蜜丸:每丸9g,每盒10丸。

妇科金丹(丸)[基]

【药物组成】 人参、白术、茯苓、甘草、当归、白芍、川芎、熟地黄、黄芪、肉桂、阿胶、杜仲、续断、菟丝子、鹿角、山药、锁阳、陈皮、补骨脂、砂仁、木香、益母草、牡丹皮、延胡索、鸡冠花、乳香、没药、红花、血余炭、松香、艾叶(炭)、小茴香、白芷、藁本、苏叶、黄芩、黄柏、白薇、赤石脂、青蒿。【功能主治】 补血调经,理气止痛,活血祛瘀。治气血两亏之月经不调,宫寒不孕,带下血崩,腰酸背痛,肚腹疼痛等。用于气血不足引起的闭经及行经时小腹冷痛、痛经;功能性子宫出血、产后出血;子宫肌瘤引起的月经过多;气血虚寒引起的不孕症。【用法用量】 口服:每次1丸,每日2次。【禁忌】 实热证者忌用;孕妇忌用。【制剂规格】 大蜜丸:每丸9g,每盒10丸。

妇科养坤丸[基]

【药物组成】 熟地黄、甘草、川芎、当归、延胡索、黄芩、郁金、木香、杜仲、香附、白芍、蔓荆子、砂仁、生地黄。【功能主治】 疏肝理气,养血活血。治血虚肝郁所致的月经不调、闭经、痛经、经期头痛。用于经期不准或延期,量少,色红,头晕目眩,胸胁闷胀,腰酸腹痛,食欲缺乏,舌干口燥,脉细弦;闭经,月经数月不行,精神郁闷不乐,烦躁易怒,胸脘胀闷或两胁胀痛,小腹作胀,脉弦缓;痛经,经前或经期腹痛,腰酸及胸闷纳差,月经量少,脉弦细;经期头痛或经后头痛,痛时牵及眼眶、眉棱骨,或头晕,恶心,口干咽燥,不思饮食,舌淡苔薄,脉细。【用法用量】 口服:每次1丸,每日2次。【制剂规格】 蜜丸:每丸11.3g。

妇科养荣丸[基]

【药物组成】 黄芩、白术、茯苓、甘草、当归、川芎、白芍、熟地黄、阿胶、香附、陈皮、砂仁、艾叶、杜仲、麦冬、益母草。【功能主治】 补气养血,调经止痛。治气血两虚所致的月经不调,经行腹痛,崩中漏下,赤白带下,头晕目眩,心悸等。用于月经不调、赤白带下、不孕、贫血头晕、心悸等证,症见气短懒言,食欲缺乏等血气两亏的妇科病。【注意】　孕妇慎用。【用法用量】　口服:浓缩丸,每次 16 粒;蜜丸,每次 2 丸;均每日 2 次,温开水送服。【制剂规格】　浓缩丸:每 8 粒相当于原生药 3g;蜜丸:每丸 6g。

鸡 血 藤 膏 [基]

【药物组成】　滇鸡血藤膏粉 87.5g,川牛膝 23.8g,续断 21.2g,红花 2g,黑豆 5g,熟糯米粉 175g,饴糖 120g。【功能主治】　补血,活血,调经。主治血虚引起的月经病,如血虚血瘀型月经不调、痛经、白带;贫血、血小板减少症、白细胞减少症;手足麻木,关节酸痛等。【用法用量】　口服:将膏研碎,用水、酒各半炖化服,每次 6~10g,每日 2 次。【禁忌】　脾虚便溏者勿服。【注意】　孕妇慎用。【制剂规格】　浸膏剂:每瓶 500g、125g;胶块:每盒 30g、60g。

产 妇 安 合 剂 (颗 粒) [保乙]

【药物组成】　当归、益母草、川芎、红花。【功能主治】　祛瘀生新,有活血祛瘀、止血、增强子宫平滑肌收缩、抗炎及镇痛等作用,主治产后康复不良。用于产后血瘀腹痛,恶露不尽。【用法用量】　口服:合剂,每次 25ml,每日 2 次,或遵医嘱,15 日为 1 个疗程;颗粒剂,每次 1 袋,每日 2~3 次,开水冲服。【制剂规格】　合剂:每瓶 200ml;颗粒剂:每袋 10g。

固 经 丸 [典/基/保乙]

【药物组成】　白芍(炒)、黄柏(盐炒)各 300g,黄芩(酒炒)200g,椿皮(炒)、香附(醋制)各 150g,龟甲(制)400g。【功能主治】　滋阴清热,固经止带。主治阴虚血热引起的月经病。用于阴虚血热,月经先期,量多,色紫黑,赤白带下。【用法用量】　口服:每次 6g,每日 2 次。【注意】　孕妇慎用或忌用。【制剂规格】　水泛丸:每袋 6g、12g、18g。

归 羊 颗 粒 [基]

【药物组成】　当归、羊肉、生姜。【功能主治】　温血补气。主治身体虚弱、产后虚寒性腹痛及产后贫血、产后虚弱、营养不良、肠痉挛、肠胃神经官能症、慢性前列腺炎、贫血、肿瘤等。【用法用量】　口服:每次 20g,

每日 2~3 次;小儿酌减。【注意】 阴虚火旺者慎用。【制剂规格】 颗粒剂:每袋 20g,每盒 10 袋。

养荣百草丸 [基]

【药物组成】 白芍、当归、熟地黄、川芎、桑寄生、香附、麦冬、茯苓、陈皮、杜仲炭、黑豆、阿胶、甘草。【功能主治】 补血益肾,止血安胎。主治血虚肾气不固及炎症、月经不调、胎动不安、痛经,用于慢性盆腔炎、慢性子宫内膜炎、宫颈炎、先兆流产等属血虚肾气不固者。【用法用量】 口服:每次 5g,每日 2 次。【制剂规格】 水丸:每 50 粒重 3g,每袋 5g。

四制香附丸 [典]

【药物组成】 香附 400g,熟地黄、当归(炒)、川芎、炒白芍各 100g,炒白术、泽兰、陈皮各 75g,关黄柏、炙甘草各 25g。炼蜜适量,水泛为丸。【功能主治】 理气和血,补血调经。用于血虚气滞,月经不调,胸腹胀痛。【用法用量】 口服:每次 9g,每日 2 次。【制剂规格】 水蜜丸:每袋 9g。

妇康宁片 [典]

【药物组成】 白芍 196g,香附 30g,当归 25g,三七 20g,醋艾炭 4g,麦冬 49g,党参 30g,益母草 147g。【功能主治】 养血理气,活血调经。用于血虚气滞所致的月经不调,症见月经周期后错,经水量少,有血块;或经期腹痛。【用法用量】 口服:每次 8 片,每日 2~3 次;或经前 4~5 日服用。【注意】 孕妇慎用。【制剂规格】 薄膜衣片:每片 0.26g;糖衣片(片芯重):每片 0.25g。

除湿白带丸 [典]

【药物组成】 党参 80g,炒白术、山药各 100g,白芍、芡实、车前子(炒)、白果仁各 50g,当归、苍术、陈皮各 30g,荆芥炭 15g,柴胡、黄柏炭、茜草各 12g,海螵蛸、煅牡蛎各 40g。【功能主治】 健脾益气,除湿止带。用于脾虚湿盛所致的带下病,症见带下量多,色白质稀,纳少,腹胀,便溏。【用法用量】 口服:每次 6~9g,每日 2 次。【制剂规格】 水丸:每 20 丸重 1g。

康 妇 软 膏

【药物组成】 蛇床子、白芷、花椒、土木香、冰片。【功能主治】 祛风燥湿,杀虫止痒。主治湿热下注所致的阴痒、带下病,症见外阴红肿、瘙痒、带下量多、色黄。用于外阴炎、外阴溃疡、阴道炎见上述证候者。【用法用量】 外用:涂于洗净的患处,每日 2～4 次。【注意】 ①寒湿滞下者慎用;②本品含辛寒通窍之品,孕妇忌用;③月经期至经净 3 日内停用,切忌内服;④饮食宜清淡,忌食辛辣厚味之品。【制剂规格】 膏剂:每管 10g。

杏香兔耳风片

【药物组成】 杏香兔耳风。【功能主治】 清热解毒,祛瘀生新。主治湿热下注所致的带下病,症见带下量多、色黄,小腹隐痛。用于宫颈糜烂见上述证候者。【用法用量】 口服:每次 4～6 片,每日 3 次。【禁忌】①本品为清热利湿、解毒之品,脾虚寒湿证带下病忌用;②孕妇禁用,糖尿病患者慎用;③饮食宜清淡,忌辛辣厚味之品。【制剂规格】 片剂:0.3g,每盒 36 片(糖衣片)。

全 鹿 丸[典]

【药物组成】 中鹿 1 只(用鹿肉加酒煮熟,将肉横切,焙干为末;取皮、肚杂洗净入原汤熬膏,和药末为丸;其骨须酥炙,为末,和肉末、药末一处,捣不成丸,加炼蜜),人参,白术(炒),茯苓,炙甘草,当归,川芎,生地黄,熟地黄,黄芪(蜜炙),天冬,麦冬,枸杞,杜仲(盐水炒),牛膝(酒拌蒸),山药(炒),芡实(炒),菟丝(制),五味子,锁阳(酒拌蒸),肉苁蓉,破故纸(酒炒),巴戟肉,胡芦巴(酒拌蒸),川续断,覆盆子(酒拌蒸),楮实子(酒拌蒸),秋石,陈皮各 500g,川椒(去目,炒),小茴香(炒),沉香,青盐各 250g。【功能主治】 补肾填精,健脾益气,现代药理学证实本方有提高免疫功能和增加冠状动脉血流量作用。临床用于脾肾两亏(阳虚证)、崩漏、带下所致的老年腰膝酸软、神疲乏力、畏寒肢冷、尿次频数、崩漏、带下。【用法用量】 口服:每次 6～9g(40 粒重约 3g),每日 2 次。【禁忌】 牛膝活血化瘀,故孕妇慎用;饮食宜清淡易消化食物,忌食辛辣油腻食物,以免助湿生热。【注意】 ①本方温补,故阴虚火旺者慎用;②感冒者慎用,以免表邪不解。【制剂规格】 水丸剂:每袋6g。

鹿 胎 胶 囊

【药物组成】 鹿胎(或失水鹿胎)、鹿茸、肉桂、当归、熟地黄、阿胶、龟甲(醋制)、续断、地骨皮、红参、茯苓、白术(麸炒)、益母草、丹参、赤芍、蒲黄、川芎、牛膝、香附(醋制)、延胡索(醋制)、木香、莱菔子(炒)、小茴香(盐制)、甘草。【功能主治】 补气养血,通经散寒,温肾调经。主治气血两虚,肾气不足所致虚弱消瘦,月经不调,行经腹痛,寒湿带下,症见月经先后不定期、神疲乏力、腰膝酸软,或带下清稀。用于功能性月经不调,雌激素样功能低下见上述证候者。【用法用量】 口服:每次5粒,每日3次。【禁忌】 ①肾虚兼有内热者、孕妇均忌用;②忌生冷饮食。【注意】 月经期出血量过多者慎用。【制剂规格】 胶囊剂:每粒0.3g。

愈 带 丸

【药物组成】 当归、白芍、熟地黄、香附(醋炙)、木香、艾叶(炒炭)、干姜(微炒)、肉桂(炒焦)、知母、黄柏、牛膝、蒲黄(炒)、棕榈炭、百草霜、鸡冠花、芍药花、炙甘草。【功能主治】 养血柔肝,固经止带。用于血虚肝郁所致的月经不调、带下病,症见月经先后不定期、赤白带下、头晕目眩、神疲乏力、胸闷不舒。【用法用量】 口服:每次6g(每100粒重6g),每日2次。【禁忌】 ①本品养血调肝,故脾肾两虚证者忌用;②含牛膝活血通经,故孕妇忌用;③忌食生冷、油腻之品。【制剂规格】 水丸剂:每袋6g。

宫 炎 平 片 [典/保乙]

【药物组成】 地菍450g,两面针170g,当归140g,五指毛桃100g,柘木140g。辅料为淀粉、滑石粉、硬脂酸镁,共精制成1000片。【功能主治】 清热利湿,祛瘀止痛,收敛止带。主治湿热瘀阻所致小腹隐痛、带下病,症见小腹隐痛、经色紫暗、有块、带下色黄质稠。用于慢性盆腔炎见上述证候者。【用法用量】 口服:每次3~4片,每日3次。【禁忌】 孕妇忌用;忌生冷、辛辣及厚味饮食。【注意】 血虚失荣腹痛及寒湿带下者慎用。【制剂规格】 薄膜衣片:每片0.26g;糖衣片:每片0.25g。

妇 宁 栓 [基]

【药物组成】 苦参、黄芩、黄柏、猪胆粉、乳香、没药、莪术、儿茶、蛤壳粉、冰片、丹红。【功能主治】　清热解毒,燥湿杀虫,祛腐生肌。主治湿热下注所致的带下病、阴痒、阴蚀;症见黄白带下、量多味臭,阴部瘙痒或有小腹疼痛。用于阴道炎、阴道溃疡、宫颈糜烂见上述证候者。【用法用量】阴道给药:洗净外阴部,将栓剂塞入阴道深部,或在医生指导下用药,每晚1 粒,重症早、晚各 1 粒。【禁忌】　①孕妇忌用;月经期前及经净后日内停用。②外用剂,切忌内服。③忌辛辣、厚味饮食。【制剂规格】　栓剂:每粒 1.6g(棉条型每粒相当于原药材 3.59g)。

更年宁心胶囊[基]

【药物组成】　熟地黄、黄芩、黄连、白芍、阿胶、茯苓。【功能主治】滋阴清热,安神除烦。主治绝经前后诸症阴虚火旺证,症见潮热面红、自汗盗汗、心烦不宁、失眠多梦、头晕耳鸣、腰膝酸软、手足心热。用于更年期综合征见上述证候者。【用法用量】　口服:每次 4 粒,每日 3 次;4 周为 1 个疗程。【禁忌】　脾肾阳虚者、感受外邪者均忌用。忌辛辣饮食。【制剂规格】　胶囊剂:每粒 0.5g。

治糜康栓[典/保乙]

【药物组成】　黄柏、苦参、儿茶各 500g,枯矾 400g,冰片 100g。【功能主治】　清热解毒,燥湿收敛。主治湿热下注所致的带下病,症见带下量多,色黄质稠,有臭味,或有大便干燥;细菌性阴道病、滴虫性阴道炎、宫颈糜烂见上述证候者。【用法用量】　阴道给药:每次 1 粒,隔日 1 次,睡前清洗外阴部,将栓剂塞入阴道深部,10 日为 1 个疗程。【注意】　月经期停用。【制剂规格】　栓剂:每粒 3g(每粒含盐酸小檗碱 $C_{20}H_{17}O_4 \cdot HCl$ 不得少于 1.80mg)。

盆炎净颗粒[保乙]

【药物组成】　忍冬藤、蒲公英、鸡血藤、益母草、赤芍、川芎、狗脊、车前草。【功能主治】　清热利湿,活血通络,有抗菌消炎之效。主治湿热瘀阻所致带下病,少腹痛:症见带下量多、色黄,小腹隐隐作痛。用于慢性盆腔炎见上述证候者。【用法用量】　口服:每次 12g,每日 3 次,开水冲服。【禁忌】　①本品用于湿热阻滞,脾肾阳虚腹痛,带下量多者不宜使用;体虚明显者不宜单独使用。②本品含有活血渗湿之品,孕妇忌服。③服药期间忌食辛辣、生冷、油腻之品。【制剂规格】 颗粒剂:每粒 12g(相当于原药材 23.4g)。

舒尔经颗粒(胶囊、片)[典/保乙]

【药物组成】 当归、白芍、赤芍、醋香附、醋延胡索、陈皮、柴胡、牡丹皮、桃仁、牛膝、益母草。辅料为糊精、甜菊素等。【功能主治】 活血疏肝,止痛调经。用于痛经,症见月经将至前之性情急躁,胸乳胀痛或乳房有包块,小腹两侧或一侧有胀痛,经初不畅,色暗或有血块。【用法用量】口服:颗粒剂,开水冲服,每次 10g;胶囊剂,每次 2 粒;片剂,每次 2 片;均每日 3 次;经前 3 日开始至月经行后 2 日止。或遵医嘱用。【禁忌】 孕妇禁用;忌辛辣生冷饮食,小腹冷痛者不宜服。【制剂规格】 颗粒剂:每粒 10g;胶囊剂:每粒 0.5g;片剂:每片 0.5g。

妇乐颗粒(胶囊)[保乙]

【药物组成】 忍冬藤、大青叶、蒲公英、牡丹皮、赤芍、川楝子、延胡索(制)、大血藤、大黄(制)、甘草。【功能主治】 清热凉血,活血化瘀,消肿止痛。主治血瘀风湿热蕴结所致的带下病,症见带下量多、色黄,少腹疼痛。用于急慢性盆腔炎、急性附件炎、急性子宫内膜炎等见上述证候者。【用法用量】 口服:颗粒剂,开水冲服,每次 12g,每日 2 次。胶囊剂遵医嘱。【禁忌】 ①本品含攻下活血之品,孕妇忌用;②饮食宜营养丰富,忌食生冷、厚味及辛辣之品。【注意】 本品用于瘀热蕴结证,气血虚弱所致腹痛、带下者慎用。【制剂规格】 颗粒剂:每袋 6g(相当于原药材27.7g);胶囊剂:每粒 0.5g。

二十七味定坤丸(丹)[典]

【药物组成】 西洋参 60g,白术 18g,茯苓 30g,熟地黄 30g,当归 24g,白芍 18g,川芎 18g,黄芪 24g,阿胶 18g,醋五味子 18g,鹿茸(去毛)30g,肉桂 12g,艾叶(炒炭)60g,杜仲(炒炭)24g,续断 18g,佛手 12g,陈皮 18g,姜厚朴 6g,柴胡 18g,醋香附 12g,醋延胡索 18g,牡丹皮 18g,琥珀 12g,醋龟甲 18g,地黄 30g,麦冬 18g,黄芩 18g。共制成细粉,每 100g 粉加炼蜜100~130g,制成蜜丸。【功能主治】 补气养血,舒郁调经。用于冲任虚损,气血两亏,身体瘦弱,月经不调,经期紊乱,行经腹痛,崩漏不止,腰酸腿软。【用法用量】　口服:小蜜丸,每次 40 丸;大蜜丸,每次 1 丸;均每日 2 次。【注意】　孕妇忌服。【制剂规格】　小蜜丸:每 100 丸重 30g;大蜜丸:每丸 2g。

潮 安 胶 囊 [基]

【药物组成】　龙牙楤木。【功能主治】　活血化瘀,清热凉血。主治血热瘀阻所致的妇人腹痛,症见行经腹痛,拒按,平日小腹疼痛,有灼热感,带下量多,色黄。用于盆腔炎,原发或继发性痛经见上述证候者。【用法用量】　口服:每次 3~5 粒,每日 3 次。【禁忌】　孕妇忌用,盆腔炎或痛经属寒凝血瘀者忌用;忌辛辣油腻饮食。【注意】　寒凝血瘀者慎用;急性盆腔炎伴高热、腹痛剧烈者,应及时综合对症治疗。【制剂规格】　胶囊剂:每粒 0.25g。

妇 科 得 生 丸

【药物组成】　益母草、柴胡、木香、当归、白芍、羌活。【功能主治】养血舒肝,活血调经。用于气滞血瘀,肝气不舒所致的月经不调,月经前后诸症,症见经行错后或提前,经量少,有血块,经前烦躁易怒,胸闷不舒,双乳胀痛。功能性月经不调,经前期紧张综合征见上述证候者。【用法用量】　口服:每次 1 丸,每日 2 次。【禁忌】　①单纯性气血不足性月经不调,孕妇忌用。②忌食生冷及刺激性食物。【注意】　保持良好心态。【制剂规格】　大蜜丸:每丸 9g。

益 母 颗 粒(片、口服液、膏、流浸膏、胶囊) [典/保甲/保乙]

【药物组成】　片剂由益母草 1500g,冰糖草 525g,丹参 375g,以上 3 味,加水煎煮 2 次,每次 2 小时,合并煎液,滤过,滤液浓缩成稠膏,干燥,粉碎,过筛,加适量辅料,混匀,制成颗粒,干燥,压制成 1000 片,包糖衣,即得。其他制剂组成相同,但制法有别。【功能主治】　活血调经。主治月经不调及产后子宫复旧不全。用于月经量少,产后腹痛、出血。【用法用量】　口服:颗粒剂,开水冲服,每次 1 袋,膏剂,每次 9g,均每日 2 次;片剂,每次 2~4 片,每日 2~3 次;胶囊剂,每次 3~6 粒;口服液,每次 10~20ml,均每日 3 次。【禁忌】　气血两虚引起月经量少,色淡质稀,伴有头晕心悸、疲劳无力等禁止使用;孕妇忌用;服药过程中忌食生冷食物。【注意】 ①有高血压、心脏病、肾病、糖尿病或正在接受其他治疗者应在医师指导下服用;②青春期少女及绝经期妇女应在医师指导下服用;③流产后腹痛伴有阴道出血,服药 1 周无效应去医院就诊;④按用法用量服用,服药过程中出现不良反应应停药,并向医师咨询。【制剂规格】 颗粒剂:每袋 10g(无糖型),每盒 10 袋;片剂:每片 0.72g,每盒 24 片;胶囊剂:每粒 0.35g;口服液:每支 10ml;浸膏剂:每瓶 125g、250g;流浸膏:每瓶 100ml。鲜益母草胶囊:每粒 0.4g,每粒含益母草以盐酸水苏碱($C_7H_{13}O_2 \cdot HCl$)计,不得少于 8.4mg。

复方益母丸(颗粒、胶囊) [典/基/保乙]

【药物组成】 益母草 480g,当归 240g,川芎 120g,木香 45g。共制细粉,每 100g 粉末加炼蜜 200～220g 制成大蜜丸。【功能主治】 行气活血,调经止痛。主治气滞血瘀所致的月经量少,错后,有血块,小腹疼痛,经行痛减,产后恶露不净。用于功能性月经不调,痛经,产后子宫复旧不全见上述证候者。【用法用量】 口服:蜜丸,每次 1 丸;颗粒剂,每次 1 袋,温开水冲服;胶囊剂,每次 5 粒,均每日 2 次,月经来潮前 2 天开始服用,7 天为 1 个疗程。【禁忌】 孕妇及月经过多者禁用。【禁忌】 经期、服药期间慎食生冷刺激性食物;由于剂型不同,其辅料成分有一定的区别。【制剂规格】 蜜丸:每丸 9g;颗粒剂:每丸 10g;胶囊剂:每粒 0.42g。

复方益母草口服液 [保乙]

【药物组成】 益母草、当归、川芎、木香。【功能主治】 活血行气,化瘀止痛。主治气滞血瘀所致的痛经,症见月经期小腹胀痛拒按,经血不畅,血色紫暗成块,乳房胀痛,腰部酸痛。用于月经后期、功能性月经不调、痛经、产后子宫复旧不全见上述证候者。【用法用量】 口服:每次 20ml,每日 2 次。【禁忌】 气虚血瘀者、孕妇、感冒者均忌用;忌食辛凉、油腻食物。【制剂规格】 口服液:每支 10ml。

复方益母草膏

【药物组成】 益母草、当归、川芎、白芍、地黄、木香。【功能主治】 养血调经,化瘀生新。主治血虚血瘀引起的月经不调、痛经、产后恶露不绝,症见经水量少,有血块,月经后错,行经腹痛,产后恶露不净。用于功能性月经不调、原发性痛经、产后子宫复旧不全见上述证候者。【用法用量】　口服:膏剂,每次 10～20g,每日 2～3 次。【禁忌】　孕妇禁用。【注意】　产后腹痛因瘀热所致者,应配合清热解毒药物使用;少食生冷食物。【制剂规格】　煎膏剂(膏滋):每瓶 10g。

妇科调经片(颗粒)[典/保乙]

【药物组成】　当归 144g,川芎 16g,醋香附 400g,麸炒白术 23g,白芍、赤芍各 12g,醋延胡索 32g,熟地黄 48g,大枣 80g,甘草 11g。共精制成 1000 片。【功能主治】　养血柔肝,理气调经。主治肝郁血虚所致的月经不调,经前后不定,经行腹痛。用于功能紊乱性月经不调、痛经见上述证候者。【用法用量】　口服:片剂,每次 4 片,每日 4 次。颗粒剂,每次 1 袋,每日 3 次,开水冲服。【禁忌】　①单纯性血虚性月经不调、孕妇、感冒者均忌用;②脾胃虚弱者服药期间忌油腻饮食。【制剂规格】　薄膜衣片:每片 0.32g;颗粒剂:每袋 10g。

当归流浸膏

【药物组成】　当归 1000g,精制成流浸膏 1000ml。【功能主治】　养血调经,有补血、抗炎、镇痛之效。用于血虚血瘀所致的月经不调、痛经、月经稀少见上述证候者。【用法用量】　口服:每次 3～5ml,每日 3 次。【注意】　寒凝血瘀、月经量多者不宜用;孕妇禁用。【制剂规格】　流浸膏:每瓶 100ml、250ml、500ml。

当归丸(片)[基]

【药物组成】　当归、甘草。【功能主治】　活血调经,补血和血,止痛。主治月经不调、痛经、带下、心律失常。用于肌肉关节疼痛、头痛、外科手术后疼痛、缺血性脑卒中、脑血栓栓塞、脑震荡后遗症、失眠、各种炎症、高脂血症、肺心病、皮肤病、肛裂、子宫脱垂、遗尿等。【用法用量】　口服:蜜丸,每次 1 丸;浓缩丸,每次 15～20 粒;水丸,每次 15～20 粒;片剂,每次 3～5 片;均每日 2 次。【制剂规格】　蜜丸:每丸 9g;水丸:每瓶 200g;浓缩丸:每瓶 100g;片剂:每瓶 100 片。

归参补血片[基]

【药物组成】　红参、黄芪、当归、何首乌、枸杞子。【功能主治】　温补脾肾，益气生血。主治萎黄病、紫癜、月经不调等。用于贫血、血小板减少、白血病、月经不调、功能性子宫出血等。【用法用量】 口服：每次 2～4 片，每日 2～3 次。【注意】 发热者慎用。【制剂规格】 片剂：每片0.33g，每盒 48 片。

当归调经丸(片)[基/保乙]

【药物组成】 党参、白术、茯苓、甘草、当归、熟地黄、白芍、川芎、阿胶珠、延胡索、香附、砂仁、陈皮、杜仲、续断、桑寄生、菟丝子、肉桂、艾叶、牡丹皮、白薇、黄芩、荆芥。【功能主治】 益气养血，补肾暖宫，调经止带。主治气血凝滞引起的月经不调，痛经带下，宫寒不孕。【用法用量】 口服：丸剂，每次 1 丸；片剂，每次 5 片；均每日 3 次，温开水送服。【禁忌】血瘀气滞者禁用。【制剂规格】 蜜丸：每丸 10g；片剂：每片 0.4g。

当归腹宁滴丸[基]

【药物组成】 当归挥发油。【功能主治】 解痉止痛。用于痛经、产后宫缩痛、腹痛、腹泻、慢性肠炎及感染性腹泻引起的急性腹痛、痛经、产后缩宫痛等。【用法用量】 口服：每次 8～10 粒；每日 2 次。或顿服 15粒后连服 1～3 日，每次 5 粒，每日 3 次；小儿酌减。【不良反应】 偶有过敏反应及头晕、便秘、口渴及恶心等。【制剂规格】 滴丸：每丸(粒)20mg，每瓶 50 粒。

复方当归注射液[基]

【药物组成】 当归、川芎、红花。【功能主治】 活血通经。主治血瘀经络阻塞所致的痛经、月经后期、痹病，症见经行错后，经行不畅，有血块，行经腹痛，肢体关节疼痛。用于原发或继发痛经，功能紊乱性月经不调，风湿性关节炎，类风湿关节炎见上述证候者。【用法用量】 注射：肌内注射，每次 1～2 支，每日 1 次。穴内注射：每穴每次 0.3～1ml，1 次可选穴2～6 穴，每 1～2 日注射 1 次；或腱鞘内注射，用注射用水稀释至浓度为5％～10％后使用，每次 1～5ml。【禁忌】 ①有外感者，孕妇均禁用；②有热象者不宜服用；③忌寒凉、生冷及刺激饮食。【制剂规格】 注射剂：每支 2ml。

当归养血丸 [典]

【药物组成】　当归、白芍、炙黄芪、阿胶、香附（制）、茯苓各 150g，地黄 400g，牡丹皮 100g，杜仲（炒）、白术（炒）各 200g。【功能主治】　益气养血调经。主治气血两虚所致的月经不调，症见月经提前、经血量少或量多、经期延长、肢体乏力，脉虚弱、舌质淡。用于功能性月经不调见上述证候者。【用法用量】　口服：每次 9g，每日 3 次。【制剂规格】　丸剂：每丸 9g。

复方滇鸡血藤膏（复方鸡血藤膏） [典/基]

【药物组成】　滇鸡血藤粉 218.75g，川牛膝 59.5g，续断 53g，红花 5g，黑豆 12.5g，饴糖 300g。共制成膏 1000g。【功能主治】　活血养血，益胃。主治瘀血阻络、肾失所养所致的月经不调，症见经水后错、经量少、有血块、腰酸、小腹下坠、手足麻木、关节酸痛。用于功能性月经不调见上述证候者。【用法用量】　口服：将膏研碎，用水、酒各半炖化服，每次 6～10g，每日 2 次。【禁忌】　①单纯肝肾不足、阴虚火旺者不宜用；②孕妇禁用；③忌寒凉饮食。【制剂规格】　硬膏剂：每盒装 200g。

妇痛宁滴丸 [基]

【药物组成】　当归油。【功能主治】　养血、活血、止血。主治血虚夹瘀所致痛经、产后腹痛；症见行经不畅、血色紫暗、小腹隐痛、产后小腹绵绵作痛。用于痛经，流产及分娩后腹痛，排出胚胎或胎盘组织残留见上述证候者。【用法用量】　口服：每次 10～15 粒，每日 1～2 次。【禁忌】　湿热证者忌用；忌寒凉食物。【注意】　孕妇慎用；病情危重、病程较长者须遵医嘱。【制剂规格】　丸剂：每丸丸芯重 10mg、20mg。

安坤颗粒 [保乙]

【药物组成】　牡丹皮、栀子、当归、白芍、墨旱莲、女贞子、白术、茯苓、益母草。【功能主治】　滋阴清热，养血调经。主治阴虚血热所致的月经先期，月经量多，经期延长；症见月经期提前、经血量较多、行经天数延长、经色红质稀、腰膝酸软、五心烦热。用于放节育环后出血见上述证候者，亦可用于功能性子宫出血、药物流产后异常出血。【用法用量】　口服：每次 10g,每日 2 次,开水冲服。【禁忌】 ①脾胃虚弱者忌用;②忌辛辣刺激性强食物;③中病即止,不可过量服,久服。【制剂规格】 颗粒剂:每丸 10g。

参茜固经颗粒[基]

【药物组成】 党参、地黄、白术(麸炒)、白芍(麸炒)、女贞子(制)、墨旱莲、茜草、槐米、大蓟、小蓟、蒲黄、山楂。【功能主治】 益气养阴,清热,活血止血。主治气阴两虚、热迫血行所致的月经失调,症见经行提前、经血量多而有血块、经血淋沥不净、口干喜饮、体倦乏力、面色少华、脉细或弦细。用于功能性子宫出血、子宫肌瘤、放置宫内节育环后出血见上述证候者。【用法用量】 口服:每次 50g,每日 2 次,开水冲服。经前 1 周开始服用。【制剂规格】 颗粒剂:每丸 25g。

养血当归糖浆

【药物组成】 当归、熟地黄、白芍、黄芪、党参、茯苓、川芎、炙甘草。【功能主治】 补气养血,调经。主治气血两虚所致的月经失调,症见经行提前,月经量少,或见面黄肌瘦,神疲乏力。用于功能性月经不调见上述证候者。【用法用量】 口服:每次 10ml,每日 3 次。【制剂规格】 糖浆剂:每瓶 120ml。

调经止痛片[典/保乙]

【药物组成】 当归 320g,党参 213g,川芎 80g,香附(炒)80g,益母草 213g,泽兰 80g,大红袍 213g。共精制成 1000 片。【功能主治】 益气活血,调经止痛。主治气虚血瘀所致的月经不调、痛经、产后恶露不绝,症见经行后错、经血量少、有血块、行经小腹疼痛、产后恶露不净。【用法用量】口服:每次 6 片,每日 3 次。【禁忌】 ①单纯气血不足引起的月经不调,血热瘀滞引起的产后恶露不净者均不宜用;孕妇禁用。②忌生冷、刺激性食物。【制剂规格】 薄膜衣片:每片 0.35g;糖衣片(片芯重):每片 0.4g。

止痛化癥胶囊[典/保乙]

【药物组成】 党参、当归、芡实、山药、延胡索、全蝎、土鳖虫各 75g,炙黄芪、丹参、鸡血藤、鱼腥草、北败酱各 150g,三棱、莪术、川楝子各 45g,

蜈蚣 1.8g,炮姜 22.5g,肉桂 15g。共精制成胶囊剂 1000 粒。【功能主治】益气活血,散结止痛。主治气虚血瘀所致的月经不调、痛经、癥瘕,症见行经后错,经量少,有血块,经行小腹疼痛、腹有癥块。用于慢性盆腔炎见上述证候者。【用法用量】　口服:每次 4～6 粒,每日 2～3 次。【禁忌】①单纯性气血不足所致月经不调、痛经者、孕妇均忌用。②患有外感者忌服。③忌生冷食物。【制剂规格】　胶囊剂:每粒 0.3g。

加味八珍益母膏

【药物组成】　益母草、人参、茯苓、白术(炒)、甘草、熟地黄、当归、赤芍、川芎、桃仁(制)、红花、丹参、泽兰、炮姜、香附(制)。【功能主治】　活血养血,补气调经。主治瘀血内阻,气血不足所致的月经不调、闭经、痛经、产后恶露不绝,症见月经期错后,经水量少,有血块或淋滴不净,经闭不行,行经腹痛,拒按,产后恶露不净。用于功能性月经不调、产后子宫复旧不全见上述证候者。【用法用量】　口服:每次 10～15g,每日 2 次。【禁忌】　①寒凝血瘀者、血热证者、孕妇均忌用;②忌寒凉、油腻食物。【注意】　糖尿病患者慎用。【制剂规格】　煎膏剂:每瓶 150g。

少腹逐瘀丸(颗粒)[典/保乙]

【药物组成】　当归、蒲黄各 300g,五灵脂(醋炒)、赤芍各 200g,小茴香(盐炒)、延胡索(醋制)、没药(炒)、川芎、肉桂各 100g,炮姜 20g。共精制成细粉。蜜丸剂按每 100g 粉末加炼蜜 100～110g 制成大蜜丸;颗粒剂则加少许赋形剂制成颗粒,干燥分装。【功能主治】　温经活血,散寒止痛。主治寒凝血瘀所致的月经期痛经、产后腹痛,症见行经后错、行经小腹冷痛、经血紫暗、有血块、产后小腹疼痛、喜热、拒按。用于功能紊乱性月经不调,寒凝血滞型月经量少见上述证候者。【用法用量】　口服:丸剂,用温黄酒或温开水送服,丸剂,每次 1 丸,每日 2～3 次;颗粒剂,每次5g,每日 3 次,或遵医嘱。【禁忌】　湿热证、阴虚有热者、感冒者均忌服;忌寒凉饮食。【注意】　胚胎或胎盘组织残留者应去妇产科医院治疗;孕妇慎用,遵医嘱。【制剂规格】　大蜜丸:每丸 9g;颗粒剂:每袋 5g。

天紫红女金胶囊[典]

【药物组成】　炙黄芪、党参、山药(酒炒)、熟地黄、阿胶(蛤粉制)、白术、益母草、酒白芍、地榆(醋炙)、酸枣仁(盐炙)、海螵蛸、酒黄芩各 53g、炙甘草、盐小茴香、牛膝、木香、醋延胡索、白薇各 13g,当归、香附(醋盐炙)、艾叶(醋炙)各 80g,茯苓、盐杜仲、川芎、桑寄生、肉苁蓉、酒续断、荆芥(醋炙)各 40g,肉桂、陈皮、三七(熟)、砂仁(去壳盐炒)、盐益智仁、麦冬、椿皮各 27g,丁香 7g。辅料有乙醇、二氧化硅、液状石蜡等,共精制成胶囊剂 1000 粒。【功能主治】 益气养血,补肾暖宫。主治气血两亏,肾虚宫冷,月经不调,崩漏带下,腰膝冷痛,宫冷不孕。用于功能性子宫出血、原发性痛经、月经后期见上述证候者。【用法用量】 口服:每次 3 粒,每日 2～3 次。【禁忌】 阴虚血热证、孕妇、感冒者均忌用;忌生冷食物。【制剂规格】 胶囊剂:每粒 0.35g。

调经促孕丸 [典]

【药物组成】 鹿茸(去毛)5g,炙淫羊藿、仙茅、续断、桑寄生、枸杞子、覆盆子、莲子(去心)、黄芪、炒酸枣仁、钩藤各 10g,菟丝子、茯苓、白芍、丹参、赤芍各 15g,山药、鸡血藤各 30g。共制细粉,每 100g 粉末用炼蜜 40～50g 加适量水泛丸,制成水蜜丸,分装。【功能主治】 温肾健脾,活血调经。用于脾肾阳虚,瘀血阻滞所致的月经不调、痛经、不孕,症见月经后错、经血量少、有血块、行经小腹冷痛、经水日久不行、久不受孕、腰膝冷痛。【用法用量】 口服:每次 5g(50 丸),每日 2 次,至月经周期第 5 天起连服 20 日;无周期者每月连服 20 日,连服 3 个月,或遵医嘱。【禁忌】 ①阴虚火旺、月经量过多者不宜服用;②孕妇外感疾病者均禁用;③忌生冷食物。【制剂规格】 水丸:每 10 丸 1g。

痛经宝颗粒 [典/保乙]

【药物组成】 肉桂、三棱、五灵脂、当归、丹参、莪术、延胡索(醋制)、木香。【功能主治】 温经化瘀,理气止痛。主治寒凝气滞血瘀、妇女痛经、少腹冷痛、月经不调、经色暗淡,或夹有血块,块下痛减,舌质黯淡,脉沉涩。用于原发性痛经见上述证候者。【用法用量】 口服:每次 1 袋,每日 2 次,温开水冲服,于月经前 1 周开始,持续至月经来 3 日后停服。可连服 3 个月经周期。【制剂规格】 颗粒剂:每袋 10g(含糖型)、4g(无蔗糖型)。

养血调经膏

【药物组成】　当归、白芍、牛膝、续断、鹿茸粉、人参粉、白术、茯苓、艾叶、生姜、川芎、丹参、益母草、泽兰、木香、香附(醋炙)、大腹皮、陈皮、柴胡。【功能主治】　益气养血，温经活血。主治气血两虚、寒凝血瘀所致的月经失调，痛经，症见月经错后，经水量少，经期小腹冷痛，腰膝酸痛。用于功能性月经紊乱、不调，原发性痛经见上述证候者。【用法用量】　外用：加温软化，贴于脐腹和腰部。每 2～3 日 1 帖。【注意】　瘀热性痛经、孕妇均忌用；忌生冷饮食。【制剂规格】　外用膏剂：每帖(张)净重 15g。

血安胶囊

【药物组成】　棕榈。【功能主治】　收敛止血。主治月经过多、崩漏，症见经血量多，淋沥不止，或产后恶露不尽。用于功能性子宫出血，产后子宫复旧不全见上述证候者。【用法用量】　口服：每次 4 粒，每日 3 次。或遵医嘱。【注意】　①月经过多、崩漏、产后恶露不尽属瘀血所致者不宜常用本药；②忌辛辣刺激性食物；③重症患者遵医嘱。【制剂规格】　胶囊剂：每粒 0.5g(相当于原药材 10g)。

妇科止血片

【药物组成】　熟地黄、五味子、白芍、杜仲(炭)、续断、槲寄生、山药、牡蛎(煅)、海螵蛸、地榆(炒)、蒲黄(炭)。【功能主治】　补肾敛阴，固冲止血。主治肾阴不足所致的崩漏，症见行经先后无定期，经量多或淋漓不止、经色紫黑，伴头晕耳鸣、手足心热、腰膝酸软。用于功能性子宫出血见上述证候者。【用法用量】　口服：每次 5 片，每日 3 次。【注意】　①气不摄血者，外有表邪者忌用；②孕妇须遵医嘱用；③忌辛辣、油腻食物。【制剂规格】　片剂：每片 0.3g，每盒(瓶)60 片。

止血灵胶囊

【药物组成】　扶芳藤、地榆、黄芪、蒲公英。【功能主治】　清热解毒，益气止血。主治气虚血热所致的出血症，症见月经过多、崩冲漏下、产后恶露不净、痔疮出血、鼻衄。用于子宫肌瘤、功能性子宫出血、放环出血、产后子宫复旧不全、痔疮、鼻衄见上述证候者。【用法用量】　口服：每次

2～3粒,每日3次。【禁忌】 血瘀证出血者、妊娠期出血者均忌用;忌油腻、辛辣饮食。【注意】 崩漏(大出血)者、脾胃虚寒者遵医嘱用。【制剂规格】 胶囊剂:每粒0.5g(相当于原药材13g)。

妇 良 片 [典/基]

【药物组成】 当归、熟地黄、续断、白芍、山药、白术、地榆炭、白芷、煅牡蛎、海螵蛸、阿胶珠各75g,血余炭50g。共精制成包衣片1000片。【功能主治】 补血健脾,固经止带。主治血虚脾弱所致的月经不调,带下病;症见月经过多,持续不断,崩漏色淡,经后少腹隐痛,头晕目眩,面色无华,或带多清稀。用于月经过多、崩漏、带下病见上述证候者。【用法用量】 口服:每次4～6片,每日3次。【禁忌】 湿热下注,带黄腥臭者禁用。【注意】 血热证者、崩漏(大出血)者、糖尿病患者均慎用,或遵医嘱。【制剂规格】 片剂:每片片芯重0.3g。

千 金 止 带 丸 [基]

【药物组成】 党参、白术(炒)、杜仲(盐炒)、续断、补骨脂(盐炒)、当归、白芍、川芎、延胡索(醋炙)、香附(醋炙)、木香、小茴香(盐炒)、青黛、鸡冠花的月经花、椿皮(炒)、牡蛎(煅)、砂仁。【功能主治】 健脾补肾,调经止带。主治脾虚肾虚所不调,带下病,症见月经先后不定期,量多或淋沥不净,色淡无块,或带下量多,色白清稀,神疲乏力,腰膝酸软。用于慢性盆腔炎见上述证候者。【用法用量】 口服:水丸,每次服6～9g,每日2～3次;大蜜丸,每次1丸,每日2次。【禁忌】 肝郁血瘀证、湿热证、热毒证者均忌服。【注意】 孕妇慎用。【制剂规格】 水蜜丸:每袋6g,每瓶60g;大蜜丸:每丸9g。

花红片(胶囊、颗粒) [典]

【药物组成】 一点红、白花蛇舌草、鸡血藤、桃金娘根、白背叶根、地桃花、菥蓂。【功能主治】 清热解毒,燥湿止带,祛瘀止痛。主治湿热瘀滞所致的带下病,月经不调,症见带下量多,色黄质稠,小腹隐痛,腰骶酸痛,经行腹痛。用于慢性盆腔炎、附件炎、子宫内膜炎见上述证候者。【用法用量】 口服:片剂(胶囊剂),每次4～5片(粒),每日3次,7日为1个疗程;颗粒剂,开水冲服,每次1袋,每日3次,7日为1个疗程。必要时可连服 2～3 个疗程；每个疗程之间停药 3 日。【禁忌】　孕妇忌用；忌生冷、厚味、辛辣饮食。【注意】　气血虚弱所致腹痛、带下者慎用；保持良好心态，调和情志；饮食宜清淡、易消化而均衡营养。【制剂规格】　片剂（胶囊剂）：每片（粒）0.28g；颗粒剂：每粒 2.5g（无糖型）、10g（含糖型），相当于原药材 28g。

附注：花红颗粒

【药物组成】　当归、益母草、川芎、红花等。【功能主治】　清热解毒，燥湿止带，祛瘀止痛。主治湿热下注，带下黄稠。用于慢性盆腔炎见上述证候者。【用法用量】　口服：每次 2 袋（12g），每日 2～3 次，7 日为 1 个疗程。【禁忌】　孕妇禁用、糖尿病患者禁服；带下清稀，无臭者不宜选用；对本品过敏者禁用；忌食辛辣、生冷、油腻食物。【注意】　妇女经期、哺乳期慎用。月经过多者慎用。患有其他疾病者，应在医师指导下服用。伴有赤带者，应去医院就诊。【制剂规格】　颗粒剂：每袋 10g。

女宝胶囊[基]

【药物组成】　人参、川芎、鹿胎粉、银柴胡、牡丹皮、沉香、吴茱萸（制）、肉桂、延胡索（醋制）、木香、香附（醋制）、当归、海螵蛸、青皮。【功能主治】　调经止血，温宫止带，逐瘀生新。有抑制子宫收缩、镇静、镇痛和抗炎等作用。主治月经不调，行经腰腹疼痛，四肢无力，带下，产后腹痛及不孕症、慢性盆腔炎等妇科疾病。【用法用量】　口服：每次 4 粒，每日 3 次。【禁忌】　阴虚内热者不宜用；孕妇忌服。【制剂规格】　胶囊剂：每粒 0.3g，每盒 48 粒。

痛经灵颗粒

【药物组成】　丹参、赤芍、香附（醋制）、玫瑰花、蒲黄、延胡索（醋制）、五灵脂（制）、桂枝、红花、乌药。【功能主治】　活血化瘀，理气止痛。主治气滞血瘀、寒凝血滞所致的原发性痛经。【用法用量】　口服：月经来潮前 5 日开始服药，隔日服，每次 1～2 袋，每日 2 次，开水冲服。经期开始后连服 2 日或遵医嘱。2～3 个月经周期为 1 个疗程。【禁忌】　忌食生冷食物。【不良反应】　偶见有恶心呕吐、经血过多症状，但仍可坚持服药，减量后症状减轻。呕吐可能与药物对胃刺激有关。【制剂规格】　颗粒剂:每袋 25g,相当于原药材 44g。

金鸡胶囊(片、颗粒)^[基/保乙]

【药物组成】 金樱根、功劳木、鸡血藤、两面针、千斤拔、穿心莲。【功能主治】 清热解毒,健脾除湿,通经活血。有消炎镇痛等作用,主治湿热下注,经脉瘀血而致的赤白带下,其味腥臭,腰酸腹痛,或少腹有块,小便短黄,舌红苔黄腻,脉滑数。用于急慢性附件炎、盆腔炎、子宫内膜炎、宫颈炎、湿疹等。【用法用量】 口服:胶囊剂,每次 3~5 粒;颗粒剂,每次 1袋;片剂,每次 6 片;均每日 3 次。10 日为 1 个疗程。【注意】 孕妇慎用。【制剂规格】 胶囊剂:每粒 0.35g;薄膜衣片:每片 0.53g(含干膏粉0.247g);颗粒剂:每袋 8g(相当于原药材 44.5g),每盒 20 袋。

四物合剂(丸、膏、颗粒)^[保乙]

【药物组成】 当归、川芎、白芍、熟地黄。【功能主治】 养血调经。主治月经不调。用于头晕乏力,月经量少,色淡。【用法用量】 口服:合剂,每次 10~15ml,用时摇匀;颗粒剂,每次 1 袋,开水冲服;膏剂,每次5g;水丸,每次 5~10g;均每日 3 次;大蜜丸,每次 1 丸,每日 1~2 次,温开水送服。或遵医嘱。少女青春期功能性子宫出血时服用水丸,每次 20粒,每日 2 次。其他制剂遵医嘱。【禁忌】 ①妇女月经期忌食生冷饮食。②忌食野猪肉、芦笋。【注意】 ①不与感冒药同时服用;②服用其他药品应遵医嘱。【制剂规格】 合剂:每瓶 100ml;水丸:每 9 粒重 1g;颗粒剂:每袋 10g;大蜜丸:每丸 9g;膏剂:每瓶 120g。

加味归芪片

【药物组成】 当归、黄芪、党参。【功能主治】 补气养血。主治血气两亏证。用于气血两亏,气虚体弱,肢体劳倦;术后、病后、产后体虚,月经不调、崩漏;各种原因引起的贫血;各种长期慢性疾病引起的免疫功能低下。【用法用量】 口服:每次 5~6 片,每日 2 次,饭前服用。【禁忌】 忌辛辣油腻食物。【制剂规格】 片剂:片剂 0.35g,每盒 60 片。

妇康宁片

【药物组成】 白芍、益母草、当归、香附、三七、党参、麦冬、艾叶(炭)。

【功能主治】 调经养血,理血止痛。治气血不足兼有瘀滞的痛经、月经不调、眩晕、子宫发育不良、功能性子宫出血等。用于气血两亏,经期腹痛。【用法用量】 口服:每次 3 片,每日 3 次,经前 4~5 日服用。【禁忌】 感冒时不宜服用本药;对本品过敏者禁用;孕妇忌服;经期忌生、冷饮食并不宜洗凉水澡。【注意】 过敏体质者慎用;如有生育要求(未避孕)宜经行当日开始服药;痛经伴其他疾病者,应咨询医生。【制剂规格】 片剂:每片 0.25g,每盒 12 片。

抗宫炎片(胶囊)[典/保乙]

【药物组成】 广东紫珠干浸膏 167g,益母草干浸膏 44g,乌药干浸膏39g。【功能主治】 清湿热,止带下。主治湿热带下。用于慢性宫颈炎引起的湿热下注、赤白带下、出血、宫颈糜烂等症。【用法用量】 口服:片剂,每次 4~6 片;胶囊剂,每次 3 粒,均每日 3 次。或遵医嘱。【不良反应】 服后偶见头晕,可自行消失。【禁忌】 孕妇忌服。【制剂规格】 片剂:每片 0.52g、0.42g、0.26g;胶囊剂:每粒 0.5g。

妇 宝 颗 粒

【药物组成】 地黄、忍冬藤、续断(炒)、杜仲叶(盐水炒)、麦冬、川楝子(炒)、白芍(酒炒)、延胡索(醋制)、甘草、侧柏叶(炒)、莲房(炭)、红藤。【功能主治】 益肾和血,理气止痛。主治妇科炎症。用于妇女盆腔炎、附件炎等引起的小腹胀痛,腰酸,白带,经漏等症。【用法用量】 口服:每次20g(2 袋),每日 2 次,开水冲服。【制剂规格】 颗粒剂:每袋 10g,每盒 12袋。

滇虹妇康煎膏剂

【药物组成】 紫丹参、莪术、竹叶、柴胡、三七。【功能主治】 活血化瘀,疏肝理气,调经止痛,软坚化积。本品主治妇科病。用于妇女瘀血阻滞所致月经不调,经量过多或过少,痛经,经期下腹和(或)腰骶部疼痛,肛门坠胀痛,性交痛,经期不适,腹癥瘕积聚(指盆腔巧克力囊肿、包块、结节、粘连等),不孕症。轻、中度子宫内膜异位症等。【用法用量】 口服:每次 10~15g(2~3 勺),每日 2 次;自月经前第 10~15 日开始,连服 10~15 日为 1 个疗程,经期可不停药。酌情可用 2~4 个疗程。单纯痛经、月经不调者酌减或遵医嘱。【注意】 孕期慎用;合并胃肠者宜饭后服;加蜂蜜调服可改善口感。【制剂规格】 膏剂:每瓶 100g(附有 1 个小勺)。

妇科分清丸 [典/基]

【药物组成】 当归、地黄各 200g,白芍、栀子、甘草、关木通各 100g,川芎、滑石各 150g,黄连、石韦各 50g,海金沙 25g。【功能主治】 清热利湿,活血止痛。主治湿热下注膀胱,尿频涩痛,短赤浑浊,尿道刺痛,尿路感染。对血虚有湿热者最为适宜。用于妇女热淋、子淋、血淋、石淋;膀胱炎、尿道炎、前列腺炎、泌尿系结石、急性肾盂肾炎等下焦湿热证。【用法用量】 口服:每次 9g,每日 2 次。【禁忌】 孕妇忌用。【制剂规格】 水泛丸:每 50 粒重约 3g,每袋 9g。

断血流口服液

【药物组成】 断血流。【功能主治】 凉血止血。用于血热妄行的出血及功能性子宫出血、产后出血、子宫肌瘤出血、单纯性紫癜、原发性血小板减少性紫癜系血热妄行者。【用法用量】 口服:每次 10ml,每日 3 次。【禁忌】 肝硬化所致上消化道出血者、气不摄血者均禁用;孕妇禁用;忌食辛辣食物。【注意】 大出血者须综合救治。【制剂规格】 口服液:每支 10ml,每盒 6 支。

妇炎康复片(胶囊) [保乙]

【药物组成】 败酱草、薏苡仁、川楝子、柴胡、黄芩、赤芍、陈皮。【功能主治】 清热利湿,化瘀止痛。治妇科炎症。用于湿热瘀阻所致妇女带下,色黄质黏稠或如豆渣状,气臭,少腹、腰骶疼痛,色暗苔腻等症及慢性盆腔炎见上述证候者。【用法用量】 口服:片剂,每次 5 片;胶囊剂,每次 4 粒;均每日 3 次。胶囊剂或遵医嘱。【注意】 明显脾胃虚弱者慎用。【制剂规格】 片剂:每片 0.35g,每盒 30 片;胶囊剂:每粒 0.38g,每盒 36 粒。

妇 炎 康 片 [典/保乙]

【药物组成】 赤芍、土茯苓、醋三棱、川楝子(炒)、莪术(醋炙)、延胡索(醋炙)、芡实(炒)、当归、苦参、香附(醋炙)、黄柏、丹参、山药。辅料为蔗糖、淀粉、硬脂酸镁、滑石粉、红氧化铁、明胶、虫白蜡。【功能主治】　清热利湿,理气活血,散结消肿。主治湿热下注,毒瘀互阻所致带下病,症见带下量多,色黄,气臭,少腹痛,腰骶痛,口苦咽干。用于阴道炎,慢性盆腔炎见上述症候者。【用法用量】　口服:每次 6 片,每日 3 次。【禁忌】　孕妇禁用;非湿热瘀滞证者不宜用。【制剂规格】　片剂:每片 0.26g。

妇炎康胶囊[典/保乙]

【药物组成】　赤芍、土茯苓、三棱(醋炙)、川楝子(炒)、莪术(醋炙)等 13 味。【功能主治】　活血化瘀、软坚散结、清热解毒。临床前动物实验结果提示:本品能降低巴豆油注射致无菌性阴道炎、大鼠的阴道炎性肿胀指数,抑制二甲苯致小鼠耳肿胀、蛋清致大鼠足肿胀及大鼠棉球肉芽组织增生;减少催产素致子宫收缩小鼠扭体反应次数,提高热板法小鼠痛阈值,减少冰醋酸致痛小鼠扭体反应次数。临床用于治疗慢性盆腔炎、阴道炎、子宫肌瘤、宫颈炎、子宫附件炎、痛经带下、卵巢囊肿、外阴瘙痒及顽固性妇科炎症,并具有滋润阴道的保健功能。【用法用量】　口服:每次 3 粒,每日 3 次。【禁忌】　忌食辛辣,少进油腻食物。【注意】　脾胃明显虚弱者慎用;虚症带下不宜选用,其表现为带下清稀,无臭,伴有神疲乏力,头昏目眩,面色白或萎黄,四肢不温等症;带下明显异常,或伴有其他疾病者,应去医院诊治。【制剂规格】　胶囊剂:每粒 0.32g。

产复康颗粒[保乙]

【药物组成】　益母草、当归、人参、黄芪、何首乌、桃仁、蒲黄、熟地黄、香附(醋制)、昆布、白术、黑木耳。【功能主治】　益气养血,排瘀生新。主治产后恶露不绝,产后出血过多,气血两亏,腰膝酸软,倦怠无力。用于产后康复,防治产后疾病。【用法用量】　口服:产后每次 20g,每日 3 次,开水冲服,5～7 日为 1 个疗程;产褥期可长期服用。【禁忌】　高血压,外感及局部感染严重者禁用,产后湿热、实热者忌用,忌生冷、油腻、辛辣、刺激性食物。【制剂规格】　颗粒剂:每粒 10g。

新生化颗粒[保乙]

【药物组成】　当归、益母草、川芎、红花。【功能主治】　活血,祛瘀,止痛。治产后妇女病。用于产后恶露不行,小腹疼痛,也可适用于上节育环后引起的阴道流血(月经过多)。【用法用量】 口服:每次 2 袋,每日 2～3 次,开水冲服。【制剂规格】 颗粒剂:每袋 6g,相当于原药材 9g,每盒 12 袋。

妇科十味片 [保甲]

【药物组成】 香附(醋炙)、当归、熟地黄、川芎、延胡索(醋炙)、白术、赤芍、红枣、甘草、碳酸钙。【功能主治】 疏肝理气、养血调经、止痛。治月经不调诸证。用于肝郁血虚,月经不调,行经腹痛,闭经等。【用法用量】 口服:每次 4 片,每日 3 次。【禁忌】 孕妇禁用。【制剂规格】 片剂:每片 0.3g,每盒 36 片。

归芍调经片

【药物组成】 柴胡、白芍、白术、茯苓、当归、川芎、泽泻。【功能主治】舒肝理脾,调经止带。治月经不调。用于肝郁脾虚证,月经不调,小腹疼痛,带下色黄量多。【用法用量】 口服:每次 4 片,每日 2 次。【禁忌】孕妇忌服。【制剂规格】 片剂:每片 0.22g,每盒 40 片。

康妇消炎栓 [保乙]

【药物组成】 苦参、地丁、紫草、穿心莲等。【功能主治】 清热解毒,杀虫利湿,软坚散结,化瘀止痛。用于盆腔炎、炎性包块、子宫炎、附件炎、尿路感染等慢性急性炎症。【用法用量】 直肠给药:每次 1 枚,每日 1～2 次,便后洗净肛门,食指套上胶质套将栓剂送入直肠 7～15cm 处。阴道给药:对阴道炎、子宫颈炎患者可阴道深处给药,7 日为 1 个疗程。【制剂规格】 栓剂:每粒 2.8g。

白 带 片

【药物组成】 白术(麸炒)、车前子、泽泻、茯苓、椿根皮。【功能主治】健脾益气,渗湿止带。用于白带、黄带,症见带下黏稠,色白或黄,绵绵不断,时多时少,小腹重坠,腰腹困重等。【用法用量】 口服:每次 3～4 片,每日 2～3 次。【制剂规格】糖衣片:每片 0.2g,相当于原生药 0.67g。

温 经 丸

【药物组成】 党参、麸炒白术、干姜、郁金、黄芪、制附子、制茱萸、厚朴(姜制)、茯苓、肉桂、沉香。【功能主治】　养血温经,散寒止痛。主治妇女血寒,经期腹痛,腰膝无力,湿寒白带,血色暗淡,子宫虚冷。【用法用量】　口服:每次 1 丸,每日 2 次。【禁忌】　忌饮食生冷食物。【制剂规格】　大蜜丸:每丸 9g。

温经合剂

【药物组成】　吴茱萸、当归、白芍、牡丹皮、阿胶、半夏、麦冬、川芎、人参、桂枝、生姜、甘草。【功能主治】　温经散寒,养血祛瘀。用于冲经虚寒,瘀血阻滞所致的月经不调、痛经、功能性子宫出血、妇人久不受孕等。【用法用量】　口服:每次 10～15ml,每日 2～3 次。【制剂规格】　合剂:每瓶 100ml。

二　益　丸

【药物组成】　肉豆蔻(煨)、海螵蛸、蛇床子、白芷、吴茱萸、丁香、檀香、朱砂、山柰、制附片、木香、煅龙骨、当归、细辛、豆蔻、炒砂仁、橘红、蜜炙甘草、肉桂、花椒(炒)、母丁香、枯矾。【功能主治】　调经止痛,止带,温暖子宫。主治经脉不调,行经腹痛,瘀血癥症,下元虚寒,腰膝酸痛,赤白带下。【用法用量】　口服:黄酒或温开水送服,每次 1～2 丸,每日 2 次。【禁忌】　孕妇忌服。【制剂规格】　大蜜丸:每丸 4g。

十二温经丸

【药物组成】　吴茱萸、肉桂、川芎、白芍药、当归、阿胶、党参、麦冬、牡丹皮、半夏、甘草、生姜。【功能主治】　温经散寒,养血祛瘀,调经通脉。主要用于妇女月经不调、不孕、痛经、闭经、绝经期子宫出血、虚寒性腹痛等妇科病。【用法用量】　口服:每次 1 丸,每日 2 次。【制剂规格】　大蜜丸:每丸 9g。

田七痛经散(胶囊)^[保乙]

【药物组成】　三七、五灵脂、蒲黄、延胡索、川芎、木香、小茴香、冰片。【功能主治】　通调血气,止痛调经。用于经期腹痛,寒性月经失调。【用法用量】　口服:经期或经前 5 日服用,散剂,每次 1～2g;胶囊剂,每次 3～5 粒,均每日 3 次。维持量酌减。【制剂规格】　散剂:每瓶 2g;胶囊剂:每粒 0.4g。

妇科万应膏

【药物组成】 苏木、川芎、青皮、白蔹、干姜、石南藤、胡芦巴(炒)、泽兰、小茴香、茺蔚子、九香虫、艾叶、白芷、拳参、红花、当归、桉油。【功能主治】 温经散寒,活血化瘀,理气止痛。外用贴敷治疗宫寒血滞引起的月经不调、经期腹痛,腹冷经闭,腰痛带下等。【用法用量】 外用:一般贴于关元、气海、肾俞等强化穴位,每日更换 1 次,连续用药 2～3 周。痛经患者可在经前 1 周开始使用(经期可连续使用)。【禁忌】 孕妇禁用。【制剂规格】 橡胶膏:7cm×10cm。

济 坤 丸

【药物组成】 香附(醋制)、熟地黄、莲子、当归、泽兰、地黄、茯苓、天冬、麦冬、延胡索(醋制)、红花、白芍、龙胆等。【功能主治】 调经养血,和胃安神。用于气滞血瘀而兼有心脾两虚证,如月经不调、痛经、经期不寐、肝胃不和、乳房结节。【用法用量】 口服:每次 1 丸,每日 2 次。【制剂规格】 蜜丸:每丸 12g。

花 红 颗 粒

【药物组成】 一点红、白花蛇舌草、地桃花、白背桐、桃金娘根、菥蓂、鸡血藤。【功能主治】 清热利湿,祛瘀止痛。有抗菌消炎等作用。主治湿热型月经带下、月经不调、痛经等症。用于子宫内膜炎、附件炎、盆腔炎等。【用法用量】 口服:颗粒剂,每次 1 袋;片剂,每次 4～5 片;均每日 3 次,7 日为 1 个疗程。【制剂规格】 颗粒剂:每袋 10g;片剂:每片 0.29g。

通 经 甘 露 丸

【药物组成】 当归、去皮桃仁、红花、牡丹皮、煅干漆、牛膝、麸炒三棱、醋制莪术、酒炒大黄、去皮肉桂。【功能主治】 活血祛瘀,通经止痛。用于血瘀阻滞所致的经闭不通,小腹疼痛,或经血量少,小腹疼痛拒按,以及癥瘕积块。【用法用量】 口服:温黄酒或温开水送服,每次 6g,每日 2 次。【禁忌】 孕妇忌服。【制剂规格】 水丸:每 100 粒重 6g。

妇科止带丸

【药物组成】　椿皮、黄柏、山药、茯苓、龟甲、阿胶、五味子。【功能主治】　清热燥湿止带。用于子宫内膜炎、阴道炎、子宫颈炎、糖尿病,症见带下、阴痒等。【用法用量】　口服:每次 5 片,每日 3 次,饭后温开水送服。【禁忌】　忌食辛辣海味。【制剂规格】　丸剂:每丸 0.25g。

妇科白带膏

【药物组成】　炒白术、苍术、党参、陈皮、山药、甘草、荆芥、柴胡、车前子、白芍。【功能主治】　健脾舒肝,除湿止带。主治脾虚湿盛,腰腿酸痛,白带不止。用于慢性宫颈炎、盆腔炎、肠功能紊乱及慢性肝炎、贫血等。【用法用量】　口服:每次 15g,每日 2 次。【制剂规格】　煎膏剂:每瓶 100g。

妇　康　丸

见"本章产后子宫复旧不全康复药"内容。

益宫血宁口服液

【药物组成】　人参、补骨脂、麦冬、北沙参、制何首乌、女贞子、五味子、赤石脂、茜草炭、海螵蛸、益母草、甘草。【功能主治】　补气养阴,固肾止血。用于妇女月经过多,经期延长,月经淋漓不尽的辅助治疗。【用法用量】　口服:每次 10～20ml,每日 3～4 次。【制剂规格】　口服液:每支 10ml。

舒肝保坤丸

【药物组成】　制香附、炒白术、陈皮、山药、法半夏、草果仁、槟榔、桃仁、五灵脂、蒲黄炭、枳实、肉桂、莱菔子、砂仁、石菖蒲、木香、茯苓、黄芪、当归、红花、阿胶、白芍、黄芩、木瓜、川芎、山茱萸、益母草、厚朴、山楂、沉香、干姜、艾叶炭、防风。【功能主治】　舒肝调经,益气养血。用于血虚肝郁,寒湿凝滞引起的月经不调,痛经、闭经、产后腹痛、产后腰腿痛。【用法用量】　口服:每次 1 丸,每日 2 次。【制剂规格】　大蜜丸:每丸 9g。

妇炎平胶囊(散)[保乙]

【药物组成】 蛇床子、苦参、苦木、冰片、薄荷脑、珍珠母粉、硼砂、小蘗碱、枯矾。【功能主治】 清热解毒,燥湿止带,抗菌消炎,杀虫止痒。用于滴虫性、真菌性、细菌性阴道炎、宫颈炎、外阴炎等多种妇科炎症。【用法用量】 外用:胶囊剂,睡前洗净患部,将1～2粒胶囊置于阴道内,外阴炎可打开胶囊将药粉涂于患处;散剂,可直接涂于患部。【制剂规格】 胶囊剂:每粒0.28g,每盒12粒;散剂:每支(小瓶)2g,每盒10支。

附桂紫金膏

【药物组成】 附子、防风、杜仲、白芷、五灵脂、独活、当归、川芎、木瓜、羌活、乳香、没药、肉桂。【功能主治】 温经散寒,补气养血。芳香温通,活血行血,调经止痛。用于妇女月经后期的月经量少、痛经、寒凝胞宫证,症见经血不调,虚寒,行经腹痛,经色黑紫,肚腹胀痛以及体亏气弱,腰腿无力,周身酸痛。【用法用量】 外用:加温软化后贴于少腹部,每次1帖。【制剂规格】 膏药:每帖10g、20g。

胎产金丹(丸)

【药物组成】 益母草、牡丹皮、延胡索、没药、白术等。【功能主治】补气养血,活血化瘀。用于气血不足,内有虚热引起的临产腹痛或产后恶露不净,头晕耳鸣,心慌,面色苍白等症。【用法用量】 口服:每次1丸,每日2次。【制剂规格】 大蜜丸:每丸9g。

益 坤 丸

【药物组成】 人参、白术、茯苓、甘草、黄芪、山药、当归、白芍、川芎、熟地黄、杜仲炭、阿胶、鹿角、续断、菟丝子、锁阳等。【功能主治】 补气养血,调经散寒止痛。主治气血虚衰、冲任失调引起的月经失调、痛经、经闭,少腹冷痛,腰腿疼痛,面色萎黄,倦怠乏力,午后发热等病症。用于功能性子宫出血,绝经期综合征。【用法用量】 口服:每次1丸,每日2次。【制剂规格】 蜜丸:每丸9g,每盒10丸。

妇科白带丸

【药物组成】 茯苓、山药、薏苡仁、粉草薢、杜仲、续断、龙骨、牡蛎、芡实、赤石脂、肉豆蔻衣、椿皮、葛根、天花粉、青黛。【功能主治】 健脾利湿,补肾固冲,收涩止带。有较好抑菌抗炎作用。用于脾虚湿盛、冲任不固所致带下病,腹泻等慢性盆腔炎、肠炎等,症见带下清稀,或带下如流鼻涕,大便泄泻,四肢不温,腰酸腹冷,精神不振,小便清长。【用法用量】 口服:每次 3g,每日 3 次。【制剂规格】 水丸:每 50 粒重 3g。

愈 带 丸

【药物组成】 椿根皮、白芍药、良姜炭、黄柏炭。【功能主治】 清热利湿,固涩止带。用于湿热下注所致的赤白黄带、阴道炎、宫颈炎、宫颈糜烂、宫颈息肉或湿热泻痢。【用法用量】 口服:每次 10g,每日 1～2 次。【制剂规格】 水丸剂:每 100 丸重 6g。

七制香附丸 [保乙]

【药物组成】 当归、白芍、川芎、熟地黄、白术、香附、陈皮、砂仁、黄芩。【功能主治】 疏郁和肝,理气调经,养血安胎。用于阴虚肝热、血虚气滞引起的子宫功能性疾病,症见胸胁闷胀,月经不调,经期错后,痛经,体倦食少,妊娠呕吐,胎动不安等。【用法用量】 口服:大蜜丸,每次 1丸;水丸,每次 6g,均每日 2 次。【制剂规格】 蜜丸:每丸 9g;水丸:每袋 18g。

生 化 丸 [保乙]

【药物组成】 当归、川芎、桃仁、干姜炒炭、甘草。【功能主治】 养血祛瘀。用于子宫康复不良,宫缩痛,人流及引产等受寒恶不尽,不行,不畅,夹有血块,小腹冷痛。【用法用量】 口服:每次 1 丸,每日 3 次。【禁忌】 产后血热有瘀者,孕妇勿用。【制剂规格】 蜜丸:每丸 9g。

妇女痛经丸 [典/保乙]

【药物组成】 醋制延胡索、丹参、醋炒五灵脂、蒲黄炭各 300g。【功能主治】 活血化瘀,调经止痛。用于瘀血阻滞之痛经、闭经、产后腹痛等。【用法用量】 口服:每次 50 粒,每日 2 次。【制剂规格】 浓缩丸:每10 粒重 1.8g。

活血调经丸

【药物组成】 地黄、赤芍、当归、川芎、五灵脂、延胡索、红花、苏木、牡丹皮、阿胶、地黄、黄芩、陈皮、枳壳、砂仁、茯苓、香附、青皮、干炮姜。【功能主治】 活血理气、行瘀调经。用于血瘀气滞、月经不调、痛经、闭经、子宫内膜异位症、慢性盆腔炎等。【用法用量】 口服:每次 1 丸,每日 3 次。【禁忌】 忌恼怒、生冷食物。【制剂规格】 大蜜丸:每丸 9g。

调 经 丸

【药物组成】 当归、川芎、熟地黄、白芍、白术、茯苓、甘草、法半夏、艾叶(炭)、小茴香、吴茱萸、香附、陈皮、牡丹皮、没药、延胡索、益母草、续断、黄芩、麦冬、生阿胶。【功能主治】 温经散寒,调经止痛。用于气血凝滞,子宫寒冷引起的冲任阻滞,血行不畅之少腹冷痛,月经不调,痛经、闭经等。【用法用量】 口服:每次 1 丸,每日 2 次。【禁忌】 孕妇禁用。【制剂规格】 大蜜丸:每丸 9g。

调经至宝丸

【药物组成】 大黄、牵牛子、木香、槟榔、枳实、三棱、莪术、五灵脂、山楂、当归、陈皮、香附、苍术、鳖甲、黄芩。【功能主治】 破瘀,调经。用于气滞血瘀所致的月经不调,闭经痛经、子宫肌瘤、卵巢囊肿等。【用法用量】 口服:每次 12g,每日 1 次。每晚藕节水或红糖水送服。【禁忌】经期停服,体弱、血虚闭经、便溏、无瘀滞者及孕妇忌服。【制剂规格】 水丸:每 20 粒重 1g。

调经化瘀丸

【药物组成】 香附、艾叶(炭)、当归、干漆炭、地黄、川芎、赤芍、桃仁、红花、三棱、莪术。【功能主治】 调经行血,理气化瘀,有抑制子宫收缩、抗凝血、抗炎抗菌、抗肿瘤等作用。用于气滞血瘀引起的经血不调,行经腹痛,经闭不通。【用法用量】 口服:每次 10 粒,每日 2 次。【制剂规格】水丸:每 10 粒 2g。

调经活血片(胶囊) [保乙]

当归、丹参、泽兰、川芎、延胡索(醋制)、香附(制)、乌药、菟丝子、鸡血藤、熟地黄、赤芍、红花、白术、木香、吴茱萸（甘草水制）。辅料为蔗糖、羧甲基淀粉钠、硬脂酸镁。【功能主治】 舒肝解郁，行气活血，调经止痛。用于月经不调、超前落后、经来腹痛、闭经等症。【用法用量】 口服：片剂，每次5片（粒）；胶囊剂，每次4～5粒；均每日3次。【制剂规格】 糖衣片：每片0.35g；胶囊剂：每粒0.4g。

调经姊妹丸

【药物组成】 大黄、莪术、青皮、香附、当归、丹参、桃仁霜、红花、五灵脂、肉桂。【功能主治】 活血调经，逐瘀生新。用于瘀滞性经血不调，行经腹痛，闭经、子宫肌瘤等。【用法用量】 口服：每次30丸，每日2次。【制剂规格】 水丸：每30丸重3.2g。

痛经宁糖浆

【药物组成】 延胡索、香附、丹参、当归、白芍、川楝子、川芎、甘草。【功能主治】 调经止痛。用于月经不调，经前、行经期腹痛。【用法用量】 口服：每次25ml，每日2次，空腹时温服，于经前7日开始服用，连用10日。【禁忌】 忌食生食、辛酸食物；孕妇忌服。【制剂规格】 糖浆剂：每瓶150ml。

甘 露 膏

【药物组成】 当归、益母草、川芎、丹参、白芍、香附、泽兰、附子、茴香、红花、吴茱萸、延胡索、艾叶、乌药、莪术、三棱、牛膝、木香、胡椒、肉桂、没药、甘草。【功能主治】 温经止带，暖子宫，调经血。用于妇女经期不准，行经腹痛，血寒白带，产后经血诸病。【用法用量】 外用：温热软化后贴于腹部或脐上，每2～3日1帖。【制剂规格】 黑药膏：每帖20g。

醋制香附丸

【药物组成】 醋制香附、益母草、当归、熟地黄、白芍、柴胡、川芎、醋制延胡索、乌药、红花、干漆炭、醋制三棱、醋制莪术、艾叶（炭）、牡丹皮、丹参、乌梅。【功能主治】 调气和血，逐瘀生新。用于治疗气滞血瘀所致癥瘕积聚，月经不调，经期腹痛及痛经、子宫肌瘤等。【用法用量】 口服：每次1丸，每日2次。【禁忌】 孕妇忌服。【制剂规格】 大蜜丸：每丸9g。

产灵丹丸

【药物组成】 人参、白术、当归、川芎、苍术、何首乌、荆芥穗、防风、麻黄、川乌、金银花、甘草、草乌、白芷、细辛、八角茴香、木香、两头尖、桔梗、血竭。【功能主治】 益气养血,散风止痛。用于产后气血虚弱,感受风寒引起的周身疼痛,头晕目眩,恶心呕吐,四肢水肿。【用法用量】 口服:小蜜丸,每次 20～40 粒;大蜜丸,每次 1～2 丸;均每日 2 次。【禁忌】 孕妇忌服。【制剂规格】 小蜜丸:每 100 粒重 21g;大蜜丸:每丸 6g。

二、妇科癥瘕肿块治疗药

宫瘤清胶囊(颗粒、片)^[保乙]

【药物组成】 熟大黄、土鳖虫、水蛭。【功能主治】 活血逐瘀,消癥破积,养血清热。主治瘀血内停引起的妇科病。用于瘀血内停所致小腹胀痛,经色紫黯有块,以及子宫壁间肌瘤及浆膜下肌瘤见上述症状者。【用法用量】 口服:胶囊剂,每次 3 粒;片剂,每次 3 片;颗粒剂,每次 1 袋;均每日 3 次。或遵医嘱。【注意】 经期停服,孕妇禁服。【制剂规格】胶囊剂:0.37g;片剂:每片 0.4g;颗粒剂:每袋 4g。

小 金 丸^[典/基/保乙]

【药物组成】 麝香、乳香、没药、地龙、当归(酒炒)、枫香脂、草乌(制)、五灵脂(醋炒)、木鳖子(去壳去油)、香墨。【功能主治】 散结消肿,化瘀止痛。临床治疗乳腺增生及组织细胞异常增生、炎症性疾病、带状疱疹等。【用法用量】 口服:糊丸,打碎后服用,每次 2～5 丸;微丸,每次1～2 袋;均每日 2 次,饭前温开水或黄酒送服。皮肤疮疡可外用。【禁忌】 孕妇忌服,阴虚患者慎用。【不良反应】 偶有胃不适、胃纳欠佳及皮肤过敏等。【制剂规格】 糊丸:0.6g;微丸:每袋(瓶)0.6g,每盒 4 瓶,每盒 4 袋。

化癥回生片^[典]

【药物组成】 益母草、鳖甲胶各 112g,红花、花椒(炭)、水蛭(制)、苏木、三棱(醋炙)、两头尖、川芎、香附(醋炙)、降香、高良姜、没药(醋炙)、麝香、五灵脂(醋炙)、虻虫、延胡索(醋炙)、蒲黄(炭)、乳香(醋炙)、干漆(煅)、吴茱萸(甘草水炙)、阿魏、肉桂、艾叶(炙)、紫苏子各 14g,人参 42g,姜黄 8.4g,苦杏仁(炒)、小茴香(盐炒)、桃仁、丁香各 21g,大黄 56g,当归、白芍、熟地黄各 28g。【功能主治】　消癥化瘀。主治腹部癥积。用于癥积血痞,妇女干血痨,产后瘀血,少腹疼痛拒按,痛经、经闭、子宫肌瘤及肝脾肿大,肝硬化等。【用法用量】　口服:饭前温酒送服,每次 5～6 片,每日 2 次。【注意】　孕妇禁用。【制剂规格】　片剂:每片含原生药 0.82g。

乳癖消片(胶囊、颗粒)[典/基/保甲/农合]

【药物组成】　鹿角、昆布、海藻、三七、鸡血藤、蒲公英、玄参、天花粉、夏枯草、红花、连翘、木香。【功能主治】　软坚散结,活血消痈,清热解毒。主治乳癖结块,乳痈初起;乳腺囊性增生病及乳腺炎前期。【用法用量】口服:片剂,每次 5～6 片;胶囊剂,每次 4～5 粒;颗粒剂:每次 8g;均每日 3 次;孕妇慎用或遵医嘱。【制剂规格】　片剂:每片 0.32g、0.67g;胶囊剂:每粒 0.5g;颗粒剂:每袋 8g。

消乳散结胶囊[保乙]

【药物组成】　柴胡(醋制)、醋香附、玄参、昆布、瓜蒌、夏枯草、牡蛎、当归、猫爪草、黄芩、丹参、土贝母、山慈菇、全蝎、牡丹皮。【功能主治】疏肝解郁,化痰散结,活血止痛。用于肝郁气滞,痰瘀凝聚所致的乳腺增生,乳房胀痛。【用法用量】　口服:每次 3 粒,每日 3 次。【制剂规格】胶囊剂:每粒 0.4g,每盒 60 粒。

红金消结浓缩丸[彝]

【药物组成】　三七、香附、八角莲、鼠妇虫、黑蚂蚁、五香血藤、鸡矢藤、金荞麦、大红袍、柴胡。【功能主治】　疏肝理气、软坚散结、活血化瘀、消肿止痛。用于气滞血瘀所致的乳腺小叶增生,子宫肌瘤,卵巢囊肿。【用法用量】　口服:每次 10 丸,每日 3 次。【禁忌】　孕妇禁用。【注意】忌食酸、冷及刺激性食物。【制剂规格】　浓缩丸:每丸 0.2g。

岩鹿乳康胶囊[彝]

【药物组成】　岩陀、鹿衔草、鹿角霜。【功能主治】　活血,软坚散结。

用于肾阳不足,气滞血瘀所致乳腺增生。【用法用量】 口服:每次 3～5 粒,每日 3 次,饭后服用。月经前 15 日开始服药,至月经来时停药。孕妇忌服。【制剂规格】 胶囊剂:每粒 0.4g。

乳疾灵颗粒[典/基]

【药物组成】 柴胡、香附(醋制)、青皮、赤芍、丹参、王不留行(炒)、鸡血藤、牡蛎、海藻、昆布、淫羊藿、菟丝子。【功能主治】 舒肝解郁,调理冲任,散结消痛。主治肝郁气滞、痰瘀互结、冲任失调引起的乳腺增生症。【用法用量】 口服:每次 1～2 袋,每日 3 次,开水冲服。【制剂规格】 颗粒剂:每袋 14g。

阿莫诺期胶囊

【药物组成】 五香血藤、鼠妇、大红袍等。【功能主治】 疏肝理气,软坚散结,活血化瘀,消肿止痛。治乳房癥块、炎症。用于乳腺小叶增生、子宫肌瘤、卵巢囊肿及妇科炎症。【用法用量】 口服:每次 4 粒,每日 3 次,饭后温开水送服,重症患者 40 日为 1 个疗程。或遵医嘱。【注意】 ①按疗程服用;②本品长于散积滞,清瘀血,如月经量过多,月经期间服药量减为每次 2 粒,每日 3 次,或遵医嘱。【制剂规格】 胶囊剂:每粒 0.4g。

桂枝茯苓胶囊(丸)[典/保乙]

【药物组成】 桂枝、茯苓、牡丹皮、白芍、桃仁。【功能主治】 活血,化瘀,消癥。用于妇女宿有癥块,或血瘀经闭,行经腹痛,产后恶露不尽。【用法用量】 口服:胶囊剂,每次 3 粒,每日 3 次;包衣浓缩丸,每次 9 丸,每日 2 次;均饭后服用,经期停服,3 个月为 1 个疗程,或遵医嘱。【不良反应】 偶见服药后胃脘不适,隐痛,停药后可自行消失。【注意】 妊娠者忌服,或遵医嘱。【制剂规格】 胶囊剂:每粒 0.31g;包衣浓缩丸:每 9 丸重 1.5g,每瓶 126 丸。

乳增宁片(胶囊)[基/保乙]

【药物组成】 艾叶、淫羊藿、柴胡、川楝子、土贝母、天冬。【功能主治】 疏肝解郁,调理冲任。治乳癖。用于肝郁气滞,冲任失调引起的乳痛及乳腺增生等。有抑制乳腺增生,提高免疫功能的作用。【用法用量】

口服:片剂,每次 2～3 片;胶囊剂,每次 4 粒;均每日 3 次。【制剂规格】片剂:每片含干浸膏 0.6g;胶囊剂:每粒 0.3g。

乳核散结片[基/保乙]

【药物组成】　当归、黄芪、山慈菇、漏芦、柴胡、郁金、昆布、海藻、淫羊藿、鹿衔草。【功能主治】　舒肝解郁,软坚散结,理气活血。主治乳癖。用于乳腺囊性增生、乳痈症、乳腺纤维瘤、成年男性乳房发育症等。【用法用量】　口服:每次 4 片,每日 3 次。【制剂规格】　片剂:每片 0.3g。

宫颈癌栓(片)

【药物组成】　掌叶半夏乙醇提取物。【功能主治】　消肿散结。用于子宫颈癌及子宫颈癌前期病变。【用法用量】　阴道给药:栓剂,用前洗净患处,同时需口服宫颈癌片,每次 1 枚,每日 1～2 次;口服:宫颈癌片,每次 2～3 片,每日 3 次,须配合外用宫颈癌栓剂。【不良反应】　偶有局部瘙痒和疼痛感。【制剂规格】　阴道扁圆形栓剂:每枚 5g,宫颈管用棒形栓剂:每枚 0.5g,含水沉淀物 0.1g;片剂:每片含干浸膏(水溶性)0.3g。

消　核　片[基/保乙]

【药物组成】　丹参、浙贝母、海藻、昆布、玄参、漏芦、郁金、夏枯草、白花蛇舌草、半枝莲、牡蛎。【功能主治】　软坚散结,行气活血,化痰通瘀。用于女性乳腺增生症,尤其适用于中青年妇女的乳痈症、乳腺小叶增生症等。【用法用量】　口服:每次 5 片,每日 3 次,饭后服用,3 个月为 1 个疗程。【不良反应】　偶有转氨酶升高,轻微的消化系统不良反应。【注意】　孕妇及肝功能不良者禁用。【制剂规格】　片剂:每片 0.46g,每瓶 100 片。

红花逍遥胶囊(颗粒、片)[保乙]

【药物组成】　柴胡、当归、白芍、白术、茯苓、皂角刺、红花、薄荷、甘草。【功能主治】　疏肝理气,活血调经。主治肝郁气滞所致的肝气不舒,胸胁胀痛,头晕目眩,食欲减退,月经不调,乳房胀痛及黄褐斑。【用法用量】　口服:每次 2～4 粒,每日 3 次。对黄褐斑使用方法,15 日为 1 个疗程,首日每次 4 粒,每日 3 次,以后每次 2 粒,每日 2 次。3 个疗程为 1 个周期。颗粒剂,开水冲服,每次 1～2 袋,每日 3 次;片剂,每次 2～4 片,每日 3 次,或遵医嘱。【制剂规格】 胶囊剂:每粒 0.4g;颗粒剂:每袋 3g;片剂:每片 0.4g。

乳块消片(胶囊、软胶囊)[典/基/保乙]

【药物组成】 橘叶、丹参各 825g,皂角刺、王不留行、川楝子、地龙各 550g。【功能主治】 疏肝理气,活血化瘀,消散乳块。治乳癖瘰疬。用于肝气郁结,气滞血瘀所致乳腺增生、乳房肿胀。【用法用量】 口服:片剂、胶囊剂,每次 4～6 片(粒),每日 3 次;软胶囊,每次 6 粒,每日 3 次。【注意】 孕妇禁用。【制剂规格】 片剂:每片 0.36g,每瓶 100 片;胶囊剂:每粒 0.3g;软胶囊:每粒 0.6g,每盒 48 粒。

夏枯草口服液(颗粒、胶囊、片、膏)[保乙]

【药物组成】 夏枯草。【功能主治】 清火,明目,散结,消肿,主治乳癖。用于头痛眩晕,瘰疬,瘿瘤,乳痈肿痛,甲状腺肿大,淋巴结结核,乳腺增生症,高血压症。【用法用量】 口服:口服液,每次 10ml;胶囊剂,每次 2 粒;片剂,每次 1～2 片;膏剂,每次 9g;颗粒剂,每次 1 袋,开水冲服;均每日 2 次。或遵医嘱。其他剂型须遵医嘱。【制剂规格】 口服液:每支 10ml,每盒 12 支;颗粒剂:每袋 9g;胶囊剂:每粒 0.3g;片剂:每片 0.51g;膏剂:每瓶 300g。

大黄䗪虫丸[典/保乙]

【药物组成】 熟大黄、土鳖虫(炒)、水蛭(制)、虻虫(去翅足、炒)、蛴螬(炒)、干漆(煅)、桃仁、地黄、白芍、黄芩、苦杏仁(炒)、甘草。【功能主治】 活血破瘀,通经消癥。用于瘀血内停所致的癥瘕、闭经,症见腹部肿块、肌肤甲错、面色暗黑、潮热羸瘦、经闭不行。现代药理学证实本方有一定抗痛经作用;临床治疗乳腺增生症 66 例有一定疗效。【用法用量】 口服:水蜜丸,每次 3g;小蜜丸,每次 3～6 丸;大蜜丸,每次 1～2 丸;均每日 1～2 次。【禁忌】 ①本品因含破血逐瘀之品,故孕妇禁用。②体质壮实者应当中病即止,也不可超过剂量服用、久用。③忌食寒凉之品。对本品服后过敏者及感冒时,均不宜用本品或及时停用本品。【注意】 ①本品破血攻伐之力较强,易耗伤正气,故体弱年迈者慎用;②本品为瘀血干结,阴血不足所致经闭癥瘕所设,故属气虚血瘀者不宜用。【制剂规格】　大蜜丸:每丸 3g;水蜜丸:每 10 粒 3g。

止痛化癥胶囊^[典/保乙]

见本章妇科炎症、月经不调及带下症用药。

止血灵胶囊

见本章妇科炎症、月经不调及带下症用药。

艾迪注射液^[保乙]

【药物组成】　斑蝥、人参、黄芪、刺五加。【功能主治】　消瘀散结,益气解毒。用于瘀毒内结所致的原发性肝癌、肺癌、直肠癌、恶性淋巴瘤、妇科恶性肿瘤。现代药理学证实本品有抗肿瘤作用和增强免疫功能的作用。【用法用量】　静脉滴注:每次 50～100ml,以 0.9%氯化钠或 5%～10%葡萄糖注射液 400～450ml 稀释后滴注,滴速以病人耐受良好为宜,每日 1 次。30 日为 1 个疗程。【注意】　①有出血倾向者慎用,孕妇忌用;肝功不良者遵医嘱;②本品不宜与其他药物同时静脉滴注;③用药期间忌食辛辣燥热之品,饮食宜清淡而富营养。【制剂规格】　注射剂:每支 10ml。

复方斑蝥胶囊^[保乙]

【药物组成】　斑蝥、三棱、莪术、人参、黄芪、刺五加、山茱萸、女贞子、半枝莲、熊胆粉、甘草。【功能主治】　破血消癥,攻毒蚀疮。用于瘀毒内结所致的原发性肝癌、肺癌、直肠癌、恶性淋巴瘤、妇科肿瘤。【用法用量】口服:胶囊剂,每次 3 粒,每日 2 次。或遵医嘱。【禁忌】　①孕妇忌用;②服用本品期间忌辛辣刺激性强的食物;③斑蝥有毒,易损肝,应遵医嘱用,不宜过量、久服。【注意】　①有出血倾向者慎用;②饮食宜清淡而均衡营养。【制剂规格】　胶囊剂:每粒 0.25g。

乳宁颗粒^[典/保乙]

【药物组成】　柴胡、当归、醋香附、丹参、炒白芍、王不留行、赤芍、炒白术、茯苓、青皮、陈皮、薄荷。【功能主治】　疏肝养血,理气解郁,有抑制乳腺增生等作用。主治肝气郁结所致的乳癖,症见经前乳房胀痛、两胁胀痛、乳房结节、经前疼痛加重,用于乳腺增生见上述证候者。【用法用量】口服:每次1袋,每日3次,开水冲服。20日为1个疗程,或遵医嘱。【注意】 孕妇慎用,保持心情舒畅,定期健康体检。【制剂规格】 颗粒剂:每袋15g。

乳 康 片 [保乙]

【药物组成】 夏枯草、丹参、三棱、莪术、乳香、没药、玄参、牡蛎、浙贝母、瓜蒌、海藻、黄芪、白术、鸡内金(炒)、天冬。【功能主治】 舒肝活血,祛痰软坚。用于肝郁气滞,痰瘀互结所致的乳癖,症见乳房肿块或结节,数目不等,大小形态不一,质地软或中等硬,或经前胀痛,乳腺增生病见上述证候者。临床验证有抗乳腺增生、镇痛和抗炎等作用。【用法用量】口服:每次2~3片,每日2次。饭后服用,20日为1个疗程。间隔5~7日,继续第2个疗程,亦可连续服用。【注意】 ①孕妇慎用;②定期健康体检,出现皮疹应及时就诊;③保持心情舒畅。【制剂规格】 片剂:每片0.4g,每瓶100片。

乳癖散结胶囊 [典/保乙]

【药物组成】 夏枯草297g,川芎(酒炙)198g,僵蚕(麸炒)119g,鳖甲(醋制)297g,柴胡(醋制)198g,赤芍(酒炒)178g,玫瑰花238g,莪术(醋制)178g,当归(酒炙)198g,延胡索178g,牡蛎297g。共精制成胶囊剂1000粒。【功能主治】 行气活血,软坚散结。动物实验有改善乳腺增生的作用。用于气滞血瘀所致的乳腺增生病,症见乳房疼痛、乳房肿块、烦躁易怒、胸胁胀满。【用法用量】 口服:每次4粒,每日3次,45日为1个疗程,或遵医嘱。【注意】 ①孕妇忌服,月经量过多者慎服。②偶见口干、恶心、便秘,一般不影响继续治疗,必要时对症处理。【制剂规格】 胶囊剂:每粒0.53g。

三、妇女绝经期疾病用药

更 年 安 片(胶囊) [典/基/保乙]

【药物组成】 生地黄、熟地黄、泽泻、麦冬、玄参、牡丹皮、茯苓、珍珠母、仙茅、五味子、磁石、首乌藤、钩藤、制何首乌、浮小麦。【功能主治】滋阴潜阳,除烦安神。主治妇女绝经期潮热汗出,耳鸣眩晕,失眠多梦,烦躁不安,血压不稳。【用法用量】 口服:片剂,每次 6 片,每日 2～3 次;胶囊剂,每次 3 粒,每日 3 次;温开水送服。【禁忌】 忌辛辣油腻厚味饮食。【制剂规格】 片剂:每片 0.3g;胶囊剂:每粒 0.3g。

妇宁胶囊[基]

【药物组成】 黄连、琥珀、石菖蒲、茯苓、丹参、远志、甘草、大枣、灵磁石、珍珠母。【功能主治】 镇惊,宽胸宁心。主治阴虚肝火旺,心血不足引起的绝经期综合征。用于绝经前后,胁痛口苦,烦躁易怒,头晕心悸,失眠多梦,潮热汗出或伴月经失调等;经行情志异常,逢经行前期或经期,出现烦躁不安,头痛失眠,心悸怔忡,精神恍惚,不思饮食。【用法用量】 口服:每次 4 粒,每日 3 次。【禁忌】 忌恼怒,忌食辛辣饮食。【制剂规格】胶囊剂:每粒 0.5g,每盒 48 片。

坤　宝　丸[基]

【药物组成】 女贞子、生地黄、白芍、赤芍。【功能主治】 滋补肝肾,养血通络。主治肝肾阴虚证。用于妇女绝经期综合征、闭经、月经失调、不孕症等。【用法用量】 口服:每次 50 粒,每日 2 次。【制剂规格】 微粒丸:每瓶 50 粒,每盒 10 瓶。

更年女宝片[基]

【药物组成】 刺五加、赤芍、当归、牡丹皮。【功能主治】 补肾益脾,补肝益血,凉血祛瘀。主治妇女血痹,面容不润,乏力气少,胸闷烦躁,口干舌燥,食欲缺乏,精神萎靡,周身困乏,发热自汗。用于妇女绝经期综合征。【用法用量】 口服:每次 4 片,每日 2～3 次。【制剂规格】 片剂:每片 0.5g,每瓶 100 片。

希明婷片

【药物组成】 升麻总皂苷。【功能主治】 升阳舒郁。用于女性围经期综合征,改善烘热汗出,烦躁易怒,失眠,胁痛,头晕耳鸣,腰膝酸软,忧郁寡欢等症状。【用法用量】 口服:每次 1 片,每日 3 次,饭后服用。或遵医嘱。4周为1个疗程。【不良反应】 可见头晕、头痛、减量或停药后消失。【制剂规格】 片剂:每片100mg(含升麻总苷以27-脱氧升麻亭计33.0mg),每盒15片。

更年安片

【药物组成】 地黄、制何首乌、麦冬、泽泻、牡丹皮、仙茅、五味子、磁石、钩藤、珠珠母、茯苓、浮小麦等15味。【功能主治】 滋阴清热,除烦安神。主治肾阴虚所致的绝经前后诸证,症见烘热出汗、眩晕耳鸣、手足心热、烦躁不安。用于更年期综合征见上述证候者。【用法用量】 口服:每次6片,每日2~3次。【禁忌】 忌食辛辣、油腻食物;感冒发热者不宜服本药;伴有月经紊乱者、眩晕症状妇女应遵医嘱。本品不宜长期服用,对其任何成分过敏者禁用。【注意】 有高血压、心脏病、肝病、糖尿病、肾病等慢性严重疾病者应咨询医生。【制剂规格】 片剂:每片0.3g。

四、温经养血安胎、通乳及产后子宫复旧不全康复药

(一)温经养血安胎药

定坤丹(丸)[典/基/保乙]

【药物组成】 人参、鹿茸、西红花、鸡血藤膏、三七、白芍、熟地黄、当归、白术、枸杞子、黄芩、香附、茺蔚子、川芎、鹿角霜、阿胶、延胡索。【功能主治】 滋补气血,调经舒郁。主治气虚血亏,肝郁不舒引起的妇科病;或气血两虚兼郁滞的月经不调,行经腹痛,崩漏下血,赤白带下,贫血衰弱,血晕血脱,产后诸虚,骨蒸潮热。用于功能性子宫出血,青春期、更年期子宫出血等及不孕症。【用法用量】 口服:每次半丸~1丸,每日2次,温黄酒或温开水送服。【禁忌】 伤风感冒时停服;孕妇禁用;忌生冷油腻等刺激性食物。【制剂规格】 大蜜丸:每丸10.8g、12g。

参茸保胎丸[典/基]

【药物组成】 党参、黄芩各66g,龙眼肉、羌活、鹿茸、川贝母各20g,砂仁、菟丝子(盐水制)各33g,香附(醋制)、艾叶(醋制)、熟地黄、白芍、阿胶、桑寄生、川芎(酒制)、续断、化橘红各41g,杜仲、茯苓各58g,山药、白术、当归各50g,甘草(炙)28g。【功能主治】 滋养肝肾,补血安胎。治肝

肾不足,营血亏虚,身体虚弱,腰膝酸痛,小腹坠胀,妊娠下血,胎动不安,胎漏、妊娠腰痛、腹痛及不孕等。【用法用量】 口服:每次 15g,每日 2次。【禁忌】 感冒发热者忌用。【制剂规格】 水蜜丸:每袋 30g。

保 胎 灵 片 [基]

【药物组成】 熟地黄、五味子、桑寄生、杜仲、山药、白术、龙骨、牡蛎、白术、阿胶、枸杞子、续断、菟丝子。【功能主治】 补肾,固中,安胎。用于先兆流产、习惯性流产。【用法用量】 口服:每次 5 片,每日 2～3 次。【制剂规格】 片剂:每片含原生药 0.95g。

千 金 保 孕 丸 [基]

【药物组成】 当归、熟地黄、川芎、甘草、阿胶、艾叶。【功能主治】补气养血,安胎,理脾固肾。主治妊娠期腰酸腹痛,神疲肢倦,妊娠期间小腹绵绵疼痛,神疲乏力,苔白舌淡,脉细滑。用于胎动不安、胎漏、妊娠期腰酸腹痛;预防流产。【用法用量】 口服:每次 1 丸,每日 3 次,空腹温开水送服。【制剂规格】 蜜丸:每丸 10g,每盒 10 丸。

滋 肾 育 胎 丸 [基/保乙]

【药物组成】 菟丝子、人参、续断、巴戟天、杜仲、党参、白术、桑寄生、阿胶、熟地黄、何首乌、枸杞子、艾叶、砂仁、鹿角霜。【功能主治】 补肾健脾,益气培元,养血安胎,强壮身体。用于防治习惯性流产、先兆性流产、胎漏,对男女肾虚不育、不孕及肾亏、气血亏损、身体虚弱均有一定疗效。【用法用量】 口服:每次 9g,每日 2 次,空腹温开水送服。【禁忌】 感冒发热者忌服。【注意】 外感实邪者慎用。【制剂规格】 蜜丸:每丸 4.5g。

保 胎 丸 [典]

【药物组成】 黄芪 200g,白术(炒)200g,槲寄生 150g,菟丝子(酒制)200g,熟地黄 125g,当归 200g,白芍 200g,川芎 150g,枳壳(炒)150g,厚朴(姜制)50g,荆芥穗 50g,羌活 25g,艾叶(炭)200g,砂仁 125g,贝母 100g,甘草 25g。共制细粉,每 100g 粉末加炼蜜 100～120g,制成大蜜丸。【功能主治】 益气养血,补肾安胎。用于气血不足,肾气不固所致的胎漏,胎动不安,症见小腹坠痛,或见阴道小量出血,或屡经流产,伴有神疲乏力,腰膝酸软。【用法用量】 口服:每次 1 丸(9g),每日 2 次。【禁忌】 ①本品为益气养血,补肾安胎之品,血热者忌用;②忌食肥甘厚味、辛辣之品;③宜卧床休息,忌房事。【制剂规格】 大蜜丸:每丸 9g。

参茸白凤丸

【药物组成】 人参、熟地黄、鹿茸(酒制)、黄芩(酒制)、白术(制)、当归(酒蒸)、白芍(酒炙)、川芎(酒制)、胡芦巴(盐炙)、续断(酒制)、香附(制)、益母草(酒制)、延胡索(制)、炙甘草。【功能主治】 益气补血,调经安胎。现代药理学研究证实,本方有增强免疫,增加冠脉血流量,抗缺氧和抑制子宫收缩等作用。临床用于气血不足,月经不调,经期腹痛,经漏早产,胎动不安多因气血虚弱,濡养不足,胎气不固所致,症见阴道少量流血,色淡红,质稀薄。主治腰腹胀痛或坠胀,神疲肢倦,面色无华,舌淡苔白,脉细滑。亦可用于先兆性流产见上述证候者。【用法用量】 口服:水蜜丸,每次 6g;大蜜丸,每次 1 丸(9.4g),均每日 1 次。【禁忌】 ①本品益气养血,寒凝血瘀证、气滞血瘀证、肾阴肾阳不足证、痰阻胞脉证者忌用;②孕妇遵医嘱用;③感冒发热者忌用;④胎动不安者宜卧床休息,禁房事。【制剂规格】 水蜜丸:每袋 6g;大蜜丸:每丸 9.4g。

培 坤 丸 [典]

【药物组成】 炙黄芪 48g,陈皮 32g,炙甘草 8g,炒白术 48g,北沙参 16g,麦冬 32g,川芎 16g,炒酸枣仁 32g,酒白芍 16g,砂仁 9g,杜仲炭 32g,核桃仁 20g,盐胡芦巴 40g,醋艾炭 16g,龙眼肉 32g,山茱萸(制)32g,制远志 4g,熟地黄 64g,五味子(蒸)8g,酥油 4g,炼蜜适量(每 100g 药粉加炼蜜 90~100g)。【功能主治】 补气血滋肝肾。用于妇女血亏,消化不良,月经不调,赤白带下,小腹冷痛,气血衰弱,久不受孕。【用法用量】 口服:用黄酒或温开水送服,小蜜丸,每次 9g;大蜜丸,每次 1 丸。【禁忌】 抑郁气滞,内有湿者忌服。【制剂规格】 小蜜丸:每 45 丸重 9g;大蜜丸:每丸 9g。

孕康合剂(口服液、颗粒)[典/保乙]

【药物组成】 山药、续断、黄芪、当归、狗脊(去毛)、菟丝子、桑寄生、杜仲(炒)、补骨脂、党参、茯苓、白术(焦)、阿胶、地黄、山茱萸、枸杞子、乌梅、白芍、砂仁、益智仁、苎麻根、黄芩、艾叶。【功能主治】　健脾固肾,养血安胎。用于肾虚型和气血两虚型先兆流产、习惯性流产。【用法用量】口服:合剂,每次 20ml;颗粒剂,每次 1 袋,开水冲服;空腹服用,均每日 3次。【禁忌】　①忌辛辣刺激性食物,避免剧烈运动及重体力劳动;②凡难分免、流产、异位妊娠、葡萄胎等患者均忌服。【制剂规格】　合剂:每瓶装10ml、20ml、100ml;颗粒剂:每袋 8g;口服液:每支 20ml。

暖宫孕子丸 [基]

【药物组成】　当归、白芍、川芎、熟地黄、阿胶、黄芪、续断、杜仲、香附、艾叶。【功能主治】　调经补血,暖宫助孕。用于妇女气血亏虚,冲经虚寒所致的月经后期,量少色淡,或夹有血块,小腹冷痛,婚后久不怀孕,舌苔薄白,舌质淡或有瘀斑,脉沉细或沉迟。【用法用量】　口服:每次 8丸,每日 2～3 次。【注意】　忌气恼,劳伤;忌生冷食物。【制剂规格】　浓缩丸:每 8 丸相当于生药 3g。

安　胎　丸 [基]

【药物组成】　当归、川贝母、黄芪、艾叶炭、菟丝子、羌活、荆芥穗、厚朴、甘草、枳壳、川芎、白芍、生姜。【功能主治】　益气养血,安胎和胃。主治气血两亏,习惯性流产引起的胎动不安,腰肢酸软,恶心呕吐,不思饮食。头晕目眩等。用于先兆性流产、妊娠贫血等,尚可用于胃脘痛,脾胃虚寒与肝气郁结型胃脘痛疗效尤佳。【用法用量】　口服:每次 9g,每日 2次。【制剂规格】　大蜜丸:每袋 9g;水蜜丸:每袋 18g。

安胎益母丸 [基]

【药物组成】　熟地黄、当归、白芍、川芎、阿胶、党参、白术、茯苓、砂仁、杜仲、续断、陈皮、香附、艾叶、益母草、黄芩、甘草。【功能主治】　调经养血,健脾益气,安胎。主治气血两虚,肝肾不足引起的胎动不安,头晕腰痛,堕胎小产,胞宫不固,月经不调等。用于先兆性流产、习惯性流产。【用法用量】　口服:每次 9g,每日 2 次,空腹温开水送服。【禁忌】　感冒发热者忌服;外感实邪者慎用。【制剂规格】　蜜丸:每丸 4.5g,每盒24 丸。

嗣育保胎丸 [基]

【药物组成】 人参、白术、当归、川芎、白芍、艾叶炭、阿胶、桑寄生、菟丝子、鹿茸、厚朴。【功能主治】 补气养血，安胎保产。主治气血不足引起的孕妇恶心呕吐，腰酸腹痛，足膝水肿，胎动不安，屡经流产等。用于预防流产。【用法用量】 口服：每次 2 丸，每日 2 次。【制剂规格】 蜜丸：每丸 6g，每盒 10 丸。

孕妇金花丸（片） [基]

【药物组成】 栀子、金银花、当归、白芍、川芎、地黄、黄芩、黄柏、黄连。【功能主治】 清热，安胎。治胎火热盛引起的头痛目赤，眩晕，口鼻生疮，咽喉肿痛，牙龈疼痛，二便不通或胎动下坠，小腹作痛，心烦不安，口干舌燥，渴喜冷饮，小便短黄等症。用于妊娠感染性头痛，症见眩晕，心烦不安，口干咽燥，咽喉肿胀，小便短黄，胎动不安等。【用法用量】 口服：水丸，每次 6g；蜜丸，每次 1 丸；片剂，每次 4 片；均每日 2 次。【禁忌】 脾虚便溏、外感发热者忌用；忌辛辣刺激性食物。【制剂规格】 水丸：每100 粒重 6g，每袋 18g；蜜丸：每丸 9g，每盒 10 丸；片剂：每片 0.6g，每袋（瓶）36 片。

（二）养血通乳药

下乳涌泉散 [基]

【药物组成】 当归、白芍、川芎、生地黄、柴胡、天花粉、漏芦、通草、桔梗、麦芽、白芷、穿山甲（代）、王不留行、甘草。【功能主治】 补血养血，疏肝解郁，通络行乳。主治产后乳胀、乳汁少而不畅。用于产后血虚兼肝气郁滞引起的乳汁缺少，乳行不畅，乳房肿痛，肿胀等。【用法用量】 口服：每次 10g，每日 3 次，温黄酒或开水送服。【禁忌】 孕妇忌服。【制剂规格】 散剂：每袋 30g、60g。

通乳颗粒 [基]

【药物组成】 黄芪、熟地黄、通草、天花粉、党参、路路通、当归、川芎、白芍、柴胡、王不留行、穿山甲（代）、鹿角霜。【功能主治】 补气养血，通络行乳，舒肝解郁。治产后气血亏虚，乳少或乳汁不通，或因肝气郁结，气机不畅所致乳汁不通,乳汁不下。用于气机不畅,不能化生及运行乳汁之产后缺乳症。【用法用量】 口服:每次 20～30g,每日 3 次,开水冲服,3～5 日为 1 个疗程。【禁忌】 体虚有热者忌用。【制剂规格】 颗粒剂:每袋 15g、20g。

涌 泉 散 [基]

【药物组成】 当归、穿山甲(代)、王不留行、川芎。【功能主治】 养血,活血,催乳。在补血的基础上行气活血,使生乳有源,乳络通畅。治妇女乳汁不通。乳行不畅,乳房胀痛或有肿块,以及由血虚气滞引起的乳汁不通,肝气郁结,气机不畅所致的乳脉不通,乳汁不下。【用法用量】 口服:每次 3～6g,每日 2～3 次,温开水冲服,3～5 日为 1 个疗程,服后吃猪蹄汤。【注意】 气血虚弱者慎用。【制剂规格】 散剂:每袋 12g、18g。

生 乳 糖 浆 [基]

【药物组成】 穿山甲(代)、丝瓜络、鹿角、白马悬蹄、天花粉、北沙参。【功能主治】 通经活络,消肿散结,下乳。治缺乳症。用于乳络不通,气血不调引起的乳房胀痛,乳汁不通或稀少、稀薄等产后缺乳症。【用法用量】 口服:每次 40～50ml,每日 3 次。【禁忌】 凡血气两虚而缺乳者忌服。【制剂规格】 糖浆剂:每瓶 100ml、120ml。

生乳灵糖浆(合剂)

【药物组成】 穿山甲 30kg,沙参 10kg,天花粉 50kg,丝瓜络 50kg,白马悬蹄 60kg,鹿角 10kg。【功能主治】 补气养血,通络下乳。治气血不足,乳络阻滞引起的少乳、缺乳汁症。用于产后气滞郁结,乳腺阻塞引起的乳少汁稀,虚陷不生等症。【用法用量】 口服:糖浆剂,每次 100ml,每日 2 次;合剂,每次 40ml,每日 3 次,温热后服用。或遵医嘱。【制剂规格】 糖浆剂:每瓶 100ml、200ml、500ml;合剂:40ml。

生 乳 汁 [基]

【药物组成】 当归、熟地黄、黄芪、党参、玄参、麦冬、穿山甲(代)、知母、赤砂糖。【功能主治】 补气养血,通络下乳。治产后气血虚弱,乳汁量少、清稀,或乳汁不通。用于产后气血不足的乳汁不足,短少、稀薄及虚陷不生等。【用法用量】 口服:每次 50～100ml,每日 2 次,温热后服用。【制剂规格】 糖浆剂:每瓶 200ml、500ml。

催 乳 丸[基]

【药物组成】 当归、川芎、地黄、黄芪。【功能主治】 助气补血,活络,下乳,补气补血且增强抵抗力和耐受力。主治乳汁不通或少。用于产后血气亏损,乳汁不通、稀少。【用法用量】 口服:每次 1 丸,每日 2 次。【注意】 忌气恼,忌食醋。【制剂规格】 蜜丸:每丸 9g,每盒 10 丸。

乳 泉 颗 粒

【药物组成】 王不留行、当归、穿山甲(炙)、天花粉、漏芦、炙甘草。【功能主治】 养血通经,下乳。用于气滞血虚所致的产后乳汁过少,症见产后乳汁少或无,乳房柔软,神疲乏力。【用法用量】 口服:开水冲服,每次 15g,每日 2 次。【禁忌】 孕妇忌用;忌食生冷及辛辣食物。【注意】①本品用于气滞血虚证,若纯属气血虚弱证产后缺乳者慎用;②调和情志,心情舒畅,以免郁怒伤肝,影响泌乳;③饮食宜清淡而均衡营养。【制剂规格】 颗粒剂:每袋 15g。

(三)产后子宫复旧不全康复药

产复康颗粒[保乙]

见本章妇科炎症、月经不调及带下症用药。

产妇安口服液

【药物组成】 当归、益母草、川芎、桃仁、红花、干姜(炮)、甘草。【功能主治】 化瘀生新,有促进造血,改变血液流变学作用。用于瘀血内阻所致的产后恶露不绝,症见出血过多,色紫黯或有血块,小腹疼痛的产妇。【用法用量】 口服:每次 25ml,每日 2 次。【禁忌】 ①血热证产妇忌用;②忌生冷辛辣饮食。【注意】 产后出血量多慎用。【制剂规格】 口服液(合剂):每瓶 25ml、250ml、500ml。

加味生化颗粒

【药物组成】 当归、益母草、川芎、桃仁、赤芍、阿胶、炮姜、艾叶、荆芥、炙甘草。【功能主治】 活血化瘀,温经止痛。用于瘀血不尽,冲任不固所致的产后恶露不绝,症见恶露不止,色紫暗或有血块,小腹冷痛。【用法用量】 口服:每次 30g,每日 3 次,开水冲服。【禁忌】 血热证产妇忌用,产后大出血者忌用。【制剂规格】 颗粒剂:每袋 15g。

生化丸(颗粒)^[保乙]

【药物组成】 当归、桃仁、干姜(炒)、甘草。【功能主治】 养血祛瘀,有收缩子宫,促进造血的作用。用于产后受寒,寒瘀血瘀所致的产后恶露不行,或行而不畅,夹有血块,小腹冷痛的产妇。【用法用量】 口服:丸剂,每次 1 丸;颗粒剂,每次 1 袋;均每日 3 次;或遵医嘱。【禁忌】 血热证产妇忌用。【注意】 产后出血量多者慎用。【制剂规格】 大蜜丸:每丸 9g;颗粒剂:每袋 10g。

妇康丸(口服液)^[保乙]

【药物组成】 当归(酒炙)、白芍(酒炙)、川芎(酒炙)、熟地黄、党参、白术(土炒)、茯苓、甘草、山茱萸(蒸)、苍术(米泔水炙)、益母草、桃仁(去皮尖、炒)、蒲黄、五灵脂(醋炙)、延胡索(醋炙)、乳香(麸炒)、没药(麸炒)、川牛膝、三棱(醋炙)、大黄(制)、香附、乌药(醋炙)、木香、陈皮、青皮(醋炙)、高良姜、羌活、木瓜、地榆(炭)。【功能主治】 益气养血,行气化瘀;有促进造血,改善血液流变学等作用。用于气血不足,虚中夹瘀,寒热错杂所致的产后腹痛,恶露不绝;症见产后小腹疼痛,胁肋胀痛,恶露不止,大便秘结。【用法用量】 口服:水蜜丸(大蜜丸),首次服通气丸 1 袋(附方见后),以后 5 次,每次服妇康丸水蜜丸 1 袋或大蜜丸 2 丸,每日 2 次;温开水或黄酒送服。口服液:每次 10ml,每日 2 次。【禁忌】 ①血热证恶露不绝者忌用;②忌食辛辣、生冷、鲜物、腥荤食物;③服药期间的饮食宜用易消化而均衡营养的食物。【注意】 产后大出血者慎用。【制剂规格】 大蜜丸:每丸 9g;水蜜丸:每袋 9g;口服液:每支 10ml。[通气丸:木通(锉)、射干、杏仁(汤浸,去皮、尖、双仁,炒)、恶实(微炒)、昆布(洗去盐,焙)、诃黎勒(煨,去核)、海藻(洗去盐,焙)、黄耆(锉)各 30g,白茯苓(去黑皮)23g。制法:上九味捣罗为末,炼蜜为丸如弹子大。主治瘿气咽喉肿塞,毒气壅闷不通。摘录自《圣济总录》卷一二五]

胎产金丸

【药物组成】 紫河车、鳖甲(沙烫醋淬)、肉桂、人参、白术(麸炒)、茯苓、五味子(醋炙)、当归、地黄、川芎、牡丹皮、益母草、延胡索(醋炙)、没药(醋炙)、香附(醋炙)、沉香、黄柏、青蒿、白薇、艾叶炭、赤石脂(煅)、藁本、甘草。【功能主治】 补肾填精,益气养血,化瘀调经。主治肾精亏损,气血两虚夹瘀所致的产后恶露不绝,症见失血过多,腰酸腹痛,足膝浮肿,倦怠乏力,短气懒言,五心烦热,面色潮红,舌淡,苔薄白,脉细弱。用于产后子宫复旧不全见上述证候者。【用法用量】 口服:温黄酒或温开水送服,大蜜丸,每次1丸;小蜜丸,每次30粒;均每日2次。【禁忌】 ①产妇血热恶露不绝者忌用;②禁忌生冷辛辣肥腻食物;忌盆浴,戒房事。【注意】①产后宜保暖,避免受寒;②保持心情舒畅,注意个人卫生;③食用易消化之品,不偏食,注重均衡营养。【制剂规格】 大蜜丸:每丸9g;小蜜丸:每100粒重30g。

新生化颗粒 [保乙]

【药物组成】 当归、川芎、桃仁、红花、益母草、干姜(炭)、炙甘草。【功能主治】 活血祛瘀。主治寒凝血瘀所致产后恶露不下,恶露不绝,症见产后恶露量少,滞涩不畅,色紫黯而有血块,小腹冷痛拒按,舌质黯,苔白滑,脉沉紧或弦涩;或产后恶露不止,淋漓量少。用于产后子宫复旧不全见上述证候者。【用法用量】 口服:每次2袋,每日2~3次,开水冲服。【禁忌】 ①产妇血热恶露不绝者忌用;②禁忌生冷辛辣肥腻食物;忌盆浴,戒房事。【注意】 ①产后宜保暖,避免受寒;②保持心情舒畅,注意个人卫生;③食用易消化之品,不偏食,注重均衡营养。【制剂规格】 颗粒剂:每袋6g(相当于原药材9g)。

复方益母草口服液(膏) [保乙]

见本章妇科炎症、月经不调及带下症用药。

调经止痛片

见本章妇科炎症、月经不调及带下症用药。

加味八珍益母膏

见本章妇科炎症、月经不调及带下症用药。

五加生化胶囊 [保乙]

【药物组成】　刺五加、当归、川芎、桃仁、干姜（炮）、甘草。【功能主治】　益气养血，活血祛瘀。用于经期，流产，产后气虚血瘀所致阴道出血，流血，血色紫暗或有血块，小腹疼痛按之不减，腰背酸痛，自汗，心悸气短，舌淡，兼见瘀点，脉沉弱。【用法用量】　口服：产后恶露不绝，产后腹痛者，每次 6 粒，每日 2 次，温开水送服。3 日为 1 个疗程，或遵医嘱。【禁忌】　①本品不宜用于孕妇、产后血热瘀滞者和外感患者。②饮食忌辛辣、生冷和油腻之品。【制剂规格】　胶囊剂：每粒 0.4g。

血安胶囊

见本章妇科炎症、月经不调及带下症用药。

宫血宁胶囊 [保甲]

【药物组成】　重楼。【功能主治】　凉血止血，清热除湿，化瘀止痛，主要有收缩子宫止血作用，抗炎作用。主治崩漏下血，月经过多，产后或流产后宫缩不良出血及子宫功能性出血属血热妄行者，以及慢性盆腔炎之湿热瘀结证所致的腹痛、腰骶痛、带下增多；产后阴液耗损，阴虚生热，热迫血行导致的恶露过期不止且量较多，色深红，质黏稠，口燥咽干，舌红，脉细而数。用于产后及流产后子宫复旧不全见上述证候者。【用法用量】　口服：月经过多或子宫出血期，每次 1~2 粒，每日 3 次，血止停服；慢性盆腔炎，每次 2 粒，每日 3 次，4 周为 1 个疗程。【禁忌】　①血瘀证出血者忌用，妊娠期出血忌用；暴崩者慎用。②忌辛辣油腻饮食。【注意】胃肠道疾病，脾胃虚寒者慎用，或减量服用。【制剂规格】　胶囊剂：每粒 0.13g。

止血灵胶囊

见本章妇科炎症、月经不调及带下症用药。

第五节　常见男科疾病治疗药

一、阳痿早泄、少精遗精、性功能低下用药

腰肾膏

【药物组成】　淫羊藿、续断、杜仲、肉苁蓉、锁阳、补骨脂、菟丝子、五味子、蛇床子、附子、肉桂油、熟地黄、枸杞子、丁香、小茴香、八角茴香、乳香、没药、枫香脂稠膏、牛膝、薄荷油、冰片、樟脑、车前子、甘草、水杨酸甲酯、盐酸苯海拉明。【功能主治】　温肾助阳，强筋壮骨。用于肾阳不足所致的腰膝酸痛、夜尿频数、遗精阳痿。【用法用量】　外用：先烤热软化，微温时贴于腰部两侧腰眼穴或加贴关元穴，痛症贴于病患（皮肤未破损）处。【禁忌】　①本品不宜用于湿热或寒湿痹阻及外伤瘀血所致腰痛患者；湿热下注、劳伤心脾、肝肾阴虚、惊恐伤肾、肝气郁结所致阳痿患者、孕妇。②外用皮肤过敏者，应停用。③用本品期间的饮食不宜选用辛辣、油腻和煎炸之品；忌房事。【制剂规格】　外用膏剂：每帖 6cm×9cm。

强龙益肾胶囊

【药物组成】　鹿茸、阳起石、丁香、牡蛎、龙骨、防风、黄芪、海螵蛸、花椒目。【功能主治】　补肾壮阳，安神定志。用于肾阳不足，筋脉失养所致阳痿早泄、腰腿酸软，夜寐不安；阳事不举或举而易泄，头晕耳鸣，畏寒肢冷、疲乏无力；失眠心悸，多梦易醒；舌淡苔薄，脉细。【用法用量】　口服：每次 2～3 粒，每日 3 次。【禁忌】　①肝郁不舒，湿热下注，惊恐伤肾所致阳痿者不宜使用；②痰热内扰，肝郁化火，阴虚火旺，心脾两虚，心胆气虚所致失眠者不宜使用；③忌饮酒、辛辣食物，忌房事。【注意】　饮食宜清淡而均衡营养。【制剂规格】　胶囊剂：每粒 0.4g。

蚕蛾公补片

【药物组成】　雄蚕蛾（制）、蛇床子、仙茅、肉苁蓉、淫羊藿、人参、白术（炒）、当归、熟地黄、枸杞子、补骨脂（盐制）、菟丝子（盐制）。【功能主治】补肾壮阳，养血，填精。主治肾阳虚损，阳痿早泄，宫冷不孕，性功能减退，

症见阳事不举,勃起不坚,面色不华,头晕目眩,精神萎靡,腰膝酸软,或举而易泄,甚至滑精;或婚久而不孕,月经迟发,或闭经;舌淡苔白,脉沉细弱。用于性功能减退见上述证候者。【用法用量】　口服:每次 3～6 片,每日 3 次。【禁忌】　①湿热壅盛所致阳痿、早泄忌用;②治疗阳痿早泄期间忌房事;③饮食忌生冷、油腻之品。【制剂规格】　片剂:每片 0.23g。

海龙蛤蚧口服液

【药物组成】　海龙、蛤蚧、鹿茸、淫羊藿(羊油炙)、羊鞭、阳起石、肉苁蓉、锁阳、羊外肾、莲须、菟丝子、韭菜子、蛇床子、肉桂、熟地黄、生地黄、枸杞子、何首乌、川芎、当归、人参、黄芪、花椒、豆蔻、陈皮、沉香、泽泻、黄芩、甘草。【功能主治】　温肾壮阳,补益精血。用于肾阳虚衰、宗筋失养、固摄无权所致的阳痿、遗精,症见阳事不举、举而易泄、面色无华、头晕目眩,精神萎靡,腰膝酸软;或梦遗频作,遗尿尿频等;舌淡苔白,脉沉细弱。【用法用量】　口服:每次 10ml,每日 2 次。【禁忌】　①湿热壅盛、阴虚火旺所致阳痿,遗精忌用;②伤风、感冒、发热、咽喉痛时忌服;③忌生冷、油腻饮食。【制剂规格】　合剂:每支 10ml。

海马多鞭丸

【药物组成】　牛鞭、马鞭、狗鞭、蛤蚧、海马、鹿茸(去毛)、附子(制)、肉桂、母丁香、补骨脂(制)、巴戟天、淫羊藿、肉苁蓉、韭菜子、锁阳、菟丝子(制)、沙苑子(制)、杜仲(盐制)、牛膝、枸杞子、山茱萸(制)、当归、熟地黄、雀脑、红参、黄芪、白术(炒)、茯苓、山药、小茴香(制)、龙骨(煅)、五味子、甘草(制)。【功能主治】　补肾壮阳,填精益髓,有一定雄激素样作用。用于由肾阳不足、肾气不固所致的阳痿、遗精,症见阳痿,面色无华、头晕目眩、腰膝酸软,形寒肢冷、小便清长、大便不实;或遗精早泄,神疲无力,夜尿多或尿少浮肿;舌淡苔白,脉沉无力。【用法用量】　口服:每次 2g,每日 2 次。用黄酒或淡盐开水温服。【禁忌】　①因湿热壅盛,阴虚火旺所致阳痿、遗精禁用;②伤风、感冒、发热、咽喉痛时不宜用;③服药期间忌生冷、油腻饮食。【制剂规格】　丸剂:每粒(丸)0.2g。

宜利康(复合)维参锌胶囊

【药物组成】　本品由中药参类及西药维生素和微量元素锌等组成。

【功能主治】 本品经超细微粉专利技术生产,内含促精子生成、获能、顶体所必需的物质,能特异性地补充维生素和锌,提高前列腺组织,精子中生物锌含量,增加睾丸重量和生精功能。用于治疗男性性功能减退、前列腺增生、慢性前列腺炎、少精弱精症、老眼昏花(需提高双眼视敏度)、耳鸣耳聋(重听需改变听力)、自我心脏调节能力和肺功能减退症等有良效。【用法用量】 口服:每次 2 粒,每日 1～2 次。【制剂规格】 胶囊:每粒 0.38g,每盒 12 粒。

生精胶囊(片)

【药物组成】 鹿茸、枸杞子、人参、冬虫夏草、菟丝子、沙苑子、淫羊藿、黄精、何首乌、桑椹、补骨脂、骨碎补、仙茅、金樱子、覆盆子、杜仲、大血藤、马鞭草、银杏叶。【功能主治】 补肾益精,滋阴壮阳。本品通过温补肾阳,滋补肾阴,活血化瘀,利湿祛毒等功能,对男性不育的八大病因有多靶点改善精液质量的作用。主治肾阳不足所致腰膝酸软,头晕耳鸣,神疲乏力。用于男子无精少精弱精及精液不液化等症。【用法用量】 口服:每次 4 粒(片),每日 3 次。【禁忌】 阴虚火旺者禁用。【不良反应】 个别患者服药后出现头晕、恶心等一过性反应。【制剂规格】 胶囊剂:每粒 0.4g;片剂:每片 0.4g。

仙鹿口服液

【药物组成】 菟丝子、麦冬、淫羊藿、鹿角胶、熟地黄、枸杞子、龟甲胶、黄精、女贞子、泽泻、人参、山药。【功能主治】 滋阴补肾,填精益髓。用于肾阴亏损所致的精子数目少,精子活力下降的男性不育症。【用法用量】 口服:每次 10ml,每日 3 次。3 个月为 1 个疗程,或遵医嘱。【制剂规格】 口服液:每支 10ml,每盒 6 支。

伊木萨克片[维]

【药物组成】 中亚白及 72g,人工麝香 14g,龙涎香 4g,西红花 24g,马钱子(制)24g,乳香 40g,牛鞭 48g,肉豆蔻 48g,丁香 160g,罂粟壳 60g,高良姜 34g。共制 1000 片。【功能主治】 补肾壮阳,益精固涩。用于阳痿、早泄、滑精、遗尿及神经衰弱。【用法用量】 口服:每次 2～3 片,每日 1 次,饭后服用。【制剂规格】 片剂:每片 0.5g。

复方玄驹胶囊

【药物组成】　黑蚂蚁、淫羊藿、枸杞子、蛇床子。【功能主治】　温肾、壮阳、益精、祛风湿。用于肾阳虚，症见神疲乏力，精神不振，腰膝酸软，少腹阴器发冷(凉)，精冷滑泄，肢冷尿频，性欲低下，功能性勃起障碍等；亦可用于改善类风湿关节炎肾阳不足、风寒痹阻证引起的关节疼痛、肿胀症状。【用法用量】　口服：每次 3 粒，每日 3 次，4 周为 1 个疗程。【制剂规格】　胶囊剂：每粒 0.42g。

罗补甫克比日丸[维]

参见第 20 章第三节内容。

疏肝益阳胶囊

【药物组成】　蒺藜、柴胡、蜂房、地龙、水蛭、紫梢花、蛇床子、远志、肉苁蓉、菟丝子、五味子、巴戟天、蜈蚣、石菖蒲。【功能主治】　疏肝解郁，活血补肾。用于肝郁肾虚和肝郁肾虚兼血瘀症所致功能性阳痿，轻度动脉供血不足性阳痿，阴茎痿软不举或举而不坚。主治胸闷、胸胁胀满、腰膝酸软，舌淡或有瘀斑，脉弦或弦细。【用法用量】　口服：每次 4 粒，每日 3 次。4 周为 1 个疗程。【禁忌】　感冒期间停用；禁酗酒及过量吸烟，避免过度精神刺激；不可与其他治疗药合用。【制剂规格】　胶囊剂：每粒 0.25g，每盒 36 粒。

温肾助阳药酒

【药物组成】　淫羊藿、肉苁蓉、巴戟天、韭菜子、蛤蚧、阳起石、葱子、补骨脂、菟丝子、熟地黄、山茱萸、山药、泽泻(制)、牡丹皮、茯苓、制何首乌、枸杞子、蜂蜜。【功能主治】　温肾助阳；有雄激素样作用。用于由肾阳不足，腰府失养所致阳痿，症见宗筋举而不坚，阳事不兴，腰膝酸软，畏寒怕冷，精神萎靡，舌淡苔白，脉沉细。【用法用量】　口服：每次 10～20ml，每日 2 次。1 个月为 1 个疗程，必要时可用 2 个疗程或遵医嘱。【禁忌】　①肝郁不舒，湿热下注，惊恐伤肾所致阳痿者，肝功能异常者，对酒精过敏者均忌服。②服药期间饮食宜清淡而均衡营养；忌辛辣饮食，忌房事。【制剂规格】　酊(酒)剂：每瓶 10ml、50ml、250ml、500ml。

仙乐雄胶囊

【药物组成】 淫羊藿、人参、鹿茸、狗鞭、牛鞭、熟地黄。【功能主治】益气助阳,补肾填精,有一定雄激素样作用。用于肾阳不足、宗筋失养所致阳痿,症见阳事不举,腰酸乏力,头昏耳鸣,面色无华,肢冷恶寒,舌淡少苔,脉细弱。【用法用量】 口服:每次1～2粒,每日3次。【禁忌】 ①下焦湿热及阴虚火旺、惊恐伤肾所致阳痿忌用;②服药期间,饮食宜清淡而均衡营养,忌饮酒,忌辛辣食物,忌房事。【制剂规格】 胶囊剂:每粒0.3g。

添精补肾膏[典]

【药物组成】 淫羊藿、巴戟天(酒制)、锁阳(酒蒸)、肉苁蓉(酒蒸)、杜仲(盐炒)、狗脊、川牛膝、龟甲胶、鹿角胶、熟地黄、当归、枸杞子、党参、黄芪(蜜炙)、茯苓、远志(甘草制)。【功能主治】 温肾助阳,补益精血。用于肾阳亏虚、精血不足,固摄无权所致的遗精,症见梦遗滑精,并可伴有腰膝酸软,头晕耳鸣,畏寒肢冷,疲乏无力;或阳痿患者阳事不举,耳鸣目眩,面色无华,小便频数;舌质淡,苔薄白,脉沉细弱。【用法用量】 口服:每次9g,冲服或炖服;每日1次或遵医嘱。【禁忌】 ①肝郁不舒,湿热下注,惊恐伤肾致阳痿者,阴虚火旺,肝经湿热所致阳痿者、遗精者均不宜服用;②服药期间饮食宜清淡而均衡营养,忌饮酒,忌辛辣食物,忌房事。【制剂规格】 膏剂:每瓶9g、250g、500g。

颐和春胶囊

【药物组成】 淫羊藿、蛇床子、附子(制)、狗肾(制)、鹿茸(去毛)、鹿鞭(制)、锁阳、覆盆子、韭菜子(炒)、人参、沙参、熟地黄、川牛膝、路路通、冰片。【功能主治】 补肾壮阳,有增强免疫功能的作用。用于肾阳虚衰,宗筋失荣所致的阳痿,症见阳事不举,或举而不坚,面色无华,精神萎靡,腰膝酸软,畏寒肢冷,夜尿增多;或肾阳不足,精不固摄所致的遗精,症见梦遗频作并伴上述证候者;舌淡胖,苔薄白,脉沉细而迟。【用法用量】口服:每次4～5粒,每日2次。【禁忌】 ①肝郁不舒,湿热下注,惊恐伤肾所致阳痿者;阴虚火旺,肝经湿热所致遗精者,均不宜用。②服药期间饮食宜清淡,忌饮酒,忌辛辣饮食,忌房事。【制剂规格】 胶囊剂:每粒 0.3g。

延龄长春胶囊

【药物组成】　鹿茸(去毛)、人参、鹿鞭、狗鞭、猪睾丸、狗骨、蛇床子、淫羊藿(炙)、煅钟乳石、海马、大海米、蛤蚧(去头足)、山茱萸、熟地黄、黄精(酒制)、制何首乌、龟甲胶。【功能主治】　补肾壮阳,填精补髓。主治肾阳不足,精血亏虚所致的腰膝酸痛,阳痿早泄,须发早白,神疲体倦,舌淡苔白,脉沉迟。用于性功能障碍、腰肌劳损见上述证候者。【用法用量】口服:每次 4～6 粒,每日 2～3 次。【禁忌】　①本方为温补滋腻之品,阴虚内热者忌用,脾胃虚弱者慎用。②忌辛辣、生冷、油腻之品。【注意】①感冒者慎用。②饮食宜清淡,易消化而均衡营养。【制剂规格】　胶囊剂:每粒 0.3g。

蛮　龙　液

【药物组成】　雄蚕蛾、淫羊藿、菟丝子(酒制)、补骨脂(盐制)、熟地黄(盐制)、刺五加。【功能主治】　补肾壮阳,填精益髓。主治肾虚精亏所致的阳痿、早泄、滑精、遗精、腰痛等症,症见勃起不坚,性欲减退,伴有腰膝酸软,肢体倦怠,梦遗滑精,小便频数,舌淡、脉沉细无力。用于性功能障碍、腰肌劳损见上述证候者。【用法用量】　口服:每次 30～40ml,每日 2次。【禁忌】　①本品为温补之剂,阴虚火旺者忌用,感冒者尤其是风热感冒不宜用。②饮食宜清淡、易消化而营养均衡,忌辛辣油腻之品。【制剂规格】　合剂:每瓶 150ml、250ml、500ml。

补肾强身胶囊(片)

【药物组成】　淫羊藿、金樱子、狗脊(制)、菟丝子、女贞子(制)。【功能主治】　补肾填精。用于肾虚精亏所致的腰膝酸软、头晕耳鸣、目眩心悸、阳痿遗精。【用法用量】　口服:胶囊剂,每次 3 粒;片剂,每次 5 片;均每日 3 次。或遵医嘱。【禁忌】　①心火亢盛,心肾不交、湿热下注所致遗精早泄者不宜服;②湿热下注、惊恐伤肾、肝气郁结所致阳痿忌用;③忌辛辣、油腻和煎炸类食物。【注意】　服药期间应节制房事。【制剂规格】胶囊剂:每粒 0.3g;片剂:每片 0.3g。

生 力 胶 囊

【药物组成】 人参、肉苁蓉、熟地黄、枸杞子、淫羊藿、沙苑子、丁香、沉香、荔枝核、远志。【功能主治】 益气助阳,补肾填精。用于阴阳两虚所致的腰膝酸软、神疲乏力、头晕耳鸣、阳痿早泄。【用法用量】 口服:每次2~4粒,每日3次。【禁忌】 ①肝郁不舒、湿热下注、惊恐伤肾所致阳痿者不宜服用。②忌生冷、辛辣饮食;忌房事。【注意】 服药期间饮食宜清淡易消化而均衡营养。【制剂规格】 胶囊剂:每粒0.35g。

还 少 胶 囊

【药物组成】 熟地黄、山药(炒)、枸杞子、山茱萸、五味子、牛膝、楮实子、杜仲(盐制)、巴戟天(炒)、小茴香(盐制)、肉苁蓉、远志(甘草炙)、石菖蒲、茯苓、大枣(去核)。【功能主治】 温肾补脾,益血益精。主治脾肾两虚、肾精亏虚所致的腰膝酸痛、阳痿、遗精、耳鸣、目眩、肌体瘦弱、食欲减退、牙根酸痛。用于神经衰弱、腰肌劳损、性功能障碍、高血压、贫血见上述证候者。【用法用量】 口服:每次5粒,每日2~3次。【禁忌】 忌辛辣油腻食物。【注意】 ①阴虚火旺者、感冒者、孕妇均慎用;②饮食宜清淡易消化而均衡营养。【制剂规格】 胶囊剂:每粒0.42g。

三 宝 胶 囊

【药物组成】 鹿茸、肉苁蓉、菟丝子(炒)、杜仲、山茱萸、何首乌、龟甲(醋制)、麦冬、玄参、熟地黄、当归、人参、灵芝、山药、五味子、牡丹皮、赤芍、丹参、泽泻、菊花、砂仁(炒)。【功能主治】 益肾填精,养心安神。主治肾精亏虚,心血不足所致的腰酸腿软,阳痿遗精,头晕眼花,耳鸣耳聋,心悸失眠,食欲不振。用于慢性腰肌劳损、神经衰弱见上述证候者。【用法用量】 口服:每次3~5粒,每日2次。【禁忌】 ①风湿痹阻或肝胆湿热所致腰痛,肝郁化火、痰火扰心、心脾两虚、心肾不交之失眠均不宜服用;②月经过多者、有出血倾向者、孕妇均忌用;③忌辛辣饮食,戒烟酒。【注意】 本药含鹿茸、何首乌,与西药降糖药合用时,可能降低其血糖。【制剂规格】 胶囊剂:每粒0.3g。

参 阳 胶 囊

【药物组成】 原蚕蛾、蛇床子、海马、鹿衔草、远志、女贞子、蛤蚧、覆盆子、山茱萸、沙苑子、车前子、葛根、人参、锁阳、阳起石(煅)、黄芪、柏子仁、地黄、淫羊藿、补骨脂、附子(制)、党参、五味子、枸杞子、肉苁蓉、杜仲(炒)、肉桂、白术、龙骨(煅)、鹿茸、甘草。【功能主治】　温补脾肾。主治急慢性前列腺炎、前列腺增生症、脾肾阳虚所致的腰膝酸软,畏寒肢冷,体倦乏力,食少便溏,排尿点滴不爽,排出无力。【用法用量】　口服:每次 5 粒,每日 2 次,重症患者每日 3 次。【禁忌】　未成年人、阴虚火旺者及孕妇忌服。【制剂规格】　胶囊剂:每粒 0.25g,每盒 90 粒。

五子衍宗丸(片、口服液)[典/基/保乙]

【药物组成】　枸杞子、菟丝子(炒)各 400g,覆盆子 200g,五味子(蒸)50g,车前子(盐炒)100g。【功能主治】　补肾益精。主治肾虚腰痛,尿后余沥,遗精早泄,阳痿不育。用于男性不育,少女崩漏。症见身体方虚,梦遗滑精,尿液浑浊,肾虚腰痛,不射精及阳痿。【用法用量】　口服:水蜜丸,每次 6g;小蜜丸,每次 9g;大蜜丸,每次 1 丸;均每日 2 次。片剂,每次 6 片,每日 3 次;口服液,每次 30ml,每日 1 次。【制剂规格】　水蜜丸:每瓶(袋)6g;小蜜丸:每瓶(袋)9g;大蜜丸:每丸 9g;口服液:每瓶 120ml;每支 10ml,每盒 10 支;每支 30ml,每盒 3 支;片剂:每片 0.3g。

济生肾气丸[典/基]

【药物组成】　熟地黄 160g,山茱萸(制)、山药各 80g,茯苓 120g,牡丹皮、泽泻各 66g,肉桂、附子(制)各 20g,牛膝、车前子各 40g。【功能主治】温肾化气,利水消肿。主治肾虚水肿,腰膝酸重,小便不利,痰饮喘咳。用于慢性肾炎(阳虚型)、慢性肾小球肾炎、糖尿病、慢性前列腺炎、男性不育、尿闭。【用法用量】　口服:水蜜丸,每次 6g;小蜜丸,每次 9g;大蜜丸,每次 1 丸;均每日 2～3 次。【制剂规格】　小蜜丸、水蜜丸:每 40 粒重 3g;大蜜丸:每丸 9g,每盒 10 丸。

雄狮丸胶囊[基]

【药物组成】　人参、鹿茸、巴戟天、淫羊藿、马钱子、蚕蛾、蟾蜍。【功能主治】　补肾壮阳,益髓填精。主治肾精亏损,性欲减退之阳痿早泄,夜尿频多,遗精,腰膝酸软,畏寒肢冷,白发脱发等。用于性神经衰弱、性功能减退、慢性前列腺炎、夜尿症、不育症、体弱多病属肾阳不足者。【用法用量】 口服:每次 3～5 粒,每日 3 次,1～3 个月为 1 个疗程。【不良反应】 偶有病人服药后出现口干、舌燥、便结、经量减少等现象,多饮水不久即消失。【禁忌】 患感冒者忌用。【制剂规格】 胶囊微丸:每粒 0.29g,每盒 60 粒。

男宝胶囊[基]

【药物组成】 人参、当归、杜仲、肉桂、鹿茸、海马、驴肾、狗肾、阿胶、牡丹皮、黄芪、熟地黄、茯苓、白术、山茱萸、淫羊藿、补骨脂、枸杞子、菟丝子、附子、巴戟天、肉苁蓉、覆盆子、胡芦巴、麦冬、锁阳、仙茅、川续断、牛膝、玄参、甘草。【功能主治】 温肾壮阳,补益精血,强身健脑。主治肾虚阳痿,精液异常。用于性功能减退、阳痿、遗精、早泄、后天劳伤过度所致的肾阴亏损。【用法用量】 口服:每次 2～3 粒,早、晚各 1 次。【禁忌】阴虚火旺有实热者忌用。【制剂规格】 胶囊剂:每粒 0.3g,每盒 20 粒,每瓶 30 粒。

三鞭振雄丹

【药物组成】 海狗肾、驴肾、人参、淫羊藿。【功能主治】 固本,培元,温肾,暖阳。主治命门火衰,阳痿不举,遗精早泄,肾冷精寒。【用法用量】 口服:每次 2～3 粒,每日 1 次,晨起温开水送服。【制剂规格】 丸剂:每粒 0.3g,每盒 12 粒。

龙凤宝胶囊[基]

【药物组成】 党参、黄芪、淫羊藿、牡丹皮、冰片。【功能主治】 补肾壮阳,健脾益气,宁神益智。主治脾肾阳虚证。用于绝经期综合征、神经衰弱综合征;尚可用于特发性水肿、红斑狼疮的辅助治疗。【用法用量】口服:每次 2 粒,每日 3 次;或遵医嘱。【制剂规格】 胶囊剂:每粒 0.5g,每盒 24 粒。

右归丸[基]

【药物组成】 熟地黄、川附子、肉桂、山药、山茱萸、菟丝子、鹿角胶、枸杞子、当归、杜仲。【功能主治】 温补肾阳,填充精血。主治气衰神疲,腰膝酸冷,畏寒肢冷,食少便溏,小便自遗,阳痿滑精,脐腹冷痛,水邪泛滥皮肤的水肿症。用于精子缺乏性不孕症、坐骨神经痛、慢性支气管炎、老年性赤白带过多症。【用法用量】　口服:成人,每次 1 丸,每日 2～3 次;7 岁以下儿童剂量为成人的 1/2 量。【禁忌】　阴虚火旺者、孕妇忌用。【制剂规格】　大蜜丸:每丸 9g,每盒 10 丸。

金鸡虎补丸

【药物组成】　狗脊、金樱子、鸡血藤、桑寄生、黑老虎根、骨碎补。【功能主治】　补气补血,舒筋活络,健肾固精。主治水气凝滞,四肢麻痹,腰膝酸痛,夜尿频数,遗精。用于肝肾不足、湿淫筋骨之痿症、腰痛、遗精或梦遗滑精。【用法用量】　口服:每次 1.5～3.0g,每日 2 次。【禁忌】　感冒者忌用;非肝肾不足所引起的腰膝酸痛者不宜服用;孕妇忌用。【制剂规格】　浓缩水蜜丸:每瓶 30g。

清心莲子饮[基]

【药物组成】　石莲子、黄芩、麦冬、地骨皮、车前子(炒)、茯苓、甘草(蜜炙)、黄芪(蜜炙)、人参(生晒参)、柴胡。【功能主治】　清心火,交心肾,益气阴,止淋浊。主治心火偏旺,湿热下注证及肾阴不足。用于遗精淋浊、血崩带下;或口干舌燥、烦躁发热。【用法用量】　口服:开水泡服或水煎服,每次 1 袋,每日 2～3 次。【制剂规格】　袋泡茶:每袋 12g。

锁阳固精丸[典/基]

【药物组成】　锁阳、菟丝子、韭菜子、芡实(炒)、莲子、牡蛎(煅)、龙骨(煅)、鹿角霜、牛膝各 20g,巴戟天(制)30g,肉苁蓉(蒸)、补骨脂(盐炒)、杜仲(炭)、八角茴香、莲须、大青盐各 25g,山药、熟地黄各 56g,山茱萸(制)17g,牡丹皮、泽泻、茯苓各 11g,知母、黄柏各 4g。【功能主治】　温肾固精。用于肾虚滑精,腰膝酸软,眩晕耳鸣,四肢无力,以及肾阴不足,肾阳亏虚,神经衰弱症引起的遗精,阳痿,头晕耳鸣,困倦乏力,脉沉细。【用法用量】　口服:每次 1 丸,每日 2 次。【禁忌】　下焦湿热、相火妄动而致的遗精忌用。【制剂规格】　大蜜丸:每丸 9g,每盒 10 丸。

强阳保肾丸[典]

【药物组成】　淫羊藿(羊油炙)、阳起石(煅、酒淬)、肉苁蓉(酒制)、沙苑子、蛇床子、茯苓、远志(甘草制)各 36g,胡芦巴(盐水炙)、补骨脂(盐水炙)、覆盆子各 48g,韭菜子、五味子(醋制)各 42g,芡实(麸炒)60g,肉桂24g,小茴香(盐水炙)30g。【功能主治】 补肾壮阳。主治肾阳不足证。用于肾阳不足引起的精神疲倦,阳痿遗精,腰膝酸软,四肢无力,腰腹冷痛。【用法用量】 口服:每次 6g,每日 2 次。【制剂规格】 水泛丸:每100 丸重 6g。

无比山药丸[基]

【药物组成】 山药、地黄、赤石脂、茯苓、牛膝、山茱萸、泽泻、五味子、肉苁蓉、菟丝子、杜仲。【功能主治】 固精填精,健腰补肾。用于腰肾两虚、虚劳、梦遗滑精、腰痛、劳淋等,症见头晕目眩,腰腿酸软,小便频数,纳少消瘦,消耗性营养不良,梦遗失精,阴囊冷,舌淡苔薄白,脉沉细,神经衰弱等。【用法用量】 口服:每次 1 丸,每日 3 次。【禁忌】 不宜与氨茶碱合用。【制剂规格】 蜜丸:每丸 9g,每盒 10 丸。

益肾灵颗粒[典/基]

【药物组成】 枸杞子、补骨脂(炒)、覆盆子、桑椹、金樱子各 200g,女贞子、芡实(炒)各 300g,附子(制)20g,车前子(炒)、韭菜子(炒)各 100g,五味子 50g,沙苑子 250g,淫羊藿 150g。【功能主治】 益肾壮阳。主治肾亏阳痿、早泄、遗精、少精、死精。【用法用量】 口服:每次 20g,每日 3次,开水冲服。【禁忌】 忌食辛辣、油腻、刺激性食物。【制剂规格】 颗粒剂:每袋 20g,每盒 10 袋。

强 肾 片[典/保乙]

【药物组成】 鹿茸、山药、山茱萸、熟地黄、枸杞子、丹参、桑椹、补骨脂、牡丹皮、益母草、茯苓、泽泻、盐杜仲、人参茎叶总皂苷。【功能主治】补肾填精,益气壮阳。主治阴阳两虚所致的肾虚水肿、腰痛、遗精、阳痿、早泄、夜尿频数。用于慢性肾炎、久治不愈的肾盂肾炎见上述证候者。【用法用量】 口服:每次 1.2~1.8g,每日 3 次;小儿酌减。【注意】 孕妇慎用。【制剂规格】 薄膜衣片:每片重 0.31g、0.63g;糖衣片(片芯重):每片重 0.30g。

二、前列腺疾病用药

癃闭舒片（胶囊）[保甲]

【药物组成】　补骨脂、益母草、金钱草、海金沙、琥珀、山慈菇。【功能主治】　温肾化气，清热通淋，活血化瘀，散结止痛。本品对丙酸睾酮诱发的大、小鼠前列腺增生与尿生殖窦植入性小鼠前列腺增生有抑制作用。临床用于肾气不足，湿热瘀阻之癃闭所致尿频、尿急、尿赤、尿痛、尿细如线，小腹拘急疼痛，腰膝酸软等症；前列腺增生有以上证候者也可应用。【用法用量】　口服，片剂，每次 3 片；胶囊剂，每次 3 粒，均每日 2 次。【不良反应】　个别患者服药后有轻微的口渴感，胃部不适、轻度腹泻，不影响继续服。【制剂规格】　片剂：每片 0.3g（或 0.31g）；胶囊剂：每粒 0.3g（或 0.45g）。

癃清片（胶囊）[保甲]

【药物组成】　败酱草、白花蛇舌草、金银花、黄连、黄柏、泽泻、车前子、牡丹皮、赤芍、仙鹤草。【功能主治】　清热解毒，凉血通淋，有一定抗菌作用。主治下焦湿热所致的热淋，症见尿频，尿急，尿痛，腰痛，小腹坠胀；苔黄舌红，脉弦数或滑数。用于下尿路感染，前列腺增生症见上述证候者。【用法用量】　口服：每次 6 片，每日 2 次；重症每次 8 片，每日 3 次；胶囊剂，每次 6 粒，每日 2 次；重症每次 8 粒，每日 3 次。温开水送服。【禁忌】　体虚胃寒者不宜服用。【禁忌】　①淋证属于肝郁气滞或脾肾两虚，膀胱气化不行者不宜使用。②肝郁气滞，脾虚气陷，肾阳衰惫，肾阴亏耗所致癃闭不宜服。③体虚胃寒者不宜服用；忌辛辣油腻食品，以免助湿生热。【注意】　饮食宜清淡而均衡营养。【制剂规格】　片剂：每片 0.6g；胶囊剂：每粒 0.4g。

癃闭通胶囊

【药物组成】　穿山甲（砂烫）、肉桂。【功能主治】　活血软坚，温阳利水。本品经动物实验表明，具有抑制前列腺增生和消炎作用。体外抑菌实验结果表明，具有一定的抑菌作用。主治血瘀凝聚、膀胱气化不利所致的癃闭，症见排尿不畅、夜尿频多、尿细无力、淋漓不尽或尿频、尿急等。临床用于早期良性前列腺增生见上述证候者。【用法用量】　口服，每次

5粒,每日2次,早、晚饭前半小时用温开水送服,或遵医嘱。【不良反应】极少数患者服药初期有恶心症状,继续服药后症状自然消失。【制剂规格】 胶囊剂:每粒0.3g。

灵 泽 片 [保乙]

【药物组成】 乌灵菌粉、莪术、浙贝母、泽泻。【功能主治】 益肾活血,散结利水。用于轻中度良性前列腺增生肾虚血瘀湿阻证出现的尿频,排尿困难,尿线变细,淋漓不尽,腰膝酸软等症。【用法用量】 口服。每次4片,每日3次。6周为1个疗程。【不良反应】 部分患者用药后出现口干、呃逆、恶心、胃胀、胃酸、胃痛、腹泻等。少数患者用药后出现ALT、AST升高。【注意】 有胃、十二指肠溃疡及各种急慢性胃炎、肠炎者慎用。【制剂规格】 片剂:每片0.58g。

夏荔芪胶囊 [保乙]

【药物组成】 黄芪、女贞子、滑石、夏枯草、荔枝核、琥珀、肉桂、关黄柏。【功能主治】 健脾益肾,利水散结。用于轻、中度良性前列腺增生症脾肾气虚兼痰瘀证,症见排尿无力,滴沥不尽,夜尿频多,小腹坠胀,腰膝酸软,倦怠乏力等。【用法用量】 口服:每次3粒,每日3次。4周为1个疗程。【禁忌】 忌食肥甘厚味、油腻食物;残余尿量150ml以上者、良性前列腺增生侵入性治疗失败者均忌服。【不良反应】 个别患者服药后会出现胃部不适等症状。【制剂规格】 胶囊剂:每粒0.45g。

复方梅立草片(爱活尿通) [保乙]

【药物组成】 小麦胚油、伞花梅立草乙醇提取物、白杨乙醇提取物、洋白头翁乙醇提取物、木贼乙醇提取物、精制牛胆膏、四水二氯化锰。【功能主治】 主治一、二期良性前列腺肥大症、前列腺炎、膀胱炎,附件炎、附睾炎,症见尿意频急,排尿困难,尿潴留等。【用法用量】 口服:每次1~2片,每日2次。【不良反应】 个别患者有恶心、耳鸣、呃逆、反酸、ALT升高、头晕、乏力、步态不稳等。但与本品相关性有待确认。【制剂规格】片剂:0.17g(含小麦胚油15mg,伞花梅立草、白杨、洋白头翁乙醇提取物分别为0.5mg、0.5mg、0.5mg,木贼乙醇提取物1.5mg,精制牛胆膏0.5mg,四水氯化锰0.25mg)。

前列安栓[保乙]

【药物组成】 黄柏、虎杖、栀子、大黄、泽兰、毛冬青、吴茱萸、威灵仙、石菖蒲、荔枝核。【功能主治】 清热利湿通淋,化瘀散结止痛。主治湿热瘀血壅阻证所引起的少腹痛、会阴痛、睾丸疼痛、排尿不利、尿频、尿痛、尿道口滴白、尿道不适等症。可用于精浊、白浊、劳淋(慢性前列腺炎)等病见以上证候者。【用法用量】 直肠给药,将药栓置入肛门内 3~4cm,每次 1 粒,每日 1 次;30 天为 1 个疗程,坚持 2~3 个疗程为佳。最佳使用方法为在晚上睡觉前排大便,随后取侧卧位,将药物放入直肠内 3~4cm 的位置。【禁忌】 戒烟、酒,少食、不食辛辣食物,少骑自行车。【制剂规格】栓剂:每粒 2g。

前列安通片(胶囊)[保乙]

【药物组成】 片剂由黄柏、赤芍各 200g,丹参 100g,桃仁 140g,泽兰、乌药各 120g,王不留行、白芷各 80g,羟丙基甲基纤维素 17.5g,淀粉56.5g,硬脂酸镁 1.1g 组成,制成 1000 片。【功能主治】 清热利湿,活血化瘀。用于湿热瘀阻证,症见尿频,尿急,排尿不畅,小腹胀痛等。【用法用量】 口服:片剂,每次 4~6 片,每日 3 次;胶囊剂(大),每次 4~6 粒;胶囊剂(小),每次 5~8 粒,每日 3 次;或遵医嘱。【禁忌】 戒烟、酒,忌辛辣油腻刺激性食物。【注意】 少骑自行车。【规格】 薄膜衣片:每片重0.38g;胶囊剂:每粒 0.28g、0.4g。

前列平胶囊[保乙]

【药物组成】 败酱草、丹参、赤芍、桃仁、红花、泽兰、石韦、乳香、没药。【功能主治】 清热利湿,化瘀止痛,有抗炎、活血化瘀作用。用于湿热瘀阻所致的急、慢性前列腺炎。临床观察显示,本品不影响性功能,不会产生 ED(勃起功能障碍),因为前列平不含有阻断双氢睾酮与雄激素受体的成分,因而不会减少体内双氢睾酮的含量,所以不会影响性功能,不会引起低血压。经长期研究及临床观察显示,前列平胶囊对男科肾脾双虚、面色㿠白、头晕乏力、腰膝酸软无力、气滞血瘀,前列腺增生、慢性前列腺炎、小腹坠胀、小便不爽、点滴不出,或尿频、尿急、尿道涩痛等症有效。【用法用量】 口服:每次 5 粒,每日 3 次。【禁忌】 戒烟、酒,忌辛辣油腻刺激性食物。【注意】 少骑自行车。【制剂规格】 胶囊剂:每粒 0.4g。

前列安栓[保乙]

【药物组成】 黄柏、虎杖、大黄、栀子。【功能主治】 清热利湿通淋,化瘀散结止痛。治前列腺疾病、尿路感染症。主治湿热瘀血壅阻证所引起的少腹痛、会阴痛、睾丸疼痛、排尿不利、尿频、尿痛、尿道口滴白、尿道不适等证。用于精浊、白浊、慢性前列腺炎等病见以上证候者。【用法用量】 直肠给药:将药栓置于直肠 3～4cm,每次 1 粒,每日 1 次;1 个月为 1 个疗程,或遵医嘱。【禁忌】 忌食辛辣等刺激性食物,戒酒。【注意】栓剂塞入肛门后,如有便意感,腹痛,腹泻等不适症状,可改进使用方法,如将栓剂外涂植物油或将栓剂置入更深些,待直肠适应后,自觉症状或减轻或消失。【制剂规格】 栓剂:每粒 2g,每盒 10 粒。

男 康 片

【药物组成】 白花蛇舌草、赤芍、熟地黄、肉苁蓉、紫花地丁、蒲公英、败酱草、黄柏、菟丝子、红花、淫羊藿、鹿衔草。【功能主治】 补肾益精,活血化瘀,利湿解毒。主治慢性前列腺炎。用于治疗肾精亏损,瘀血阻滞,湿热蕴结引起的前列腺炎。【用法用量】 口服:每次 4～5 片,每日 3 次;或遵医嘱。【制剂规格】 片剂:每片 0.32g(相当于总药材 12g)。

前列通片(胶囊)[典/保乙]

【药物组成】 广东王不留行 400g,黄芪 464g,车前子 264g,关黄柏336g,两头尖 336g,蒲公英 336g,泽兰 336g,琥珀 75g,八角茴香油 1.7ml,肉桂油 0.88ml。【功能主治】 清利湿浊,化瘀散结。主治热瘀蕴结下焦所致的轻中度癃闭,症见排尿不畅,尿流变细,小便频数,可伴有尿急、尿痛或腰痛。用于前列腺炎或前列腺增生见上述证候者。【用法用量】 口服:片剂(胶囊剂)每次 4～6 片(粒),每日 3 次;30～45 日为 1 个疗程。或遵医嘱。【制剂规格】 薄膜衣片:0.34g;糖衣片(片芯重):每片 0.26g、0.39g;胶囊剂:每粒 0.25g。

前列舒丸[典]

【药物组成】 熟地黄、薏苡仁、冬瓜子、山茱萸、山药、牡丹皮、苍术、桃仁、泽泻、茯苓、桂枝、附子(制)、韭菜子、淫羊藿、甘草。【功能主治】

扶正固本,益肾利尿。主治肾虚所致的淋证,症见尿频、尿急、排尿困难、滴沥不尽。用于慢性前列腺炎、前列腺增生见上述证候者。【用法用量】口服:水蜜丸,每次 6~12g;大蜜丸,每次 1~2 丸;均每日 3 次。或遵医嘱。【禁忌】　尿闭不通者不宜用本药。【制剂规格】　水蜜丸:每 70 丸重1.3g;大蜜丸:每丸 9g。

前列欣胶囊[典/保乙]

【药物组成】　炒桃仁、没药(炒)、丹参、赤芍、红花、泽兰、炒王不留行、皂角刺、败酱草、蒲公英、川楝子、白芷、石韦、枸杞子。【功能主治】活血化瘀,清热利湿。主治瘀血凝聚、湿热下注所致淋证,症见尿急、尿频、尿痛、排尿不畅、滴沥不畅、排尿困难。用于慢性前列腺炎、前列腺增生见上述证候者。【用法用量】　口服:每次 4~6 粒,每日 3 次。或遵医嘱。【注意】　偶见胃脘不适者,一般不影响继续治疗。【制剂规格】　胶囊剂:每粒 0.5g,每粒含白芷以欧前胡素($C_{16}H_{14}O_4$)计,不得少于 60μg。

前列回春胶囊

【药物组成】　鹿茸、淫羊藿、枸杞子、五味子、菟丝子、穿山甲(炮)、王不留行、地龙、虎杖、木通、萹蓄、车前子、黄柏、白花蛇舌草、蜈蚣、黄芪、茯苓、莱菔子、甘草。【功能主治】　益肾活血,清热通淋,有抗前列腺增生、抗炎及镇痛作用。主治肾气不足、湿热瘀阻所致的淋证,症见尿频、尿急、尿痛、排尿滴沥不爽、阳痿早泄。用于慢性前列腺炎见上述证候者。【用法用量】　口服:每次 5 粒,每日 2~3 次。【禁忌】　①肝郁气滞所致的淋证不宜使用;②肝郁不舒,惊恐伤肾所致阳痿者不宜服用;③服药期间,忌食辛辣食物及饮酒,忌房事。【制剂规格】　胶囊剂:每粒 0.3g。

泽桂癃爽胶囊[保乙]

【药物组成】　泽兰、皂角刺、肉桂。【功能主治】　行瘀散结,化气利水,有抗前列腺增生、抗前列腺炎、抗血小板聚集和抑菌等作用。主治膀胱瘀阻所致的癃闭,症见夜尿频多,排尿困难,小腹胀满;舌质暗有瘀点瘀斑,苔白,脉弦或涩。用于良性前列腺增生见上述证候者。【用法用量】口服:每次 2 粒,每日 3 次;30 日为 1 个疗程,饭后服用。【不良反应】　个别患者有恶心、胃不适、胃部隐痛、食欲不佳、腹泻。【禁忌】　①肝郁气滞、脾虚气陷、下焦湿热所致小便癃闭不通者忌用;②饮食宜清淡,忌饮酒、辛辣食物和房事。【制剂规格】 胶囊剂:每粒 0.44g。

前列倍喜胶囊^[基/苗]

【药物组成】 猪鬃草、蟋蟀、王不留行、皂角刺、刺猬皮。【功能主治】清利湿热,活血化瘀,利尿通淋。用于前列腺增生、炎症,症见小便不利,淋漓涩痛等湿热瘀阻证。【用法用量】 口服:每次 6 粒,每日 3 次,饭前服用。20 日为 1 个疗程,或遵医嘱。【注意】 孕妇禁用;服药期忌酒、辛辣刺激性食物。【注意】 过敏体质慎用。【不良反应】 极少数患者服药偶有尿道灼热感,属正常反应。【制剂规格】 胶囊剂:每粒 0.4g。

尿塞通片(胶囊)^[典/基/保乙]

【药物组成】 丹参 144g,泽兰 48g,桃仁 48g,红花 144g,赤芍 48g,败酱草 240g,王不留行 144g,川楝子 96g,小茴香(盐制)96g,泽泻 144g,黄柏(盐制)144g,白芷 96g,陈皮 96g。【功能主治】 理气活血,通淋散结。主治气滞血瘀,下焦湿热所致的轻、中度癃闭,症见排尿困难或不畅,尿流变细,脉频、尿急。用于前列腺增生见上述证候者。【用法用量】 口服:片剂(胶囊剂),每次 4～6 片(粒),每日 3 次。【禁忌】 孕妇禁用。【制剂规格】 片剂:每片 0.36g(薄膜衣片)、0.35g(糖衣片芯重);胶囊剂:每粒 0.35g。

前列癃闭通胶囊(片、颗粒)^[保乙]

【药物组成】 黄芪、土鳖虫、冬葵果、桃仁、桂枝、淫羊藿、柴胡、茯苓、虎杖、枳壳、川牛膝。【功能主治】 益气温阳,活血利水。主治肾虚血瘀所致癃闭,症见尿频,排尿延缓、费力,尿后余沥,腰膝酸软。用于前列腺增生见上述证候者。【用法用量】 口服:片剂,每次 4 片;胶囊剂,每次 4粒;颗粒剂,每次 1 袋,开水冲服;均每日 3 次。或遵医嘱。【禁忌】 ①肺热壅盛,肝郁气滞,脾虚气陷所致的癃闭皆不宜服用;②忌食辛辣、生冷及饮酒。【注意】 由于规格不同,故剂量有别,应仔细阅读说明书,遵医嘱。【制剂规格】 片剂:每片 0.4g、0.5g;胶囊剂:每粒 0.5g;颗粒剂:每袋 5g。

前列舒乐颗粒(片、胶囊)^[保乙]

【药物组成】 淫羊藿、黄芪、川牛膝、蒲黄、车前草。【功能主治】 补肾益气,化瘀通淋,有一定抗炎、镇痛和增强免疫功能的作用。主治肾脾两虚、血瘀湿阻所致淋证,症见腰膝酸软、神疲乏力、小腹坠胀、小便频数、淋漓不爽、尿道涩痛。用于前列腺增生症、慢性前列腺炎见上述证候者。【用法用量】　口服:颗粒剂,每次 6g,开水冲服;片剂,每次 1.5g(3 片);胶囊剂,每次 1.2g(4 粒);均每日 3 次。【禁忌】　①肺热壅盛,肝郁气滞,脾虚气陷所致的癃闭皆不宜服用;②忌食辛辣、生冷及饮酒。【注意】　由于规格不同,故剂量和用法均有别,应仔细阅读说明书,遵医嘱。【制剂规格】　颗粒剂:每袋 6g;片剂:每片 0.5g;胶囊剂:每粒 0.3g。

前列舒通胶囊 [基/保乙/农合]

【药物组成】　黄柏、赤芍、川芎、当归、土茯苓、三棱、泽泻、马齿苋、马鞭草、虎耳草、柴胡、川牛膝、甘草。【功能主治】　清热利湿,化瘀散结。用于慢性前列腺炎、前列腺增生属湿热瘀阻证,症见尿频、尿急、尿淋沥、会阴、下腹或腰骶部坠胀或疼痛、阴囊潮湿等。【用法用量】　口服:每次 3 粒,每日 3 次。【禁忌】　①肺热壅盛,肝郁气滞,脾虚气陷所致的癃闭皆不宜服用;②忌食辛辣、生冷及饮酒。【制剂规格】　胶囊剂:每粒 0.4g,每盒 36 粒。

翁沥通颗粒 [保乙]

【药物组成】　薏苡仁、浙贝母、川木通、栀子(炒)、金银花、旋覆花、泽兰、大黄铜绿、甘草、黄芪(蜜炙)。【功能主治】　清热利湿,散结祛瘀。动物实验有抑制前列腺增生,使前列腺体缩小及抗炎等作用。临床用于湿热、痰瘀交阻证之前列腺增生,症见尿频、尿急、尿痛或尿细、排尿困难者。【用法用量】　口服:每次 1 袋,每日 2 次,开水冲服,饭后服用。【不良反应】　偶见恶心、呃逆、腹痛、腹泻、胃脘胀闷、嘈杂、便秘、头晕烦躁、皮疹、瘙痒。【制剂规格】　颗粒剂:每袋 5g,每盒 6 袋。

普乐安(前列康)(片、胶囊) [基/保甲]

【药物组成】　油菜花花粉。【功能主治】　补肾固本健脾,清利湿浊,益气消瘀。主治前列腺疾病。用于前列腺增生、前列腺炎引起的尿急尿频,尿后滴沥、尿潴留、性功能障碍、尿道流白等症及慢性肾炎,阳痿等。【用法用量】　口服:片剂,每次 3~4 片;胶囊剂,每次 4~6 粒;均每日 3

次,温开水送服。【制剂规格】 片剂:每片 0.55g、0.57g,每瓶 60 片、100片;胶囊剂:0.375g,每瓶 60 粒。

复方雪参胶囊^[保乙]

【药物组成】 三七、三棱、莪术、皂角刺、泽兰等十七味。【功能主治】活血化瘀、消肿散结、利水通淋。临床前药效学试验提示,本品灌胃给药对皮下注射丙酸睾酮致大鼠、小鼠前列腺增生及小鼠尿生殖窦植入法前列腺增生均有抑制作用;能抑制蛋清致大鼠足跖肿胀、二甲苯致小鼠耳廓肿胀,抑制小鼠棉球肉芽组织增生,降低醋酸所致小鼠腹腔毛细血管通透性亢进;可提高热板致小鼠痛阈,减少醋酸致小鼠疼痛的扭体反应次数。主治前列腺增生症(湿热蕴结瘀阻证)所致排尿困难、尿阻闭、尿滴沥、尿线细、尿频、尿等待及尿淋痛等证。【用法用量】 口服:每次 3 粒,每日 3次。4 周为 1 个疗程。【禁忌】 服药期间禁食辛辣、烟酒等刺激之物。【不良反应】 个别患者服药后出现恶心、呕吐、腹痛、腹泻、头晕等;偶见血、尿、便常规异常及血中 GPT、BUN 升高。【注意】 肝肾功能不全者慎用。【制剂规格】 胶囊剂:每粒 0.25g。

三 妙 丸^[典/基]

【药物组成】 苍术(炒)600g,黄柏(炒)400g,牛膝 200g。【功能主治】 燥湿清热。主治湿热下注,足膝红肿热痛,下肢沉重,小便黄少。用于慢性前列腺炎、男性病、腰腿痛、红斑性肢痛病等。【用法用量】 口服:每次 6~9g,每日 2~3 次;儿童酌减,温开水、姜汤或黄酒适量送服。【禁忌】 月经过多者忌用;孕妇禁用。【制剂规格】 水丸:每 50 粒重约 30g。

第六节　尿路结石病用药

复方金钱草颗粒^[保乙]

【药物组成】 广金钱草、车前草、石韦、玉米须。【功能主治】 清热祛湿,利尿排石,消炎止痛。用于泌尿系结石、尿路感染属湿热下注证者。【用法用量】 每次 1~2 袋,每日 3 次,开水冲服。【制剂规格】 颗粒剂:

每袋 10g(含糖型),3g(无糖型)。

复方石淋通片(胶囊)[保乙]

【药物组成】　广金钱草、石韦、海金沙、滑石粉、忍冬藤。【功能主治】清热利湿,通淋排石。用于膀胱湿热,石淋涩痛,尿路结石、泌尿系统感染属肝胆膀胱湿热者。【用法用量】　口服,片剂,每次 6 片;胶囊剂,每次 6 粒;均每日 3 次。【注意】　由于规格不同,剂量有别,应在仔细阅读说明书,遵医嘱。【制剂规格】　片剂:每片 0.25g、0.45g;胶囊剂:每粒 0.25g、0.32g。

肾石通颗粒(丸、片)[保乙]

【药物组成】　金钱草、王不留行(炒)、萹蓄、瞿麦、海金沙、丹参、鸡内金(烫)、延胡索(醋制)、牛膝、木香。辅料为蔗糖、糊精。【功能主治】　清热利湿、活血止痛,化石,排石。用于治疗肾结石、肾盂结石、膀胱结石、输尿管结石等。【用法用量】　口服:颗粒剂,温开水冲服,每次 1 袋;片剂,每次 4 片(0.52g/片)或 8 片(0.26g/片);丸剂,每次 2g;均每日 2 次。【注意】　如果患者泌尿系结石体积较大,需要在应用药物排石的基础上进行碎石治疗,可以进行体外碎石或者微创碎石,必要时还可以进行开放碎石手术。平时适度多饮水。【制剂规格】　颗粒剂:每袋 15g;丸剂:每袋 2g;片剂:每片 0.26g、0.30g、0.52g。

金沙五淋丸[基]

【药物组成】　海金沙、萹蓄、瞿麦、猪苓、茯苓、黄柏、大黄、黄芩、赤芍、当归、山楂、熟地黄、关木通。【功能主治】　清热,利水通淋。主治热淋、石淋、癃闭等病症。用于膀胱括约肌痉挛、尿路结石、前列腺炎、前列腺肥大、尿潴留等疾病。【用法用量】　口服:每次 10g,每日 3～4 次,饭后服用。【禁忌】　凡淋证、癃闭属虚证者忌用。【制剂规格】　水泛丸:20 粒重 1g。

第7章　骨伤科疾病用药

第一节　骨伤科疾病内服药

云南白药系列制剂^[典/基/保甲/保乙]

【药物组成】　云南三七、重楼、麝香、冰片、薄荷脑等。【功能主治】止血愈伤,活血化瘀,消肿止痛,排脓去毒。胶囊剂主要用于化瘀止血,活血止痛,解毒消肿;散剂既可内服,又可外用;药膏,酊剂和喷雾剂主要外用于未破损渗出性跌打损伤患部。临床用于跌打损伤、瘀血肿痛、创伤出血、呕血咯血、妇女崩漏及红肿毒疮、鼻出血、便血、尿血、痔血、胃痛、胃及十二指肠球部溃疡出血、疮疡肿毒、软组织挫伤、闭合性骨折、支气管扩张、肺结核咯血、皮肤感染性疾病等。【用法用量】　①口服:刀、枪、跌打诸伤,无论轻重,出血者用温开水送服;瘀血肿与未流血者用酒送服;妇科各症,用酒送服;但月经过多、红崩用温开水送服。毒疮初起,服0.25g,另取药粉用酒调匀,敷患处;如已化脓,只需内服。其他内出血各症均可内服。胶囊剂成人:每次 1～2 粒(0.2～0.5g),每日 4 次;2—5岁,按 1/4 剂量服用;6—12 岁,按 1/2 剂量服用。凡遇跌打损伤重者可先服保险子 1 粒,轻伤及其他病症不必服保险子。每次最多不得超过0.5g(散剂每瓶 4g,不得少于分 8 次服用)。酊剂,口服,常用量每次 3～5ml,每日 3 次,极量每次 10ml。②外用:出血性伤口,清创后加少许散剂于伤口,包扎。一般伤口每次约 0.1g;消肿止痛每次 0.3～0.4g;必要时也可将散剂投入水中搅匀后灌肠。或取适量酊剂揉擦患处,每次 3min左右,每日 3～5 次,可止血消炎;遇风湿筋骨疼痛,蚊虫叮咬,一度、二度冻伤,可用酊剂揉擦患处数分钟,每日 3～5 次。药膏,直接贴患处;喷剂,直接喷患处。③口服治疗结合外用:外伤肿胀,口服散剂或胶囊剂,另以

— 472 —

散剂加酒调成糊状外敷;毒疮初起可口服、外敷并用,但已化脓者只能口服。【不良反应】　用法不当,过量服用或患者体质过敏可引起中毒反应、过敏反应、溶血、血小板减少、心律失常、急性肾功能衰竭、不全流产、急性咽喉炎、上消化道出血等。长期使用者若发生新的出血现象,应及时检查血小板计数,若发生血小板减少应立即停药。【禁忌】　对本药有中毒过敏史及严重心律失常者忌服;疮毒已化脓时,切勿外敷患处;忌鱼腥豆类及辛辣酸冷食物;孕妇禁用。【注意】　过敏体质者慎用。服药后感上腹部不适、恶心者应减量或停服。【临床新用】　出血性脑血管疾病、白血病、肝癌、胃癌、心绞痛、胃脘痛、直肠炎性息肉、慢性结肠炎、上消化道出血、术后胃出血、静脉炎、肋软骨炎、甲状腺结节病、内痔、肺结核、呕吐、肘痛、外伤溃疡、宫颈炎、急性乳腺炎、新生儿脐炎、小儿细菌性痢疾、顽固性婴儿湿疹、肠坏疽、小儿急性肾小球血尿、秋季腹泻、前房积血、鼻中隔黏膜糜烂、复发性口疮、压疮、过敏性紫癜等。【制剂规格】　胶囊剂:每粒0.25g,每盒(瓶)32 粒(保险子 2 粒);粉剂:每瓶 4g,均内装保险子 1 粒;橡皮膏:每帖 6.5cm × 10cm,6.5cm × 4cm;酊剂:每瓶 30ml、50ml、100ml;喷剂:每瓶 30ml。

活血止痛散(胶囊、片、膏)[基/典/保甲]

【药物组成】　当归 400g,三七、乳香(制)各 80g,冰片 20g,土鳖虫200g,自然铜(煅)120g。【功能主治】　活血散瘀,消肿止痛。主治跌打损伤,瘀血肿痛。用于骨伤科疾患,亦可用于血栓性静脉炎等。【用法用量】口服:散剂,每次 1.5g;胶囊剂,每次 1.5g(每粒 0.5g 的服 3 粒;每粒0.37g 的服 4 粒;每粒 0.25g 的服 6 粒);片剂,每次 4 片;均每日 2 次,温黄酒或温开水送服。外用:膏剂,于患部(未破损皮肤)贴敷。【禁忌】　孕妇禁用。对本品过敏者禁用,孕妇及六岁以下儿童禁用,肝肾功能异常者禁用。【注意】　体虚者慎用;饮酒不适者可用温开水送服;长期服用应向医师咨询;过敏体质者慎用。【不良反应】　①口服药偶见胃口不适、消化不良、恶心、呕吐;②头部皮疹类似青春痘。刺痒,过敏反应;③有可能引起胃溃疡。【制剂规格】　散剂:每支(小瓶)3g,每盒 10 支,每袋 1.5g;胶囊剂:每粒 0.25g、0.37g、0.5g;片剂:每片 0.37g,每盒 36 片(粒);外用替贴膏剂(橡皮膏):6.5cm×5cm;7cm×10cm,每盒 5 帖。

伤科接骨片 [保甲]

【药物组成】 红花、土鳖虫、朱砂、马钱子粉、没药(炙)、三七、海星(炙)、鸡骨(炙)、冰片、自然铜(煅)、乳香(炙)、甜瓜子。【功能主治】 活血化瘀,消肿止痛,舒筋壮骨。本品能加快骨质疏松性骨折患者肿痛缓解,增强 ALP 活性,使骨密度增加 1.28%。药理试验表明,能使大鼠成骨细胞增多,骨小梁体积增加,骨折愈合点增加 73.6%,愈合面积增加 66.0%;对家兔胫骨骨折后血液流变性的影响的结果显示:与正常组对比,骨折对照组血液流变学各项指标均升高,而实验组除血沉外,其余各项与正常组差异均无显著性。临床用于跌打损伤,闪腰岔气,伤筋动骨,瘀血肿痛,损伤红肿等症。对骨折需经复位后配合使用。【用法用量】口服:成人,每次 4 片;10—14 岁儿童,每次 3 片,每日 3 次,以温开水或黄酒送服。【禁忌】 孕妇忌服;10 岁以下小儿禁服。【注意】 本品不可随意增加服量,增加时,须遵医嘱;运动员慎用。【制剂规格】 片剂:每片 0.33g。

舒筋活血丸(片、胶囊) [保甲]

【药物组成】 红花 80g,香附(制)、络石藤、伸筋草、泽兰叶、鸡血藤各 300g,狗脊(制)、槲寄生各 400g,香加皮 200g,自然铜(煅)50g。【功能主治】 舒筋活络,活血散瘀,有抗炎、镇痛等作用。用于筋骨疼痛,肢体拘挛,腰背酸痛,跌打损伤、韧带损伤、骨折等骨科疾病。【用法用量】 口服:大蜜丸,每次 1 丸;片剂,每次 5 片;胶囊剂,每次 5 粒;均每日 2 次;黄酒或温开水送服,或遵医嘱。【禁忌】 孕妇忌服;牛乳过敏者禁用。【不良反应】 偶见胃部不适。【制剂规格】 大蜜丸:每丸 6g;片剂:每片 0.3g(素片)、0.36g(薄膜衣片);胶囊剂:每粒 0.35g。

腰痹通胶囊 [保甲]

【药物组成】 三七、川芎、延胡索、白芍、牛膝、狗脊、熟大黄、独活。【功能主治】 活血化瘀,祛风除湿,行气止痛。主治血瘀气滞、脉络闭阻所致腰痛,症见腰腿疼痛,痛有定处,痛处拒按,轻者俯仰不便,重者剧痛不能转侧。用于腰椎间盘突出症见上述证候者。【用法用量】 口服:每次 3 粒,每日 3 次,宜饭后服用。30 天为 1 个疗程。【禁忌】 孕妇禁用。

【注意】　消化性溃疡患者慎服或遵医嘱。【不良反应】　偶见胃部不适。【制剂规格】　胶囊剂:每粒 0.42g。

颈 舒 颗 粒 [保甲]

【药物组成】　三七、当归、川芎、红花、天麻、人工牛黄等。【功能主治】　活血化瘀,温经通窍止痛,有一定的抗炎功能。适用于神经根型颈椎病瘀血阻络证,症见颈肩部僵硬、疼痛,患侧上肢窜痛等。【用法用量】口服:每次 6g(1 袋),每日 3 次。温开水冲服,一个月为 1 个疗程。【禁忌】　忌生冷、油腻食物。【注意】　有高血压、心脏病、肝病、糖尿病、肾病等慢性病严重者及儿童、经期及哺乳期妇女、年老体弱者应遵医嘱。【不良反应】　偶见轻度恶心。【制剂规格】　颗粒剂:每袋 6g。

颈 通 颗 粒 [保乙]

【药物组成】　白芍、威灵仙、葛根、党参、黄芪、丹参、川芎、木瓜、桂枝、香附、地黄、甘草。【功能主治】　补益气血,活血化瘀,散风利湿。用于颈椎病引起的颈项疼痛,活动不利,肩痛。【用法用量】　口服:每次 20g,每日 3 次,开水冲服。【禁忌】　孕妇禁用。糖尿病患者禁服。忌食生冷、油腻食物。【注意】　高血压、心脏病、肝病、肾病等慢性病严重者及年老体弱者应在医师指导下服用。【制剂规格】　颗粒剂:每袋 10g。

颈 痛 颗 粒 [保乙]

【药物组成】　三七、川芎、延胡索、羌活、白芍、威灵仙、葛根。【功能主治】　活血化瘀,行气止痛。用于神经根型颈椎病属血瘀气滞、脉络闭阻证,症见颈、肩及上肢疼痛,发僵或窜麻、窜痛。【用法用量】　口服:每次 1 袋,每日 3 次,开水冲服,饭后服用。2 周为 1 个疗程。【禁忌】　孕妇禁用。忌烟、酒及辛辣、生冷、油腻食物,忌与茶同饮。【注意】　高血压、心脏病等慢性病严重者及年老体弱者应在医师指导下服用;妇女月经期停止用药,消化道溃疡及肝肾功能减退者慎用。长期服用应向医师咨询,定期监测肝肾功能。【不良反应】　偶有胃部不适。【制剂规格】　颗粒剂:每袋 4g。

接 骨 续 筋 片 [保乙]

【药物组成】　蜥蜴、骨碎补、穿山龙。【功能主治】　活血化瘀,消肿止痛。用于软组织损伤、骨折等。【用法用量】 口服:每次 5 片,每日 3 次。【制剂规格】 片剂:每片 0.65g。

复方三七片(胶囊)[保乙]

【药物组成】 三七等。【功能主治】 活血化瘀,消肿止痛。用于软组织损伤、骨折、跌打损伤所致的瘀血肿痛等。【用法用量】 口服:片剂,每次 5 片;胶囊剂,每次 4~6 粒;均每日 3 次。【禁忌】 忌食生冷、油腻食物。【注意】 儿童、年老体弱者和高血压、心脏病、肝病、糖尿病、肾病等慢性病严重者应在医师指导下服用。【制剂规格】 薄膜衣片:每片 0.52g。胶囊剂:每粒 0.25g。

注释:复方田七胶囊功能主治与应用和复方三七片(胶囊)[保乙]相似,从略。

复方伤痛胶囊[保乙]

【药物组成】 大黄(酒制)、当归、柴胡、天花粉、桃仁(去皮)、红花、醋延胡索、甘草。【功能主治】 活血化瘀、行气止痛,用于急性胸壁扭挫伤之瘀滞证,也可用于急性软组织损伤血瘀气滞证,症见局部疼痛、肿胀、瘀斑、舌质紫暗或有瘀斑、脉弦涩。【用法用量】 口服:每次 3 粒,每日 3 次,10 天为 1 个疗程。【禁忌】 孕妇禁用。【注意】 长期慢性腹泻者慎用。【不良反应】 个别患者服用后出现大便频次增加。【制剂规格】 胶囊剂:每粒 0.3g。

止痛软胶囊[保乙]

【药物组成】 当归、三七、乳香(制)、土鳖虫、自然铜(煅)、冰片。【功能主治】 活血散瘀,消肿止痛。用于跌打损伤,瘀血肿痛。【用法用量】 口服:每次 2 粒,每日 3 次,温开水送服。7 天为 1 个疗程。【禁忌】 孕妇禁用。【注意】 肝功能不全者慎用。【不良反应】 偶有胃部不适,【制剂规格】 软胶囊:每粒 0.65g。

治伤胶囊[保乙]

【药物组成】 生关白附、防风、羌活、制南星、白芷等;内含:次乌头碱、挥发油、白芷素、皂苷、苯甲酸等。【功能主治】 祛风散结、消肿止痛。

本品能调节全身或局部血液循环,以改善病变部位的代谢状况;调节凝血和抗凝血系统的功能,具有双向调节作用抑制炎性反应,减少炎性介质和致痛因子的产生,缓减疼痛;促进病变修复和组织再生。用于跌打损伤所致之外伤红肿、内伤胁痛;跌打损伤所致的各种疼痛、肿胀;胸胁内伤;风湿性关节炎、类风湿关节炎;颈肩腰腿痛等。【用法用量】　口服:每次4～6粒,每日 1～2 次。用温黄酒或温开水送服,或遵医嘱。外用:将胶囊内容物用白酒或醋调敷患处。【禁忌】　孕妇忌服。【注意】　本品药性剧烈,必须按规定剂量服用。【不良反应】　偶有胃部不适。【制剂规格】胶囊剂:每粒 0.25g。

痛舒片(胶囊)^[保乙/基]

【药物组成】　七叶莲、灯盏细辛、玉葡萄根、三七、珠子参、栀子、重楼、甘草。【功能主治】　本品用于跌打损伤,风湿性关节痛,肩周炎,痛风性关节痛,乳腺小叶增生。【用法用量】　口服:片剂,每次 3～4 片;胶囊剂,每次 3～4 粒;均每日 3 次。【禁忌】　孕妇忌服;忌食生冷、油腻食物;不宜在服药期间同时服用温补性中药。【注意】　经期及哺乳期妇女慎用,儿童、年老体弱者及高血压、心脏病、肝病、糖尿病、肾病等慢性病严重者应在医师指导下服用。【不良反应】　偶有胃肠不适。【制剂规格】　薄膜衣片:每片 0.4g;胶囊剂:每粒 0.3g。

扭伤归胶囊^[保乙]

【药物组成】　当归、防风、枳壳、浙贝母、知母、天南星(制)、瓜蒌、白芷、红花。【功能主治】　理气,活血化瘀,消肿止痛。用于胸胁、腰背、四肢等软组织急性损伤。【用法用量】　口服:每次 3 粒,每日 2 次。【禁忌】孕妇禁用。【注意】　长期服用须遵医嘱。【不良反应】　偶有胃肠不适。【制剂规格】　胶囊剂:每粒 0.5g。

活血止痛软胶囊^[保乙]

【药物组成】　当归、三七、乳香(制)、土鳖虫、自然铜(煅)、冰片【功能主治】　活血散瘀,消肿止痛。用于跌打损伤,瘀血肿痛。【用法用量】口服:每次 2 粒,每日 3 次,温开水送服。7 日为 1 个疗程。【禁忌】　孕妇禁用。【注意】　肝功能不全者慎用。【不良反应】　个别患者出现血清转氨酶一过性升高。【制剂规格】 软胶囊:每粒 0.65g。

筋骨痛消丸 [保乙]

【药物组成】 丹参、鸡血藤、香附、乌药、川牛膝、桂枝、威灵仙、秦艽、白芍、地黄、甘草。【功能主治】 活血行气,温经通络,消肿止痛。用于血瘀寒凝膝关节骨质增生引起的膝关节疼痛、肿胀、活动受限等症。【用法用量】 口服:每次 6g,每日 2 次,温开水送服。30 日为 1 个疗程。【禁忌】 孕妇禁服;属阳热证患者不宜使用。【制剂规格】 浓缩丸:每粒(丸)0.6g。

玉真散(胶囊)

【药物组成】 生白附子 600g,防风、白芷、生天南星、天麻、羌活各 50g。【功能主治】 祛风,解痉,止痛,有抗惊厥、镇痛、镇静、解热、抗炎作用。主治破伤风,恶寒发热,牙关紧闭,肢体抽搐,角弓反张;外治跌打损伤,瘀血肿痛。用于破伤风、跌仆损伤、疮疡肿痛等。【用法用量】 口服:散剂,每次 1～1.5g,或遵医嘱;胶囊剂,每次 2～3 粒,或遵医嘱,热黄酒送服。外用:取适量药粉敷于患处。【不良反应】 有中毒死亡 1 例,由白附子所致;生天南星误食中毒可有咽喉烧灼感,口舌麻木,黏膜糜烂,水肿,流涎,甚窒息。【禁忌】 破伤风后期、津伤气脱、出血过多者忌用;孕妇禁用。【注意】 口服不可久服或过量服用。【制剂规格】 散剂:每袋 3g;胶囊剂:每粒 0.5g。

止痛紫金丸 [典/基]

【药物组成】 丁香、血竭、当归、熟大黄、木香、儿茶、红花、骨碎补(烫)各 50g,土鳖虫、乳香(制)、没药(制)、赤芍、自然铜(煅)、甘草各 25g。【功能主治】 舒筋活血,消瘀止痛。主治闪腰岔气,瘀血作痛,筋骨疼痛。用于骨折、脱臼、软组织、损伤、挤压伤以及外伤性关节炎、骨质增生、坐骨神经痛、肥大性脊柱炎等。【用法用量】 口服:每次 1 丸,每日 2 次。【禁忌】 孕妇忌服。【制剂规格】 大蜜丸:每丸 6g。

五虎散 [典/基]

【药物组成】 当归、红花、防风、天南星(制)各 350g,白芷 240g。【功能主治】 活血散瘀,消肿止痛。主治跌打损伤诸证。用于跌打损伤、瘀血肿痛、扭伤、急性腰扭伤等。【用法用量】 口服:温黄酒或开水送服,每次 6g,每日 2 次。亦可用白酒调敷未破皮肤的患处。【禁忌】 孕妇忌服。【制剂规格】 散剂:每瓶 6g。

克雷伤痛宁片

【药物组成】 延胡索(醋制)、白芷、乳香(制)、没药(制)、山奈、细辛、香附(制)、甘松。【功能主治】 舒经活血,散瘀止痛。主治伤痛痹痛诸证。用于急慢性挫、扭伤及跌打损伤、风湿痹痛、肌痛、骨关节疼痛、骨折,亦可用于胸痹心痛、脉管炎、乳腺炎、痔疮、妇科经闭痛经、产后瘀阻、子宫肌瘤、创伤修复。【用法用量】 口服:每次 5 片,每日 2 次。【禁忌】 孕妇忌服。【制剂规格】 片剂:每片 0.36g,每盒 30 片。

二妙散(丸)[保乙]

【药物组成】 黄柏、苍术各 500g。【功能主治】 清热燥湿。治骨痛痹、湿证。用于湿热所致的筋骨疼痛,下部湿疮、痿症。有人试用于多寐、眩晕、细菌性痢疾、急性传染性黄疸型肝炎、急性肾盂肾炎、唇起水疱、溃破流水,药物过敏起疱瘙痒、崩漏等有一定疗效。【用法用量】 口服:散剂,每次 3～5g;丸剂,每次 6～9g;均每日 2 次,温开水送服。【制剂规格】 散剂:每袋 8g;丸剂:每 10 粒重 1.2g,每瓶 200g。

正骨紫金丹(丸)[基/保乙]

【药物组成】 丁香、莲子、熟大黄、儿茶、白芍(炒)、血竭、牡丹皮、当归、木香、茯苓、红花、甘草。【功能主治】 活血散瘀,消肿止痛。主治骨伤痹痛。用于跌打损伤,经络不通,瘀血肿痛,软组织损伤、骨折、脱臼等。【用法用量】 口服:每次 1 丸,每日 2 次。【制剂规格】 大蜜丸:每丸 9g。

百宝丹(散、胶囊)[基]

【药物组成】 金铁锁、重楼、生草乌、三七。【功能主治】 止血消肿,散瘀镇痛,驱风通络,活血解毒。主治一切刀枪伤、跌打损伤、妇科血症、月经不调、痛经、闭经及胃脘部疼痛,风湿痹痛用于盆腔炎、子宫肌瘤、卵巢囊肿、胃溃疡、十二指肠球部溃疡、慢性胃炎、风湿性关节炎、类风湿关节炎等。【用法用量】 口服:散剂,每次 0.4g,胶囊剂:每次 2 粒,均每隔 4 小时 1 次或遵医嘱。重症先服保险子 1 粒后再服药。【禁忌】 服药后 1 日内忌食酸冷鱼腥豆类;孕妇忌服。【制剂规格】 散剂:每瓶 4g,保险子 1 粒(每粒重 40～50mg);胶囊剂:每粒 0.2g,每盒 36 粒。

跌打丸(片) [典/基/保乙]

【药物组成】 三七、赤芍各 64g,当归、桃仁、北刘寄奴、骨碎补(烫)、牡丹皮、防风、甜瓜子、枳实(炒)、桔梗、关木通、自然铜(煅)、土鳖虫各 32g,白芍、红花、血竭、苏木、乳香(制)、没药(制)、三棱(醋制)、甘草各 48g,续断 320g,姜黄 24g。【功能主治】 活血化瘀,消肿止痛。主治跌打损伤,筋断骨折,瘀血肿痛,闪腰岔气。用于软组织损伤、挫伤、脱臼、骨折及风湿性关节炎、类风湿关节炎。尚有人用于急性乳腺炎、药物性静脉炎、注射局部硬结、冻疮等均获良效。【用法用量】 口服:大蜜丸,每次 1 丸,每日 2 次;片剂,每次 4～8 片,每日 2～3 次。【不良反应】 有报道偶致过敏性肾炎的不良反应。【禁忌】 孕妇忌服。【制剂规格】 大蜜丸:每丸 3g;片剂:每片 0.34g。

跌打生骨片

【药物组成】 战骨、肿节风、延胡索、自然铜、丹参、牛膝、杜仲。【功能主治】 活血祛瘀、消肿止痛、强筋健骨。用于骨折。【用法用量】 口服,每次 5 片,每日 1 次。【禁忌】 孕妇忌服。【注意】 骨折早期整复,有效固定后再服药。【制剂规格】 片剂:每片 0.45g。

跌打活血散(胶囊、丸、片) [保乙]

【药物组成】 红花 120g,血竭 14g,三七 20g,当归、骨碎补(炒)、续断、乳香(制)、没药(制)各 60g,儿茶、大黄、土鳖虫各 40g,冰片 4g。【功能主治】 舒筋活血,散瘀止痛。主治跌打损伤,瘀血疼痛,闪腰岔气。用于软组织损伤、脱臼、骨折、风湿或类风湿关节炎等。【用法用量】 口服:散剂,每次 3g;胶囊剂,每次 6 粒,丸剂,每次 6～9g;片剂,每次 5 片;均每日 2 次,温开水或黄酒送服。外用:以醋或黄酒调敷患处。【禁忌】 皮肤破伤处不宜敷;孕妇禁用。【制剂规格】 散剂:每瓶 3g、6g、9g。胶囊剂:每粒 0.5g;片剂:每片 0.5g;丸剂:每丸 3g。

舒筋定痛片^[基]

【药物组成】　当归、乳香(醋制)、土鳖虫、骨碎补、自然铜(醋煅)、硼砂(煅)、红花、没药(醋制)、大黄。【功能主治】　活血散瘀,消肿止痛。主治损伤。用于跌打损伤、慢性腰腿痛、风湿痹痛、软组织损伤等。【用法用量】　口服:每次 4 片,每日 2 次。【注意】　孕妇忌服。【制剂规格】　片剂,每片含原生药材 0.44g。

舒筋活血丸(胶囊)^[基/保甲]

【药物组成】　红花、狗脊(制)、槲寄生、泽兰叶、鸡血藤、络石藤、伸筋草、香附(制)、香加皮、自然铜(煅)。【功能主治】　舒筋活络,活血散瘀。主治筋骨疼痛,肢体拘挛,腰背酸痛,跌打损伤,闪腰岔气,筋断骨折,瘀血疼痛。用于软组织挫伤、脱臼、骨折、风湿性关节炎及类风湿关节炎。【用法用量】　口服:丸剂,每次 1 丸;胶囊剂,每次 5 粒;均每日 2 次,黄酒或温开水送服;或遵医嘱。【禁忌】　勿过量服用;孕妇忌服。【注意】　由于制剂规格不同,故用量应有别,注意仔细看说明书,或遵医嘱。【制剂规格】　大蜜丸:每丸 6g;胶囊剂:每粒 0.35g、0.37g、0.38g。

舒筋活血片^[基/保甲]

【药物组成】　红花 80g,香附(制)、络石藤、伸筋草、泽兰叶、鸡血藤各 300g,狗脊(制)、槲寄生各 400g,香加皮 200g,自然铜(煅)50g。【功能主治】　舒筋活络,活血散瘀。治诸痹。用于筋骨疼痛,肢体拘挛,腰背酸痛,跌打损伤。【用法用量】　口服:每次 5 片,每日 3 次。【禁忌】　孕妇忌服。【不良反应】　罕见过敏反应。【制剂规格】　片剂:每片 0.3g(相当于原生药材 0.69g)。

舒筋活血定痛散^[典]

【药物组成】　乳香(醋炙)、没药(醋炙)、当归、红花、醋延胡索、血竭、醋香附、煅自然铜、骨碎补各 30g。【功能主治】　舒筋活血,散瘀止痛。用于跌打损伤,闪腰岔气,伤筋动骨,血瘀肿痛。【用法用量】　口服:每次 6g,每日 2 次;温黄酒或温开水冲服,或用白酒调敷患处。【禁忌】　孕妇禁用。【注意】　脾胃虚弱者慎用。【制剂规格】　散剂:每袋 12g。

养血荣筋丸[基/保乙]

【药物组成】 党参、白术(炒)、当归、炙何首乌、桑寄生、补骨脂、威灵仙、川续断、伸筋草、鸡血藤。【功能主治】 养血荣筋,散风活络。主治跌打损伤,筋骨疼痛,肌肉萎缩,关节不利。用于风湿性关节炎、类风湿关节炎、跌打损伤。【用法用量】 口服:每次 1 丸,每日 2 次。【制剂规格】大蜜丸:每丸 9g。

伤科跌打片(丸)

【药物组成】 大黄(制)、三七、续断、牡丹皮、当归、三棱(制)、制川乌、延胡索(醋制)、红花、郁金、地黄、五灵脂(制)。【功能主治】 活血散瘀,消肿止痛。主治跌打损伤,伤筋动骨,瘀血肿痛,闪腰岔气。【用法用量】 口服:每次 4 片,每日 2 次。【禁忌】 孕妇忌服。【制剂规格】 糖衣片:每片 0.24g;薄膜衣片:每片 0.25g;大蜜丸:每丸 6.2g。

回生第一丹(散、胶囊)[基]

【药物组成】 土鳖虫、当归、乳香(醋炙)、血竭、自然铜(煅、醋淬)、麝香、朱砂。【功能主治】 活血散瘀,消肿止痛。主治跌打损伤、闪腰岔气、伤筋动骨、皮肤青肿、血瘀疼痛。软组织损伤、挫伤、急性腰扭伤、骨折、脱臼患者应用本品有一定抗炎、镇痛之效。【用法用量】 口服:胶囊剂,每次 5 粒;散(丹)剂,每次 1g;均每日 2～3 次,用温黄酒或温开水送服。不可久服,遵医嘱。【禁忌】 孕妇忌服。【注意】 骨折、脱臼应先复位后,再服用药物治疗。【制剂规格】 胶囊剂:每粒 0.2g;散(丹)剂:每瓶 1g。

伸筋丹胶囊[典/基]

【药物组成】 制马钱子、地龙、乳香(醋炒)、没药(醋炒)、红花、防己、骨碎补(沙烫)、香加皮。【功能主治】 舒筋通络,活血祛瘀,消肿止痛。用于血瘀络阻所致的骨折后遗症、颈椎病、肥大性脊椎炎、慢性关节炎、坐骨神经痛、肩周炎。【用法用量】 口服:每次 5 粒,每日 3 次。饭后服用或遵医嘱。【禁忌】 风湿热痹、关节红肿热痛者,心脏病患者均慎用。孕妇和哺乳期妇女忌用。【注意】 ①骨折、脱臼者宜先复位并固定好后再药物治疗。②本品不宜多服(过量服)、久服。【制剂规格】 胶囊剂:每粒 0.15g。

舒筋活血定痛散^[典]

【药物组成】　乳香(醋炙)、没药(醋炙)、红花、延胡索(醋炙)、血竭、当归、香附(醋炙)、骨碎补、自然铜(煅、醋淬)。【功能主治】　舒筋活血，散瘀止痛。主治跌打损伤，闪腰岔气，伤筋动骨、血瘀肿痛。用于软组织损伤见上述证候者。【用法用量】　口服：每次 6g，每日 2 次。饭后温黄酒或温开水冲服。外用：白酒调敷皮肤未破损的患处。【注意】　①骨折、脱臼患者应于先复位并固定好后再药物治疗；②饭后服用可减轻药物胃肠道反应。【禁忌】　孕妇忌用。【制剂规格】　散剂：每袋 12g。

三花接骨散^[基]

【药物组成】　三七、血竭、西红花、当归、川芎、大黄、续断、牛膝、骨碎补(烫)、冰片、白芷、地龙、马钱子粉、自然铜(煅)、土鳖虫、沉香、木香、桂枝。【功能主治】　活血化瘀，消肿止痛，接骨续筋。主治骨折筋伤、瘀血肿痛；跌打损伤，筋骨折伤。用于软组织损伤、挫伤、骨折、脱臼见上述证候者。临床验证有促进骨折愈合、镇痛、抗炎、改善微循环之效。【用法用量】　口服：每次 5g，每日 2 次。14 日为 1 个疗程，可连续服用 2 个疗程，或遵医嘱。【禁忌】　孕妇忌用。【注意】　①骨折、脱臼者宜先复位并固定好后，再用药物治疗；②在医生指导下服用，不宜过量、久服。【制剂规格】　散剂：每袋 5g。

独圣活血片^[典]

【药物组成】　三七、香附(四炙)、鸡血藤、醋延胡索、当归、大黄、甘草。【功能主治】　活血消肿，理气止痛。用于跌打损伤、瘀血肿胀及气血瘀滞所致的痛经。【用法用量】　口服：每次 3 片，每日 3 次。【禁忌】　孕妇禁用。【制剂规格】　薄膜衣片：0.41g；糖衣片：每片片芯重 0.4g。

伸筋活络丸^[典/基]

【药物组成】　制马钱子 72.5g，制川乌、制草乌、木瓜、川牛膝各 10g，当归 12.5g，杜仲(炒炭)、续断、木香各 7.5g，全蝎、珍珠、透骨草各 5g。【功能主治】　舒筋活络，祛风除湿，温经止痛，有抗炎作用。主治风寒湿邪、闭阻脉络所致的痹证,症见肢体关节冷痛、屈伸不利、半身不遂;或腰部酸痛,下肢痿软无力,甚则麻木、活动不利。用于风湿性关节炎、类风湿关节炎、腰肌劳损、风湿痹证见上述证候者。亦可用于骨科疾病康复期,遵医嘱。【用法用量】 口服:每次 1～3g,每日 1 次,遵医嘱。【禁忌】 孕妇忌服;高血压、动脉硬化、肝肾功能不全、癫痫、破伤风、甲状腺功能亢进病人均忌用;本方温燥,且含有毒性的川乌、草乌、马钱子等,素体阴虚及血燥者慎用,湿痹化热者忌用。【注意】 本品含川乌、草乌均有毒性,不可过量服、久服,须遵医嘱服;方中马钱子有大毒,过量使用可引起肢体颤抖、惊厥、呼吸困难,甚至昏迷;因此一旦出现中毒症状时,应立即停药并采取相应急救措施。【制剂规格】 丸剂:每 14 粒重 1g。

沈阳红药胶囊(片) [典/保乙]

【药物组成】 三七、川芎、白芷、当归、土鳖虫、红花、延胡索。【功能主治】 活血止痛,祛瘀生新。用于跌打损伤,筋骨肿痛,亦可用于血瘀阻络的风湿麻木。【用法用量】 口服:胶囊剂,每次 2 粒,每日 3 次;片剂,每次 2 片,每日 2 次;儿童减半。【禁忌】 孕妇禁用;妇女月经期停服。【制剂规格】 胶囊剂:每粒 0.25g,每粒含三七以人参皂苷 Rg1 $(C_{42}H_{72}O_{14})$ 计,不得少于 2.0mg;片剂:每片 0.25g,每瓶 50 片。

中华跌打丸 [典/保乙]

【药物组成】 牛白藤、假蒟、地耳草、牛尾菜、鹅不食草、牛藤、乌药、红杜仲、鬼画符、山桔叶、羊耳菊、刘寄奴、过岗龙、山香、穿破石、毛两面针、鸡血藤、丢了棒、岗梅、木鳖子、丁茄根、大半边莲、独活、苍术、急性子、栀子各 76.8g,制川乌、丁香各 38.4g,香附、黑老虎根各 153.6g,桂枝 15.36g,樟脑 3.84g。辅料为炼蜜、明胶水等。【功能主治】 消肿止痛,舒筋活络,止血生肌,活血祛瘀。用于挫伤筋骨,新旧瘀痛,创伤出血,风湿瘀痛。【用法用量】 口服:小蜜丸,每次 3g;大蜜丸,每次 1 丸(6g);均每日 2 次,小儿及体虚者减半服用。外用:若外伤出血者,将小蜜丸研细、消毒后外敷患处。【禁忌】 孕妇忌服;皮肤破损出血者不可直接外敷。【制剂规格】 水蜜丸:每 66 丸重 3g;大蜜丸:每丸 6g。

龙血竭胶囊(肠溶衣片) [保乙]

【药物组成】 龙血竭。【功能主治】 活血散瘀,定痛止血,敛疮生肌。主治跌打损伤,瘀血作痛,妇女气血凝滞,外伤出血,脓疮久不收口。【用法用量】　口服:每次 4~6 粒(片),每日 3 次。外用:取内容物适量,敷患处或用酒调敷患处。【禁忌】　孕妇忌服。【制剂规格】　胶囊剂:每粒 0.3g;肠溶衣片:每片 0.4g。

三七伤药片(颗粒、胶囊)[保甲]

【药物组成】　三七、草乌(蒸)各 52.5g,雪上一枝蒿 23g,冰片 1.05g,骨碎补 492.2g,红花 157.5g,接骨木 787.5g,赤芍 87.5g。【功能主治】舒筋活血,散瘀止痛。主治跌打损伤,风湿瘀阻,关节痹痛。用于急慢性挫伤、扭伤、神经痛等。【用法用量】　口服:片剂,每次 3 片;胶囊剂,每次 3 粒;颗粒剂,每次 1 袋,开水冲服;均每日 3 次;或遵医嘱。【禁忌】　孕妇忌用。【注意】　本品药性强烈,应定量服用;有心血管疾病者慎用。【制剂规格】　片剂:每片 0.25g、0.33g,每盒 36 片;颗粒剂:每袋 1g;胶囊剂:每粒 0.25g。

独一味片(胶囊)[典/基/藏]

【药物组成】　独一味。【功能主治】　活血止痛,化瘀止血。主治跌打损伤,筋骨扭伤,风湿痹痛等。用于扭伤、挫伤;手术后刀口疼痛、出血、外伤骨折;功能性子宫出血、崩漏、痛经;风湿性关节炎及牙龈肿痛、出血等疼痛。【用法用量】　口服:片剂,每次 3 片,每日 3 次,温开水送服,1 周为 1 个疗程或必要时服用;胶囊剂,每次 3 粒,每日 3 次;7 日为 1 个疗程,或必要时服用。【不良反应】　偶有恶心、腹泻,停药后可自愈。【注意】　孕妇慎用。【制剂规格】　片剂:每片 0.26g(相当于原药材 1g);胶囊剂:每粒 0.3g。

痛血康胶囊[保乙]

【药物组成】　重楼、草乌、金铁锁、化血丹。【功能主治】　止血镇痛,活血化瘀。主治痛痹、外伤诸证。用于跌打损伤,外伤出血以及胃、十二指肠溃疡、炎症引起的轻度出血。【用法用量】　口服:每次 0.2g,每日 3次;儿童酌减。外用:跌打损伤者取内容物适量,用 75%乙醇调敷患处,每日 1 次。创伤出血者取药粉适量,直接撒患处。凡跌打损伤疼痛难忍时,可先服保险子胶囊 1 粒。【禁忌】　心、肝、肾功能有严重损伤者,不可内服。【禁忌】 服药期间忌食蚕豆、鱼类及酸冷食物。【注意】 在医生指导下内服。【制剂规格】 胶囊剂:每粒 0.1g,0.2g,另附保险子 1 粒。

腰痛宁胶囊[典/保乙]

【药物组成】 马钱子粉、土鳖虫、川牛膝、甘草、麻黄、乳香(醋制)、没药(醋制)、全蝎、僵蚕(麸炒)、苍术(麸炒)。【功能主治】 消肿止痛,疏散寒邪,温经通络。治腰痛。用于腰椎间盘突出症、腰椎增生症、坐骨神经痛、腰肌纤维炎、腰肌劳损、慢性风湿性关节炎。【用法用量】 口服:每次4~6粒,每日 1 次,睡前半小时黄酒兑少量温开水送服:或遵医嘱。【禁忌】 儿童、心脏病患者及孕妇忌服。不可过量服。【制剂规格】 胶囊剂:每粒 0.3g(马钱子占总量的 40%)。

三越腰痛片

【药物组成】 杜仲叶(盐炒)、补骨脂(盐炒)、狗脊(制)、续断、当归、赤芍、白术(炒)、牛膝、泽泻、肉桂、乳香(制)、土鳖虫(酒炒)。【功能主治】强肾补肾,活血止痛。治腰痛症。用于肾虚腰痛,腰肌劳损。【用法用量】口服:每次 6 片,每日 3 次,盐开水送服。【禁忌】 阴虚火旺,有实热者忌用。【制剂规格】 片剂:每片 0.3g。

万通筋骨片[保乙]

【药物组成】 川乌(制)、草乌(制)、马钱子(制)、麻黄、桂枝、红参、乌梢蛇、牛膝、鹿茸、续断、细辛、刺五加。【功能主治】 祛风散寒,通络止痛。治痹证。用于痹证、腰腿痛、肌肉关节痛、屈伸不利以及肩周炎、颈椎病、风湿性关节炎、类风湿关节炎见以上证候者。【用法用量】 口服:每次 2 片,每日 2~3 次;或遵医嘱。【禁忌】 孕妇禁服。【注意】 川乌(制)、草乌(制)、马钱子(制)等有毒,不宜超量服用,定期复查肾功能;高血压、心脏病患者慎用,或在医生指导下服用。【制剂规格】 片剂:每片 0.28g。

颈痛灵胶囊

【药物组成】 熟地黄、制何首乌、黑芝麻、当归、丹参、黄芪、天麻、葛根、千年健、地枫皮。【功能主治】 滋肝补肾,活络止痛,有镇痛、消炎、抑制肉芽肿形成的作用,主治颈椎痛。用于颈椎病引起的疼痛。【用法用量】　口服:每次 2 粒,每日 2 次。4 周为 1 个疗程。【禁忌】　孕妇忌服。【禁忌】　高血压患者慎用。【制剂规格】　胶囊剂:每粒 0.5g。

恒古骨伤愈合剂

【药物组成】　陈皮、红花、三七、杜仲、人参、洋金花、黄芪、钻地风、鳖甲。【功能主治】　活血益气,补肝肾、接骨续筋、消肿止痛、促进骨折愈合。用于新鲜骨折及陈旧骨折、股骨头坏死、骨关节痛、腰椎间盘突出症等。【用法用量】　口服:成人,每次 25ml,6−12 岁,每次 12ml,每 2 日服 1 次,饭后 1 小时服用,12 日为 1 个疗程。【禁忌】　有精神病史者、青光眼、孕妇忌用。【注意】　骨折患者需固定复位后再用药;心肺、肾功能不全者慎用。【不良反应】　少数患者服药后出现口干、轻微头痛或晕,可自行缓解。【制剂规格】　合剂:每瓶 25ml。

灵仙跌打片

【药物组成】　威灵仙、制川乌、五灵脂。【功能主治】　活血化瘀,祛瘀消肿,散风除湿,通经活络。用于跌打损伤、伤筋动骨及骨质增生、肩周炎、风湿性关节炎、类风湿关节炎等引起的手足麻木,时发疼痛及瘫痪等症。【用法用量】　口服:每次 1～2 片,每日 2 次。【制剂规格】　浸膏片:每片 0.3g。

三七血伤宁胶囊(散)[基/保甲]

【药物组成】　三七、重楼、生草乌、大叶紫珠、山药、黑紫藜芦、冰片、朱砂、披麻草。【功能主治】　止血镇痛,祛瘀生新。主治瘀血、出血。用于瘀血阻滞,血不归经之各种血证及瘀血肿痛,如胃、十二指肠出血,支气管扩张止血,肺结核咯血,功能性子宫出血,外伤及痔疮出血,妇女月经不调、痛经、经闭及月经血量过多,产后瘀血,胃痛,肋间神经痛等。【用法用量】　口服:成人,每次 1 粒,重者 2 粒,每日 3 次,每隔 4 小时服 1 次;2−5 岁,每次 1/10 粒,5 岁以上,每次 1/5 粒,用温开水送服。跌打损伤较重者,可先用酒送服 1 粒保险子。外用:血瘀肿痛者,用酒调和药粉,外擦患处。散剂用法见说明书。【禁忌】　轻伤及其他病症患者忌服保险子;服药期间忌食蚕豆、鱼类和酸冷食物,孕妇忌服。【制剂规格】　散剂:每瓶

4g(配保险子 1 粒);胶囊剂:每粒 0.4g,每盒(配装 1 粒保险子)10 粒。

抗骨增生丸(片、胶囊、糖浆)[典/基/保乙]

【药物组成】 熟地黄 210g,肉苁蓉(蒸)、狗脊(盐制)、骨碎补、淫羊藿、鸡血藤各 140g,女贞子(盐制)、莱菔子(炒)各 70g。【功能主治】 补腰肾,强筋骨,活血,利气,止痛,有抗炎镇痛作用,主治骨质增生症。用于增生性脊椎炎(肥大性胸椎炎、肥大性腰椎炎)、颈椎综合征、骨刺;退行性脊椎炎、增生性关节炎、风湿性关节炎、大骨节病、骨软骨瘤、地方性氟中毒等。【用法用量】 口服:大蜜丸,每次 1 丸;小蜜丸,每次 3g;水蜜丸,每次 2.2g;片剂,每次 4 片;胶囊剂,每次 5 粒;糖浆剂,每次 10~15ml;均每日 3 次,或遵医嘱。【禁忌】 痹症属风湿热邪所致者忌用;感冒发热或其他原因引起的高热者禁用;孕妇禁用。【制剂规格】 大蜜丸:每丸 3g;小蜜丸:每袋(瓶)3g;水蜜丸:每袋 2.2g;片剂:每片 0.4g,每瓶 60 片;胶囊剂:每粒 0.35g;糖浆剂:每瓶 100ml、120ml、150ml。

骨刺宁胶囊(片)[保乙]

【药物组成】 三七、土鳖虫。【功能主治】 活血化瘀,通络止痛。主治瘀阻脉络证。用于颈椎病、腰椎骨质增生症。【用法用量】 口服:每次 4 粒,每日 3 次,饭后服用。【禁忌】 孕妇禁用。【制剂规格】 胶囊、片剂:每粒(片)均 0.3g,每盒 48 粒(片)。

骨 刺 片[基/保甲]

【药物组成】 熟地黄、淫羊藿、肉苁蓉、骨碎补、威灵仙、鹿衔草、莱菔子、枸杞子、黄精、独活、鸡血藤、两面针、川乌、锁阳、狗脊。【功能主治】散风邪,祛寒湿,舒筋活血,通络止痛。主治颈椎、胸椎、腰椎、跟骨等骨关节增生性疾病,对风湿性关节炎、类风湿关节炎、三叉神经痛也有一定疗效。【用法用量】 口服:每次 3 片,每日 3 次,饭后服用,50 日为 1 个疗程。或遵医嘱。【禁忌】 本品含士的宁、乌头碱,应严格在医生指导下服用,不得任意增加服量,不宜长期连续服用,严重心脏病,高血压,肝、肾疾病及孕妇忌服。感冒发热时勿用。【制剂规格】 薄膜衣片:每片 0.5g。

骨 刺 胶 囊[基/保甲]

【药物组成】 昆布、骨碎补、党参、桂枝、威灵仙、牡蛎(煅)、杜仲叶、鸡血藤、附片、制川乌、制草乌、延胡索（制）、白芍、三七、马钱子粉。【功能主治】　散风邪，祛寒湿，舒经活血，通络止痛。用于颈椎、胸椎、腰椎、跟骨等骨关节增生性疾病，对风湿性关节炎、类风湿关节炎有一定疗效。【用法用量】　口服：每次 3 粒，每日 3 次，或遵医嘱。【禁忌】　严重心脏病、高血压、肝肾疾病及孕妇忌服。【注意】　运动员慎用；本品含士的宁、乌头碱，应严格在医生指导下服用，不得任意增加服量，不宜长期连续服用。【制剂规格】　胶囊剂：每粒 0.35g。

骨　刺　丸 [基/保甲]

【药物组成】　制川乌、制草乌、制天南星、白芷、萆薢、当归、红花、穿山龙、秦艽、徐长卿、甘草。【功能主治】　疏风胜湿，散风通痹，活血通络，消肿止痛。用于骨质增生、风湿性关节炎、风湿痛、类风湿关节炎、氟骨病、外伤性关节炎、痛风等。【用法用量】　口服：水蜜丸，每次 6g；大蜜丸，每次 1 丸，每日 2 次。【禁忌】　关节红肿属热痹，骨刺属肝虚阴虚，故精血不足者忌用；本品含剧毒药制川乌、制草乌、制天南星，按量服用，不宜多服久服；孕妇忌服。【注意】　肾病患者慎用。【制剂规格】　水蜜丸：每 100 丸重 5g；大蜜丸：每丸 9g。

骨　刺　平　片

【药物组成】　黄精、独活、威灵仙、鸡血藤、骨碎补、熟地黄、两面针、川乌（制）、锁阳、狗脊、枸杞子、莱菔子。【功能主治】　补精壮髓，壮筋健骨，通络止痛。用于骨质增生，包括肥大性腰椎炎、胸椎炎、颈椎综合征、四肢骨节增生。【用法用量】　口服：每次 5 片，每日 3 次，50 日为 1 个疗程。【禁忌】　孕妇及哺乳期妇女禁服。【注意】　本品含川乌，应严格在医生指导下服用，不得任意增加服量，不宜长期连续服用；心脏病患者慎服、严重肝、肾功能损害者慎服；若出现恶心、呕吐、腹痛、腹泻、头昏眼花、口舌、四肢及全身发麻，畏寒，继之瞳孔散大，视觉模糊，呼吸困难，手足抽搐、躁动，大小便失禁，即应停服，迅速到医院就诊。【制剂规格】　片剂：每片 0.32g。

骨 刺 消 痛 液 [基]

【药物组成】　川乌、威灵仙、怀牛膝、桂枝、木瓜。【功能主治】　祛风散寒,除湿通络。主治关节痹痛,肌肤麻木,腰颈强直等。临床用于颈椎、腰椎、四肢关节骨质增生所致的酸胀麻木疼痛,风湿性关节炎、类风湿关节炎,痛风、肩周炎、肌腱炎、肩峰下滑囊炎等。【用法用量】 口服:每次10～15ml,每日 2 次。【禁忌】 孕妇忌用;对酒精过敏者忌用。【制剂规格】 酊(酒)剂:每瓶 300ml。

抗骨髓炎片 [典/保乙]

【药物组成】 金银花、地丁、蒲公英、半枝莲、白头翁、白花蛇舌草。【功能主治】 清热解毒,散瘀消肿。主治热毒血瘀所致附骨疽,症见发热,口渴,局部红肿,疼痛,流脓。用于骨髓炎见上述证候者,亦用于化脓性关节炎。【用法用量】 口服:每次 8～10 片,每日 3 次;或遵医嘱;儿童酌减。【禁忌】 忌辛辣油腻饮食。【注意】 孕妇慎用。脾胃虚寒者慎用;局部破溃流脓者,宜作外科处理。【不良反应】 偶有一过性胃肠不适。【制剂规格】 片剂:每片 0.4g(相当于原药材 3g)。

七厘散(胶囊) [典/基/保甲]

【药物组成】 血竭 500g,乳香(制)、没药、红花各 75g,儿茶 120g,冰片、麝香各 6g,朱砂 60g。【功能主治】 化瘀消肿,止痛止血。主治跌打损伤,血瘀疼痛,外伤出血等。用于外伤性关节炎、关节挫伤、外科疮疡、刀割伤、骨折、外伤性坐骨神经痛等。尚有报道用于痔疮、小儿秋季腹泻、带状疱疹、腱鞘囊肿、血痹、中耳炎、痛经、粘连性腹痛、损伤性静脉炎、血尿、冠心病、子宫内膜异位症、慢性咽炎、压疮等获良效,有待进一步研究和总结。【用法用量】 口服:每次 1～1.5g,每日 2～3 次。外用:调敷患处。胶囊剂用法见说明书。【不良反应】 偶有大便干结。【禁忌】 孕妇禁用。【制剂规格】 散剂:每瓶 3g,每盒 10 支(瓶);胶囊剂:每粒 0.5g。

大 七 厘 散

【药物组成】 自然铜(煅、醋淬)、骨碎补、当归尾(酒制)、乳香(煅)、没药、大黄(酒制)、硼砂(煅)、冰片、土鳖虫(甘草制)、三七、血竭。【功能主治】 化瘀消肿,止痛止血。用于跌打损伤,瘀血疼痛,外伤止血。【用法用量】 口服:每次 0.6～1.5g,每日 2～3 次,黄酒或温开水冲服。外用:以白酒调敷患处。【禁忌】 孕妇忌服,脾胃虚弱者慎用;皮肤破损处不宜外用。【制剂规格】　散剂:每瓶 3g。

跌打七厘散(片)^[保甲]

【药物组成】　酒制当归、红花、醋制乳香、没药、血竭、三七、麝香、冰片、朱砂、儿茶。【功能主治】　活血散瘀,消肿止痛。主治跌打损伤、外伤出血。用于软组织损伤、挫伤见上述证候者。【用法用量】　口服:每次 0.5～1g,每日 2～3 次;亦可用酒送服。外用:调敷患处。【禁忌】　孕妇慎用或忌服。不可过量、久服。【注意】　肾和肝功能不全者,脾胃虚弱者慎用。【制剂规格】　散剂:每袋(瓶)1g、1.5g;片剂:每片 0.5g。

九　分　散^[典/基]

【药物组成】　马钱子粉(调制)、麻黄、乳香(制)、没药(制)各 250g。【功能主治】　活血散瘀,消肿止痛。主治血肿、跌打损伤。用于坐骨神经痛、腰痛、关节痛等。【用法用量】　口服:每次 1 包,每日 2 次,饭后服用。外用:创伤青肿未破者以酒调敷患处。【不良反应】　过量或使用不当,可出现口唇麻木、舌僵等;立即停药观察,对症处理。【禁忌】　高血压、心脏病患者禁服。破伤、外出血者不可外敷。孕妇禁服;含毒剧药,不可多服。【制剂规格】　散剂:每袋(瓶)2.5g。

骨　仙　片^[保乙]

【药物组成】　熟地黄、骨碎补、仙茅、菟丝子、枸杞子、女贞子、牛膝、黑豆、汉防己。【功能主治】　补益肝肾,强筋壮骨,通络止痛。主治肝肾不足所致的痹痛、腰痛,症见腰膝疼痛,骨节酸软,屈伸不利,劳累加剧,或脚跟疼痛,舌淡,脉沉细。用于膝骨关节病,腰椎骨质增生,足跟骨质增生,腰肌劳损,颈椎骨质增生见上述证候者。有抗炎、镇痛、改善血流变学、促进骨修复等作用。【用法用量】　口服:每次 4～6 片,每日 3 次。【注意】　①本品补益肝肾,邪实无虚痹病,腰痛者慎用;②方中有活血通络之品,孕妇慎用;③忌食生冷食品。【制剂规格】　片剂:每片含干膏 0.28g。

健步强身丸

【药物组成】　龟甲(醋淬)、白芍、黄柏、知母、牛膝、豹骨(油制)、菟丝子、杜仲炭、补骨脂(盐炙)、锁阳、附子(制)、枸杞子、续断、羌活、独活、秦艽、防风、木瓜、炙黄芪、人参、白术(麸炒)、茯苓、熟地黄、当归。【功能主治】 补肾健骨,宣痹止痛。主治肝肾不足,风湿阻络所致痹病、痿证,症见筋骨痿软,腰腿酸痛,足膝无力,行走艰难,腿胫肌肉萎缩,眩晕耳鸣,形体消瘦;或关节伸屈不利,遇劳更甚;脉细弱,舌质淡少苔。用于重症肌无力、骨关节炎、类风湿关节炎见上述证候者。【用法用量】 口服:水蜜丸,每次 6g;大蜜丸,每次 1 丸,每日 2 次。淡盐汤或温开水送服。【禁忌】 孕妇忌用;忌生冷食品。【注意】 实热阻络实证者慎用。【制剂规格】 水蜜丸:每 100 丸 10g;大蜜丸:每丸 9g。

天麻祛风补片

【药物组成】 天麻(姜汁制)、生地黄、羌活、独活、当归、川牛膝(酒制)、附片(沙炒)、肉桂、杜仲(盐制)、玄参、茯苓。【功能主治】 温肾养肝,祛风止痛。主治肝肾亏损,风湿入络所致的痹病,症见头晕耳鸣,关节疼痛,腰膝酸软,畏寒肢冷,手足麻木。用于骨关节病见上述证候者。【用法用量】 口服:每次 6 片,每日 3 次。【禁忌】 本品能温肾养肝,感冒发热期间忌服;孕妇忌用;忌生冷食品。【注意】 实热阻络实证者慎用。【制剂规格】 片剂:每片 0.35g。

杜 仲 颗 粒 [保乙]

【药物组成】 杜仲、杜仲叶。【功能主治】 补肝肾,强筋骨。主治肾气亏虚,腰府失养所致的腰痛,症见腰膝酸痛,喜按喜揉,腿膝无力,遇劳更甚,手足不温,少气乏力,夜尿频多,舌淡,脉沉细。用于慢性腰肌劳损见上述证候者。【用法用量】 口服:每次 5g,每日 2 次,开水冲服。【注意事项】 ①湿热痹阻,外伤瘀血所致腰痛,不宜使用;②本品有一定降血压作用,低血压患者或与其他降压药同期服用时,应监测血压。【制剂规格】 颗粒剂:每袋 5g,每瓶 120g。

腰 痛 丸 [基]

【药物组成】 补骨脂(盐炒)、续断、牛膝(酒炒)、南藤(山蒟)、吉祥草、山药。【功能主治】 行气活血,散瘀止痛。主治腰部闪跌扭伤与劳损,症见腰痛,遇劳加重,闪腰岔气。用于急性腰扭伤、腰肌劳损、腰椎椎管狭窄症见上述证候者。【用法用量】　口服:每次 1～2 丸,每日 2 次。【禁忌】　孕妇忌用。【注意】　阴虚火旺者慎用。【制剂规格】　大蜜丸:每丸 9g。

颈痛颗粒[基/保乙]

【药物组成】　三七、川芎、延胡索、白芍、威灵仙、葛根、羌活。【功能主治】　活血化瘀,行气止痛。用于血瘀气滞,脉络痹阻所致神经根型颈椎病,骨痹,症见颈部僵硬,肩背疼痛,上肢窜麻,窜痛者。【用法用量】口服:每次 4g,每日 3 次,开水冲服,饭后服用。【禁忌】　孕妇忌服。【注意】　消化性溃疡、肾性高血压等患者慎服或遵医嘱。【制剂规格】　颗粒剂:每袋 4g。

骨刺消痛片

【药物组成】　川乌(制)、草乌(制)、穿山龙、薏苡仁、红花、秦艽、白芷、萆薢、天南星(炙)、当归、徐长卿、甘草。【功能主治】　祛风止痛。主治风湿痹阻,瘀血阻络所致的痹病,症见关节疼痛,腰腿疼痛,屈伸不利。用于骨性关节炎、风湿性关节炎、风湿痛见上述证候者。【用法用量】　口服:每次 4 片,每日 2～3 次。【禁忌】　①湿热痹症者、孕妇均忌用;②川乌、草乌有毒,不可过量服用,须遵医嘱用。【制剂规格】　片剂:每瓶 60 片。

抗骨质增生胶囊(丸)[基/保乙]

【药物组成】　熟地黄、肉苁蓉(酒蒸)、鸡血藤、狗脊(盐制)、女贞子(盐制)、淫羊藿、骨碎补、莱菔子(炒)、牛膝。【功能主治】　补腰肾、强筋骨,活血止痛。主治骨关节性关节炎所致肝肾不足、瘀血阻络证,症见关节肿胀、麻木、疼痛、活动受限。用于骨性关节炎、创伤性关节炎、强直性脊柱炎、脊柱骨关节病见上述证候者。有抗炎、镇痛、降低血液黏度之效。【用法用量】　胶囊剂:每次 5 粒;水蜜丸,每次 2.2g;或大蜜丸,每次 1 丸;小蜜丸,每次 3g;均每日 3 次。【注意】　关节红肿热痛者慎用;孕妇慎用。【制剂规格】　胶囊剂:0.35g;水蜜丸:每袋 2.2g;大蜜丸:每丸 3g;小蜜丸:每袋 3g。

壮骨伸筋胶囊^[基/保乙]

【药物组成】 淫羊藿、熟地黄、鹿衔草、骨碎补(炙)、肉苁蓉、鸡血藤、红参、狗骨、茯苓、威灵仙、豨莶草、延胡索(醋制)、山楂、洋金花、葛根。【功能主治】 补益肝肾,强筋壮骨,活络止痛。用于肝肾两虚,寒湿阻络所致的神经根型颈椎病,症见肩臂疼痛,麻木,活动障碍。临床验证有抗炎、镇痛之效。【用法用量】 口服:每次6粒,每日3次。4周为1个疗程,或遵医嘱。【注意】 ①关节红肿热痛者,高血压、心脏病患者均慎用;②含洋金花有毒,不可过量、久服,须在医生指导下服用。【制剂规格】胶囊剂:每粒0.3g。

壮骨止痛胶囊^[保乙]

【药物组成】 补骨脂、淫羊藿、枸杞子、女贞子、骨碎补(烫)、狗脊、川牛膝。【功能主治】 补益肝肾,壮骨止痛。主治骨质疏松症,症见腰背疼痛、腰膝酸软、四肢骨痛、肢体麻木、步履艰难等。【用法用量】 口服:每次4粒,每日3次,3个月为1个疗程,服用1~2个疗程。【制剂规格】胶囊剂:每粒0.45g。

壮骨关节丸^[保乙]

【药物组成】 狗脊、淫羊藿、独活、骨碎补、续断、补骨脂、桑寄生、鸡血藤、熟地黄、木香、乳香、没药。【功能主治】 补益肝肾,养血活血,舒筋活络,理气止痛。药理试验显示:本品对炎症早期的血管的通透性增高、渗出和水肿有显著抑制作用;能消除炎症和肉芽肿及减轻炎症部位的疼痛,有显著的镇痛作用;它与戊巴比妥钠合用,有非常显著的协同作用;此协同作用能增强其镇痛功能,对小鼠肝DNA的合成代谢促进78.5%;对脾的核蛋白RNA、DNA合成代谢分别促进达35%左右。分子药理研究表明,壮骨关节丸通过提高肝、脾、胸腺DNA的复制水平来调节与促进肝、脾、胸腺功能,从而改善和增强机体代谢,提高机体免疫功能,促进机体退行性病变趋于稳定、缓解或逐渐消失。临床用于肝肾不足、血瘀气滞、脉络痹阻所致的骨性关节炎、腰肌劳损,症见关节肿胀、疼痛、麻木、活动受限。【用法用量】 口服:每次6g(至瓶盖内刻度处),每日2次,早晚饭后服用。【禁忌】 肝功能不全、孕妇及哺乳期妇女禁用。【注意】 本品可能引起肝损伤。【制剂规格】　水泛丸：每瓶 60g。

骨松宝颗粒(胶囊)^[基/保乙]

【药物组成】　淫羊藿、续断、赤芍、川芎、三棱、莪术、知母、地黄、牡蛎(煅)。【功能主治】　补肾壮骨,活血强筋。主治肝肾不足所致的骨痿,症见背痛,腰痛膝软,骨脆易折。用于骨性关节炎、骨质疏松症见上述证候者。【用法用量】　口服:颗粒剂,开水冲服,每次 1 袋,治疗骨折及骨关节炎,每日 3 次;预防骨质疏松,每日 2 次;30 日为 1 个疗程;胶囊剂,每次 2 粒,用于骨痿(骨质疏松症)引起的骨折、骨痛,每日 3 次,用于预防更年期骨质疏松症,每日 2 次。【禁忌】　孕妇忌服。【注意】　骨质疏松性骨折宜综合对症治疗;饮食宜清淡,适量补充牛奶、豆制品等含钙丰富的食品,促钙吸收。【制剂规格】　颗粒剂:每袋 10g、5g(无蔗糖);胶囊剂:0.5g。

肾骨胶囊^[基]

【药物组成】　牡蛎。【功能主治】　滋阴潜阳,补肾壮骨。主治肝肾不足所致骨质疏松、小儿佝偻病;症见骨痛、肌肉痉挛、骨脆易折、小儿筋骨痿弱、囟门闭合较迟。用于小儿佝偻病、软骨病、钙缺乏症见上述证候者。【用法用量】　口服:每次 1～2 粒,每日 3 次。孕妇和儿童遵医嘱。饭后立即服用,服药后多饮水。【注意】　①饮食宜清淡,多食乳类、豆类含钙丰富的食物;②适当加强体育锻炼,活动筋骨,促进钙进食、吸收。【制剂规格】　胶囊剂:每粒含钙 0.1g。

马栗种子提取物片^[保乙]

【药物组成】　马栗种子提取物。【功能主治】　治疗腿部因静脉功能障碍导致的不适(慢性静脉功能不全),如腿部之疼痛和沉重感,夜间小腿抽筋,发痒与腿部肿胀等;解除骨及关节于创伤及手术后肿胀;因经期障碍出现的下腹疼痛及腰痛。有抑制淋巴水肿、保护毛细血管正常功能,促进淋巴循环和毛细血管微循环;体外试验表明,本品可增加前列腺素 F2α 的合成和释放,可抑制溶酶体酶,透明质酸酶的活性;可使毛细血管通透性和脆性降低;可使静脉血管紧张度增加;尚有一定抗氧化和清除自由基的作用。【用法用量】　口服:每次 1～2 片,每日 2 次。或遵医嘱。【不良反应】　少见皮肤发痒、恶心或胃不适等。【制剂规格】　片剂:每片 0.4g

（内含马栗子干燥提取物 263.2mg,标定含有 50mg 七叶素）。

瘀血痹胶囊(片、颗粒)^[典/保乙]

【药物组成】 乳香(制)、没药(制)、红花、威灵仙、川牛膝、香附(制)、姜黄、当归、丹参、川芎、炙黄芪。【功能主治】 活血化瘀,通络止痛。用于血瘀阻络所致的痹病,症见肌肉关节剧痛,痛处拒按,固定不移,可有硬节或瘀斑。【用法用量】 口服:胶囊(片)剂,每次 6 粒;颗粒剂,每次 10g(1 袋),开水冲服;均每日 3 次。【禁忌】 孕妇禁用。【注意】 脾胃虚弱者慎用。【制剂规格】 胶囊(片)剂:每粒(片)0.4g;颗粒剂:10g。

壮腰消痛液^[基]

【药物组成】 枸杞子、制淫羊藿、巴戟天、穿山龙、地龙、威灵仙、狗脊、川牛膝、豨莶草、乌梅、鹿角胶、鹿含草、木瓜、炒没药、海龙、杜仲。【功能主治】 壮腰益肾,疏风祛湿,活络止痛。主治肾虚腰痛、风湿、骨质增生性疼痛;用于强直性脊柱炎、坐骨神经痛、腰椎间盘脱出症、风湿性关节炎。【用法用量】 口服:每次 20～30ml,每日 3 次。【制剂规格】 酒剂:每瓶 250ml、500ml。

伸筋丹胶囊^[基]

【药物组成】 地龙(炒)、马钱子(制)、汉防己、乳香(醋炒)、没药(醋炒)、骨碎补、红花、五加皮。【功能主治】 舒筋通络,活血祛瘀,消肿止痛。主治骨关节炎及神经性疼痛。用于肩周炎、坐骨神经痛、关节炎、近关节骨折后遗症等。【用法用量】 口服:每次 4～6 粒,每日 3 次,饭后服或遵医嘱。【禁忌】 肝、肾功能不良者慎用。【禁忌】 孕妇及哺乳期妇女禁用。马钱子含士的宁,勿过量服用。【制剂规格】 胶囊剂:每粒 0.15g,每盒(瓶)48 粒。

补益活络丸^[基]

【药物组成】 生黄芪、生白芍、桑枝、党参、熟地黄、牡丹皮、茯苓、威灵仙、红花、制何首乌、独活、桃仁、当归、木瓜、赤芍、川芎、杜仲炭、地龙、防己、制香附、甘草。【功能主治】 舒筋活络,补益气血,活血消肿。用于关节炎、骨折、外伤性出血、腰椎间盘脱出症等及体虚者外伤,或外伤日久,气血两亏,以及某些慢性损伤性疾病,症见关节疼痛肿胀,活动不利,筋骨酸软、肌肉疼痛瘦削等。【用法用量】　口服:每次 1~2 丸,每日 2~3 次。重症时每次 2 丸。【制剂规格】　蜜丸:每丸 6g,每盒 10 丸。

腰椎痹痛丸[基]

【药物组成】　独活、秦艽、防风、白芷、制草乌、桂枝、萆薢、防己、海风藤、威灵仙、桑寄生、续断、骨碎补、五加皮、桃仁、当归、千年健、红花、赤芍。【功能主治】　补肝益肾,温经通络,活血止痛,祛风散寒。治风寒湿痹。用于肥大性颈椎炎、腰椎炎、腰肌劳损等。【用法用量】　口服:每次 1~2 丸,每日 2 次。【禁忌】　忌寒凉潮湿;孕妇忌用。【注意】　热痹、关节灼热、红肿、疼痛者慎用。【制剂规格】　蜜丸:每丸 3g,每盒 10 丸。

穿龙骨刺片

【药物组成】　穿山龙、淫羊藿、狗脊、川牛膝、熟地黄、枸杞子。【功能主治】　补肾,健骨,活血,止痛。主治骨质增生。用于骨刺疼痛。【用法用量】　口服:每次 6~8 片,每日 3 次。【注意】　服药期间发生感冒、发热、腹泻应暂停服用。【制剂规格】　片剂:每片 0.5g,每瓶 100 片。

接　骨　丸[基]

【药物组成】　甜瓜子、土鳖虫、地龙(广地龙)、桂枝(炒)、郁金、骨碎补、续断、自然铜(煅醋淬)、马钱子粉。【功能主治】　活血散瘀,消肿止痛。主治骨伤病。用于跌打损伤,青紫肿瘤,闪腰岔气,筋断骨折,瘀血作痛,如骨折、脱臼、关节韧带损伤、急性腰扭伤及软组织损伤等。【用法用量】　口服:每次 3g,每日 2 次。【禁忌】　孕妇禁用。【注意】　方中土鳖虫、马钱子粉有毒性,按说明书剂量服用,不能多服、久服。或遵医嘱。【制剂规格】　水泛丸:每 100 丸重 12g,每瓶 200 粒。

藤黄健骨胶囊[保乙]

【药物组成】　熟地黄、鹿衔草、骨碎补(烫)、肉苁蓉、淫羊藿、鸡血藤、莱菔子(炒)。【功能主治】　补肾,活血,止痛。用于肥大性脊椎炎、颈椎病、跟骨刺、增生性关节炎、大骨节病。【用法用量】　口服:每次 4~6 粒,每日 2 次。【制剂规格】　胶囊剂:每粒 0.25g,每盒 30 片。

骨疏康胶囊[保乙]

【药物组成】 淫羊藿、熟地黄、骨碎补、黄芪、丹参、木耳、黄瓜子。【功能主治】 补肾益气,活血壮骨。用于肾虚兼气血不足所致的原发性骨质疏松症,症见腰背疼痛、腰膝酸软、下肢痿弱、步履艰难、目眩、舌质偏红或淡、脉平或濡细。【用法用量】 口服:每次 4 粒,每日 2 次。6 个月为 1 个疗程。【不良反应】 偶有腹部不适。【禁忌】 忌辛辣、生冷、油腻食物。【注意】 发热者暂停使用。【制剂规格】 胶囊剂:每粒 0.32g,每盒 24 粒。

骨愈灵胶囊[保乙]

【药物组成】 三七、血竭、红花、当归、川芎、赤芍、醋乳香、醋没药、大黄、续断、骨碎补、五加皮、熟地黄、煅自然铜、白芍、硼砂。【功能主治】 活血化瘀,消肿止痛,强筋壮骨。用于骨质疏松及骨折。【用法用量】 口服:每次 5 粒,每日 3 次。饭后服用或遵医嘱。【禁忌】 孕妇禁用。【制剂规格】 胶囊剂:每粒 0.4g,每盒 60 粒。

骨肽片(谷悦)

【药物组成】 以健康猪或胎牛四肢骨提取物骨肽粉制成的片剂。【功能主治】 本品含有多种调节骨代谢的骨多肽类生长代谢活性因子,可用于骨关节炎,风湿性或类风湿关节炎、骨折的辅助治疗和康复。【用法用量】 口服:每次 2 片,每日 3 次,饭后服用,疗程遵医嘱。【禁忌】对本品过敏者,或药品性状发生改变时应禁用。避免与氨基酸类药物、碱性药物同时服用。【不良反应】 偶有胃一过性不适。【制剂规格】 薄膜衣片:每片 0.3g(内含多肽类物质不低于 40mg)。

筋骨痛消丸[基/保乙]

【药物组成】 丹参、鸡血藤、香附、乌药、川牛膝、桂枝、威灵仙、秦艽、白芍、地黄、甘草。【功能主治】 活血行气,温经通络,消肿止痛。现代药理毒理实验证明本品有抗炎和抑制血小板聚集作用。临床用于血瘀寒凝膝关节骨质增生引起的膝关节疼痛、肿胀、活动受限等症。【用法用量】口服:每次 6g,每日 2 次,温开水送服。30 日为 1 个疗程。【禁忌】 孕妇禁服;属阳热证患者忌用。【制剂规格】　丸剂:每丸 6g,每盒 12 袋。

金乌骨通胶囊[苗]

【药物组成】　金毛狗脊、乌梢蛇、葛根、淫羊藿、木瓜、土牛膝、土党参、姜黄、威灵仙、补骨脂。【功能主治】　滋补肝肾,祛风除湿,活血通络。用于肝肾不足,风寒湿痹、骨质疏松、骨质增生引起的腰腿酸痛、肢体麻木等症。【用法用量】　口服:每次 3 粒,每日 3 次。或遵医嘱。【制剂规格】胶囊剂:每粒 0.35g,每盒 60 粒。

强骨胶囊[保乙]

【药物组成】　骨碎补总黄酮。【功能主治】　补肾,强骨,止痛。主治肾阳虚所致的骨痿,症见骨脆易折、腰背或四肢关节疼痛,畏寒肢冷或抽筋、下肢无力、夜尿频多。用于原发性骨质疏松症,骨量减少见上述症状者。【用法用量】　口服:每次 1 粒,每日 3 次,饭后温开水送服,3 个月为1 个疗程。【禁忌】　忌生冷、辛辣、油腻食物。【不良反应】　偶见口干、便秘。一般影响继续治疗。【制剂规格】　胶囊剂:0.25g,每盒 12 粒。

双骨三子胶囊

【药物组成】　土鳖虫、骨碎补、自然铜(煅)、黄芪、当归、血竭、大黄、乳香(制)、没药(制)、狗骨、韭菜子、甜瓜子、黄瓜子。【功能主治】　活血散瘀,消肿止痛。药理实验证明本品有消肿胀、减轻疼痛、改善微循环、加速家兔骨折愈合的作用。毒理实验无异常反应。临床用于骨折复位后的辅助治疗。【用法用量】　口服:每次 3 粒,每日 3 次。【制剂规格】　胶囊剂:每粒 0.3g,每盒 24 粒。

通滞苏润江胶囊

【药物组成】　秋水仙、司卡摩尼亚脂、西红花、番泻叶、盒果藤、巴旦仁。【功能主治】　疏通阻滞,消肿止痛。用于关节骨痛,风湿病,类风湿关节炎,坐骨神经痛。【用法用量】　口服:每次 5～7 粒,每日 2 次。【注意】　痔疮患者慎用。【制剂规格】　胶囊:每粒 0.25g。

舒经通络颗粒

【药物组成】　骨碎补、牛膝、川芎、天麻、黄芪、威灵仙、地龙、葛根、乳香。【功能主治】 补肝益肾,活血舒筋。动物实验证明本品有改善神经症状,增脑血流量,降低脑血管阻力,抑制肿胀、消肉芽肿、调节神经功能、升高痛阈值等作用。用于颈椎病属肝肾阴虚、气滞血瘀症,症见头晕、头痛、胀痛或刺痛,耳聋、耳鸣、颈项僵直,颈、肩、背疼痛,肢体麻木,倦怠乏力,腰膝酸软,口唇色暗,舌质暗红或有瘀斑。【用法用量】 口服:每次1袋,每日3次,开水冲服,1个月为1个疗程。【不良反应】 个别患者有口干、口苦等症,偶见胃部不适,轻度恶心、腹胀、腹泻等。【禁忌】 孕妇。【注意】 有胃病或出血倾向者慎用,或遵医嘱。服药后出现胃肠道反应一般少而轻,在停用后可自行消失。【制剂规格】 颗粒剂:每袋12g,每盒9袋。

附桂骨痛胶囊(片、颗粒)[保乙]

【药物组成】 附子(制)、肉桂、白芍(炒)、制川乌、淫羊藿、乳香(制)、党参。【功能主治】 温阳散寒,益气活血,消肿止痛。治骨痹、痛症。用于阳虚寒湿所致颈椎病及腰膝关节增生性关节炎,症见局部骨节疼痛,屈伸不利,麻木或肿胀,遇热则减,畏寒肢冷,腰膝酸软等。【用法用量】 口服:胶囊剂,每次4~6粒,每日2~3次,饭后服用,用药后起效最短1日,最长7日;片剂,每次6片,每日3次;颗粒剂,每次5g,每日3次,饭后口服。3个月为1个疗程,如需继续治疗,必须停药1个月后遵医嘱服用。【不良反应】 偶见胃脘不适,停药后可消失。【制剂规格】 胶囊剂:每粒0.33g,每盒24粒;片剂:每片0.33g;颗粒剂:每袋5g。

接骨七厘片(散)[基/保乙]

【药物组成】 乳香(炒)、没药(炒)、当归、土鳖虫、大黄(酒炒)、血竭、骨碎补(烫)、自然铜(煅)、硼砂。【功能主治】 活血化瘀,接骨止痛。用于骨折,跌打损伤;续筋接骨,血瘀疼痛。【用法用量】 口服:片剂,每次5片,每日2次,黄酒送服;散剂,每次1.5g,每日2次,小儿酌减。【禁忌】孕妇忌服。【制剂规格】 片剂:每片0.36g,每盒60片;散剂:每袋1.5g。

骨折挫伤胶囊[基]

【药物组成】 猪骨(制)、黄瓜子(制)、自然铜(煅)、红花、大黄、当归、乳香(炒)、没药(制)、血竭、土鳖虫。【功能主治】 舒筋活血,接骨止痛。

主治跌打损伤、扭伤、扭腰岔气、软组织损伤、骨折、脱臼等。【用法用量】口服：每次 4～6 粒，每日 3 次，用黄酒或温开水送服，小儿酌减。【禁忌】孕妇忌服。【制剂规格】　胶囊剂：每粒 0.29g，每盒 36 片，每瓶 60 粒。

双藤筋骨片

【药物组成】　扶芳藤、忍冬藤、淫羊藿、独活、穿山龙。【功能主治】祛风除湿、散寒止痛、活血通络。临床前药效学试验表明，本品对蛋清、琼脂引起的小鼠和大鼠足趾肿胀，对大鼠棉球肉芽肿均具有抑制作用，对佐剂性关节炎致大鼠继发性病变也有一定抑制作用。对电刺激、热刺激及化学刺激引起的小鼠和大鼠疼痛均具有镇痛作用。血液流变学试验显示，本品能降低大鼠血黏度、加快红细胞电泳速率、降低纤维蛋白原含量，并可抑制大鼠血栓形成；本品还能促进腹腔巨噬细胞吞噬功能以及单核巨噬细胞的廓清功能。临床用于骨性关节炎寒湿阻络证所致的关节疼痛、沉重、活动受限、劳累及受寒后加重等。【用法用量】　口服：每次 5～7 片，每日 3 次，4 周为 1 个疗程。【禁忌】　孕妇禁用。【注意】　有胃病者宜饭后服用。【不良反应】　偶可出现胃部不适，灼热，泛酸。【制剂规格】　片剂：每片 0.25g。

颈复康颗粒[基/保乙/农合]

【药物组成】　黄芪、党参、川芎、白芍、桃仁(去皮)、生地黄、红花、地龙(酒炙)、葛根、穿山甲(代)、威灵仙、丹参、王不留行、羌活、秦艽、乳香(制)、没药(制)、生石决明、花蕊石(煅)、王不留行(炒)、土鳖虫(酒炙)、苍术、黄柏。【功能主治】　益气养血，活血通络，散风止痛。用于风湿瘀阻所致颈椎骨质增生引起的脑供血不足，症见头痛、头晕、颈项僵痛、肩背酸痛、手臂麻木等，有一定抗炎、镇痛和改善微血循环作用。【用法用量】口服：每次 1～2 袋，每日 2 次，开水冲服，饭后为宜。【注意】　孕妇忌服；脾胃虚弱者慎用。【制剂规格】　颗粒剂：每袋 5g。

滑膜炎片(颗粒)[基]

【药物组成】　夏枯草、防己、泽兰、豨莶草、女贞子、薏苡仁、丹参、功劳叶、土茯苓、当归、黄芪、丝瓜络、川牛膝。【功能主治】　清热除湿，活血通络。用于急慢性滑膜炎、膝关节术后滑膜炎、创伤性滑膜炎。【用法用量】 口服:片剂,每次 3 片;颗粒剂,每次 1 袋;每日 3 次,开水冲服。小儿酌减,6 日为 1 个疗程。【注意】 孕妇慎用。【制剂规格】 片剂:0.6g,每盒 24 片;颗粒剂:每袋 12g,每盒 10 袋。

速效骨伤愈合剂

【药物组成】 三七、人参、红参、杜仲。【功能主治】 活血益气,补肝肾。主治骨折。用于各种类型新鲜骨折和陈旧性骨折、骨病(股骨头坏死、颈椎病、骨质增生、腰椎间盘突出症、骨性关节炎、骨质疏松等)及肩周炎、软组织伤、风湿麻木。【用法用量】 口服:成年人,每次 25ml,每 4 日服用 1 次(重症可每 2 日服用 1 次);6-12 岁,每次 12ml;饭后 1 小时服用,每 1~2 日服 1 次,6 次为 1 个疗程。【不良反应】 偶见口干、轻微头晕、一般 8 小时后症状自行消失。【禁忌】 青光眼禁用;孕妇忌用。【注意】 ①骨折者需复位固定后再用药;②服药后 2~4 小时少饮少食,4 小时后正常进食;③有出血倾向者慎用;④康复期适当功能锻炼。【制剂规格】 合剂:每瓶 25ml,50ml。

壮骨关节丸(胶囊)[典/保乙]

【药物组成】 狗脊、淫羊藿、独活、骨碎补、木香、鸡血藤、续断、熟地黄。【功能主治】 补益肝肾,养血活血,舒筋活络,理气止痛。主治关节病。用于肝肾不足,气滞血瘀,经络痹阻;各种退行性骨关节痛、腰肌劳损等。【用法用量】 口服:丸剂,每次 6g,每日 2 次,早、晚饭后服用,30 日为 1 个疗程;胶囊剂,每次 3~5 粒,每日 2 次。【注意】 ①肝功能不良或特异体质者慎用,定期检查肝功能或遵医嘱;②长期服用者每疗程之间间隔 10~20 日。【制剂规格】 丸剂:每瓶 60g。胶囊剂:每粒 0.3g。

壮筋胶囊(片、丸)

【药物组成】 乳香、没药、白芍、延胡索(醋制)、三七、木香、红花、郁金、独活、牛膝、秦艽、桂枝、血竭、马钱子(制)。【功能主治】 活血化瘀,舒筋活络,祛风止痛。治骨科诸痛证。用于肥大性脊椎炎、颈椎病、跟骨骨刺、增生性关节炎、大骨节病等。【用法用量】 口服:大蜜丸,每次 1 丸;片剂,每次 3~4 片;胶囊剂,每次 3~4 粒,均每日 3 次。【禁忌】 孕妇忌服;月经期停用。【制剂规格】 胶囊剂:每粒 0.3g;片剂:每片 0.3g;

大蜜丸:每丸 10g。

腰息痛胶囊

【药物组成】　白芷、草乌(制)、独活、续断、牛膝、三七、防风、威灵仙、秦艽、川加皮、防己、海风藤、杜仲、土草薢、何首乌、桑寄生、当归、骨碎补、红花、千年健、赤芍、桂枝、对乙酰氨基酚。【功能主治】　舒筋活络,祛瘀止痛。治腰痹、关节痛诸证。【用法用量】　口服:每次 2 粒,每日 3 次,饭后服用。【不良反应】　偶见厌食、恶心、皮疹,停药后自行消失。【注意】胃不适者慎用。【制剂规格】　胶囊剂:每粒 0.3g。

仙灵骨葆胶囊[保甲]

【药物组成】　淫羊藿、续断、补骨脂、地黄、丹参、知母。【功能主治】滋补肝肾,活血通络,强筋壮骨。治骨质疏松症。用于肝肾不足,瘀血阻络所致骨质疏松症。【用法用量】　口服:每次 3 粒,每日 2 次,4～6 周为1 个疗程。【注意】　①长期用药及老年患者可致肝损伤,其中重度肝损伤占总不良反应者的 3.1%;②重症感冒期间不宜服用。【制剂规格】胶囊剂:每粒 0.5g。

愈伤灵胶囊[保乙]

【药物组成】　三七、红花、自然铜(煅)、当归、黄瓜子(炒)、续断、土鳖虫、落新妇提取物。【功能主治】　活血散瘀,消肿止痛。主治跌打损伤。用于跌打挫伤,筋骨瘀血肿痛,亦可用于骨折的辅助治疗。【用法用量】口服:每次 4～5 粒,每日 3 次。【禁忌】　孕妇忌服。【制剂规格】　胶囊剂:每粒 0.3g,每盒 20 片。

骨愈灵胶囊[保乙]

【药物组成】　骨碎补、续断、三七。【功能主治】　活血化瘀,消肿止痛,强筋壮骨。主治骨折、骨坏死。主要用于骨质疏松及其他原因引起的骨折。亦可用于骨缺血性坏死,如股骨头缺血性坏死等。【用法用量】口服:每次 5 粒,每日 3 次。儿童酌减或遵医嘱。饭后温开水送服。【制剂规格】　胶囊剂:每粒 0.4g,每盒 24 片。

阿胶强骨口服液

【药物组成】 阿胶等。【功能主治】 通过促进人体合成内源性维生素 D_3 而治疗疾病,能补血,能提高机体细胞免疫、体液免疫、非特异性免疫及升白细胞。主治骨质疏松。用于肝肾不足证,原发性骨质疏松症。【用法用量】 口服:每次 10ml,每日 3 次。【制剂规格】 口服液:每支 10ml,每盒 12 支。

龙牡壮骨颗粒 [典/基]

【药物组成】 龙骨、牡蛎、党参、茯苓、白术、龟甲、黄芪、怀山药、五味子、麦冬。【功能主治】 健脾益气,补中和胃,补肾益精,强筋壮骨,潜阳敛汗,镇惊。主治骨质疏松、缺钙。用于疳积、小儿营养不良、佝偻病、消化不良、发育迟钝、老年人内分泌失调所致的骨质疏松以及因缺钙导致的症状。【用法用量】 口服:2 岁以下,每次 1 袋;2—7 岁,每次 1～2 袋;7岁以上,每次 2 袋;均每日 3 次。【禁忌】 感冒发热时忌服。【制剂规格】颗粒剂:每袋 5g。

散结灵片(胶囊) [基]

【药物组成】 草乌、木鳖子、五灵脂、白胶香、地龙、当归、菖蒲、乳香、没药、京墨。【功能主治】 活血散结,温经通络,消肿止痛。主治寒邪阻络,结聚瘀阻证。用于慢性骨及关节结核、慢性骨髓炎、颈淋巴结核、乳房纤维瘤、慢性乳腺增生病及皮肤癌,症见皮肤肿块,皮色不变,亦不破溃,或皮肤浸肿色白,肿胖骨胀,疼痛彻骨,溃后难敛,舌质淡白有瘀斑,脉象细涩等阴疽、瘰疬、痰核等。【用法用量】 口服:每次 3～4 片(粒),每日2～3 次;或遵医嘱。【注意】 孕妇慎用;勿与人参、党参同用。【制剂规格】 片(胶囊)剂:每片(粒)均 0.2g,每瓶 100 片(粒)。

第二节　骨伤科疾病用注射剂

骨宁注射液(骨欣肽)

【药物组成】 从新生动物长骨中提取的多肽类活性物质,含多种调节骨代谢的多肽生长因子,如骨生长因子(SGF)、转化生长因子(TGF)、骨钙素、骨源性生长因子(BDGF),尚含有有机钙、无机盐、微量元素和氨基酸,具有广泛的生物活性。【功能主治】　①调节骨代谢,刺激成骨细胞增殖,促进新骨形成;②镇痛、消炎;③调节钙、磷代谢,增加骨钙沉积、含量,对防治骨质疏松有重要作用。用于风湿性关节炎及类风湿关节炎,各种骨质增生,颈椎病,骨质疏松及软骨病,退行性骨病,如股骨头坏死、肋软骨炎,促进骨折及骨伤科术后愈合。【用法用量】　肌内注射:每次4.0～10.0ml,每日 2 次。静脉滴注:每次 10～20ml,溶于 0.9%氯化钠注射液中,每日 1 次,15～30 日为 1 个疗程。停用 1 周后或开始下个疗程。【禁忌】　不可与氨基酸类、碱类药物合用或同时使用。【不良反应】　偶有皮疹,发热反应,不能耐受者即刻停用。【制剂规格】　注射液:每支 2ml。

复方骨肽注射液

　　【药物组成】　由健康猪四肢骨与全蝎提取物制成的复方灭菌水溶液。含有多种骨生长因子活性物质、氨基酸和蛋白质。【功能主治】　有益气活血、强筋健骨、消炎止痛之效。能调节骨代谢和生长,促进骨愈合和新生,对骨伤和退行性骨病、骨代谢疾病有良效。能参与骨的吸收与释放,促进骨痂和新生血管形成,调节骨代谢平衡,从而促骨折愈合。对颈椎病、骨质疏松及风湿性关节炎、类风湿关节炎有良效。用于治疗风湿性关节炎、类风湿关节炎及骨质疏松、颈椎病等,也用于骨折及骨伤科手术后骨愈合及骨新生。【用法用量】　肌内注射:每次 2～4ml,每日 1 次。静脉滴注或注射:每日 4～10ml,静脉滴注前用 5%葡萄糖注射液 50～100ml 稀释。15～30 日为 1 个疗程。也可在穴位或痛点处注射 0.5～1ml。或遵医嘱。【禁忌】　不可与氨基酸、碱类药物同时使用;对其过敏者,肝肾功能不全者,孕妇禁用。【注意】　乳母、儿童及过敏体质者慎用。【不良反应】　偶有发热,皮疹,若不能耐受者应停用。【制剂规格】　注射液:30mg:2ml,每盒 10 支;75mg:5ml,每盒 5 支或 10 支。

骨瓜提取物注射液(松贺)

　　【药物组成】　新鲜或冷冻的猪四肢骨和葫芦科植物甜瓜干燥成熟种子的提取物。【功能主治】　猪肢骨含多种骨代谢的活性肽类,具有调节骨代谢,刺激成骨细胞增殖,促进新骨形成,以及调节钙、磷代谢,增加骨钙沉积,防治骨质疏松;有抗炎、镇痛作用。甜瓜子提取物能降低骨折局部毛细血管通透性,减少炎性渗出,促进局部血供障碍恢复,同时还降低全血黏度和细胞聚集度,改善骨痂局部血液循环,为骨细胞提供一个良好的血供环境;尚能抑制前列腺素释放而止痛,促骨折早期愈合呈协同性,促进骨源性生长因子合成。本品尚含多种游离氨基酸,为骨细胞合成BMP、TGF-β、FGF 等骨源性生物因子提供原料,促进骨源性生长因子合成。有机钙、磷因子可参与钙磷代谢,维持骨容量。适用于风湿性关节炎、类风湿关节炎、骨关节炎、腰腿痛、骨折创伤修复。【用法用量】 肌内注射:每次 10～25mg,每日 2 次。静脉注射:每次 50～100mg,加入 250ml 0.9%氯化钠或 5%葡萄糖注射液中,每日 1 次,20～30 日为 1 个疗程;或遵医嘱。【禁忌】 对本品过敏者、严重肾功能不全者。【禁忌】本品不宜与其他药物同时滴注,也不要与其他药物混合使用,须单独使用。【注意】 儿童、老人用药尚无安全性资料,也无药物相互作用资料备查。【不良反应】 ①可见发热、皮疹;②过敏反应。【制剂规格】 注射液:50mg:10ml。

鹿瓜多肽注射液(松梅乐)

【药物组成】 梅花鹿骨、甜瓜。【功能主治】 功能类似骨瓜提取物注射液。可有效促进机体内影响骨形成和吸收的骨源性生长因子合成,包括骨形态发生蛋白(BMPs)、β-转化生长因子(TGF-β)、成纤维细胞生长因子(FGF)等,从而具有多种生物活性,其主要药理作用有:促进细胞有丝分裂的分化,趋化作用和溶骨作用(活性)。BMPs 是一种(组)酸性低分子量糖蛋白,能促进骨痂形成,诱导新骨形成,促进骨折修复,使骨组织更加成熟;TGF-β 为多功能蛋白多肽;FGF 是一组肝素黏合多肽,可刺激细胞的趋向移动,增殖和分化,增加合成胶原细胞的数量,促进骨胶原蛋白及非胶原蛋白的合成,增加骨钙素的合成等。甜瓜子提取物的功能与骨瓜提取物注射液的有效成分和功能相同,与补充骨诱导多肽类生物因子有协同作用,能促进骨源生长因子合成。主要用于风湿性、类风湿关节炎、强直性脊柱炎、各种类型骨折、创伤修复及腰腿疼痛等。【用法用量】 肌内注射:每次 2～4ml;静脉滴注:每日 8～12ml,加入 250～500ml 5%葡萄糖或 0.9%氯化钠注射液中使用,10～15 日为 1 个疗程,或遵医嘱,小儿酌减。【禁忌】 对本品过敏者禁用。【注意】 ①本品须单独使用,不要与其他药同时混合给药。②过敏体质者慎用。③尚无孕妇、哺乳妇、老人和儿童安全性用药资料;药物相互作用和药物过量等尚不明确。【不良反应】 偶见皮疹、瘙痒、发热、寒战、头晕、恶心等过敏反应,如发生宜酌情减少用量或停药;罕见斑丘疹、过敏性休克、出现症状时应停药并对症正确处理。【制剂规格】 注射液:4mg:2ml,本品内含鹿科动物梅花鹿的骨骼和葫芦科植物甜瓜的干燥成熟种子,经分别提取后制成的灭菌水溶液。

第三节 骨伤科疾病用药酒(酊剂)

活血舒筋酊[保乙]

【药物组成】 生川乌、生草乌、茜草、香加皮各50g,当归、老鹳草各70g,川芎35g,红花12.5g,续断、牛膝、威灵仙、红曲各25g,木瓜、桂枝、千年健、秦艽各15g。共制13 500ml。【功能主治】 舒筋活络,祛寒散瘀。用于腰腿疼痛,手足麻木,风湿性关节炎。【用法用量】 口服:每次10~15ml,每日早晚各服1次。【禁忌】 孕妇、心脏病患者忌服。【注意】 生川乌、生草乌均有一定毒性,勿过量服用。【制剂规格】 酊剂:每瓶60ml,其中生川乌、生草乌含生物碱以乌头碱($C_{34}H_{47}NO_{11}$)计,应为0.10%~0.60%。

骨痛灵酊[保乙]

【药物组成】 雪上一枝蒿、干姜、国产血竭、乳香、没药、冰片。【功能主治】 温经散寒,祛风活血,通络止痛。主治用于骨质增生、风湿性关节炎、关节疼痛及关节不利,活动受限,四肢麻木等。【用法用量】 外用:每次取本品适量,涂于事先用温热水洗净的患部皮肤,轻揉片刻再热敷或热疗,以患者皮肤能耐受为度。【禁忌证】 黏膜或开放性伤口忌用;类风湿患者禁用;高血压患者、过敏者均禁用;孕妇禁用。【注意】 用药部位用药后3小时内不得吹风、不得接触冷水。【不良反应】 患者使用本品自觉灼热感,此为药效正常反应;连续多次使用时,偶有用药局部发痒或起疹子,停药后即可消失。每次用药后涂抹适量润肤膏,可减轻或防止不良反应。【制剂规格】 酊剂:每瓶15ml、100ml。

舒筋定痛酒^[基]

【药物组成】 醋炙乳香、没药、香附子、延胡索、红花、血竭、当归、自然铜(煅、醋淬)、骨碎补。【功能主治】 舒筋活血,散瘀止痛。主治跌打损伤,扭伤,血瘀肿痛。用于软组织损伤、骨折见上述证候者。【用法用量】 口服:每次 20ml,每日 3 次。外用涂于皮肤未破损的患处,每日 3～4 次。【禁忌】 肝功能异常及酒精过敏者忌用;孕妇忌服。【注意】 高血压、心脏病患者慎用。【制剂规格】 酊剂:每瓶 150ml、300ml。

息伤乐酊^[基]

【药物组成】 鸡血藤、透骨草、防风、白芷、草乌(金银花、甘草炙)、三七、血竭、红花、肉桂、艾叶、辣椒、大黄、地黄、紫草、樟脑、冰片、薄荷脑、雄黄。【功能主治】 活血化瘀,消肿止痛。用于急性扭伤、挫伤、跌仆筋伤引起的皮肤青紫瘀血不散、红肿疼痛、活动不利,亦可用于风湿痹痛。【用法用量】 将未破损的患部皮肤洗净,涂擦,每次 2～5ml,每日 3～5 次;皮下瘀血肿胀严重者可用纱布浸药液,湿敷患处。【禁忌】 ①外用药,切勿入口;②孕妇忌用;③对酊剂过敏者勿用。【注意】 风湿热痹,关节红肿热痛者慎用。【制剂规格】 酊剂:每瓶 20ml、40ml。

竭红跌打酊^[基]

【药物组成】 红花、苏木、当归尾、乳香、没药、血竭、儿茶、白矾、安息香、芦荟、乙醇。【功能主治】 散瘀消肿,活络止痛。用于跌打损伤,筋骨扭伤,局部青紫肿痛。【用法用量】 外用:用药棉浸酊后擦未破损皮肤的患处,每日 2～3 次。【禁忌】 ①外用药,切勿入口;②孕妇忌用;③对酊剂过敏者勿用。【注意】 风湿热痹,关节红肿热痛者慎用。【制剂规格】酊剂:每瓶 25ml、50ml。

祛伤消肿酊^[典/基]

【药物组成】 连钱草、川芎、莪术、红花、两面针、血竭、威灵仙、海风藤、桂枝、栀子、白芷、冰片、了哥王、茅膏菜、天南星、酢浆草、樟脑、野木瓜、生草乌、薄荷脑。【功能主治】 活血化瘀,消肿止痛。用于跌打损伤,肤青瘀斑,肿胀疼痛,关节伸屈不利,急性扭挫伤见上述证候者。【用法用量】　外用:用药棉浸药液涂擦皮肤未破损的患处,每日 3 次。【注意】外用药,勿入口;孕妇慎用;引起皮肤过敏反应者及时停用。【制剂规格】酊剂:每瓶 20ml。

消肿止痛酊[典/保乙]

【药物组成】　木香、防风、荆芥、细辛、五加皮、桂枝、牛膝、川芎、徐长卿、莪术各 71g,白芷、红杜仲、小罗伞、三棱各 106g,大罗伞、两面针、栀子各 152g,黄藤 144g,沉香 4g,樟脑、薄荷脑各 83g。53%乙醇适量。共精制成 10 000ml。【功能主治】　舒筋活络,消肿止痛。药理试验证明本品有抗炎、活血散瘀、镇痛作用。主治跌打扭伤,风湿骨痛。用于手、足、耳部位的一度冻疮(急性期),症见局部皮肤肿胀、瘙痒、疼痛。【用法用量】外用:用于冻疮,擦患处,待自然干燥后,再涂搽一遍,每日 2 次,7 天为 1个疗程。口服:每次 5~10ml,每日 1~2 次;必要时饭前服用。【禁忌】孕妇禁用;.对本品过敏者禁用;破损皮肤禁用;.对乙醇过敏者禁用。肝肾功能不全者禁止口服。【注意】　肝功能不良者遵医嘱。不可久服。【不良反应】　可有胃肠不适。【制剂规格】　外用酊剂:每瓶 33ml、66ml。本品每 1ml 含樟脑($C_{10}H_{16}O$)应为 6.7~10mg;含薄荷脑($C_{10}H_{20}O$)应为6.2~10.4mg。

麝香舒活灵搽剂(麝香舒活精)[典]

【药物组成】　樟脑 28.6g,冰片 17.1g,薄荷脑 6.4g,红花 0.911g,三七 0.438g,人工麝香 0.009g,血竭 0.435g,地黄 19.77g。浸渍用 60%~95%乙醇适量,最后用 50%乙醇加至 1000ml,密封静置 60 小时后过滤、分装。【功能主治】　活血散瘀,消肿止痛。用于闭合性新旧软组织损伤、肌肉疲劳酸痛。【用法用量】　外用:适量涂搽局部按摩患处。【禁忌】孕妇及皮肤破损处禁用;使用过程中若出现皮疹等皮肤过敏反应者应停用;不可内服。【制剂规格】　酊剂(搽剂):每瓶装 25ml、50ml、100ml。

第四节　骨伤科外用药

新力正骨喷雾剂[保乙]

【药物组成】　三七、川乌、草乌、大黄、黄柏、五加皮、白芷、细辛、两面针、樟脑、薄荷脑、徐长卿等44味。【功能主治】 接骨强筋,活血散瘀,消肿镇痛。用于骨折,脱臼及肌肉、筋骨跌打损伤,风湿性关节炎。【用法用量】 外擦,每日数次,骨折、脱臼者先用药涂擦患处周围止痛,待复位后再用药棉浸透药液敷上,固定,1～2小时后,去掉药棉,以后每日擦药2～3次。【禁忌】 对本药液皮肤过敏者及皮肤破损出血处禁用。【注意】外用药,不可内服;本品刺激性强,应视其皮肤情况,酌情掌握敷药时间,以免药力过度刺激,引起皮炎;本品含有马兜铃科植物细辛,在医生指导下使用,定期复查肾功能。【制剂规格】 喷雾剂:每瓶装30ml。

红药贴膏(气雾剂)[保乙]

【药物组成】 贴膏组成为三七、白芷、土鳖虫、川芎、当归、红花、冰花、樟脑、水杨酸甲酯、薄荷脑、颠茄流浸膏、硫酸软骨素、盐酸苯海拉明。气雾剂组成为三七、白芷、土鳖虫、川芎、当归、红花、冰片、薄荷脑。辅料为二甲基亚砜、香精。【功能主治】 祛瘀生新,活血止痛。用于跌打损伤,筋骨瘀痛。【用法用量】 外用:橡皮膏,洗净患处,贴敷,1～2日更换一次;喷雾剂,喷于患处,每日4～6次。【禁忌】 皮肤破伤处不宜使用;皮肤过敏者停用;禁止内服。【注意】 该药品均为外用药,主药相同,丹辅料有别。凡对橡皮膏过敏及皮肤有破伤出血者不宜贴敷。忌生冷、油腻食物。该药品含苯海拉明。孕妇及哺乳期妇女慎用。青光眼、前列腺肥大患者应在医师指导下使用。【制剂规格】 橡皮膏:7cm×10cm,每袋4贴;气雾剂:每瓶30、50、100g(ml)。

筋骨伤喷雾剂[保乙]

【药物组成】 赤胫散、赤芍、淫羊藿、地龙、制草乌、薄荷脑。【功能主治】 活血化瘀,消肿止痛。用于软组织损伤。【用法用量】 外用:喷于伤患处,每日3～4次。【禁忌】 孕妇禁用。外用药,禁止内服;忌食生冷、油腻食物;切勿接触眼睛、口腔等黏膜处,皮肤破溃处禁用;切勿置本品于近火及高温处并严禁剧烈碰撞,使用时勿近明火。【注意】 妇女月经期及哺乳期妇女慎用。儿童、年老体弱者应在医师指导下使用;本品不宜长期或大面积使用,用药后皮肤过敏者应停止使用,症状严重者应去医院就诊。【不良反应】 对用药局部有轻微刺激性。【制剂规格】 喷雾剂:每瓶25ml、100ml。

伤科灵喷雾剂 [保乙/苗]

【药物组成】 抓地虎、见血飞、铁筷子、白及、马鞭草、草乌、仙鹤草、山豆根、莪术、三棱。【功能主治】 清热凉血,活血化瘀,消肿止痛。用于软组织损伤,轻度水火烫伤,湿疹。【用法用量】 外用:将喷头对准患处距 15～20cm,连续按压喷头顶部,使药液均匀喷至患处。对软组织损伤所致皮肤瘀血、肿胀、疼痛等症,可直接喷于患处或将药液喷于药棉上,用药棉贴于患处,每日喷 2～6 次。对新鲜烧烫伤创面,连续喷药 3～4 次即可止痛,如有水疱,将其刺破,疱皮不须剥落。止痛后,每日用药 2～6 次(视其轻重,每日也可多喷数次)至痂皮脱落痊愈。【禁忌】 孕妇禁用。【注意】 参阅前述"筋骨伤喷雾剂"(从略)。【不良反应】 对用药局部有轻微刺激性。【制剂规格】 喷雾剂:每瓶 20ml,30ml,50ml,60ml,70ml。

伤科灵喷雾剂 [保乙]

【药物组成】 三棱、姜三七、山豆根等。【功能主治】 清热凉血,活血祛瘀、消肿止痛、收敛止痒。用于骨伤、软组织损伤、烧烫伤(一度、二度)皮肤病。对各种骨伤、软组织损伤、烧伤和皮肤病疗效显著。【用法用量】 外用:将喷头对准患处距离 15～20cm,连续按压喷头顶部,使药液均匀喷至创面,每日 2～6 次。对骨伤、软组织损伤所致瘀血、肿胀、疼痛、皮肤病等症可直接喷于患处或用药棉贴于患处,将药棉喷上药液即可,每日喷 2～6 次。对新鲜烧烫伤创面,连续喷药 3～4 次即可止痛。如有水疱,将其刺破,疱皮不须剥落。止痛后,每日用药 2～6 次(视其轻重,每日也可多喷数次)至痂皮脱落痊愈。【注意】 对酒精过敏者慎用;勿内服;对破损皮肤有轻度刺激感,用药后几分钟即刻消失,不影响其疗效。【制剂规格】 喷雾剂:每瓶 50ml。

肿痛气雾剂 [保乙/彝]

【药物组成】 七叶莲、三七、雪上一枝蒿、滇草乌、金铁锁、玉葡萄根、灯盏细辛、金叶子、重楼、火把花根、八角莲、披麻草、白及等 19 味。【功能主治】 消肿镇痛,活血化瘀,舒筋活络,化痞散结。用于跌打损伤,风湿关节痛,肩周炎,痛风关节炎,乳腺小叶增生。【用法用量】 外用:摇匀后喷于伤患处,每日 2～3 次。【禁忌】 孕妇禁用。外用药,禁止内服;忌食生冷、油腻食物；切勿接触眼睛、口腔等黏膜处，皮肤破溃处禁用；切勿置本品于近火及高温处并严禁剧烈碰撞，使用时勿近明火。【注意】 ①较小的局部破损或感染者慎用；②妇女月经期及哺乳期妇女慎用；儿童、年老体弱者应在医师指导下使用；③本品不宜长期或大面积使用，用药后皮肤过敏者应停止使用，症状严重者应去医院就诊。【不良反应】 对用药局部有轻微刺激性。【不良反应】 对用药局部有轻微刺激性。【制剂规格】 喷雾剂：每瓶 42g(ml)。

损伤速效止痛气雾剂

【药物组成】 血竭、红花、樟脑、乳香(醋制)、冰片、麝香等。【功能主治】 消肿止痛，活血化瘀，消炎生肌，舒筋活络。治各种小外伤，如跌打损伤、扭拉伤、挫撞伤、擦伤、骨折脱臼疼痛等急性运动创伤。【用法用量】 外用：用时摇匀倒置，距伤处 15～30cm，揿压喷头，喷涂患处 5～10 层(每层干后再喷涂)，每日 1～3 次。【制剂规格】 气雾剂：每瓶装 20ml，内含药液 10ml。

冰栀伤痛气雾剂

【药物组成】 大黄、栀子、肿节风、马钱子、生地黄、降香、韭菜根、冰片、桃仁、松节、花椒、樟脑。【功能主治】 清热解毒凉血，活血化瘀止痛。主治跌打损伤，瘀血肿痛，亦可用于浅二度烧伤。【用法用量】 外用：将本品振摇均匀后，距患处 15～20cm，按动喷头使药液连续均匀地喷于患处，每日 1～2 次，每次喷涂覆盖患处 2 遍。烧烫伤患者清创后，将药液按要求喷在患处成膜，每日 1 次。第 2 次用药不必清洗第 1 次药膜，直至创口结痂药膜自然脱落。损伤破皮患者，药液喷在患处成膜后，不需要清洗药膜，可继续用药，直至痊愈，结痂药膜让其自然脱落，或遵医嘱。【禁忌】 ①孕妇禁用；②本品须防撞击；③皮肤破口的患者，不可用生水清创。【注意】 ①伤口痊愈前，结痂药膜不能用手撕，以免再次患部受损、感染；②皮肤破口处使用本品可有短暂的刺痛感，系溶剂所致；使用后即盖紧瓶盖，若出现药膜阻塞喷头，可用酒精擦洗。【制剂规格】 气雾剂：每瓶内含药液 30ml，每盒 6 瓶。

辣椒痛可帖

【药物组成】 辣椒、颠茄。【功能主治】 活血，消炎，祛痛，可散发热力,活血镇痛。治痛痹。用于风湿性关节炎及风寒风湿引起的疼痛。【用法用量】 外用:贴于患处或遵医嘱。【禁忌】 本品含有刺激性药物,贴后有灼热感、创伤及皮肤病等忌用。【注意】 孕妇慎用。【制剂规格】橡皮膏:每帖 95mm×116mm(有 3mm 孔,7×11 个)。

狗 皮 膏 [典/基/保乙]

【药物组成】 生川乌 80g,生草乌、续断各 40g,羌活、独活、苍术、蛇床子、小茴香、当归各 20g,青风藤、香加皮、防风、铁丝威灵仙、麻黄、赤芍、木瓜、苏木、大黄、油松节、川芎、白芷各 30g,乳香、没药、樟脑各 34g,高良姜 9g,官桂 10g,肉桂 7g,丁香、冰片各 11g。【功能主治】 祛风散寒,活血止痛。主治风寒湿痹,肩背腰腿疼痛,肢体麻木,跌打损伤等。用于风寒湿邪,气滞血瘀引起的四肢麻木,腰腿疼痛,筋脉拘挛,跌打损伤,闪腰岔气,脘腹冷痛,行经腹痛,湿寒带下,积聚痞块。【用法用量】 外用:生姜擦净患处皮肤,加温软化,贴患处或穴位。每 2~3 日 1 次。【禁忌】 孕妇忌贴腰部、腹部。【制剂规格】 膏剂:每帖 12g、15g、24g、30g。

精制狗皮膏 [保乙]

【药物组成】 生川乌、防己、山柰、延胡索、透骨草、干姜、樟脑、辣椒、冰片、蟾酥、薄荷脑、水杨酸甲酯。【功能主治】 舒筋活血,散寒,止痛。主治跌打损伤。用于筋骨痛、急性挫伤、扭伤、风湿痛、关节痛、胁痛、肌肉酸痛等症。【用法用量】 外用:贴患处。【禁忌】 对橡胶膏过敏者、皮肤破裂者、皮肤糜烂者忌贴用。【制剂规格】 橡胶膏:每帖 7cm×10cm(药用复合膜袋),每袋 4 片。

千山活血膏

【药物组成】 土鳖虫、大黄、三七、延胡索、血竭、续断、黄柏、乳香、没药、儿茶、细辛、千年健、山慈菇、泽泻、羚羊角、木香、白及、白芷、桂枝、羌活、红丹、芝麻油。【功能主治】 活血化瘀,舒筋活络,消肿止痛。用于肌肤、关节肿胀、疼痛、活动不利,以及跌打损伤,腰、膝部骨性关节炎见上述症状者。【用法用量】 外用:将膏药加温软化,贴在皮肤未破损的患处或相关穴位上,或遵医嘱。【禁忌】 孕妇忌用;皮肤破损处勿用。【不良反应】 少数患者用药后出现局部发痒,可揭下待不痒后再贴。【注意】 膏药遗留橡胶痕迹可用松节油擦除。【制剂规格】 膏剂:每张 5g,每盒 3 张。

通络祛痛膏^[保乙]

【药物组成】 当归、川芎、红花、山柰、花椒、胡椒、丁香、肉桂、荜茇、干姜、大黄、樟脑、冰片、薄荷脑。【功能主治】 活血通络,散寒除湿,消肿止痛。用于腰膝骨性关节病瘀血停滞,寒湿阻络证,症见关节疼痛、刺痛或钝痛,关节僵硬、屈伸不利,畏寒肢冷;亦用于神经根型颈椎病,症见颈项疼痛、屈伸不利、麻木、肢体困重等。【用法用量】 外用:贴患处,每次 1~2 帖,每日 1 次。用于腰部,膝部骨性关节病 15 日为 1 个疗程,用于颈椎病(神经根型),每次 2 帖,贴 12 小时,每日换药 1 次,21 日为 1 个疗程。皮肤破损处忌用。【注意】 对橡胶膏剂过敏者慎用。每次贴敷不可超过 12 小时,防贴敷处发生过敏反应。【不良反应】 偶见有贴敷外皮肤瘙痒、潮红、红疹、过敏性皮炎;临床试验 1 例,心慌、心悸、恶心,但无法判定与药物的关系。【制剂规格】 橡胶膏:每帖 7cm×10cm,每盒 10 帖。

麝香壮骨膏^[保乙]

【药物组成】 (人工)麝香、八角茴香、山柰、生川乌等。【功能主治】 镇痛、消炎。用于风湿痛、关节痛、腰痛、神经痛。【用法用量】 外用:贴患处。【制剂规格】 贴膏:每帖 10cm×7cm,每袋 5 帖。

麝香活血化瘀膏^[保乙]

【药物组成】 麝香 0.3g,三七 300g,红花 147g,丹参 147g,硼酸 3.1g,樟脑 2.3g,血竭 10g,尿素 5g,颠茄流浸膏 35.4g,盐酸苯海拉明 1.8g,盐酸普鲁卡因 3.6g。【功能主治】 活血化瘀,消炎止痛。用于关节扭伤,软组织挫伤,急性腰扭伤腰肌劳损,肩周炎,未溃冻疮,结节性红斑。【用法用量】 外用:贴患处。每 2 日更换 1 次。【禁忌】 对橡胶膏过敏者、皮损患者及孕妇忌用。【制剂规格】 橡胶膏剂:每帖 7cm ×10cm。

神农镇痛膏^[保乙]

【药物组成】 三七、胆南星、白芷、狗脊、羌活、石菖蒲、防风、升麻、红花、土鳖虫、川芎、当归、血竭、马钱子、没药、樟脑、重楼、薄荷脑、乳香、水杨酸甲酯、冰片、丁香罗勒油、人工麝香、颠茄流浸膏、熊胆粉。辅料为：橡胶、松香、氧化锌、凡士林、羊毛脂。【功能主治】　活血散瘀，消肿止痛。用于跌打损伤，风湿关节痛，腰背酸痛。【用法用量】　外用：贴患处。【禁忌】　孕妇禁用。忌食生冷、油腻食物；皮肤破溃或感染处禁用。【注意】有出血倾向者慎用；青光眼、前列腺肥大患者应在医师指导下使用；经期及哺乳期妇女慎用；儿童、年老体弱者应在医师指导下使用。【不良反应】　偶见皮肤瘙痒、皮疹等过敏反应。【制剂规格】　贴膏剂：每帖9.5cm×11.6cm。

通络祛通膏^[保乙]

【药物组成】　当归、川芎、红花、山柰、花椒、胡椒、丁香、肉桂、荜茇、干姜、大黄、樟脑、冰片。【功能主治】　活血通络，散寒除湿，消肿止痛。主治腰部、膝部骨性关节炎瘀血停滞、寒湿阻络证，症见关节刺痛或钝痛，关节僵硬，屈伸不利，畏寒肢冷。用于颈椎病（神经根型）瘀血停滞、寒湿阻络证，症见颈项疼痛、肩臂疼痛，颈项活动不利，肢体麻木，畏寒肢冷，肢体困重等。【用法用量】　外用：贴患处，每次1～2帖，每日1次。用于腰部、膝部骨性关节炎15天为1个疗程；用于颈椎病（神经根型），每次2帖，贴12小时，每日换药1次，21天为一个疗程。【禁忌】　皮肤破损处忌用。【注意】　本品为外用药；孕妇慎用。经期及哺乳期妇女应在医师指导下使用；每次贴敷不宜超过12小时；防止贴敷处发生过敏；对橡胶膏剂过敏者慎用。【不良反应】　偶见贴敷处皮肤瘙痒、潮红、红疹，过敏性皮炎。【制剂规格】　橡皮膏：每帖7cm×10cm。

红 药 贴 膏^[典/基/保乙]

【药物组成】　三七、白芷、土鳖虫、红花。【功能主治】　祛瘀生新，活血止痛。治外伤皮肤未破之痹痛。用于跌打损伤，筋骨瘀痛。【用法用量】　外用：洗净患处，最好在热敷后贴敷，1～2日更换1次。【禁忌】凡对橡胶过敏及皮肤有破伤出血者不宜贴敷。【制剂规格】　橡胶膏：每帖7cm×10cm，有孔。

消 痛 贴 膏^[藏/保乙]

【药物组成】　独一味、棘豆、姜黄、花椒、水牛角、水柏枝。【功能主治】 活血化瘀,消肿止痛。用于跌打损伤;急、慢性扭挫伤,跌打瘀痛、骨质增生、风湿及类风湿疼痛;亦用于落枕、肩周炎、腰肌劳损和陈旧性伤痛等。【用法用量】 外用:清洁患部皮肤,将药贴的塑料薄膜揭除,并将小袋内的润湿剂均匀涂在中间药垫表面,敷于患处或穴位,轻压周边使胶布贴实,每 24 小时贴敷 1 次,急性期 1 帖为 1 个疗程,慢性期 5 帖为 1 个疗程(使用方法见说明书附图)。【不良反应】 偶见对胶布过敏或药物接触性瘙痒反应,红肿,水疱等,多见于过敏型体质患者。【禁忌】 开放性创伤忌用。【注意】 孕妇慎用;若出现过敏反应,应立即停药。有药物接触性瘙痒反应者,亦可用凉开水替代润湿剂;疗效不变而缓解瘙痒反应。【制剂规格】 贴膏:每帖 90mm×120mm,每袋 1 帖(2 片)。

镇 江 膏 药^[基]

【药物组成】 乌梢蛇、羌活、防风、芥子、独活、当归、醉仙桃、血余、马钱子、麻黄、巴豆、白芷、红花、三棱、桃仁、蟑螂虫、生川乌、生草乌、天南星、肉桂、土鳖虫、蜈蚣、冰片、薄荷脑、松节油。【功能主治】 祛风止痛,舒筋活血,化痞消瘀。主治痹痛、麻木等症,用于筋骨疼痛,跌打损伤,半身不遂,四肢麻木,关节疼痛等。【用法用量】 外用:低温烘软,贴于热敷后的患处。【禁忌】 流火丹毒忌贴。【注意】 孕妇忌贴腹部。【制剂规格】 膏药:每帖 25g、16g、12g。

少林风湿跌打膏^[典/基]

【药物组成】 生川乌、生草乌、乌药、白及、白芷、白蔹、土鳖虫、木瓜、三棱、莪术、当归、赤芍、肉桂各 16g,大黄、连翘各 32g,血竭 10g,乳香(炒)、没药(炒)、三七、儿茶各 6g,薄荷脑、水杨酸甲酯、冰片各 8g。【功能主治】 散瘀活血,舒筋止痛,祛风散寒。主治痹痛、风湿病。用于跌打损伤,腰肢酸麻,腹内积聚,风湿痛。【用法用量】 外用:贴患处。每 2 日 1 次。【注意】 孕妇慎用,或遵医嘱。【制剂规格】 贴膏:每帖 5cm×7cm、8cm×9.5cm。

活血止痛膏(散、胶囊)^[典/保甲/保乙]

【药物组成】 白芷 45g,牡丹皮 10g,荆芥 20g,干姜 80g,细辛 20g,山奈 45g,生天南星 25g,辣椒 10g,川芎 15g,独活 15g,没药 10g,香加皮

20g,丁香 25g,生半夏 40g,甘松 40g,当归 25g,冰片 20g,乳香 10g,桂枝 20g,胡辣 25g,苍术 10g,陈皮 45g,辛夷 15g,薄荷脑 20g,大黄 40g,樟脑 20g,颠茄流浸膏 30g,水杨酸甲酯 30g。【功能主治】　活血止痛,舒筋通络。主治伤湿痛。用于皮肤未破损出血的筋骨疼痛,肌肉麻痹,关节酸痛等,亦用于软组织损伤、风湿性关节炎、类风湿关节炎、肩周炎等。【用法用量】　外用:膏药,用热水洗净患部,擦干后贴敷。每 2 日 1 次。口服散、胶囊剂参见说明书,遵医嘱(从略)。【注意】　孕妇慎用。【制剂规格】橡皮膏:每贴 6.5cm×5cm,7cm×10cm;每袋 8 帖;散剂:每瓶 3g,每袋 1g;胶囊剂:每粒 0.25g。

麝香镇痛膏[典]

【药物组成】　人工麝香 0.125g,生川乌 50g,水杨酸甲酯 50g,颠茄流浸膏 96g,辣椒 100g,红茴香 200g,樟脑 140g。浸渍药材用 90% 乙醇适量;辅料橡胶 410g,氧化锌 440g,松香 380g,凡士林 80g,羊毛脂 60g。【功能主治】　散寒,活血,镇痛。用于风湿性关节痛,关节扭伤。【用法用量】外用:用温热水清洁患部后,贴患处。每 2 日 1 次。【禁忌】　孕妇及皮肤破损处禁用;使用中如皮肤发痒或变红,应立即停用。【制剂规格】　橡皮膏:每帖 7cm×10cm,每袋 8 片(4 帖)。

奇应内消膏

【药物组成】　生天南星、重楼、乳香、没药(制)、大黄、山柰、姜黄(片)、生半夏、樟脑。【功能主治】　行气活血,消肿止痛。用于跌打扭伤所致的急性闭合性软组织损伤,症见局部肿胀、疼痛、活动受限。【用法用量】　外用:贴患处。每日 1 次,7 日为 1 个疗程。【禁忌】　皮肤破损处忌用;孕妇忌用。【制剂规格】　膏剂:每帖 7cm×10cm。

跌打镇痛膏[基]

【药物组成】　土鳖虫、大黄、生草乌、马钱子(炒)、薄荷素油、薄荷脑、樟脑、冰片、降香、黄芩、黄柏、虎杖、两面针、水杨酸甲酯。【功能主治】活血止痛,散瘀消肿,祛风胜湿。用于外伤瘀血、急慢性扭伤、挫伤、慢性腰腿痛,风湿关节痛。【用法用量】　外用:贴患处,每 2～3 日 1 次。不可久用。【禁忌】　孕妇忌用;破损出血处不可外敷贴。【注意】　皮肤过敏者慎用。【制剂规格】 外用膏:每帖 10cm×7cm、10cm×40cm。

神农镇痛膏[基]

【药物组成】 三七、红花、川芎、当归、血竭、乳香、没药、重楼、土鳖虫、胆南星、石菖蒲、羌活、白芷、防风、升麻、狗脊、马钱子、樟脑、薄荷脑、冰片、麝香、熊胆粉、丁香、罗勒油、颠茄流浸膏、水杨酸甲酯。【功能主治】活血散瘀,消肿止痛。用于跌打损伤,风湿关节痛,腰背酸痛。【用法用量】 外用:贴于皮肤未破损的患处。每 2～3 日 1 次。【禁忌】 孕妇忌用。【注意】 风湿热痹、关节红肿热痛者慎用;皮肤过敏者慎用。【制剂规格】 外用膏:每帖 7cm×10cm。

外用无敌膏[基]

【药物组成】 乳香、没药、红花、马钱子、赤芍、苏木、重楼、三七、血竭、木鳖子、生地黄、熟地黄、当归、黄芪、党参、白术、苍术、生川乌、生草乌、伸筋草、透骨草、独活、五香血藤、海风藤、秦艽、威灵仙、蕲蛇、八角枫、四块瓦、三分三、钻地风、雪上一枝蒿、续断、骨碎补、千年健、杜仲、猴骨、桑寄生、刺五加、牛膝、海马、淫羊藿、肉桂、白芷、细辛、茯苓、土茯苓、海螵蛸、仙鹤草、冰片、金银花、苦参、地肤子、鹤虱、黄连、大黄、黄柏。【功能主治】 活血消肿,祛风除湿,通痹止痛,清热拔毒。主治跌打损伤、风湿麻木、肩腰腿痛、疮疖红肿疼痛。用于软组织损伤、风湿性关节炎、类风湿关节炎,或陈旧性创伤性关节炎、骨性关节炎、毛囊炎、毛囊周围炎见上述证候者。【用法用量】 外用:加温软化,贴于患处。【禁忌】 ①孕妇及哺乳期妇女忌用;②皮肤破损处不宜使用;③致皮肤过敏反应者停用。【制剂规格】 外用膏:每张 30g。

关节止痛膏[基/保乙]

【药物组成】 辣椒流浸膏、樟脑、薄荷素油、颠茄流浸膏、水杨酸甲酯、碘、碘化钾、盐酸苯海拉明。【功能主治】 活血散瘀,温经镇痛。用于寒湿瘀阻经络所致的风湿关节痛及关节扭伤。【用法用量】 外用:贴于皮肤未破损的患处。【禁忌】 孕妇忌用。【注意】 ①风湿热痹、关节红肿者慎用,②有皮肤病者慎用。【制剂规格】 外用膏:每帖 1.04g。

一枝蒿伤湿祛痛膏 [基]

【药物组成】　复方一枝流浸膏（由雪上一枝蒿、生草乌、生水半夏、生南星、红花、豨莶草、羌活、川芎、药用辣椒组成）、樟脑、冰片、薄荷脑、颠茄流浸膏、冬青油。【功能主治】　祛风除湿，散瘀活血，消肿止痛。用于寒湿瘀阻经络所致关节疼痛，亦用于扭伤。【用法用量】　外用：贴于清洗干净未破损的患部皮肤。【禁忌】　孕妇忌用。【注意】　①风湿热痹，关节红肿热痛者慎用；②贴后皮肤发痒或变红，应立即取下。【制剂规格】　橡皮膏：每帖 5cm×6.5cm。

止痛透骨膏 [基]

【药物组成】　急性子、白芷、藤黄、威灵仙、川芎、蜂蜜。【功能主治】　祛风散寒，活血行滞，通络止痛。用于风寒瘀阻所致的腰、膝部骨性关节炎，症见关节疼痛，肿胀、功能障碍、舌质暗或有瘀斑。【用法用量】　外用：先将未破损的患部皮肤洗净拭干，然后将贴膏护膜揭去，把药膏（烤软化）贴于患处。腰椎部位贴药取坐姿，每次贴 3～5 帖；膝关节部位贴药时，屈膝约 90°，每次 2～4 帖；伸屈不利者可加贴委中穴 1 帖，48 小时换药 1 次。可连续贴敷 2 周。【禁忌】　孕妇忌用；皮肤破损处及对本品过敏者禁用。【注意】　皮肤过敏者慎用；使用过程中如出现明显的局部过敏宜停用；请按说明书的疗程使用，延长使用时间时，请注意安全性观察；过敏体质者慎用。【不良反应】　少数患者出现皮肤瘙痒，点状红斑。【制剂规格】　贴膏：每帖 7g；每袋 4 帖。

通络祛痛膏 [基/保乙]

【药物组成】　当归、川芎、红花、山奈、花椒、胡椒、丁香、肉桂、干姜、荜茇、大黄、薄荷脑、冰片、樟脑。【功能主治】　活血通络，散寒阻湿，消肿止痛。用于血瘀停滞、寒湿阻络所致的腰、膝部骨性关节炎，症见关节刺痛或钝痛、关节僵硬、屈伸不利、畏寒肢冷。【用法用量】　外用：外贴于皮肤未破损的患部，每次 1～2 帖，每日 1 次，15 日为 1 个疗程。【禁忌】　①孕妇禁用。②贴后有不适反应者不宜用。【注意】　关节红肿热痛者慎用。【制剂规格】　橡皮膏：每帖 7cm×10cm。

舒康贴膏^[典/保乙]

【药物组成】 山楂精。辅料为橡胶、松香等。【功能主治】 活血,化瘀,止痛。用于软组织闭合性急性损伤和慢性劳损。【用法用量】 外用:贴患处。每1～2日1次。【禁忌】 局部皮肤有破损或过敏者禁用。【制剂规格】 橡皮膏:每帖 5cm×7cm,6cm×10cm,7cm×10cm,7cm×100cm。

双虎肿痛宁搽剂^[基]

【药物组成】 搜山虎、毛老虎、黄花杜鹃根、生川乌、生天南星、生半夏、樟脑、薄荷脑。【功能主治】 化瘀行气,消肿止痛,舒筋活络,驱风除湿。有抗炎消肿、镇痛作用,主治跌打损伤、扭伤、摔伤、风湿关节痛等。用于骨折及脱臼复位等手术局部麻醉止痛,亦可用于外伤肌骨肿痛、风湿关节痛、骨质增生等痛症及手术局部止痛,具有消肿止痛快的特点。尚有人用于冻疮、牙痛;加15～20ml于温水中浸脚、沐浴能消除疲劳、抗风湿骨痛、消除肿痛。【禁忌】 严禁内服。【用法用量】 外用:适量搽患处,每日3～4次。【制剂规格】 搽剂:每瓶25ml(相当于原药材0.36g)。

雪上一枝蒿搽剂(片)^[基]

【药物组成】 雪上一枝蒿。【功能主治】 舒筋活血,消肿止痛,祛风除湿。用于跌打损伤,各种软组织损伤及关节疼痛,非感染性骨关节痛等跌打损伤诸症。【用法用量】 外用:搽剂,适量外搽患处。口服:片剂,每次1～2片,每日1次,极量每次3片。【注意】 片剂有剧毒,遵医嘱用。孕妇、心脏病、溃疡病患者及小儿慎用。【制剂规格】 搽剂:每瓶150ml;片剂:每片含雪上一枝蒿生物碱0.2mg。

正 骨 水^[基/保乙]

【药物组成】 木香、风藤、土鳖虫、白木香、皂荚、五加皮、莪术、双铁线、过江龙、鸡骨香、降香、两面针、碎骨木、羊耳菊、虎杖、五味藤、千斤拔、朱砂根、穿壁风、鹰不扑、草乌、薄荷脑、樟脑。【功能主治】 舒筋活血,散瘀镇痛,祛风除湿。有较强的消肿消炎功效,主治跌打损伤、各种骨折。用于各种闭合性骨折、软组织损伤、脱臼等。【用法用量】 外用:药棉蘸药液轻搽患处,重症用药液浸透药棉敷患处 1 小时,每日 2～3 次。【禁忌】　勿内服,不能涂入伤口内。【不良反应】　偶有瘙痒起疹,应及时停用。【制剂规格】　酊剂:每瓶 12ml、15ml、30ml。

筋骨宁搽剂[基]

【药物组成】　当归、北刘寄奴、乳香(醋制)、没药(醋制)、苏木、三七、延胡索(醋制)、红花、土鳖虫、桂枝、桑枝、川牛膝、木瓜、羌活、秦艽、铁丝威灵仙、麻黄、青风藤、伸筋草。【功能主治】　活血化瘀,消肿止痛,散风祛涩。主治跌打损伤,瘀血肿痛,风寒湿痹,腰膝疼痛,肢体麻木,软组织损伤等。用于肩周炎、风湿性关节炎、类风湿关节炎等。【用法用量】　外用:适量于患处,将患处洗净后热敷,将药液涂于患处,用手揉擦至干,如此反复 3～4 次后,再热敷一会儿,每日 3～4 次。【不良反应】　偶有皮疹等过敏反应,须停药。【禁忌】　孕妇忌用。外用药,勿入口。【制剂规格】搽剂:每瓶 100ml。

康复新液[保乙]

【药物组成】　美洲大蠊干燥虫体提取物。【功能主治】　通利血脉,养阴生肌。治血瘀和用于创面;内服用于瘀血阻滞、胃痛出血,胃、十二指肠溃疡;阴虚肺痨、肺结核的辅助治疗;外用于金疮、外伤、溃疡、瘘管、烧伤、烫伤、压疮之创面。【用法用量】　口服:每次 10ml,每日 3 次,或遵医嘱。外用:医用纱布浸透药液后敷患者,感染创面先洗创面后再用本品冲洗,并用浸透本品的纱布填塞或敷用。【注意】　①纱布事先应消毒灭菌;②创面大时须合用抗生素。【制剂规格】　溶液剂:每瓶 100ml。

跌 打 药 精

【药物组成】　红花、儿茶、当归尾、安息香、没药、乳香、血竭、苏木、芦荟。【功能主治】　散瘀消肿,活络止痛。治跌打损伤,瘀血肿痛,筋骨酸痛。用于单纯闭合性软组织挫伤。【用法用量】　外用:以温敷为主,结合外搽,药量视损伤范围及严重程度而定,每日 2～4 次。【注意】　患部皮肤破损出血者禁用,孕妇忌用。【制剂规格】　酊剂:每瓶 30ml、60ml、100ml。

伤宁霜乳剂

【药物组成】 三七、延胡索、川芎、川乌。【功能主治】 活血行气,散瘀止痛,消肿。治疗跌打外伤。用于急性闭合性软组织损伤或骨折复位后出现的肿胀发热,瘀斑及功能障碍等损伤性疾患的辅助治疗。【用法用量】 外用:敷患处,每次 2~4g,每日 1~2 次。如伤肿范围大者,可适当增加用药量。【禁忌】 破皮处忌用。【注意】 ①使用中出现过敏症,应立即停止使用,一般在停用后会自行消除过敏反应;②严防触及眼、鼻、口腔等黏膜处。【制剂规格】 霜乳剂:每支 10g。

克伤痛搽剂[基]

【药物组成】 当归、川芎、红花、丁香、生姜、樟脑、松节油。【功能主治】 活血化瘀,消肿止痛。用于急性软组织扭挫伤,症见皮肤青紫瘀斑,血肿疼痛,有抗炎、改善微循环之效。【用法用量】 外用:适量涂擦患处并按摩至局部发热,每日 2~3 次。【禁忌】 皮肤破损处和酒精过敏者均忌用。【注意】 孕妇慎用。【制剂规格】 搽剂:每瓶 30ml、40ml、100ml。

麝香祛痛搽剂(气雾剂)[基]

【药物组成】 麝香、红花、三七、龙血竭、冰片、薄荷脑、独活、地黄、樟脑。【功能主治】 活血祛瘀,舒经活络,消肿止痛。主治各种跌打损伤,瘀血肿痛,风湿瘀阻,关节疼痛。用于急性软组织损伤,风湿性关节炎、类风湿关节炎见上述证候者。【用法用量】 外用:涂搽或喷涂皮肤未破损的患部,按摩 5~10 分钟至患部发热,每日 2~3 次。重症可用浸药液的棉垫敷于患部。【注意】 风湿热痹,关节红肿热痛者慎用;孕妇慎用;对乙醇过敏者慎用。【制剂规格】 搽剂:每瓶 56ml;气雾剂:每瓶 56ml(瓶内容物 72g)。

骨友灵搽[典/保乙]

【药物组成】 红花、制川乌、续断、威灵仙、防风、鸡血藤各 18g,醋延胡索 18g,制何首乌、蝉蜕各 13g。【功能主治】 活血化瘀,消肿止痛。用于瘀血阻络,风寒湿气,再遇跌打损伤所致瘀肿疼痛,活动障碍而无骨折的病症,如软组织损伤、骨质增生、肩关节炎、膝关节侧副韧带损伤、半月板损伤、踝关节扭挫伤及椎间盘脱出等。【用法用量】　外用:涂患部,热敷 20～30 分钟,每次 2～5ml,每日 2～3 次,14 日为 1 个疗程,间隔 7 日,一般用药 2 个疗程,或遵医嘱。【不良反应】　偶见用药后出现皮肤瘙痒、发热、潮红,切勿用手挠,停用药后会自行消失。【制剂规格】　搽剂:每瓶 50ml、100ml。

丁桂儿脐贴

【药物组成】　丁香、桂皮。【功能主治】　健脾温中,散寒止泻,健脾胃。治腹泻。适用于小儿泄泻、腹痛的辅助治疗。【用法用量】　外用:贴于脐部。每 1～2 日 1 次。【不良反应】　皮肤粘贴处偶见过敏反应。【禁忌】　脐部皮肤破损者忌用。【制剂规格】　贴剂:1.6g。

真龙白花油

【药物组成】　薄荷脑、樟脑、水杨酸甲酯、桉油、冰片、熏衣草油。【功能主治】　疏风止痒,理气止痛,消肿提神。外治痛痹诸证,内治胃脘气滞。适用于关节酸痛、头痛鼻塞、肌肉酸痛、蚊虫叮咬、烫伤割伤、风火牙痛、精神不畅、舟车晕浪,内服驱肠胃积气、止痛。【用法用量】　外用:涂搽患处,每日 4～6 次。口服:每次 3～5 滴,小儿酌减。【注意】　①若症状或红肿持续,应立即咨询医生,勿与眼睛及黏膜接触;②2 岁以下儿童,不宜使用。【制剂规格】　油剂:每瓶 5ml。

跌打万花油 [保乙]

【药物组成】　野菊花、乌药、徐长卿、大蒜、马齿苋、葱、金银花叶、黑老虎、威灵仙、土细辛、木棉皮、葛花、伸筋草、蛇床子、铁包金、倒扣草、苏木、大黄、山白芷、朱砂根、过塘蛇、九节茶。【功能主治】　止血止痛,消炎生肌,消肿散瘀,舒筋活络。治跌打损伤、撞击扭伤、刀伤出血、烫伤等症。主要用于砸伤、扭伤及腱鞘炎、腰肌劳损、坐骨神经痛等。尚可用于术后伤口延期愈合、鼻出血等。【用法用量】　外用:搽敷患处,每日 4 次。【不良反应】　可致过敏性皮炎。【制剂规格】　油剂:每瓶 10ml、15ml、25ml、50ml。

正红花油 [基/保乙/农合]

【药物组成】　水杨酸甲酯、松节油、白樟油、桂叶油。【功能主治】

祛风止痛。外用治痛痹。可用于风湿性骨关节痛、跌打损伤、感冒头痛、蚊虫叮咬。【用法用量】 外用:涂搽患处,每日 4~6 次。【不良反应】偶有过敏反应,如出现严重不良反应,请立即停用并去就医。【禁忌】 凡皮肤有破损出血及黏膜均禁用。【禁忌】 ①2 岁以下儿童禁用;②切忌内服;③勿与眼睛接触;④接触性皮炎不宜使用。【注意】 若症状红肿或持续,应立即咨询医生。【制剂规格】 外用油剂:每瓶 25ml。

骨质宁搽剂 [保乙/农合]

【药物组成】 云母石、黄连、枯矾。【功能主治】 活血化瘀,消肿止痛。用于骨质增生引起功能性障碍,软组织损伤及各种肿胀、酸胀、麻木疼痛等。【用法用量】 外用:取适量,涂于患处,每日 3~5 次。如有擦破伤及溃疡不宜使用。【制剂规格】 搽剂:每瓶 100ml。

麝香舒活灵搽剂 [保乙]

【药物组成】 麝香、三七、血竭、红花、地黄、樟脑、冰片、薄荷脑。【功能主治】 活血化瘀,消肿止痛,舒筋活络。用于消肿止痛,各种闭合性新旧软组织损伤和肌肉疲劳酸痛。【用法用量】 外用:取适量,涂擦患处并按摩,每日 1~2 次。【禁忌】 皮肤溃疡、外伤创面禁用;外用药,不得内服;孕妇禁用。【制剂规格】 搽剂:每瓶 50ml。

雪山金罗汉止痛涂膜剂 [藏/保乙]

【药物组成】 铁棒锤、麝香、藏红花、雪莲花、冰片、五灵脂。【功能主治】 活血,消肿,止痛。临床用于急慢性扭挫伤、风湿性关节炎、类风湿关节炎、痛风、肩周炎、骨质增生所致的肢体关节疼痛肿胀,以及神经性头痛。【用法用量】 外用:将适量药液直接均匀地涂在患处,使皮肤表面形成膜状,每日 2~3 次。将皮肤按摩或热敷后用药,效果更佳。急性扭伤挫伤者除外。【禁忌】 皮肤破损处禁用。【注意事项】 瓶盖为反方向旋开;严禁内服。【制剂规格】 涂剂:每瓶 20ml、45ml。

按 摩 乳

【药物组成】 芸香浸膏、颠茄流浸膏、乳香、没药、乌药、川芎、郁金、水杨酸甲酯、薄荷油、桂皮油、丁香油、樟脑。【功能主治】 活血化瘀,和络止痛。用于镇痛消肿,运动劳损、肌肉酸痛、软组织损伤、跌打损伤、扭伤、无名肿痛。【用法用量】　外用:按摩时涂搽患处,每日 1～2 次。【禁忌】　皮肤破伤者、关节痹痛属热证实证者忌用。切勿内服,孕妇忌用。【制剂规格】　乳剂:每瓶 70ml、100ml。

第8章 风湿类风湿等免疫性疾病用药

第一节 常用治疗内服药

追风透骨丸(片) [保甲]

【药物组成】 川乌(制)、草乌(制)、麻黄、细辛、桂枝、白芷、防风、当归、川芎、地龙、乳香(制)、没药(制)。【功能主治】 祛风除湿,通经活络,散寒止痛。治风湿病、骨科病。用于风寒湿痹,肢节疼痛,肢体麻木。【用法用量】 口服:丸剂,每次6g,每日2次;片剂,每次4片;均30日为1个疗程。片剂遵医嘱。【禁忌】 属风热痹者忌服;孕妇忌服。【制剂规格】丸剂:每10丸1g,每瓶36g。片剂:每片0.29g。

风痛灵 [基]

【药物组成】 乳香、没药、血竭、冰片、樟脑、薄荷脑、氯仿、香精。【功能主治】 活血散瘀,消肿止痛。治风湿、痛痹。用于扭挫伤痛、风湿痹痛、冻疮红肿。【用法用量】 外用:适量涂患处,每日3~5次。热敷或电热(烤)后再外擦,其效更好。【禁忌】 皮损处勿用。【注意】 孕妇慎用。【制剂规格】 油剂:每瓶6ml、9ml。

坎离砂 [典/基]

【药物组成】 当归3.75g,川芎、防风、透骨草各5.0g。辅料铁屑1.0kg,木粉、活性炭、氯化钠等。【功能主治】 祛风散寒,活血止痛。主治风寒湿痹证。用于风湿性关节炎、类风湿关节炎;软组织损伤、功能性腰腿痛、慢性腰肌劳损、小儿麻痹后遗症;风寒湿痹,四肢麻木,关节疼痛,脘腹冷痛。【用法用量】 外用:每25.0g加米醋1.5g(不可过量),立即拌匀,装入布袋。外包棉垫(或毛巾),待发热后,烫患处,药凉后取下。再用时仍用前法拌醋,可反复使用数次。每日烫患处 1～3 次。新近用法改良后,将装药布袋抖动至发热后置于患处,每日 1 次。【禁忌】　局部皮肤有破损及明显红热者忌用;孕妇禁用。【制剂规格】　每袋 62.5g。

妙 济 丸 [典/基]

【药物组成】　黑木耳(醋制)300g,当归、土茯苓各 32g,白芍(酒炒)10g,川芎 12g,木瓜 16g,杜仲(盐炒)20g,小茴香(盐炒)、乳香(制)各 8g,木香、丁香、母丁香各 6g,茯苓、龟甲(制)各 50g。【功能主治】　强筋壮骨,祛湿通络,活血止痛。用于四肢麻木拘挛,骨节疼痛,腰腿酸软及风湿性腰肌炎、肌筋膜综合征、风湿性肌纤维炎、慢性腰肌劳损见上述症状者。【用法用量】　口服:每次 1～2 丸,每日 2 次,用黄酒送服。【禁忌】　忌恼怒,忌生冷、酸味食物。【制剂规格】　蜜丸:每丸 6g,每盒 6 丸、12 丸。

昆明山海棠片 [典/保乙]

【药物组成】　昆明山海棠浸膏。【功能主治】　祛风除湿,舒筋活络,清热解毒。用于风湿痹痛及类风湿关节炎、红斑狼疮。【用法用量】　口服:每次 2 片,每日 3 次。【注意】　肾功能不全者慎用。【制剂规格】　薄膜衣片:每片 0.29g;糖衣片:每瓶 0.28g。

祛风止痛片(胶囊) [典/基/保乙]

【药物组成】　老鹳草 334g,槲寄生、续断各 167g,威灵仙、独活、制草乌、红花各 83g。【功能主治】　舒筋活血,祛风止痛,强壮筋骨。用于四肢麻木,腰膝疼痛,风寒湿痹及风湿性关节炎、类风湿关节炎、腰肌劳损、肢体麻木。【用法用量】　口服:每次 6 片(粒),每日 2 次。【禁忌】　孕妇忌服。【制剂规格】　片剂:每片相当于原药材 1g,每瓶(盒)48 片、96 片。胶囊剂:每片 0.3g,每盒 54 粒。

祛风舒筋丸 [典/基/保乙]

【药物组成】　防风、桂枝、麻黄、威灵仙、制川乌、制草乌、苍术(炒)、茯苓、木瓜、秦艽、骨碎补(炒)、牛膝、甘草、海风藤、青风藤、穿山龙、老鹳草、茄根各等量。【功能主治】　祛风散寒,舒筋活络。用于风寒湿痹,四肢麻木、腰腿疼痛及风湿性关节炎、类风湿关节炎,风湿性肌肉疼痛、头痛、骨痛等。【用法用量】 口服:每次 1 丸,每日 2 次。【禁忌】 忌油腻厚味。【注意】 孕妇慎用。【制剂规格】 大蜜丸:每丸 7g。

瘀血痹胶囊(颗粒)[典]

【药物组成】 乳香(制)、没药(制)、红花、威灵仙、川牛膝、香附(制)、姜黄、当归、丹参、川芎、炙黄芪。【功能主治】 活血化瘀、通络止痛。用于瘀血阻络所致的痹病,症见肌肉关节剧痛,痛处拒按,固定不移,可有硬节或瘀斑。【用法用量】 口服:胶囊剂,每次 6 粒;颗粒剂,每次 10g(1袋),开水冲服;均每日 3 次。【禁忌】 孕妇禁用。【注意】 脾胃虚弱者慎用。【制剂规格】 胶囊剂:每粒 0.4g;颗粒剂:每袋 10g。

风寒双离拐片

【药物组成】 地枫皮、千年健、制川乌、制草乌、红花、乳香(制)、没药(制)、制马钱子、防风、木耳。【功能主治】 祛风散寒,活血通络,有镇痛、抗凝血作用。主治风寒闭阻,瘀血阻络所致的痹病,症见关节疼痛,腰腿疼痛,冷痛,刺痛,局部畏寒恶风,四肢麻木,屈伸不利;或跌打损伤症见局部肿胀疼痛、皮肤瘀斑,用于类风湿关节炎、风湿性关节炎、骨关节炎、软组织损伤见上述证候者。【用法用量】 口服:每次 8 片,每日 2 次,黄酒送服或遵医嘱。【禁忌】 ①风湿热痹者不宜用;②川乌、草乌有毒,遵医嘱不可过量服;③马钱子有大毒,过量服用可引起肢体颤抖、惊厥、呼吸困难,甚至昏迷,不可过量服、久服,如出现中毒症状,须停药并急救;④高血压、心脏病、肝肾功能不全、癫痫、破伤风、甲亢病人忌用。【制剂规格】片剂:每片 0.30g。

复方雪莲胶囊[保乙]

【药物组成】 雪莲720g,延胡索(醋制)、羌活、独活、木瓜各 180g,川乌(制)、草乌(制)各 60g,香加皮240g。【功能主治】 温经散寒,祛风逐湿,舒筋活络,有抗炎、镇痛作用。主治风寒湿闭阻所致的痹病,症见关节冷痛,屈伸不利,局部畏恶风寒,甚则肢体变形、活动受限。用于骨关节炎、类风湿关节炎、强直性脊柱炎、风湿性关节炎见上述证候者。【用法用量】 口服:每次 2 粒,每日 2 次。【禁忌】 ①风湿热痹者忌服;②孕妇忌服;③香加皮有强心作用,故缺血性心脏病患者慎用;④川乌、草乌有毒,应遵医嘱服,不可过量服用;⑤服药期间应忌食生冷食物。【制剂规格】胶囊剂:每粒 0.3g。

寒痹停片

【药物组成】 青风藤、马钱子(制)、制川乌、制草乌、地黄、淫羊藿、薏苡仁、乳香(制)、没药(制)、乌梢蛇。【功能主治】 温经散寒,祛风除湿,化瘀通络。用于风寒湿闭阻,瘀血阻络所致的痹病,症见关节冷痛,刺痛或疼痛夜甚,关节肿胀,屈伸不利,局部畏恶风寒;风湿性关节炎、类风湿关节炎、骨关节炎见上述证候者,具有抗炎、散寒、除湿和镇痛作用。【用法用量】 口服:每次 3~4 片,每日 3 次。【禁忌】 ①风湿热痹者、孕妇均忌用;②高血压、心脏病、肝肾功能不全、癫痫、破伤风、甲亢病人均忌用;③方中含马钱子、川乌、草乌等剧毒药,不可过量服、久服,须遵医嘱用。一旦有中毒症状,应及时停药,急救治疗。【注意】 胃脾虚弱者慎用。【制剂规格】 片剂:每片 0.33g。

祛痹舒肩丸

【药物组成】 桂枝、羌活、威灵仙、秦艽、地龙、黄芪、黄精、当归、淫羊藿、巴戟天、骨碎补、三七、延胡索(醋制)、夏天无。【功能主治】 祛风寒,强筋骨,益气血,止痹痛;有抗炎、镇痛等作用。主治风寒湿闭阻,气血不足,肝肾亏虚所致的肩痹,症见肩部疼痛,日轻夜重,局部怕冷,遇热痛缓,肩部肌肉萎缩。用于肩周炎见上述证候者。【用法用量】 口服:每次 7.5g(1/4 小瓶),每日 2 次。【禁忌】 ①风湿热痹,红肿热痛者忌用;②忌食生冷食物。【注意】 孕妇慎用。【制剂规格】 浓缩丸:每小瓶 30g。

复方风湿宁颗粒(胶囊)[保乙]

【药物组成】 两面针、七叶莲、宽筋藤、过岗龙、威灵仙、鸡骨香。【功能主治】 祛风除湿,活血散瘀,舒筋止痛。【用法用量】 口服:颗粒剂,温开水冲服,每次 4g,每日 3~4 次;胶囊剂,每次 5 粒,每日 3~4 次。【禁忌】 忌与酸味食物同服。【注意】 孕妇慎用。【制剂规格】 颗粒剂:每袋 4g,每盒 9 袋;胶囊剂:每粒 0.3g,每盒 60 粒。

虎力散片 [保乙]

【药物组成】 制草乌、白云参、三七、断节参。【功能主治】 驱风除湿,舒筋活络,行瘀,消肿定痛。用于风湿麻木,筋骨疼痛,跌打损伤,创伤流血。【用法用量】 口服:每次 1 片,每日 1～2 次,温开水或温酒送服。外用:研细,撒于伤口处。【禁忌】 孕妇、哺乳妇,严重心脏病、高血压及肝肾疾病重症患者。【注意】 本品含乌头碱,应严格遵医嘱用;不宜与贝母类、半夏、白及、白薇、天花粉、瓜蒌类同服。服药后如出现唇舌发麻、头痛头昏、腹痛腹泻、心烦欲呕、呼吸困难等情况,应立即停药并到医院就诊。【制剂规格】 片剂:每片 0.36g,每盒 20 片。

金骨莲胶囊 [保乙/苗]

【药物组成】 透骨消、汉桃叶、大血藤、八角枫、金铁锁。【功能主治】祛风除湿,消肿止痛。用于风湿痹阻所致的关节肿痛,屈伸不利等。【用法用量】 口服:每次 2 粒,每日 3 次;饭后服用。【禁忌】 儿童、孕妇。【不良反应】 个别患者服药后有食管梗阻、不适或胃肠不适感。【注意】忌寒凉、辛辣及油腻食物。不宜同服或联合其他泻火及滋补性中药。热痹者不适用,主要表现为关节肿痛如灼,痛处发热,疼痛窜痛无定处,口干唇燥。【制剂规格】 胶囊剂:每粒 0.25g,每盒 24 粒。

盘龙七片 [保乙]

【药物组成】 盘龙七、壮筋丹、五加皮、杜仲、当归、珠子参、青蛙七、过山龙、秦艽、木香、祖师麻、络石藤、川乌、白毛七、铁棒锤、草乌、老鼠七、支柱蓼、红花、没药、竹根七、缬草、伸筋草、牛膝、丹参、羊角七、八里麻、重楼、乳香。【功能主治】 活血化瘀,祛风除湿,消肿止痛。用于风湿性关节炎、腰肌劳损、骨折及软组织损伤。【用法用量】 口服:每次 3～4 片,每日 3 次。【注意】 孕妇及高血压患者慎用。本品含乌头碱,应严格遵医嘱,不得随加量服用。不得任意增加服用时间。服药后如出现唇舌发麻、头痛头昏、腹痛腹泻、心烦欲呕、呼吸困难等情况,应及时到医院救治。【制剂规格】 片剂:每片 0.3g,每盒 36 片。

祛风止痛胶囊 [保乙]

【药物组成】 老鹳草、槲寄生、续断、威灵仙、独活、制草乌、红花。

【功能主治】 祛风止痛,舒筋活血,强壮筋骨。用于四肢麻木,腰膝疼痛。主治风寒湿痹等症。【用法用量】 口服:每次 6 粒,每日 2 次。【禁忌】 孕妇忌服。【制剂规格】 胶囊剂:每粒 0.3g,每盒 54 粒。

独活寄生合剂(丸)[典/保乙]

【药物组成】 独活98g,桑寄生、秦艽、防风、细辛、当归、白芍、川芎、熟地黄、盐杜仲、川牛膝、党参、茯苓、甘草、桂枝各65g。【功能主治】 养血舒筋,祛风除湿,补益肝肾。主治风寒湿闭阻,肝肾两亏,气血不足所致的痹病,症见腰膝冷痛,屈伸不利。用于风湿性关节炎、类风湿关节炎见上述证候者。【用法用量】 口服:合剂,每次 15~20ml,每日 3 次,用时摇匀。丸剂,每次 1 丸,每日 2 次。【注意】 孕妇慎用;剂型规格不同,注意不同的用法用量,或遵医嘱。【制剂规格】 合剂:每瓶 20ml、100ml;丸剂:6g、9g。

麝香风湿胶囊[典]

【药物组成】 人工麝香0.5g,制川乌15g,全蝎10g,乌梢蛇(去头酒浸)200g,地龙(酒洗)25g,蜂房(酒洗)30g,黑豆(炒)25g。【功能主治】 祛风散寒,除湿活络,有抗炎、镇痛等作用。主治风湿寒闭阻所致的痹病,症见关节疼痛,麻木不仁,局部畏恶风寒,屈伸不利,手足拘挛。用于类风湿关节炎见上述证候者。【用法用量】 口服:每次 4~5 粒,每日 3 次。【禁忌】 ①风湿热痹,红肿热痛者忌用;②忌食生冷食物。【注意】 ①孕妇慎用;②川乌、全蝎等有毒,不可过量服,久服,须遵医嘱用。【制剂规格】 胶囊剂:每粒 0.3g。

风湿定片(胶囊)[典]

【药物组成】 八角枫1500g,徐长卿150g,白芷50g,甘草20g。【功能主治】 散风除湿,通络止痛,有消炎作用。主治风湿阻络所致的痹病,症见关节疼痛,冷痛,畏寒喜暖,或关节肿胀,屈伸不利;或肌肤、手足麻木,遇寒痛甚,日轻夜重;或胁痛不移,转侧不利;舌质淡红,苔薄白或腻,脉浮缓或濡缓,或弦。用于风湿性关节炎、类风湿关节炎、坐骨神经痛、肋间神经痛见上述证候者。【用法用量】 口服:片(胶囊)剂,每次 4 片(粒),每日 2 次;6 日为 1 个疗程。【禁忌】 ①湿热瘀阻所致的痹病、麻木、肋痛者不宜使用本品;②儿童、心脏病患者、身体过度虚弱者禁服。【注意】 八角枫有小毒,孕妇慎用。【制剂规格】 片(胶囊)剂:每片(粒)均0.3g。

伸筋活络丸[典]

参见第7章骨伤科疾病内服药。

风湿液[保甲]

【药物组成】 寄生、牛膝、鹿角胶、鳖甲胶、羌活、独活、秦艽、防风、当归、白芍、川芎、红花、白术、红曲、木瓜、甘草。【功能主治】 补益肝肾,养血通络,祛风除湿;有抗炎、镇痛作用。主治肝肾血亏、风寒湿邪所致的痹病,症见骨关节疼痛,四肢麻木;或肢体关节肌肉筋骨疼痛、麻木重着,屈伸不利,关节肿大。用于风湿性关节炎、类风湿关节炎见上述证候者;还可用于外伤引起的软组织损伤、肩周炎、强直性脊柱炎、增生性关节炎。【用法用量】 口服:每次10～15ml,每日2～3次。【禁忌】 ①湿热痹病者不宜服用;②对本品过敏者不宜服用;③忌生冷油腻食品。【注意】 孕妇慎用。【制剂规格】合剂:每瓶10ml、100ml、250ml、500ml。

风湿圣药胶囊

【药物组成】 土茯苓、黄柏、威灵仙、羌活、独活、防风、防己、青风藤、穿山龙、蚕沙、绵草薢、桃仁、红花、当归、人参、玉竹、桂枝、五味子。【功能主治】 清热祛湿,散风通络。主治风湿热瘀阻所致的痹病,症见关节红肿热痛,屈伸不利,肢体困重,可累及一个或多个关节,多兼有发热,口渴,烦闷不安,苔黄燥,脉滑数。用于风湿性关节炎、类风湿关节炎见上述证候者。【用法用量】 口服:每次4～6粒,每日3次。【禁忌】 ①风寒湿痹慎用,孕妇忌服;②饮食宜清淡,忌辛辣、油腻食物。【注意】 对本品过敏者停用,对症处理。【不良反应】 本品含有青风藤,偶可出现皮肤瘙痒等反应。【制剂规格】 胶囊剂:每粒0.3g。

痹祺胶囊

【药物组成】 马钱子粉、党参、白术、茯苓、丹参、三七、川芎、牛膝、地龙、甘草。【功能主治】 益气养血,祛风除湿,活血止痛。主治气血不足,风湿瘀阻,肌肉关节酸痛,关节肿大,僵硬变形或肌肉萎缩,气短乏力。用于风湿及类风湿关节炎、腰肌劳损,软组织伤属上述证候者,有抗炎、增加肢体血流量等作用。【用法用量】　口服:每次4粒,每日2~3次。【禁忌】　①风湿热痹者、孕妇均忌用;②高血压、心脏病、肝肾功能不全、癫痫、破伤风、甲亢病人均忌用;③方中含马钱子,有小毒,不可过量服、久服,须遵医嘱用。一旦有中毒症状,应及时停药,急救治疗。【注意】　胃脾虚弱者慎用。【制剂规格】　胶囊剂:每粒0.3g。

通痹片(胶囊)^[典]

【药物组成】　制马钱子、白花蛇、蜈蚣、全蝎、地龙、僵蚕、乌梢蛇、麻黄、桂枝、附子、制川乌、桃仁、红花、没药(制)、穿山甲(制)、延胡索(制)、牡丹皮、阴行草、大黄、王不留行、鸡血藤、川牛膝、续断、羌活、独活、苍术(炒)、防风、天麻、薏苡仁、路路通、木瓜、伸筋草、人参、黄芪、当归、白术(炒)、香附(酒制)、广木香、枳壳、砂仁。【功能主治】　祛风胜湿,活血通络,散寒止痛,调补气血,具有抗炎、镇痛等作用。主治气血两虚所致的痹病,症见关节冷痛或肿痛,屈伸不利,腰膝酸痛,得热减轻,得(遇)寒加重。用于风湿性关节炎、类风湿关节炎、骨关节炎见上述证候者。【用法用量】口服:片剂,每次2片;胶囊剂,每次1粒;均每日2~3次,饭后服用,或遵医嘱。【禁忌】　①热痹实证、关节红肿热痛者,孕妇,高血压患者,心脏病、肾功能不全、癫痫、破伤风、甲亢病人均忌用;②本品含有麻黄、马钱子、川乌、乌梢蛇等多种有一定毒性药材,不可过量服、久服,以免引起中药不良反应,甚至出现中毒症状,如肢体颤抖、惊厥、呼吸困难,甚至昏迷等一旦发生,须立即停药,对症急救;③服药期间饮食忌生冷油腻。此外,片、胶囊剂型、规格均不同,每次剂量有别,仔细阅读说明书,遵医嘱。【制剂规格】　片剂:每片:0.3g;胶囊剂:每粒0.31g。

开络通痹片

【药物组成】　马钱子粉、全蝎、川牛膝、荆芥、防风、木瓜、当归、红花。【功能主治】　祛风通络,活血散结。有抗炎、镇痛、抗过敏等作用。主治寒湿热错杂,瘀血阻络所致的痹病,症见肢体关节肿胀、关节冷痛、畏寒、恶风、屈伸不利、晨僵,甚则关节强直、畸形,舌质淡红,舌苔薄白或腻,脉浮缓或濡缓。用于类风湿关节炎见上述证候者。【用法用量】　口服:每次 3 片,每日 1 次,饭后服用 6 日为 1 个疗程。【禁忌】 ①热痹实证、关节红肿热痛者、孕妇、高血压患者、心脏病、肾功能不全、癫痫、破伤风、甲亢病人均忌用;②本品含有麻黄、马钱子、川乌、乌梢蛇等多种有一定毒性药材,不可过量服、久服,以免引起中药不良反应,甚至出现中毒症状,如肢体颤抖、惊厥、呼吸困难,甚至昏迷等一旦发生,须立即停药,对症急救;③服药期间饮食忌生冷油腻。【制剂规格】 片剂:每片 0.3g。

通络开痹片 [保乙]

【药物组成】 马钱子粉、川牛膝、当归、全蝎。【功能主治】 祛风通络,活血散结。主治寒热错杂瘀血阻络所致的关节疼痛、肿胀。用于类风湿关节炎具上述证候者。【用法用量】 口服:每次 3 片,每日 1 次,晚饭后服用;60 天为 1 个疗程。【禁忌】 ①热痹实证、关节红肿热痛者,孕妇、高血压患者、心脏病、肾功能不全、癫痫、破伤风、甲亢病人均忌用;②本品含有麻黄、马钱子、川乌、乌梢蛇等多种有一定毒性药材,不可过量服、久服,以免引起中药不良反应,甚至出现中毒症状,如肢体颤抖、惊厥、呼吸困难,甚至昏迷等一旦发生,须立即停药,对症急救;③服药期间饮食忌生冷油腻。【制剂规格】 片剂:每片 0.3g。

独活寄生合剂(丸) [保乙]

【药物组成】 合剂为独活 98g,桑寄生、秦艽、防风、细辛、当归、白芍、川芎、熟地黄、盐杜仲、川牛膝、党参、茯苓、甘草、桂枝各 65g。辅料有乙醇等,共制成合剂 1000ml 分装。【功能主治】 养血舒筋,祛风除湿,补益肝肾。主治风寒湿闭阻,肝肾两亏,气血不足所致的痹病、腰痛,症见腰膝酸软酸痛,关节屈伸不利,入夜尤甚,或疼痛游走不定,或麻木不仁,舌质淡苔薄白,脉细弱。用于风湿性关节炎、类风湿关节炎、坐骨神经痛、骨关节炎见上述证候者,有镇痛、抗炎和改善微循环作用。【用法用量】 口服:每次 15~20ml,每日 3 次,用时摇匀。水蜜丸,每次 6g,大蜜丸,每次 1 丸,每日 2 次。【禁忌】 关节红肿、热痛、热痹实证者忌服。【注意】孕妇慎用,遵医嘱;丸剂的主药与合剂相同,但辅料有别。【制剂规格】合剂:每瓶 120ml;水蜜丸:每袋 6g;大蜜丸:每丸 9g。

杜仲壮骨丸

【药物组成】 杜仲、淫羊藿、续断、狗骨胶、豹骨(代)、人参、白术、黄芪、三七、川芎、当归、大血藤、桑枝、木瓜、石楠藤、威灵仙、乌梢蛇、秦艽、防风、独活、寻骨风、附片、细辛、金铁锁。【功能主治】　补益肝肾,活血通络,祛风除湿。主治肝肾不足,风湿瘀阻所致的痹病,症见肢体关节疼痛、屈伸不利、筋骨无力、步履艰难、腰膝疼痛、畏寒喜温、遇寒痛增、肌肤麻木不仁、手足沉重,舌苔白,脉弦紧或沉细。用于类风湿关节炎、骨关节炎、强直性脊柱炎见上述证候者。【用法用量】　口服:用酒或温开水送服,成年人每次 8~12 粒,12~13 岁每次 6~8 粒,8~10 岁每次 4~6 粒;均每日 3 次。【禁忌】　①湿热痹病,红肿热痛者忌服;孕妇忌服;婴幼儿及肾功能不全者禁用。②忌生冷、酸涩食物。【注意】　寻骨风含马兜铃酸有毒,不可过量服,久服;老人和儿童慎用,或遵医嘱。【制剂规格】　丸剂:每丸 0.19g。

活血壮筋丸

【药物组成】　制川乌、红花、血竭、乳香(去油)、没药(去油)、土鳖虫、地龙、全蝎、川牛膝、桂枝、人参。【功能主治】　祛风活血,壮筋强腰。主治外感风寒湿邪,经络瘀阻所致的痹痛,症见关节疼痛、遇寒加重、得热症减。用于风湿性关节炎、类风湿关节炎见上述证候者;跌打损伤症见伤处青紫肿痛、疼痛剧烈如针刺、活动受限;软组织损伤见上述证候者;尚可用于风邪中络,瘀血闭阻所致的中风病,症见周身麻木、半身不遂、口眼㖞斜;中风恢复期见上述证候者。【用法用量】　口服:每次 2 丸,每日 2 次,黄酒或温开水送服。或遵医嘱。【禁忌】　①风湿热痹、中风热闭神昏者忌服;②孕妇忌服。【注意】　饭后服可减轻胃肠反应。【制剂规格】　丸剂:每 10 丸重 1g。

妙　灵　丸[典]

【药物组成】　川贝母、玄参、橘红各 80g,羌活、木通、薄荷、赤芍、制天南星、地黄、桔梗、葛根、清半夏、钩藤、前胡各 60g,朱砂 50g,羚羊角 5g,冰片、水牛浓缩粉各 10g。共制成细粉,每 100g 粉末加炼蜜 120~140g 制成大蜜丸。【功能主治】　清热化痰,散风镇惊。用于外感风热夹痰的感冒,症见咳嗽发热、头痛目眩、咳嗽、呕吐痰涎、鼻干口燥、咽喉肿痛。【用法用量】　口服:每次 1 丸,每日 2 次。【注意】　不宜久用,肾功能不全者慎用。【制剂规格】　蜜丸:每丸 1.5g。

壮腰健肾丸 [保乙]

【药物组成】 狗脊、黑老虎、千斤拔、桑寄生(蒸)、女贞子(蒸)、鸡血藤、金樱子、牛大力、菟丝子(盐水制)。辅料为蜂蜜。【功能主治】 壮腰健肾,养血,祛风湿。用于肾亏腰痛,膝软无力,小便频数,风湿骨痛,神经衰弱。【用法用量】 口服:大蜜丸每次 1 丸,每日 2~3 次,饭前服用。【禁忌】 孕妇忌服,儿童禁用,感冒发热者忌服。忌生冷食物。【注意】市售品还有 3.5g、5.2g、5.5g、5.6g 等不同规格的单包装,仔细阅读说明书,遵医嘱用药。【制剂规格】 大蜜丸:每丸 9g。

芪骨胶囊 [保乙]

【药物组成】 黄芪、杜仲、续断、肉苁蓉、苏木、川芎、没药(制)、淫羊藿、怀牛膝骨碎补、补骨脂、熟地、细辛、桂枝、血竭、三七、当归、乳香(制)、香加皮、羌活等。【功能主治】 具有益气活血、滋补肝肾、祛风除湿、消肿止痛、增强人体抗病能力及提高免疫力之功效。用于风湿、类风湿、骨性关节炎、痛风性关节炎、骨质疏松、骨质增生、骨性强直、颈肩椎病、坐骨神经痛、产后风、腰椎间盘突出、股骨头坏死等各种骨病。【用法用量】 口服:每次 3 粒,每日 3 次;6 个月为 1 个疗程。【禁忌】 肝肾功能不全者禁用;对本品过敏者禁用。【注意】 本品服药时间较长,服药期间定期检测肝肾功能;阴虚火旺者慎用;试验过程中,出现 1 例轻度自汗,盗汗,头晕,失眠,1 例尿路感染,尚无法判定与药物关系。【不良反应】 服药过程中,个别患者可能会出现腹痛、腹胀、腹泻、便秘、胃部不适等胃肠道反应;个别患者出现多汗、口干、皮肤瘙痒、口腔溃疡等;偶见可逆性丙氨酸氨基转移酶(ALT)和血尿素氮(BUN)轻度升高。【制剂规格】 胶囊剂:每丸 0.55g。

活络丸 [保乙]

【药物组成】 蕲蛇(酒炙)、麻黄、羌活、竹节香附、天麻、乌梢蛇(酒炙)、细辛、豹骨(狗骨代,油炙)、僵蚕(麸炒)、铁丝威灵仙(酒炙)、防风、全蝎、肉桂(去粗皮)、附子(炙)、丁香、地龙、没药(醋炙)、乳香(醋炙)、赤芍、血竭、何首乌(黑豆酒炙)、玄参、甘草、熟地黄、白术(麸炒)、茯苓、人参、龟甲(沙烫醋淬)、骨碎补、当归、广藿香、熟大黄、白芷、川芎、草豆蔻、黄芩、沉香、黄连、青皮(醋炙)、香附(醋炙)、天竺黄、木香、乌药、松香、葛根、豆蔻、人工麝香、水牛角浓缩粉、冰片、人工牛黄、朱砂、安息香。【功能主治】祛风,舒筋,活络,除湿。用于风寒湿痹引起:肢体疼痛,手足麻木,筋脉拘挛,中风瘫痪,口眼歪斜,半身不遂,言语不清。【用法用量】 口服:温黄酒或温开水送服,每次 1 丸,每日 2 次。【禁忌】 孕妇忌服。【注意】 本品处方中含朱砂,不宜过量久服,肝肾功能不全者慎用;服用前应除去蜡皮、塑料球壳;本品可嚼服,也可分份吞服。【制剂规格】 蜜丸:每丸 3g。

小 活 络 丸 [保乙]

【药物组成】 胆南星、制川乌、制草乌、地龙各 180g,乳香(制)、没药(制)各 66g。【功能主治】 祛风散寒,化痰除湿,活血止痛。用于风寒湿邪闭阻、痰瘀阻络所致的痹病,症见肢体关节疼痛,或冷痛,或刺痛,或疼痛夜甚,关节屈伸不利,麻木拘挛。【用法用量】 口服:黄酒或温开水送服,每次 1 丸,每日 2 次。【禁忌】 孕妇忌服。【注意】 参阅前述活络丸。【制剂规格】 蜜丸:每丸 3g。

大 活 络 丸 (胶囊) [典/保乙]

见第 2 章第一节常见心脑血管疾病用药项下内容(第 119 页)。

复方夏天无片 [典/保乙]

【药物组成】 夏天无、夏天无总碱、制草乌、豨莶草、安痛藤、鸡血藤、鸡矢藤、威灵仙、广防己、五加皮、羌活、独活、秦艽、蕲蛇、麻黄、防风、全蝎、僵蚕、马钱子、苍术、乳香、没药、木香、川芎、丹参、当归、三七、骨碎补、赤芍、山楂叶、人工麝香、冰片、牛膝等 33 味。【功能主治】 驱风逐湿,舒筋活络,行血止痛。用于风湿性关节肿痛,坐骨神经痛,脑血栓形成肢体麻木,屈伸不灵,步履艰难及小儿麻痹后遗症等。【用法用量】 口服:每次 2 片,每日 3 次。小儿酌减。【禁忌】 孕妇禁用;不宜久服。【制剂规格】 薄膜衣片:每片 0.32g;糖衣片:每片 0.3g。

痛风定胶囊 [典/保乙]

【药物组成】 秦艽、黄柏、延胡索、赤芍、川牛膝、泽泻、车前子、土茯苓。【功能主治】 清热祛湿,活血通络定痛。主治湿热瘀阻所致痹病,症见关节红肿热痛,伴有发热、汗出,汗出不解,口渴心烦,小便黄(赤),舌红苔黄腻,脉滑数。用于痛风见上述证候者。【用法用量】 口服:每次4粒,每日3次。【注意】 孕妇慎用;服药后不宜立即饮茶。【制剂规格】胶囊剂:每粒0.4g。

正清风痛宁片(胶囊、缓释片、注射液)[典/保乙]

【药物组成】 盐酸青藤碱。【功能主治】 祛风除湿,活血通络,消肿止痛。主治风寒湿痹病,症见肌肉酸痛,关节肿胀、疼痛,屈伸不利,僵硬,肢体麻木。用于类风湿关节炎、风湿性关节炎见上述证候者。【用法用量】 口服:片剂,每次4片;胶囊剂,每次3粒;均每日3次,或遵医嘱,2个月为1个疗程;缓释片,每次1片,每日2次,2个月为1个疗程。用于慢性肾炎(普通型为主)患者:每次2片,每日2次,3个月为1个疗程。肌内注射:每次1~2ml,每日2次,缓释片、胶囊剂、注射剂须遵医嘱。【禁忌】 白细胞减少者忌用。【注意】 支气管哮喘、肝肾功能不全者禁用;如出现皮疹或者出现白细胞减少等副作用时,应立即停药。【不良反应】少数病例服药后可出现恶心、呃逆、腹胀、腹泻、皮疹或皮肤瘙痒,白细胞减少。【制剂规格】 片剂:每片含盐酸青藤碱20mg;胶囊剂:每粒0.15g(每片含盐酸青藤碱20mg);缓释片:每片含盐酸青藤碱60mg;注射液:50mg:2ml。

尪痹颗粒[典/保甲]

【药物组成】 生地黄、续断、补骨脂、附片(黑顺片)、熟地黄、淫羊藿、骨碎补、独活、桂枝、白芍、威灵仙、知母、防风、皂角刺、羊骨、狗脊(制)、红花。【功能主治】 补肝肾,强筋骨,祛风湿,通经络。主治肝肾两虚型痹证。用于风湿性及类风湿关节炎、强直性脊柱炎、骨性关节炎、大骨节病、结核性关节炎、氟骨病、膝关节创伤性滑膜炎(慢性期)等,症见筋脉痹痛拘急,僵硬畸形,肌肉、关节疼痛,局部肿大,畏寒乏力,腰膝酸软或腰腿疼痛,屈伸不利及足痿痹痛等。【用法用量】 口服:每次10~20g,每日3次,开水冲服。【禁忌】 孕妇禁用;忌食生冷之品。【制剂规格】 颗粒剂:10g,每盒10袋。

木瓜丸[典/基/保乙]

【药物组成】 木瓜、当归、川芎、白芷、海风藤、威灵仙各80g,牛膝

160g,狗脊(制)、鸡血藤、人参、制川乌、制草乌各 40g。【功能主治】　祛风散寒,活络止痛。主治风寒湿痹,四肢麻木,周身疼痛,腰膝无力,步履艰难及风湿性关节炎。用于类风湿关节炎、腰肌劳损、坐骨神经痛等属风寒湿痹阻,寒邪较重,正气亏损见上述症状者。【用法用量】　口服:每次30 丸,每日 2 次。【禁忌】　湿热痹证不宜用;忌生冷食物;孕妇禁用。【制剂规格】　浓缩丸:每 10 粒重 1.8g。

小活络丸(片、丹)[典/保乙]

【药物组成】　胆南星、制川乌、制草乌、地龙各 180g,乳香(制)、没药(制)各 66g。【功能主治】　祛风除湿,活络通痹。主治风寒湿痹,肢体疼痛,麻木拘挛。【用法用量】　口服:黄酒或温开水送服,蜜丸,每次 1 丸;糊丸,每次 1.5g;片剂,每次 4 片;均每日 2 次。【禁忌】　孕妇禁用。【制剂规格】　蜜丸:3g;糊丸:每袋 3g;片剂:0.39g,每瓶 8 片。

马钱子散[典/基]

【药物组成】　制马钱子(沙烫)适量(含士的宁 8.0g)、地龙(去土焙黄)93.5g。【功能主治】　祛风湿,通经络。治风寒湿痹。用于风、寒、湿引起的臂痛腰痛,周身疼痛及肢体萎缩。【用法用量】　口服:每晚用黄酒或温开水送服,每次 0.2g,如无反应,可增至每次 0.4g,最大服用量不超过每次 0.6g。【禁忌】　身体虚弱者,心脏病、严重气管炎、单纯性高血压患者禁服;13 岁以下儿童、孕妇及竞技运动员均禁服。忌食生冷食物。【注意】　本品含毒剧药,不可多服。服药后 1 小时可能出现周身冒汗,发痒,发抖等反应,反应重时应及时就诊。【制剂规格】　散剂:每袋 0.6g。

舒筋丸[典/保乙]

【药物组成】　马钱子(调制)、麻黄各 80g,独活、羌活、桂枝、甘草、千年健、牛膝、乳香(醋制)、木瓜、没药(醋制)、地枫皮、防风各 6g,杜仲(盐制)、续断各 3g。【功能主治】　祛风除湿,舒筋活血。主治风寒湿痹诸证。用于四肢麻木,筋骨疼痛,行步艰难等各种风寒湿痹证。【用法用量】口服:每次 1 丸,每日 1 次。【禁忌】　风热及热证痹痛者忌用;孕妇忌用。【制剂规格】　蜜丸:每丸 3g,每盒 10 丸。

山 药 丸 [基]

【药物组成】 山药、马钱子粉、麻黄、自然铜(煅、醋淬)、千年健、乳香(醋制)、没药(醋制)、杜仲炭、怀牛膝(去头)、羌活、木香、狗脊(沙烫去毛)、红花、防风、续断、地枫皮、柴胡、甘草。【功能主治】 强筋壮骨、滋补肝肾,活血止痛。用于痹证、痿证、跌打损伤及风湿性关节炎、类风湿关节炎及进行性肌萎缩、脊髓病变、软组织挫伤等属于肝肾不足,筋骨失养,经络痹阻者。【用法用量】 口服:每次 1 丸,每日 1～2 次;小儿酌减。【制剂规格】 蜜丸:每丸 3g,每盒 12 丸。

雷公藤(双层片、浸膏片、多苷片、糖浆、颗粒)[保甲/保乙]

【药物组成】 雷公藤醋酸乙酯提取物。【功能主治】 祛风除湿,活血通络,消肿止痛。主治抗炎、免疫抑制及镇痛;寒热错杂、瘀血阻络型痹证,症见关节肿胀(痛),屈伸不利,晨僵,活动受限。用于类风湿关节病变见上述症状者。【用法用量】 本品需在医生追随观察下使用。口服:片剂,每次 1～2 片,每日 2 次,早餐及晚餐后即刻服用;多苷片,按每日每千克体重 1～1.5mg,分 3 次饭后服;糖浆剂,每次 10～30ml,每日 3 次;颗粒剂,每日 1 包,饭后冲服。【禁忌】 ①孕妇及哺乳期妇女禁用;②处于生长发育期的青少年及生育年龄有孕育要求者不宜使用,或全面权衡利弊后遵医嘱用;③连续用药不宜超过 3 个月,必要时应遵医嘱停药,给予相应的对症处理。【注意】 ①心、肝、肾功能不全及严重贫血、胃及十二指肠活动性溃疡患者慎用;②定期查血、尿常规、肝功能及心电图、精液等,且不可长期过量服用;③应在专科医生指导下服用。【不良反应】 ①本品对性腺有抑制作用,如女性月经减少或闭经,男子精子减少。服药时间越久,对性腺的影响越明显。停药后部分患者可恢复。本品可能影响妊娠或有致畸作用。②可引起白细胞、血小板减少,对骨髓可有抑制作用。③可见肝、肾损害,心脏室性期前收缩或心律改变。④部分患者可有消化道反应及口腔溃疡、皮疹、皮肤色素沉着等。【制剂规格】 ①双层片:每片含雷公藤甲素 50μg;②浸膏片:每片含生药 0.25g、1g、1.25g、2.5g、3.0g、4.5g 等;③多苷片:每片含雷公藤多苷 10mg;④糖浆剂:每100ml 含生药 10g、100g 等;⑤颗粒剂:每袋含雷公藤流浸膏 2.5g。

风湿骨痛胶囊(丸)[保乙]

【药物组成】　制川乌、制草乌、红花、木瓜、乌梅肉、麻黄、甘草。【功能主治】　温经散寒,通络止痛。本品有明显的抗炎止痛作用,治风寒湿痹。用于风寒湿痹所致的手足四肢腰脊疼痛,亦用于风湿性关节炎和类风湿关节炎见以上证候者。【用法用量】　口服:胶囊剂,每次 2~4 粒;丸剂,每次 10~15 粒;均每日 2 次。【禁忌】　孕妇忌服。【制剂规格】　胶囊剂:每粒 0.3g,每盒 32 粒;丸剂:每瓶(袋)18g。

豨　莶　丸 [典/基]

【药物组成】　豨莶草。【功能主治】　祛风湿,利关节,解毒。主治风寒湿痹,筋骨无力,腰膝酸软,四肢麻痹,半身不遂、风疹湿疮及风湿、类风湿关节炎及痛风、结核性风湿症、肩关节周围炎、风湿性心脏病及脑血栓形成、脑出血恢复期、脑动脉硬化症、脑血管痉挛。【用法用量】　口服:每次 1 丸,每日 2~3 次。【禁忌】　避风寒湿邪;血虚及孕妇忌用。【注意】　小儿慎用。【制剂规格】　蜜丸:每丸 9g,每盒 10 丸。

白芍总苷胶囊 [保乙]

【药物组成】　白芍总苷。【功能主治】　抗炎免疫调节药。能调节患者的免疫功能,减轻类风湿患者的症状和体征,改善患者的病情。用于类风湿关节炎。【用法用量】　口服:每次 0.6g,每日 2~3 次;或遵医嘱。【不良反应】　偶见大便变稀、大便次数增多以及轻度腹痛,纳差等,可自行缓解。【制剂规格】　胶囊剂:每粒 0.3g(含芍药苷不少于 104mg),每盒 24 粒,每瓶 50 粒。

风痛安胶囊

【药物组成】　汉防己、通草、桂枝、姜黄、石膏、薏苡仁、木瓜、海桐皮、忍冬藤、黄柏、滑石粉、连翘。【功能主治】　清热利湿,活血通络,有抗炎、镇痛作用。治风湿证。用于急、慢性风湿性关节炎及慢性风湿性关节炎活动期。【用法用量】　口服:每次 3~5 粒,每日 3 次。【注意】　①急性风湿性关节炎 2 周为 1 个疗程,慢性风湿性关节炎 1 个月为 1 个疗程;②寒湿痹阻、脾胃虚弱者,孕妇均慎用。【制剂规格】　胶囊剂:每粒

0.3g,每盒 30 粒。

祖师麻片(膏药)[保乙]

【药物组成】 祖师麻浸膏。【功能主治】 祛风除湿,活血止痛。治风湿证。用于风湿痹证及关节炎、类风湿关节炎。【用法用量】 口服:片剂,每次 3 片,每日 3 次。外用:膏药,温热软化后贴于患处。【注意】 有胃病者可饭后服用,并配合健胃药使用。【制剂规格】 片剂:每片 0.3g;膏药:每张净重 2.5g、7g、10g。

风湿马钱片

【药物组成】 制马钱子粉 125g,僵蚕(炒)、乳香(炒)、没药(炒)、全蝎、牛膝、苍术、麻黄、甘草各 19g。【功能主治】 祛风除湿,活血祛瘀,通络镇痛。治风湿证。用于风湿性关节炎、类风湿关节炎、坐骨神经痛、腹痛、月经痛。【用法用量】 口服:每次 3 片,每日 1 次,晚饭后温开水送服,连服 7 日后停药 2 日,再服 7 日。极量每次 6 片。【禁忌】 孕妇忌服。【注意】 年老体弱者慎服,或遵医嘱。【制剂规格】 片剂:每片含士的宁 0.9~1.1mg,每盒 24 片。

宝光风湿液

【药物组成】 独活、桑寄生、川芎、羌活、鹿角胶、鳖甲胶。【功能主治】 祛风除湿,养血通络,补养肝肾。治风寒湿痹诸证。用于风湿、类风湿疾病及肩周炎、骨质增生、新旧软组织损伤等引起的肝肾血亏,风寒湿痹,骨节疼痛,四肢麻木等症。【用法用量】 口服:每次 10~20ml,每日 2~3 次,服前摇匀。【制剂规格】 口服液:每支 10ml,每盒 6 支;每盒 20 支。

骨龙胶囊[保乙]

【药物组成】 狗腿骨、穿山龙。【功能主治】 散寒镇痛,舒筋活血,祛风利湿,强筋壮骨。有镇痛抗炎作用,用于风湿痹痛,如慢性风湿、类风湿疾病。【用法用量】 口服:每次 4~6 粒;每日 3 次,小儿酌减或遵医嘱;1 个月为 1 个疗程,一般服药 1~3 个疗程。【不良反应】 偶有轻度恶心感或胃内胀闷感。【制剂规格】 胶囊剂:每粒 0.5g,每瓶 60 粒。

追风活络丸[基]

【药物组成】　乌梢蛇、荆芥、土鳖虫、香附、独活、威灵仙、桂枝、羌活、地龙、制川乌、制草乌。【功能主治】　祛风除湿，通经活络，散寒止痛。主治风寒湿痹证。用于关节疼痛、手脚麻木等，如风湿性关节炎、类风湿关节炎、多发性神经炎、强直性脊椎炎等病。【用法用量】　口服：每次 1～2 丸，每日 2 次。【禁忌】　服药期间注意保暖；孕妇禁用。【制剂规格】　蜜丸：每丸 3.5g。

追风透骨丸(片、胶囊)[保甲/基]

【药物组成】　麻黄、赤芍、制天南星、川芎、香附(醋制)、细辛、制川乌、白芷、当归、黄芩、制乳香、秦艽、制没药、牛膝、防风、茯苓、甘松、制草乌、羌活、地龙、甘草。【功能主治】　通经活络，祛风散寒，活血止痛。主治风寒湿痹证，四肢关节疼痛、手足麻木等。用于类风湿关节炎、强直性脊椎炎、退行性骨关节病、腰椎增生等。【用法用量】　口服：蜜丸，每次 1 丸；片剂，每次 4 片；胶囊剂，每次 4 粒；均每日 2 次。【禁忌】　热痹忌用；孕妇忌用。【制剂规格】　蜜丸：每丸 9g，每盒 10 丸；片剂：每片 0.29g，每瓶 100 片；胶囊剂：0.26g，每盒 24 片。

追风舒筋活血片[基]

【药物组成】　桂枝、麻黄膏、马钱子粉、千年健、炒乳香、炒没药、煅自然铜、防风、羌活、独活、木瓜、杜仲炭、地枫皮、牛膝、甘草。【功能主治】　舒筋活血，散风祛寒，祛湿止痛。主治风寒窜入经络引起的腰腿疼痛，四肢麻木，关节活动不利，舌淡苔白脉沉迟。用于风湿性关节炎、类风湿关节炎、强直性脊椎炎、骨关节炎等属风、湿、寒痹证见上述症状者。【用法用量】　口服：每次 2～3 片，每日 2 次。【禁忌】　热痹者忌用。【注意】　孕妇均忌用；肝功肾功不全者慎用。【制剂规格】　糖衣片：每片含原生药材 0.23g。

消络痛片(胶囊)[典/基]

【药物组成】　芫花枝条，绿豆。【功能主治】　散风祛湿。临床用于风湿阻络所致的风湿类疾病所致的关节疼痛，如风湿性关节炎、类风湿关节炎、强直性脊柱炎、退行性关节痛及腰脊骨质增生等症。【用法用量】口服:片剂,每次 2～4 片;胶囊剂,每次 1～2 粒;均每日 3 次,饭后服用。【禁忌】 孕妇禁用;忌辛辣等刺激性饮食。【注意】 未婚及肝肾功能不全者慎用。【制剂规格】 片剂:每片 0.25g;胶囊剂:每粒 0.3g。

疏风定痛丸[典/基]

【药物组成】 马钱子(制)、乳香(醋制)、没药(醋制)各 100g,麻黄 300g,防风、羌活、独活、桂枝、木瓜、千年健、自然铜(醋煅)、牛膝、杜仲(盐炒)、甘草、地枫皮各 30g。【功能主治】 祛风散湿,活血止痛。主治风寒湿痹,筋络不舒,四肢麻木,腰腿疼痛,跌打损伤,血瘀作痛。用于风湿性关节炎、类风湿关节炎、肩周炎等。【用法用量】 口服:每次 1 丸,每日 2 次;小儿酌减。【禁忌】 孕妇禁用。【注意】 体弱者慎服;马钱子含有士的宁,过量或长期服可致中毒。【制剂规格】 蜜丸:每丸 6g,每盒 10 丸。

风寒湿痹颗粒(胶囊)[基]

【药物组成】 桂枝、白芍、知母、麻黄、白术、附子、防风、生姜、甘草、地龙。【功能主治】 祛寒温经,除湿散风,清热凉血,通络止痛。主治风寒湿痹邪初化热者。风湿性关节炎痹证在病程发展中,易出现化热之势,邪初化热,风寒湿痹邪未尽者之寒热错杂证。症见关节、肌肤肿痛,触之发热,但喜暖畏寒;或肌肤关节肿痛,触之不热,但自觉发热,舌苔或黄或白,或黄白相间,脉弦数,全身"热"象明显。【用法用量】 口服:颗粒剂,每次 1～2 袋,开水冲服;胶囊剂,每次 6 粒。每日 2～3 次,或遵医嘱。【制剂规格】 颗粒剂:每袋 10g;胶囊剂:每粒 0.4g。

寒湿痹颗粒(片)[基/保乙]

【药物组成】 附子、制川乌、生黄芪、桂枝、麻黄、白术、当归、白芍、威灵仙、木瓜、细辛、蜈蚣、炙甘草。【功能主治】 温散寒湿,通络止痛。主治寒湿痹证,症见肢体关节冷痛沉重,或肿胀,局部畏寒,皮色不红,触之不热,遇寒痛增,得热痛减,舌体胖,舌质淡暗,苔白腻(滑),脉弦紧(缓)或沉迟。【用法用量】 口服:每次 1～2 袋,每日 2～3 次;小儿酌减,或遵医嘱。片剂遵医嘱。【制剂规格】 颗粒剂:每袋 10g;片剂:每片 0.25g,每盒 48 片。

活络消痛片[基]

【药物组成】　刺五加、威灵仙、当归、制川乌、制草乌、香附、丹参、乳香、没药、麻黄。【功能主治】　舒筋活络，通经止痛。主治寒湿夹瘀所致的腰腿疼痛、屈伸不利、日轻夜重、得热则缓减，遇寒痛剧，四肢不温，舌淡苔白、脉沉迟等。用于风湿性关节炎、类风湿关节炎，软组织损伤；坐骨神经痛。【用法用量】　口服：每次4片，每日3次。【禁忌证】　严重心脏病。胃溃疡患者忌用。【禁忌】　孕妇忌用。【注意】　小儿及体弱、严重高血压患者慎用。【制剂规格】　片剂：每片0.35g，每盒(瓶)100片。

当归拈痛丸[基]

【药物组成】　苦参、防风、羌活、猪苓、茵陈、当归、黄芩、党参、甘草、升麻、知母、粉葛根、炒苍术(米泔水浸)、泽泻。【功能主治】　祛风止痛，清热利湿，益气养血。主治湿热而引起的全身肢节肿痛、肩痛沉重、胸膈不利等。用于痛风、风湿热、皮肤结节性红斑、湿疹、过敏性紫癜、神经性皮炎、脓疱疮等。【用法用量】　口服：成人，每次9g，每日2次。7岁以上儿童服1/2量；3—7岁服1/3量。【禁忌】　忌辛辣、油腻食物。【制剂规格】　水丸：每50粒重约3g。

豨桐丸(胶囊)[典/基]

【药物组成】　豨莶草、臭梧桐叶。【功能主治】　祛风湿，舒筋活络，降血压。主治风湿痹痛，两足酸痛，步履艰难及高血压病。用于风湿性关节炎、类风湿关节炎、肥大性关节炎、痛风、风湿热、肩周炎、结核性风湿症、高血压、脑出血恢复期、脑血栓形成、脑动脉硬化、脑血管痉挛、疟疾等。【用法用量】　口服：浓缩丸，每次10粒；胶囊剂，每次2～3粒；均每日3次，空腹服。【禁忌】　忌食猪肝、羊血、羊肉、番薯(山芋)；非风湿性疼痛勿用。【制剂规格】　浓缩丸：每10粒重1.6g；胶囊剂：每粒相当于原生药材2.37g。

散风活络丸[基/保]

【药物组成】　乌梢蛇、蜈蚣、地龙、胆南星、牛黄、冰片、防风、威灵仙、骨碎补、海风藤、细辛、麻黄、桂枝、白附子、草乌、附子、红花、赤芍、桃仁、乳香、川芎、当归、熟地黄、熟大黄、黄芩、草豆蔻、白术、党参、木香、菖蒲、香附、牛膝、赭石、茯苓。【功能主治】 温经通络，搜风除湿，养血益气，祛痰逐瘀。主治中风、痹证。用于面神经炎、脑血管意外及风湿性关节炎、类风湿关节炎等。【用法用量】 口服：成人，每次 1～2 丸；7 岁以上儿童服成人 1/2 量；3－7 岁者服 1/3 量；均每日 3 次。【制剂规格】 蜜丸：每丸 6g，每盒 10 丸。

瘀血痹颗粒(胶囊、片)[保乙]

【药物组成】 当归、丹参、乳香、片姜黄、川牛膝、红花、威灵仙、川芎、炙黄芪、制香附。【功能主治】 活血化瘀，通络止痛。用于风湿性关节炎、类风湿关节炎等肌肉关节疼痛。【用法用量】 口服：颗粒剂，每次 10～20g；胶囊剂，每次 6 粒，均每日 2～3 次。片剂，每次 5 片，每日 3 次，或遵医嘱。【禁忌】 孕妇忌服。【制剂规格】 颗粒剂：每袋 10g；胶囊剂：每粒 0.4g；片剂：每片 0.5g。

益肾蠲痹丸

【药物组成】 地黄、当归、淫羊藿、骨碎补、全蝎。【功能主治】 温补肾阳，益肾壮骨，搜风剔邪，蠲痹通络，有抗炎消肿、止痛作用。用于类风湿关节炎、慢性风湿性关节炎、增生性脊椎炎、坐骨神经痛；症见关节疼痛红肿，屈伸不利、晨僵、瘦削、僵硬畸形等。【用法用量】 口服：每次 8～12g，每日 3 次。【制剂规格】 水泛丸：每袋 8g。

活 血 膏

【药物组成】 甘草、乌药、穿山甲(代)、独活、赤芍、苦参、白蔹、象皮、生川乌、生草乌、玄参。【功能主治】 活血止痛，散瘀消肿，祛风散寒，镇痛消炎。用于外感风寒湿邪所致风寒湿痹，腰腿疼痛，跌打损伤，闪腰岔气积聚痞块，诸般恶疮，尤其适用于风湿及类风湿关节炎、外伤性关节炎、软组织损伤等。【用法用量】 外用：烘热软化后贴患处。【制剂规格】黑膏药：每帖 9g。

透骨镇风丸

【药物组成】 人参、凤仙花、当归、白芍、丹皮、紫荆皮、五加皮、川芎、羌活、乌药、首乌、乳香、没药、黄芩、熟军、青皮、香附、防风、独活、朱砂、赤芍、干姜、白术、茯苓、玄参、鲜皮、草蔻、白蔻、全蝎、红花、甘草节、茴香、牛膝、大黄、细辛、木瓜、僵蚕、秦艽、天麻、白芷、生地、麻黄、虎胫骨(狗骨代)、沉香、丁香、官桂、祁蛇、菊花。【功能主治】　疏风散寒，温经通络。用于风寒湿邪，痹阻经络引起的腰背疼痛，肢体麻木，筋骨软弱，半身不遂及跌打损伤，瘀血肿痛。【用法用量】　口服:每次 1 丸，每日 2 次。【制剂规格】　蜜丸:每丸 9g。

愈　风　丸

【药物组成】　制川乌、制草乌、苍术、白芷、麻黄、独活、荆芥穗、防风、当归、川芎、制何首乌、石斛、天麻、甘草。【功能主治】　祛风散寒，活血止痛。用于风寒湿邪引起的慢性关节炎、半身不遂、手足麻木、偏正头痛。【用法用量】　口服:每次 1 丸，每日 2 次。【制剂规格】　蜜丸:每丸 6g。

湿热痹颗粒(胶囊、片)[保乙]

【功能主治】　防风、防己、地龙、萆薢、苍术、黄柏、生薏米、川牛膝、威灵仙、连翘、金银藤等。【功能主治】　疏风清热、利湿通络。用于痹证中湿热阻络者。【用法用量】　口服:颗粒剂，每次 1～2 袋，每日 2～3 次;小儿酌减。其他剂型遵医嘱。【制剂规格】　颗粒剂:10g;胶囊(片)剂:每粒(片):均 0.35g。

第二节　抗风湿类风湿外用药

姜脑止痛搽剂

【药物组成】　生姜、樟脑。【功能主治】　祛风除湿，温经通络，散寒止痛。主治各种风寒湿痹、骨痛肌痛。用于风湿性关节炎、肩周炎、风湿性肌炎、骨性关节炎;亦可用于软组织扭挫伤。【用法用量】　外用:搽未破损的患部，每次 3～5ml，每日 2～3 次。【注意】　不可内服;久置有微量沉淀，用前摇匀即可，不影响疗效。【制剂规格】　搽剂:每瓶 50ml。

麝香追风膏[保乙]

【药物组成】　麝香、冰片等。橡皮膏剂。【功能主治】　祛风寒，除湿痹,活血止痛。主治风寒湿痹证,如关节炎之筋骨疼痛,四肢麻木,步履艰难,腰腿疼痛等。用于痛经之腹痛、腰痛。【用法用量】 外用:贴患处或痛经妇女少腹疼痛最明显处,每日1次。【制剂规格】 橡皮膏:每帖7cm×10cm。

消尔痛酊

【药物组成】 川乌、马钱子、乳香、多肽等。【功能主治】 祛风散寒、祛湿除痹,活血通络,散结消肿,止痛,有抗炎、镇痛作用。用于颞颌关节紊乱综合征、肩周炎、网球肘、风湿寒性关节(肌肉)痛、肥大性脊椎炎、坐骨神经痛、类风湿关节炎等痹证。【用法用量】 外用:外搽患处:每日3次。【制剂规格】 酊剂:每瓶50ml、100ml、200ml。

舒乐热熨剂

【药物组成】 桉叶、细辛、生川乌、独活、郁金等。【功能主治】 祛风散寒,通经活络,活血化瘀,消肿止痛。有扩张血管、改善局部血液循环、抗炎镇痛、消肿等功效。用于筋骨肌肉疼痛、腰肌劳损、关节屈伸不利、疼痛遇冷加剧等风湿病、关节炎。【用法用量】 外用:每日1袋,温热后贴敷于患处。【制剂规格】 熨剂:每袋85g。

精制海马追风膏

【药物组成】 生马钱子、荆芥、当归、红花、怀牛膝、木瓜、防己、赤芍、防风、甘草、川芎、天麻、杜仲、没药、肉桂、乳香、海马、樟脑、人工麝香、冰片、冬青油、橡胶、汽油、羊毛脂、氧化锌、凡士林、松香。【功能主治】 驱风散寒,活血止痛。用于风湿性关节炎、类风湿关节炎、坐骨神经痛、臂丛神经炎等风寒湿痹、跌打损伤者,症见风寒湿痹等杂症、痹阻于经络筋骨之间所致的筋骨、肌肉挛痛麻木、关节不利等。【用法用量】 外用:先将患处清洗干净,热敷(疗)后擦干,撕下药膏上的纱布,贴于患处,按摩几分钟。【制剂规格】 橡皮膏:每帖7cm×10cm。

金不换膏

【药物组成】 川乌、草乌、羌活、独活、威灵仙、荆芥、防风、五加皮、桑枝、桃仁、红花、当归、川芎、川楝子等。【功能主治】 祛风散寒,活血止痛。用于风寒湿邪、闭阻经络之风湿性关节炎、类风湿关节炎、急性损伤、慢性劳损等,症见四肢麻木,腰腿疼痛,筋脉拘挛,屈伸不利,跌打损伤,闪腰岔气,寒疝坠痛。【用法用量】　外用:生姜擦净患处皮肤,微火化开变软后贴于患处或穴位,5～7 日换药 1 次。【制剂规格】　黑膏药:小张:15g,大张:24g。

壮骨麝香止痛膏[保乙]

【药物组成】　豹骨、麝香、生草乌、生川乌、乳香、没药、冰片、樟脑、薄荷脑、芸香、颠茄流浸膏、水杨酸甲酯等 24 味。【功能主治】　祛风湿,活血止痛。用于风湿关节、肌肉痛、扭伤。【用法用量】　外用:贴于患处。【禁忌】　孕妇禁用,忌生冷、油腻食物;　皮肤破溃或感染处禁用。【注意】　产妇慎用。【不良反应】　少数患者出现皮疹、皮肤瘙痒、用药局部水肿、皮肤溃烂。【制剂规格】　橡皮膏:每帖 7cm×10cm。

无烟灸条[典/保乙]

【药物组成】　羌活、细辛、白芷、甘松各 300g,木香 225g,醋艾炭12.500g;分别制细粉。另取桃胶细粉 625g,加入沸水制成胶浆;取淀粉1875g 加适量润湿并加入胶浆中,搅匀,并与备好的药粉混合、搅匀,制成软条;切割、干燥,最后制成 1000 支灸条。【功能主治】　行气血,逐寒湿。用于风寒湿痹,肌肉酸麻,关节四肢疼痛,脘腹冷痛。【用法用量】　点燃后于患部上方用于直接灸法,至红晕为度,每次适度适量,每日 2 次。【制剂规格】　灸条:每支 15g。

药 艾 条[典]

【药物组成】　艾叶 2400g,桂枝、高良姜各 125g,广藿香、香附、陈皮各 50g,降香 175g,白芷 100g,生川乌 75g。【功能主治】　行气血,逐寒湿。临床灸法用于风寒湿痹,肌肉酸麻,关节四肢疼痛,脘腹冷痛。【用法用量】　灸法:艾条适量,红晕为度,每日 1～2 次,或遵医嘱。【制剂规格】灸条:每支 30g。

伤湿镇痛膏

【药物组成】　大血藤、续断、生草乌、苍术、生川乌、白芷、虎杖、独活、生天南星、牛膝、五加皮、寻骨风、川芎、吴茱萸、干姜、防风、当归、延胡索、樟脑、颠茄流浸膏、薄荷脑、水杨酸甲酯。【功能主治】 祛风除湿,活血镇痛。主治伤湿痛。用于皮肤未破损出血的筋骨、肌肉及关节酸痛等。【用法用量】 外用:热水洗净患部、擦干,趁热贴患处。【制剂规格】 橡皮膏:每帖 6.5cm×5cm。

伤湿止痛膏[典]

【药物组成】 生川乌、生草乌、乳香、没药、生马钱子、丁香、肉桂、荆芥、防风、老鹳草、香加皮、积雪草、骨碎补、山柰、干姜、白芷、水杨酸甲酯、薄荷脑、樟脑、冰片、芸香浸膏、颠茄流浸膏。【功能主治】 祛风湿,活血止痛。治风湿性关节炎及类风湿关节炎、肌肉痛、扭伤等。主要用于风湿性关节炎、类风湿关节炎、外伤性关节炎、股外侧皮肤神经炎、颈神经根炎、软组织伤等肌肉、关节疼痛。【用法用量】 外用:先将患部用温热水洗净擦干,将膏药贴于患处,用手掌将膏药按摩,使其粘在皮肤上。【禁忌证】 凡对橡皮膏过敏、皮肤糜烂有渗液及外伤合并发脓者,不宜贴用。【制剂规格】 橡胶贴膏:每帖 6.5cm×5cm;按 2015 版药典附录Ⅱ第一法检查,每 100cm² 含膏量不得少于 1.7g。

伤湿祛痛膏[保乙]

【药物组成】 生川乌、生草乌、麻黄、苍术、当归、白芷、干姜、山柰、八角茴香、薄荷脑、冰片、樟脑、水杨酸甲酯。【功能主治】 伤湿祛痛膏,祛风湿、止痛。用于头痛,风湿痛,神经痛,扭伤及肌肉酸痛。【用法用量】 外用:贴患处。【注意】 本品含乌头碱,应严格在医生指导下按规定使用,不得任意增加使用量和使用时间。凡对橡胶膏过敏或皮肤糜烂有渗出液、外出血及化脓者均不宜贴用。运动员慎用。【制剂规格】 橡胶膏剂:每帖含膏量为 0.49g(5cm×6.5cm);7cm×10cm;11cm×15cm。

壮骨麝香止痛膏[基/保乙/农合]

【药物组成】 人工麝香、生草乌、生川乌、乳香、没药、生马钱子、丁香、肉桂、荆芥、防风、老鹳草、香加皮、积雪草、骨碎补、白芷、山柰、干姜、水杨酸甲酯、薄荷脑、冰片、樟脑、芸香浸膏、颠茄流浸膏。【功能主治】 祛风除湿,活血止痛。用于风湿关节炎(痛),肌肉痛,扭伤。【用法用量】

外用:贴于患处。【禁忌】　皮肤破溃或感染处禁用;不宜长期大面积使用;忌生冷油腻食物。【注意】　用药后出现上述不良反应时应停用;孕妇慎用。【不良反应】　偶见皮肤瘙痒、用药局部水肿,皮肤溃烂。【制剂规格】　橡胶膏:每帖7cm×10cm。

天和追风膏

　　【药物组成】　生草乌、生川乌、麻黄、细辛、羌活、白芷、独活、高良姜、肉桂、威灵仙、蜈蚣、蛇蜕、海风藤、乌药、红花、桃仁、苏木、赤芍、乳香、没药、广西血竭、当归、牛膝、续断、香加皮、冰片、红大戟、麝香酮、肉桂油、薄荷脑、辣椒流浸膏、丁香罗勒油、樟脑、水杨酸甲酯、月桂氮酮。【功能主治】　温经散寒,祛风除湿,活血止痛。主治风寒湿闭阻,瘀血阻络所致的痹病,症见关节痛,局部畏恶风寒,腰背酸痛,屈伸不利,四肢麻木,舌苔白润,脉弦。用于风湿性关节炎、类风湿关节炎、骨关节炎见上述证候者。【用法用量】　外用:贴敷患处治疗前述风湿、类风湿关节炎和骨关节炎;尚可贴于腓肠肌治疗腓肠肌痉挛;贴太阳穴、中脘穴防治晕车。【禁忌】风湿热痹者、孕妇、皮肤破损处均忌用。【不良反应】　有致皮肤刺痛、瘙痒、发红的不良反应。【制剂规格】　橡皮贴膏:每帖7cm×10cm。

东方活血膏

　　【药物组成】　生川乌、生草乌、细辛、天麻、全蝎、羌活、独活、檀香、乳香(制)、没药(制)、红花、穿山甲(制)、当归、川芎、血竭、自然铜、木鳖子、黑木耳、冰片、石膏、金银花、金针菇、蘑菇、白矾、狗骨、雄黄、儿茶。【功能主治】　祛风散寒,活血化瘀,舒筋活络。主治风寒湿痹(邪)所致的痹病,症见肩臂腰腿疼痛,肢体麻木,不肿或肿胀而不红不热,遇寒加重,得热症减,不发热或微热,小便清长,舌苔淡白或白腻,脉弦紧或浮紧。用于风湿性关节炎、类风湿关节炎、瘀积性湿疹、斑秃见上述证候者。【用法用量】外用:用少许白酒或酒精搓擦(或热敷)患处,使患部有热感时,将膏药加温软化后贴于患处,一贴药效7天(可复软化贴用)。【禁忌】　①风湿热痹,关节红肿热痛者不宜或慎用;②孕妇忌用;皮肤破损处,对本膏药过敏者均忌用;③含生川乌、生草乌、雄黄等有毒,不可过量、久用;④饮食宜用清淡易消化之品,忌生冷油腻。【制剂规格】　外用贴膏剂:每张10g。

祖师麻关节止痛膏(片)[保乙]

【药物组成】 祖师麻、樟脑、冰片、薄荷脑、二甲苯麝香、水杨酸甲酯、苯海拉明。【功能主治】 祛风除湿,活血止痛。主治风寒湿闭阻,瘀血阻络所致的痹病,症见四肢关节冷痛,屈伸不利,夜间痛甚,遇寒加重,得热则痛减,恶风畏寒,舌质暗淡红,或有瘀斑,舌苔薄白,脉弦紧或细涩。用于风湿性关节炎、类风湿关节炎见上述证候者。【用法用量】 外用:先对皮肤未破损的患部用热水洗净或热敷,再将橡皮膏药贴患处,12～24小时更换1次。片剂遵医嘱。【禁忌】 湿热痹阻者忌用。【注意】 ①孕妇慎用;②贴本品后感觉发痒,出现小红疹,均为正常反应。若出水疱则应停用,必要时涂消炎药水对症治疗。【制剂规格】 橡皮膏:每张7cm×10cm;片剂:每盒48片。

关节止痛膏[典/保乙]

【药物组成】 辣椒流浸膏200g,颠茄流浸膏120g,薄荷素油40ml,水杨酸甲酯80g,樟脑200g,盐酸苯海拉明13g。辅料有橡胶、氧化锌、松香、凡士林、羊毛脂等精制成橡皮膏。【功能主治】 活血散瘀,温经镇痛。用于寒湿瘀阻经络所致的风湿关节痛及关节扭伤。【用法用量】 外用:贴患处。每次1～2片。持续12小时,每日1次。【禁忌】 孕妇及皮肤破损处禁用。【制剂规格】 橡皮膏:7cm×10cm。

麝香跌打风湿膏[典]

【药物组成】 跌打风湿流浸膏300g,颠茄流浸膏300g,枫香脂225g,冰片120g,薄荷油120ml,肉桂油40ml,水杨酸甲酯200g,人工麝香0.4g。辅料为橡胶、锌钡白或氧化锌、松香、液状石蜡、凡士林等适量。【功能主治】 祛风除湿,化瘀止痛。用于风湿痛,跌打损伤,肿痛。【用法用量】 外用:贴敷洗净患处。【禁忌】 孕妇及有破损的皮肤不宜用。【制剂规格】 橡皮膏:每帖6cm×10cm。

肿痛气雾剂[保乙]

【药物组成】 七叶莲、滇草乌、三七、雪上一枝蒿、金铁锁、火把花根、金叶子、玉葡萄根、披麻草、重楼、灯盏细辛、栀子、白芷、白及、薄荷脑、甘草、冰片、人工麝香。【功能主治】　消肿镇痛,活血化瘀,舒筋活络,化痞消结。用于跌打损伤,风湿关节痛,肩周炎,痛风关节炎,乳腺小叶增生。【用法用量】　外用:摇匀后喷于皮肤未破损的患部。【禁忌】　局部破损或感染者不宜用,孕妇忌用。【制剂规格】　外用气雾剂:每瓶 42g。

代温灸膏 [典/基/保乙]

【药物组成】　肉桂、辣椒、橡胶。【功能主治】　温经通脉,散寒镇痛。主治脘腹冷痛,虚寒泄泻,腰背或四肢关节冷痛。用于慢性虚寒型胃肠炎、慢性风湿性关节炎。【用法用量】　外用:贴患处。【制剂规格】　橡胶膏:每盒 6 片。

安阳精制膏 [典/基]

【药物组成】　生川乌、生草乌、乌药、白蔹、白芷、白及、木鳖子、关木通、木瓜、三棱、莪术、当归、赤芍、肉桂各 24g,大黄、连翘各 48g,血竭、阿魏各 10g,乳香、没药、儿茶各 6g,薄荷脑、水杨酸甲酯、冰片各 8g。【功能主治】　消积化瘀,逐瘀止痛,舒筋活血,追风散寒。用于癥瘕积聚,风寒湿痹,风寒疼痛,手足麻木及风湿性关节炎、类风湿关节炎出现的肢体麻木,拘挛疼痛,胃寒疼痛及乳腺增生、肝脾大。【用法用量】　外用:贴患处。【禁忌】　痃积聚块者、疮疡见火热内盛或已化脓者禁用;忌食不易消化的食物;孕妇禁用。【制剂规格】　橡胶膏:每帖 8cm ×9.5cm。

关节镇痛膏 [基]

【药物组成】　辣椒、片姜黄、官桂、细辛、生白附、川乌、草乌、独活、桂枝、荆芥、防风、羌活、秦艽、当归、川芎、赤芍、红花、青木香、薄荷脑、冰片、樟脑。【功能主治】　驱风邪寒湿,活血祛瘀,理气。主治关节痛。临床用于风湿性关节炎、类风湿关节炎、股外侧皮神经炎、腰肌劳损、肥大性脊柱炎等。【用法用量】　外用:将橡皮膏贴于患处,每 2 日更换 1 次。【注意事项】　阴虚者慎用;对本剂过敏勿用。【制剂规格】　橡胶膏剂:每帖 5cm×7cm。

第三节 抗风湿类风药酒

壮 骨 酒

【药物组成附制法】 以下十七味中的肉桂、松节、砂仁、豆蔻、檀香、木香、丁香、陈皮、玉竹、乳香、没药、红曲等碎断成粗粉,与透骨搜风丸粉、活络丸粉、再造丸粉混匀,装袋,置循环提取罐中。取白酒 14 000ml,将红糖 880g、精制壮骨酒清膏、豹骨汁、蜂蜜 1570g 等四味溶解,混合均匀。将红糖、精制壮骨酒清膏等混合液分批加入循环提取罐中,将药粉浸泡过夜后,循环提取 2 小时,放出药液。另取白酒 2000ml 加入循环提取罐中,循环提取 2 小时,合并提取液,混匀,静置 48 小时,滤过,应出酒液 16 000ml,灌装,即得。【功能主治】 祛风湿,活血止痛,强筋骨,助气散寒。用于筋骨疼痛,周身麻木,腰膝酸软,风湿性关节炎。【用法用量】口服:每次 10～15ml,每日 2 次。【禁忌】 孕妇忌服。【注意】 肝功能不良者遵医嘱。【制剂规格】 酊剂:每瓶 500ml。

三两半药酒 [典/基]

【药物组成】 当归、黄芪(蜜炙)、牛膝各 100g,防风 50g,黄酒 8000ml,白酒 2400ml,蔗糖 840g。【功能主治】 益气活血,祛风通络。主治风湿痹痛。用于气血不和,四肢疼痛,感受风湿,筋脉拘挛。【用法用量】 口服:每次 30～60ml,每日 3 次。【禁忌】 孕妇忌服。【注意】 高血压患者慎服。【制剂规格】 酒剂:每瓶 500ml、250ml。

冯了性风湿跌打药酒 [典/基]

【药物组成】 丁公藤 2500g,桂枝、麻黄、羌活、当归、川芎、白芷、补骨脂、乳香、猪牙皂、苍术、厚朴、香附、木香、白术、山药、菟丝子、小茴香、苦杏仁、泽泻、五灵脂、牡丹皮、没药各 7.5g,蚕沙 16g,黄精 20g,陈皮 13.1g,枳壳 5g,白酒 10L(浸泡 30～40 日,滤过,即得)。【功能主治】 祛风湿,活血止痛。治风湿痹痛,筋脉拘挛,屈伸不利,腰腿疼痛,四肢麻木及风湿性关节炎、类风湿关节炎、中风后遗症、软组织损伤等。用于风寒湿痹,手足麻木,腰腿酸痛,跌仆损伤。【用法用量】 口服:每次 10～

15ml,每日 2～3 次。外用:搽患处;若有肿痛黑瘀,用生姜捣碎热敷,加入药酒适量,搽患处。【禁忌】　孕妇禁内服,忌搽腹部。【制剂规格】　酒剂:每瓶 250ml、500ml。

云香祛风止痛酊(云香精)^[典]

【药物组成】　白芷、大皂角、桂枝、木香、莪术、五味藤、豆豉姜、千斤拔、朱砂根、羊耳菊、枫荷桂、虎杖、买麻藤、过岗龙、广西海风藤、穿壁风、香樟、徐长卿、山豆根、细辛、薄荷脑、樟脑、乙醇等。【功能主治】　祛风除湿,活血止痛。用于风湿骨痛、伤风感冒、头痛、肚痛、胃气痛、冻疮。【用法用量】　口服:每次 0.5～2ml,每日 2～3 次。小儿酌减。外用:取少量(适量),搽皮肤未破损的患处。【禁忌】　孕妇与未满 3 岁儿童忌内服。【制剂规格】　酊剂:每瓶装 12ml、15ml、30ml。

寄生追风酒(寄生追风液)^[典]

【药物组成】　独活、白芍、槲寄生、熟地黄、杜仲(炒)、牛膝、秦艽、桂枝、防风、细辛、党参、甘草、当归、川芎、茯苓。辅料:蔗糖、乙醇各适量。【功能主治】　补肝肾,祛风湿,止痹痛。主治肝肾两亏,风寒湿痹,腰膝冷痛,屈伸不利。用于风湿性关节炎,腰肌劳损,跌打损伤后期见上述证候者。【用法用量】　口服:每次 20～30ml,每日 2～3 次。【禁忌】　湿热痹阻,关节红肿热痛者不宜用。【制剂规格】　酒(酊)剂:每瓶120ml、180ml。

神 农 药 酒

【药物组成】　寻骨风、防风、杜仲、五加皮、老鹳草、络石藤、制草乌、独活、苍术、爬岩香、威灵仙、徐长卿、伸筋草、八棱麻、金荞麦、生姜、搜山虎、八角枫、川芎、丹参、当归、大血藤、木香、红花、柴胡、鸡血藤、三百棒、三七、八角莲、香茶菜、虎杖、蜘蛛抱蛋、雄黄连、算盘子根、牛藤、路路通、钩藤、莲蓬草、菊叶三七、拳参、老虎兜、木薯(薯蓣)、医用酒。【功能主治】祛风散寒,活血化瘀,舒筋通络,有抗炎、镇痛、祛风湿等作用。主治风寒湿瘀阻所致的痹病,症见关节肌肉疼痛,酸楚,麻木,肿胀,手足沉重,活动不便,肌肤麻木不仁,苔白腻,脉濡缓。用于骨关节炎、坐骨神经痛等见上述证候者。【用法用量】　口服:每次 25ml,每日 2 次。外用:对未破损的患部皮肤、关节在热水浴(敷)后,用药棉蘸少许药酒涂擦、按摩、揉捏,每日1～2次,连续5～7日为1个疗程,疗效较好。【注意】 ①风湿热痹及阴虚火旺者忌服;孕妇忌用。②对酒精过敏者,肝硬化者忌服。③寻骨风含马兜铃酸,可引起肾损害等不良反应;制草乌等有毒性,肾病患者忌服。④须遵医嘱用,不可过量服,久服;儿童和老年人慎用。【制剂规格】 酒剂:每瓶100ml、150ml、250ml。

风湿痛药酒

【药物组成】 石楠藤、麻黄、桂枝、小茴香、苍术、羌活、白芷、蚕沙、猪牙皂、泽泻、乳香、没药、川芎、当归、牡丹皮、苦杏仁、香附、木香、陈皮、枳壳、菟丝子、补骨脂、黄精、石耳、白术、山药、医用酒。【功能主治】 温经散寒,通络止痛,有抗炎、镇痛、活血等作用。主治寒湿闭阻经络所致的痹病,症见腰腿骨节疼痛,遇寒痛增,甚或四肢屈伸不利,手足麻木。用于风湿性关节炎,类风湿关节炎,以及跌仆损伤因筋络瘀阻而致的局部肿痛、软组织损伤、腰肌劳损等见上述证候者。【用法用量】 口服:每次10～15g,每日2次。外用:对未破损的皮肤、关节等患部,在热水浴(敷)后用药棉蘸取药酒适量涂擦、揉捏按摩,直至症状缓解,5～7日为1个疗程,效佳。【禁忌】 ①阴虚火旺,阳亢风动者、孕妇均忌服;②对酒精过敏者、肝硬化者忌服;③服药期间忌生冷食品,但鲜果可适当食用。【注意】 本酒含麻黄,高血压、心脏病患者慎用或遵医嘱;脾胃虚弱者慎用。【制剂规格】 酒剂:每瓶250ml。

金钱白花蛇药酒

【药物组成】 白花蛇、乌梢蛇、马钱子(制)、五加皮、老鹳草、豨莶草、千年健、地枫皮、陈皮、红花、川牛膝、肉桂、杜仲、甘草、医用酒。【功能主治】 祛风除湿,散寒止痛,活血通络;有抗炎、化瘀和镇痛等作用。主治风寒湿闭阻、瘀血阻络所致的痹病和痿证,症见关节疼痛,屈伸不利,腰膝酸软,四肢无力,手足麻木,遇寒加重,得热则减轻,不能久立。用于骨关节炎、风湿性关节炎、类风湿关节炎、重症肌无力见上述证候者。【用法用量】 口服:每次4～6ml,每日3次。外用:对未破损的皮肤、关节等患部,用药棉蘸少许药酒于热浴(敷)后涂擦、揉捏、按摩直至症状缓解,每日1～2次,5～7日为1个疗程,效果好。【禁忌】 ①用药期间忌食生冷油腻饮食。②孕妇、高血压、心脏病、肝肾功能不全、癫痫、破伤风、甲状腺功能亢进病人均忌用。③马钱子含士的宁等有毒,二蛇亦有小毒,过量或久服可致不良反应,出现肢体颤抖、惊厥、呼吸困难,甚至昏迷;一旦出现中毒症状,须立即停药,对症急救。【注意】　阴虚火旺及热痹患者不宜用或慎用。【制剂规格】　酒剂:每瓶 100ml、150ml。

塞隆风湿酒

【药物组成】　塞隆骨,医用酒。【功能主治】　祛风散寒除湿,通络止痛,补益肝肾。主治风寒湿闭阻所致的痹病,症见肢体关节疼痛,肿胀,屈伸不利,肌肤麻木,腰膝酸软。用于类风湿关节炎、关节风湿症、骨关节炎见上述证候者,有抗炎、镇痛和促进骨折愈合等作用。【用法用量】　口服:每次 30ml,每日 3 次。外用:对于患部皮肤未破损的患者,可用药棉蘸药酒少许涂搽,揉捏、按摩,至症状缓解,每日 1~2 次,5~7 日为 1 个疗程,效佳。【禁忌】　①风热湿痹、红肿热痛者不宜使用;酒精过敏者、孕妇、肝硬化患者忌内服;②用药期间禁忌生冷饮食,但可适量吃新鲜水果。【注意】　本药酒在低温时会出现少量沉淀,服用时先置水中加温。【不良反应】　偶见服用后有口干、咽痛、心悸、颜面潮红、食欲减退现象。【制剂规格】　酒剂:每瓶 300ml。

国　公　酒 [典/基]

【药物组成】　乌药、羌活、川芎、当归、独活、续断、蚕沙、木瓜、怀牛膝(去头)、防风、玉竹、桑寄生、白术、红花、鹿角胶、鳖甲胶、红曲、天南星(矾水炙)、牡丹皮、广藿香、槟榔、麦冬、陈皮、五加皮等。【功能主治】　散风祛湿,舒筋活络。治经络不和、风寒湿痹引起的手足麻木,半身不遂,口眼歪斜,腰腿酸痛,下肢痿软,行步无力。用于风湿性关节炎、类风湿关节炎、中风后遗症,症见四肢麻木,筋脉拘挛,屈伸不利,腰腿疼痛,风寒湿痹。【用法用量】　口服:每次 10ml,每日 2 次。【禁忌】　高血压及热证者忌用;忌妇禁用。【制剂规格】　酒剂:每瓶 250ml、500ml。

胡　蜂　酒 [典/景颇]

【药物组成】　胡蜂 100g,白酒 1000ml(浸泡 15 日,滤过,即得)。【功能主治】　祛风除湿。治风寒湿痹。用于急性风湿病、风湿性关节炎。

【用法用量】 口服:每次 15～25ml,每日 2 次。【不良反应】 服后偶有皮肤瘙痒,次日可自行消失。【制剂规格】 酒剂:每瓶 250ml、500ml。

舒筋活络酒[典/基]

【药物组成】 木瓜、当归、红花各 45g,桑寄生 75g,玉竹 240g,续断、独活、羌活、甘草各 30g,白术、川牛膝各 90g,川芎、防风、蚕沙各 60g,红曲180g。【功能主治】 祛风除湿,舒筋活络。治风湿。用于风寒湿痹、筋骨疼痛、四肢麻木。【用法用量】 口服:每次 20～30ml,每日 2 次。【注意】孕妇、高血压患者慎用。【制剂规格】 酒剂:每瓶 250ml、500ml。

脑伤宁药酒[基]

【药物组成】 黄芪、茯苓、人参、鹿茸、当归、熟地黄、白芍、川芎、陈皮、半夏、竹茹、枳实、桃仁、红花、牛膝、知母、石膏、柏子仁、酸枣仁、远志、菊花、薄荷、柴胡、冰片、甘草、白酒。【功能主治】 益精健脑,活血化瘀,宁心安神。主治脑震荡。用于头痛,头晕目眩,耳鸣健忘,惊悸怔忡,心烦焦躁,不眠或嗜睡;脑震荡后遗症、偏头痛、神经性头痛、神经衰弱、绝经期综合征,各种功能性或器质性心脏病等。【用法用量】 口服:每次 20～25ml,每日 2～3 次,或咨询医师、药师。【禁忌】 对酒过敏者、高血压患者均忌服;孕妇禁服;服药期间禁房事。【制剂规格】 酒剂:每瓶250ml、500ml。

抗风湿药酒[基]

【药物组成】 牛大力、两面针、七叶莲、半枫荷、黑老虎、豺皮樟、路路通、血风根、香加皮、虎杖、千斤拔、毛冬青、鸡血藤、白酒、蔗糖。【功能主治】 驱风除湿,活血通络,壮腰健肾。主治风湿病。用于风寒湿邪痹阻经脉关节所致各类风湿性疾病,症见四肢痹痛、腰膝酸软、手足麻木等。【用法用量】 口服:每次 10～20ml,每日 1～2 次。【禁忌】 感冒发热勿饮;孕妇忌服。【制剂规格】 酒剂:每瓶 250ml、500ml。

补肾补骨液[基]

【药物组成】 骨碎补、自然铜、续断、枸杞子、黄精、茯苓、党参、当归、熟地黄、陈皮、白酒。【功能主治】 滋肝肾,壮筋骨,补气血,化痰止痛。

主治肾虚所致筋骨疾病。用于腰椎及足跟骨质增生,腰肌劳损,骨折中后期等症。【用法用量】 口服:每次 10～20ml,每日 3 次。【制剂规格】糖酒剂、酒剂:每瓶 150ml、200ml。

颈痛灵药酒[基]

【药物组成】 人参、鹿茸、熟地黄、黑芝麻、蛇蜕、黄芪、枸杞子、葛根、黑豆、甘草、核桃、白酒。【功能主治】 滋补肝肾,生精补髓,补益气血,通经活络,止痛、抗炎、消肿。主治颈椎疾病。用于各种颈椎病引起的颈背肩臂痛,麻木,痿弱无力,头痛,眩晕,眼目干涩,视物模糊,恶心、呕吐,多汗等症状。【用法用量】 口服:每次 10～15ml,每日 2 次,饭后半小时服用。【禁忌】 孕妇禁用。【注意】 高血压者慎用。【制剂规格】 酒剂:每瓶 150ml、250ml、500ml。

中华跌打药酒(丸)[保乙]

【药物组成】 金不换、地耳草、牛尾蕨、鹅不食草、牛膝、乌药、红杜仲、鬼画符、大力王、刘寄奴、过江龙、毛老虎、穿破石、两面针、鸡血藤。【功能主治】 消肿止痛,舒筋活络,止血生肌,活血祛瘀。主治挫伤筋骨,新旧瘀患,创伤出血,风湿瘀痛。用于跌打损伤、创伤出血等。【用法用量】 口服:酒剂,每次 15～20ml,每日 2 次,新创伤宜伤后 24 小时才服用。丸剂:水丸,每次 1 丸,水蜜丸,每次 3g,小蜜丸,每次 6g,大蜜丸,每次 1 丸,每日 2 次。外用:取适量搽未破损皮肤的患处。小孩及体虚者减半。【禁忌】 孕妇忌服。【注意】 剂型规格较多,仔细阅读说明书,遵医嘱。【制剂规格】 酒剂:每瓶 250ml、500ml;水丸:每 10 丸重 0.23g;水蜜丸:每 66 丸重 3g;小蜜丸:每 20 丸或 30 丸均重 6g;大蜜丸:6g。

雪莲药酒[基]

【药物组成】 雪莲、熟地黄、苁蓉、枸杞子、制川乌、秦艽、羌活、独活、藁本、甘草、当归、红花、白酒。【功能主治】 补肾强筋,通经活血,散寒祛风,宣痹止痛。治冷痹(痛)证。用于风寒湿痹,久治不愈兼有肾虚者,症见关节疼痛或肿胀压痛而不红不热,关节功能活动受限,遇风寒或劳累加重,形寒怕冷,手足麻木。【用法用量】 口服:每次 15～30ml,每日 2～3次。【禁忌】 阴虚有热者,关节红肿痛热者,舌红苔黄脉数者属热痹者忌服;孕妇禁用。【制剂规格】 酒剂:每瓶 500ml。

复方海蛇酊

【药物组成】 海蛇、半枫荷、鸡血藤、宽筋藤、两面针、桂枝、血风藤、千斤拔、甘草、黑老虎根、大枣、酒。【功能主治】 驱风除湿散寒,活血通络止痛。主治风湿痹痛,四肢麻木,关节酸痛及风湿性关节炎、慢性腰痛、腰肌劳损等。用于风湿性关节炎、慢性腰腿痛、腰肌劳损等。【用法用量】口服:每次 10～15ml,每日 3 次。【禁忌】 孕妇禁饮或遵医嘱。【制剂规格】 酊剂:每瓶 120ml。

三 七 药 酒[基]

【药物组成】 三七、莪术、全蝎、补骨脂、土鳖虫、淫羊藿、四块瓦、叶下花、当归、牛膝、五加皮、制川乌、苏木、大血藤、川芎、血竭、红花、乳香(醋制)、没药(醋制)、延胡索(醋制)、香附(醋制)、酒。【功能主治】 舒筋活络,散瘀镇痛,祛风除湿,强筋壮骨。治跌打损伤,风湿痹痛,四肢麻木。用于风湿性关节炎、类风湿关节炎、坐骨神经痛、肥大性脊柱炎等,外伤所致陈旧性伤痛。【用法用量】 口服:每次 10～15ml,每日 3 次。【禁忌】孕妇忌服。【制剂规格】 酒剂:每瓶 250ml、500ml。

丁公藤风湿药酒[典/基]

【药物组成】 丁公藤 1000g,桂枝 30g,麻黄 37.5g,羌活、当归、川芎、白芷、补骨脂、乳香、猪牙皂、苍术、厚朴、香附、木香、白术、山药、菟丝子、小茴香、苦杏仁、泽泻、五灵脂各 3g,蚕沙 6.5g,陈皮 13g,黄精 8g,枳壳20g,白酒 4250ml。【功能主治】 祛风除湿,消瘀止痛。主治风湿病。用于风寒湿痹,手足麻木,腰腿酸痛,跌仆损伤。【用法用量】 口服:每次10～15ml,每日 2～3 次。外用:搽患处,若有肿痛黑瘀,用生姜捣碎炒热,加入药酒适量,搽患处。【注意】 孕妇可外搽患处,但忌搽腹部和内服。【制剂规格】 酒剂:每瓶 125ml、250ml、500ml。

云南白药酊(气雾剂)[基/保乙]

【药物组成】 白药醇浸出物。【功能主治】 活血散瘀,消肿止痛,舒筋活络。主治跌打损伤、风湿麻木、筋骨及关节疼痛、肌肉酸痛、蚊虫叮咬及冻疮。用于闭合性骨关节及软组织损伤、冻伤和冻疮；也用于斑秃、新生儿硬肿症等。【用法用量】　口服：酊剂，每次 2～5ml，每日 3 次，极量每次 10ml。外用：酊剂，适量搽揉皮肤未破损的患处，每日 3～5 次；气雾剂，喷雾皮肤无破损的患处，每次 1～2 喷，每日 3～5 次。【不良反应】偶有恶心、呕吐、口唇麻木、头晕目眩等，停药后症状消除，外用无不良反应。【禁忌】　孕妇忌用；忌食鱼、豆类及酸冷食物。【制剂规格】　酊剂：每瓶 30ml；喷雾剂：每瓶 25g。

第9章 五官科疾病用药

第一节 眼科疾病用药

一、口 服 药

复方血栓通胶囊(软胶囊)[典/保甲]

【药物组成】 三七、黄芪、丹参、玄参。【功能主治】 活血化瘀,益气养阴。用于血瘀兼气阴两虚证的视网膜静脉阻塞,症见视力下降或视觉异常,眼底瘀血征象,神疲乏力、咽干、口干;亦可用于血瘀兼气阴两虚的稳定性劳累型心绞痛,症见胸闷、胸痛、心悸、心慌、气短、乏力、心烦、口干。【用法用量】 口服:胶囊剂,每次 3 粒;软胶囊,每次 1 粒;均每日 3次。【注意】 孕妇慎用。【制剂规格】 胶囊剂:每粒 0.5g;软胶囊:每粒 0.74g。

黄连羊肝丸(片)[典/基/保甲/保乙]

【药物组成】 黄连、黄柏、龙胆各 20g,柴胡、青皮(醋炒)、木贼、胡黄连、黄芩、密蒙花、茺蔚子、决明子(炒)、石决明(煅)、夜明砂各 40g,鲜羊肝 160g。【功能主治】 泻火明目,清热解毒。主治肝火旺盛所致眼部感染。用于眼部疾病、高血压,症见肝火旺盛,目赤肿痛,视物昏暗,羞明流泪,胬肉攀睛,云翳遮睛,雀盲昏暗。【用法用量】 口服:大蜜丸,每次 1丸,每日 1～2 次;片剂,一次 4 片,每日 2 次。【禁忌证】 肝肾阴虚忌用。【注意】 脾胃虚寒者不宜常服;孕妇慎用。【制剂规格】 大蜜丸:每丸 9g。片剂:每片 0.6g。

明目地黄丸 [典/基/保甲]

【药物组成】 熟地黄 160g,山药、石决明(煅)、山茱萸(制)各 80g,牡丹皮、茯苓、泽泻、枸杞子、菊花、当归、白芍、蒺藜各 60g。【功能主治】滋肾,养肝,明目。主治肝肾阴虚,目涩畏光,视物模糊,迎风流泪。用于老年性白内障初发期、视神经炎、视神经萎缩、中心性浆液性视网膜脉络膜炎、慢性单纯性青光眼、视网膜剥离术后及玻璃体混浊等眼疾。如与滋肾养肝药伍用,明目作用更显著。亦可用于放疗性白细胞减少。【用法用量】 口服:水蜜丸,每次 6g;小蜜丸,每次 9g;大蜜丸,每次 1 丸;均每日 2次。【禁忌】 有外感及风热目疾者勿用;忌辛辣刺激性食物;不宜与四环素类抗生素同时服用。【制剂规格】 大蜜丸:每丸 9g,每盒 10 丸;小蜜丸、水蜜丸:每瓶 100 粒(12g)、200 粒(24g)。

明目蒺藜丸 [基/保甲]

【药物组成】 蒺藜(去刺盐制)、蝉蜕、菊花、薄荷、连翘、木贼、蔓荆子(微炒)、密蒙花、旋覆花、荆芥、防风、白芷、栀子(姜制)、石决明、黄芩、黄连、决明子(炒)、地黄、当归、赤芍、川芎、甘草。【功能主治】 清热散风,退翳明目。主治肝肺内热引起的暴发火眼,睑烂痛痒,云蒙翳障,羞明多眵,迎风流泪。用于眼睑脓肿、睑腺炎、虹膜睫状体炎、葡萄球菌性角膜溃疡、急性球后视神经炎及由微小核糖核酸病毒感染引起的急性出血性结膜炎、腺病毒Ⅲ型感染引起的流行性角膜炎等属风热证者。【用法用量】口服:每次 6g,每日 2 次。3－7 岁服成人 1/3 量;7 岁以上小孩服成人1/2 量。【禁忌】 孕妇忌服;忌辛辣食物。【制剂规格】 水蜜丸:每 20粒重 1g。

石斛夜光丸 [典/基/保甲]

【药物组成】 石斛、甘草、肉苁蓉、五味子、防风、川芎、枳壳(炒)、黄连、蒺藜(盐炒)、青葙子、羚羊角各 30g,天冬、人参、茯苓各 120g,山药、枸杞子、菟丝子、苦杏仁、牛膝、菊花、决明子各 45g,生地黄、熟地黄、麦冬、水牛角浓缩粉各 60g。【功能主治】 滋阴补肾,清肝明目。主治肝肾两亏,阴虚火旺,内障目暗,视物昏花。用于肝肾两亏所致的白内障;肝肾阴虚性视力下降、视物昏矇等;还可用于瞳孔散大,开角型青光眼。【用法用量】 口服:水蜜丸,每次6g;大蜜丸,每次1丸;均每日2次。【制剂规格】水蜜丸:每瓶24g;大蜜丸:每丸9g,每盒10丸。

明目上清丸(片) [典/基/保甲/保乙]

【药物组成】 桔梗、熟大黄、天花粉、石膏、麦冬、玄参、栀子。【功能主治】 清热散风,明目止痛。主治暴发型火眼,红肿疼痛,头晕眼花,睑缘刺痒,大便秘结,小便黄赤。用于眼睑脓肿、重型急性卡他性结膜炎、匐行性角膜溃疡、急性虹膜睫状体炎等属肝胃蕴积实热而致疾者。【用法用量】 口服:蜜丸,每次1丸;水丸,每次6~9g;片剂,每次4片;均每日2~3次。3~7岁服成年人1/3量,7岁以上小孩服成年人1/2量。【禁忌】 白内障患者忌服;孕妇忌服;忌食辛辣厚味。【制剂规格】 蜜丸:每丸9g;水(蜜)泛丸:每200粒重12g;片剂:每瓶50片、60片、100片。

金花明目丸 [基/保乙]

【药物组成】 熟地黄、黄芪、黄精、金荞麦、菊花、党参、草决明。【功能主治】 益肝肾,补气血,化障明目。主治老年性白内障早期、中期属肝肾不足、阴血亏虚者。用于老年性白内障早、中期。【用法用量】 口服:每次4g,每日3次;1个月为1个疗程,连续服3个月。【注意】 治疗期勿用对视力有影响的药物和食物。【制剂规格】 浓缩丸:每丸重4g。

丹红化瘀口服液 [基/保乙]

【药物组成】 丹参、当归、川芎、桃仁、红花、柴胡、枳壳。【功能主治】活血化瘀,行气通络。主治气滞血瘀引起的视物不清,突然不见症。用于视网膜中央静脉阻塞症的吸收期见上述证候者及视瞻昏渺、视网膜中央静脉阻塞见上述证候者。【用法用量】 口服:每次1~2支,每日3次。【注意】 气虚体弱或阴虚体质者不能(宜)单独使用,有并发症者须去医院综合治疗;忌辛辣肥甘饮食,忌烟酒。【制剂规格】 口服液:每支10ml。

石斛明目丸 [保乙]

【药物组成】 石斛、天冬、麦冬、地黄、熟地黄、枸杞子、肉苁蓉(酒蒸)、菟丝子、五味子(醋炙)、牛膝、人参、山药、茯苓、甘草、水牛角浓缩粉、石膏、黄连、磁石(煅、醋淬)、决明子(炒)、青葙子、菊花、蒺藜(去刺、盐炒)、川芎、防风、苦杏仁(去皮炒)、枳壳(麸炒)。【功能主治】　滋阴补肾,清肝明目。主治肝肾两亏、阴虚火旺所致的视物昏花、内障目暗,圆翳内障,视瞻昏渺,青盲。用于老年性白内障的早、中期,视神经萎缩轻症、中心性浆液性脉络膜视网膜病变见上述证候者。【用法用量】　口服:每次6g,每日2次。【注意】　①肝经风热,肝火上攻实证者不宜使用;②脾胃虚弱、运化失调者慎用;③孕妇慎用;④适宜手术的白内障患者宜及早选择手术治疗。【制剂规格】　浓缩丸:每100粒重12g。

和血明目片 [保乙]

【药物组成】　蒲黄、丹参、地黄、墨旱莲、菊花、黄芩(炭)、决明子、车前子、茺蔚子、女贞子、夏枯草、龙胆、郁金、木贼、赤芍、牡丹皮、当归、川芎。辅料为糊精、硬脂酸镁。【功能主治】　凉血止血、滋阴化瘀、养肝明目。用于阴虚肝旺,热伤络脉所引起的眼底出血。【用法用量】　口服:每次5片,每日3次。【不良反应】　偶有胃肠不适。【制剂规格】　片剂:每片0.30g。

止血祛瘀明目片 [保乙]

【药物组成】　丹参、三七、赤芍、地黄、墨旱莲、茺蔚子、牡丹皮、女贞子、夏枯草、毛冬青、大黄、黄芩(酒炙)。【功能主治】　化瘀止血,滋阴清肝,明目。本品主要着眼于化瘀止血,促进出血吸收,并充分注意全身疾病的改善如血糖的改善、血压的改善、血液流变学的改善。临床用于阴虚肝旺,热伤络脉所致的眼底出血。【用法用量】　口服:每次5片,每日3次;或遵医嘱。【禁忌】　脾胃虚弱者不宜服。【制剂规格】　薄膜衣片:每片0.3g。

芪明颗粒 [保乙]

【药物组成】　黄芪、葛根、地黄、枸杞子、决明子、茺蔚子、蒲黄、水蛭。【功能主治】　益气生津、滋养肝肾、通络明目。用于2型糖尿病视网膜病变单纯型,中医辨证属气阴亏虚、肝肾不足、目络瘀滞证,症见视物昏花、目睛干涩、神疲乏力、五心烦热、自汗盗汗、口渴喜饮、便秘、腰膝酸软、头晕、耳鸣。【用法用量】　口服:开水冲服,每次1袋,每日3次。3~6个月为1个疗程。【禁忌】 服用本品期间应忌食辛辣油腻食物;脾胃虚寒者,出现湿阴胸闷、胃肠胀满、食少便溏者,或痰多者不宜使用本品。【注意】 服用本药期间仍需服用基础降糖药物,以便有效地控制血糖。若与大剂量养阴生津、活血化瘀中药合用,或与大剂量扩张血管药物合用,应咨询有关医师。【不良反应】 个别患者用药后出现胃肠不适等。个别患者服药后出现 ALT 的轻度升高,尚不能完全排除与本品有关;服药期间出现胃脘不适、大便稀溏者,可停药观察。【制剂规格】 颗粒剂:每袋4.5g。

益 视 颗 粒 [保乙]

【药物组成】 党参、当归、五味子(蒸)、山药、制何首乌、金樱子、覆盆子、厚朴(姜制)、木香、白术(焦)、山楂(焦)、石楠叶、菟丝子、六神曲(焦)。辅料为糊精。【功能主治】 滋肾养肝,健脾益气,调节视力。用于肝肾不足、气血亏虚引起的青少年假性近视及视力疲劳者。【用法用量】 口服:每次 15g,每日 3 次,开水冲服,饭前服用。【禁忌】 忌烟、酒、辛辣刺激性食物。平时注意眼部卫生,加强眼部锻炼;感冒时不宜服用。【禁忌】孕妇慎用。平时有眼胀,头痛,虹视或青光眼等症状的患者慎用;眼部如有炎症或眼底病者应去医院就诊。【制剂规格】 颗粒剂:每袋 15g。

芍 杞 颗 粒 [保乙]

【药物组成】 枸杞、白芍、菊花、当归等六味中药。【功能主治】 益肾、活血、明目。用于肾精不充,肝血不足,目失濡养而形成的弱视等症。【用法用量】 口服:颗粒剂,每次 1 袋,每日 3 次,开水冲服。【制剂规格】颗粒剂:每袋8g。

明珠口服液 [基]

【药物组成】 何首乌(制)、枸杞子、益母草、当归、白芍、赤芍、红花、决明子、珍珠母、夏枯草、菊花、车前子、茯苓、冬瓜子、甘草。【功能主治】滋肝补肾,养血活血,渗湿明目。用于肝肾阴虚所致的视力下降、视瞻有色、视物变形;中心性浆液性脉络膜视网膜病变见上述证候者。【用法用量】 口服:每次 10ml,每日 3 次,1 个月为 1 个疗程。【禁忌】 ①风热、肝大实证者不宜应用;②不宜食用烧烤炙煿、辛辣厚味刺激性强的食物;

忌烟酒;③防感冒、疲劳;宜配合静养。【注意】　孕妇慎用。【制剂规格】口服液:每支 10ml。

龙泽熊胆胶囊(熊胆丸)[典]

【药物组成】　龙胆 101g,地黄 76g,盐泽泻、当归、栀子、菊花、盐车前子、决明子、柴胡、防风、黄芩、木贼、黄连各 61g,薄荷脑 6.13g,大黄 101g,冰片 8g,熊胆粉 1.27g。加辅料适量精制成胶囊剂 1000 粒。【功能主治】清热散风,止痛退翳。用于风热或肝经湿热引起的目赤肿痛、羞明多泪。【用法用量】　口服:每次 4 粒,每日 2 次。小儿酌减。【禁忌】　孕妇忌服。【制剂规格】　胶囊剂(丸):每粒 0.25g。

增 光 片[基]

【药物组成】　党参、枸杞子、当归、远志、麦冬。【功能主治】　补益气血,滋养肝肾,明目安神,增强视力。主治少年近视。用于大、中、小学生视力迅速下降的中、轻度近视,可在短时间内恢复到 0.9～1.5。【用法用量】　口服:每次 4～6 片,每日 3 次。【制剂规格】　片剂:每片含原生药材 0.57g。

障眼明片(胶囊)[保乙]

【药物组成】　山萸肉、蕤仁肉、枸杞子、肉苁蓉、党参、黄芪、川芎、菊花、密蒙花、蔓荆子、石菖蒲。【功能主治】　补益肝肾,健脾调中,升阳利窍,退翳明目。用于初、中期白内障,陈旧性眼疾病,并适用于视力疲劳,精神困倦,头昏眼花,腰酸健忘等症。【用法用量】　口服:每次 4 片(粒),每日 3 次。或遵医嘱。【制剂规格】　片剂:每片 0.1g、0.42g,每瓶 100片;胶囊剂:每粒 0.3g。

熊 胆 丸

【药物组成】　熊胆、龙胆草、黄连粉、大黄、黄芩、决明子、菊花、地黄、栀子、木贼、冰片。【功能主治】　清热散风,止痛退翳。主治风热或肝经湿热眼疾。用于风热或肝经湿热引起的目赤肿痛、羞明多泪。【用法用量】　口服:每次 4 粒,每日 2 次;小儿酌减。【禁忌】　①孕妇禁用;②忌生冷油腻食物;忌食鱼虾发物,忌烟、酒刺激性食物。【注意】　肝肾不足

引起的头晕眼花、迎风流泪及脾胃虚寒、大便稀溏者慎用。【制剂规格】
丸剂:每丸 0.25g,每盒 12 粒。

复明片(颗粒、胶囊)^[保乙]

【药物组成】 羚羊角、蒺藜、木贼、菊花、车前子、夏枯草、决明子、人
参、山茱萸(制)、石斛、枸杞子、菟丝子、女贞子、石决明、黄连、谷精草、木
通、熟地黄、山药、泽泻、茯苓、牡丹皮、地黄、槟榔。【功能主治】 滋补肝
肾,养阴生津,清肝明目。用于青光眼、初、中期白内障及肝肾阴虚引起的
羞明畏光、视物模糊等病。【用法用量】 口服:片剂,每次 4 片;胶囊剂,
每次 4～5 粒;颗粒剂,每次 1 袋,开水冲服;均每日 3 次。30 天为 1 个疗
程。【禁忌】 禁止食用辛辣刺激性饮食。【制剂规格】 片剂:每片
0.3g,每瓶 90 片;颗粒剂:每袋 2g;胶囊剂:每粒 0.3g、0.4g。

杞菊地黄丸(合剂)^[保甲/保乙]

【药物组成】 枸杞子、菊花各 40g,熟地黄 160g,山茱萸(制)、山药各
80g,牡丹皮、茯苓、泽泻各 60g。【功能主治】 滋肾养肝。主治肝肾阴亏
所致眼疾。用于肝肾阴亏的眩晕、耳鸣、目涩畏光、视物昏花。【用法用
量】 口服:浓缩丸,每次 8 丸,每日 3 次;合剂,每次 10ml,每日 2 次。
【注意】 ①儿童及青年患者应去医院就诊。②脾胃虚寒,大便稀溏者慎
用。【制剂规格】 合剂:每瓶 120ml,每支 10ml,每盒 10 支;丸剂:每 8 丸
相当于原生药材 3g,每瓶 200 粒。

拨云退翳丸^[典/基/保乙]

【药物组成】 密蒙花、地骨皮、木贼、蔓荆子各 80g,蒺藜(盐炒)、当
归、川芎各 60g,菊花、黄连、蝉蜕、薄荷、楮实子各 20g,蛇蜕、甘草各 12g,
花椒 28g,天花粉 24g,荆芥穗 40g。【功能主治】 散风明目,消障退翳。
主治目翳外障,视物不清,迎风流泪。【用法用量】 口服:每次 1 丸,每日
2 次。【禁忌】 肝肾不足的白内障、昏花不宜用;忌辛辣食物。【制剂规
格】 大蜜丸:每丸 9g,每盒 10 丸。

补益蒺藜丸

【药物组成】 黄芪、芡实、茯苓、白术。【功能主治】 益肾明目,健脾

和胃。用于老眼昏花,视瞻昏渺;脾胃虚弱、肝肾不足引起的心跳气短、纳差。【用法用量】　口服:每次 2 丸,每日 2 次;小儿酌减。【制剂规格】蜜丸:每丸 6g。

琥珀还睛丸

【药物组成】　生地黄、熟地黄、当归、川芎、沙苑子、枸杞子、菟丝子等。【功能主治】　滋阴,清热明目。主治视瞻昏渺,弱视,青风内障。【用法用量】　口服:每次 1～2 丸,每日 3 次,白开水送服。【制剂规格】　蜜丸:每丸 4.5g。

开光复明丸[基]

【药物组成】　黄芩、黄连、黄柏、栀子、大黄、龙胆草、菊花、防风、白蒺藜、当归尾、红花、赤芍、玄参、生地黄、泽泻、生石决明、羚羊角、冰片。【功能主治】　清热解毒,泻肝祛瘀,散风明目,退翳。主治肝经热盛引起的暴发火眼,红肿痛痒,眼睑赤烂,云翳气蒙,羞明多眵。用于急性结膜炎、化脓性角膜炎、角膜实质炎、睑缘炎等。【用法用量】　口服:每次 1～2 丸,每日 2 次。【禁忌】　孕妇慎用;忌辛辣食物;体弱便溏者不宜服用。【制剂规格】　蜜丸:每丸 6g,每盒 10 丸。

清火眼丸[基]

【药物组成】　黄藤、黄连、龙胆草、梅片。【功能主治】　清热泻火,消肿止痛。主治肝火旺盛引起的凝脂翳、瞳神紧小以及脾胃湿热,复感风邪所致的目赤肿胀,羞明流泪,灼痒疼痛,大便秘结,小便黄赤,脉弦数,舌尖红赤,舌苔黄腻。用于睑缘炎、睑腺炎、急性结膜炎、角膜溃疡、急性虹膜睫状体炎、进行性翼状胬肉等。【用法用量】　口服:每次 4～6 丸,每日 3 次;小儿酌减。【禁忌】　脾胃虚寒者忌用;孕妇忌用。【制剂规格】　浓缩丸:每丸 0.18g,每小袋 10 丸。

二、滴眼液、眼膏

熊胆眼药水[保甲]

【药物组成】　熊胆汁的干燥品。【功能主治】　能清热解毒,去翳明目,镇痛止痒。主治眼疾。用于目赤痒痛症,急性或慢性卡他性结膜炎、流行性出血性结膜炎、流行性角结膜炎、春季卡他性结膜炎等;尚可用于解除眼疲劳。【用法用量】 外用:滴患眼,每次 1～2 滴,每日 3～5 次。【制剂规格】 滴眼液:每支 10ml。

珍珠明目滴眼液[保甲]

【药物组成】 珍珠液、冰片。【功能主治】 清肝,明目,止痛。用于早期老年性白内障、慢性结膜炎、视疲劳等。能近期提高早期老年性白内障的远视力,并能改善眼胀眼痛,干涩不舒,不能持久阅读等症状。【用法用量】 外用:滴入眼睑内,滴后闭目片刻,每次 1～2 滴,每日 3～5 次。【制剂规格】 滴眼液:每 1ml 含多肽 $20\mu g$,每支 8ml、10ml、15ml,塑料滴眼瓶。

四味珍层冰硼滴眼液(珍视明滴眼液)[基/保乙]

【药物组成】 珍珠层粉、天然冰片、硼砂、硼酸。【功能主治】 清热解痉,祛翳明目。主治肝阴不足、肝气偏盛所致的不能久视、轻度眼胀、眼痛、青少年远视力下降。用于青少年假性近视、视力疲劳、轻度青光眼见上述证候者。【用法用量】 外用:滴于眼睑内:每次 1～2 滴,每日 3～5 次。【注意】 真性近视应验光配镜治疗。开角型青光眼应配合其他降眼压药物治疗。【制剂规格】 滴眼液:每瓶装 8ml、15ml。

复方熊胆滴眼液[典]

【药物组成】 熊胆粉、天然冰片。【功能主治】 清热降火,退翳明目。主治肝火上炎,热毒伤络所致的白睛赤红、眵多、羞明流泪。用于急性细菌性结膜炎、流行性角膜炎见上述证候者。【用法用量】 外用:滴眼,每次 1～2 滴,每日 6 次;或遵医嘱。【注意】 虚寒证者不宜用;亦不能与其他点眼剂交叉共用。【制剂规格】 滴眼液:每瓶 8ml。

鱼腥草滴眼液[保乙]

【药物组成】 鲜鱼腥草。【功能主治】 清热,解毒,利湿。用于感染性结膜炎、眼睑炎、眼缘炎、角膜炎等。【用法用量】 外用:每次滴 1～2 滴于眼睑内,每日 5～6 次。或遵医嘱。据临床观察,同时用鱼腥草煎汤,热敷患眼部,其效更好。【制剂规格】　滴眼液:每支 8ml、10ml、15ml。

夏天无眼药水 [典/基/保乙]

【药物组成】　夏天无提取物,天然冰片。【功能主治】　活络明目舒筋。用于解除眼睫肌痉挛,防治青少年近视、远视力下降、不能久视、青少年假性近视症等。【用法用量】　外用:滴眼,每次 1~2 滴,每日 3~5 次。【禁忌】　青光眼患者禁用;不宜滴眼药剂量过多,次数过频。【制剂规格】滴眼液:每支 10ml(内含原阿片碱 10mg);尚有每支 8ml、5ml 的规格。

麝香明目滴眼液(散) [保乙]

【药物组成】　麝香、珍珠、冬虫夏草、冰片。【功能主治】　开窍,活血散结,消翳明目。用于白内障。【用法用量】　外用:滴眼,每次 3 滴,每日 2 次,其中每滴 1 滴要闭眼 15 分钟,1 个月为 1 个疗程,连续应用 3 个月。散剂遵医嘱用。【不良反应】　个别患者滴眼后有眼红不适、刺痛等刺激症状,半小时后可恢复正常。【制剂规格】　滴眼剂:每支 5ml;散剂:每瓶 0.3g,配有 5ml 溶媒。

板蓝根滴眼液 [保乙]

【药物组成】　板蓝根等。【功能主治】　清热解毒,有一定的抗病毒作用。用于结膜炎,角膜炎,疱疹性角膜炎,病毒性结膜炎,【用法用量】外用:滴入眼内,每次 1~2 滴,每日 6 次;7 日为 1 疗程。【制剂规格】　滴眼液:每支 8ml。

金珍滴眼液 [保乙]

【药物组成】　金银花、密蒙花、野菊花、薄荷、珍珠、冰片。【功能主治】　疏风、清热、明目、用于慢性卡他性结膜炎属风热滞目症,症见眼睑内红赤、羞明流泪、眼灼热痒痛,干涩不爽,久视疲劳等。【用法用量】　外用:每次 1~2 滴,每日 4 次。【不良反应】　眼睛烧灼感、干涩、局部刺激感、分泌物增多。【制剂规格】　滴眼液:每支 8ml。

双黄连滴眼剂 [保乙]

【药物组成】　金银花、黄芩、连翘。【功能主治】　驱风清热,解毒退翳,用于风邪热毒型单纯疱疹病毒性树枝状角膜炎。【用法用量】 外用:滴入眼睑内(临用前将1支药粉与1支溶剂配制成溶液,使充分溶解后使用)。每次1～2滴,每日4次。4周为1个疗程。【不良反应】 偶有眼部疼痛,流泪等轻度刺激症状。【注意】 ①如药液发生浑浊,应停止使用;配制好的滴眼液,应连续用完,不宜存放后使用,在使用过程中如药液发生浑浊,应停止使用。②药粉与溶剂混匀后,残留于玻璃瓶内的药液量在计量范围之外,请勿刻意取净。③取塞、扣接、混合过程中避免瓶口污染。【制剂规格】 滴眼剂:每支 60mg:5ml。

红眼消眼药水[基]

【药物组成】 大黄、丹参、草决明、野菊花、锌、硒。【功能主治】 清热解毒,清肝明目,活血化瘀。主治天行赤眼,春季卡他性结膜炎。用于急性传染性结膜炎、春季卡他性结膜炎、沙眼性角膜炎、角膜炎、急慢性结膜炎、眼科手术后疼痛等。【用法用量】 外用:滴眼,每次 2～3 滴,每日3 次。【制剂规格】 滴眼液:每支2ml。

八 宝 眼 药[基/保乙]

【药物组成】 珍珠、麝香、熊胆各 9g,海螵蛸(去壳)、硼砂(炒)各60g,朱砂 10g,冰片 20g,炉甘石(三黄汤飞)300g,地栗粉 200g。【功能主治】 消肿明目。主治目赤肿痛,眼缘溃烂,畏光怕风,眼角涩痒。用于睑缘炎,睑缘附近的皮肤、睫毛毛囊及所属腺体呈慢性亚急性炎症;泪囊炎,脓液及泪液从内眦部溢出;沙眼、急性结膜炎、巩膜炎、翼状胬肉、红肿等经点用后均有疗效。【用法用量】 外用:每用少许点入眼角,每日 2～3次。不可用药太多,否则会使眼睛干涩刺痛。外用于小儿外耳病、新生儿脐窝溃疡亦有良效。【制剂规格】 眼药粉:每瓶 5g、10g。

马应龙八宝眼膏[基/保乙]

【药物组成】 炉甘石、琥珀、麝香、牛黄、珍珠、冰片、硼砂、硇砂。【功能主治】 退赤,祛翳。主治眼睛红肿痛痒、流泪、沙眼、眼睑红烂等。用于防治老年性白内障。【用法用量】 外用:点入眼睑内,每次点半粒芝麻大小,每日 1～3 次。【不良反应】 点后多有刺激症状,只要闭目片刻即可消除。【制剂规格】 眼膏剂:每支 2.5g。

清凉眼药膏 [典/基]

【药物组成】　熊胆 5g,薄荷脑 3g,冰片、西瓜霜各 20g,硼砂 10g,炉甘石 50g,凡士林 620g。【功能主治】　消炎,抑菌,收敛止痒,退赤消肿。主治火热邪毒上攻引起的睑弦赤烂、椒疮、粟疮等病。用于急性卡他性结膜炎、睑缘炎、沙眼、睑腺炎、眼睑沙疹等。【用法用量】　外用:用玻璃棒挑取少许,点入眼睑内,或睑缘及皮肤患处,睑缘亦烂者在上药前,将睑缘痂脱屑洗去,然后上药膏,每日 1～3 次。【禁忌】　忌食辛辣刺激油腻食物。【制剂规格】　眼膏剂:每支 2g、16g。

白敬宇眼膏 [基]

【药物组成】　石决明、熊胆、珍珠、海螵蛸、硇砂、麝香、冰片、炉甘石。【功能主治】　明目消肿,散风止痒。主治暴发火眼、白睛红赤,眵泪胶黏、睑弦赤烂、刺痒难忍,白睛脔肉臃肿,色赤体厚、向黑睛攀生。用于急性结膜炎、睑缘炎、翼状胬肉进行型等。【用法用量】　外用:涂于睑缘部或眼睑内,每日 2～3 次。治愈后仍要继续涂药一段时间,以巩固疗效。【不良反应】　偶见过敏反应。【制剂规格】　眼膏剂:每支 1.2g。

消朦眼膏 [基/保乙]

【药物组成】　珍珠粉。【功能主治】　抑制角膜上皮细胞及角膜实质结缔组织增生和成纤维细胞的活性,使失序的胶原纤维有序化,促进角膜瘢痕的吸收,提高视力。主治各种疾病所遗留的新、老角膜瘢痕(角膜白斑、斑翳、云翳)。1 号用于角膜炎症、角膜溃疡所致角膜瘢痕和角膜混浊。2 号用于角膜外伤、角膜营养不良所致的角膜瘢痕和角膜混浊。对石灰烧伤、麻疹、水痘、天花、高热、腹泻后所形成的陈旧性角膜瘢痕亦有效。【用法用量】　外用:每次取适量点涂入角膜患处,每日 2～4 次,涂后做湿热敷半小时可增效。【禁忌】　眼压高者忌热敷。【制剂规格】　眼膏剂:每支 2.5g。

赛空青眼药 [基]

【药物组成】　炉甘石、赛空青药膏、麝香、冰片、熊胆。【功能主治】清热散风,退翳通络。主治风热上攻,目赤肿痛,黑睛生翳,流泪羞明,白睛红赤或混赤,天行赤眼,聚星障,凝脂障等。用于急性结膜炎、病毒性角膜炎、化脓性角膜炎等眼病。【用法用量】 外用:用干净玻璃棒将药膏置眼睑内结膜囊及睑缘部后,轻提下睑,再令患者闭眼片刻,每日 2～3 次或睡前用药 1 次。【禁忌】 忌辛辣、油腻食品;戒烟酒。【制剂规格】 眼膏:每支 0.25g。

紫金锭眼膏[基]

【药物组成】 炉甘石(煅)、冰片、石膏(煅)、大青盐、硼砂、凡士林、液状石蜡。【功能主治】 清热散风,除湿止痒。主治睑弦赤烂,白睛暴赤,针眼溃破。用于慢性睑缘炎、眦部睑缘炎及睑腺炎溃破后等疾病,症见睑弦潮红,甚至糜烂,干涩湿痒,白睛红赤,眵泪热结等,舌红、苔黄腻,脉数。【用法用量】 外用:将眼膏少许(净玻棒)涂于皮肤患处或睑缘及眼内结膜囊内,每日 2～3 次或睡前用药 1 次。睑缘赤烂者在上药时,将睑缘痂脱屑洗去,然后上眼药膏。【禁忌】 忌食辛辣刺激油腻食品。【制剂规格】 眼膏剂:每支 2g。

三、眼用散剂、锭剂

风火眼药散[基]

【药物组成】 炉甘石、黄连、硼砂、琥珀、人工牛黄、冰片、熊胆、麝香。【功能主治】 清热散风,退翳明目。主治风火外邪上扰于目之外障眼病,暴风客热,天行赤眼,睑生风粟,胬肉攀睛,黑睛生翳。用于急性结膜炎、过敏性结膜炎、流行性结膜炎、沙眼、翼状胬肉、化脓性角膜炎初起等病。【用法用量】 外用:用消毒玻璃棒蘸药粉如小米粒大小,点于睑缘近泪点处,每日 2 次;除胬肉外,一般治愈即可停药。【制剂规格】 散剂:每瓶 0.6g,附消毒玻璃小眼棒。

鸡 肝 散[基]

【药物组成】 鲜鸡肝(蒸)、石决明(煅)、谷精草、夜明砂、密蒙花、蝉蜕。【功能主治】 健脾养血,清肝退翳。主治夜盲目暗、黑睛障翳及小儿疳积上目,成人肝虚雀目之症。用于维生素 A 缺乏引起的角膜软化症,亦用于新鲜蔬菜短缺或平素偏食不喜食蔬菜者,久病虚弱脾胃虚衰引起消化不良者,临床表现为夜视不见、眼干羞明者。【用法用量】　口服:成年人每次 10g,每日 2 次;儿童酌减。【注意】　忌影响消化的食物,可多食富含营养易于消化的食物,如蔬菜、动物肝脏等。【制剂规格】　散剂:每瓶 10g,每盒(袋)10 瓶。

拨　云　散 [基]

【药物组成】　炉甘石(煅)、熊胆、冰片、麝香。【功能主治】　明目退翳,散热解毒。主治黑睛病变初期、羞明流泪、赤痛目暗及其病变愈合后所致的瘢痕,并能兼治因风热所致的外障眼病。用于单纯疱疹性角膜炎、角膜云翳或斑翳及急性结膜炎且具有传染性者。【用法用量】　外用:用消毒玻璃小眼棒蘸取药粉如小米粒大小,点于睑缘处,每日 2~3 次,2 个月为 1 个疗程。风火外障者,一般 1 周即可治愈,黑睛翳膜者可连续用 3 个疗程。【注意】　切勿用量过多,且不可点于下睑穹窿部,否则会有损黑睛。【制剂规格】　散剂:每瓶 0.9g。

拨云散眼药 [基/保乙]

【药物组成】　牛黄、麝香、冰片、朱砂、琥珀、硇砂、硼砂、炉甘石(煅)。【功能主治】　清热消炎,明目退翳。治眼疾。用于暴发火眼、眼边赤烂、云翳遮睛。【用法用量】　外用:每用少许,点于眼角,每日 2~3 次。【制剂规格】　散剂:每瓶 0.5g、2.5g。

保光清凉散 [基]

【药物组成】　珍珠、炉甘石(煅)、硼砂(煅)、麝香、黄丹、冰片、玄明粉、大青盐、朱砂。【功能主治】　清凉散热。治暴风客热,睑生偷针,凝脂翳,瞳神紧小等。用于急性结膜炎、睑腺炎、化脓性角膜炎、虹膜睫状体炎。【用法用量】　用消毒玻璃小眼棒蘸取药粉如小米粒大,点于睑缘处,每日 3 次。如睑腺炎(麦粒肿),可用灭菌生理盐水调敷患处。【注意】切勿用量过多,不可点于睑穹窿部,否则会损伤黑睛。【制剂规格】　散剂:每瓶 0.6g。

特灵眼药散

【药物组成】　牛黄、麝香、熊胆、珍珠、冰片、硼砂、琥珀、珊瑚、海螵蛸、樟丹、大青盐、石蟹、炉甘石。【功能主治】　明目退翳,清热消肿。主治目睛赤白,聚星翳,凝脂翳,宿翳等病,症见白睛赤肿,眵泪热结,赤膜下垂,黑睛星翳等;舌红苔黄,脉数。用于沙眼、眼睑及皮肤炎、眼睑湿疹、病毒性角膜炎、化脓性角膜炎或角膜云翳、斑翳等。【用法用量】　外用:用消毒玻璃点眼棒蘸冷开水,取药粉如小米粒大,点于睑缘,每日3次。如眼睑病者可用粉末调冷开水如膏状涂于患部。【禁忌】　忌辛辣刺激、油腻食物;忌烟酒。【注意】　切勿用量过多,且不可点于下睑穹窿部。【制剂规格】　散剂:每瓶0.48g、0.75g。

障　翳　散 [基]

【药物组成】　炉甘石(制)、牛胆干膏、羊胆干膏、珍珠、琥珀、天然冰片、麝香、硼砂、海螵蛸、黄连素、维生素 B_2、怀山药、无水硫酸钙。【功能主治】　行滞祛瘀,退障消翳。主治圆翳内障初发期、黑睛宿翳等。用于老年性白内障初期、角膜云翳、斑翳、白斑。【用法用量】　外用:用消毒玻璃点眼棒蘸取药粉如小米粒大,点于下睑缘处,每日3次,2个月为1个疗程,可连续用2个疗程。【禁忌】　忌辛辣刺激、油腻食物;忌烟酒。【注意】　切勿用量过多,且不可点于下睑穹窿部。【制剂规格】　散剂(黄色):每瓶0.3g。

瓜子眼药锭 [基]

【药物组成】　炉甘石、熊胆、鲜荸荠、冰片、麝香、冰糖。【功能主治】清热明目,消肿退翳。治暴发火眼,红肿疼痛,外障云翳,眼边赤烂。用于卡他性结膜炎、沙眼、睑缘炎、化脓性结膜炎等。【用法用量】　外用:用冷开水化开,点入眼内;或用开水泡开,先熏后洗。每日2~4次,浸液可用1日,翌日再换。【注意】　熏洗时勿烫伤眼部。【制剂规格】　锭剂:每粒0.47g,每袋1粒。

拨　云　锭 [基]

【药物组成】　麝香、龙胆草。【功能主治】　明目退翳,解毒散结,消炎止痛。外用主治眼、咽喉、口腔及牙科各种炎症。用于暴发火眼,目赤肿痛,风痒流泪,云翳胬肉;牙龈肿痛,喉舌炎症;无名肿痛。【用法用量】外用:眼科,取药锭少许或适量,用生理盐水或冷开水化开,点入眼角内,每日 2～3 次;口腔科,溶于少许开水中,涂于无名肿痛处。口服:口腔科,每次 1 锭,每日 3 次,含服。【禁忌】　孕妇忌口服。【制剂规格】　锭剂:每盒 4 锭。

第二节　耳科疾病用药

红　棉　散[基]

【药物组成】　枯矾、胭脂、炉甘石、冰片、麝香。【功能主治】　化毒收敛,止痒消肿。主治肝经郁热,耳内生疮,流脓痛痒;小儿胎热耳疳,肿痛不已,流水流脓,旋愈旋发。用于化脓性中耳炎、慢性单纯性中耳炎、外耳道炎、耳部湿疹等。【用法用量】　外用:先用消毒棉揩净耳内脓水后,再用少量药粉于患处治疗。每日 2 次。【注意】　忌食辛辣、油腻食物。【制剂规格】　散剂:每瓶 1.5g、3g。

耳聋左慈丸[保甲]

【药物组成】　磁石(煅)、竹叶、柴胡各 20g,熟地黄 160g,山茱萸(制)、山药各 80g,牡丹皮、茯苓、泽泻各 60g。【功能主治】　滋肾平肝。主治肝肾阴虚,耳鸣耳聋,头晕目眩,视物不清。用于药物中毒性聋、神经性聋、突发性聋。【用法用量】　口服:水蜜丸,每次 6g;小蜜丸,每次 6g;大蜜丸,每次 1 丸,均每日 2 次。【注意】　禁与四环素类药物合用。【制剂规格】　水(小)蜜丸:每 20 粒重 0.3g,每瓶 250g、125g;大蜜丸:每丸 9g。

耳聋丸(胶囊)[保乙]

【药物组成】　龙胆草、黄芩、生地黄、泽泻、木通、栀子、当归、石菖蒲、甘草、羚羊角粉。【功能主治】　清肝胆实热,通窍利湿。主治肝胆实热引起的耳聋及耳内生脓,耳窍不通,上焦湿热,头晕头痛。用于神经性聋、耳鸣,化脓性中耳炎、外耳道炎、疖肿等。【用法用量】　口服:蜜丸,每次 1 丸,每日 2 次;胶囊剂,每次 3 粒,每日 2 次。7 天为 1 个疗程。【禁忌】　孕妇忌服。【制剂规格】　蜜丸:每丸 6g,每盒 10 丸;胶囊剂:每粒 0.42g。

滴 耳 油 [保甲]

【药物组成】 黄柏、冰片、五倍子、薄荷油、核桃油。【功能主治】 清热解毒,燥湿消肿。主治肝经湿热蕴结所致的耳鸣耳聋、听力下降、耳内生疮、肿痛刺痒、耳流脓水、久不收敛。用于化脓性中耳炎、外耳道疖肿见上述证候者。【用法用量】 外用:滴耳,先搽净脓水,每次滴 2～3 滴,每日 3～5 次。【禁忌】 ①忌辛辣油腻饮食;②暂不宜游泳,防止污水入耳。【注意】 ①耳内流脓日久,属虚证者,或虚实夹杂之证者慎用;②经消炎且消除脓液,在化脓性中耳炎痊愈后,可行耳膜修补术等综合治疗,尽快恢复听力。【制剂规格】 油剂:每瓶 3g。

耳 炎 液

【药物组成】 白矾、竹叶、柴胡、硼砂、麝香草酚。【功能主治】 清热消肿,敛湿去脓。主治肝胆湿热所致的脓耳,症见耳底肿痛,耳内流脓。用于急慢性化脓性中耳炎见上述证候者。【用法用量】 外用:滴耳,每次2～3滴,每日 2～3 次。【禁忌】 忌辛辣油腻饮食。避免浴水、污水入耳。【注意】 ①若流脓日久,属虚证者,或虚实夹杂证者慎用;②可配合托毒生肌敛疮的内服药同用;③经消炎且消除脓液,在化脓性中耳炎痊愈后,可行耳膜修补、鼓室成形或中耳突根治术,以尽快恢复听力。【制剂规格】 滴耳液:每瓶 5ml。

通窍耳聋丸 [基/保乙]

【药物组成】 龙胆、黄芩、栀子(姜炙)、芦荟、青黛、天南星(矾炙)、当归、熟地黄、柴胡、木香、青皮(醋炙)、陈皮。【功能主治】 清肝泻火,通窍润便。主治肝经热盛所致的耳鸣耳聋、听力下降、耳底肿痛、头目眩晕、目赤口苦、胸膈满闷、大便秘结。用于神经性聋、外耳道疖见上述证候者。【用法用量】 口服:每次 6g,每日 2 次。【禁忌】 ①阴虚火旺、脾胃虚寒者忌用;②忌辛辣油腻饮食。【注意】 孕妇、体弱者慎用;疖肿局部可配合外用药涂敷患处。【制剂规格】 丸剂:每 100 粒重 6g。

第三节　鼻科疾病用药

一、内服治疗药

藿胆丸(片、滴丸)[典/保甲]

【药物组成】　广藿香 4000g,猪胆膏 315g。【功能主治】　清风热,通鼻窍。治鼻渊诸证。用于慢性鼻炎、慢性副鼻窦炎,由于风热上扰引起的鼻塞,时流浊涕。【用法用量】　口服:丸剂,每次 3～6g,滴丸,每次 4～6粒(丸);均每日 2 次;片剂,每次 3～5 片,每日 2～3 次。或遵医嘱。【禁忌】　忌辛辣、鱼腥食物。对本品中任何成分过敏者均禁用。【制剂规格】丸剂:每 4 瓶 36g,每 1g 猪胆粉以含猪去氧胆酸($C_{24}H_{40}O_4$)和鹅去氧胆酸($C_{24}H_{40}O_4$)的总量计,不得少于 12.0mg;片剂:0.2g;滴丸:50mg。

鼻炎康片[基/保甲]

【药物组成】　野菊花、黄芩、猪胆汁、薄荷、麻黄、藿香、苍耳子、鹅不食草、当归、氯苯那敏。【功能主治】　宣肺通窍,清热解毒,消肿止痛。主治鼻炎症。用于外感风邪、肺经有热,或中焦、肝胆蕴热所致的伤风鼻塞、鼻衄、鼻渊及鼻窍不利,流涕,头痛发热,不闻香臭等症。【用法用量】　口服:每次 2～4 片,每日 3 次。【禁忌】　外感风寒未化热,或虚证鼻病忌用。【不良反应】　偶有轻度嗜睡,停药后自行消失。【制剂规格】　片剂:每片含氯苯那敏 1mg,每瓶 30 片、60 片。

辛芩颗粒[典/保甲]

【药物组成】　细辛、黄芩、荆芥、防风、白芷、苍耳子、黄芪、白术、桂枝、石菖蒲各 200g。精制成含蔗糖粉颗粒剂 4000g;或两次煎液经浓缩、喷雾干燥,加入适量的糊精、矫味剂制成无糖型颗粒 1000g。【功能主治】益气固表,祛风通窍。用于肺气不足、风邪外袭所致的鼻痒、喷嚏、流清涕、易感冒;过敏性鼻炎见上述证候者。鼻衄、鼻窒、鼻息肉术后复发、喉源性咳嗽、上呼吸道感染、春季性结膜炎等亦可使用。【用法用量】　口服:每次 1 袋,每日 3 次,开水冲服。20 日为 1 个疗程。【禁忌】　忌烟酒,忌辛辣饮食。不可过量、长期应用。【注意】 外感风热或风寒化热者慎用;兼肾阳虚衰、正气不足者,应配合(伍)补肾药同用。【制剂规格】 颗粒剂:每袋 20g(含蔗糖)、5g(无糖型)。

香菊片(胶囊)[保甲]

【药物组成】 化香树果序、夏枯草、野菊花、生黄芪、辛夷、防风、白芷、甘草、川芎。【功能主治】 辛散祛风,清热通窍。主治鼻炎。用于治疗急慢性鼻窦炎、鼻炎等及伤风感冒引起的头痛、急性咽炎、腭扁桃体炎。【用法用量】 口服:每次 2～4 片(粒),每日 3 次。【制剂规格】 片剂:每片 0.3g;胶囊剂:每粒 0.3g。

通窍鼻炎片(胶囊、颗粒)[典/保乙]

【药物组成】 苍耳子(炒)200g,黄芪 250g,防风、白芷、辛夷、白术(炒)各 150g,薄荷 50g。【功能主治】 散风消炎,宣通鼻窍。主治鼻炎。用于肺气虚复感风邪型鼻渊,症见体虚自汗、反复感冒、鼻塞、流涕、前额头痛。【用法用量】 口服:片剂,每次 5～7 片;颗粒剂,每次 1 袋;胶囊剂,每次 4～5 粒;均每日 3 次。【禁忌】 外感风热、流清涕的鼻病患者忌用。【注意】 ①用药后感觉唇部麻木者,应停药;②药物性状发生改变时禁用;③过敏性鼻炎、慢性鼻炎等病缠绵不愈,或鼻息肉而引起的鼻塞头痛应去医院就诊。【制剂规格】 片剂:每片 0.25g;胶囊剂:每粒 0.4g;颗粒剂:每袋 2g。

小儿鼻炎片[保乙]

【药物组成】 藁本、防风、白芷、苍耳子(去刺炒)、蓼大青叶、蒲公英、升麻、甘草。【功能主治】 具有散风,清热的功效。用于小儿慢性鼻炎。【用法用量】 口服:3-5 岁每次 3 片;5-10 岁每次服 5 片;每日 2～3 次。【禁忌】 忌食辛辣,油腻食物。【注意】 偶有胃肠不适。【制剂规格】 片剂:每片 0.3g。

胆香鼻炎片[基]

【药物组成】 猪胆汁膏、广藿香、白芷、苍耳子、鹅不食草、荆芥、金银花、野菊花、薄荷脑。【功能主治】 消炎清热,祛风散寒,通窍止痛。主治鼻渊。用于慢性单纯性鼻炎、过敏性鼻炎、急慢性鼻窦炎。【用法用量】口服:每次 4 片,每日 3 次;温开水送服,儿童减半。【禁忌】　忌辛辣鱼腥油腻食物。【制剂规格】　糖衣片:每片 0.35g,每瓶 40 片。

鼻 舒 适 片 [保乙]

【药物组成】　苍耳子 364g,野菊花 145g,鹅不食草、墨旱莲、蒺藜各 218g,白芷、防风各 109g,白芍各 145g,胆南星 70g,甘草 73g,扑尔敏 0.3g。【功能主治】　清热消炎,通窍。治鼻渊(炎)。用于治疗慢性鼻炎、过敏性鼻炎、慢性鼻窦炎引起的喷嚏、流涕、鼻塞、头痛。【用法用量】　口服:每次 4～5 片,每日 3 次。【注意】　胃溃疡患者宜饭后服用;用药期间不宜驾驶车辆、管理机器及高空作业。【制剂规格】　片剂:0.22g。

鼻渊舒口服液(胶囊) [典/保乙]

【药物组成】　辛夷、苍耳子、黄芪、白芷、柴胡、栀子、薄荷、川芎、细辛、茯苓、木通、黄芪。【功能主治】　清热解毒,疏风排脓,止痛,通鼻窍。具有抗炎、抗过敏、镇痛、解热等作用。主治鼻渊(炎)。用于急慢性鼻窦炎、鼻炎及感冒鼻塞等鼻部炎症。【用法用量】　口服:口服液,每次 10ml,每日 2～3 次;胶囊剂,每次 3 粒,每日 3 次,7 日为 1 个疗程。【注意】　久存后若有沉淀不影响疗效,摇匀后服用。【制剂规格】　口服液:每支 10ml,每盒 6 支、3 支;胶囊剂:每粒 0.3g。

鼻窦炎口服液 [典/保乙]

【药物组成】　辛夷、苍耳子、龙胆草、栀子、黄芩、柴胡、桔梗、白芷、川芎、茯苓、荆芥、薄荷、黄芪、川木通。【功能主治】　清热燥湿,通利鼻窍。主治鼻窦炎。适用于急慢性鼻炎、副鼻窦炎,症见鼻塞不通、流黄稠涕。【用法用量】　口服:每次 10ml,每日 3 次,20 日为 1 个疗程。【制剂规格】口服液:每支 10ml,每盒 6 支、10 支。

鼻咽清毒颗粒 [基/保乙]

【药物组成】　野菊花、茅莓、苍耳子、重楼、两面针、夏枯草、龙胆、党参。【功能主治】　清热解毒,化痰解结。主治鼻咽部炎症。用于热毒蕴结鼻咽,鼻咽肿痛,以及鼻咽部慢性炎症,鼻咽癌放疗后分泌增多。【用法用量】 口服:每次 20g,每日 2 次。30 日为 1 个疗程。5 岁以上儿童半量;5 岁以下儿童 1/3 量。【注意】 身体极度虚弱者慎用。【制剂规格】颗粒剂:每袋 10g。

苍耳子鼻炎胶囊(滴丸)[基/保乙]

【药物组成】 苍耳子浸膏粉、石膏粉、白芷粉、冰片、辛夷花挥发油、薄荷脑、辛夷花浸膏粉、黄芩浸膏粉。【功能主治】 疏风清肺热,通鼻窍止头痛。治鼻炎。用于风热型鼻炎,包括急慢性鼻炎、鼻窦炎、过敏性鼻炎。【用法用量】 口服:胶囊,每次 2 粒,每日 3 次,饭后服用。滴丸,每次 28 丸,每日 3 次。【注意】 胃虚寒者慎用。【制剂规格】 胶囊剂:每粒 0.4g;滴丸:每丸 43mg。

苍鹅鼻炎片

【药物组成】 苍耳子、白芷、黄芩、鹅不食草、野菊花、荆芥、广藿香、猪胆膏、薄荷油、鱼腥草素钠、马来酸氯苯那敏。【功能主治】 清热解毒,疏风通窍。主治鼻炎。用于风热蕴毒所致的过敏性鼻炎、慢性单纯性鼻炎及鼻窦炎引起的头痛、鼻塞、流涕等症。【用法用量】 口服:每次 3~4 片,每日 3 次,饭后服用。【制剂规格】 片剂:每片相当于原药材 4.35g。

藿胆鼻炎胶囊[基]

【药物组成】 苍耳子提取物、广藿香油、精制猪胆干膏。【功能主治】清风热,通鼻窍。主治鼻炎。用于肝胆湿热型急慢性鼻窦炎、鼻炎和过敏性鼻炎等。【用法用量】 口服:每次 2 粒,每日 3 次。【注意】 不可久服,凡服本药后,口唇麻木者,应停药。【制剂规格】 胶囊剂:每粒 0.4g。

防芷鼻炎片[基]

【药物组成】 苍耳子、白蒺藜、鹅不食草、白菊花、防风、白芷、白芍、墨旱莲、胆南星、甘草、蒺藜。【功能主治】 清热消炎,祛风通窍。治鼻炎。用于过敏性鼻炎及副鼻窦炎等,症见体虚自汗,反复感冒,鼻塞,流涕,嗅觉减退,前额痛,主要用于肺气虚,复感风邪袭肺,湿热郁于鼻窍证。【用法用量】 口服:每次 5 片,每日 3 次,饭后服用。【注意】 胃溃疡者慎用,孕妇遵医嘱。【制剂规格】 片剂:每片 1.25g,每瓶 100 片。

畅鼻通颗粒[基]

【药物组成】　桂枝、白芍、荆芥、防风、薄荷、黄芩、当归、甘草。【功能主治】　调和营卫,解表散风。主治外感风寒、营卫失和所致的恶风有汗、头痛、喷嚏或鼻塞时轻时重,疹块色白发痒。用于过敏性鼻炎(鼻鼽)、荨麻疹(风团)见上述证候者。【用法用量】　口服:每次 12g,每日 3 次,开水冲服。【禁忌】　避免过食生冷、鱼虾等物,宜食温补之品。【注意】　外感风热者慎用。【制剂规格】　颗粒剂:每袋 12g。

辛夷鼻炎丸[基/保乙]

【药物组成】　苍耳子、辛夷、薄荷、紫苏叶、防风、山白芷、菊花、广藿香、鹅不食草、板蓝根、鱼腥草、三叉苦、甘草。【功能主治】　祛风宣窍,清热解毒。主治风热上攻,热毒蕴肺所致的鼻塞、鼻流清涕或浊涕、发热、头痛。用于慢性鼻炎、过敏性鼻炎、神经性头痛见上述证候者。【用法用量】口服:每次 3g,每日 3 次。【禁忌】　①忌辛辣饮食,戒烟酒;②不宜过量、长期服用。【注意】　外感风寒、肺脾气虚、气滞血瘀者慎用。【制剂规格】丸剂:每袋 3g,每瓶 108g。

鼻 康 片

【药物组成】　鹅不食草、鱼腥草、大蓟根、漆姑草、绣线菊、路路通、羊耳菊等。【功能主治】　清热解毒,疏风消肿,利咽通窍。用于风热所致的急慢性鼻炎、鼻窦炎及咽炎。【用法用量】　口服:每次 4～5 片,每日 3 次,饭后温开水送服。【禁忌】　孕妇禁用;忌烟酒、辛辣、鱼腥食物。【注意】　不宜同服滋补性中药;脾虚便溏者慎用;连用 3 日未见好转应去医院诊治。【制剂规格】　片剂:每片 0.35g。

鼻炎通窍颗粒

【药物组成】　辛夷、苍耳子(炒)、麻黄、白芷、薄荷、藁本、黄芩、连翘、野菊花、天花粉、地黄、丹参、茯苓、甘草。【功能主治】　疏风清热,宣肺通窍。用于急鼻渊(急性鼻窦炎)属外邪犯肺证,症见前额或颧骨部压痛,鼻塞时作,流涕黏白,或黏黄,或头痛,发热,苔薄黄或白,脉浮。【用法用量】口服:每次 15g,每日 3 次,开水冲服。【禁忌】　忌食辛辣、鱼腥等食物。

【注意】 脾虚者及运动员慎用。【不良反应】 偶见腹泻。【制剂规格】
颗粒剂:每袋 15g。

辛芳鼻炎胶囊[基]

【药物组成】 辛夷、水牛角浓缩粉、黄花、龙胆、柴胡、白芷、川芎、细
辛、薄荷、菊花、荆芥穗、防风、蔓荆子(炒)、桔梗、枳壳(炒)。【功能主治】
解表散风,清热解毒,宣肺通窍。用于风热蕴肺所致的慢性鼻炎、鼻窦炎。
【用法用量】 口服:每次 6 粒,每日 2～3 次。小儿酌减。15 日为 1 个疗
程。【禁忌】 忌辛辣饮食,戒烟酒;不可过量服用。【注意】 外感风寒、
肺脾气虚及气滞血瘀者慎用;孕妇慎用。【制剂规格】 胶囊剂:每
粒 0.25g。

鼻 渊 丸[典]

【药物组成】 苍耳子 672g,辛夷 126g,金银花 42g,茜草 42g,野菊花
42g。炼蜜适量,共制成水蜜丸 1000g。【功能主治】 祛风宣肺,清热解
毒,通窍止痛。用于鼻塞鼻渊,通气不畅,流涕黄浊,嗅觉不灵,头痛,眉棱
骨痛。【用法用量】 口服:每次 12 丸,每日 3 次。【制剂规格】 水蜜丸:
每 10 丸重 2g,每 1 丸含辛夷以木兰脂素($C_{23}H_{28}O_7$)计,不得少于 48μg。

苓芷鼻炎糖浆(鼻炎糖浆)[典/保乙]

【药物组成】 黄芩、白芷、苍耳子、辛夷各 156g,麻黄 72g,薄荷 73g。
辅料为蔗糖 650g,苯甲酸钠 2g,羟苯乙酯 0.5g,精制成 1000ml。【功能主
治】 清热解毒,消肿通窍。用于急性鼻炎。【用法用量】 口服:每次
20ml,每日 3 次。【制剂规格】 糖浆剂:每瓶 150ml。本品每 1ml 含黄芩
以黄芩苷($C_{21}H_{18}O_{11}$)计,不得少于 2.0mg。

鼻 炎 片[典/基/保乙]

【药物组成】 苍耳子、辛夷、野菊花、五味子、白芷、防风、连翘、甘草、
荆芥、黄柏、知母、桔梗、麻黄、细辛。【功能主治】 祛风宣肺,清热解毒。
治鼻渊。用于急慢性鼻炎、副鼻窦炎、鼻息肉、过敏性鼻炎及萎缩性鼻炎
等。【用法用量】 口服:每次 3～4 片,每日 3 次,饭后温开水送服,或遵
医嘱,小儿酌减。【禁忌】 忌辛辣刺激性食物。【制剂规格】 片剂:每片

0.3g,每瓶 100 片。

鼻 炎 片 ^[典/基/保乙]

【药物组成】　苍耳子、辛夷、防风、连翘、野菊花、五味子、桔梗、白芷、知母、荆芥、甘草、黄柏、麻黄、细辛。辅料为硬脂酸镁、碳酸钙、蔗糖、薄膜包衣料。【功能主治】　祛风宣肺,清热解毒。用于急、慢性鼻炎风热蕴肺证,症见鼻塞、流涕、发热、头痛。也用于副鼻窦炎、鼻息肉、过敏性鼻炎及萎缩性鼻炎等见上述证候者。【用法用量】　口服:每次 2 片,每日 3 次,饭后温开水送服,或遵医嘱,小儿酌减。【禁忌】　忌辛辣刺激性食物。【制剂规格】　薄膜衣片:每片 0.5g,每瓶 100 片。

鼻 通 丸 ^[基]

【药物组成】　辛夷、苍耳子(炒)、白芷、鹅不食草、薄荷、黄芩、甘草、蜂蜜。【功能主治】　清风热,通鼻窍。治鼻炎。用于慢性鼻炎、鼻窦炎及因外感风热或风寒化热,鼻塞流涕,头痛流泪。【用法用量】　口服:每次 2 丸,每日 2 次,温开水送服。【制剂规格】　蜜丸:每丸 9g,每盒 10 丸。

鼻 炎 灵 片

【药物组成】　苍耳子、辛夷、白芷、细辛、黄芩、川贝母、淡豆豉、薄荷油。【功能主治】　透窍消肿,祛风退热。治鼻炎。用于慢性鼻窦炎、鼻炎及鼻塞头痛,浊涕臭气,嗅觉失灵等。【用法用量】　口服:每次 2～4 片,每日 3 次,饭后温开水送服。2 周为 1 个疗程。【禁忌】　忌辛辣食物。【制剂规格】　片剂:每片 0.3g。

千柏鼻炎片(胶囊) ^[保乙/典]

【药物组成】　千里光 2424g,卷柏 404g,羌活 160g,决明子 242g,麻黄 81g,川芎、白芷各 80g。【功能主治】　清热解毒,活血祛风。主治毒邪久留、气滞血瘀性鼻炎。用于急慢性鼻炎、慢性肥厚性鼻炎、鼻窦炎、咽炎等。【用法用量】　口服:片剂,每次 3～4 片;胶囊剂,每次 2 粒;均每日 3 次。2 周为 1 个疗程,症状减轻后减量或遵医嘱。【不良反应】　罕见胸肩颈部疼痛、额部出汗、咽部发干,停药后消失。【制剂规格】　片剂:每片 0.31g,每瓶 100 片;胶囊剂:0.5g,每盒 24 片。

利 鼻 片 [典/基]

【药物组成】 黄芩、辛夷、白芷各 100g,苍耳子 150g,薄荷 75g,细辛 25g,蒲公英 500g。【功能主治】 清热解毒、祛风开窍。用于风热蕴肺所致的伤风鼻塞、鼻渊、鼻流清鼻涕或浊涕。【用法用量】 口服:每次 4 片,每日 2 次。【禁忌】 禁忌辛辣油腻食物。【注意】 孕妇慎用。【制剂规格】 糖衣片:每片片芯重 0.25g。

二、外用喷雾剂、酊剂、油剂

滴通鼻炎水喷雾剂 [保乙]

【药物组成】 蒲公英 120g,细辛 50g,石菖蒲、黄芩各 60g,麻黄、苍耳子各 50g,白芷、辛夷各 25g。【功能主治】 祛风清热,宣肺通窍。治鼻炎。用于感冒鼻塞及鼻窒(慢性鼻炎)、鼻鼽(过敏性鼻炎)、鼻渊(鼻窦炎)。【用法用量】 滴鼻:除盖,喷颈伸入鼻前庭,每次鼻腔喷药 0.02～0.04ml(按压 1 或 2 次),每日 3～4 次,15 日为 1 个疗程。感冒鼻塞不受疗程限制。【制剂规格】 喷雾剂:每支 16ml。

鼻炎滴剂 [基/保乙]

【药物组成】 黄芩苷、盐酸麻黄碱、金银花提取液、辛夷油、冰片。【功能主治】 散风,清热,通窍。治鼻炎。用于风热蕴肺型急、慢性鼻炎。【用法用量】 滴鼻:每次 2～4 滴,1 个月为 1 个疗程。【制剂规格】 滴鼻剂:每瓶 5ml,每 1ml 中含黄芩苷 20mg。

欧龙马滴剂(仙璐贝滴剂) [保乙]

【药物组成】 欧龙胆、报春花、酸模、洋接骨木、马鞭草。内含 1%乙醇。【功能主治】 能化解鼻咽部及中耳等部位的分泌物。用于急性鼻窦炎以及慢性鼻窦炎的急性发作,包括鼻炎引起的流涕,通气不畅;呼吸道感染引起的排痰不畅;咽喉炎引起的排痰不畅以及中耳炎等。【用法用量】 滴鼻:第 1～5 天,每次 100 滴(约为 6.21ml);第 6～10 天,每次 50 滴(约为 3.1ml),均每日 3 次。【注意】 在药液存放过程中,如出现轻微浑浊或沉淀不会影响疗效;用药前先摇匀;取药时应将药瓶垂直握住,滴入服药容器。【禁忌】　用药期间应禁止从事禁酒性工作;肝病患者、对酒精过敏者及酒精中毒者,以及正在使用头孢菌素类抗生素、甲硝唑及呋喃唑酮的患者均禁用。【不良反应】　极少数患者有轻度胃肠道不适;罕见过敏反应,如皮疹、呼吸异常,需立即停药并对症处理。【制剂规格】　滴鼻剂:每瓶 50ml。

如 意 油 [基]

【药物组成】　乳香、防己、细辛、甘草、杏仁、荆芥、桂枝、香附、大黄、薄荷油、冰片、丁香罗勒油、广藿香油。【功能主治】　祛风散寒,行气活血、醒脑镇痛。主治伤风鼻塞,局部冻伤。临床用于急性鼻炎、冻伤等。症见鼻塞不通,不闻香臭,头痛头胀,恶寒发热,鼻流清涕;或皮肤苍白,甚则红肿,灼痛或痛痒麻木,并可出现大小不等的水疱或肿块者。【用法用量】　外用:取适量搽患处。【注意】　热痹慎用。【制剂规格】　油剂:每瓶 10ml。

第四节　咽喉科疾病用药

牛黄解毒片(丸、胶囊、软胶囊) [基/保甲]

【药物组成】　人工牛黄、雄黄、石膏、大黄、黄芩、桔梗、冰片、甘草。【功能主治】　清热解毒,散风止痛。用于肺胃蕴热,风火上攻所致的头目眩晕,口鼻生疮,风火牙痛,暴发火眼,咽喉疼痛,疖腮红肿,大便秘结,皮肤瘙痒。【用法用量】　口服:片剂,每次 2~3 片,每日 2~3 次。水蜜丸,每次 2g;大蜜丸,每次 1 丸;均每日 2~3 次。软胶囊,每次 4 粒,每日 2~3 次;胶囊剂,每次 2~3 粒;每日 2~3 次。参阅说明书,遵医嘱。【禁忌】孕妇禁用;忌辛辣油腻、鱼腥饮食,戒烟酒。【注意】　①阴虚阳亢,虚火上炎者慎用;②饮食宜清淡而均衡营养;③年老体弱及小儿和脾胃虚寒者慎服;④可联合咽喉抗炎喷雾剂,滴眼液抗菌消炎治疗。此外,因剂型规格较多,应仔细一定阅读说明书,遵医嘱。【制剂规格】　片剂:每片 0.3g、0.4g、0.5g;软胶囊:0.4g;胶囊剂:每粒相当于原药材 0.78g(每粒装0.3g、0.4g、0.5g)、0.52g(每粒装 0.3g)。水蜜丸:每 100 重 5g;大蜜丸:每丸重 3g。

玄麦甘桔颗粒(含片、胶囊)[典/保甲]

【药物组成】 玄参、麦冬、甘草、桔梗。【功能主治】 清热滋阴,祛痰利咽。用于阴虚火旺,虚火上浮,口鼻干燥,咽喉肿痛。【用法用量】 口服:颗粒剂,每次 1 袋,每日 3～4 次,开水冲服;含片,每次 1～2 片,每日 3～5 次(每日不超过 12 片);胶囊剂,每次 3～4 粒,每日 3 次。【制剂规格】 颗粒剂:每袋 10g(含糖)、6g(低糖)、5g(无糖);含片:每片 1g;胶囊剂:每粒 0.3g。

黄氏响声丸[典/保甲]

【药物组成】 薄荷、浙贝母、连翘、蝉蜕、胖大海、酒大黄、川芎、儿茶、桔梗、诃子肉、甘草、薄荷脑。【功能主治】 疏风清热,化痰散结,利咽开音。治喉痹、失音。用于急、慢性喉喑,外热内盛,声音嘶哑,咽喉肿痛,咽干灼热,咽中有痰,或寒热头痛,或便秘尿赤;急、慢性喉炎及声带小结、声带息肉初起见上述证候者。【用法用量】 口服:糖衣丸:每次 20 丸;炭衣丸:每次 6～8 丸;均每日 3 次,饭后服用;儿童减半。【注意】 胃寒便溏者慎用。【制剂规格】 丸剂:糖衣丸:每瓶 400 丸;炭衣丸:每丸 0.1g、0.133g。

锡类散(含片)[基/保甲/保乙]

【药物组成】 青黛、壁钱炭、人指甲、珍珠、冰片、牛黄。【功能主治】 清热解毒,祛腐生肌。主治单双乳蛾、喉风、白喉、口疮、牙疳等病。主要用于急性腭扁桃体炎、急性咽炎、白喉、口腔溃疡等。兼治多种黏膜炎症、溃疡病。【用法用量】 外用:散剂,外用时将少许药粉吹敷患处,每日 2～3 次。口服:散剂,每次 0.3～06g,每日 1～2 次,片剂,含服,每隔 1 小时含化 1～2 片,或遵医嘱。【禁忌】 风热、火毒型喉痹等症忌用;忌食辛辣腥物;内服不可过量。【制剂规格】 散剂:每瓶 0.3g;片剂:每片 0.3g。

冰 硼 散[典/基/保甲]

【药物组成】 冰片 50g,朱砂 60g,硼砂(炒)、玄明粉各 500g。【功能主治】 清热解毒,消肿止痛。用于咽喉疼痛,牙龈肿痛,口舌生疮及口腔溃烂、白血病口腔感染、化学性灼伤口腔溃疡、牙龈炎、牙髓炎、咽部良性肿瘤、复发性阿弗他性溃疡、小儿舌下腺炎、小儿鹅口疮、中耳炎等。【用法用量】 外用:吹敷患处,每次少量,每日2~3次。或遵医嘱。【不良反应】 罕见荨麻疹、新生儿中毒死亡及腹部剧痛各1例。【禁忌】 虚寒性溃疡忌用;忌辛辣、油腻食物。【制剂规格】 散剂:每瓶 3g,每盒 10 小瓶。

六 神 丸 ^[基/保甲]

【药物组成】 珍珠粉、牛黄、麝香、雄黄、冰片、蟾酥、百草霜。【功能主治】 清热解毒,消肿止痛。治烂喉丹痧、喉风、乳蛾引起的咽喉肿痛、喉痹失音、口舌糜烂、痈疽疮疖等。用于咽喉炎、腭扁桃体炎、白喉等。【用法用量】 口服:噙化或温开水送服,成人每次 10 粒,每日 2 次;4 岁以下小儿,每岁加服 1 粒,4－8 岁 5 粒,9－15 岁 8 粒。外用:取数粒,用温开水或米醋少许溶成糊状,每日敷搽。【不良反应】 过量可致毒性反应,如恶心、呕吐、腹泻、小儿吐奶;四肢冰冷,末梢发绀,心动过缓,心律不齐,房室传导阻滞及循环衰竭而死亡。可见过敏反应。【禁忌】 化脓性疮疡忌用;孕妇禁用;忌烟酒及辛辣食物;勿过量服用,否则可中毒;忌与酶制剂、补血片、硫酸盐、亚硫酸盐同服。【制剂规格】 丸剂:每 10 粒重约 0.03g,每支 30 粒,每盒 10 支。

儿童清咽解热口服液 ^[保乙]

【药物组成】 柴胡、黄芩苷、紫花地丁、人工牛黄、苣荬菜、鱼腥草、芦根、赤小豆。【功能主治】 清热解毒,消肿利咽。用于小儿急性咽炎(急喉痹)属肺胃实热证,症见发热,咽痛,咽部充血,或咳嗽,口渴等。【用法用量】 口服:1－3 岁每次半支(5ml);4－7 岁每次 1 支(10ml);7 岁以上每次 1.5 支(15ml);每日 3 次。【制剂规格】 口服液:每支 10ml。

小儿金翘颗粒 ^[保乙]

【药物组成】 金银花、连翘、葛根、大青叶、山豆根、柴胡、甘草。【功能主治】 疏风清热,解毒利咽,消肿止痛的功效。主治风热袭肺所致乳蛾,症见恶寒发热,咽部红肿疼痛,吞咽时加剧,咽干灼热,喉核红肿。用于小儿急性扁桃体炎见上述证候者。【用法用量】 口服:5－7 岁每次 7.5g,每日 3 次;8－10 岁,每次 7.5g,每日 4 次;11－14 岁,每次 10g,每日 3 次;均开水冲服。5 岁以下小儿遵医嘱。【制剂规格】 颗粒剂:每袋 5g;7.5g。

小儿清咽颗粒[保乙]

【药物组成】 玄参、蒲公英、连翘、薄荷、蝉蜕、牛蒡子(炒)、板蓝根、青黛、牡丹皮。【功能主治】 清热解表,解毒利咽。用于小儿外感风热所致的感冒,症见发热头痛、咳嗽音哑、咽喉肿痛。【用法用量】 口服:1 岁以内,每次 3g;1—5 岁,每次 6g;5 岁以上,每次 9~12g;均每日 2~3 次,开水冲服。【制剂规格】 颗粒剂:每袋 6g。

小儿咽扁颗粒[典/基/保乙]

【药物组成】 金银花、射干、金果榄、桔梗、玄参、麦冬、人工牛黄、冰片。【功能主治】 清热利咽,解毒止痛。用于肺湿热引起的咽喉肿痛,口舌糜烂、咳嗽痰多及咽炎、喉炎、腭扁桃体炎等。【用法用量】 口服,1—2 岁,每次 4g,每日 2 次;3—5 岁,每次 4g,每日 3 次;6—14 岁,每次 8g,每日 2~3 次,开水冲服。【禁忌】 糖尿病患儿禁服;忌食辛辣、生冷、油腻食物;急性喉炎不适用,症见咳嗽伴有大鸣声时应及时到医院就诊;风寒袭肺咳嗽不适用,症见发热恶寒、鼻流清涕、咳嗽痰白等。【注意】 婴儿应在医师指导下服用;脾虚易腹泻者慎服。【制剂规格】 颗粒剂:每袋 4g(无蔗糖)。

金嗓散结丸(胶囊、颗粒)[保乙]

【药物组成】 桃仁、红花、浙贝母、鸡内金、莪术、金银花、蒲公英、麦冬、木蝴蝶、玄参、马勃、三棱。【功能主治】 清热解毒,活血化瘀,利湿化痰。主治慢喉喑。用于热毒蓄结、气滞血瘀而形成的慢喉喑(声带小结、声带息肉、声带黏膜增厚)及由此而引起的声音嘶哑等症。【用法用量】 口服;水蜜丸,每次 60~120 粒;大蜜丸,每次 1~2 丸;胶囊剂,每次 2~4 粒;颗粒剂,开水冲服,每次 1 袋;均每日 2 次。【禁忌】 禁烟酒;忌食生冷辛辣鱼腥食物。【注意】 孕妇慎服;注意声带休息,纠正错误的发音方法。【制剂规格】 水蜜丸:每 10 粒重 1g,每瓶 360 粒;大蜜丸:每丸 9g;胶囊剂:每粒 0.4g;颗粒剂:每袋 3g,每盒 10 袋。

金嗓利咽丸(胶囊)

【药物组成】　木蝴蝶、胆南星、蝉蜕、法半夏、厚朴(制)、青皮(炒)、枳实(炒)、砂仁、槟榔、橘红、神曲(炒)、茯苓。【功能主治】　燥湿化痰,疏肝理气。治咽痹。用于咽部不适,咽部异物感,声带肥厚等属于痰湿内阻,肝郁气滞型者。【用法用量】　口服:丸剂,每次 60～120 粒;胶囊剂,每次 2～4 粒;均每日 2 次。【禁忌】　忌辛辣食物,禁烟酒。【制剂规格】　丸剂:每 10 粒重 1g,每瓶 360 粒;胶囊剂:每粒 0.4g。

金嗓开音丸(颗粒、胶囊、片)^[保乙]

【药物组成】　金银花、板蓝根、连翘、赤芍、玄参、黄芩、菊花、牛蒡子、木蝴蝶、胖大海、僵蚕(麸炒)、蝉蜕等。【功能主治】　疏风清热,解毒利咽。治风热所致喉痹,症见声哑,发热恶风,口渴,舌苔薄,脉浮数等。用于风热型引起的急慢性咽喉炎、腭扁桃体炎,症见咽痒喉痛,咽干口渴,咽喉红肿,舌下不利者;急性喉炎,症见声音嘶哑,或失音,咽痒咽干,咽痛不适,伴发热恶风,咳嗽,舌苔薄黄,脉浮数者。【用法用量】　口服:大蜜丸,每次 1～2 丸;水蜜丸,每次 60～120 粒(6～12g);颗粒剂,每次 1 袋,开水冲服;胶囊剂,每次 3 粒;片剂,每次 3 片;均每日 2 次,温开水送服。【禁忌】　忌烟酒、辛辣食物及鱼腥发物。【制剂规格】　大蜜丸:每丸 9g;水蜜丸:每 10 粒 1g,每瓶 360 粒;颗粒剂:每袋 4.5g;胶囊剂:每粒 0.4g;片剂:每片 0.4g。

金嗓清音丸

【药物组成】　生地黄、麦冬、牡丹皮、川贝母、泽泻、石斛。【功能主治】　养阴生津,利咽清音。治肺阴虚,虚火上炎引起的咽喉疼痛,咽干痒,声嘶哑,咽喉不利等。用于由肺阴虚、虚火上炎所致喉痹等,如慢性咽炎、慢性喉炎。【用法用量】　口服:每次 1～2 丸,每日 2 次。【禁忌】　禁烟酒,慎肥甘,忌辛辣鱼腥之物。【制剂规格】　大蜜丸:每丸 9g。

复方双花口服液(片、颗粒)^[保乙]

【药物组成】　金银花、连翘、穿心莲、板蓝根。【功能主治】　清热解毒,利咽消肿,有解热、抗炎、抗菌、抗病毒作用。主治风热外感、风热乳蛾,症见发热,微恶风,头痛,鼻塞流涕,咽红肿痛或咽干灼痛,吞咽痛甚,腭扁桃体红肿,舌边尖红,苔薄黄或舌红苔黄,脉浮数或数。用于流行性感冒、上呼吸道感染、急性腭扁桃体炎、咽炎见上述证候者。【用法用量】口服:口服液,成人每次20ml,每日4次;3岁以下儿童,每次10ml,每日4次;3—7岁,每次10ml,每日4次;7岁以上,每次20ml,每日3次;3日为1个疗程。片剂,成人每次4片,每日4次;3岁以下儿童,每次2片,每日3次;3—7岁,每次2片,每日4次;7岁以上每次4片,每日3次。3日为1个疗程。颗粒剂,开水冲服。成年人每次6g,每日4次;3岁以下儿童,每次3g,每日4次;3—7岁,每次3g,每日4次;7岁以上,每次6g,每日3次,3日为1个疗程。【禁忌】 ①风寒感冒不宜服用;②忌辛辣油腻食品。【注意】 虚火乳蛾、素体脾胃虚寒者慎用;因剂型规格多,应仔细阅读说明书,遵医嘱。【制剂规格】 口服液:每支10ml;片剂:每片0.6g;颗粒剂:每袋6g。

西园喉药散[基]

【药物组成】 黄连、人工牛黄、薄荷、栀子(焦)、天花粉、川贝母、青黛、珍珠、青果(炭)、硼砂、冰片。【功能主治】 清热疏风,化痰散结。有抗菌、抗病毒、消炎和镇痛作用。主治喉痹及乳蛾之发热,咽喉肿痛,吞咽不利,咽干灼热。用于急性咽炎、急性充血性扁桃体炎见上述证候者。【用法用量】 口服:用于口腔患部,喷敷患处,每次0.2g,每日5次。【禁忌】 忌辛辣、油腻饮食,忌烟酒。【注意】 ①风寒、虚火喉痹及虚火乳蛾者慎用;②饮食宜清淡而均衡营养;③保持口腔卫生;④老人、小儿及素体脾胃虚弱者慎用;⑤有全身发热者去医院治疗。【制剂规格】 散剂:每瓶(支)3g。

清咽润喉丸[基/保乙]

【药物组成】 射干、山豆根、青果、金果榄、地黄、玄参、麦冬、知母、水牛角浓缩粉、冰片、栀子(姜炙)、牡丹皮、浙贝母、僵蚕(麸炒)、白芍、桔梗、甘草。【功能主治】 清热利咽,消肿止痛。用于风热外袭,肺胃热盛所致的胸膈不利,口渴心烦,咳嗽痰多,咽部红肿,疼痛,失音声哑。【用法用量】 口服:温开水送服或含化,水蜜丸,每次4.5g;大蜜丸,每次2丸,均每日2次。【禁忌】 忌辛辣、油腻饮食,忌烟酒;不可长期、过量服用。

【注意】　①风寒、虚火喉痹及虚火乳蛾者慎用;②饮食宜清淡而均衡营养;③保持口腔卫生。【制剂规格】　水蜜丸:每 100 丸重 10g;大蜜丸:每丸重 3g。

清 咽 滴 丸 [保乙]

【药物组成】　人工牛黄、薄荷脑、青黛、冰片、诃子肉、甘草。【功能主治】　疏风清热,解毒利咽。主治外感风热所致的急喉痹,症见咽痛、咽干,或微恶风、发热,咽部红肿,舌边尖红,苔白薄或薄黄,脉浮数或滑数。用于急性咽炎见上述证候者。【用法用量】　口服:每次 4～6 粒,每日 3次,含服。【注意】　①风寒、虚火喉痹及虚火乳蛾者慎用;②饮食宜清淡而均衡营养;③急性咽炎感染严重,有发热等全身症状者,酌情应用敏感的抗微生物药物。【制剂规格】　丸剂:每丸 20mg。

清 音 丸 [典/保乙]

【药物组成】　诃子肉、川贝母、百药煎、乌梅肉、葛根、茯苓、甘草、天花粉。【功能主治】　清热利咽、生津润燥。用于肺热津亏,咽喉不利,口舌干燥、声哑失音。【用法用量】　口服:温开水送服或噙化,水蜜丸,每次2g;大蜜丸,每次 1 丸;均每日 2 次。【禁忌】　忌辛辣、油腻、厚味食物。【不良反应】　偶有胃肠不适。【注意】　小儿遵医嘱。【制剂规格】　水蜜丸:每 10 丸重 1g;大蜜丸:每丸 3g。

万通炎痛片(颗粒) [基/典]

【药物组成】　苦玄参、肿节风。【功能主治】　疏风清热,解毒消肿。主治外感风热所致的咽喉红肿、牙龈红肿、疮疡肿痛。用于急慢性咽炎、扁桃体炎、牙龈炎、疮疖见上述证候者。【用法用量】　口服:薄膜片(小片),每次 3 片(每片 0.24g),重症每次 4 片;薄膜片(大片),每次 2 片(每片 0.36g),重症每次 3 片;糖衣片,每次 6 片,重症每次 9 片;颗粒剂,每次1 袋,开水冲服;均每日 3 次。小儿酌减。或遵医嘱。【禁忌】　忌辛辣、油腻饮食,忌烟酒;不可长期、过量服用。【注意】　①风寒、虚火喉痹及虚火乳蛾者慎用;②饮食宜清淡而均衡营养;③保持口腔卫生。【制剂规格】薄膜衣片:每片 0.24g(小片)、0.35g(大片);糖衣片:每片 0.12g;颗粒剂:每袋装 10g(含糖型)、3g(无蔗糖)。

复方黄芩片[基]

【药物组成】 黄芩、十大功劳、虎杖、穿心莲。【功能主治】 清热解毒,凉血消肿。主治风热上攻、湿热内蕴所致的咽喉肿痛,口舌生疮,感冒发热,湿热泄泻,热淋涩痛,痈肿疮疡。用于急喉痹(急性咽炎)、上呼吸道感染、皮肤疖肿、急性肠炎、急性膀胱炎等。【用法用量】 口服:每次4片,每日3～4次;小儿酌减。【禁忌】 忌辛辣、油腻饮食,忌烟酒。【注意】 ①风寒、虚火喉痹及虚火乳蛾者慎用;②饮食宜清淡而均衡营养;③保持口腔卫生;④虚证者及老人、小儿及素体脾胃虚弱者慎用;⑤有全身发热者去医院治疗。【制剂规格】 片剂:每片0.33g。

咽速康气雾剂[基]

【药物组成】 人工牛黄、麝香、冰片、蟾酥、珍珠、雄黄。【功能主治】清热解毒,消肿止痛。主治胃热盛所致的急乳蛾,症见咽部红肿,咽痛,痛连耳根及颌下,吞咽时疼痛加重,有堵塞感,发热,口臭,大便黄、秘结,舌红,苔黄,脉洪数。用于急性腭扁桃体炎见上述证候者。临床尚用于慢性咽炎、急性单纯性咽炎等。【用法用量】 口服:用前将本品充分振摇,倒置,喷头圆口对准口腔,闭气,按阀门上端喷头,药液呈雾状喷入口腔,闭口数分钟,每次喷3下,每日3次。7日为1个疗程。【禁忌】 孕妇忌用。【注意】 虚火乳蛾者不宜单独使用。【制剂规格】 气雾剂:每瓶装4.75g(含药液2.5ml)。

炎宁颗粒[基]

【药物组成】 鹿茸草,白花蛇舌草,鸭跖草。【功能主治】 清热解毒,利湿止痛。主治外感风热,湿毒蕴结所致的发热头痛,咽喉红肿,咽痛,喉核肿大,小便淋沥涩痛,泻痢腹痛。用于上呼吸道感染、腭扁桃体炎、尿路感染、急性菌痢、肠炎见上述证候者。【用法用量】 口服:每次14g,每日3～4次,开水冲服。【禁忌】 阴虚外感,虚火乳蛾、淋证及寒湿泻痢者忌用。【制剂规格】 颗粒剂:每袋14g(相当于总药材31.25g)。

金莲花润喉片[典/基]

【药物组成】 金莲花、薄荷素。辅料适量,共制成1000片。【功能主治】　清热解毒、消肿止痛,有抑制肺炎双球菌、金黄色葡萄球菌、乙型链球菌、铜绿假单胞菌、大肠埃希菌等作用,有利咽之效。主治热毒内盛所致的咽部红肿疼痛,牙龈肿胀、口舌生疮。用于急性咽炎、急性腭扁桃体炎、上呼吸道感染见上述证候者。【用法用量】　口服:每次 1～2 片,每日 4～5 次,含服。【注意】　风寒湿痹、虚火喉痹、乳蛾者慎用。【制剂规格】片剂:每片:0.5g。

喉咽清口服液[基]

【药物组成】　土牛膝、马兰草、车前草、天名精。【功能主治】　清热解毒,利咽止痛。主治肺胃实热所致的咽部红肿、咽痛、发热、口渴、便秘。用于急性扁桃体炎、急性咽炎见上述证候者。【用法用量】　口服:每次 10～20ml,每日 3 次;小儿酌减或遵医嘱。【注意】　虚火乳蛾、喉痹者慎用。【制剂规格】　口服液:每支 10ml。

西黄清醒丸[基]

【药物组成】　金果榄、藏青果、黄芩、栀子、木香、槟榔、防己、薄荷冰、冰片、甘草。【功能主治】　清利咽喉,解热除烦。主治肺胃蕴热引起的口苦舌燥,咽喉肿痛,烦躁不安,气滞胸满,头晕耳鸣。用于急性咽炎见上述证候者。【用法用量】　口服:每次 2 丸,每日 2 次。【注意】　虚火喉痹者慎用。【制剂规格】　大蜜丸:每丸 6g。

阮氏上清丸[基]

【药物组成】　儿茶、山豆根、冰片、硼砂、马槟榔、薄荷叶、乌梅(肉)、诃子、甘草。【功能主治】　清热降火,生津止渴。用于火热伤津所致的咽部肿痛,口舌生疮,牙龈红肿、口干舌燥。【用法用量】　口服:每次 0.5g,每日 2～4 次,吞服或含服均可。【注意】　阴虚火旺者慎用。【制剂规格】水丸剂:每瓶(支)8g。

热毒清片[基]

【药物组成】　重楼、南板蓝根、蒲公英、冰片、甘草。【功能主治】　清热解毒,消肿散结。主治热毒内盛所致的咽喉肿痛、腮腺肿胀、发热头痛。用于腮腺炎、扁桃体炎、咽炎、上呼吸道感染见上述证候者。【用法用量】

口服:每次 3～4 片,每日 3 次。小儿酌减。【禁忌】 风寒感冒者忌用;忌辛辣,鱼腥食物;不宜在服药期间同时服用温补性中成药。【注意】 孕妇慎用;脾胃虚寒者慎用;虚火上炎者慎用。【不良反应】 口感腥苦,个别患者出现恶心呕吐,胃脘痛等不良反应,另有个别患者服药后有睡意感等现象。【制剂规格】 片剂:每片 0.25g,每盒 24 片。

清 膈 丸 [典/基]

【药物组成】 金银花、连翘、龙胆、射干、山豆根、玄明粉、玄参、麦冬、桔梗各 60g,黄连、薄荷、石膏、熟大黄、硼砂各 30g,地黄 45g,牛黄 2.4g,水牛角浓缩粉、冰片各 6g,甘草 15g。【功能主治】 清热利咽,消肿止痛。用于内蕴毒热引起的口渴咽干,咽喉肿痛水浆难下,声哑失音,面赤腮肿,大便燥结。【用法用量】 口服:每次 1 丸,每日 2 次。【禁忌】 ①阴虚火旺所致的慢喉痹、慢喉喑者,孕妇、哺乳期妇女均忌用;②忌辛辣、鱼腥食物及烟酒。【注意】 ①孕妇、脾气虚证有大便溏者慎用;②不宜同服温补性中成药。【制剂规格】 蜜丸剂:每丸 9g。

金参润喉合剂 [基]

【药物组成】 玄参、地黄、金银花、连翘、板蓝根、桔梗、射干、冰片、蜂蜜、甘草。【功能主治】 养阴生津,清热解毒,化痰利咽。用于肺胃阴虚或痰热蕴肺所致的咽喉疼痛、咽痒、咽干、异物感;慢性咽炎见上述证候者。【用法用量】 口服:每次 20ml,每日 4 次。20 日为 1 个疗程,可服1～2 个疗程。儿童遵医嘱用。【禁忌】 忌辛辣、油腻、鱼腥食物,忌(戒)烟酒。【注意】 ①风热或风寒急喉痹者慎用;②防外感,少用嗓;③可配合口腔含漱液漱口,注意和保持口腔清洁卫生。【制剂规格】 合剂:每支10ml、20ml。

金果饮(含片) [典/保乙]

【药物组成】 地黄、玄参、西青果、蝉蜕、麦冬、胖大海、南沙参、太子参、陈皮。【功能主治】 养阴生津,清热利咽。主治肺热阴伤所致的咽部红肿,咽痛,口干咽燥。用于急、慢性咽炎见上述证候者,亦可用于放疗引起的咽干不适。【用法用量】 口服:口服液,每次 15ml,每日 3 次或遵医嘱;含片,每小时 2～4 片,每天 10～20 片。【禁忌】 忌辛辣、油腻、厚味食物、鱼腥食物及烟酒。【注意】　①孕妇、脾气虚证有大便溏者慎用；②不宜同服温补性中成药。【制剂规格】　口服液：每支（小瓶）15ml；每瓶 90ml、165ml，每 1ml 含陈皮苷（$C_{23}H_{34}O_{15}$）不少于 0.15mg；含片：每片 0.5g。

金果饮咽喉片 [典]

【药物组成】　地黄 37g，西青果 34g，蝉蜕 52g，胖大海 34g，玄参、麦冬、南沙参、太子参各 102g，陈皮 68g，薄荷油 2ml。辅料为香精、硬脂酸镁等。【功能主治】　参见金果饮。【用法用量】　口服：小片，每小时 4 片；大片，每小时 2 片，含服。【禁忌】　忌食辛辣、油腻、厚味食物、鱼腥食物及烟酒。【注意】　①孕妇、脾气虚证有大便溏者慎用；②不宜同服温补性中成药。【制剂规格】　口含片剂：每片 0.5g、1g。

灵丹草颗粒 [典]

【药物组成】　臭灵丹草 1667g。辅料乳糖粉 333g 及 70％乙醇，蔗糖粉适量，精制成颗粒剂 1000g。【功能主治】　清热疏风，解毒利咽，止咳祛痰。主治风热邪毒、咽喉肿痛及肺热咳嗽。用于急性咽炎、腭扁桃体炎、上呼吸道感染见上述证候者。【用法用量】　口服：每次 3～6g，每日 3～4 次，开水冲服。或遵医嘱。【制剂规格】　颗粒剂：3g；每袋含臭灵丹草以洋艾素（$C_{20}H_{20}O_8$）计，不得少于 0.25mg。

咽立爽口含滴丸 [苗]

【药物组成】　艾纳香香油、天然冰片、薄荷脑、薄荷素油、甘草酸单胺盐。【功能主治】　疏散风热，解热止痛。主治咽炎。用于急性咽炎，症见咽喉肿痛、咽干、口臭等。【用法用量】　口服：每次 1～2 丸，每日 4 次，含服。【禁忌】　忌辛辣、鱼腥食物及烟酒。【注意】　①孕妇、脾气虚证有大便溏者慎用；②不宜同服温补性中成药；勿空腹服用或 1 次大剂量服用。勿直接吞入胃肠道，避免引起胃肠刺激。【制剂规格】　滴丸：每丸 0.025g，每盒 36 丸。

山香圆片（颗粒）

【药物组成】　山香圆叶。【功能主治】　清热解毒，利咽消肿。治喉痹。用于肺胃热盛所致咽炎、腭急性扁桃体炎、咽喉肿痛。【用法用量】口服:片剂,每次 2～3 片,每日 3～4 次;颗粒剂,每次 1 袋,每日 3 次,开水冲服。【禁忌】 忌辛辣、鱼腥食物及烟酒。【注意】 ①孕妇、脾气虚证有大便溏者慎用;②不宜同服温补性中成药;③儿童应遵医嘱。【制剂规格】 片剂:每片 0.5g,每盒 36 片;颗粒剂:每袋 10g。

玉叶清火片

【药物组成】 玉叶金花、穿心莲、栀子、墨旱莲、倒扣草。【功能主治】清热解毒,消肿止痛。用于喉痹,暴喑,急性咽喉炎属于风热证者。【用法用量】 口服:每次 3 片,每日 3 次;或遵医嘱。【禁忌】 对本品或本品中任何成分过敏的患者均忌用。【注意】 孕妇慎用。【制剂规格】 片剂:每片 0.3g。

金莲清热颗粒 [保乙]

【药物组成】 金莲花、大青叶、生石膏、知母、生地黄、玄参、苦杏仁(炒)。【功能主治】 清热解毒,利咽生津,止咳祛痰。主治外感热证,症见高热,口渴,咽干,咽痛,咳嗽,痰稠。用于流行性感冒,上呼吸道感染见有上述症状者。【用法用量】 口服:成人,每次 5g,每日 4 次,高热时每 4小时 1 次;小儿 1 岁,以下每次 2.5g,每日 3 次,高热时每日 4 次;1－15岁,每次 2.5～5g,每日 4 次,高热时每 4 小时 1 次或遵医嘱。【禁忌】 虚寒泄泻者不宜服用。【制剂规格】 颗粒剂:5g(无糖型),每盒 10 袋。

清胃黄连丸 [典/基]

【药物组成】 黄连、石膏、桔梗、知母、玄参、赤芍、地黄、牡丹皮、天花粉、连翘各 80g,栀子、黄柏、黄芩各 200g,甘草 40g。【功能主治】 清胃火,解毒消肿。主治咽喉肿痛。用于口舌生疮,齿龈、咽喉肿痛。【用法用量】 口服:每次 9g,每日 2 次;或遵医嘱。【注意】 孕妇慎用。【制剂规格】 水泛丸:每袋 9g、18g;大蜜丸:每袋 9g。

西瓜霜润喉片

【药物组成】 西瓜霜、冰片、薄荷素油、薄荷脑。【功能主治】 清音利咽,消肿止痛。治喉痹诸证及口腔各种炎症。用于防治咽喉肿痛,声音嘶哑,喉痹,喉痛,喉蛾,口糜,口舌生疮,牙痛亦用于治疗急慢性咽喉炎、急性腭扁桃体炎、口腔溃疡、口腔炎、牙龈肿痛等病。【用法用量】　口服:每小时含化2～4片。【禁忌】　对本品任何成分过敏者忌用。【制剂规格】　片剂:每片0.6g。

清喉咽合剂(颗粒)[典/基/保甲]

【药物组成】　地黄180g,麦冬160g,玄参260g,连翘、黄芩各315g。【功能主治】　养阴清肺,利咽解毒。主治阴虚燥热、火毒内蕴所致的咽部肿痛、虚炎乳蛾、喉痹。用于局限性咽白喉、轻度中毒性白喉、急性腭扁桃体炎、咽峡炎。【用法用量】　口服:合剂,首次20ml,以后每次10～15ml,每日4次;小儿酌减。颗粒剂,首次36g,以后每次18g,开水冲服,每日4次;小儿酌减。【禁忌】　忌辛辣、腥腻刺激性食物。【制剂规格】合剂:每支10ml,每盒10支;颗粒剂:每袋18g。

余甘子喉片[保乙]

【药物组成】　余甘子、薄荷脑、蔗糖。【功能主治】　利咽止痛。治喉痹诸证。用于燥热伤津引起的咽喉干燥疼痛。【用法用量】　口服:每隔2小时含化1～2片,每日6～8次。【禁忌】　忌辛辣、鱼腥食物;孕妇慎用。【制剂规格】　片剂:每片0.35g。

儿童清咽解热口服液[保乙]

【药物组成】　柴胡、黄芩苷、紫花地丁、人工牛黄、苣荬菜、鱼腥草、芦根、赤小豆组成。【功能主治】　清热解毒,消肿利咽。用于小儿急性咽炎(急喉痹)属肺胃实热证,症见发热,咽痛,咽部充血,咳嗽,口渴等。【用法用量】　口服:1－3岁每次半支(5ml);4－7岁每次1支(10ml);7岁以上每次1.5支(15ml);均每日3次。【制剂规格】　口服液:每支10ml。

小儿金翘颗粒[保乙]

【药物组成】　金银花、连翘、葛根、大青叶、山豆根、柴胡、甘草。【功能主治】　疏风清热,解毒利咽,消肿止痛的功效。主治风热袭肺所致乳蛾,症见恶寒发热,咽部红肿疼痛,吞咽时加剧,咽干灼热,喉核红肿用于小儿急性扁桃体炎见上述证候者。【用法用量】　口服:5－7岁每次

7.5g,每日 3 次;8—10 岁,每次 7.5g,每日 4 次;11—14 岁,每次 10g,每日 3 次,均开水冲服。5 岁以下小儿遵医嘱。【制剂规格】 颗粒剂:每袋 5g;7.5g。

小儿清咽颗粒[保乙]

【药物组成】 玄参、蒲公英、连翘、薄荷、蝉蜕、牛蒡子(炒)、板蓝根、青黛、牡丹皮。【功能主治】 清热解表,解毒利咽。用于小儿外感风热所致的感冒,症见发热头痛、咳嗽音哑、咽喉肿痛。【用法用量】 口服:1 岁以内,每次 3g;1—5 岁,每次 6g;5 岁以上,每次 9～12g;均每日 2～3 次,开水冲服。【制剂规格】 颗粒剂:每袋 6g。

小儿咽扁颗粒[典/基/保乙]

【药物组成】 金银花、射干、金果榄、桔梗、玄参、麦冬、人工牛黄、冰片。【功能主治】 清热利咽,解毒止痛。用于肺湿热引起的咽喉肿痛,口舌糜烂,咳嗽痰多及咽炎、喉炎、腭扁桃体炎等。【用法用量】 口服:1—2 岁,每次 4g,每日 2 次;3—5 岁,每次 4g,每日 3 次;6—14 岁,每次 8g,每日 2～3 次。温开水冲服。【禁忌】 糖尿病患儿禁服;忌食辛辣、生冷、油腻食物;急性喉炎不适用,症见咳嗽伴有犬鸣声时应及时到医院就诊;风寒袭肺咳嗽不适用,症见发热恶寒、鼻流清涕、咳嗽痰白等。【注意】 婴儿应在医师指导下服用;脾虚易腹泻者慎服。【制剂规格】 颗粒剂:每袋 4g(无蔗糖)。

清凉喉片

【药物组成】 桉油、薄荷脑、枸橼油、薄荷油。辅料为蔗糖、葡萄糖、枸橼酸。【功能主治】 疏散风热,清利咽喉。主治咽喉肿痛。用于风热感冒、咽喉肿痛。【用法用量】 口服:每次 1 片,每隔 0.5～1 小时 1 次,一般 1 日不超过 10～12 片,含服。【制剂规格】 片剂:每片 0.44g。

清喉利咽颗粒[典/保乙]

【药物组成】 黄芩、西青果、桔梗、竹茹、胖大海、橘红、枳壳、桑叶、香附(醋制)、紫苏子、紫苏梗、沉香。【功能主治】 清热利咽,宽胸润喉。治喉痹。用于急、慢性咽炎,腭扁桃体炎及咽喉发干,声音嘶哑。【用法用量】　口服:每次 1 袋,每日 2～3 次,开水冲服。【禁忌】　①忌辛辣,鱼腥食物;②不宜在服药期同时服用温补性中成药。【注意】　①凡失音因声带小结或息肉者,或有糖尿病等慢性病及儿童患者,均应在医生指导下服用;②腭扁桃体炎有化脓及高热者应去医院就诊;③同时服用其他药物应咨询医师或药师。【制剂规格】　颗粒剂:每袋 5g(相当于原药材 3.5g),每盒 6 袋。

金嗓子喉片

【药物组成】　薄荷脑、金银花、西青果、桉油、石斛、罗汉果、橘红、八角茴香油。【功能主治】　疏风清热,解毒利咽,芳香辟秽。治喉痹。用于急性咽炎、急性喉炎所致咽喉肿痛,干燥灼热,声音嘶哑等症。【用法用量】　口服:每次 1 片,每日 6 片,含服。【注意】　糖尿病患者慎用。【制剂规格】　片剂:每片 2g。

甘桔冰梅片 [保乙]

【药物组成】　桔梗、薄荷、射干、蝉蜕、乌梅(去核)、冰片、甘草、青果。【功能主治】　清热开音。用于风热犯肺所致声音嘶哑、失声,症见咽喉肿痛,发痒,黏痰附着,咳嗽,声音不扬,或嘶哑失音,轻则咽痛喉痒,甚则可见有小结节或息肉。【用法用量】　口服:每次 2 片,每日 3～4 片。【注意】　忌烟酒、辛辣、鱼腥食物。不宜同服温补性中药。【注意】　孕妇慎用。属风寒感冒咽痛者,症见恶寒发热、无汗、鼻流清涕者慎用。【制剂规格】　片剂:每片 0.2g。

金莲花分散片 [保乙]

【药物组成】　金莲花。【功能主治】　清热解毒。用于上呼吸道感染、咽炎、扁桃体炎。【用法用量】　口服:加水分散后饮用或直接嚼服,每次 3 片,每日 2～3 片。【禁忌】　忌烟酒、辛辣、油腻食物。【制剂规格】　片剂:每片 0.7g,每盒 18 片。

开喉剑喷雾剂 [苗/保乙]

【药物组成】　八爪金龙、山豆根、蝉蜕、薄荷脑。【功能主治】　清热解毒,消肿止痛。用于急慢性咽喉炎、扁桃体炎、咽喉肿痛、口腔炎、牙龈肿痛。【用法用量】 外用:喷患处,每次 1～2 喷(适量),每日数次。【制剂规格】 喷雾剂:每瓶 15ml。

蓝芩口服液[保乙]

【药物组成】 板蓝根、黄芩、栀子、黄柏、胖大海。辅料为蔗糖、苯甲酸钠、聚山梨酯 80。【功能主治】 清热解毒,利咽消肿。用于急性咽炎、肺胃湿热证所致的咽干、咽痛、咽部灼热。【用法用量】 口服:每次 20ml (2 支),每日 3 次。【不良反应】 偶有轻度腹泻,一般可自行缓解。【禁忌】 忌烟酒、辛辣、鱼腥食物。不可同服温补性中药。【注意】 孕妇慎用。脾虚大便溏者慎用。属风寒感冒咽痛者,症见恶寒发热、无汗、鼻流清涕者慎用。【制剂规格】 口服液:每支 10ml,每盒 12 支。

银黄含化片

参见第 15 章中的"一、清热解毒抗炎、广谱抗病原微生物药"。

清咽润喉丸[基]

【药物组成】 射干、山豆根、桔梗、僵蚕、栀子、牡丹皮、青果、金果榄、麦冬、玄参、知母、地黄、白芍、浙贝母、甘草、冰片、水牛角浓缩粉。【功能主治】 清热利咽、消肿止痛。主治风热内壅、肺胃热盛引起的咽喉肿痛,声哑失音,单双乳蛾或胸膈不利,口渴心烦。用于急性咽炎、腭扁桃体炎。【用法用量】 口服:大蜜丸,每次 2 丸;水蜜丸,每次 3g;均每日 2 次,温开水送服或含化。【禁忌】 服药期间忌辛辣食物。【制剂规格】 水蜜丸每100 丸重 10g,大蜜丸,每丸重 3g。

清咽利膈丸[典]

【药物组成】 射干、连翘、栀子、黄芩、熟大黄、牛蒡子(炒)、薄荷、天花粉、玄参、荆芥穗、防风、桔梗、甘草。【功能主治】 清热利咽,消肿止痛。用于外感时毒、脏腑积热、咽喉肿痛、面红腮肿、痰涎壅盛、胸膈不利、口苦舌干、大便秘结、小便黄赤。【用法用量】 口服:每次 6g(1 瓶),每日2 次。【禁忌】 孕妇忌用。本品为治疗风热火毒所致急喉痹的中成药,若属虚火喉痹者慎用;服药期间饮食宜清淡,忌食辛辣油腻食物,以免助湿生热。【注意】 本品苦寒,易伤胃气,老人、儿童及素体脾胃虚弱者慎服;急性咽炎感染严重,有发热等全身症状者,酌情应用抗生素,以促使炎症尽快消退;用本品治疗急性咽炎时,可配合使用漱口液含漱,以保持口腔清洁卫生。【制剂规格】 丸剂:每 100 粒重 6g。

咽喉消炎丸

【药物组成】 牛黄、蟾酥(制)、穿心莲内酯、七叶莲、珍珠、冰片、雄黄、百草霜。【功能主治】 清热解毒,消肿止痛。治喉痹。用于食管炎、咽喉炎、急性腭扁桃体炎等所致的咽喉肿痛。【用法用量】 口服:每次 5～10 粒,口含徐徐咽下,每日 3～4 次,小儿酌减或遵医嘱。【禁忌】 忌酒烟和辛辣食物。忌与四环素类、异烟肼和磷酸盐、小檗碱等合用。【制剂规格】 丸剂:每 100 丸重 0.3g,每瓶 200g。

青果膏(颗粒)[基]

【药物组成】 青果(鲜)、白糖。【功能主治】 清热利咽生津。治咽喉肿痛,口燥舌干,咳嗽有痰,心烦满闷等。用于咽炎、喉炎、支气管炎,声带充血、水肿,声音嘶哑。【用法用量】 口服:膏剂,每次 6～9g;颗粒剂,每次 10～20g,均每日 2 次;温开水送服或冲服。【制剂规格】 膏剂:每瓶 54g;颗粒剂:每袋 20g。

藏青果颗粒(喉片)

【药物组成】 西青果。【功能主治】 清热,利咽,生津。用于慢性咽炎,慢性喉炎,慢性扁桃体炎。【用法用量】 颗粒剂,每次 1 袋(或 1 块),每日 3 次,开水冲服。喉片,含服,每次 2～3 片(成人用),每日 4～6 次。小儿酌减(一般每次用小片 1～2 片,每日 3～5 次),或遵医嘱。【禁忌】凡声嘶、咽痛初起,兼见恶寒发热、鼻流清涕等外感风寒者忌用。【注意】忌食烟酒、辛辣、油腻食物;声哑、咽喉痛同时伴有其他症状,如心悸、胸闷、咳嗽气喘、痰中带血等,应去医院就诊。【制剂规格】 颗粒剂:每袋(或每块)重 15g(相当于原药材 5g);喉片:每片重 0.5g(成人用大片含干浸膏 40mg,小儿用小片:每片含干浸膏 20mg)。

喉 康 散

【药物组成】 冰片、珍珠层粉、生晒参、硼砂(煅)、玄明粉、薄荷脑、天花粉、穿心莲叶、青黛、甘草。【功能主治】　清热解毒,消炎止痛。治喉痹。用于急、慢性咽炎,喉炎,腭扁桃体炎,口腔溃疡等。【用法用量】　口服:喷射给药,咽喉疾病喷咽喉部,口腔溃疡喷患处,每次适量,每日2～3次。【制剂规格】　散剂:每支5g、10g。

喉 药 散[基]

【药物组成】　人中白、硼砂、射干、朱砂、儿茶、山奈、麝香、青黛、寒水石、钟乳石、川黄连、甘草、梅片、牛黄。【功能主治】　清热解毒,生肌止痛,有抗菌抗病毒、抗炎消肿、促进黏膜溃疡愈合等作用。主治咽炎、溃疡。用于热毒型阿弗他口炎、牙龈炎、牙周炎、急性咽炎、口腔溃疡及咽喉肿痛,牙龈溃烂,口干溲黄,舌质红苔黄,脉数。【用法用量】　口服,局部吹敷,每次0.2g(约半小瓶),吹喷患处,小儿减半。每日2～3次。【禁忌】　忌烟酒、肥甘、辛辣食物。【注意】　本品有毒,不可久用;本品用前应清除局部食物残渣,用药后0.5～1小时内勿进食。【制剂规格】　散剂:每小瓶0.45g。

喉 症 散

【药物组成】　天花粉、硼砂(煅)、象牙屑、冰片、人中白(煅)、炉甘石(制)、芒硝(风化)、青黛(飞)、青果炭、石膏。【功能主治】　清热解毒,消肿止痛。主治咽喉红肿疼痛、单双乳蛾、口腔糜烂、牙龈肿胀。用于急性腭扁桃体炎、咽炎、喉炎等属热积火毒壅于咽喉者。【用法用量】　口服:每次0.3g,吹入患处,每日3次;小儿酌减。【禁忌】　忌烟酒、辛辣、油腻食物。【制剂规格】　散剂:每支3g,每盒10支。

喉 症 丸[基]

【药物组成】　板蓝根、人工牛黄、猪胆汁、冰片、雄黄、硼砂、蟾蜍、玄明粉、百草霜、青黛。【功能主治】　清热解毒,消肿止痛。治喉痹。用于咽喉红肿疼痛、乳蛾、咽炎及一般疮疖肿痛。【用法用量】　口服:水丸,每次5～10粒,每日2～3次,含化后咽下。小儿酌减。外用:疔疮初起,红肿热痛未破者,将丸剂用凉开水化开,涂于红肿处,每日数次。【禁忌】已溃破疮疡勿用。【禁忌】　孕妇忌服;忌辛辣、刺激、油腻之味。蟾蜍有毒,勿过量服。【制剂规格】　微水泛丸:每30粒重0.1g,每瓶30粒。

双山颗粒

【药物组成】　山绿茶、山楂。【功能主治】　清热解毒,化食消积。主治热毒内蕴症。用于咽喉炎、腭扁桃体炎、小儿疳积。【用法用量】　口服:每次 15g,每日 3 次,开水冲服。【制剂规格】　颗粒剂:每袋 15g,每盒10 袋。

鼻咽灵片

【药物组成】　山豆根、半枝莲、石上柏、白花蛇舌草、麦冬、玄参、党参、天花粉。【功能主治】　清热解毒,软坚散结,益气养阴。能抑制毛细血管通透性和防治免疫力低下。用于急、慢性咽喉炎,鼻咽癌放疗辅助治疗,可明显减轻不良反应与毒性反应。【用法用量】　口服:每次 5 片,每日 3 次。【制剂规格】　片剂:每片 0.386g,每瓶 100 片。

珍黄胶囊(丸)^[典]

【药物组成】　人工牛黄 45g,珍珠 11g,三七 90g,黄芩浸膏粉 56g,猪胆汁 8g,冰片 2.8g,薄荷素油 5.6g。【功能主治】　清热解毒,消毒止痛。治咽喉肿痛,疮疡热疖。用于急、慢性呼吸道感染,如咽喉肿痛、疮疡热疖等。【用法用量】　口服:每次 2 粒,每日 3 次。外用:取药粉用米醋或冷开水调成糊状,敷患处。【禁忌】　患处溃烂,出(化)脓者不可外敷。【制剂规格】　胶囊剂(丸):每粒 0.2g,每盒 24 粒。

复方草珊瑚含片^[典]

【药物组成】　肿节风浸膏、薄荷脑、薄荷油。【功能主治】　疏风清热,消肿止痛,清利咽喉。治喉痹诸证。用于外感风热所致的咽喉肿痛,声哑失音,急性喉炎属风热证者。【用法用量】　口服:每次 1～2 片,每 2小时 1 次,含服;儿童遵医嘱。【禁忌】　①忌辛辣、鱼腥食物;②不宜在服药期间同时服用温补性中成药。【注意】　外感风寒之咽喉痛者应在医生指导下使用。【制剂规格】　口含片:每片 0.44g,1g。

桂林西瓜霜(散、胶囊、口含片)^[典/基/保乙]

【药物组成】　西瓜霜、黄连、黄芩、黄柏、薄荷脑、山豆根、青黛、无患子果(炭)、浙贝母、射干、冰片、甘草、大黄、硼砂(煅)。【功能主治】 清热解毒,消肿止痛。主治急、慢性咽喉炎及口腔炎及肺、胃热盛或风热、痰热所致的咽喉肿痛,口舌生疮,牙龈肿痛或出血,乳蛾口疮,小儿鹅口疮及轻度烫火伤与创伤出血。用于急慢性咽喉炎及腭扁桃体炎、口腔炎、口腔溃疡见上述症状者。【用法用量】 外用:散剂,喷(吹)或敷患处,每次适量,每日数次,重症者兼口服,每次 1～2g,每日 3 次;胶囊剂,取内容物适量,敷患处,每日数次。口服:胶囊剂,每次 2～4 粒,每日 3 次;口含片,含服:每次 2 片,每日 5 次,5～7 日为 1 个疗程。【制剂规格】 散剂:每小瓶1g、1.5g、2g、2.5g、3g;喷剂:每瓶 2.5g;胶囊剂:每粒 0.5g;口含片:每片0.4g;润喉片:每片重 0.6g、1.2g。

八味锡类散

【药物组成】 西瓜霜、寒水石、牛黄、珍珠(豆腐制)、青黛、硼砂、硇砂(制)、冰片。【功能主治】 清热解毒,消肿止痛。治蕴热,时邪诸证。用于内有蕴热、外感时邪引起的瘟疫白喉、喉闭乳蛾;兼治结肠溃疡(灌肠),以及急性咽喉炎、腭扁桃体炎等。【用法用量】 外用:取药粉适量,吹敷咽喉、口腔、牙龈患处。直肠给药:灌肠治疗结肠炎。【制剂规格】 散剂:每瓶 1g。

蒲地蓝消炎片

【药物组成】 蒲公英、黄芩、苦地丁、板蓝根。【功能主治】 清热解毒,抗炎消肿。用于疖肿、腮腺炎、腭扁桃体炎等。【用法用量】 口服:每次 5～8 片,每日 4 次;小儿酌减。【制剂规格】 片剂:每片 0.3g。

清火栀麦片

【药物组成】 穿心莲、栀子、麦冬。辅料为淀粉、硬脂酸镁。【功能主治】 清热解毒,凉血消肿。用于咽炎、腭扁桃体炎、牙周炎、牙龈炎、结膜炎等咽喉肿痛,发热。【用法用量】 口服:每次 2 片,每日 2 次。【禁忌】①忌辛辣、鱼腥食物。若药性发生改变时应禁用。②不宜同时服用温补性感冒药。【注意】 儿童应在成人监护下使用或遵医嘱;同时服用其他药物前咨询医生或药师。【制剂规格】 片剂:每片 0.31g。

牛黄消炎片(丸、胶囊)[基]

【药物组成】　牛黄、大黄、青黛、蟾酥、雄黄、珍珠母、天花粉。【功能主治】　清热解毒,消肿止痛。治喉痹。用于咽喉肿痛、疔、痈、疮、疖。病毒性感冒、上呼吸道感染、肺炎、气管炎及其他细菌、病毒性感染引起的高热不退症。【用法用量】　口服:片剂,每次 1 片;胶囊剂,每次 3～4 粒;浓缩蜜丸,每次 1～2 丸;均每日 2～3 次;小儿酌减。外用:研末调敷患处。【禁忌】　孕妇忌服。【制剂规格】　片剂:每片含人工牛黄以胆酸($C_{24}H_{40}O_5$)计,不得少于 0.20mg;胶囊剂:每粒 04g,浓缩蜜丸:每丸 1.9g。

喉舒宁片

【药物组成】　白花蛇舌草、穿心莲、山芝麻。【功能主治】　清热解毒,散结止痛。治喉痹。用于急慢性咽喉炎、急性腭扁桃体炎、声带息肉、声带小结,并可用于头颈部癌肿在放射治疗期间所引起的各种炎症及癌肿的辅助治疗。【用法用量】　口服:每次 4 片,每日 3 次。放疗期间出现的炎症及癌肿辅助治疗:第 1 次 8 片,第 2 次 6 片,第 3 次 4 片,以后每次 5 片,每日 3 次,10 日为 1 个疗程。【制剂规格】　片剂:每片 0.31g。

喉炎丸[保乙]

【药物组成】　熊胆、牛黄、犀角(水牛角浓缩粉代)、珍珠、蟾酥、黄连、硼砂(制)、麝香。【功能主治】　清热解毒,利咽消肿。主治咽喉肿痛、单双乳蛾、痈疽热疖、发背(疮)、小儿急慢惊风、无名肿毒。用于热毒侵袭咽喉的疾病,如急性咽炎、病毒性咽峡炎、急性腭扁桃体炎、急性喉炎。咽喉疾患者多内服治疗,痈、疽、疮、疖多外用为主。【用法用量】　口服:每次 10 丸,每日 3 次;小儿酌减。外用:用水调敷皮肤红肿之四周,每日数次,保持湿润,直至红肿消退。【注意】　孕妇忌服。脓肿将溃烂或出脓勿敷用。【制剂规格】　微丸剂:每 100 粒重 0.3g。

蓝芩口服液[保乙]

【药物组成】　板蓝根、黄芩、栀子、胖大海。【功能主治】　清热解毒,利咽消肿。主治咽炎。用于急性咽炎、肺胃实热证所致的咽痛、咽干、咽部灼热等症。【用法用量】 口服:每次 2 支,每日 3 次。【不良反应】 个别病人服用后可出现轻度腹泻,可自行缓解。【注意】 脾虚便溏及胃痛者慎用,孕妇慎用。【制剂规格】 口服液:每支 10ml。

牛黄噙化丸 [基]

【药物组成】 牛黄、麝香、冰片、黄连、硼砂、雄黄、绿豆粉、金果榄、柿霜。【功能主治】 清热解毒,宣肺利咽化痰。治咽喉肿痛,口燥咽干,痰涎不出,咳嗽声哑。用于急性咽炎、喉炎、急性腭扁桃体炎。【用法用量】 口服:每次 1 丸。每日 4～6 次,含化后咽下。【注意】 孕妇慎用,忌烟酒、辛辣食物。【制剂规格】 蜜丸:每丸 1.5g。

玉叶解毒颗粒(糖浆) [基/保乙]

【药物组成】 玉叶金花、金银花、野菊花、山芝麻、岗梅。【功能主治】 清热解毒,辛凉解表,清暑利湿,生津利咽。主治外感风热、暑热。用于风热感冒、流感、咽喉炎、腭扁桃体炎、风热咳嗽、暑热及尿路感染等。【用法用量】 口服:颗粒剂,开水冲服,每次 1 袋;糖浆剂,每次 20ml;均每日 3 次。【制剂规格】 颗粒剂,每袋 12g、7g;糖浆剂,每瓶 20ml、100ml。

双料喉风散 [基/保乙]

【药物组成】 珍珠、人工牛黄、冰片、黄连、北豆根、青黛、甘草。【功能主治】 清热解毒,消炎止痛。用于咽喉肿痛,口腔糜烂,牙龈肿痛,鼻窦脓肿,中耳化脓,皮肤溃烂等热毒所致的急性咽喉炎、腭扁桃体炎、口腔溃疡、牙龈炎、化脓性中耳炎。【用法用量】 外用:口腔咽喉诸证,每瓶分 6 次吹患处,每日 3 次,用药后半小时可进食;鼻、耳内脓肿,皮肤溃烂者应清洁患处,然后喷药,每日 1 次。一般不内服。【不良反应】 偶有过敏反应。【制剂规格】 散剂:每瓶 1g;喷剂:每瓶 2.2g。

冬凌草片 [基/保乙]

【药物组成】 冬凌草。【功能主治】 清热消肿。有抗菌、消炎、镇痛及抗肿瘤作用。用于急、慢性腭扁桃体炎,咽炎,喉炎,口腔炎,试用于抗癌。【用法用量】 口服:每次 2～5 片,每日 3 次。【不良反应】 曾引起帕金森样综合征 1 例。【制剂规格】 浸膏片:每片相当于原药材 3g。

利咽解毒颗粒[典/基]

【药物组成】　板蓝根、连翘、金银花、薄荷、山楂、牛蒡子、玄参、桔梗、麦冬、僵蚕、大青叶、大黄、地黄、黄芩、天花粉、浙贝母。【功能主治】　清肺利咽,清热解毒。治急、慢性乳蛾,喉痹等,症见咽喉肿痛、口疮疖腮等。临床用于腭扁桃体炎、扁桃体周围炎、咽炎、喉炎等。【用法用量】　口服每次 1 袋,每日 3～4 次,温开水冲服。【制剂规格】　颗粒剂:每袋 20g。

含化上清片[基]

【药物组成】　前胡、桔梗、天花粉、葛根、乌梅(肉)、檀香、薄荷脑。【功能主治】　利肺生津,清喉散火。主治咽喉失润,咳嗽不爽,声音嘶哑,口燥苦干。用于急慢性咽喉炎、腭扁桃体炎。【制剂规格】　片剂:每片 0.6g。

金　鸣　片[基]

【药物组成】　地黄、玄参、麦冬、硼砂、人工牛黄。【功能主治】　清热生津,开音利咽。主治热盛伤津,咽喉不利,症见咽干,喉痒,声哑失音,发声费力等。用于急慢性咽喉炎、腭扁桃体炎、职业性慢性声音嘶哑等。【用法用量】　口服:每次 1～2 片,每日 3～4 次,含化后咽下。【制剂规格】　片剂:每片 0.6g。

复方冬凌草含片

【药物组成】　冬凌草、玄参、麦冬、桔梗、甘草。【功能主治】　清热解毒,滋阴,化痰。主治急、慢性咽喉炎,口腔炎,化脓性腭扁桃体炎,对青、链霉素及四环素、庆大霉素呈耐药性的病例,服用本品也可奏效。【用法用量】　口服:每次 1 片,每隔 1～2 小时含服 1 次,每日可服用 10～20 片。【制剂规格】　含片:每片 0.18g,每盒 50 片。

复方瓜子金颗粒(含片)

【药物组成】　瓜子金、大青叶、紫花地丁、白花蛇舌草、野菊花。【功能主治】　清热利咽,散结止痛,祛痰止咳。主治外感所致的咽喉肿痛,咳嗽,吞咽不利。用于急、慢性咽炎,上呼吸道感染等。【用法用量】　口服:

颗粒剂,冲服,每次 20g,每日 3 次;含片,含服,每次 2 片,每日 6 次。胃病患者饭后服。【注意事项】 忌烟酒、辛辣厚味。【制剂规格】 颗粒剂:每袋 20g;口含片:每片 1.0g。

健民咽喉片[基]

【药物组成】 玄参、麦冬、生地黄、桔梗、胖大海、板蓝根、西青果、麦冬、蝉蜕、诃子、甘草、薄荷脑。【功能主治】 清利咽喉,养阴生津,解毒泻火。主治咽喉炎。临床用于急、慢性咽喉炎症,上呼吸道炎症,咽喉肿痛,失音及嗓音保健。【用法用量】 口服:每次 2～4 片,可每小时含服 1 次,每日 6 次。【制剂规格】 片剂:每片 0.29g。

喉疾灵胶囊(片)[基]

【药物组成】 人工牛黄、板蓝根、诃子、桔梗、连翘、天花粉、珍珠层粉、广东土牛膝、冰片、山豆根、了哥王。【功能主治】 清热解毒,散结止痛。主治外感风热时邪证。用于急慢性腭扁桃体炎及急慢性咽炎、腮腺炎等疾病。【用法用量】 口服:胶囊剂,每次 3～4 粒;片剂,每次 2～3 片;均每日 3 次,或遵医嘱。【注意】 孕妇慎用。【制剂规格】 胶囊剂:每粒 0.25g;片剂:每片 0.25g。

蛾喉宁片

【药物组成】 香茶菜。【功能主治】 抗菌消炎,止痛退热。治喉痹。用于腭扁桃体炎、咽喉炎、口腔炎等。【用法用量】 口服:每次 4 片,每日 3 次,儿童酌减。【制剂规格】 片剂:每片 0.31g。

喉痛灵片(颗粒)[基]

【药物组成】 水牛角、板蓝根、野菊花、荆芥穗。【功能主治】 清热解毒,凉血消肿,利咽喉。主治风热邪毒、肺胃温热引起的喉痹、乳蛾,症见咽喉肿痛,喉核肿大,喉核上黄白色分泌物,吞咽不利,咽部异物感,舌苔薄黄,脉浮数或弦数。用于急性咽炎、腭扁桃体炎。【用法用量】 口服:颗粒剂,每次 1 包;片剂,每次 4～6 片;均每日 3 次。【禁忌】 风寒喉痹者忌用。【制剂规格】 颗粒剂:每袋 10g;片剂:每片相当于原生药材 3.1g。

嚼化上清片（丸）[基]

【药物组成】　石膏、硼砂、甘草、薄荷、薄荷油。【功能主治】　清热散风,消肿止痛。治上焦风热引起的咽喉肿痛,口干舌燥,头目不清,声哑。用于风热型急性咽炎、腭扁桃体炎。【用法用量】　口服:片剂,含化,每次1片;丸剂,嚼化,每次1丸;均每日3次。可酌情增减次数。【制剂规格】片剂:每片0.48g;蜜丸:每丸1.5g。

铁笛丸（口服液）[基]

【药物组成】　麦冬、瓜蒌皮、青果、桔梗、茯苓、玄参、诃子肉、凤凰衣、浙贝母、甘草。【功能主治】　润肺利咽、生津止渴。主治阴虚肺热,津亏所致的咽干嘶哑,咽喉疼痛,口渴烦躁。用于急慢性咽炎、喉炎。【用法用量】　口服:口服液,每次10ml;蜜丸,含化,每次1丸;均每日2次;小儿酌减。【禁忌】　湿热咽痛、风寒之邪所致的咽痛忌用。【注意】　胃虚寒者慎服;忌食辛辣刺激性食物。【制剂规格】　蜜丸:每丸3g;口服液:每支10ml。

五味沙棘含片（散）[典/基/蒙]

【药物组成】　沙棘膏180g,木香150g,白葡萄干120g,甘草90g,栀子60g。【功能主治】　清热利咽。治咽喉痹痛。用于风热喉痹、急性咽炎、慢性支气管炎,症见肺热久咳,喘促痰多,胸满闷,胁疼痛。【用法用量】　口服:含片,舌下含化,每次1片,每2小时1次;散剂,开水冲服,每次1袋,每日3次。【不良反应】　偶见恶心。【注意】　糖尿病患者忌服。【制剂规格】　片剂:每片1.5g;散剂:每袋15g。

珍珠牛黄散[基]

【药物组成】　珍珠、牛黄、硼砂、儿茶、薄荷、黄柏、青黛、川贝母、朱砂、灯心草（炭）、冰片。【功能主治】　清热解毒,消肿止痛。主治由热毒壅盛引起的白喉、喉痹口疳及咽喉肿痛。用于急性咽炎、喉炎、腭扁桃体炎、口腔溃疡等。【用法用量】　外用:吹敷患处,每日数次。【禁忌证】阴虚喉痹口疳者不宜。【注意】　忌食辛辣热燥食物。【制剂规格】　散剂:每袋0.6g。

金 喉 散

【药物组成】 岗梅、薄荷油、金牛草。【功能主治】 清热解毒,生津化痰,活血消肿止痛。治喉痹。用于咽喉肿痛,咽干口燥,声哑及乳蛾。【用法用量】 口服:含服或温开水送服,每次 2g,每日 2～3 次;小儿酌减。【制剂规格】 散剂:每瓶 2g。

珠 黄 散[基/典]

【药物组成】 珍珠、人工牛黄。【功能主治】 清热解毒,祛腐生肌。用于热毒内蕴所致的咽痛、咽部红肿、糜烂、口腔溃疡久不收敛。【用法用量】 口服:每次 0.3～0.9g,每日 1～3 次;2 岁以下小儿酌减。外用:将患处洗净,用少许搽。【禁忌】 脾虚无热者勿用。【注意】 忌辛辣、油腻、厚味食物。【制剂规格】 散剂:每袋(瓶)0.3g。

珍黄吹喉散[基/保乙]

【药物组成】 珍珠、冰片各 50g,牛黄 30g,硼砂(炒)250g,雄黄 40g,儿茶、黄连各 100g,黄柏 150g。【功能主治】 解毒化腐,生肌。主治咽喉痹痛。主治热毒内蕴所致的咽喉口舌肿痛、糜烂。用于急性喉痹、口疮、舌炎等见上述证候者。【用法用量】 外用:吹于患处,每日 3～5 次。【制剂规格】 散剂:每瓶 1g、2g、3g、5g。

胡氏六神丸[基]

【药物组成】 牛黄、冰片、朱砂、薄荷、麝香、熊胆、板蓝根、雄黄、甘草、金银花、蟾酥。【功能主治】 消肿解毒,止痛退热,镇惊安神。主治喉风喉痹、双单乳蛾以及疔毒、痈疮、小儿急性热惊风、一般红肿热痛及咽炎、腭扁桃体炎。用于皮炎化脓性感染、上呼吸道感染、高热、抽搐等。【用法用量】 口服:吞服或含化,成人,每次 10～15 丸;5 岁以上,每次 5丸;5 岁以下,每次 1～2 丸;均每日 2 次。【制剂规格】 小水丸剂:每 100丸重 0.26g。

第五节　口腔科疾病及腮腺炎用药

复方牛黄清胃丸 [基]

【药物组成】 大黄、厚朴（姜炙）、枳实、芒硝、黄芩、黄连、栀子（姜炙）、石膏、连翘、牛黄、冰片、荆芥穗、防风、白芷、薄荷、菊花、玄参、牵牛子（炒）、山楂（炒）、陈皮、香附、猪牙皂、桔梗、甘草。【功能主治】 清热泻火，解毒通便。主治胃肠实热所致的口疮、口糜、牙宣、喉痹、口舌生疮、牙龈肿痛、咽膈不利、大便秘结、小便短赤。用于复发性口疮、急性龈乳头炎、咽炎见上述证候者。【用法用量】 口服：每次 2 丸，每日 2 次。【禁忌】 ①阴虚火旺者忌服；②中病即止，不可过服、久服。【注意】 孕妇慎用；体弱年迈者慎用。【制剂规格】 蜜丸：每丸 4.5g。

栀子金花丸 [基]

【药物组成】 栀子、黄连、黄芩、黄柏、金银花、知母、天花粉、大黄。【功能主治】 清热泻火，凉血解毒。主治肺胃热盛、口舌生疮、牙龈肿痛、目赤眩晕、咽喉肿痛、吐血衄血、大便秘结。用于急性口炎、牙周炎、牙龈炎、化脓性龈（周）炎、复发性口疮、急性咽炎、急性结膜炎见上述证候者。【用法用量】 口服：每次 9g，每日 2 次。【禁忌】 阴虚火旺者忌服；中病即止，不可过服、久服。【注意】 孕妇慎用；体弱年迈者慎用。【制剂规格】 蜜丸：每丸 9g；水丸：每袋 9g。

珍　黛　散 [基]

【药物组成】 珍珠、牛黄、青黛、滑石、冰片。【功能主治】 清热解毒，止痛生肌。用于毒火内蕴所致的口舌生疮、复发性口疮、急性口炎见上述证候者。【用法用量】 外用：吹撒涂搽患处，每日 3～4 次。症状较重者可加服半瓶，每日 2～3 次。【禁忌】 阴虚火旺者忌服；中病即止，不可过服、久服。【注意】 孕妇慎用；体弱年迈者慎用；阴虚火旺者慎用。【制剂规格】 散剂：每瓶 3g。

石　膏　散 [基]

【药物组成】 石膏、冰片。【功能主治】 清热祛火，消肿止痛。主治胃火上炎所致的牙龈肿痛(牙宣)、口舌糜烂(口疮)、牙龈出血。用于复发性口疮,急性口炎、牙龈(周)炎见上述证候者。【用法用量】 外用:取药少许,敷患处。【禁忌】 忌辛辣、油腻饮食。【注意】 ①阴虚火旺者、孕妇慎用;老年人、小儿及素体虚弱者亦慎用;②饮食宜清淡、均衡营养;保持口腔清洁卫生。【制剂规格】 散剂:每支(小瓶)3g。

口腔溃疡散 [基/保乙]

【药物组成】 青黛、白矾、冰片。【功能主治】 清热、消肿、止痛。主治火热内蕴所致的口舌生疮,黏膜破溃,红肿灼痛。用于复发性口疮、急性口炎见上述证候者。【用法用量】 用消毒棉球蘸药擦患处,每日 2～3 次。【注意】 阴虚火旺者慎用;饮食宜清淡,忌辛辣、油腻饮食;老人、小儿及体虚者慎用,不可久用。【制剂规格】 散剂:每支(小瓶)3g。

齿痛冰硼散 [基/保乙]

【药物组成】 硼砂、硝石、冰片。【功能主治】 散郁火、止牙痛。主治火热内闭引起的牙龈肿痛,口舌生疮。用于复发性口疮、急性口炎、牙龈(周)炎见上述证候者。【用法用量】 外用:吹敷患处;每次少量,每日数次。【禁忌】 忌辛辣、油腻饮食,忌烟酒。【注意】 ①风寒、虚火喉痹及虚火乳蛾者慎用;②饮食宜清淡而均衡营养;③保持口腔卫生;④老人、小儿及素体脾胃虚弱者慎用;⑤有全身发热者去医院治疗。【制剂规格】散剂:每支(小瓶)3g。

齿痛消炎灵颗粒 [基]

【药物组成】 石膏、地黄、荆芥、防风、牡丹皮、青黛、细辛、白芷、青皮、甘草。【功能主治】 疏风清热,凉血止痛。主治脾胃积热,风热上攻所致的头痛生热,口干口臭,便秘燥结,牙龈肿痛。用于急性齿根尖周炎、智齿冠周炎、急性牙龈(周)炎、急性牙髓炎见上述证候者。【用法用量】口服:每次 1 袋,每日 3 次,开水冲服。首次加倍。【注意】 ①阴虚火旺及风冷牙痛者不宜使用;②忌辛辣、油腻饮食;③老人、小儿及脾胃虚弱者慎用。【制剂规格】 颗粒剂:每袋 20g、10g(无糖型)。

金栀洁龈含漱液

【药物组成】 金银花、栀子、薄荷、黄芩、苦参、黄柏、茵陈、地肤子、石菖蒲、独活、蛇床子、艾叶。【功能主治】 清热解毒,驱风除湿,芳香辟秽,消肿止痛。用于牙龈炎、口腔溃疡及胃热或湿热所致的牙龈炎、牙周炎、牙龈出血、口腔溃疡、口臭、牙痛及口腔黏膜炎等;亦用于贝赫切特综合征、口角炎、根尖周炎、牙髓炎、龋齿等。【用法用量】 外用:含漱,每次10ml,每次含漱3分钟,每日3次;亦可消毒棉签蘸药直接涂抹患部,每日数次。7～10日为1个疗程。【注意】 洗剂,勿吞服。【制剂规格】 洗剂:每瓶100ml、150ml、240ml。

补肾固齿丸[典/基/保乙]

【药物组成】 熟地黄、生地黄、丹参、鸡血藤、紫河车、骨碎补、牡丹皮、山药、五味子、枸杞子、牛膝。【功能主治】 补肾固齿,活血解毒。主治肾虚血热型牙周病。用于肾虚血热型牙周病、牙齿酸软、咀嚼无力、松动移位、牙龈出血。【用法用量】 口服:每次4g,每日2次。【注意】 牙周属实火者慎用。【制剂规格】 丸剂:每30丸重1g,每瓶80g。

口炎清颗粒[基/保乙]

【药物组成】 天冬、麦冬、玄参、金银花、甘草、蔗糖。【功能主治】 滋阴降火,清热解毒。治口炎。用于心、肺、胃、肾之阴液虚亏,虚火浮越引起的口腔诸证,如口疮、口腔黏膜溃疡(口糜)等喉痹、口炎症。兼见午后潮热,面颊绯红,心烦盗汗,失眠,咽部异物感等。【用法用量】 口服:每次1袋,每日2～3次。【禁忌】 属实证者不用。【制剂规格】 颗粒剂:每袋10 g,每盒10袋。

蜂胶口腔喷剂

【药物组成】 蜂胶。【功能主治】 消毒,杀菌。主治口腔溃疡、咽喉炎。用于成人及儿童复发性口腔溃疡,急慢性咽喉炎、腭扁桃体炎、牙龈炎、龋齿及声带充血,水肿及癌症病人因化疗、放疗引起的口腔呼吸道溃疡有显著性消炎、镇痛及预防作用。常用本品能彻底消除口臭,并能辅助病毒性感冒的治疗。【用法用量】 外用:①用拇指按下瓶顶,药液即会喷出。可将本品直接喷入口腔或疾患处,并可将药液自行咽下,有助于肠胃消毒杀菌。②出入于公共场所,旅行在外用餐,用本品喷射餐具,可杀灭病菌起到预防作用。③每次喷射2～3下于炎症感染或溃疡部位,每日

4～6次。【制剂规格】 喷剂:每瓶10ml。

糠甾醇片

【药物组成】 米糠油未皂化物。含有烃、高级脂肪酸、三萜烯醇及维生素。【功能主治】 本品中甾醇有防氧化及抑制牙周细菌生长,从而起到改善牙齿病理性松动、抗牙龈出血作用。用于牙周病引起的牙龈出血、牙周脓肿等病症。【用法用量】 口服:每次6～8片,每日3次;维持量:每次2～4片,每日3次。【禁忌】 对本品过敏者。【注意】 ①牙周炎症状控制后需继续服用一定时期维持量以巩固疗效;②本品须与牙周病局部治疗同时进行;③参阅说明书。【制剂规格】 片剂:每片40mg,每瓶100片。

牙 痛 散 [基]

【药物组成】 川乌、草乌、猪牙皂、雄黄、冰片、细辛、樟脑。【功能主治】 疏风止痛、清热解毒、消肿。主治风火邪毒侵犯,或胃火上炎所致的牙痛、牙周炎,症见牙齿疼痛,牙龈红肿,口干欲饮,舌红苔黄,脉数等。用于风火上犯引起的牙痛、牙龈炎、牙周病。【用法用量】 外用:取少许涂于患处。每日3～4次。【制剂规格】 散剂:每小瓶1.5g。

复方牙痛宁搽剂 [保乙]

【药物组成】 花椒、薄荷脑、松花粉、冰片、茵陈、荜茇、八角茴香、荆芥、甘草、丁香。【功能主治】 消炎止痛。用于牙周肿痛、口腔炎、咽喉炎及牙痛、牙龈炎、牙周炎、口腔溃疡。尚有人用于组织损伤及咳嗽等。【用法用量】 外用:口腔用药,用小棉球蘸取0.5ml药液涂在肿痛处,每日2次,或临睡前使用。【注意】 孕妇慎用。【制剂规格】 搽剂:每瓶5ml。

牙痛一粒丸 [典]

【药物组成】 蟾酥、甘草各40g,朱砂50g,雄黄60g。【功能主治】 镇痛消肿。主治各种风火牙痛、牙龈肿痛和龋齿引起的肿痛。是龋齿、牙龈炎、牙根疾患引起的疼痛之临时止痛用药。属对症治疗,对牙齿、牙龈本身的疾病则需口腔专科医生根治。【用法用量】 外用:每次取1粒,填入龋齿洞内或肿痛的齿缝处,外塞一块消毒棉花防止药丸滑脱,并注意将含药后渗出的唾液吐出,不可咽下。每日1次。【不良反应】　有麻舌感。【制剂规格】　水丸:每125丸(粒)重0.3g。

牙痛药水

【药物组成】　荜茇、高良姜、丁香、细辛、冰片。【功能主治】　止痛,消炎,防蛀。治牙痛。用于风火牙痛、牙龈红肿、龋齿痛及神经性牙痛。有人外用于冻疮消除痛痒,效果好。【用法用量】　外用:外搽患处,或滴入龋齿洞内。每日3次。【禁忌】　患部破溃者不可用。【制剂规格】　外用溶液剂:每瓶5ml。

白清胃散 [基]

【药物组成】　石膏、玄明粉、硼砂、冰片。【功能主治】　清热、消肿、止痛。主治胃火上炎引起的牙龈疼痛、口舌生疮。用于牙周炎、牙龈炎、口腔炎等疾病。【用法用量】　外用:吹敷患处适量,每日3~5次。【注意】　勿内服;忌辛辣食物。【制剂规格】　散剂:每瓶3g。

口疳吹药

【药物组成】　青黛、冰片、黄连、甘草、玄明粉、儿茶、硼砂(煅)、人中白、僵蚕、山豆根、薄荷。【功能主治】　清火消肿。主治咽喉红肿,口舌肿痛,风火牙痛。用于急性腭扁桃体炎及急慢性咽炎、口腔溃疡、急性牙周炎、牙龈炎等。【用法用量】　外用:每次用少许,吹喉,或涂搽于口腔黏膜溃疡处。【制剂规格】　散剂:每瓶1g、2g、3g。

口腔溃疡药膜

【药物组成】　硼砂、冰片、朱砂、寒水石、儿茶、白及胶浆、甘油。【功能主治】　清热解毒,消肿止痛。用于复发性口炎、阿弗他口炎等口疮病,症见口腔黏膜溃疡,或大或小,纳食疼痛。【用法用量】　外用:贴于患处,每日2~3次,饭后和晚上贴敷。【制剂规格】　薄膜剂:每张2cm×2cm。

珠黄消疳散

【药物组成】　儿茶、黄连、荷薄、牛黄、天花粉、硼砂、甘草、珍珠、青黛、大青叶、冰片。【功能主治】 清热解毒。用于口臭牙疳、齿龈溃烂、牙缝出血、牙周炎、牙龈炎、口腔炎、咽喉肿痛。【用法用量】 外用:涂搽患处或吹喉,每日 4～6 次。【制剂规格】 散剂:每小瓶 0.6g。

口疡灵膜剂

【药物组成】 青黛、硫酸新霉素、地塞米松、维生素 B_{12}、白及胶浆。【功能主治】 抗菌消炎、镇痛及促进黏膜溃疡愈合。用于口疮、扁平苔藓糜烂型、伤性溃疡、糜烂型或慢性唇炎、疱疹性口炎、游走性舌炎。【用法用量】 外用:取略大于溃疡面的药膜,敷贴于溃疡面上,每日 3～5 次。【制剂规格】 膜剂:膜厚 0.15～0.2mm。

消肿止痛酊[保乙]

【药物组成】 木香、防风、荆芥、细辛、五加皮、桂枝、牛膝、川芎、徐长卿、白芷、莪术、红杜仲、大罗伞、小罗伞、两面针、黄藤、栀子、三棱、沉香、樟脑、薄荷脑。【功能主治】 舒筋活络,消肿止痛。药理试验证明本品有抗炎、活血散瘀、镇痛作用。主治跌打扭伤,风湿骨痛,无名肿毒,腮腺炎肿痛。用于治疗手、足、耳部位的一度冻疮(急性期),症见局部皮肤肿胀、瘙痒、疼痛。【用法用量】 外用,擦患处:用于冻疮时,擦患处,待自然干燥后,再涂搽一遍,每日 2 次,疗程 7 天。【禁忌】 孕妇禁用;对本品过敏者禁用;破损皮肤禁用;对乙醇过敏者禁用。肝肾功能不全者禁止口服。【制剂规格】 外用酊剂:每瓶 33ml,66ml。

第 10 章 皮肤科疾病用药

第一节 皮肤细菌(病毒)性感染性疾病(疮疡)用药

一、内服治疗药

复方珍珠暗疮片[基]

【药物组成】 珍珠层粉、羚羊角粉、赤芍、北沙参、金银花、生地黄。【功能主治】 清热解毒,凉血活血。主治皮肤暗疮及青年人面部痤疮、皮肤湿疹、皮炎等。【用法用量】 口服:每次 4 片,每日 3 次。【制剂规格】片剂:每瓶 60 片、100 片。

皮肤病血毒丸

【药物组成】 茜草、赤芍、地肤子、牡丹皮、大黄(酒炒)、土茯苓、金银花、赤茯苓、白鲜皮、白茅根、苦地丁、皂角刺。【功能主治】 清热解毒,消肿止痒。治皮肤病。用于经络不和,湿热血燥引起的风疹、湿疹、皮肤刺痒、雀斑粉刺、面赤鼻齄、疮疡肿毒、脚气疥癣及头目眩晕,大便燥结。【用法用量】 口服:每次 20 粒,每日 2 次。【禁忌】 感冒期间停服;孕妇忌服。【制剂规格】 丸剂:每粒 0.18 g,每盒 120 粒。

赛金化毒散[基]

【药物组成】 大黄、黄连、人工牛黄、珍珠(飞)、朱砂(飞)、雄黄(飞)、乳香(制)、没药(制)、赤芍、冰片、川贝母、天花粉、甘草。【功能主治】 清热解毒,消肿止痛。主治皮肤软组织炎症,气营热证。用于麻疹后期毒热内陷气营、水痘、风痧、痱毒、口疮;肺炎、幼儿急疹、猩红热、水痘、疱疹性口炎、膜状溃疡性咽炎。【用法用量】 口服:1岁以内,每次 1/4 袋;1~3岁,每次 0.5 袋;4~5 岁,每次 2/3 袋;5 岁以上,每次 1 袋;均每日 2~3次。疮疡破口、口疮外敷本品亦可。【注意】 脾胃虚弱,无实火者慎用。【制剂规格】 散剂:每袋 0.5g。

小儿紫草丸(合剂)[基]

【药物组成】 紫草、玄参各 50g,西河柳、升麻各 25g,羌活、青黛、浙贝母、乳香(制)、没药(制)、琥珀、石决明、雄黄各 30g,金银花、核桃仁、甜地丁各 200g,菊花、甘草各 100g,冰片 5g,牛黄 2.5g,朱砂 10g。【功能主治】 透疹解毒,发表解肌。治麻疹。用于麻疹初起,疹毒内盛不透,发热咳嗽,小便黄少;或重症风疹,高热,午后或晚上更甚,微恶风寒,烦躁不安,全身红疹,咳嗽,喷嚏,目赤羞明,或神志昏迷,舌质红浮,脉浮数等。【用法用量】 口服:每次 1 丸,每日 2 次;周岁以内小儿减半。合剂按说明书用。【禁忌】 忌油腻、腥荤食物。【制剂规格】 蜜丸:每丸 1.5g;合剂:10ml。

小儿化毒散(胶囊)[典/基/保乙]

【药物组成】 牛黄 8g,珍珠 16g,雄黄、黄连、川贝母、乳香(制)、没药(制)各 40g,甘草 30g,大黄、天花粉、赤芍各 80g,冰片 10g。【功能主治】清热解毒,活血消肿。用于热毒内蕴、毒邪未尽、小儿疹后余毒未净、烦躁口渴、口疮便秘、疖肿溃烂。【用法用量】 口服:散剂,每次 0.6g,每日 1~2 次;3 岁以内小儿酌减;胶囊剂,每次 2 粒,每日 1~2 次;3 岁以内酌减。外用:散剂,敷于患处;胶囊剂内容物亦可用开水调成糊状,外敷,每日 1 次。【制剂规格】 散剂:每瓶 5g、10g、20g;胶囊剂:每粒 0.3g。

化 毒 丸 [基]

【药物组成】 水牛角浓缩粉、青黛各 20g,黄连 5g,甘草、连翘、玄参各 60g,牛蒡子(炒)、地黄、桔梗、赤芍各 50g,芒硝 5g。【功能主治】 清热泻火,凉血解毒。治疮毒。用于小儿疮疖、痱毒、腮腺炎,症见咽喉肿痛、口舌生疮、痛如火燎、面赤口干、夜不能寐或夜卧不安、谵语烦躁。【用法用量】 口服:水蜜丸,每次 2g;大蜜丸,每次 1 丸;均每日 2~3 次。7 岁以下小儿,每次 1 丸;2 岁以下小儿每次半丸;均每日 2 次。薄荷汤或温开水送服。【制剂规格】 大蜜丸:每丸 3g;水蜜丸:每瓶 30g、60g、100g。

二丁颗粒

参见第 15 章中的"一、清热解毒抗炎、广谱抗病原微生物药"。

复方黄柏液

【药物组成】 连翘、黄柏、金银花、蒲公英、蜈蚣。【功能主治】 清热解毒,消肿祛腐,有抗革兰阳性菌、消炎、促进伤口愈合的作用,还有增强单核-巨噬细胞的吞噬功能,提高非特异性免疫力的作用。用于疮疡溃后,伤口感染,属阳证者。【用法用量】 外用:浸泡医用脱脂棉栓外敷于感染伤口内,或破溃的脓肿内。若溃疡较深,可用直径为 0.5～1.0cm 的无菌胶管插入溃疡深部,以注射器抽取本品进行冲洗,用量一般 10～20ml,每日 1 次;或遵医嘱内服。【注意】 ①按常规换药法清洁和清创病灶。②开瓶后不宜久存。③孕妇慎用。【制剂规格】 合剂:每瓶 120ml。

湿毒清胶囊(片)[典/保乙]

【药物组成】 地黄、当归、苦参、白鲜皮、土茯苓、黄芩、丹参、蝉蜕、甘草。【功能主治】 养血润肤,祛风止痒。主治血虚风燥所致的皮肤瘙痒,症见皮肤干燥、脱屑、瘙痒,伴有抓痕、血痂、色素沉着用于皮肤瘙痒见上述证候者。亦用于湿疹、苔藓病。【用法用量】 口服:胶囊(片)剂,每次 3～4 粒(片),每日 3 次。【注意】 ①湿热俱盛或火热炽盛者慎用,孕妇慎用;过敏体质慎用。②忌辛辣、海鲜食品。【制剂规格】 胶囊(片)剂:每粒(片)0.5g。

当归苦参丸[保乙]

【药物组成】 当归、苦参。【功能主治】 活血化瘀,燥湿清热。主治湿热瘀阻所致的粉刺、酒皶,症见颜面、胸背粉刺疙瘩、皮肤红赤发热,或伴脓头、硬结、酒渣鼻赤。用于常伴有疼痛。痤疮、粉刺、酒渣鼻见上述证候者。【用法用量】 口服:每次 1 丸,每日 2 次。【禁忌】 忌食辛辣、油腻、海鲜食品;忌用手挤压患处,特别是鼻唇周围危险区。【注意】 脾胃虚寒者慎用。【制剂规格】 大蜜丸:每丸 9g。

清热暗疮片

【药物组成】 金银花、穿心莲、蒲公英、栀子、山豆根、大黄、牛黄、珍珠层粉、甘草。【功能主治】 清热解毒,泻火通腑。主治肺胃积热所致的粉刺、疖,症见颜面部粉刺、脓疱,皮肤硬结、疼痛,顶部有脓头,大便干,小便黄。用于痤疮、毛囊炎、毛囊周围炎见上述证候者。【用法用量】 口服:每次2~4片,每日3次。14日为1个疗程。【禁忌】 忌食辛辣、油腻食物;切忌用手挤压患处。【注意】 ①孕妇慎用;②脾胃虚寒者慎用。【不良反应】 服药后出现胃脘不适,食欲减少,大便稀者应停药。【制剂规格】 薄膜衣片:每片0.21g。

通便消痤胶囊

【药物组成】 大黄、西洋参、芒硝、枳实、白术、青阳参、肉苁蓉、小红参、荷叶。【功能主治】 益气活血,通便排毒。主治气虚血瘀、热毒内盛所致的粉刺、黧黑斑,症见面部粉刺、褐斑,伴乏力气短,面色不华。用于痤疮、黄褐斑、女子常有月经不调见上述证候者。【用法用量】 口服:便秘、排便不畅者,每次服3~6粒;大便每日1次者,以1粒起服;均每日1~2次为宜,酌情加减剂量至大便正常通畅。【禁忌】 忌生冷、辛辣、油腻食品。【注意】 孕妇、老年、儿童、过敏体质者慎用。【制剂规格】 胶囊剂:每粒0.5g。

复方珍珠散(珍珠散)[典]

【药物组成】 煅石决明750g,煅龙骨150g,煅白石脂90g,珍珠7.5g,人工牛黄7.5g,冰片30g。【功能主治】 收湿敛疮,生肌长肉。主治风邪湿热蕴结肌肤所致的溃疡,症见创面鲜红,脓腐将尽。【用法用量】外用:取药物适量,敷患处,每日1~2次。【禁忌】 肿疡阴证者禁用;孕妇禁用;忌食辛辣之品。【制剂规格】 散剂:每袋15g,每1g含龙脑($C_{10}H_{18}O$)和异龙脑($C_{10}H_{18}O$)的总量,不得少于20.0mg。

复方珍珠暗疮片[典]

【药物组成】 山银花28g,蒲公英28g,黄芩106g,黄柏28g,猪胆粉0.6g,地黄84g,玄参56g,水牛角浓缩粉10g,山羊角3g,当归尾28g,赤芍

50g,酒大黄 56g,川木通 112g,珍珠层粉 3g,北沙参 50g。【功能主治】清热解毒,凉血消斑。主治血热蕴阻肌肤所致的粉刺、湿疮,症见颜面部红斑、粉刺疙瘩、脓疱,或皮肤红斑丘疹、瘙痒。用于痤疮、红斑丘疹性湿疹见上述证候者。【用法用量】 口服:每次 4 片,每日 3 次。【禁忌】 忌食辛辣、油腻及海鲜之品。【注意】 孕妇及脾胃虚寒者慎服。【制剂规格】 薄膜衣片:每片 0.33g;糖衣片(片芯重):0.3g,每片含黄芩以黄芩苷($C_{21}H_{18}O_{11}$)计,不得少于 6.0mg。

消 痤 丸 [典]

【药物组成】 升麻 9.47g,柴胡 30.31g,麦冬 34.10g,野菊花、淡竹叶、夏枯草、紫草各 22.73g,黄芩、金银花、蒲公英各 28.42g,玄参、石斛、龙胆草、大青叶、紫草各 39.79g,石膏 56.84g,竹茹 18.95g。【功能主治】清热利湿,解毒散结。用于湿热毒邪聚结肌肤所致的粉刺,症见颜面皮肤光亮油腻,黑头粉刺、脓疱、结节,伴有口苦、口黏、大便干,以及痤疮见上述证候者。【用法用量】 口服:每次 30 粒,每日 3 次。【禁忌】 忌食辛辣油腻之品。【注意】 孕妇及脾胃虚寒者慎用。【制剂规格】 水丸:每10 丸重 2g。

金花消痤丸 [基]

【药物组成】 金银花、栀子(炒)、黄芩(炒)、大黄(酒制)、黄连、桔梗、薄荷、黄柏、甘草。【功能主治】 清热泻火,解毒消肿。主治肺胃热盛引起的痤疮(粉刺)、口舌生疮、胃火牙痛、牙周炎、牙龈炎、咽喉肿痛、口腔炎、目赤、便秘、尿黄等。【用法用量】 口服:每次 4g,每日 3 次。【注意】孕妇慎用。【制剂规格】 浓缩水丸:每瓶 4g。

如意金黄散(膏) [典/基/保甲]

【药物组成】 姜黄、黄柏、大黄、白芷各 160g,苍术、厚朴、陈皮、甘草、生天南星各 64g,天花粉 320g。【功能主治】 消肿止痛,清热解毒,散瘀化结,有抑菌、消炎、解痉镇痛和抗溃疡作用。用于疮毒炎症。用于疮疡肿痛、丹毒流注、跌仆损伤;疮毒、脓肿、乳痛、无名肿毒等;蜂窝织炎、急性乳腺炎、脓性指甲炎、甲沟炎、会阴切口硬结、外科手术后瘢痕硬结等。有报道用于浅表性静脉炎、胃炎、胃溃疡、十二指肠溃疡、原发性肝癌疼痛、睑腺炎等。【用法用量】 口服：散剂，每次 1.5g，每日 6 次，空腹服用。外用：膏剂，研成细粉，过 100 目筛，用食醋或白蜜，或饴糖，或麻油，加黄蜡调成糊状外敷，也可用 80％ 凡士林（羊毛脂）调成软膏外敷患处，6～12 小时换药 1 次。【禁忌】 忌酒戒烟；忌辛辣刺激性食物。含生天南星制剂不可内服。【注意】 如内服，应将生南星改为制南星；外敷超过肿胀范围，且中间留孔，以利透气，使肿势集中有利于早日口服。【不良反应】 少数口服者初期有轻度腹泻。【制剂规格】 散剂：每袋 3g、6g、9g、15g、30g；膏剂：每支 30g。

一 粒 珠 [基]

【药物组成】 穿山甲（代）、乳香（醋制）、牛黄、朱砂、珍珠（制）、麝香、冰片、雄黄、苏合油、蟾酥（制）、没药（醋制）。【功能主治】 活血消肿，止痛解毒。治疮毒。用于痈疽疮疖、乳痈乳癌、急性乳腺炎、一切肿毒、红肿疼痛、小儿惊风。【用法用量】 口服：每次 1 丸，每日 2～3 次，黄酒或温开水送服，重症剂量酌增。【禁忌】 孕妇禁用。【制剂规格】 水丸、糊丸：每丸重 1.5g。

飞天夺命丸 [基]

【药物组成】 乳香、没药、血竭、蜈蚣、铜绿、胆矾、寒水石、蜗牛、轻粉、雄黄粉、麝香、蟾酥、冰片、朱砂粉。【功能主治】 活血败毒，消肿止痛。主治因火热毒盛，气血凝滞，经络阻塞之疔痈、疖疮、附骨疽、乳痈等疮疡病。用于疖肿、痈、蜂窝织炎、急性化脓性骨髓炎、急性乳腺炎、乳房蜂窝织炎的初至中期。【用法用量】 口服：每次 5 粒，每日 2 次，葱白汤送服，服后盖被发汗。【制剂规格】 水泛丸：每 800 粒重 30g。

小 败 毒 膏 [基/保乙]

【药物组成】 金银花、蒲公英、木鳖子、天花粉、白芷、黄柏、当归、乳香、赤芍、大黄、陈皮、甘草。【功能主治】 清热解毒，消肿止痛。主治热毒内结，经络阻塞，气血凝滞诸证。用于毛囊炎、毛囊周围炎、体表浅部脓肿、急性淋巴结炎、蜂窝织炎、痈疽、疖肿、疔疮等，症见患处红肿、焮热、疼痛，或溃疡状如蜂窝，或坚硬根深、伴发热、口渴、尿少黄赤、大便干结等。【用法用量】 口服：每次 15g，每日 2 次。【禁忌】 阴虚疮疽者忌用。

【禁忌】　孕妇禁用。【注意】　小儿慎服。【制剂规格】　蜜膏剂：每瓶 62g。

牛黄醒消丸 [基/保乙]

【药物组成】　人工牛黄、制乳香、制没药、雄黄、麝香。【功能主治】清热解毒，消肿止痛。治疮疡。用于痈疽肿痛、疔疮、乳痈、乳岩（癌）、流注（脓毒血症）、瘰疬（淋巴结核）、毛囊炎、疖；患处红肿疼痛，坚硬未溃，舌红苔黄，脉数有力等症，以及属热毒内蕴，壅聚体肤之病机者。【用法用量】　口服：每次 3g，每日 2 次，用黄酒或温开水送服；患在上部，临睡前服，如患在下部，则空腹时服。【禁忌】　孕妇忌服；已溃成脓者不宜服用。【制剂规格】　水丸剂：如高粱米大小，每瓶 3g。

醒　消　丸 [基/保乙]

【药物组成】　雄黄100g，麝香30g，乳香（制）、没药（制）各200g，黄米（蒸熟烘干）150g。【功能主治】　活血消肿，解毒止痛。主治疮疡。用于痈疽肿毒、瘰疬流注（脓毒血症）、疔毒恶疮、乳痈（急性乳腺炎）、蜂窝织炎、毛囊炎、疖、颈淋巴结核及其他皮肤和皮下组织化脓性炎症，症见患处红肿疼痛，坚硬未破溃，舌红苔黄，脉象洪数。【用法用量】　口服：每次1.5～3g，每日 2 次；用黄酒或温开水送服，小儿酌减。【禁忌】　痈疽已溃成脓者、孕妇均忌服。忌辛辣、腥荤食物；孕妇忌服。【注意】　有报道一次剂量0.5～9g，用量不宜过大，应咨询医师或药师。【制剂规格】　糊丸或水泛丸：每 50 粒重约30g，每小瓶 3g、9g。

西黄丸（胶囊） [基/保乙]

【药物组成】　牛黄15g，麝香75g，乳香（制）、没药（制）各500g，黄米（蒸熟烘干）350g。【功能主治】　解毒消痈，化痰散结，活血祛瘀。用于疮毒炎症、肿瘤；乳癌、瘰疬（淋巴结核或炎症）、流注（脓毒血症）、痰核、痈疽疮疡、多发脓肿、寒性脓肿、小肠痈等；化脓性骨髓炎、急性白血病或肿瘤。【用法用量】　口服：水丸：每次 6g，每日 1 次，或每次 3g，每日 2 次；胶囊剂：每次4～8 粒，每日 2 次。【不良反应】　偶见药物性皮炎。【禁忌】不宜久服；孕妇禁用；虚火者不宜服用。【制剂规格】　水丸：每瓶 3g、9g、15g；胶囊剂：每粒 0.25g。

连翘败毒丸(片、膏)[基/保乙]

【药物组成】 连翘、金银花、紫花地丁、蒲公英、栀子、白芷、黄芩、黄连、黄柏、赤芍、当归、浙贝母、玄参、桔梗、木通、防风、苦参、白鲜皮、甘草、蝉蜕、天花粉、大黄、麻黄、薄荷、荆芥穗、羌活、柴胡、甘草。【功能主治】清热解毒,消肿止痛。主治热毒蕴结肌肤所致的疮毒炎症及疮疖、蜂窝织炎、急性淋巴结炎、流行性腮腺炎、丹毒及渗出性皮肤病,症见疮疡溃烂、灼热流脓、疥癣瘙痒等。【用法用量】 口服:水丸,每次 6g;片剂,每次 4片;煎膏剂,每次 15g;均每日 2 次。【禁忌】 疮疡阴证、气血两虚者忌服;孕妇禁用。【注意】 忌食辛辣厚味;烟、酒及辛辣食物;不宜在服药期间同时服用滋补性中药;高血压、心脏病患者慎服。【制剂规格】 水丸:每 50 粒重 3g,每袋 9g、18g、36g;片剂:0.6g;煎膏剂:每瓶 60g,每袋 15g(膏滋)。

乳 疮 丸 [基]

【药物组成】 金银花、连翘、蒲公英、当归、川芎、赤芍、制乳香、制没药、天花粉、制穿山甲(代)、地黄、青皮。【功能主治】 清热解毒,消肿散结,活血止痛。主治疮疡、感染症。用于急性化脓性乳腺炎、乳房急性蜂窝织炎、全身性化脓性感染初期未溃之时及急性蜂窝织炎初期,症见乳房胀痛,根盘收束,乳汁排不畅;或局部光软无头,伴恶寒发热、胸闷、烦渴、舌质红,苔薄或黄,脉滑数或细数;属肝郁胃热,热毒蕴结,气滞血瘀所致的乳痈、乳疖等。【用法用量】 口服:每次 9g,每日 2 次。【禁忌】 疮疡阴虚证者慎用;脾胃虚寒者忌服。【制剂规格】 水泛丸:每 50 粒重 3g,每袋 9g。

梅花点舌丸(丹、胶囊、片) [典/基/保乙]

【药物组成】 珍珠 90g、牛黄、麝香、蟾酥(制)、朱砂各 60g,熊胆、雄黄、硼砂、葶苈子、乳香(制)、没药(制)、血竭、沉香、冰片各 30g。【功能主治】 清热解毒,消肿止痛,散瘀。治疗疮痈肿初起,咽喉牙龈肿痛,口舌生疮。用于化脓性感染、无名肿毒、慢性非特异性溃疡性结肠炎、咽炎、腭扁桃体炎、麻疹、肿瘤、银屑病等。【用法用量】 口服:丸剂,每次 3 丸,每日 1～2 次;片剂,每次 3 片;胶囊剂,每次 1 粒;均每日 2 次,小儿酌减。

丹剂,每次 2～3 粒,每日 2 次,先饮水一口,将药放在舌上,以口麻为度,用温黄酒或温开水送下。外用:丹剂,用醋化开,涂患处,丸、片、胶囊剂也可外用:用醋化开,敷于患处,其他剂型遵医嘱。【禁忌】　孕妇忌服。【注意】　体虚者慎用;勿过量。【制剂规格】　水泛丸:每 10 丸重 1g;片剂:每片 0.1g;胶囊剂:每粒 0.3g;丹剂:用猪牛羊胆汁熬水泛丸,每瓶内10 粒。

消炎解毒丸 [基]

【药物组成】　牛黄、蟾酥、青黛、朱砂、雄黄、冰片。【功能主治】　清热解毒、消炎止痛。治疮疖。用于咽喉肿痛、单双乳蛾、小儿热疖、痈疮疔疮、乳痈发背、无名肿毒。【用法用量】　口服:1－3 岁,每次 1～3 粒;4－8 岁,每次 5～6 粒;7－12 岁,每次 7～11 粒;12－17 岁,每次 11～17 粒;成人,每次 20 粒;均每日 2 次。外用:用温开水或米醋化开,敷于患处,如红肿已经出脓或烂穿,切勿再敷。【禁忌】　孕妇、对本品过敏者忌用。【制剂规格】　水丸:每 10 粒重 1.8g。

清热暗疮丸 [基]

【药物组成】　金银花、穿心莲浸膏、蒲公英浸膏、大黄浸膏、栀子浸膏、山豆根浸膏、人工牛黄、珍珠层粉、甘草。【功能主治】　清热解毒,凉血散瘀。治疮疖。用于粉刺、疖肿、口疮、黄水疮等。【用法用量】　口服:每次 2～4 粒,每日 3 次;小儿酌减。【禁忌】　阴虚及脾胃虚寒者不宜用。【注意】　忌辛辣、油腻食物,多食蔬菜、水果。【制剂规格】　丸剂:每丸 0.28g。

六 应 丸 [典/基/保乙]

【药物组成】　丁香、蟾酥、冰片、雄黄、牛黄、珍珠。【功能主治】　解毒,消炎,退肿,止痛。治疮疡。用于乳蛾、疔痈疮疡、咽喉炎以及虫咬伤等。【用法用量】　口服:每次 10 丸,儿童每次 5 丸,婴儿每次 2 丸,均每日 3 次,饭后服用,或遵医嘱。外用:以冷开水或醋调敷患处。【制剂规格】　丸剂:每 5 丸重 19mg。

二、外 用 药

紫 草 膏^[典/基]

【药物组成】 紫草 500g,当归、防风、地黄、白芷、乳香、没药各 150g。
【功能主治】 化腐生肌。用于疮疡、痈疽已溃。【用法用量】 外用:摊于
纱布上,贴在事先清洗消毒完毕的患处,每隔 1～2 日 换药 1 次。【制剂
规格】 外用油膏:每支 20g。

紫草油(软膏)^[基/保乙]

【药物组成】 紫草、忍冬藤、白芷、冰片。【功能主治】 清热解毒,消
肿止痛。主治烫火伤、疮疖等。用于一、二度烧烫伤,丹毒,疖肿,疔疮,毛
囊炎等。【用法用量】 外用:油剂,涂患处,每日 2～3 次;软膏剂,摊于消
毒纱布上,每隔 1～2 日 换药 1 次。【禁忌】 冻疮、疱疖脓已成或已溃者
勿用。【制剂规格】 油剂:每瓶 100ml;软膏剂:每支 15g、20g。

京 万 红^[基/保甲]

【药物组成】 地榆、栀子、穿山甲(代)、大黄、冰片等。【功能主治】
解毒,消肿,止痛,生肌。主治烧伤、烫伤、电灼伤引起的红肿起疱、疮面溃
烂、化脓等。用于压疮、急性乳腺炎、眼睑烧伤、慢性溃疡及压疮、结肠炎、
带状疱疹、内外痔。尚可用于乳头皲裂、婴儿脐炎、蜂窝织炎、毛囊炎、外
阴炎、老年性阴道炎等。【用法用量】 患部经消毒后,取本品适量涂敷患
处。【不良反应】 可引起接触性皮炎、过敏反应,停药后可自行消失。
【制剂规格】 软膏剂:每支 10g。

生肌玉红膏^[基/保乙]

【药物组成】 当归、白芷、血竭、紫草、甘草、轻粉、白蜡、麻油。【功能
主治】 化腐生肌,消肿止痛。治疮疡。用于痈疽疮毒,溃疡久不收口,烫
伤、烧伤等。尚有报道用于肛门尖锐湿疣、宫颈糜烂(CO_2 激光配外敷加
味生肌玉红膏)、手术切除乳腺癌后的切口溃疡、下肢慢性软组织溃疡(臁
疮)、放射性直肠炎、带状疱疹等。【用法用量】 外用:适量涂布患处,每
日 1 次;或遵医嘱。【制剂规格】 软膏剂:每支 10g、20g。

白 降 丹 [基]

【药物组成】 水银、硝石、皂矾、硼砂、食盐、雄黄、朱砂。【功能主治】拔毒消肿。外用治疮毒。用于痈疽发背、疔疮肿毒等症。有报道用白降丹选穴外敷贴,配合中药内服法治疗流行性腮腺炎、慢性腰腿痛、坐骨神经痛、鹤膝风、骨关节结核(药捻从瘘道插入,每周 1 次)等获良效。亦用于感染性肉芽肿、内痔、宫颈糜烂等。【用法用量】 外用:每次 0.1～0.15g,撒于疮头上,或用药捻入疮孔内。【不良反应】 本品外敷疮口有局部剧痒、剧痛或过敏等,及时停药后可自行缓解。【禁忌】 只供外用,切忌入口,对汞过敏者禁用。【制剂规格】 散剂:每盒内装 30g。

阳和解凝膏 [典/基/保乙]

【药物组成】 鲜牛蒡草 480g(或干品 120g),鲜凤仙透骨草 40g(或干品 10g),生川乌、桂枝、大黄、当归、生草乌、生附子、地龙、僵蚕、赤芍、白芷、白蔹、肉桂、乳香、没药、白及各 20g,川芎、荆芥、续断、防风、五灵脂、木香、香橼、陈皮、麝香各 10g,苏合香 40g,红丹 750～1050g。【功能主治】温阳化湿,祛风散寒,行气止痛,化瘀通络,消肿散结。外用治疮毒。用于阴疽、瘰疬未溃、寒湿痹痛;脑疽、背疽、乳疽、瘰疬、冻疮及一切溃烂,不红不肿,久不收口之阴毒,兼治疟疾。【用法用量】 外用:将膏药加温软化后,贴于患部,每日 1 次。【不良反应】 用药处偶见潮红、药疹等。【禁忌】 阴虚阳实证及患处红肿,溃脓者忌用。【制剂规格】 黑药膏:每帖1.5g、3g、6g、9g。

九 华 膏 [基/保乙]

【药物组成】 滑石、月石、龙骨、川贝母、银朱、冰片、液状石蜡、凡士林。【功能主治】 祛湿清热,消肿止痛,生肌收敛。外用治疗疮疡肿毒。用于湿热下注之痔核肿胀疼痛,或痔核脱出嵌顿、糜烂、坏死及内痔术后肿痛出血。【用法用量】 外用:患处洗净消毒,然后外敷九华膏,每日 1次。【禁忌】 忌辛辣刺激性食物。【制剂规格】 外用软膏剂:每支 10g。

疮 疡 膏 [基]

【药物组成】 土鳖虫、血竭、川芎、红花、大黄、升麻、麻油、黄丹、当归。【功能主治】 消肿散结,活血化瘀、拔毒生肌,有抗炎抑菌和镇痛作用。外用治疮疡肿毒。临床用于治疗疮疡及痈等,如浅表性皮肤慢性溃疡、乳腺炎、疖痈等。【用法用量】 外用:疮疡清创消毒后,将微热软化后的药膏贴敷于患处,初期每日换药1次,病情好转后每隔2～3天换药1次。【不良反应】 偶见膏药性风疹,停药1～2日后可自行消失,消失后仍可继续用本品。【禁忌】 切忌内服;忌辛辣食物。【注意】 皮肤过敏者慎用。【制剂规格】 膏剂:每支3g、5g。

紫花地丁软膏[基]

【药物组成】 紫花地丁。【功能主治】 清热解毒,凉血消肿。治疮疡。用于一切疖肿、疔疮、痈肿、瘰疬以及毒蛇咬伤,亦可用于急性蜂窝织炎、急性乳腺炎、急性淋巴结炎初期,症见红肿热痛,可使肿块早期消散。【用法用量】 外用:患部洗净消毒后,将软膏涂敷红肿面全部覆盖,每日换药1次。【禁忌】 阴疽病症(寒性脓肿),皮肤不变色者忌用。【制剂规格】 软膏剂:每支(瓶)30g。

创 灼 膏[基/保乙]

【药物组成】 虎杖、黄柏、延胡索、防己、苍术、木瓜、郁金、石膏、白及、炉甘石、地榆、冰片。【功能主治】 拔毒排脓,祛腐生肌。外用主治疮毒、感染等。用于湿热火毒毒性肢体浅表性溃疡、水火烫伤、冰伤压疮、术后感染、局部红肿、糜烂渗出、结痂,肉芽不鲜;皮肤浅表急慢性感染、溃疡。【用法用量】 外用:患部清创消毒后,将软膏涂敷并覆盖全部患处,包扎,每日换药1次。【制剂规格】 软膏剂:每瓶250g。

疮 疖 膏[基]

【药物组成】 鸡腿膏、血余、蓖麻子、乳香、没药、冰片、樟丹、植物油。【功能主治】 活血化瘀,解毒消肿。外用治疮疡肿毒。用于血热互结性无名肿毒、皮肤疮疖,症见局部青紫,肿胀灼热,痛如鸡啄,舌边瘀点,苔薄白或薄黄,脉弦数等;也用于风湿性关节炎、类风湿关节炎。【用法用量】 外用:用文火烤烊,贴于患处,每2～3日换药1次。【制剂规格】 硬膏剂:每帖5g。

象皮生肌膏[基]

【药物组成】　当归、血余炭、象皮、生地黄、龟甲、生石膏、炉甘石、黄白蜡、香油。【功能主治】　祛腐生肌,拔毒长肉。外治疮疡肿毒等症。用于溃脓流水、肌肉不生、久不收口,亦用于治疗蜂窝织炎、急慢性骨髓炎、淋巴结核、久治不愈溃疡等。【用法用量】　外用:清创消毒后,涂患处,每日 1~2 次,每次涂药厚度 1~2mm。【禁忌】　疮口脓腐未尽者忌用。【制剂规格】　软膏剂:每管(支)50g,每瓶 250g。

九 一 散[典/基/保乙]

【药物组成】　石膏(煅)900g,红粉(水飞)100g。【功能主治】　提脓,拔毒,祛腐,生肌。用于疮疡痈疽溃后,流腐未尽,或已渐生新肉的疮口。【用法用量】　外用:取本品适量均匀地撒于患处,对深部疮口及瘘管,可用含本品捻条插入,疮口表面均用油膏或敷料盖贴。每日换药 1 次或遵医嘱。【禁忌】　凡肌薄无肉处不能化脓,或仅有稠水者忌用;禁止入口。【制剂规格】　散剂:每瓶 1.5g。

九一提毒散[基]

【药物组成】　红粉、石膏、冰片。【功能主治】　拔毒除脓,祛腐生肌。主治湿热火毒所致的痈疽疔疮、梅毒、下疳、无名恶疮,症见局部肉暗紫黑、腐肉不去、窦道瘘管、脓水不净、久不收口,苔薄黄舌红,脉细数。用于急、慢性骨髓炎、乳腺炎、皮肤瘘管、乳瘘;皮肤化脓性感染、术后瘘管、骨结核、蜂窝织炎等症见上述证候者。必要时应用抗生素治疗。【用法用量】　外用:患部清创消毒后,将少许散剂撒于患处,然后外敷膏药。【不良反应】　含氧化汞,外用过量可中毒;散敷局部创口会产生剧痛,对皮肤有较大刺激。【制剂规格】　散剂:每袋 5g,每盒 10 袋(支)。

提 毒 散[基]

【药物组成】　石膏、红粉、黄丹、冰片。【功能主治】　化腐拔毒,生肌收口。治疗皮肤、肌肉组织的急、慢性化脓性感染、体表溃疡。用于年久湿热诸疮、痈疽发背、溃疡久不收口、火伤、烫伤;宫颈糜烂、外科手术切口愈合、带状疱疹、肛门病术后处理、蜂窝织炎等病的溃疡期、生肌收口期。

【用法用量】 外用:摊涂于纱布上贴敷患处,每隔 1～2 日换药 1 次。【禁忌】 忌辛辣刺激性食物;勿内服。【制剂规格】 散剂:每袋(瓶)1.5g,每盒 10 袋(瓶)。

祛腐生肌散[基]

【药物组成】 红粉、铅粉、生龙骨、象皮、制乳香、制没药、冰片。【功能主治】 蚀疮祛腐,提毒生肌,消肿止痛。外用主治疮疡肿毒。用于各种湿热火毒性痈疽疮毒溃后脓出不畅,腐肉不去,新肉难生,久不收口,或成瘘管,伴有微热等皮肤疮疡;亦用于体表浅部脓肿、蜂窝织炎、淋巴结炎、颈痈及体表溃疡性疾病。【用法用量】 外用:配适量撒于疮面腐肉上,每日 1 次。【禁忌】 对汞剂过敏者禁用。【注意】 勿误用于眼及唇部或黏膜。【制剂规格】 粉剂:每支 5g、10g、50g。

康复新滴剂[基/保乙]

【药物组成】 美洲大蠊、澳洲大蠊虫体。【功能主治】 化瘀祛腐,生肌敛口。主治疮疡外伤。用于金创、水火烫伤及其他皮肤溃烂、经久不愈,或窦道脓水淋沥不尽,久不收口等;战伤、烧烫伤及其他外伤创面、感染创面、多种慢性瘘管、各类顽固性溃疡(胃、十二指肠溃疡)、压疮;植皮手术前和二期缝合前肉芽面的准备及骨髓炎死骨清除术后的辅助治疗。【用法用量】 外用:滴敷患处,每日或隔日换药 1 次。口服:每次 5ml,每日 3 次。【制剂规格】 滴剂:每瓶 60ml、120ml。

生 肌 散[基]

【药物组成】 制象皮、血竭、赤石脂、乳香、龙骨、冰片、没药、儿茶。【功能主治】 生肌止痛。主治各种体表感染性、化脓性疾病。用于疮疖久溃,肌肉不生,浸淫不已,久不收口,如蜂窝织炎、多发性脓肿、淋巴结核、乳房脓肿、肛旁脓肿等一切体表脓性疾病之后期脓腐干净将愈时。【用法用量】 外用:取适量薄薄撒布于疮面上,再敷以油纱布或薄敷膏药贴之,每日换敷药 1 次。【不良反应】 有致重症过敏的报道。【禁忌】 疮疡初溃、脓腐较多或有窦道者均不宜使用;忌内服;忌腥荤辛辣食物。【制剂规格】 散剂:每支 3g。

珍 珠 散 [基]

【药物组成】 石决明(煅)、龙骨(煅)、白石脂(煅)、石膏(煅)、珍珠、麝香、冰片。【功能主治】 祛腐生肌,收湿敛疮。用于各类感染性疾病的溃脓期及生肌收口期及体表脓肿、急性蜂窝织炎、皮肤化脓性炎症、急性淋巴结炎、骨髓炎、下肢慢性溃疡,症见疮疡溃烂,流脓溢水,新肉不生,久不收口,脓腐不尽,新肉不生,久不收敛。【用法用量】 外用:将药粉适量撒于疮面上,脓多者每日换药 1 次,脓少时,隔日 1 次。【禁忌】 无脓忌用;不可内服。【制剂规格】 散剂:每瓶(支)1.5g,每盒 10 瓶(支)。

珠黄八宝散 [基]

【药物组成】 珍珠、牛黄、煅石膏、煅龙骨、制炉甘石、琥珀、朱砂、冰片。【功能主治】 清热解毒,祛腐生肌,收湿敛疮。主治湿热火毒引起的红肿、溃烂、疼痛、脓水淋沥等。用于湿热火毒、蕴结肌肤所致蜂窝织炎、痈、小腿溃疡、痔疮、肛裂、肛瘘、臁疮等之肿疡期、溃疡期、收口期各个不同阶段,症见疮疡溃烂,久不收口,渗流脓水,痛痒不休,伴发热恶寒,小溲黄赤,舌红苔腻,脉象滑数。【用法用量】 外用:取适量薄撒疮面,覆油纱条,或适量掺于软膏内调匀,薄摊于纱布上包扎,每日换药 1 次。【禁忌】对本品任何成分过敏者禁用。【制剂规格】 散剂:每瓶(袋)1.6g。

黄 水 疮 散 [基]

【药物组成】 五倍子、黄柏、白芷、枯矾、炒槐米、轻粉、红升丹。【功能主治】 清热解毒、燥湿止痒。主治渗出性、炎症性皮肤病的治疗。用于湿热熏蒸,郁结肌肤之黄水疮、浸淫疮、漆疮、阴囊湿疹、丘疹性湿疹、耳部湿疹、脓疱疮、急性泛发性湿疹湿疮、接触性皮炎、药物性皮炎等。【用法用量】 外用:取适量用香油调敷,或用水冲泡湿敷,每日 1～2 次。【禁忌】 切勿入口。【制剂规格】 散剂:每袋 1.2g、12g。

湿 疹 散 [基/保乙]

【药物组成】 蛇床子、侧柏叶、马齿苋、芙蓉叶、大黄、苦参、枯矾、陈米粉、珍珠母、甘草、黄柏、炉甘石、冰片。【功能主治】 清热解毒,燥湿止痒,收敛生肌。用于急慢性湿疹湿疮、黄水疮、漆疮、接触性皮炎、药物性皮炎、下肢静脉曲张性溃疡、毛囊炎等属湿热蕴蒸,阻滞肌肤证,症见皮肤红肿、红斑、水疱、瘙痒、糜烂、渗透流脓水;也可用于疮疡病。【用法用量】外用:取适量用麻油或茶水调敷,或用水冲泡后湿敷,每日2次。【禁忌】切勿入口。【制剂规格】 散剂:每包30g。

皮肤康洗剂 [基/保乙]

【药物组成】 金银花、龙胆草、蛇床子、土茯苓。【功能主治】 清热解毒,凉血利湿,杀虫止痒。主治湿疹、皮炎。用于急、慢性皮肤湿疹、各类皮炎、头面痤疮、体癣、手足癣、各类皮疣、婴幼儿尿布疹、肛周炎、肛瘘及痔疮、外阴湿疹、外阴瘙痒、细菌性阴道炎、真菌性阴道炎、滴虫性阴道炎、淋病性阴道炎及衣原体阴道炎、宫颈炎、尖锐湿疣等。【用法用量】外用:①取适量药液直接涂患处,每日2次;②用温开水洗净患处,涂抹药液15分钟后再用清水洗净;每日1～2次;③阴道炎、宫颈炎患者用药液涂抹于带尾线的棉球或纱条上,置入阴道深底处,每晚换药1次;④将药液用水稀释至2％～5％洗浴全身,可去污、保健、增强体液免疫、预防皮肤病及病毒传播。【禁忌】 忌酒,妇科病患者忌房事。个别急性湿疹病人用药后皮肤发红,以后可自消。【制剂规格】 洗剂:每瓶50ml、100ml、200ml。

老鹳草软膏 [典/基]

【药物组成】 老鹳草。【功能主治】 消炎解毒,收敛生肌。外用治皮肤小疮疖。用于湿疹、痈、疔、疮、疖及小面积水、火烫伤。【用法用量】外用:涂敷患处,每日1次。【制剂规格】 软膏剂:每支10g、15g、20g、30g。

润肌皮肤膏 [基]

【药物组成】 大风子仁、红粉、核桃仁、松香、蓖麻仁、樟脑、蜂蜡、麻油。【功能主治】 燥湿解毒。活血消斑,润肤止痒,治癣杀虫。主治皮肤病。用于湿毒风盛,血虚风燥所致的皮肤病如疮癣、鹅掌风、汗斑脚气、湿疹顽癣、酒渣鼻、粉刺、慢性湿疹(湿疮)、脚气、汗斑等。【用法用量】 外用:适量涂患处,每日2～3次。【不良反应】 局部用药后有痛感。【禁忌】 糜烂型手足癣,急性湿疹,神经性皮炎进行期有炎症者禁用。【制剂

【规格】　软膏剂：每支 10g。

拔毒生肌散[典/保乙]

【药物组成】　黄丹、红粉、轻粉、龙骨(煅)、炉甘石(煅)、冰片、虫白蜡。【功能主治】　拔毒生肌。用于热毒内蕴所致的溃疡,症见疮面脓液稠厚,腐肉未脱,久不生肌。【用法用量】　外用适量。清创或消毒患处后片刻,将适量散粉撒布疮面,或以膏药涂敷。每日 1 次。【禁忌】　①疮面未溃无脓者禁用,疮面过大过深者不可久用;②因含红粉、轻粉有小毒,不可久用,皮肤过敏体质者不宜用或忌用;③忌食辛辣、油腻、海鲜等食品。【注意】　孕妇慎用,哺乳期妇女应权衡利弊或慎用;不可内服。【制剂规格】　散剂：每瓶 3g。

拔　毒　膏[典/保乙]

【药物组成】　金银花、连翘、大黄、桔梗、地黄、栀子、黄柏、黄芩、赤芍、当归、川芎、白芷、白蔹、木鳖子、蓖麻子、玄参、苍术、穿山甲(代)各35g,蜈蚣 5g,樟脑 28g,没药、儿茶、乳香、红粉、血竭、轻粉各 18g,食用植物油 4800g,红丹 1500～2100g。精制成膏,分摊于布或纸上。【功能主治】　清热解毒,活血消肿。用于热毒瘀滞肌肤所致的疮疡,症见肌肤红、肿、热、痛,或已成脓;或肌肤红赤,肿胀高凸、灼热、疼痛,或局部波动感,跳痛,全身发热;体表急性化脓性疾病见上述证候者;尚有用于慢性化脓性骨髓炎、小儿肛瘘、甲沟炎、外伤及感染性皮肤病的报道。【用法用量】　外用:先将疮疡清洁、消毒,再将加热软化的拔毒膏贴于患处,隔日换药 1次,溃脓时每日换药 1 次。【禁忌】　①疮疡阴证者禁用,肿疡未成脓者禁用;②外用药,不可内服,亦不可久用;③忌辛辣、油腻、海鲜食品。【注意】　孕妇慎用。【制剂规格】　外用贴膏：每张 0.5g。

伤　疖　膏[典]

【药物组成】　黄芩 300g,连翘 200g,生天南星、白芷各 100g,薄荷脑60g,冰片 120g,水杨酸甲酯 30g。辅料有橡胶、氧化锌、松香、羊毛脂、凡士林、汽油适量。【功能主治】　清热解毒,消肿止痛。用于热毒蕴结肌肤所致的疮疡,症见红、肿、热痛,未溃破,体表急性感染性疾病、急性乳腺炎、下肢静脉曲张见上述证候者。【用法用量】　外用:将未溃破患部清洁后,将本品贴于患处,每日更换1次。【禁忌】 ①肿疡阴证者禁用;②忌辛辣、油腻、海鲜食品;③外用剂,不可内服。【注意】 皮肤过敏者慎用。【制剂规格】 橡皮膏:5cm×6.5cm,5cm×7cm,7cm×10cm。

龙珠软膏

【药物组成】 炉甘石(煅)、冰片、人工牛黄、人工麝香、珍珠(制)、硼砂、硇砂、琥珀。【功能主治】 清热解毒、消肿止痛、祛腐生肌。用于疖、痈热毒蕴结证,毛囊炎、毛囊周围炎、急性淋巴结炎、浅二度烧伤、带状疱疹继发化脓性皮肤病、感染性皮肤病见上述证候者。【用法用量】 外用:取适量药膏涂抹患处,或摊于消毒纱布上贴敷于患处,溃前涂药宜厚,每日1次;溃后涂药宜薄。【禁忌】 ①肿疡未溃者禁用;②忌辛辣、油腻、海鲜食品;③外用药,不可内服,也不可久用。【注意】 无脓腐者慎用;孕妇慎用。【制剂规格】 外用软膏剂:每支10g,15g。

皮肤康洗液^[基/保乙]

【药物组成】 金银花、蒲公英、马齿苋、土茯苓、蛇床子、白鲜皮、赤芍、地榆、大黄、甘草。【功能主治】 清热解毒、除湿止痒。主治湿热蕴阻皮肤所致的湿疮、阴痒,症见皮肤红斑、丘疹、水疱、糜烂、瘙痒,或白带量多,阴部瘙痒用于急性湿疹、阴道炎见上述证候者。【用法用量】 外用:急性湿疹,外涂皮损处,有糜烂面者可稀释5倍后湿敷,每日2次;妇科用药前,先用水洗净局部后,用蒸馏水将10ml药液稀释5倍,用带尾线的棉球浸泡药液后置于阴道内,每晚换药1次,或遵医嘱。【禁忌】 ①阴性疮疡禁用;皮肤干燥、肥厚伴有裂口者不宜用;妇女月经期、重度宫颈糜烂者禁用。②用药部位出现烧灼感、瘙痒、红肿时应立即停用;并用清水洗净。③治疗阴痒(阴道炎)期间,每日清洁外阴处,须忌房事。【注意】 孕妇慎用。【制剂规格】 洗剂:每瓶50ml。

青蛤散^[基]

【药物组成】 黄柏、青黛、蛤壳(煅)、石膏(煅)、轻粉。【功能主治】清热解毒、燥湿杀虫。主治湿热毒邪浸淫肌肤所致的湿疮、黄水疮,症见皮肤红斑、丘疹、疱疹、糜烂湿润,或脓疱、脓痂、渗出,皮肤边界清楚或不清,对称或不对称分布,肤温较高,可有剧烈瘙痒;或疮面结黄痂,愈后不留痕迹。用于急性湿疹、脓疱疮见上述证候者。【用法用量】　外用：用花椒油调匀涂抹患处。【禁忌】　①涂用后局部发红、瘙痒、灼热、损害面积扩大，应即刻停药、洗净并去除本品残余物；②不可长期、过量和大面积使用（因轻粉有大毒）；③不可内服，切忌入眼内。【制剂规格】　散剂：每瓶15g、100g。

儿肤康搽剂

【药物组成】　芦荟、苦参、白芷、当归、白鲜皮、苍耳子、地肤子、黄柏、石菖蒲、艾叶、皂荚。【功能主治】　清热除湿，祛风止痒。治皮疹。用于儿童湿疹、热痱、荨麻疹，证属热证或风热证的辅助治疗。【用法用量】外用：次取本品适量，涂搽患处，轻揉 2～3 分钟，用温水冲洗干净，每日2～3 次。【禁忌】　严重感染皮肤病患者不宜使用。【注意事项】　外用搽剂，不得内服。【制剂规格】　搽剂：每瓶 200ml。

一扫光散（软膏）[基]

【药物组成】　铅粉、松香、枯矾、红丹、轻粉、石膏。【功能主治】　祛湿止痒，收敛生肌。主治疥癣、疮疖。用于疥疮、脓疱疮、银屑病、湿疮，以及神经性皮炎、疮疡疔肿、毛囊炎、蜂窝织炎、急性淋巴结炎等。【用法用量】　外用：干敷患处或用麻油调涂患处，每 1～2 日换药 1 次。【禁忌】急性湿疹、流水浸淫者禁用。【制剂规格】　散剂：每袋 3.5g、6g、10g；软膏剂：每盒 3.5g。

黑油精搽剂

【药物组成】　苦豆子提取物。【功能主治】　解毒止痒。用于治疗湿疹、皮炎、手足癣、痤疮、皮肤瘙痒、蚊虫叮咬等。【用法用量】　外用：涂于患处，每日 3～4 次。【注意】　因含有乙醇，皮肤破损、有渗出时慎用；不得内服。【制剂规格】　搽剂：每瓶 20ml。

第二节　皮肤真菌感染、脚气用药

赛霉安乳膏

【药物组成】　石膏、冰片、朱砂。【功能主治】　清热止血，收敛祛湿，化腐生肌。用于牙周溃疡、皮肤碰伤、刀伤、慢性溃疡、子宫颈糜烂、阴道炎、痔疮、肛瘘、压疮等。【用法用量】 外用,取少许涂于患处,每日 2 次。【注意】 本品含朱砂,不宜长期(连续使用不超过 3 个月),大面积使用。【制剂规格】 乳膏剂:每支 20g。

癣宁搽剂(癣灵药水)^[典]

【药物组成】 土荆皮、黄柏、白鲜皮、徐长卿、苦参、石榴皮、洋金花、南天仙子、地肤子、樟脑。【功能主治】 清热除湿,杀虫止痒,有较强的抗真菌作用。用于脚癣、手癣、体癣、股癣等皮肤癣症。【用法用量】 外用:涂擦或喷于患处,每日 2～3 次。【制剂规格】 外用搽剂、气雾剂:每瓶 25ml、50ml。本品每 1ml 含黄柏以盐酸小檗碱($C_2O_{18}H_{18}NO_4HCl$)计,不得少于 0.17mg。

癣药玉红膏^[基]

【药物组成】 斑蝥、全蝎、雄黄、轻粉、赤石脂、细辛、白蜡、芝麻油。【功能主治】 解毒杀虫,止氧祛风。主治手、脚气及灰指甲。用于鹅掌风、脚湿气、灰指甲等病。【用法用量】 外用:涂患处,厚 1～2mm,每日 1～2 次。【禁忌】 患处湿烂渗水、基底鲜红者忌用。【注意】 若用药后患处出现红肿,痒痛相兼者,则系不耐个体或过敏反应,应立即停药;孕妇慎用。【制剂规格】 油膏剂:每盒 12g。

擦癣药水^[基]

【药物组成】 百部、斑蝥、大风子、紫荆皮、花椒。【功能主治】 燥湿杀虫,祛风解毒。主治各种皮肤癣症。用于鹅掌风、脚湿气、灰指甲等病,以及皮肤各种疥癣病,如圆癣、阴癣、银屑病。【用法用量】 外用:摇匀后以棉签浸湿搽患处,每日 2～3 次。疮癣属湿毒风盛者有良效。【禁忌】 3 岁以下小儿禁用;禁内服或入口;眼周及阴部不宜用。【制剂规格】 水剂:每瓶 20ml。

九 圣 散^[典/基]

【药物组成】 苍术150g,薄荷、黄柏、紫苏叶各200g,苦杏仁400g,乳香、没药各120g,轻粉、红粉各50g。【功能主治】 解毒消肿,除湿止痒。

治皮炎、脉管炎等。用于湿疹、黄水疮、臁疮、足癣等流脓流水、肿痛溃烂、经久不愈等属湿热风毒证。【用法用量】　外用:用花椒油或食用植物油调敷或撒布患处。【注意】　外用药,轻粉、红粉均有一定毒性,勿内服。【制剂规格】　散剂:每袋 6g,每盒 10 袋。

癣湿药水(鹅掌风药水)^[典/基/保乙]

【药物组成】　土荆皮 250g,蛇床子、大风子仁、百部、花椒、风仙透骨草各 125g,当归、侧柏叶各 100g,防风、吴茱萸各 50g,蝉蜕 75g,斑蝥 30g。【功能主治】　祛风除湿,杀虫止痒。主治鹅掌风、灰指甲、湿癣、脚癣。用于手癣、甲癣、慢性湿疹等。【用法用量】　外用:洗净患处,再搽药,每日 3～4 次。治疗灰指甲应先除去空松部分,使药液容易渗入。【禁忌】　局部溃疡者忌用;切忌入口,严防触及眼、鼻、口腔等黏膜处。【制剂规格】酊剂:每瓶 20ml。

癣灵药水(喷雾剂)

【药物组成】　土槿皮、徐长卿、黄柏、苦参、白鲜皮、石榴皮、洋金花、南天仙子、地肤子、樟脑。【功能主治】　主治清热除湿,杀虫止痒,有较强的抗真菌作用。用于脚癣、手癣、体癣、股癣等皮肤癣症。【用法用量】外用:涂擦或喷于患处,每日 2～3 次。【禁忌】　忌辛辣油腻刺激性强的食物。【注意】　伤口破损处勿用。【制剂规格】　酊剂:每瓶 60ml;喷雾剂:每瓶 25ml。

足　光　粉

【药物组成】　水杨酸、苯甲酸、硼酸、苦参干膏。【功能主治】　抗真菌,止痒,敛汗。主治各型手足癣。【用法用量】　外用:加沸水搅拌,溶解待放温后趁热浸泡,每次 1 袋,每日 1 次,或遵医嘱。浸泡时间 20～30 分钟沸水用量 500～750ml。【注意】　①勿内服;②浸泡后表皮可出现自然脱落,属正常现象;③浸泡后将足直接擦干,勿再以水清洗足;④注意鞋袜卫生,避免重复感染。【制剂规格】　粉剂:每袋 16g。

脚　气　散^[基]

【药物组成】　荆芥穗、白芷、枯矾。【功能主治】　祛风燥湿,杀虫止痒。主治湿热下注、足趾溃烂，或流黄水、刺痒难忍等。用于水疱型足癣、趾间糜烂型足癣、急性湿疹、传染性湿疹样皮炎等。【用法用量】 外用：取药粉适量撒患处。每日1～2次。【禁忌】 忌食辛辣厚味，忌用热水洗烫，不得随意搔抓。【制剂规格】 散剂：每袋12g。

第三节　非感染性皮肤病用药

一、狼疮用药

狼　疮　丸[典]

【药物组成】 金银花、连翘、蒲公英、地黄、玄参、蝉蜕各536g，黄连、甘草、当归、丹参各13.4g，大黄、红花各201g，蜈蚣（去头、尾、足）42g，赤芍、炒桃仁、浙贝母各26.8g。精制成细粉末，每100g粉末加炼蜜10～30g制成水丸；若加炼蜜90～110g则制蜜丸。【功能主治】 清热解毒，凉血活血。用于热毒壅滞，气滞血瘀所致的系统性红斑狼疮、系统性硬皮病、皮肌炎、脂膜炎、贝赫切特综合征、结缔组织病，以及红蝴蝶疮、皮痹、肌痹、痰核、狐惑证见上述证候者。【用法用量】 口服：小蜜丸，每次10g；大蜜丸，每次2丸；水蜜丸，每次5.4g；均每日2次。系统性红斑狼疮急性期每次服用量加倍，每日3次。【注意】 ①寒湿证者，孕妇忌用或禁用。②伴有肝损者，须配合西药等综合治疗，不宜单独用本品。【制剂规格】 大蜜丸：5g；水蜜丸：每100丸重30g。

二、白癜风、白斑病用药

外搽白灵酊[基]

【药物组成】 当归尾、没药、红花、苏木、红花夹竹桃（叶）、白芷、白矾、马齿苋。【功能主治】 通经活血。主治经络阻隔、气血凝滞所致的白癜风（白驳风），症见皮色变白，白斑不对称，色泽苍白，边界清楚，不痒不痛，发无定处，形态各异，多见于头面、颈项、手足等暴露部位，甚或遍及全身。用于白癜风见上述证候者。【用法用量】 外用：涂搽患处，每日3次，3个月为1个疗程，同时服用白灵片。【禁忌】 ①皮肤破损处应禁用);②对本品(任一成分)或酒精过敏者、过敏体质者均禁用或不宜用;③外用药,切忌内服。【注意】　①儿童慎用;②夹竹桃叶有毒,不可长期或过量使用。【制剂规格】　外用搽剂:每瓶装 25ml、50ml、60ml、100ml。

白癜风胶囊(丸) [典/基/保乙]

【药物组成】　补骨脂、黄芪、红花、川芎、当归、香附、桃仁、丹参、乌梢蛇、紫草、白鲜皮、山药、干姜、龙胆各 33.33g,蒺藜 433.33g。【功能主治】活血行滞,祛风解毒。主治经络阻隔,气血不畅所致的白癜风(白驳风),症见白斑散在分布,色泽苍白,边界较明显,不痒不痛,发无定处,形态各异而多见于头面、颈项、手足等暴露部位,甚或遍及全身。用于伴精神忧郁或烦躁,白癜风(有人认为系酪氨酸缺乏)见上述证候者。【用法用量】口服:胶囊剂,每次 3~4 粒;蜜丸,每次 1~2 丸;均每日 2 次。3 个月为 1个疗程,或遵医嘱。【禁忌】　①孕妇禁用;②不宜和感冒药同服;③妇女月经期经量过多者,应在经期停用。【注意】　①阴血亏虚者慎用;②长期服用 3 个月以上者应进行健康体检,尤其用西药等综合治疗者。【制剂规格】　胶囊剂:每粒 0.45g;大蜜丸:每丸 6g。

白蚀丸 [典/基]

【药物组成】　紫草、降香、丹参、红花、牡丹皮、黄药子各 71g,灵芝595g,盐补骨脂 357g,制何首乌 595g,海螵蛸 48g,苍术(泡)24g,甘草48g,蒺藜 1010g,龙胆 24g。【功能主治】　补益肝肾,活血祛瘀,养血驱风,有增强酪氨酸酶活性之效。主治肝肾不足,血虚风盛所致的白癜风(白驳风),症见白斑色乳白,多有对称性,边界清楚,病程较久,伴有头晕目眩、腰膝酸痛;或皮色变白,不痒不痛,发无定处,形态各异,多见头面、颈项、手足等暴露部位,甚或遍及全身,常伴疲劳困倦、五心烦热、失眠、盗汗。用于白癜风见上述证候者。【用法用量】　口服:每次 2.5g,每日 3次。10 岁以下小儿服用量减半。【禁忌】　①气滞血瘀型不宜使用;含黄药子有小毒,肝肾功能不全者禁用。②孕妇禁用。③忌辛辣、生冷、油腻食物。④服药期间患部宜常日晒。⑤参见白癜风胶囊。【制剂规格】　丸剂:每袋(小瓶)2.5g。

白灵片(胶囊) [基/保乙]

【药物组成】　当归、赤芍、牡丹皮、三七、桃仁、红花、防风、白芷、苍术、黄芪、马齿苋。【功能主治】 活血化瘀,祛风通络,有抗血栓、改善血液流学之效。用于经络阻隔、气血不和所致的白癜风(白驳风),症见皮色变白,不痒不痛,发无定处,形态各异,多见于头面、颈项、手足等暴露部位,甚或遍及全身,常伴有精神忧郁,或心烦急躁、健忘、失眠;或白斑散在不对称,边界较清楚,皮色苍白。【用法用量】 口服:每次 4 片(粒),每日3 次;同时使用外搽白灵酊涂患处,每日 3 次。3 个月为 1 个疗程。【禁忌】 ①孕妇禁用;②妇女月经期量多者,在经期停服。【注意】 阴血亏虚者慎用。【制剂规格】 片剂:每瓶装 48 片、96 片;胶囊剂:每袋 54 粒。

三、银屑病用药

克 银 丸 [基/保乙]

【药物组成】 土茯苓、白鲜皮。【功能主治】 清热解毒,祛风止痒。主治银屑病。用于银屑病皮损基底层脱屑发痒,便秘溲黄,属血热风燥者。【用法用量】 口服:浓缩大蜜丸,每次 2 丸;浓缩小蜜丸,每次 1 袋;每日 2 次;重症可适当加量服用,儿童酌减。【不良反应】 曾有药疹、中毒性肝炎的报道。【禁忌】 血虚风燥者、外感发热者忌用。【注意】 忌白酒、羊肉等辛辣刺激性或可能导致过敏性食物。仔细阅读说明书,注意不同规格的用法用量,遵医嘱。【制剂规格】 浓缩大蜜丸:每丸 3g;浓缩小蜜丸:每 100 丸重 10g,每袋 10g。

消银颗粒(片) [基/保乙]

【药物组成】 地黄、玄参、牡丹皮、金银花、大青叶、当归、赤芍、苦参、白鲜皮、防风、牛蒡子、蝉蜕。【功能主治】 清热凉血,养血润肤,祛风止痒。用于血热风燥型白疕和血虚风燥型白疕,症见皮疹为点滴状,基底鲜红色,表面覆盖有银白色鳞屑,或皮疹表面覆有较厚的银白色鳞屑,较干燥,基底淡红色,瘙痒较甚。临床验证本品有抗过敏之效。【用法用量】 口服:片剂,每次 5~7 片;颗粒剂,每次 3.5g,开水冲服,均每日 3 次,1 个月为 1 个疗程。市售品尚有胶囊剂,须遵医嘱。【禁忌】 ①脾胃虚寒者慎用,孕妇禁用。②忌食辛辣、油腻、海鲜食品。【注意】 儿童用量遵医嘱减量服用。【制剂规格】 颗粒剂:每袋 3.5g;片剂:每片相当于原生药材 0.6g。

复方青黛丸(胶囊) [典/基/保乙]

【药物组成】 青黛40g,乌梅133.3g,蒲公英53.3g,紫草53.3g,白芷66.7g,丹参66.7g,白鲜皮66.7g,建曲40g,绵马贯众40g,土茯苓1333g,马齿苋133.3g,绵萆薢66.7g,焦山楂40g,南五味子(酒蒸)66.7g。共精制而成水泛丸1000g;或制胶囊剂,每粒0.5g。【功能主治】 清热凉血,解毒消斑,祛风止痒。主治血热所致的白疕、血风疮,症见皮疹血鲜红,筛状出血明显,鳞屑多,瘙痒明显,或皮疹为圆形、椭圆形红斑,上附糠秕状鳞屑,有母斑。用于银屑病进展期、玫瑰糠疹见上述证候者。【用法用量】 口服:胶囊剂,每次4粒;水丸,每次6g;均每日3次。【禁忌】①脾胃虚寒者不宜用;②孕妇禁用;③忌食(饮)羊肉、白酒等辛辣刺激性食物。【注意】 老年体弱及哺乳期妇女慎用,儿童用量遵医嘱酌减,过敏体质慎用;连服4周以上者查血象、肝功,出现异常者应停用,及时对症处理。【制剂规格】 水丸:每袋6g;胶囊剂:每粒0.5g。

银屑灵膏(银屑灵) [典/保乙]

【药物组成】 苦参、甘草、防风、连翘、当归各40g,白鲜皮、蝉蜕、地黄、山银花各54g,土茯苓81g,黄柏、赤芍各27g。精制成相对密度为1.23(20℃)的清膏,再加蔗糖600g,苯甲酸钠2g,混匀,制成1000g。【功能主治】 清热燥湿,活血解毒。主治湿热蕴肤,郁滞不通所致白疕,症见皮损呈红斑湿润,偶有浅表小脓疱,多发于四肢屈侧部位。用于银屑病见上述证候者。【用法用量】 口服:每次33g,每日2次,或遵医嘱。【禁忌】 孕妇禁用;忌食刺激性食物。【制剂规格】 膏剂:每瓶100g、300g,或每袋33g。

郁金银屑片 [典]

【药物组成】 秦艽、当归、石菖蒲、关黄柏、香附(酒炙)、郁金(醋炙)、醋莪术、雄黄、马钱子粉、皂角刺、桃仁、红花、乳香(醋炙)各30g,硇砂12g,玄明粉、大黄各18g,土鳖虫36g,青黛、木鳖子各24g。【功能主治】疏通气血,轻坚消积,清热解毒,燥湿杀虫。用于银屑病(牛皮癣)。【用法用量】 口服:每次3~6片,每日2~3次。【注意】 雄黄、马钱子粉等有一定的毒性,应在专科医师指导下应用。【制剂规格】 片剂:片芯重 0.24g。

四、解毒消肿、活血止痛药

冲 和 散

【药物组成】 紫荆皮、赤芍、独活、石菖蒲、白芷。【功能主治】 活血散瘀,消肿止痛。治痈疽初起,湿痰流注,瘀血。用于急性蜂窝织炎、乳腺炎、淋巴结炎等之早期,深部脓肿,皮下瘀血等疗效良好。【用法用量】外用:取适量以白酒或醋调敷患处,每2日1次。【禁忌】 有皮肤破损出血处忌用。【制剂规格】 散剂:小瓶装,每瓶 1g、1.5g、3g 等。

活血解毒丸[典/保乙]

【药物组成】 乳香(醋炙)、没药(醋炙)、黄米(蒸熟)、石菖蒲、雄黄粉、蜈蚣。【功能主治】 解毒消肿,活血止痛。用于热毒瘀滞肌肤所致的疮疡、乳痈,症见肌肤红、肿、热、痛或暂未溃破。【用法用量】 口服:每次3g,每日 2 次;温黄酒或温开水送服。【不良反应】 极少见皮肤过敏反应。【禁忌】 ①疮疡阴证者禁用;②忌食辛辣、油腻、海鲜等食品;③因含有雄黄不可久服。【注意】 ①疮疡成脓或已破溃者慎用;②本品含有毒、活血药物,孕妇慎用;③因含有乳香、没药,胃弱者慎用。【制剂规格】 水丸:每 100 粒重 5g。

活血消炎丸[基]

【药物组成】 乳香(醋炙)、没药(醋炙)、牛黄、石菖蒲、黄米(蒸熟)。【功能主治】 活血解毒,消肿止痛。主治热毒所致的痈疽、乳痈,症见肌肤局部红赤、肿胀高凸、灼热、疼痛;或乳房肿胀疼痛,皮色微红,皮温升高,肿块或有或无,乳汁分泌不畅;舌红、苔薄黄或黄腻,脉弦数。用于体表急性感染性疾病、急性乳腺炎见上述证候者;尚报道用于软组织损伤。【用法用量】 口服:每次 3g,每日 2 次,温黄酒或温开水送服。【禁忌】忌辛辣、油腻、海鲜食品。【注意】 痈疽已溃破者、胃弱者、孕妇均慎用。【制剂规格】 丸剂:每 100 粒重 5g。

清血内消丸[基]

【药物组成】 金银花、大黄、玄明粉、栀子(姜炙)、黄芩、黄柏、连翘、蒲公英、赤芍、乳香(醋炙)、没药(醋炙)、木通、瞿麦、雄黄、拳参、玄参、桔梗、薄荷、甘草。【功能主治】 清热祛湿、消肿败毒。主治脏腑积热,风湿毒热引起的疮疡初起,红肿坚硬,痛痒不休,憎寒发热,二便不利;或疮疡局部红赤、肿胀、灼热、疼痛,触之痛甚,无波动,全身可发热。用于体表急性感染性疾病见上述证候者。【用法用量】 口服:每次 6g,每日 3 次。【禁忌】 疮疡阴证者禁用;忌辛辣、油腻、海鲜饮食。【注意】 方中含雄黄,不可久服;孕妇慎用。【制剂规格】 丸剂:每 100 丸重 6g。

风湿伤药膏

【药物组成】 颠茄流浸膏、樟脑、薄荷、水杨酸甲酯等。【功能主治】祛风湿,活血止痛。用于风湿性关节炎、肌肉痛、扭伤、外伤劳损性关节加入痉挛痛等。【用法用量】 外用:在患处热敷后贴敷。【制剂规格】 橡皮膏:每帖 7cm×10cm。

五、皮肤疤痕、皲裂用药

疤痕止痒软化膏[基/保乙]

【药物组成】 五倍子、牡丹皮、泽兰、冰片、薄荷脑。【功能主治】 理气活血,解毒散结。主治烧伤或外伤、手术后的增生性瘢痕。用于增生性瘢痕、手术后瘢痕、萎缩性瘢痕、瘢痕疙瘩、外伤性瘢痕。【用法用量】 外用:按瘢痕大小剪取本品,贴在瘢痕表面,每 2～3 日换 1 次药,瘢痕处若有漏口,将漏口处的橡皮膏剪去,以便脓水外流。【不良反应】 偶有局部起水疱、瘙痒等。【制剂规格】 橡皮膏:1.5cm×7cm、2.7cm×10cm。

紫归治裂膏[基]

【药物组成】 当归、紫草、冰片、白芨、松香、石蜡。【功能主治】 活血养血,生肌润肤,解毒止痛。主治手足皲裂。用于手足皮肤出现深浅不一、长短不等的裂隙、局部枯槁;皲裂浅者不痛,深者可出血和疼痛,多见于秋、冬季,至春暖时自愈,亦有长期不愈者。【用法用量】 外用:温热水浸泡、洗净患处、泡软后揩干、贴敷。每日 2～3 次。【制剂规格】 橡皮膏剂:7cm×5cm;每盒 4 张(8 帖)。

第四节　皮肤瘙痒、过敏性疾病用药

皮敏消胶囊[基]

【药物组成】　苦参、白鲜皮、荆芥、地骨皮、地黄、紫草、牡丹皮、黄芩、黄连、黄柏、苍术、蛇床子、蒲公英、紫花地丁、青黛、蝉蜕、蒺藜、西河柳、防风、苍耳子、蜈蚣。【功能主治】　清热凉血,利湿解毒,祛风止痒。主治湿热内蕴,或风热袭表、郁于肌肤所致的瘾疹,症见皮肤灼热刺痒,搔后即随手起红色风团,时隐时现,部位不定,皮疹色红,随搔抓而增多增大(增厚),遇热加剧,得冷则减轻,病程缠绵,易反复发生红色风团皮肤病;多伴心烦,夜间发作较重。用于急慢性荨麻疹见上述证候者。【用法用量】口服:每次 4 粒,每日 3 次。急性荨麻疹 1 周为 1 个疗程,慢性荨麻疹 2 周为 1 个疗程。【禁忌】　孕妇、哺乳期妇女均禁用本药。【注意】　①脾胃虚寒者慎用。②药疹中的荨麻疹型,应及时停用致病因素的药物,对症综合治疗;③若服用本药后出现过敏反应者,应及时停药并对症处理;④儿童、老年、体质虚弱者应慎用。【不良反应】　服本药后偶有轻度腹泻、恶心、头晕、大便不爽,停药后可恢复。【制剂规格】　胶囊剂:每粒 0.4g。

肤红颗粒[基]

【药物组成】　红花、川芎、白英、苍耳子、地肤子。【功能主治】　活血祛风,散瘀解毒,除湿止痒。主治风疹、湿疮、风瘾疹等属血瘀风盛之证。用于皮肤瘙痒症,寻常性、人工性、压力性荨麻疹及慢性、亚急性湿疮。【用法用量】　口服:每次 9~18g,每日 3 次,开水冲服;儿童酌减。【禁忌】　孕妇忌服。【注意】　毒热或湿热重者应配合其他药治疗。【制剂规格】　颗粒剂:每袋 18g。

消风止痒颗粒[保乙]

【药物组成】　荆芥、防风、苍术(炒)、蝉蜕、石膏、木通、地骨皮、亚麻子、当归、地黄、甘草。【功能主治】　清热除湿,消风止痒,有抗过敏及抗炎作用。主治风湿热邪蕴阻肌肤所致的湿疮、风团瘙痒、小儿瘾疹,症见皮肤丘疹、水疱、抓痕、血痂,或见梭形、纺锤形水肿风团,中央出现小水疱,瘙痒剧烈、湿疹、皮肤瘙痒症。用于丘疹性荨麻疹见上述证候者。【用法用量】　口服:1 岁以内,每日 15g;1-4 岁,每日 30g;5-9 岁,每日 45g;10-14 岁,每日 60g;15 岁以上,每日 90g,分 2～3 次服;或遵医嘱。【禁忌】　饮食宜清淡,易消化而均衡营养,忌辛辣、油腻、海鲜食品。【注意】　阴虚血亏者不宜服用;孕妇慎用;服药期间出现胃腹部疼痛或腹泻时及时停药。【制剂规格】　颗粒剂:每袋(块)15g。

润燥止痒胶囊[苗/保乙]

【药物组成】　生地黄、制何首乌、桑叶、苦参、红活麻。【功能主治】　养血滋阴,祛风止痒,润肠通便。主治皮肤瘙痒。用于血虚风燥所致的皮肤瘙痒,热毒蕴肤所致的痤疮肿痛、热结便秘。【用法用量】　口服:每次 4 粒,每日 3 次。【制剂规格】　胶囊剂:每粒 0.5g,每盒 24 粒。

乌蛇止痒丸[基/保乙]

【药物组成】　乌梢蛇、苍术、蛇床子、牡丹皮、防风、苦参、黄柏、当归、人参须、人工牛黄、蛇胆汁。【功能主治】　养血祛风,燥湿止痒。主治血虚郁热、风湿相搏型皮肤病。用于皮肤瘙痒症、荨麻疹、妇女阴痒等瘙痒性疾病。【用法用量】　口服:每次 25g,每日 3 次。【禁忌】　对本品中任何组分过敏者忌服。【注意】　过敏性体质者慎用。【制剂规格】　水泛丸:每 10 丸重 1.25g。

除湿止痒洗液

【药物组成】　蛇床子、黄柏、黄连、白鲜皮、苦参、虎杖、紫花地丁、地肤子、萹蓄、茵陈、苍术、花椒、冰片。【功能主治】　清热除湿,祛风止痒。用于急性、亚急性湿疹证属湿热或湿阻型的辅助治疗。【用法用量】　外用:适量涂抹患处,每日 3～4 次;亦可用水稀释 10 倍后洗浴。【不良反应】　个别病例有轻度刺激反应。【制剂规格】　洗液:每瓶 150ml。

冰黄肤乐软膏[藏/保乙]

【药物组成】　大黄、姜黄、硫黄、黄芩、甘草、冰片、薄荷脑。【功能主治】　清热燥湿,活血祛风,止痒消炎。主治湿热蕴结或血热风燥引起的皮肤瘙痒。用于神经性皮炎、湿疹、足癣、屑病等瘙痒性皮肤病见上述证候者。【用法用量】 外用:涂搽患处,每日 3 次。【禁忌】 治疗期间忌酒等辛辣发物。【制剂规格】 软膏剂:每支 15g。

舒 乐 搽 剂

【药物组成】 苦参、地榆、金银花、黄芪、白矾。【功能主治】 清热利湿,凉血解毒,消风止痒。主治皮肤病。用于瘙痒性皮肤病(包括外阴部瘙痒、头皮瘙痒)、丘疹性荨麻疹等。【用法用量】 外用:取适量搽患部,每次轻揉 3～5 分钟后清水洗净,治愈为止。可作浴液、洗头液使用。【制剂规格】 搽剂:每瓶 200ml。

第五节 皮肤烧烫伤用药

烫伤膏(油)[保乙/基]

【药物组成】 大黄、地榆炭、生地黄、黄柏、寒水石、生石膏、甘草、冰片。【功能主治】 泻火解毒,凉血止痛。主治皮肤烧烫伤及感染性炎症。用于水火烧烫伤,亦可用于火毒炽盛蕴蒸肌肤引起的头部疖肿、丹毒、带状疱疹、接触性皮炎引起的肌肤灼热疼痛等。【用法用量】 外用:患处清洗消毒后,敷药厚 1～2mm,每日 1～2 次。【制剂规格】 软膏剂:每盒 30g;油剂:每瓶 25ml。

烧伤药膏[基]

【药物组成】 黄芩、黄柏、栀子、苦参、大黄、忍冬藤、紫草、地榆、槐角、侧柏、当归、红花、白芷、穿山甲(代)、血余、五倍子、蜂蜡、罂粟壳、冰片。【功能主治】 清热解毒,消肿止痛,生肌敛疮。治疗一度、二度烧烫伤及合并感染效果较好。用于火热毒邪灼伤及化学性灼伤、烧烫伤,症见伤处红肿灼痛难忍或水疱,溃烂流津,脂水浸渍,伴口干,便秘,尿短而赤。【用法用量】 外用:患部清创消毒后,取适量涂于患处,或制成油纱条贴敷局部,每日换药 1～2 次。重症配合内服治疗药,如合理使用抗生素,纠正水、钠等电解质失衡或紊乱。【制剂规格】 软膏剂:每盒 30g。

獾油搽剂（油）^[典/基]

【药物组成】　獾油 970g，冰片 30g。【功能主治】　清热解毒，活血消肿，润肤止痛，尚有抑菌和防腐作用。用于烧烫伤、冻伤等。症见红肿起疱，皮肤未溃，疼痛不止或浸淫溃烂，痔瘘肿痛，"火激红斑"，小儿痱疮，白秃、白癣。【用法用量】　外用：局部外搽或油纱条贴敷，每日 1～2 次。【制剂规格】　油剂：每瓶 15g、30g。

烧伤喷雾剂^[基]

【药物组成】　黄连、黄柏、大黄、地榆、白芷、紫草、榆树皮、酸枣花、红花、细辛、冰片。【功能主治】　泻火解毒，化瘀止痛。用于烧伤及挫伤疖肿，水火烫伤，跌仆闪挫，痱疮肿毒。【用法用量】　外用：清创消毒后直接喷雾创面。每 2～3 小时喷 1 次；对症配合抗生素；大面积烧伤应遵医嘱用。第 1 次喷雾后，创面有痛感，次日减轻。【禁忌】　严禁同时使用油、软膏、紫药水等。【制剂规格】　喷雾剂：每瓶 40ml、500ml。

烧伤药搽剂^[基]

【药物组成】　地榆、白及、虎杖、忍冬藤、黄连、冰片。【功能主治】泻火凉血，消肿止痛。治烧伤。用于烧伤、烫伤、日晒疮、火斑疮。【用法用量】　外用：应用于一度、二度烧、烫伤，日晒伤，火激红斑者；将本品用消毒棉球蘸取，轻轻涂于清洗后的创面上，每日 3～4 次；连用 2～3 日 后即可停用。仅限外用，不可内服或进入眼内，以防刺激和不良反应。【制剂规格】　搽剂：每瓶 200ml。

烫火散^[基]

【药物组成】　地榆、大黄、黄柏、煅寒水石、煅石膏。【功能主治】　清热解毒，消肿止痛，有抑菌、抗炎及收敛止血作用。主治烫伤及化脓皮炎。用于烫伤、灼伤起疱，红肿疼痛，溃烂流水，久不收敛。【用法用量】　外用：香油调敷患处，切勿入口。【制剂规格】　散剂（消毒）：每袋50g、100g。

紫云膏

【药物组成】　紫草、地榆、当归、冰片。【功能主治】　清热解毒、祛腐生肌。主要用于烫伤、疮疡及溃疡性冻疮。【用法用量】 外用:适量软膏摊于消毒纱布上贴患处,每日换药 1 次。【禁忌】 敷药期间忌食酸、腥食物。【制剂规格】 软膏剂:每支 10g、20g、50g。

烫 伤 油 [典/保乙]

【药物组成】 马尾连 93g,紫草 62.4g,黄芩 93g,冰片 5g,地榆 62.4g,大黄 624g。辅料为麻油、蜂蜡、苯酚。【功能主治】 清热解毒,凉血祛腐止痛。用于一度、二度烧烫伤和酸碱烧伤;亦可用于火毒炽盛蕴蒸肌肤引起的头部疖肿、丹毒、带状疱疹、接触性皮炎引起的皮肤灼热疼痛等。【用法用量】 外用:创面经消毒清洗后,用消毒棉(球)蘸本品涂于患处,盖于伤面,必要时用消毒的烧(烫)伤用湿润纱布(浸药)盖于创面。【禁忌】 忌食辛辣食物。【注意】 孕妇慎用。【制剂规格】 外用油剂:每瓶 30g。

龙 珠 软 膏 [基]

【药物组成】 炉甘石(煅)、冰片、人工牛黄、人工麝香、珍珠、硼砂、硇砂、琥珀。【功能主治】 清热解毒,消肿止痛,祛腐生肌。有一定促进皮肤溃疡愈合及抗烧伤作用。用于疖、痈属热毒蕴结证,也可用于浅二度烧伤。【用法用量】 外用:取适量药膏涂抹患处,或摊于消毒纱布上贴敷于患处,每日 1 次,溃前涂药宜厚,溃后涂药宜薄。【禁忌】 本品为外用药,禁止内服;肿块疮疡未溃者,溃疡无脓腐者均不宜用;忌食辛辣、油腻、海鲜饮食。【注意】 本品为外用药,不可久用;敷药后局部红肿热痛加重,或伴有恶寒发热时宜到医院就诊;用药后局部出现皮疹等过敏表现者应停用;孕妇慎用。【制剂规格】 软膏剂:每支 10g、15g。

烧 伤 灵 酊 [基]

【药物组成】 虎杖、黄柏、冰片。【功能主治】 清热燥湿,解毒消肿,收敛止痛。用于各种原因所致的一度、二度烧伤,烫伤。【用法用量】 外用:喷洒于洁净的创面,不需包扎。每日 3～4 次。【禁忌】 不宜用于三度烧伤;忌食辛辣、油腻、海鲜食品;忌内服。【制剂规格】 喷雾酊剂:每瓶装 50ml、100ml。

湿润烧伤膏[基/保乙]

【药物组成】 黄连、黄柏、黄芩、地龙、罂粟壳。【功能主治】 清热解毒，止痛，生肌。用于各种烧、烫、灼伤。动物实验证明本品具有对创面愈合促进作用，对溃疡有治疗作用，有抗炎和止痛作用。【用法用量】 外用：涂于烧、烫、灼伤等创面(厚度<1mm)，每 4～6 小时更换新药。换药前，须将残留在创面上的药物及液化物拭去；暴露创面用药。【注意】 对芝麻油过敏者慎用；有全身性疾病如高热、感染者应去医院诊治；运动员遵医嘱用。【制剂规格】 油膏剂：每支 40g。

解毒生肌膏[基/保乙]

【药物组成】 紫草、乳香(醋制)、当归、轻粉、白芷、甘草。【功能主治】 活血散瘀，消肿止痛，解毒排脓，祛腐生肌。用于各类创面感染、二度烧伤。【用法用量】 外用：摊于纱布上贴敷患处。【禁忌】 创面无脓者禁用；忌辛辣、油腻、海鲜饮食；外用药，不可内服。【注意】 外用药不可久用，较大创面者慎用，出现过敏反应时应及时停用，并对症处理。【制剂规格】 软膏：每支 40g。

紫花烧伤软膏(紫花烧伤膏)[典]

【药物组成】 紫草、地黄、熟地黄、冰片、黄连、花椒、甘草、当归。辅料为麻油、蜂蜡。【功能主治】 清热凉血，化瘀解毒，止痛生肌。用于一、二度以下烧伤、烫伤，有抗烫伤水肿，镇痛和抑菌之效。【用法用量】 外用：清创消毒之后，将药膏均匀涂敷于创面，每日 1～2 次。采用湿润暴露疗法，必要时特殊部位可用包扎疗法或遵医嘱。【禁忌】 ①忌辛辣、油腻饮食；②外用药不可内服。【注意】 用药后如出现过敏反应，应及时停药并对症处理。【制剂规格】 软膏剂：每支装 20g、40g。

第六节 养血生发用药

斑 秃 丸[保乙]

【药物组成】 熟地黄、制何首乌、当归、丹参、地黄、白芍(炒)、五味子、木瓜、羌活。【功能主治】 补益肝肾,养血生发。主治肝肾不足、血虚风盛的油风,症见毛发成片脱落,或至全部脱落,多伴有头晕失眠、目眩耳鸣、腰膝酸软。用于斑秃、全秃、普秃见上述证候者。【用法用量】 口服:水蜜丸,每次 5g;大蜜丸,每次 1 丸;均每日 3 次。【禁忌】 ①本品不适用于假性斑秃(患处头皮萎缩,不见毛囊孔)及脂溢性脱发;②忌食辛辣食品。【注意】 服药期间应保持心态良好及充足的睡眠。【制剂规格】 水蜜丸:每瓶 120g,每袋 5g;大蜜丸:每丸 9g。

养血生发胶囊[典/基]

【药物组成】 熟地黄、当归、木瓜、羌活、川芎、白芍、菟丝子、天麻、制何首乌。【功能主治】 养血祛风,益肾填精。主治血虚风盛、肾精不足所致的脱发,症见毛发松动,或呈稀疏状脱落,发毛干燥或油腻。用于头皮瘙痒、斑秃、全秃、脂溢性脱发与病后、产后脱发见上述证候者。临床验证本品有一定促生发、抗过敏、改善睡眠等作用。【用法用量】 口服:每次 4 粒,每日 2 次。可连服 2～3 个月。【禁忌】 ①脾虚湿滞者不宜使用;②假性斑秃(患处头皮萎缩,不见毛囊孔)不适用;③忌食辛辣刺激性食物。【注意】 保证睡眠充足,坚持有规律的生活和良好心态。【制剂规格】 胶囊剂:每粒 0.5g。

首 乌 丸[典/基]

【药物组成】 制何首乌 360g,熟地黄 20g,酒牛膝、酒女贞子、桑叶(制)、盐补骨脂各 40g,桑椹 182g,墨旱莲 235g,金樱子 259g,菟丝子、豨莶草各 80g,黑芝麻 16g,金银花 20g。【功能主治】 补肝肾,强筋骨,乌须黑发。主治肝肾两虚所致的头晕眼花、耳鸣、腰酸、肢麻、须发早白。用于高脂血症、高血压见上述证候者。临床亦用于神经性耳聋的对症治疗。【用法用量】 口服:每次 6g,每日 2 次。【禁忌】 饮食宜清淡而均衡营养,忌辛辣、油腻和生冷饮食。【注意】 有实证、热证者,感冒者,孕妇均不宜或慎用。【制剂规格】 丸剂:每瓶 120g。

精乌胶囊(颗粒)[基/保乙]

【药物组成】 黄精(制)、制何首乌、女贞子(酒蒸)、墨旱莲。【功能主治】 补肝肾,养精血。主治肝肾亏虚所致的失眠多梦、耳鸣健忘、须发早白,症见须发早白脱落、头晕、耳鸣、腰酸脚弱、失眠、遗精。用于神经衰弱、贫血、疲劳综合征见上述证候者。临床验证有增强或调节免疫力、抗氧化、抗缺氧、促进新陈代谢等多种药理作用之效。【用法用量】　口服:胶囊剂,每次 6 粒;颗粒剂,每次 1 袋或 1 块;开水冲服,每日 3 次,均 2 周为 1 个疗程。【禁忌】　①痰火扰心导致的失眠,瘀血闭阻导致的健忘及血热脱发者均不宜使用本品;②失眠者睡前忌浓茶、咖啡。【禁忌】　痰湿内阻,脘闷便溏者慎用;保持规律生活和良好心态。【制剂规格】　胶囊剂:每粒 0.45g;颗粒剂:每块(袋)10g。

生发搽剂(生发酊)[典]

【药物组成】　闹羊花 60g,补骨脂 60g,生姜 30g,浸渍药材七日用75% 乙醇适量,最后精制成酊剂时,加 75% 乙醇至 1000ml,搅匀,静置24 小时,滤过分装而成。【功能主治】　温经通脉。主治经络阻隔、气血不畅所致的油风,症见头部毛发成片脱落,头皮光亮,无痛痒。用于斑秃见上述证候者。【用法用量】　外用:涂搽患处每日 2～3 次。【禁忌】　局部皮肤破损处禁用;切忌口服及入眼;发生过敏反应时停用;不可大剂量或长期使用。【制剂规格】　搽剂:每瓶 20ml。

第11章 常用滋补强壮及康复调理药

补中益气丸(颗粒、口服液)[典/基/保甲]

【药物组成】 黄芪(蜜炙)200g,甘草(蜜炙)100g,党参、白术(炒)、当归、升麻、柴胡、陈皮各60g,生姜20g,大枣40g。【功能主治】 补中益气,升阳举陷。主治脾胃虚弱,中气下陷,体倦乏力,食少腹胀,久泻及脱肛、子宫脱垂、胃下垂、崩漏、泄泻、重症肌无力、乳糜尿、低热、慢性肝炎、低血压、失眠症、白细胞减少、消化性溃疡、慢性结肠炎、心绞痛、放射病等。【用法用量】 口服:水泛丸,每次6g;颗粒剂,每次3g,开水冲服;口服液,每次10ml;均每日2~3次。【禁忌】 阴虚发热,阳气欲脱,实热证者忌用。【制剂规格】 水丸:每瓶60 g;颗粒剂:每袋3g;口服液:每瓶(支)10ml。

十全大补丸(酒、膏、口服液)[典/基]

【药物组成】 党参、酒白芍、炒白术、炙黄芪、茯苓各80g,炙甘草、川芎各40g,当归、熟地黄各120g,肉桂20g。【功能主治】 养气育神,醒脾健胃,温暖命门,养血调经,温补气血,有增强免疫功能,对抗癌药增效减毒,并有促进造血功能等作用。主治气血两虚,面色苍白,气短心悸,头晕自汗,体倦乏力,四肢不温,月经量多,食欲缺乏。尚有人用于慢性萎缩性胃炎、胃下垂、子宫癌、骨疽、梅尼埃综合征、原发性血小板增多症、白细胞减少症并获得一定疗效。【用法用量】 口服:大蜜丸,每次1丸;水蜜丸,每次6g;均每日2~3次,温开水送服;酒剂,每次25~50ml,每日2次,膏剂,每次9~15 g,开水化服;口服液,每次10ml,均每日2~3次。【禁忌】 内有实热及阴虚火旺,咳嗽失血者禁用;病邪未尽者不宜服用。【制剂规格】 大蜜丸:每丸9g;酒剂:每瓶500ml;膏滋剂:每瓶120 g;口服液:每支10ml。

健 步 丸 [典/基]

【药物组成】　盐黄柏、醋龟甲各 40g,盐知母、熟地黄各 20g,当归、豹骨(炙,狗骨代)、锁阳各 10g,酒白芍 15g,牛膝 35g,陈皮(盐炙)7.5g,干姜 5g,羊肉 320g。【功能主治】　补肝肾,强筋骨。有抗炎、抗疲劳作用。用于肝肾不足,腰膝酸软,下肢痿弱,步履艰难及重症肌无力,小儿进行性营养不良,小儿麻痹后遗症、进行性肌萎缩、脊骨侧索硬化症,缺钾性麻痹、脊髓空洞症、膝关节结核、佝偻症等。【用法用量】　口服:每次 9g,每日 2次,温开水或淡盐水送服。【禁忌】　风寒湿痰所致痿症忌用;忌食辛辣香燥食物。【制剂规格】　大蜜丸:每丸 9g;糊丸:每 8 丸重约 1g。

当归补血丸(颗粒、口服液、膏) [基/保甲/保乙]

【药物组成】　当归、黄芪。【功能主治】　补气生血。主治血虚发热,气虚血虚(弱)之出血症,疮疡溃后久不愈合等。用于补养血气,于身体虚弱、气血两亏之白细胞减少症、血小板减少性紫癜、眩晕、心悸、失眠、风湿性关节炎、功能性子宫出血等。具有抗贫血,增强免疫功能,抗心、肝损伤等多种作用。【用法用量】　口服:蜜丸,每次 1 丸;水蜜丸,每次 6g;口服液:每次 10ml;均每日 2～3 次;颗粒剂,每次 1 袋,空腹或温开水冲服,每日 3 次。【禁忌】　感冒发热者忌服。【注意】　阴虚潮热者慎用。【制剂规格】　蜜丸:每丸 9g;水蜜丸:每瓶 60g;膏滋剂:每瓶 125g、250g;颗粒剂:每盒 10 袋;口服液:10ml。

人参养荣丸(膏) [典/基]

【药物组成】　人参、土白术、炙甘草、当归、白芍(麸炒)、炙黄芪(蜜)、陈皮、肉桂各 100g,炙远志 50g,熟地黄、茯苓、五味子(酒蒸)各 75g。【功能主治】　温补气血,健脾安神。主治心脾不足,气血两亏,形瘦神疲,食少便溏,病后虚弱,惊悸健忘,精神不振。用于贫血、肾炎、盗汗、闭经、月经不调、毛发脱落、肝硬化、肿瘤等。【用法用量】　口服:蜜丸,每次 1 丸;膏剂,每次 10g;均每日 2 次。【禁忌】　因心火亢盛,灼伤阴液所致的心悸失眠等忌用;凡有风寒、风热感冒,消化不良,烦躁不安等症亦不宜服用。【制剂规格】　大蜜丸:每丸 9g;膏滋剂:每瓶 120g。

人参健脾丸(片) [典/基/保乙]

【药物组成】 人参、砂仁、远志(制)各 25g,白术(麸炒)150g,黄芪(蜜炙)、山药各 100g,木香 12.5g,当归、陈皮、茯苓、酸枣仁(炒)各 50g。【功能主治】 健脾益气,和胃止痛。主治脾胃虚弱所致的食欲缺乏,恶心呕吐,便溏泄泻。用于食欲缺乏、腹泻、营养不良等。尚可用于胃及十二指肠溃疡、痰核症。【用法用量】 口服:大蜜丸,每次 2 丸;水蜜丸,每次 8g;水丸,每次 6~9g;片剂,每次 4 片;均每日 2 次;淡姜汤送服,小儿酌减。【注意】 孕妇慎用。【制剂规格】 大蜜丸:每丸 6g;水蜜丸:每袋 4g;水丸:每 1000 粒重 20g;片剂:每片 0.3g。

洋参保肺丸 [基]

【药物组成】 罂粟壳 120g,五味子(醋炙)、砂仁、麻黄、石膏各 30g,川贝、陈皮、枳实、苦杏仁、甘草、玄参各 60g,西洋参粉 45g。【功能主治】 滋阴补肺,止嗽定喘。主治阴虚肺弱咳喘。用于阴虚肺热,咳嗽痰喘,胸闷气短,口燥咽干,睡卧不安。【用法用量】 口服:每次 2 丸,每日 2~3 次。【禁忌】 感冒咳嗽者忌服。【制剂规格】 蜜丸:每丸 6g。

人参再造丸 [典/基]

【药物组成】 白花蛇、藿香、母丁香、细辛、玄参、香附、地龙、熟地黄、檀香、三七、乳香、青皮、肉豆蔻、防风、何首乌、川芎、片姜黄、黄花、甘草、桑寄生、茯苓、赤芍、黄连、大黄、葛根、麻黄、全蝎、附子、荜茇、龟甲、沉香、骨碎补、豹骨、僵蚕、琥珀、白术、天麻、肉桂、当归、白芷、草豆蔻、没药、威灵仙、乌药、羌活、红参、神曲、橘红、血竭、天竺黄、朱砂、牛黄、冰片、麝香、犀角(牛角代)。【功能主治】 温阳补气,滋阴养血,疏风祛邪,舒筋活络,镇肝息风,豁痰解痉,芳香开窍,理气解郁,活血化瘀,强壮筋骨,有抗凝血、改善微循环、抗炎等作用。治中风。用于预防中风,治疗中风后遗症,症见半身不遂、口眼歪斜、语言謇涩或神志昏迷。包括中风偏瘫,中老年气血不足,肝肾亏虚,湿痰较盛;痹症关节疼痛,腰膝酸楚,四肢麻木。亦可用于延缓衰老的预防性治疗。【用法用量】 口服:每次 1 丸,每日 2 次。【注意】 孕妇忌服;发热者慎用。【制剂规格】 大蜜丸:每丸 7.5g。

人参保肺丸[基]

【药物组成】　人参、枳实、生石膏、川贝母、陈皮、麻黄、玄参、苦杏仁（去皮炒）、五味子（醋制）、甘草、砂仁、罂粟壳。【功能主治】　益气补肺，止嗽定喘。主治肺气虚弱，津液亏损引起的虚劳久嗽，气短喘促。用于老年慢性支气管炎、哮喘性支气管炎、慢性支气管炎。【用法用量】　口服：每次 1 丸，每日 2 次，温开水送服。【禁忌】　外感咳嗽表邪未解者，肺中尚有实邪者忌用。【注意】　罂粟壳含吗啡易成瘾，不宜常服。【制剂规格】　蜜丸：每丸 6g。

加味逍遥口服液（合剂）[典/保乙]

【药物组成】　柴胡、当归、白芍、麸炒白术、茯苓各 64g，牡丹皮、栀子（姜炙）各 96g，薄荷 13g，甘草 51g，生姜 21g。辅料为乙醇、炼蜜、山梨酸、山梨酯、稀盐酸各适量，精制成 1000ml。【功能主治】　舒肝清热，健脾养血。主治肝郁血虚、肝脾不和所致的两胁胀痛、头晕目眩、倦怠食少、月经不调、脐腹胀痛。用于更年期综合征见上述证候者。【用法用量】　口服：每次 10ml，每日 2 次。【禁忌】　切忌气恼劳累；忌生冷油腻饮食。【制剂规格】　合剂：每支 10ml；每瓶 100ml、150ml。

加味逍遥丸（丹栀逍遥丸、胶囊、片）[典/保甲/保乙]

【药物组成】　柴胡、当归、白芍、白术（麸炒）、茯苓各 300g，甘草 240g，牡丹皮、栀子（姜制）各 450g，薄荷 60g，生姜（100g 煎液）及辅料各适量。【功能主治】　舒肝清热，健脾养血。用于肝郁血虚，肝脾不和，两胁胀痛，头晕目眩，倦怠食少，月经不调，脐腹胀痛。【用法用量】　口服：水丸，每次 6g；胶囊剂，每次 0.9g（3 粒）；片剂，每次 0.9g（3 片）；均每日 2 次。其余制剂见说明书或遵医嘱服用。【禁忌】　切忌恼怒劳累；忌生冷油腻饮食。【制剂规格】　水丸：每 100 丸重 6g；胶囊剂：每粒 0.3g；片剂：每片 0.3g。

逍遥丸（蜜丸、水丸、颗粒）[典/保甲]

【药物组成】　柴胡、当归、白芍、炒白术、茯苓各 100g，炙甘草 80g，薄荷 20g。【功能主治】　疏肝健脾，养血调经。用于肝郁脾虚所致的郁闷不舒、胸胁胀痛,头晕目眩,食欲减退,月经不调。【用法用量】 口服:大蜜丸,每次1丸;颗粒剂,每次1袋;均每日2次;水丸,每次6~9g,每日1~3次。【制剂规格】 大蜜丸:每丸9g;水丸:每袋6g、9g;颗粒剂:每袋4g、5g、6g、15g。

固本统血颗粒 [典]

【药物组成】 锁阳、菟丝子、肉桂、巴戟天、黄芪、山药、附子、枸杞子、党参、淫羊藿。辅料为蔗糖粉、糊精、倍他环糊精包合物等。【功能主治】 温肾健脾,填精益气。主治阳气虚损、血失固摄所致的紫斑,症见畏寒肢冷,腰酸乏力,尿清便溏,皮下紫斑,其色淡暗。亦可用于轻型原发性血小板紫癜见上述证候者。【用法用量】 口服:每次20g,每日2次,开水冲服,饭后服用。1个月为1个疗程。【注意】 高血压患者慎用。【制剂规格】 颗粒剂:20g,每1g本品含淫羊藿苷($C_{33}H_{10}O_{15}$)不得少于0.40mg。

生脉胶囊(片、口服液、颗粒) [基/保甲/农合]

【药物组成】 红参、麦冬、五味子。【功能主治】 益气,养阴,生津,有保护心肌、提高细胞免疫、抗肺纤维化作用。用于气阴两亏,心悸气短,自汗。【用法用量】 口服:每次1g(相当于片、胶囊剂3片或3粒、颗粒剂1袋,口服液10ml),每日3次,饭后服用。或遵医嘱。【注意】 服药期间忌油腻、辛辣食物;凡脾胃虚弱、呕吐泄泻、腹胀便溏、咳嗽痰多者慎用;感冒病人不宜服用;服用本品不要同服藜芦、五灵脂、皂荚或其制剂,不宜喝茶和吃萝卜,以免影响药效。【制剂规格】 胶囊、片:每片0.35g;颗粒剂:每袋1g;口服液:每支10ml(相当于颗粒剂1袋;注释:本品与"生脉饮"为同类方剂和剂型)。

蛤蚧补肾胶囊 [典]

【药物组成】 蛤蚧13g,淫羊藿、当归、牛膝、枸杞子、锁阳、续断、菟丝子各80g,麻雀(干)50g,黄芪、胡芦巴各60g,茯苓、山药、党参各100g,肉苁蓉70g,杜仲120g,狗鞭40g,鹿茸36g。共制胶囊剂1000粒。【功能主治】 壮阳益肾,填精补血。用于身体虚弱,真元不足,小便频数。【用法用量】 口服:每次3~4粒,每日2~3次。或遵医嘱。【制剂规格】 胶囊剂:每粒0.5g。

补 金 片

【药物组成】　鹿角胶、紫河车、龟甲胶、蛤蚧(去头、足)、蛤蚧油、鸡蛋黄油、乌梢蛇(去头,炒)、当归、核桃仁、黄精(蒸)、麦冬、茯苓、陈皮、浙贝母、百部(蜜炙)、桔梗、白及。【功能主治】　补肾益肺,健脾化痰,止咳平喘。主治肺脾两虚、肾不纳气所致的久病咳喘,神疲乏力,症见咳逆喘息少气,痰或见夹血,血色暗淡,潮热,盗汗,腰膝酸软,男子遗精、阳痿,女子经少、经闭;或喘促短气,动则喘甚,呼多吸少,气不得续,气怯声低,咳声低弱,痰吐稀薄或咳呛痰少质黏,烦热口干,干瘦神疲,跗肿,面色晦暗,口唇青紫;或胸部膨满,呼吸浅短难续,声低气怯,胸闷、烦躁、心慌等肺痨、喘证、肺胀证患者;舌尖质红少津,或舌淡体胖边有齿痕,或淡暗、暗红苔剥,或紫暗、暗红少津;脉微细而数,或沉细、细数;或沉细数无力,或有结代。用于肺结核、肺气肿、肺心病见上述证候者。【用法用量】　口服:每次 5～6 片,每日 2 次。【禁忌】　肺热咳嗽、感冒患者均忌用。服药期间忌辛辣食物。【制剂规格】　片剂:每片 0.25g、0.3g,每盒 36 片(每片0.3g)、每瓶 100 片(每片 0.25g)。

补肾防喘片[保乙]

【药物组成】　附片、补骨脂(盐炙)、淫羊藿(羊油炙)、菟丝子(盐炙)、地黄、熟地黄、山药、陈皮。【功能主治】　温阳补肾。主治肺肾两虚所致的久病体弱、咳嗽气喘;动则喘甚,呼多吸少,气不得续,咳声低弱,咳痰稀薄,形瘦神疲,汗出肢冷,浮肿,口唇紫暗,舌质暗苔白,脉沉细或微细。用于慢性支气管炎、阻塞性肺气肿、肺心病见上述证候者。【用法用量】　口服:每次 4～6 片,每日 3 次。3 个月为 1 个疗程。【禁忌】　阴虚阳亢及外感痰热者禁用;孕妇忌用;服药期忌食辛辣之品。【制剂规格】　片剂:素片每片 0.25g。

全 鹿 丸[典]

参见"第 6 章",从略。

深海龙胶囊

【药物组成】　海龙、淫羊藿、海马、鹿茸、羊鞭(沙烫)、蛇床子、肉苁蓉、附片、干姜、当归、天冬、熟地黄、枸杞子、麦冬、人参、黄芪、大枣、山药、茯苓、五味子、牛膝、桃仁、水蛭、牡丹皮、砂仁、炙甘草。【功能主治】 温补肾阳,益髓填精。主治肾阳虚所致的腰膝酸软,畏寒肢冷,神疲乏力,头晕,耳鸣,心悸,失眠,小便频数及阳痿;舌质淡,苔白,脉沉细,迟缓。用于性功能减退、神经衰弱、神经性耳聋、贫血见上述证候者。【用法用量】口服:每次 2～3 粒,每日 2～3 次,饭后温开水送服。【禁忌】 孕妇禁用;忌辛辣油腻刺激性强的食物。【注意】 ①本药为温补之品,阴虚火旺者慎用;②附子有小毒,不可过量,久服,须遵医嘱;③感冒患者慎用;④饮食宜清淡,易消化,注意均衡营养。【制剂规格】 胶囊剂:每粒 0.3g。

回春胶囊

【药物组成】 海马、鹿鞭、牛鞭(制)、狗肾(制)、鹿角胶、仙茅(制)、阳起石(煅)、肉苁蓉、韭菜子、淫羊藿、刺五加浸膏、黄柏(盐制)、蛤蚧、五味子。【功能主治】 补肾助阳,益精润燥。主治肾阳亏虚所致的腰痛、神疲、健忘、阳痿、乏力、肢冷畏寒、记忆力减退;或阳事不举、性欲低下;或手足不温,舌淡苔白,脉沉细弱。用于性功能低下、腰肌劳损、神经衰弱见上述证候者。【用法用量】 口服:每次 4 粒,每日 3 次。淡盐开水送服。【禁忌】 忌辛辣、油腻食物;咽喉痛者忌服。【注意】 ①阴虚火旺者、感冒者慎用;②饮食宜清淡,易消化,且注意均衡营养。【制剂规格】 胶囊剂:每粒 0.3g。

巴戟天口服液

【药物组成】 巴戟天、狗脊、杜仲、续断、淫羊藿(叶)、仙茅、肉苁蓉、覆盆子、党参、黄芪、何首乌、熟地黄、当归、枸杞子、金樱子、甘草。【功能主治】 补肾壮腰,固精止遗,调经。用于禀赋薄弱,或素体阳盛,阳气亏耗,或久病体弱体虚,肾阳虚损,腰腑失于温煦濡养所致的肾阳虚证,症见神疲乏力、阳痿、早泄、滑泄、夜尿频、腰膝软弱、月经不调、闭经。【用法用量】 口服:每次 10ml,每日 3 次。【禁忌】 ①本方偏于温补,阴虚火旺者禁用;②服药期间忌辛辣、油腻饮食。【注意】 感冒者慎用。【制剂规格】 合剂:每瓶 10ml、100ml。

退龄颗粒

【药物组成】 制何首乌、枸杞子、黑芝麻(炒)、桑椹、菟丝子、楮实子、黄精（制）、山楂、三七、菊花。【功能主治】　滋补肝肾，生精益血。主治肝肾亏损、精血不足所致的神疲体倦、腰膝酸软、须发早白、视物昏暗。用于神经衰弱、老年痴呆（脑退化症）见上述证候者。【用法用量】　口服：每次10g，每日 2～3 次，饭前开水冲服。【禁忌】　①体实及阳虚者忌服；②饮食宜清淡而均衡营养，忌生冷、辛辣、油腻食品；③治疗失眠患者，睡前勿吸烟，勿饮酒，勿饮浓茶和咖啡。【注意】　感冒者慎用。【制剂规格】　颗粒剂：每袋：10g。

精乌胶囊（颗粒）^[保乙]

【药物组成】　黄精（制）、制何首乌、女贞子（酒蒸）、墨旱莲。【功能主治】　补肝肾，养精血，有一定增强免疫功能、抗氧化、抗缺氧、促进新陈代谢等作用。主治肝肾亏虚所致的失眠多梦、耳鸣健忘、须发早白。用于神经衰弱、贫血、疲劳综合征见上述证候者。【用法用量】　口服：胶囊剂，每次 6 粒，每日 3 次；颗粒剂，每次 1 袋，开水冲服，每日 2～3 次。【禁忌】　①痰火扰心之不寐，瘀血闭阻之健忘，热血脱发者不宜用本品；②失眠者忌浓茶、咖啡；③保持良好心态，忌过劳。【注意】　痰湿内阻，脘闷便溏者慎用。【制剂规格】　胶囊剂：每粒 0.45g；颗粒剂：每袋（块）10g。

人参首乌胶囊（精）

【药物组成】　红参、制何首乌。【功能主治】　益气养血。主治气血两虚所致的须发早白、健忘失眠、食欲不振、体疲乏力、少气懒言、面色萎黄或苍白、唇甲淡白；或思虑过度，劳心伤脾；或年迈体弱，久病体虚。用于贫血、神经衰弱见上述证候者。【用法用量】　口服：胶囊剂，每次 1～2粒；合剂，每次 1～2ml；均每日 3 次，饭后服用。【制剂规格】　胶囊剂：每粒 0.3g；合剂：每瓶 100ml。

田 七 补 丸

【药物组成】　乌鸡（去毛、爪、肠）、熟地黄、当归、三七（香油炸黄）、党参、白术（麸炒）、山药、女贞子（酒炙）、墨旱莲、香附（醋炙）。【功能主治】　补肝益肾，益气养血。主治肝肾不足、气血亏虚所致的面色苍白、心悸气短、神疲乏力、体虚潮热、腰酸腿软、心悸遇劳而发，稍劳尤甚，头晕腰酸、舌淡少津、脉沉细或结代；或产后恶露少，色淡、烦躁潮热。用于心律失常,心肌炎恢复期,产后子宫复旧不全见上述证候者。【用法用量】 口服:小蜜丸,每次 45 丸;大蜜丸,每次 2 丸,均每日 2 次。【禁忌】 ①血热性失血,脾虚腹胀,便溏,咳嗽痰多者均禁用;②不宜和感冒类药同服;③均衡营养,忌生冷、辛辣、油腻饮食,忌烟酒,忌饮浓茶。【注意】 保持良好心态。【制剂规格】 小蜜丸:每 100 丸 21g;大蜜丸:每丸 9g。

消疲灵颗粒

【药物组成】 人参、当归、黄芪、茯苓、龙眼肉、阿胶、麦冬、五味子、灵芝、鸡血藤、丹参、枣仁、肉桂、山楂。【功能主治】 益气健脾,养血活血,宁心安神。用于过度疲劳或病后气血两虚所致的心悸气短、四肢酸痛、全身无力、精神疲惫、烦躁失眠、食欲不振、贫血、功能性心律失常、神经衰弱见上述证候者。尚有用于治疗老年性肺心病的报道。【用法用量】 口服:每次 10～20g,每日 1～3 次,开水冲服,6 日为 1 个疗程。【禁忌】①体实有热者忌用;②忌辛辣、油腻、生冷之品,不宜吃萝卜、喝茶,戒烟酒。【注意】 感冒者慎用;孕妇慎用。【制剂规格】 颗粒剂:每袋 10g(相当于原药材 13.2g)。

益气养元颗粒

【药物组成】 党参、熟地黄、炙黄芪、白术(麸炒)、当归、麦冬、紫河车、陈皮、远志(炙甘草)、肉桂。【功能主治】 益气补血,养心安神。主治气血两亏所致的头晕目眩、精神恍惚、肢体倦怠、气短懒言、食欲减退、面色无华;或心慌不安,眩晕且动则加剧;或失眠,自汗而精神萎靡不振;或月经过多、小腹空坠。用于贫血、神经衰弱、气短自汗、心悸失眠、月经过多见上述证候者。【用法用量】 口服:每次 15g,每日 3 次。开水冲服。【禁忌】 ①体实有热者忌服;②忌生冷、油腻饮食;③失眠者忌烟戒酒,睡前不饮茶和咖啡。【注意】 感冒者、孕妇慎用。【制剂规格】 颗粒剂:每袋 15g。

健延龄胶囊

【药物组成】 熟地黄、制何首乌、黄芪、黄精、山药、西洋参、黑芝麻、茯苓、天冬、龙骨、琥珀、黑豆、侧柏叶。【功能主治】 补肾填精,益气养血。主治肾虚精亏、气血不足所致的神疲乏力、健忘失眠、头晕耳鸣、食欲减退。用于放、化疗后白细胞减少症、高血压、高脂血症见上述证候者。临床验证有一定增强免疫功能和降血脂作用。【用法用量】 口服:每次4粒,每日2次,8周为1个疗程。或遵医嘱。【禁忌】 ①体实及阳虚者忌服;②治疗失眠时,睡前勿吸烟,勿喝酒、茶、咖啡;③忌生冷、油腻、辛辣食物。【注意】 感冒者慎用。【制剂规格】 胶囊剂:每粒0.3g(相当于原生药材1g)。

参 茸 阿 胶

【药物组成】 驴皮、当归、川芎、熟地黄、白芍、人参、党参、白术、茯苓、甘草、鹿茸、肉桂、玉竹、麦冬、红花、牡丹皮、地黄、香附、木香、砂仁、陈皮、白芷、清半夏。【功能主治】 补益气血。主治由素体虚弱、饮食劳倦、伤及脾胃、气血化源不足所致的气血两虚证,症见肢体倦怠,神疲乏力,少气懒言,食少纳呆,面色萎黄,唇舌色淡,舌质淡苔白,脉细弱。用于贫血,头晕,功能性月经不调见上述证候者。【用法用量】 口服,用黄酒或开水烊化后服用,每次3～9g,每日1～2次。【禁忌】 ①虚而夹积滞或瘀滞者不宜使用;②服药期间忌辛辣、油腻、生冷饮食。【注意】 感冒患者、孕妇慎用。【制剂规格】 硬膏:每块10g。

人 参 固 本 丸

【药物组成】 人参、熟地黄、地黄、山茱萸(酒炙)、山药、麦冬、天冬、泽泻、牡丹皮、茯苓。【功能主治】 滋阴益气,固本培元,有一定抗氧化,提高抗应激的能力和增强免疫功能等作用。主治阴虚气弱所致的虚劳咳嗽,心悸气短,骨蒸潮热,腰酸耳鸣,遗精盗汗,大便干燥,耳鸣,手足心热;舌红少苔,脉细数无力。用于肺结核见上述证候者;尚有用于治疗慢性支气管炎、慢性肾炎、白细胞减少症的报道。【用法用量】 口服:每次1丸,每日2次。【禁忌】 ①外感咳嗽不宜服用;②忌辛辣刺激油腻食物。【制剂规格】 大蜜丸:每丸9g。

心脑舒口服液(胶囊、片)[保乙]

【药物组成】 人参、麦冬、党参、黄芪、五味子。【功能主治】 补气养阴,化痰通脉。主治气阴两虚所致的头晕目眩、失眠、健忘、心悸、怔忡、气短、肢倦、自汗、盗汗。用于神经衰弱、功能性心律失常见上述证候者。

【用法用量】 口服:口服液,每次 10ml,每日 2 次;短期突击用药,每次 20ml,每日 2~3 次,竞技或工作前服用;片剂,每次 2~3 片;胶囊剂,每次 2~3 粒;均每日 2~3 次。【禁忌】 颅内出血后尚未完全止血者忌用。【禁忌】 ①体实者忌服;②忌辛辣、生冷、油腻饮食;③治疗失眠时,睡前勿吸烟,勿喝酒、茶和咖啡。【注意】 感冒患者慎用;有出血史或血液低黏症患者慎用。【制剂规格】 合剂:10ml;片剂:基片重 0.25g(每片含呋甾皂苷 15mg);胶囊剂:每粒含呋甾皂苷 15mg。

益肺清化膏

【药物组成】 黄芪、党参、北沙参、麦冬、川贝母、苦杏仁、紫菀、败酱草、拳参、仙鹤草、白花蛇舌草、甘草。【功能主治】 益气养阴,清热解毒,化痰止咳。有一定抗肿瘤作用。主治气阴两虚所致的气短、乏力、咳嗽、咯血、胸痛;或久咳不愈,损耗肺气,灼伤肺阴,热伤肺络所致的咳嗽痰少、痰中带血或反复咳血,血色鲜红,口干咽燥,神疲体倦,舌质红,脉细数。用于晚期肺癌见上述证候者。【用法用量】 口服:每次 20g,每日 3 次;2个月为 1 个疗程,或遵医嘱。【禁忌】 ①肝火犯肺咯血者忌用;②忌辛辣、油腻和生冷食物;③忌烟酒。【注意】 饮食宜清淡,易消化而均衡营养;肺癌晚期患者应综合对症治疗。【制剂规格】 膏滋剂:每瓶 60g。

健脾益肾颗粒[保乙]

【药物组成】 党参、枸杞子、白术、女贞子、菟丝子、补骨脂(盐炙)。【功能主治】 健脾益肾。用于脾肾两虚所致的脘腹胀满,纳呆,面色苍白,体倦乏力,腰膝酸软。能减轻肿瘤病人放化疗不良反应,提高机体免疫功能,故可用于恶性肿瘤放化疗血象和免疫功能低下者。【用法用量】 口服:每次 30g,每日 2 次,开水冲服。【禁忌】 忌食辛辣、油腻、生冷之品。【注意】 ①外感表证及有内湿热证者慎用;②饮食宜清淡,易消化而均衡营养。【制剂规格】 颗粒:每袋 30g。

固本强身胶囊

【药物组成】 冬虫夏草、人参、乌鸡(去毛、爪、肠)、淫羊藿、枸杞子、何首乌、花粉。【功能主治】 补虚益气、润肺益肝。用于气阴两虚、精血不足所致的神疲乏力,头昏目眩,气短憋闷,四肢麻木。【用法用量】 口服:每次 2 粒,每日 2～3 次。【注意】 泄泻便溏、咳嗽痰多者,小儿及孕妇均慎用。【制剂规格】 胶囊剂:每粒 0.3g。

杜仲补腰合剂

【药物组成】 杜仲、熟地黄、枸杞子、牛膝、菟丝子、补骨脂、党参、当归、香菇、猪腰子。【功能主治】 补肝肾,益气血,强腰膝。主治气血两亏、肝肾不足所致的腰腿疼痛,疲乏无力,精神不振,小便频数,舌淡,脉细。用于慢性腰肌劳损见上述证候者。【用法用量】 口服:每次 30～40ml,每日 2～3 次。【禁忌】 本方为补肝肾、益气血之剂,为气血两亏、肝肾不足腰痛所设,对湿热外邪腰痛、瘀血腰痛及其他实邪腰痛均不宜服用。【注意】 ①高尿酸血症、高脂血症患者均不宜或慎用;②孕妇慎用。【制剂规格】 合剂:每瓶 10ml、20ml、120ml、250ml。

金复康口服液[保乙]

【药物组成】 黄芪、北沙参、天冬、麦冬、女贞子(酒制)、山茱萸、淫羊藿、胡芦巴(盐炒)、绞股蓝、石上柏、石见穿、重楼。【功能主治】 益气养阴,清热解毒。用于不宜手术、放疗、化疗的原发性非小细胞肺癌,属气阴两虚,热毒瘀阻证。与化疗并用,有助于提高化疗疗效,改善免疫功能,减轻化疗所致的白细胞下降等不良反应。症见咳嗽咳痰,胸闷气短,潮热盗汗,口干喜饮,腰膝酸软,舌淡红,苔薄白或少苔,脉沉细弱或细数;或神疲乏力,恶心纳差见上述证候者较为适用。【用法用量】 口服:每次 30ml,每日 3 次。30 日为 1 个疗程,可连续使用 2 个疗程;或遵医嘱用。【注意】 属脾肾阳虚、寒凝血瘀者慎用。【制剂规格】 合剂:每支 10ml。

补肾康乐胶囊

【药物组成】 淫羊藿、人参、制何首乌、枸杞、熟地黄、山茱萸(炙)、紫河车、狗肾(炙)、海马(炙)、益智仁(炙)、花生米、杜仲、续断、五味子(炙)、龟甲(烫)、肉桂、黄柏(炙)。【功能主治】 益肾助阳,补益气血,添精生髓。主治肾虚精亏、气血两虚所致的未老先衰,腰腿酸痛,疲乏无力,失眠,健忘,精神恍惚。用于性功能减退、早衰症、神经衰弱见上述证候者。【用法用量】 口服:淡盐水送服,每次 3～4 粒,每日 3 次。【禁忌】 ①体实及阴虚火旺者忌服;②治疗失眠时,睡前勿吸烟,勿喝酒、茶和咖啡;

③忌辛辣、油腻、生冷之品。【注意】 感冒患者、孕妇慎用;饮食宜清淡,易消化而均衡营养。【制剂规格】 胶囊剂:每粒 0.25g。

五味子糖浆(颗粒)[保乙]

【药物组成】 五味子。【功能主治】 益气生津,补肾宁心,有镇静、抗惊厥、保肝、抗缺氧、抗氧化、镇咳祛痰、降血糖、调节免疫功能之效。主治心肾不足所致的失眠,多梦,头晕;腰膝酸软,自汗盗汗,神疲乏力。用于神经衰弱见上述证候者。【用法用量】 口服:糖浆,每次 5~10ml;颗粒剂,开水冲服,每次 1 袋均每日 3 次。【禁忌】 ①过敏体质者禁用;②忌烟酒③糖尿病患者禁用糖浆剂;④睡前不宜喝浓茶、咖啡。【注意】胃酸过多者慎用。【制剂规格】 糖浆剂:每瓶 250ml;颗粒剂:每袋 10g。

复芪止汗颗粒

【药物组成】 黄芪、党参、白术(麸炒)、五味子(制)、麻黄根、牡蛎(煅)。【功能主治】 益气,固表,敛汗。用于气虚所致的多汗症,症见自汗、恶风、气短、乏力,舌淡,脉虚弱。【用法用量】 口服:5 岁以下,每次20g,每日 2 次;5—12 岁,每次 20g,每日 3 次;成人,每次 40g,每日 2 次。均开水冲服。【注意】 ①热病汗出及阴虚盗汗者慎用;②饮食宜清淡而均衡营养。【制剂规格】 颗粒剂:每袋 20g(含糖);5g(无糖型)。

十一味参芪片(参芪片)

【药物组成】 人参(去芦)、黄芪、天麻、当归、熟地黄、泽泻、决明子、菟丝子、鹿角、枸杞子、细辛。【功能主治】 补脾益气,有增强和调节免疫功能之效。用于脾气亏虚所致的体弱、四肢无力。【用法用量】 口服:每次 4 片,每日 3 次。【禁忌】 ①外感实邪者不宜服用;②忌辛辣、生冷、油腻食品。【制剂规格】 片剂:每片 0.3g。

参乌健脑胶囊(抗脑衰胶囊)

【药物组成】 人参、制何首乌、党参、黄芪、熟地黄、山药、丹参、枸杞子、白芍、远志、茯神、石菖蒲、黄芩、葛根、粉葛、酸枣仁、麦冬、龙骨(粉)、香附、菊花、卵磷脂、维生素 E。【功能主治】 补肾填精,益气养血,强身健脑。有改善脑血流、增强记忆力之效。用于肾精不足,肝气血亏所致的精神疲惫,失眠多梦,头晕目眩,体倦乏力,记忆力减退。【用法用量】　口服:每次 5～6 粒,每日 3 次;儿童酌减或遵医嘱。【禁忌】　有实邪者不宜服用。【制剂规格】　胶囊剂:每粒 0.25g。

人参首乌胶囊[典]

【药物组成】　红参 400g,制何首乌 600g。共精制成胶囊剂 1000 粒。【功能主治】　益气养血。主治气血两虚所致的须发早白,健忘失眠,食欲不振,体倦乏力。用于神经衰弱见上述证候者。【用法用量】　口服:每次 1～2 粒,每日 3 次,饭前服用。【制剂规格】　胶囊剂:每粒 0.3g。

人参归脾丸[基/保乙]

【药物组成】　人参、白术(麸炒)、茯苓,甘草(蜜炙)、黄芪(蜜炙)、当归、木香、远志(去心甘草炙)、龙眼肉、酸枣仁(炒)。辅料为赋形剂蜂蜜。【功能主治】　益气健脾,养血安神。主治心脾两虚之心悸气短,贫血失眠,头昏头晕,肢倦乏力,食欲缺乏,崩漏便血等。用于神经衰弱、脑外伤综合征、血小板减少性紫癜、绝经期综合征、再生障碍性贫血、椎管内麻醉后并发头晕、头痛、功能性子宫出血、崩漏、甲状腺功能亢进、胃溃疡、冠心病、心律失常、高血压等。【用法用量】　口服:大蜜丸,每次 1 丸;水蜜丸,每次 6g;均每日 2 次。【不良反应】　个别患者服药后有口干鼻燥、便秘等不良反应;长期服用偶有皮肤干燥、肝功能异常,停药后可恢复。【禁忌】　热邪内伏,阴虚脉数者忌服。【制剂规格】　大蜜丸:每丸 9g;水蜜丸:每 100 丸重 8.3g,每袋 6g、30g。

至灵胶囊

【药物组成】　冬虫夏草。【功能主治】　补肺益肾。主治肾肺虚证。用于肺肾两虚所致咳喘、水肿等症,亦可用于各类肾病、慢性支气管哮喘、慢性肝炎及肿瘤的辅助治疗。【用法用量】　口服:每次 2～3 粒,每日 2～3 次,或遵医嘱。【制剂规格】　胶囊剂:每粒 0.25g。

人参补膏[基]

【药物组成】　红参、熟地黄、白术、茯苓、当归、枸杞子、何首乌。【功能主治】　补养气血,健脾补肾。主治虚劳证。用于气血两虚,阴阳失调之各种贫血、低血压、功能性子宫出血、白血病、各种肿瘤化疗及术后等。【用法用量】 口服:每次 10g,每日 2 次,温开水冲服。【禁忌】 感冒、温热病初起邪实热盛忌用。【制剂规格】 膏剂:每瓶 450g。

参茸固本片[典/基]

【药物组成】 白术(酒制)37.5g,山药(炒)、菟丝子(酒制)、茯苓、山茱萸各 60g,杜仲(炭)、当归、枸杞子各 45g,牡丹皮 24g,鹿茸血 0.75g,泽泻(盐制)18g,熟地黄 120g,五味子 225g,鹿茸(去毛)2.5g,红参 15g。【功能主治】 补气养血。主治气血虚证。用于气血两虚,诸虚百损,耳鸣目眩,四肢倦怠。【用法用量】 口服:每次 5~6 片,每日 3 次。【制剂规格】薄膜衣片:每片 0.2g。

参苓白术散[典/基/保乙]

【药物组成】 人参、茯苓、白术(炒)、山药、甘草各 100g,白扁豆(炒)75g,莲子、薏苡仁(炒)、砂仁、桔梗各 50g。【功能主治】 补脾胃,益肺气。治脾胃虚弱,食少便溏,气短咳嗽,肢倦乏力。用于慢性胃肠炎、小儿营养不良、慢性肾炎、经期泄泻等。【用法用量】 口服:每次 6~9g,每日 2~3 次。【制剂规格】 散剂:每袋 9g。

宁心宝胶囊[典/基]

【药物组成】 冬虫夏草菌体培养物(虫草头孢菌粉)。【功能主治】益肝肾,补精髓,止血化痰。主治虚劳咳嗽、吐血、阳痿、腰膝酸软(痛)、遗精、肺结核咯血、老年人虚弱性慢性咳喘、病后盗汗、自汗或贫血。用于心律失常、房性期前收缩、室性期前收缩、房室传导阻滞、食欲下降、神经衰弱等。【用法用量】 口服:每次 2 粒,每日 3 次,饭前开水送服,2 周为 1个疗程。【制剂规格】 胶囊剂:每粒 0.25g。

二 至 丸[典/保乙]

【药物组成】 女贞子、墨旱莲各 500g。【功能主治】 补肝肾,养阴血。主治肝肾不足引起的头目昏花,腰背酸痛,下肢痿软,失眠多梦,遗精盗汗,须发早白等。用于高血压、神经衰弱、血小板减少性紫癜见上述症状者,有人用于萎缩性鼻炎等获良效。【用法用量】 口服:水蜜丸,每次

9g,每日 2 次;浓缩丸,每次 20 粒,每日 1～2 次。淡盐水或温开水送服,小儿酌减。【注意】　脾胃虚寒、大便溏薄者慎用。【制剂规格】　水蜜丸:每 40 粒重 3g;浓缩丸:每 10 粒重 1.7g。

滋补健身丸

【药物组成】　楮实子、大枣、菟丝子、车前子。【功能主治】　补肾理脾,祛湿消胀。主治脾胃虚弱证,症见精神倦怠、腰膝酸软、腹胀纳呆等。用于脾胃双虚、水湿不化、下肢水肿等。【用法用量】　口服:每次 1 丸,每日 2 次。【制剂规格】　蜜丸:每丸 9g。

颐 神 颗 粒

【药物组成】　发酵虫草菌粉、灵芝、枸杞子。【功能主治】　补益肝肾,益气健脾,宁心安神,有增强机体免疫功能,促进身体康复作用,主治治疗肝、肾、脾虚诸证。用于肝肾不足,脾气虚弱;症见腰膝酸软,神疲体倦,头晕目眩,心悸失眠等;并可用于癌放、化疗的辅助治疗。【用法用量】　口服:每次 4g,每日 2 次,开水冲服。【不良反应】　服药初期,部分患者暂时出现腰胀、腰痛、口苦等症状,可自行消失。【制剂规格】　颗粒剂:每袋 4g,每盒 6 袋、12 袋。

参茸安神丸[基]

【药物组成】　人参、鹿茸、玉竹、山药、芡实、肉苁蓉、五味子、菟丝子、生地黄、白术、柏子仁、玄参、枣仁、远志、丹参、琥珀、石菖蒲、桔梗。【功能主治】　补肾壮阳,益肾固精,镇静安神。主治神疲乏力,腰膝酸软,阳痿肢冷,遗精早泄,心悸怔忡,失眠健忘,小便频数或清长,妇女月经不调,崩漏带下等。【用法用量】　口服:每次 1 丸,每日 2 次。【注意】　忌怒;肝火上炎者慎用。【制剂规格】　大蜜丸:每丸 10g,每盒 10 丸。

强力蜂乳浆胶丸

【药物组成】　每粒含蜂乳浆 200mg,人参 50mg。【功能主治】　益气养阴,扶正固本。主治各种虚证。用于五脏虚损所致的头晕耳鸣,失眠健忘,心悸气短,阴虚咳嗽,食欲缺乏,倦怠乏力,腰腿疼痛,阳痿宫冷,消渴病及慢性肝炎、消化性溃疡、冠心病、神经衰弱、各种癌症、贫血等慢性疾病的辅助治疗。【用法用量】　口服:每次 1～2 粒,每日 2 次,或遵医嘱。【制剂规格】　胶丸剂:每丸 0.48g。

人参蜂王浆胶囊

【药物组成】　人参、蜂王浆。【功能主治】　益气健脾。用于病后体虚,疲乏无力,食欲减退,失眠。【用法用量】　口服:每次 1～2 粒,每日 3 次,饭前服用。【禁忌】　儿童、糖尿病患者禁用。【注意】　忌辛辣、生冷、油腻食物;感冒发热病人不宜服用;高血压、心脏病、肝病、肾病等慢性病患者应在医师指导下服用;孕妇应在医师指导下服用。【制剂规格】　胶囊剂:每粒 0.3g。

振源胶囊[保乙]

【药物组成】　人参果实提取的皂苷。【功能主治】　增强免疫功能,调节内分泌和自主神经功能紊乱,增强心肌收缩力,提高心脏功能,护肝养肝和抗肿瘤的辅助治疗。用于治疗冠心病、隐性糖尿病、肾病综合征、神经衰弱,亦可用于慢性肝炎、肿瘤的辅助治疗。【用法用量】　口服:每次 1～2 粒,每日 3 次。【禁忌】　忌与五灵脂、藜芦等及其制剂同服。【制剂规格】　胶囊剂:每粒含人参果皂苷 25mg。

五加生化胶囊[保乙]

【药物组成】　刺五加浸膏、当归、川芎。【功能主治】　益气养血,活血化瘀。主治气血双虚证。适用于经期及人工流产术后,产后气虚所致阴道出血,血色紫暗或有血块,小腹疼痛按之不减,腰背酸痛,自汗,心悸气短,舌淡,兼见瘀点,脉沉弱等。【用法用量】　口服:每次 6 粒,每日 2 次,温开水送服,3 日为 1 个疗程,或遵医嘱。【禁忌】　忌食辛辣、黏腻及生冷食品。【制剂规格】　胶囊剂:每粒 0.4g,每盒 12 粒。

百令胶囊

【药物组成】　发酵虫草菌菌丝体干粉。【功能主治】　补肺肾,益精气。主治肺肾两虚引起的咳嗽、气喘、咯血、腰酸背痛等症。用于慢性支气管炎、慢性肾功能不全的辅助治疗。【用法用量】　口服:每次 2～6 粒,每日 3 次;儿童酌情减量。【制剂规格】　胶囊剂:每粒 0.2g、0.5g。

金水宝胶囊(片)[典]

【药物组成】 发酵虫草菌粉。【功能主治】 补益肺肾,秘精益气。主治肺肾两虚证。主治肺肾两虚,精气不足,久喘虚喘,神疲乏力,不寐健忘,腰膝酸软,月经不调,阳痿早泄等症。用于慢性支气管炎、慢性肾功能不全、高脂血症、肝硬化见上述症状者。【用法用量】 口服:胶囊剂,每次3粒,每日3次;用于慢性肾功能不全者,每次6粒,每日3次。片剂:每次2片,每日3次;用于慢性肾功能不全者,每次4片,每日3次。【制剂规格】 胶囊剂:每粒0.33g,每瓶45粒;片剂:每片0.75g。

螺旋藻胶囊(片)[保乙]

【药物组成】 螺旋藻粉。【功能主治】 益气养血,化痰降浊治气血两虚证。主治气血亏虚,痰浊内蕴,面色萎黄,头晕头昏,四肢倦怠,食欲缺乏。用于病后体虚,贫血、营养不良属上述证候者。【用法用量】 口服:每次2~4粒(片),每日3次。【注意】 ①忌油腻食物;②宜饭前服用;③小儿及孕妇应遵医嘱。【制剂规格】 胶囊剂:每粒0.35g;片剂:每片0.35g。

绞股蓝总苷分散片(胶囊)[保乙]

【药物组成】 绞股蓝总苷。【功能主治】 益气健脾,祛痰降脂。用于脾气虚,降血脂。【用法用量】 口服:分散片,每次1片;胶囊剂,每次2粒;均每日3次;或遵医嘱。【注意事项】 ①伴有其他慢性严重疾病,或在治疗期间又患有其他疾病,服药后症状无改善,应去医院就诊;②按用法用量服用,长期服用应咨询医生。【制剂规格】 分散片:每片60mg;胶囊剂:每粒含绞股蓝总苷20mg。

西洋参胶囊

【药物组成】 西洋参。【功能主治】 补气养阴,清热生津,可清火提神、抗疲劳、抗衰老、提高免疫力。用于气虚阴亏,内热,咳喘痰血,虚热烦倦,消渴,口燥咽干。【用法用量】 口服:每次3粒,每日2次。【禁忌】不宜与藜芦同用。【制剂规格】 胶囊剂:每粒0.5g。

益气维血颗粒[保乙]

【药物组成】 血红素铁、黄芪、大枣。【功能主治】 补气益气。主治血虚证、气血两虚证,症见面色萎黄或苍白,头晕目眩,神疲乏力,少气懒言,自汗,唇舌色淡,脉细弱等。用于低色素小细胞型贫血(缺铁性贫血)见于上述症状者。【用法用量】 口服:成人,每次1袋,每日3次;儿童,每次1袋,每日2次;3岁以下儿童,每次0.5袋,每日2次;或遵医嘱。【不良反应】 偶见恶心、呕吐、腹泻、便秘,可自行恢复或停药后消失。【制剂规格】 颗粒剂:每袋10g。

潞党参膏滋[基]

【药物组成】 潞党参。【功能主治】 补中益气,健脾益肺,生津养血。主治脾肺虚证。主治慢性肾炎、慢性胃炎、妇女贫血、小儿腹泻等脾虚证患者,表现中气不足,食少便溏,气短心悸,虚喘咳嗽等。【用法用量】口服:每次5～10ml,每日2～3次,温开水送服。【注意】 不宜与藜芦同服。【制剂规格】 膏滋剂:每瓶60ml,100ml。

黄芪精(片、颗粒、口服液)[基/保乙]

【药物组成】 黄芪。【功能主治】 补气固表,利尿,托毒排脓,生肌。主治气虚证。用于气短心悸,虚脱,自汗,体虚水肿及慢性肾炎、久泻、脱肛、子宫脱垂、痈疽难溃、疮口久不愈合。临床应用广泛,如病毒性肝炎、病毒性心肌炎、支气管哮喘、慢性支气管炎、过敏性鼻炎、消化性溃疡、萎缩性胃炎、慢性肾炎并发肾功能衰竭、流行性出血热等。【用法用量】 口服:颗粒剂,每次15g;口服液,每次1支;片剂,每次4片;均每日2次。【禁忌】 无气虚之实证,有热象者忌用。【制剂规格】 颗粒剂:每袋15g,每盒6袋;口服液:每支10ml,每盒10支;片剂:每片0.41g。

复方阿胶浆(胶囊、颗粒、合剂)[基/保乙]

【药物组成】 阿胶、红参、熟地黄、党参、山楂。辅料:蔗糖。【功能主治】 补气养血。主治气血两虚,头晕目眩,心悸失眠,食欲缺乏及贫血。临床用于白细胞减少、缺铁性贫血及血小板减少性紫癜。【用法用量】口服:每次20ml,每日3次。【注意】 ①糖尿病及温病发热者慎用;②少数患者有泛酸,恶心,纳差及上腹部烧灼感等不适,但无毒性反应。【制剂规格】 糖浆剂:每支 20ml,每盒 12 支,每瓶 200ml、250ml;胶囊剂:每粒 0.45g;颗粒剂:每袋 4g。

活力苏口服液[保乙]

【药物组成】 何首乌(制)、枸杞子、黄精(制)、黄芪、淫羊藿、丹参。【功能主治】 益气补血,滋养肝肾。主治气血不足,肝肾两亏。用于年老体弱,精神萎靡,失眠健忘,眼花耳聋,脱发或头发早白属气血不足,肝肾亏虚者。【用法用量】 口服:每次 10ml,每日 1 次,睡前服。【禁忌】 外感或实热内盛者忌服。【禁忌】 忌油腻食物。【制剂规格】 合剂:每支 10ml,每盒 6 支。

四君子丸(合剂)[典/保乙]

【药物组成】 党参、白术(炒)、茯苓、生姜、大枣、甘草(蜜炙)。【功能主治】 益气健脾。主治脾胃气虚,胃纳不佳,食少便溏,气短乏力等症。临床用于消化性溃疡、慢性结肠炎、肝炎、慢性低热、冠心病等。【用法用量】 口服:水丸,每次 3～6g;合剂,每次 15～20ml;均每日 3 次;用时摇匀,饭前服。【禁忌】 外感或实热内盛者不宜服用;忌油腻食物。【注意】 小儿、孕妇、高血压、糖尿病患者遵医嘱。【制剂规格】 水丸:每袋 9g,每克含甘草酸不少于 1.5mg;合剂:每瓶 100ml,每支 10ml。

六君子丸[基/保乙]

【药物组成】 党参、白术、茯苓、甘草、法半夏、陈皮。【功能主治】 益气健脾,燥湿化痰。主治脾胃之虚证。用于脾胃气虚所致的食少神倦、咳嗽痰多、胸满腹胀,大便溏薄等。【用法用量】 口服:每次 9g,每日 2 次,温开水送服,小儿酌减。【制剂规格】 水丸:每 20 丸重 1g,每瓶 60g、120g。

红衣补血口服液

【药物组成】 花生红衣、枸杞子、大枣、木耳。【功能主治】 补血,益气,健脾。用于各种贫血、白细胞减少症、缺铁性贫血、创伤性失血、血小板减少性紫癜、产后病后血虚、月经过多及各类血友病、放化疗后的血液异常等。【用法用量】 口服:每次 10ml,每日 3 次;重症加倍或遵医嘱。【制剂规格】 口服液:每支 10ml,每盒 6 支、10 支。

中汇川黄液

【药物组成】 丹参、党参、制何首乌、枸杞子、杜仲、川芎、黄芪、当归。【功能主治】 益气养血,滋肝补肾,活血化瘀。主治肝肾两虚,气血不足。用于气血两虚,肝肾不足,脉络不通所致病症;免疫功能低下,化疗、放疗后白细胞减少,糖尿病并发周围神经炎、高脂血症等。【用法用量】 口服:每次 10ml,每日 3 次。【禁忌】 体内有出血倾向者忌服。【注意】婴儿、孕妇慎用;如有少量沉淀,摇匀后服用。【制剂规格】 口服液:每支10ml,每盒 6 支。

槐杞黄颗粒

【药物组成】 槐耳菌质、枸杞子、黄精。【功能主治】 益气养阴。主治气阴两虚证。适用于气阴两虚引起的儿童体质虚弱、反复感冒或老年人病后体虚,头晕头昏,神疲乏力,口干气短,心悸,易出汗,食欲缺乏,大便秘结,舌红少苔,脉细等症。【用法用量】 口服:成人,每次 1~2 袋;小儿 1-3 岁,每次半袋;4-12 岁,每次 1 袋;开水冲服,均每日 2 次。【不良反应】 偶见轻微腹泻。【注意】 糖尿病患者慎用。【制剂规格】 颗粒剂:每袋 10g,每盒 6 袋。

补气升提片 [基]

【药物组成】 人参芦、党参、黄芪、白术、广升麻、阿胶、甘草。【功能主治】 益气升阳。主治中气不足,气虚下陷证。用于胃下垂、脱肛、子宫脱垂、久泻不止等。【用法用量】 口服:每次 5 片,每日 3 次;老人、小儿酌减。【注意】 偶有轻微兴奋或燥热现象。【制剂规格】 片剂:每片0.3g,每瓶 90 片。

补脾益肠丸 [保乙]

【药物组成】 黄芪、党参、延胡索、赤石脂、木香、当归、白芍。【功能主治】 补中益气,健脾和胃,补血生血,止血止痛,涩肠止泻,消肿生肌。主治肠道疾病、脘腹不适。用于慢性结肠炎、溃疡性结肠炎、结肠过敏引起的腹泻腹痛,腹胀肠鸣,黏液便血,阴虚便秘等。【用法用量】 口服:每次 6g,每日 3 次,温开水送服;30 日为 1 个疗程,连服 3 个疗程,小儿酌减。【注意】 胃肠实热及感冒发热者慎用。【制剂规格】 水丸:每瓶 130g。

补肾益脑片^[典/基/保乙]

【药物组成】 鹿茸(去毛)、红参、茯苓、山药(炒)、当归、麦冬、酸枣仁(炒)、熟地黄、川芎、牛膝、玄参、五味子、补骨脂(盐制)、枸杞子、远志(蜜炙)、朱砂。【功能主治】 补肾益气,养血生津。主治气血两虚,肾虚精亏证,症见心悸气短,失眠健忘,遗精盗汗,腰酸腿软,耳鸣耳聋。【用法用量】 口服:每次 4~6 片,每日 2 次。【禁忌】 感冒发热者忌用。【制剂规格】 片剂:每片 0.34g,每盒 48 片、64 片。

补心气口服液^[典/基/保乙]

【药物组成】 人参、黄芪、石菖蒲、薤白。【功能主治】 补心益气,理气止痛。主治心悸、气短、头晕、冠心病、心绞痛等。【用法用量】 口服:每次 10ml,每日 3 次;4 周为 1 个疗程。【制剂规格】 口服液:每支 10ml,每盒 6 支,每支相当于原生药材 11.32g。

益心口服液

【药物组成】 人参、麦冬、五味子、知母。【功能主治】 补心气、养心阴、通心脉。有缩小心肌梗死范围、减少心肌耗氧量的作用。主治心气虚或气阴两虚、胸痹等证。用于冠心病、心绞痛。【用法用量】 口服:每次 2 支,每日 3 次;或遵医嘱。【不良反应】 偶有口干、泛酸等症状,停药后可自行消失。【制剂规格】 口服液:每支 10ml(相当于原生药材 7.25g),每盒 10 支。

益气聪明丸^[基]

【药物组成】 党参、黄芪、甘草、葛根、蔓荆子、黄柏、赤芍。【功能主治】 补气升阳,聪耳明目。主治清阳不升之头晕,目眩,听视力减退等症。用于梅尼埃综合征、脑动脉硬化、分泌性中耳炎、色盲以及链霉素反应等。【用法用量】 口服:每次 6 丸,每日 2~3 次,温开水送服,小儿酌减。【禁忌】 目疾属血虚肝热或耳鸣耳聋属肝胆湿热者禁用。【制剂规格】 丸剂:每袋18g。

灵芝胶囊[基/保乙]

【药物组成】 灵芝。【功能主治】 补心安神,益气补血,健脾和胃,止咳平喘。主治神经衰弱,心悸怔忡,食欲缺乏,血气亏损,便秘等。用于慢性气管炎、白细胞减少症、冠心病、急性传染性肝炎,尚用于癌症的辅助治疗。【用法用量】 口服:每次2粒,每日3次。【不良反应】 偶有过敏反应,轻者有荨麻疹、皮肤瘙痒、喉头水肿,重者出现过敏性休克。【制剂规格】 胶囊剂:每粒含原生药材1.5g。

刺五加片(胶囊、颗粒)[典/基/保乙]

【药物组成】 刺五加。【功能主治】 益气健脾,补肾安神。主治脾肾阳虚,体虚乏力,食欲缺乏,腰膝酸痛,失眠多梦。用于冠心病、心绞痛、支气管炎、神经衰弱,在高原工作的低血压患者;亦可用于脑血栓、周围血管疾病、肺心病、慢性肾炎。【用法用量】 口服:片剂:每次5~8片;胶囊剂:每次2~3粒;均每日3次。颗粒剂:每次1袋,每日2次。【禁忌】凡阴虚内热者不宜用。【制剂规格】 片剂:每片0.15g,每瓶100片;胶囊剂:每粒0.25g,每瓶60粒;颗粒剂:每袋10g。

河车大造丸(胶囊)[基/保乙]

【药物组成】 紫河车、天冬、麦冬、牛膝(盐炒)各100g,杜仲(盐炒)、黄柏(盐炒)各150g,熟地黄、龟甲(制)各200g。【功能主治】 滋阴清热,补肾益肺。有促进骨髓造血功能活力、抗炎抑菌、增强免疫作用。用于肺肾两亏,虚劳咳嗽,骨蒸潮热,盗汗遗精,腰膝酸软及再生障碍性贫血、男性不育、老年咳喘,因高血压、绝经期综合征所致耳鸣、眩晕、耳聋及腰膝无力等。【用法用量】 口服:水蜜丸,每次6g;大蜜丸,每次1丸;均每日2次。胶囊剂:每次3粒,每日3次。【禁忌】 体虚便溏、食欲缺乏者不宜用。【制剂规格】 大蜜丸:每丸9g,每盒10丸;水蜜丸:每瓶120g、250g;胶囊剂:每粒0.35g。

生脉饮(胶囊)[典/基/保甲]

【药物组成】 麦冬200g,人参、五味子各100g。【功能主治】 益气复脉,养阴生津。主治气阴两亏,心悸气短,脉微自汗。用于气阴两虚之心脏病、肺心病、冠心病、急性心肌梗死、心律失常等。【用法用量】　口服:口服液,每次 10ml,每日 3 次;胶囊剂:每次 2～3 粒,每日 3 次。【禁忌】　暑热、咳而尚有表证未解者禁用。【不良反应】　临床偶有过敏反应、药疹、腹胀的报道。【制剂规格】　口服液:每支 10ml;胶囊剂:每粒 0.3g,每盒 24 粒。

黄芪生脉饮[基]

【药物组成】　黄芪、党参、麦冬、五味子。【功能主治】　益气养阴,强心补肺。主治心悸气短,自汗盗汗,神疲乏力,舌淡有齿痕,脉结代。用于冠心病、老年性虚弱症、慢性支气管炎、肺心病、支气管哮喘等。【用法用量】　口服:每次 10ml,每日 3 次;小儿酌减,或遵医嘱。【制剂规格】　口服液:每支 10ml,每盒 10 支。

贞芪扶正胶囊(颗粒)[基/保乙]

【药物组成】　黄芪、女贞子。【功能主治】　补气升阳,补肾养肝益阴,有提高人体免疫功能、保护骨髓和肾上腺皮质的功能。主治腰膝酸痛,疲乏无力,气短懒言,头晕目眩,耳鸣如蝉,自汗盗汗,五心烦热,恶风怕冷,舌淡苔白。用于各种疾病引起的虚损;配合手术、放疗、化疗,促进正常功能恢复,辅助治疗肿瘤、白细胞减少等属气阴两虚,症见上述证候者的辅助治疗。【用法用量】　口服:胶囊剂,每次 6 粒;颗粒剂,每次 15g,开水冲服;均每日 3 次;2 个月为 1 个疗程。【不良反应】　偶见口干、口苦。【注意】　无明显虚证者应少用。【制剂规格】　颗粒剂:每袋 15g;胶囊剂:每 6 粒相当于原生药材 12.5g。

复脉汤(合剂)[基]

【药物组成】　炙甘草、党参、大枣、生地黄、麦冬、火麻仁、阿胶、桂枝、生姜。【功能主治】　补血复脉,滋阴。用于脉结代,心悸怔忡,体虚气短,干咳无痰,虚烦眠差,自汗盗汗,大便干结,咽干舌燥,脉率数及心律失常、冠心病、心绞痛、病毒性心肌炎、病态窦房结综合征等心脏病。【用法用量】　口服:每次 15～25ml,每日 3 次;儿童剂量酌减。【不良反应】　有致低血钾 1 例的报道。【禁忌】　胃肠虚弱或腹泻者忌用。【制剂规格】

合剂:每瓶 100ml。

芪苓益气颗粒

【药物组成】 黄芪、党参、茯苓。【功能主治】 补脾益肾,益气固本。主治肾气不足证。用于脾肾虚弱,肾气不足所致神疲乏力,食欲缺乏,少气懒言,腰膝酸软,水肿咳喘或慢性疾病伴有的细胞免疫力低下、女性性功能减退、绝经期综合征;亦用于脂溢性皮炎、头癣、病毒性感冒、非典型肺炎、慢性气管炎、阻塞性肺气肿、免疫功能低下及肿瘤的支持疗法。【用法用量】 口服:颗粒剂,每次 3g,每日 3 次,开水冲服,1 个月为 1 个疗程。【制剂规格】 颗粒:每袋 3g,每盒 21 袋。

薯 蓣 丸 [基]

【药物组成】 山药、人参、白术、茯苓、甘草。【功能主治】 调理脾胃,补气益血。用于脾胃虚弱,气血不足引起的瘦弱,头晕目眩,自汗盗汗,咳嗽气短,失眠健忘及虚损诸症,如虚劳、胃脘痛、痹证、闭经、月经不调诸病。【用法用量】 口服:成人,每次 2～3 丸,每日 2 次,7 岁以上小儿减半,3-7 岁小儿用成人 1/3 量,温开水送服。【禁忌】 忌生冷油腻食物。【制剂规格】 蜜丸:每丸 3g,每盒 10 粒。

抗衰复春片

【药物组成】 红参、鹿茸、何首乌、肉苁蓉、地黄、玄参、当归、灵芝、淫羊藿。【功能主治】 补肾壮阳,滋阴养血。主治肾阴阳两虚证,症见肾虚劳损,阳痿早泄,腰膝酸软,周身无力,神情倦怠,血虚眩晕等。用于女性肾虚性功能减退,腰膝酸软,性欲冷淡,宫寒不孕,四肢发凉,尿频尿急等;高血压,高血脂;前列腺增生。【用法用量】 口服:每次 6 片,每日 2～3次。【制剂规格】 片剂:每片 0.35g。

大 补 阴 丸 [保乙]

【药物组成】 龟甲(制)、熟地黄各 120g,知母(盐炒)、黄柏(盐炒)80g,猪脊髓160g。【功能主治】 滋阴降火。主治阴虚证。用于阴虚火旺潮热盗汗,咳嗽咯血,耳鸣遗精。【用法用量】 口服:每次 6g,每日 2～3 次,饭前服用。【禁忌】 对本品过敏者禁用。虚寒性患者忌用,其表现为怕冷,手足凉,喜热饮;感冒病人忌用。【注意】　①忌油腻食物,孕妇慎用;②服药 2 周或服药期间症状无明显改善,或症状加重者,应立即停药并去医院就诊。【制剂规格】　丸剂:每瓶 120g。

麦味地黄丸(片、口服液)[典/基/保乙]

【药物组成】　麦冬、牡丹皮、茯苓、泽泻各 60g,五味子 40g,熟地黄 160g,山茱萸(制)、山药各 80g。【功能主治】　滋肾养肺。主治肺肾阴虚,咳嗽虚喘。用于哮喘、糖尿病;肺肾阴亏,症见潮热盗汗、咽干咯血,眩晕耳鸣,腰膝酸软,消渴症;或头晕眼花,头痛失眠等脑神经疾病。【用法用量】　口服:蜜丸,每次 1 丸;水蜜丸,每次 6g;片剂,每次 3～4 片;口服液,每次 10ml;均每日 2 次,小儿酌减。【禁忌】　脾虚便溏、消化不良、感冒咳嗽表证未除者忌用。【制剂规格】　大蜜丸:每丸 9g;水蜜丸:每 30 粒重 6g;片剂:每瓶 60 片;口服液:每支 10ml,每盒 10 支。

加味都气丸

【药物组成】　熟地黄、山茱萸、山药、茯苓、泽泻。【功能主治】　补肾纳气,涩精止遗。主治肾虚不能纳气,呼多吸少,喘促胸闷,久咳咽干,气短,遗精盗汗,小便频数。【用法用量】　口服:每次 9g,每日 2 次,温开水或淡盐水送服;小儿酌减。【禁忌】　实证咳喘,或肾阳不足之遗尿、尿频者忌用。【制剂规格】　丸剂:每丸 9g。

两　仪　膏[典]

【药物组成】　党参、熟地黄。【功能主治】　补益元气,滋阴养血。主治气血两亏引起的惊悸健忘,耳鸣目眩,视物昏花,体倦无力,心悸失眠及贫血、神经衰弱、脱肛、低血压等。【用法用量】　口服:每次 9～15g,每日 2 次,温开水送服;小儿酌减。【制剂规格】　膏滋剂:每瓶 120g、125g、250g、400g。

河　车　补　丸[基]

【药物组成】　紫河车、熟地黄、黄柏、天冬等。【功能主治】　养阴填精,益气补肾。主治肝肾亏虚之虚劳证。用于神经衰弱、遗精、肾炎、慢性肝炎、慢性支气管哮喘、老年慢性支气管炎等。【用法用量】　口服:每次

1 丸,每日 3 次。【禁忌】 忌烟酒、辛辣、温燥食品,节制性欲。【制剂规格】 大蜜丸:每丸 9g。

三才封髓丹[基]

【药物组成】 熟地黄、天冬、党参、黄柏、砂仁、甘草、肉苁蓉。【功能主治】 滋补降火,养血,固精。主治阴虚火旺,虚火上炎引起的口腔溃疡、牙痛及咽咽干痒,咳嗽,梦遗滑精,腰膝无力。用于性神经衰弱、复发性口腔炎、男性不育、遗精等。【用法用量】 口服:大蜜丸,每次 1 丸;水蜜丸,每次 9g;均每日 2 次,淡盐水或温开水送服。【制剂规格】 大蜜丸:每丸 9g;水蜜丸:每 500 粒 30g,每袋 18g。

玉露保肺丸[基]

【药物组成】 天冬、麦冬、石斛、知母、生地黄、熟地黄、黄柏。【功能主治】 滋阴清热,润肺止咳。用于肾虚咳嗽,失音声哑,口渴咽干,痰中带血及肺痨、咳嗽、音哑等属肺肾阴虚证,需要润肺滋肾降火者。【用法用量】 口服:成人每次 1 丸,每日 3 次;7 岁以上儿童剂量减半;3-7 岁服1/3 成人的剂量。【禁忌】 感冒后咳嗽表证未除者忌用。【制剂规格】大蜜丸:每丸 9g,每盒 10 丸。

左 归 丸[保乙]

【药物组成】 大怀熟地 240g,山药(炒)、枸杞子、山茱萸肉、川牛膝(酒洗、蒸熟)、菟丝子(制)、鹿胶(敲碎、炒珠)、龟胶(切碎、炒珠)各 120g。【功能主治】 滋阴补肾,育阴涵阳。主治肾阴不足之头晕目眩,腰膝酸软,耳鸣耳聋,盗汗遗精,口燥咽干等。用于慢性肾炎、慢性肝炎、妇女萎缩性外阴炎、功能性子宫出血、闭经、不孕、再生障碍性贫血、神经衰弱、腰肌劳损等属肾阴虚,阴虚内热或阴阳两虚见上述症状者。【用法用量】口服:大蜜丸,每次 1 丸,水蜜丸,每次 9g;均每日 2~3 次;小儿酌减。【注意】 脾虚便溏、胃弱痰多者慎用。【制剂规格】 大蜜丸:每丸 15g;水蜜丸:每 10 粒重 1g,每袋(瓶)18g。

扶正养阴丸[基]

【药物组成】 天冬、麦冬、生地黄、熟地黄等。【功能主治】 养阴润肺扶正。主治阴虚燥咳,内伤发热,肺燥咯血等虚损病。用于虚劳证如慢性支气管炎等。【用法用量】　口服:成人,每次 1 丸;7 岁以上,每次 1/2 丸;3－7 岁,每次 1/3 丸;均每日 3 次。【注意】　忌辛辣刺激性食物。【制剂规格】　蜜丸:每丸 7.5g,每盒 10 丸。

桑椹膏(文武膏)^[基]

【药物组成】　桑椹、蜂蜜。【功能主治】　补肝益肾,养血润燥,止渴生津,滋阴补血。主治血虚生风所致的血痹、风痹、老年肠枯之便秘;肝肾阴虚之消渴、须发早白、阴虚便秘等属血虚阴亏者,神经衰弱者。用于神经性聋,习惯性便秘,贫血。【用法用量】　口服:每次 15g,每日 2～3 次。【制剂规格】　膏滋剂:每瓶 250g、125g。

滋补肝肾丸^[基]

【药物组成】　熟地黄、女贞子、墨旱莲、川续断、五味子、当归、何首乌。【功能主治】　滋补肝肾,养血柔肝。主治肝肾不足引起的头晕耳鸣,精神倦怠,腰背酸痛,五心烦热,低热盗汗,须发早白等。用于肝肾阴虚引起的腰痛、胁痛、头痛、失眠、身倦乏力、盗汗、心悸、口干等。【用法用量】口服:每次 1 丸,每日 2～3 次。【禁忌】　慢性肝炎、肾炎见舌苔黄腻,辨证属温热蕴结或湿热未尽者禁用。【注意】　忌食生冷。【制剂规格】　蜜丸:每丸 9g,每盒 10 丸。

静灵口服液^[基]

【药物组成】　熟地黄、山药、远志、五味子、石菖蒲。【功能主治】　滋阴潜阳,宁神益智,补肾健脑。主治肾阴不足,肝阳偏旺证。用于肾阴虚,肝阳亢之儿童多动症;注意力涣散、多动多语、冲动任性。【用法用量】口服:3－5 岁,每次 5ml,6－14 岁,每次 10ml;均每日 2 次;14 岁以上,每次 10ml,每日 3 次。【禁忌】　外感发热者忌用。【不良反应】　忌辛辣味。【制剂规格】　口服液:每支 10ml,每盒 10 支。

增液颗粒^[基]

【药物组成】　玄参、麦冬、生地黄。【功能主治】　养阴生津,清热润燥,凉血解毒。主治津液不足,阴虚燥热证。用于糖尿病、甲状腺功能亢进,胃肠功能紊乱性便秘、习惯性便秘,肠结核、急性胰腺炎引起的便秘,功能性低热、慢性咽炎、腭扁桃体炎等,症见口渴咽干,烦渴多饮,大便秘结,五心烦热。【用法用量】 口服:每次 20g,每日 3 次,空腹温开水送服;小儿酌减。【制剂规格】 颗粒剂:每袋 20g,每盒 10 袋。

龟鹿二仙膏^[基]

【药物组成】 鹿角、龟甲、枸杞子、人参。【功能主治】 填阴补精,益气壮阳。主治肾中阴阳两虚,任、督精血不足,全身瘦弱,遗精阳痿,两目昏花及腰膝酸软,不孕不育症。用于甲状腺功能减退、肾上腺皮质功能减退、功能减退、腰肌劳损、神经衰弱。【用法用量】 口服:每次 10g,每日 3次。【禁忌】 外感者忌服。【制剂规格】 膏滋剂:每瓶 150g、250g。

封髓丸(丹)^[基]

【药物组成】 黄柏、砂仁、甘草。【功能主治】 泻火坚阴,固精封髓,镇静消炎。用于阴虚火旺,相火妄动,扰动精室所致的多梦失眠,遗精滑精,腰膝酸软,五心烦热。【用法用量】 口服:每次 1 丸,每日 2 次。【注意】 忌房事。【制剂规格】 蜜丸:每丸 9g,每盒 10 丸。

益 髓 颗 粒^[基]

【药物组成】 熟地黄、枸杞子、川芎、巴戟天、鹿茸、山茱萸、牡丹皮、山药、鸡血藤、紫梢花、人参、牛脊髓、冬虫夏草。【功能主治】 益肾填精,活血通络。主治肾阴阳两亏证。用于脊髓空洞症、截瘫、小儿麻痹症,症见腰膝酸痛,头晕耳鸣,四肢乏力,夜尿频或小便清长。【用法用量】 口服:每次 7.5g,每日 2 次。【禁忌】 实热者忌用。【制剂规格】 颗粒剂:每袋每瓶 135g。

虚汗停颗粒^[基]

【药物组成】 黄芪、浮小麦、大枣、糯稻根、牡蛎(煅)。辅料:蔗糖。【功能主治】 益气养阴,固表敛汗。主治诸虚不足或新病暴虚之自汗、盗汗,尤其是小儿体虚或用大剂量的抗生素治疗后引起的多汗症,如脾气虚、脾肺虚、肺气虚所致自汗或盗汗。【用法用量】 口服:每次 10g,每日 3 次;4 岁以下,每次 5g,每日 2 次;4 岁以上儿童,每次 5g,每日 3 次。【制剂规格】　颗粒剂:每袋 10g(含糖型);4g(无糖型);每盒均 10 袋。

复芪止汗颗粒[典]

【药物组成】　黄芪 330g,党参 400g,麻黄根、炒白术各 160g,煅牡蛎 500g,五味子(蒸)80g。辅料为蔗糖 600g,糊精适量。共制颗粒剂 1000g。【功能主治】　益气,固表,敛汗。用于气虚不固,多汗,倦怠,乏力。【用法用量】　口服:每次 20g,每日 2 次。【注意】　佝偻病、结核病、甲亢、更年期综合征等应行病因治疗。【制剂规格】　颗粒剂:每袋 20g。

第 12 章　清热利湿、调补阴阳与肾病用药

第一节　感染性肾病用药

肾炎消肿片 [基/保乙]

【药物组成】　苍术、陈皮、南五加皮、茯苓、淡姜皮、大腹皮、西瓜皮、泽泻、黄柏、椒目、益母草。【功能主治】　健肾渗湿,通阳利水。治肾病。用于急慢性肾炎、肾病综合征、痛风性肾病、糖尿病肾病、狼疮性肾炎、妊娠高血压综合征属于脾虚水湿内停者。【用法用量】　口服:每次 5 片,每日 3 次;20 日为 1 个疗程,连用 3 个疗程。【禁忌】　肾炎虚证者忌用。【制剂规格】　糖衣片:每片 0.34 g、0.56 g,每瓶 50 片。

肾复康胶囊 [典/保乙]

【药物组成】　土茯苓 366g,槐花 93g,白茅根 366g,益母草 93g,广藿香 28g。辅料适量共制 1000 粒。【功能主治】　清热解毒,益肾化浊。用于热淋涩痛,急性肾炎水肿,慢性肾炎急性发作。【用法用量】　口服:每次 4~6 粒,每日 3 次。【制剂规格】　胶囊剂:每粒 0.3g。每粒含槐花以芦丁($C_{27}H_{30}O_{16}$)计,不得少于 1.10mg。

肾炎解热片

【药物组成】　白茅根、连翘、荆芥、蝉蜕、茯苓、泽泻(盐)、车前子(炒)、赤小豆、蒲公英、大腹皮、石膏(生)、杏仁(炒)、桂枝、陈皮。【功能主治】　疏风解热,宣肺利水;有解热、利尿作用,并能改善肾炎模型动物的肾损害。主治风热犯肺所致的水肿,症见发热恶寒,头面浮肿,咽喉干痛,肢体酸痛,小便短赤,舌苔薄黄,脉浮数。用于急性肾炎见上述证候者。

【用法用量】　口服:膜衣片(0.34g)或糖衣片(片芯重 0.32g),每次 4～5 片,每日 3 次;大薄膜衣片(0.56g),每次 3 片,每日 3 次。【注意】　①外感风寒,阳气亏虚的水肿患者忌用;②孕妇慎用;③服药期间宜食清淡易消化、低盐之品,忌食辛辣油腻食物。【制剂规格】　糖衣片:每片 0.32g;薄膜衣片:每片 0.34g、0.56g。

五苓散(片) [典/基/保甲]

【药物组成】　白术(炒)、茯苓、猪苓各 180g,泽泻 300g,肉桂 120g。【功能主治】　温阳化气,利湿行水。用于膀胱气化不利,水湿内聚引起的小便不利,水肿腹胀,呕逆泄泻,渴不思饮。【用法用量】　口服:散剂,每次 6～9g,每日 2 次;片剂,每次 4～5 片,每日 3 次。【制剂规格】　散剂:每袋 6g、9g;片剂:每片 0.35g。

尿感宁颗粒 [保乙]

【药物组成】　海金沙藤、连钱草、凤尾草、葎草、紫花地丁。【功能主治】　清热解毒,通淋利尿。主治湿热下注证。用于急性尿路感染或慢性尿路感染急性发作属湿热下注证者。【用法用量】　口服:每次 12g,每日 3～4 次,开水冲服。【不良反应】　偶有胃部不适感和食欲减退等。【注意】　不宜同时服用滋补药。【制剂规格】　颗粒剂:每袋 12g,每盒 6 袋。

黄葵胶囊 [保乙]

【药物组成】　黄蜀葵花。【功能主治】　清利湿热,解毒消肿。有降低肾小球肾炎动物的尿蛋白含量和血清肌酐含量的作用。用于慢性肾炎之湿热证,症见水肿、腰痛、蛋白尿、血尿、舌苔黄腻等。【用法用量】　口服:每次 5 粒,每日 3 次,饭后服用。8 周为 1 个疗程。【不良反应】　个别患者用药后出现上腹部胀满不适。【禁忌】　孕妇忌用。【制剂规格】　胶囊剂:每粒 0.5g。

八正合剂 [典/保乙]

【药物组成】　瞿麦、车前子(炒)、萹蓄、大黄、滑石、川木通、栀子、灯心草、甘草。【功能主治】　清热,利尿,通淋。用于湿热下注,小便短赤,淋沥涩痛,口燥咽干。【用法用量】　口服:每次 15～20ml,每日 3 次,用时摇匀(本品有少许沉淀不影响疗效)。【制剂规格】 合剂:每瓶 120ml。

热淋清胶囊(颗粒)[典/保乙]

【药物组成】 头花蓼。【功能主治】 清热泻火,利水通淋。主治下焦湿热所致的热淋。症见尿频、尿急、尿痛。用于尿路感染,急、慢性肾盂肾炎、前列腺炎等见上述证候者。【用法用量】 口服:胶囊剂,每次 4~6粒,颗粒剂,每次 1~2 袋,开水冲服;均每日 3 次。【制剂规格】 胶囊剂:每粒 0.3g(相当于原生药 3g);颗粒剂:每袋:8g(含糖型)、4g(无蔗糖型)。

宁泌泰胶囊

【药物组成】 四季红、芙蓉叶、仙鹤草、大风藤、白茅根、连翘、三颗针。【功能主治】 清热解毒,利湿通淋。主治淋证。用于湿热蕴结所致淋证,症见小便不利,淋沥涩痛,尿血及下尿路感染、慢性前列腺炎见上述症状者。【用法用量】 口服:每次 3~4 粒,每日 3 次;7 日为 1 个疗程,或遵医嘱。【注意】 孕妇慎服。【制剂规格】 胶囊剂:每粒 0.38g。

肾炎四味片(丸、颗粒)[基/保乙]

【药物组成】 细梗胡枝子,黄芩,石韦,黄芪。【功能主治】 活血化瘀,清热解毒,补肾益气。用于慢性肾炎。【用法用量】 口服:片剂,每次8 片;浓缩丸,每次 5g;颗粒剂,每次 1 袋,开水冲服;均每日 3 次。【注意】孕妇或哺乳期妇女慎用。【不良反应】 个别患者发生恶心,纳差,腹胀,口干,口苦。【制剂规格】 片剂:每片 0.36g;每瓶 100 片;浓缩丸,每袋5g;颗粒:每袋 5g。

三味蒺藜散[典/蒙]

【药物组成】 蒺藜 250g,冬葵果、方海各 150g。【功能主治】 清湿热,利尿。治湿热证。用于湿热下注,小便热痛及尿路感染。【用法用量】口服:水煎,每次 3~4.5g,每日 2~3 次。【制剂规格】 散剂:每袋3g、15g。

分清五淋丸[典/基]

【药物组成】 大黄 120g,关木通、黄芩、滑石各 80g,茯苓、猪苓、黄柏、萹蓄、瞿麦、知母、泽泻、栀子各 40g，甘草 20g。【功能主治】　清湿热，利小便。主治湿热下注，小便黄赤短涩，尿道灼热刺痛。用于湿热下注，蕴于膀胱所致的石淋、热淋及膏淋等证；相当于西医之尿路感染症，如尿道炎、膀胱炎、肾盂肾炎、尿路结石症、前列腺炎症。【用法用量】　口服：每次 6g，每日 2～3 次。【禁忌】　淋证日久、体虚者忌用。【禁忌】　孕妇忌用。【制剂规格】　水泛丸：每 50 粒重约 3g。

血尿胶囊

【药物组成】　棕榈子、菝葜、薏苡仁。【功能主治】　清热利湿，凉血止血。用于急慢性肾盂肾炎血尿、肾小球肾炎血尿、泌尿结石血尿及肾挫伤血尿和不明原因血尿；亦可作为尿路系统肿瘤的辅助用药。【用法用量】　口服：每次 5 粒，每日 3 次，饭后温开水送服。或遵医嘱。【制剂规格】　胶囊剂：每粒 0.3g，每盒 36 粒。

清淋颗粒 [基/保乙]

【药物组成】　瞿麦、萹蓄、车前子(盐炒)、栀子、滑石、大黄、甘草(炙)、关木通。【功能主治】　清热泻火，利水通淋。主治淋证。用于膀胱湿热，尿频涩痛，淋沥不畅，癃闭不通，小腹胀满，口干咽燥等症。【用法用量】　口服：每次 10g，每日 2 次，开水冲服；小儿酌减。【制剂规格】　颗粒剂：每袋 10g，每盒 10 袋。

泌尿宁颗粒

【药物组成】　黄柏、萹麻子、萹蓄、桑寄生、续断、五味子、柴胡、白芷、甘草。【功能主治】　清热利尿，通淋止痛，有解热、镇痛、利尿和抗菌等作用。主治下焦湿热所致的热淋，症见小便赤涩热痛，腰痛，小便坠痛，苔黄腻，脉滑数。用于泌尿系统感染见上述证候者。【用法用量】　口服：每次 12g，每日 3 次，开水冲服，小儿酌减。【禁忌】　①淋证属肝郁气滞或脾肾两虚，膀胱气化不行者不宜服用；②饮食宜清淡，忌烟酒及辛辣油腻食品；③多饮水，勿过劳累。【制剂规格】　颗粒剂：每袋 12g。

银蒲解毒片 [典/保乙]

【药物组成】　山银花、蒲公英、野菊花、紫花地丁、夏枯草。【功能主治】 清热解毒。主治风热型急性咽炎,症见咽痛,充血,咽干或灼热感,舌苔薄黄。用于湿热型肾盂肾炎,症见尿频短急,灼热疼痛,头身疼痛,小腹坠胀,肾区叩击痛。【用法用量】 口服:每次 4～5 片,每日 3～4 次。小儿酌减。【制剂规格】 糖衣片:每片片芯重 0.35g。

荡涤灵颗粒[基]

【药物组成】 黄连、琥珀、赤芍、知母、地黄、地龙、黄芪。【功能主治】清热利湿,利尿通淋。治湿热蕴结下焦所结的热淋,小便不利。用于肾盂肾炎、膀胱炎等尿路感染。【用法用量】 口服:每次 20g,每日 3 次,开水冲服。【制剂规格】 颗粒剂:每袋 20g。

分清止淋丸[基]

【药物组成】 木通、瞿麦、萹蓄、泽泻、茯苓、猪苓、黄芩、黄柏、栀子、大黄、知母、甘草。【功能主治】 清热泻火,利尿通淋。主治湿热下注,热结膀胱。用于尿路感染,症见小便频数,淋沥不畅,尿时涩痛,尿液浑赤,少腹急满,甚则尿中带血等。【用法用量】 口服:每次 6g,每日 2～3 次。【禁忌】 孕妇忌服。【注意】 体虚、胃弱者减半服用。【制剂规格】 水丸:每袋(瓶)6g。

肾 舒 颗 粒[基/保乙]

【药物组成】 白花蛇舌草、大青叶、瞿麦、萹蓄、淡竹叶、海金沙藤、黄柏、茯苓、生地黄、甘草。【功能主治】 清热解毒,利水通络。主治尿路感染。用于尿道炎、膀胱炎、急慢性肾盂肾炎。【用法用量】 口服:每次15g,每日 3 次,开水冲服;小儿酌减或遵医嘱。【注意】 孕妇慎用。【制剂规格】 颗粒剂:每袋 15g,每盒 10 袋。

复方石韦片[典]

【药物组成】 石韦、萹蓄、苦参、黄芪。【功能主治】 清热燥湿,利尿通淋。治小便不利,尿频,尿急,尿痛,下肢水肿。用于急慢性肾小球肾炎、肾盂肾炎、膀胱炎、尿道炎等。【用法用量】 口服:每次 5 片,每日 3次,15 日 为 1 个疗程,可连服 2 个疗程。【制剂规格】 片剂:每片 0.4g,每瓶 100 片。

第二节 调补阴阳与慢性肾病用药

龟鹿二胶丸[保乙]

【药物组成】 龟胶、鹿角胶、熟地黄、山茱萸、山药、泽泻、茯苓、牡丹皮、附片、肉桂、巴戟天、枸杞子、麦冬、当归、白芍、续断、杜仲、补骨脂、五味子、芡实。【功能主治】 温补肾阳,填精益髓。用于肾阳不足,精血亏虚所致的阳痿、腰痛、眩晕、消渴及神疲羸弱,肢冷畏寒及性神经衰弱、慢性肾炎、肾盂肾炎、风湿病、高血压、椎-基底动脉供血不足、晕动病、神经性多尿症。【用法用量】 口服:成人,水蜜丸,每次 6g;大蜜丸,每次 1丸;小蜜丸,每次 20 粒;7 岁以上儿童,服成人 1/2 量;3—7 岁者服成年人1/3 量;均每日 1～2 次;或遵医嘱。【禁忌】 感冒者忌服。【制剂规格】水蜜丸:每 10 粒重 1g;大蜜丸:每丸 9g;小蜜丸:每 10 粒重 5g。

参茸卫生丸

【药物组成】 人参、鹿茸、肉苁蓉、龙眼肉、锁阳、何首乌、琥珀、酸枣仁、当归、杜仲炭。【功能主治】 补肾壮阳,健脾益气。主治肾精不足,脾肾阳虚及妇女冲任虚损,带脉不固所致的阳痿、虚劳、遗精、带下、健忘等症。用于再生障碍性贫血属阳虚者。【用法用量】 口服:每次 1 丸,每日2 次。【注意】 节房事。【制剂规格】 大蜜丸:每丸 9g,每盒 10 丸。

参 茸 丸[基]

【药物组成】 人参、黄芪、鹿茸粉、当归、生地黄、山茱萸、枸杞子、黄精、菟丝子、何首乌、怀牛膝。【功能主治】 益气滋肾,补血生津。用于气血不足,肾寒精冷,阳痿遗精,腰膝酸软,自汗盗汗,头晕耳鸣,失眠健忘。【用法用量】 口服:每次 1 丸,每日 2 次。【制剂规格】 大蜜丸:每丸 9g,每盒 6 丸。

肾炎平颗粒[基]

【药物组成】 金樱子、益母草、女贞子、墨旱莲、莲须、紫苏叶、山药、蝉蜕、白术、党参、黄芪、菟丝子、茯苓。【功能主治】 补肾固摄,健脾益气、活血祛风。主治肝肾不足,脾气虚衰所致的水肿,倦怠乏力,纳呆食少,腰膝酸软等。用于慢性肾炎。【用法用量】 口服:每次 15g,每日 2次。【禁忌】 感冒发热、咽喉肿痛者忌服。【制剂规格】 颗粒剂:每袋15g,每盒 9 袋。

补肾益寿片(胶囊)[基]

【药物组成】 红参、珍珠、灵芝、制何首乌、枸杞子、淫羊藿、丹参、甘草、黄精。【功能主治】 补肾益气,能调节老年人免疫功能趋于正常的作用。用于失眠,耳鸣,腰酸,健忘,倦怠,胸闷气短,夜尿频数。【用法用量】口服:片剂,每次 1～2 片;胶囊剂,每次 1～2 粒;均每日 3 次。【禁忌】①忌油腻食物。②感冒病人不宜服用。③服本药时不宜同时服用藜芦、五灵脂、皂荚或其制剂;不宜喝茶和吃萝卜,以免影响药效。【注意】 凡脾胃虚弱,呕吐泄泻,腹胀便溏,咳嗽痰多者慎用;孕妇慎用;高血压、糖尿病患者应在医师指导下服用。【制剂规格】 片剂:每片 0.4g;胶囊剂:每粒 0.3g。

海马补肾丸[基]

【药物组成】 海马、人参、龙骨、枸杞子、驴肾、鹿筋、补骨脂、茯苓、黄芪、核桃仁、鹿茸、蛤蚧、狗脊、干虾米、山茱萸、当归、母丁香、熟地黄。【功能主治】 滋阴补肾,气血双补,强壮健脑。主治气血两亏、肾气不足证。用于神经衰弱、绝经期综合征、前列腺肥大、各种手术后恢复期。症见身体衰弱,面黄肌瘦,心跳气短,腰酸腿痛,倦怠遗精,健忘失眠,肾虚咳嗽。【用法用量】 口服:每次 10 粒,每日 2 次。【制剂规格】 浓缩丸:每 10粒重 2.7g,每瓶 120 粒。

清宫长春胶囊

【药物组成】 人参、当归、熟地黄、枸杞子、山茱萸、远志、肉苁蓉、杜仲、白芍。【功能主治】 补肾益精,强筋壮骨,延缓衰老。用于神衰体弱,精力不足,健忘易倦,头晕耳鸣,腰痛膝酸,性欲减退,畏寒肢冷。【用法用量】 口服:每次 2～4 粒,每日 2～3 次。【制剂规格】 胶囊剂:每粒 0.25g。

蛾 苓 丸 [基]

【药物组成】　雌性柞蚕蛾、茯苓。【功能主治】　扶正固元,健脾安神,补肝壮阳。主治淋证等。用于男性前列腺肥大、妇女绝经期综合征。【用法用量】　口服:每次 9～12 丸,每日 2 次。【制剂规格】　丸剂:每 10 丸重 2.0g。

海昆肾喜胶囊 [保乙]

【药物组成】　褐藻多糖硫酸酯。【功能主治】　化浊排毒。用于慢性肾功能衰竭(代偿期、失代偿期和尿毒症早期)湿浊证,症见恶心、呕吐、纳差、腹胀、身重困倦、尿少、浮肿、苔厚腻。【用法用量】　口服:每次 2 粒,每日 3 次,2 个月为 1 个疗程,餐后 1 小时服用。【不良反应】　个别患者胃脘不适,纳差。【注意】　①肾衰者宜低盐肾病用饮食。②可与对肾无害的抗生素、高血压药、抗酸药、补钙剂及纠正肾性贫血药等合用。③有明显出血倾向者慎用。④儿童及 65 岁以上老年人无临床研究资料。尽管动物实验有降低血清肌酐、增加血清蛋白含量,改善肾病理改变,抑制过敏反应,利尿,增加肾血流等作用,但临床应用本品应仔细观察有无不良反应,及时对症处理。【制剂规格】　胶囊剂:每粒 0.22g,每盒 18 粒。

金匮肾气片 [基/保甲/农合]

【药物组成】　地黄、山茱萸、山药、牡丹皮、泽泻、茯苓、桂枝、附子(制)、牛膝、车前子(盐炙)。【功能主治】　温补肾阳、化气行水。用于肾虚水肿,腰膝酸软,小便不利,畏寒肢冷。【用法用量】　口服:每次 4 片,每日 2 次。【禁忌】　孕妇忌房欲,气恼。忌食生冷油腻食物。【制剂规格】　片剂:每片 0.27g,每瓶 100 片。

雷公藤多苷片

参见第 8 章中的"一、常用治疗药",从略。

力补金秋胶囊

【药物组成】　人参、海龙、鹿茸、羊睾丸、肉苁蓉、菟丝子、枸杞子、山茱萸、杜仲、大黄、地黄、五味子、西红花、蜂王浆冻干粉。【功能主治】　益气固本,滋阴壮阳。用于肾阳不足,气血亏虚所致腰膝酸软,畏寒肢冷,神疲乏力,失眠健忘,头晕耳鸣,以及阳痿、遗精、早泄。【用法用量】 口服:早晚各空腹时分别服 2 粒。重症遵医嘱。【禁忌】 孕妇禁用。忌辛辣、生冷、油腻食物。高血压、感冒发热者不宜用。【制剂规格】 胶囊剂:每粒 0.5g。

麦味地黄丸 [基/保乙/农合]

【药物组成】 麦冬、五味子、熟地黄、山茱萸(制)、牡丹皮、山药、茯苓、泽泻。【功能主治】 滋肾养肺。用于肺肾阴亏,潮热盗汗、咽干、眩晕耳鸣、腰膝酸软。【用法用量】 口服:每次 8 丸,每日 3 次。【禁忌】 忌食油腻不易消化食物,感冒发热病人不宜服用。【制剂规格】 丸剂:每 8 丸相当于原生药 3g。

六味地黄浓缩丸 [基/保甲/农合]

【药物组成】 熟地黄、酒萸肉、牡丹皮、山药、茯苓、泽泻。【功能主治】 滋阴补肾。用于肾阴亏损,头晕耳鸣,腰膝酸软,骨蒸潮热,盗汗遗精。【用法用量】 口服:每次 8 丸,每日 3 次。服药期间忌食辛辣食物。【不良反应】 偶见恶心,口干,腹胀,便秘。【制剂规格】 丸剂:每 8 丸重 1.44g,相当于原生药 3g,每瓶 200 丸。

桂附地黄丸(胶囊) [典/保甲]

【药物组成】 肉桂、附子(制)、熟地黄、酒萸肉、山药、牡丹皮、茯苓、泽泻。【功能主治】 温补肾阳。用于肾阳不足,腰膝酸冷,肢体浮肿,小便不利或反多,痰饮咳喘,消渴。【用法用量】 口服:胶囊剂,每次 7 粒,每日 2 次;水丸,每次 8 丸,每日 3 次;水蜜丸,每次 6g;小蜜丸,每次 9g;大蜜丸,每次 1 丸;均每日 2 次。【制剂规格】 胶囊剂:每粒 0.34g,每粒含牡丹皮以丹皮酚($C_9H_{10}O_3$)计,不得少于 0.60mg;水丸:每 8 丸相当于原生药 3g,每瓶 200 丸;水蜜丸:每袋 6g;小蜜丸:每袋 9g;大蜜丸:每丸 9g。

添精补肾膏 [典]

【药物组成】 党参、制远志、淫羊藿、炙黄芪、茯苓、狗脊、酒肉苁蓉、当归、巴戟天(酒制)、盐杜仲、枸杞子、锁阳(酒蒸)、川牛膝、龟甲胶各45g,熟地黄60g,鹿角胶30g。辅料为蔗糖500g。【功能主治】 温肾助阳,补益精血。用于肾阳亏虚,精血不足所致的腰膝酸软,精神萎靡,畏寒怕冷,阳痿遗精。【用法用量】 口服:每次9g,每日1～2次,冲服或炖服;或遵医嘱。【禁忌】 伤风感冒者忌服。【制剂规格】 煎膏(滋)剂:每瓶50g、100g。

肾炎灵胶囊

【药物组成】 猪苓、茯苓、车前子(盐炒)、赤芍、栀子、大蓟、小蓟、地榆、马齿苋、茜草、当归、川芎、旱莲草、女贞子、狗脊(烫)、地黄、山药。【功能主治】 清热利尿,凉血止血,滋阴补肾;具有降低尿蛋白、血清尿素氮和肌酐水平,提高人血白蛋白水平,减轻肾小球病变的作用。主治下焦湿热,热迫血行,肾阴不足的尿血,水肿,腰痛,尿频;腰膝酸痛,神疲乏力,舌红苔黄腻;或下肢浮肿,脉细数。用于慢性肾炎见上述证候者。【用法用量】 口服:每次6～7粒,每日3次。【注意】 ①脾肾阳虚水肿者,脾肾两亏,血失统摄所致尿血者均忌服;②孕妇慎用;③服药期间宜清淡,低盐,忌烟酒及辛辣油腻食品,以免助湿生热。【制剂规格】 胶囊剂:每粒0.25g。

复肾宁片 [典]

【药物组成】 车前子、萹蓄、栀子、黄柏(盐)、知母(盐)、大黄(制)、益母草、附子(炙)、甘草。【功能主治】 清热利湿,通阳化瘀,有一定利尿、抗炎作用。主治湿热下注,瘀血阻滞所致的热淋,症见尿频,尿急,尿痛,口干口苦,大便干结,腰痛,舌有紫点或紫斑,苔黄,脉数。用于急慢性尿路感染,急慢性膀胱炎,急慢性肾盂肾炎见上述证候者。【用法用量】 口服:每次6片,每日3次。【禁忌】 ①肝郁气滞,脾肾两亏,气化不行之淋证者忌用;②忌烟酒及辛辣食品。【注意】 ①脾胃虚寒者,孕妇均慎用;②服药期间饮食宜清淡,注意均衡营养;适度多饮水,避免过劳。【制剂规格】 片剂:每片0.36g、0.52g。

肾炎温阳片 [基]

【药物组成】 黄芪、生晒参、党参、茯苓、附子、肉桂、木香、南五加皮、葶苈子、大黄。【功能主治】 温阳健脾、化气行水。主治肾病。用于肾炎中、末期病程中有脾肾阳虚者,如慢性肾炎、肾病综合征、狼疮性肾炎等。【用法用量】 口服:每次5片,每日3次,20日为1个疗程,连用3个疗程。【禁忌】 肾炎水肿属于实证、阳虚、风热型勿用。【制剂规格】 糖衣片:每片0.32 g,每瓶50片。

萆薢分清丸[基]

【药物组成】 萆薢、益智仁、乌药、石菖蒲、茯苓、甘草。【功能主治】温肾利湿,分清化浊,有抗菌、止血、解热、止痛等作用。主治小便频数,浑浊不清,淋沥刺痛。用于肾炎、乳糜尿、肾结核合并血尿、慢性前列腺炎、附件炎、风湿性关节炎等属于下焦虚寒、湿浊下注者。【用法用量】 口服:每次9g,每日2次,饭前服用;7岁以上儿童服成人1/2量;3~7岁服1/3量。【禁忌】 忌辛辣、生冷、油腻食物、茶、醋等。【制剂规格】 水丸:每袋18 g。

肾康宁片(颗粒、胶囊)[保甲/保乙]

【药物组成】 黄芪、淡附片、益母草、锁阳、丹参、茯苓、泽泻、山药。【功能主治】 温肾,益气,和血,渗湿。主治肾病。用于慢性肾炎、肾气亏损、肾功能不全所引起的腰酸、疲乏、畏寒及夜尿增多。【用法用量】 口服:片剂,每次5片;胶囊剂,每次4粒;颗粒剂,每次1袋开水冲服;均每日3次。其他剂型遵医嘱。【不良反应】 部分患者有口干现象,服药2周后即消失;偶见一过性心律失常,但不影响继续治疗,停药后恢复正常。【注意】 注意低蛋白饮食,避免剧烈运动。【制剂规格】 片剂:每片0.3g;胶囊剂:每粒0.43g;颗粒剂:每袋5g。

肾炎舒片(胶囊)[保乙]

【药物组成】 生晒参(去芦)、苍术、茯苓、白茅根、黄精、枸杞子、金银花、蒲公英、防己、菟丝子。【功能主治】 益肾健脾,利水消肿。用于治疗脾肾阳虚型肾炎引起的水肿、腰痛、头晕、乏力等症。【用法用量】 口服:片剂,每次6片;胶囊剂,每次4粒,均每日3次;小儿酌减。【制剂规格】片剂:每片0.27g;胶囊剂:每粒0.35g。

肾衰宁胶囊(片) [典/保乙]

【药物组成】　丹参 700g,大黄 400g,太子参 250g,黄连 100g,牛膝 200g,半夏(制)250g,红花 100g,茯苓 200g,陈皮 100g,甘草 100g。【功能主治】　益气健脾,活血化瘀,通腑泄浊。治慢性肾衰竭。用于脾失运化,瘀浊阻滞,升降失调所引起的腰痛疲倦,面色萎黄,恶心呕吐,食欲缺乏,小便不利,大便黏滞及多种原因引起的慢性肾功能不全。【用法用量】口服:每次 4~6 粒(片),每日 3~4 次,45 日为 1 个疗程;小儿酌减。【不良反应】　服药期间,大便次数略有增加。【禁忌】　有出血倾向者禁用。【注意】　①服药期间,慎用植物蛋白类食物,如豆类等相关食品;②服药后大便每日 2~4 次为宜,超过 4 次者需减量服用。【制剂规格】　胶囊:每粒 0.35g;片剂:每片 0.36g。

肾安胶囊 [保乙/基]

【药物组成】　石椒草、肾茶、黄柏、白茅根、茯苓、白术、金银花、黄芪、泽泻、淡竹叶、灯心草、甘草。【功能主治】　清热解毒,利尿通淋。主治淋证。用于湿热蕴结所致淋证,症见小便不利,淋沥涩痛,下尿路感染见上述症状者。【用法用量】　口服:每次 1~2 粒,每日 3 次,饭前服。【注意】孕妇慎用。【制剂规格】　胶囊剂:每粒 0.4g。

七味都气丸 [典/基]

【药物组成】　熟地黄 400g,山药、山茱萸(制)各 200g,五味子(制)、茯苓、牡丹皮、泽泻各 150g。【功能主治】　补肾纳气,涩精止遗。治遗精尿频。用于肾虚不能纳气,呼多吸少,喘促胸闷,久咳咽干气短,遗精盗汗,小便频数。【用法用量】　口服:每次 9g,每日 2 次。【禁忌】　外感咳嗽,气喘者忌服。【制剂规格】　水蜜丸:每 40 粒重约 3g。

强肾颗粒(片) [保乙]

【药物组成】　鹿茸、人参茎叶皂苷、补骨脂、杜仲、枸杞子、桑椹、熟地黄、山茱萸、山药、茯苓、泽泻、牡丹皮、益母草、丹参。【功能主治】　补肾填精,益气壮阳。主治阴阳两虚所致的肾虚水肿,腰痛,遗精,阳痿,早泄,夜尿频数。用于慢性肾炎和久治不愈的肾盂肾炎见上述证候者。【用法用量】 口服:用淡盐水或温开水送服,每次 4～6 片,每日 3 次;小儿酌减,30 日为 1 个疗程。【注意】 ①湿热壅遏,膀胱气化不行之水肿不宜;湿热下注,惊恐伤肾所致阳痿者不宜。②风湿痹阻,外伤所致腰痛忌用。③服药期间忌房事。④服药期间饮食宜清淡,低盐,忌生冷食品。【制剂规格】 颗粒剂:每袋 0.3g(相当于原药材 1.08g);片剂:每片 0.3g。

肾炎康复片[保乙]

【药物组成】 人参、西洋参、山药、地黄、杜仲(炒)、土茯苓、白花蛇舌草、黑豆、白茅根、丹参、益母草、桔梗。【功能主治】 益气养阴,健脾补肾,清除余毒。主治气阴两虚,脾肾不足,水湿内停所致的水肿,腰膝酸软,面部四肢浮肿,头晕耳鸣。用于慢性肾炎、蛋白尿、血尿见上述证候者。【用法用量】 口服:每次 8 片,每日 3 次;小儿酌减或遵医嘱。【禁忌】 ①急性肾炎所致水肿不宜服,孕妇忌用;②饮食宜清淡、低盐,忌烟酒及辛辣油腻。【制剂规格】 片剂:素片每片 0.3g。

腰 痛 片[典]

【药物组成】 杜仲叶(盐炒)108g,补骨脂(盐炒)81g,续断 81g,当归 108g,炒白术 81g,牛膝 81g,肉桂 27g,乳香(炙)27g,狗脊(制)81g,赤芍 43g,泽泻 54g,土鳖虫(酒炒)43g。【功能主治】 补肾活血,强筋止痛。用于肾阳不足,瘀血阻络所致的腰痛及腰肌劳损。【用法用量】 口服:每次 6 片,每日 3 次,淡盐水送服。【禁忌】 孕妇禁用。【注意】 阴虚火旺及有实热者慎用。【制剂规格】 薄膜衣片:每片 0.35g;糖衣片:每片片芯重 0.35g。

第三节 尿毒症用药

尿毒灵灌肠液

【药物组成】 大黄、土茯苓、连翘、栀子、白茅根、桂枝、金银花、地榆、青黛、黄柏、龙骨(煅)、牡蛎(煅)、槐花、钩藤、蒺藜、丹参、红花、生晒参、枸杞子。【功能主治】 通腑泄浊,通利消肿。主治湿浊内阻,脾肾衰败所致的全身浮肿,恶心呕吐,大便不通,无尿少尿,头痛烦躁,舌黄苔腻,脉实有力。用于慢性肾衰竭,尿毒症及肾性高血压见上述证候者。【用法用量】直肠给药:将甲、乙组(甲组 10g,乙组 100ml)混合摇匀,一次灌肠,每日1~2 次。【禁忌】　忌烟酒及辛辣油腻食品;孕妇忌用。【注意】　①胃肠功能低下较重者,可酌情与补肾健脾口服药同用。②用药期间饮食宜清淡,低盐而均衡营养。③宜配合优质低蛋白饮食,若出现营养不良时,可适当制定合理营养方案,并注意补充水溶性维生素、矿物质及微量元素。④有直肠疾病或每日腹泻 3 次以上者慎用;年老体弱者慎用。⑤外用灌肠剂,为慢性肾衰的辅助治疗措施之一。【制剂规格】　灌肠剂:甲组每瓶20g,乙组每瓶 200ml。

尿毒清颗粒[保乙]

【药物组成】　大黄、黄芪、丹参、川芎、何首乌(制)、党参、白术、茯苓、桑白皮、苦参、车前草、半夏(姜制)、柴胡、白芍、菊花、甘草。【功能主治】通腑降浊,健脾利湿,活血化瘀,有改善肾功能的作用。主治脾肾亏损,湿浊内停,瘀血阻滞所致的少气乏力,腰膝酸软,恶心呕吐,肢体浮肿,面色萎黄;用于慢性肾衰竭(氮质血症期或尿毒症早期)见上述证候者。【用法用量】　口服:每日 4 次,开水冲服,于每日 6:00、12:00、18:00 各服 1 袋,22:00 服 2 袋。每日最大服用量为 8 袋;也可以另定服药时间,但两次服药间隔勿超过 8 小时。【注意】　①肝肾阴虚证慎用。②因服药每日大便超过 2 次,可酌情减量,避免营养吸收不良和脱水。③对 24 小时尿量少于 1500ml 者,服药时应监测血钾(及时调节)。④慢性肾功能衰竭尿毒症晚期患者不宜用。⑤避免与肠道吸附剂同时服用。⑥服用本品期间,忌食肥肉、动物内脏、豆类、坚果果实等高等植物蛋白食物;宜低盐饮食,并严格控制入水量。【制剂规格】　颗粒剂:每袋 5g。

第四节　肾结石用药

五淋化石丸(胶囊)[基/保甲]

【药物组成】　海金沙、车前子、琥珀、黄芪、延胡索、鸡内金、石韦、泽泻、广金钱草。【功能主治】　利尿通淋,化石止痛。主治尿路感染、尿路结石、乳糜尿、前列腺炎,膀胱炎、急性肾盂肾炎及肾结核、前列腺增生。

用于湿热下注,蕴结膀胱所致的五淋,包括热淋、石淋、血淋、气淋与膏淋,包括尿路系统疾病。【用法用量】 口服:丸剂,每次 5 丸;胶囊剂,每次 5 粒;均每日 3 次。【制剂规格】 丸剂:每丸 0.25g,每 10 丸重 2.5g(相当于原药材 3g);胶囊剂:每粒 0.3g。

尿 路 通 片 [典/保甲]

【药物组成】 金钱草、海金沙、冬葵子、鸡内金(炒)、泽泻、小蓟、郁金、延胡索(醋制)、芒硝。【功能主治】 清热利湿,通淋排石;有一定利尿和抑制结石形成等作用。主治下焦湿热所致的石淋,症见尿中时夹沙石,小便艰涩,或排尿突然中断,少腹拘急,或腰腹绞痛难忍;尿频,尿急,尿痛,淋沥不爽,苔黄腻,脉弦数或滑数。用于泌尿系统结石见上述证候者。【用法用量】 口服:每次 4～6 片,每日 3 次,或遵医嘱。【禁忌】 ①对久病伤正,兼见肾阴不足或脾气亏虚,虚实夹杂者,不宜单用本品,可配滋阴或健脾之品同用;②孕妇忌用;③忌食生冷、辛辣、油腻和煎炸类食物。【注意】 ①双肾结石或肾结石≥0.85～1.5cm,或结石嵌顿时间长的病例忌用;②肝郁气滞,膀胱气化不利所致实淋或久淋不愈凡脾肾阳虚所致虚淋者均忌用;③服药期间宜食清淡而富于营养的饮食。【制剂规格】片剂:素片每片重 0.3g。

复方金钱草颗粒 [典/保乙]

【药物组成】 广金钱草、车前草、石韦、玉米须。【功能主治】 清热利湿,通淋排石;具有一定利尿、排石作用。主治湿热下注所致的热淋、石淋,症见尿频,尿急,尿痛,腰痛;小便短赤(数),尿色黄赤,尿道灼热刺痛,或痛引腰腹;或小便艰涩,或排尿时突然中断,少腹拘急,或腰腹绞痛难忍,尿中带血,舌红,苔薄黄(腻),脉滑数或弦数。用于尿路感染或泌尿系结石符合上述证候者。【用法用量】 口服:每次 1～2 袋,每日 3 次,开水冲服。【注意】 ①双肾结石或肾结石≥0.85～1.5cm,或结石嵌顿时间长的病例忌用;②肝郁气滞,膀胱气化不利所致实淋或久淋不愈凡脾肾阳虚所致虚淋者,均当忌用;③服药期间宜食清淡而富于营养的饮食,忌辛辣、油腻和煎炸类食物。【制剂规格】 颗粒剂:每袋 3g(无糖型)、10g;每袋均相当于总药材 4.9g。

净石灵胶囊

【药物组成】　黄芪、淫羊藿、巴戟天、广金钱草、萹蓄、海金沙、车前子、滑石、冬葵子、茯苓、鸡内金、当归、桃仁、赤芍、延胡索(醋制)、夏枯草、甘草。【功能主治】　益气温阳,利尿排石。有一定利尿,增强平滑肌蠕动(促排石)作用。主治下焦湿热,脾肾亏虚所致的石淋、热淋,症见腰痛,腹痛,乏力,尿频,尿急,尿痛;或小便淋沥不已,面色少华,小便艰涩;或排尿时突然中断,少腹拘急;或腰腹绞痛难忍,尿中带血,舌淡边有齿印,尿细而弱;或小便短数,尿有余沥,面色淡白,尿道灼热刺痛,或痛引腰腹等临床表现。用于泌尿系统结石,尿路感染见上述证候者。【用法用量】　口服:每次 5 粒,每日 3 次。饭后 1 小时饮水 300～500ml,并做跳跃运动10～15 次,体弱者酌减。每次排尿注意结石排出情况。【禁忌】　孕妇忌用;忌食生冷之品。【注意】　①双肾结石或肾结石≥0.85～1.5cm,或结石嵌顿时间长的病例忌用;②肝郁气滞,膀胱气化不利所致实淋或久淋不愈凡脾肾阳虚所致虚淋者,均当忌用;③服药期间宜食清淡而富于营养的饮食,忌辛辣、油腻和煎炸类食物。【制剂规格】　胶囊剂:每粒 0.3g。

泌石通胶囊[典]

【药物组成】　槲叶干浸膏、滑石粉。【功能主治】　清热利湿,行气化瘀。用于气滞血瘀型及湿热下注型所致结石或输尿管结石,适用于结石粒径在 1.0cm 以下者。【用法用量】　口服:每次 2 粒,每日 3 次。【制剂规格】　胶囊剂:每粒 0.45g,每粒含槲叶干浸膏以槲皮素($C_{15}H_{10}O_7$)计,不得少于 0.27mg。

金钱草片(颗粒、胶囊)[保甲]

【药物组成】　金钱草。【功能主治】　清热利湿,利尿通淋,有一定抗结石形成、利胆、抗炎、调节免疫反应等作用。主治湿热下注所致的热淋、石淋,症见肾区绞痛,尿频,尿急,尿赤涩痛。用于尿路结石(草酸钙结石)见上述证候者。【用法用量】　口服:片剂。每次 4～8 片;胶囊剂,每次3～6 粒;颗粒剂,每次 1 袋,开水冲服;均每日 3 次。或遵医嘱。【禁忌】①通常结石直径≤0.5cm 排石成功率较高,双肾结石或结石直径≥0.85～1.5cm 或结石嵌顿时间长的病例忌用;②肝气郁结,气滞,脾肾两虚,膀胱气化不利所致淋证者不宜用;③对牛奶过敏者禁用;④饮食宜清淡,禁饮酒及辛辣油腻食品,以免助湿生热。【注意】 本品性寒,脾胃虚者慎用。【制剂规格】 片剂:每片 0.3g;胶囊剂:每粒 0.4g;颗粒剂:每袋 10g。

肾石通颗粒 [保乙]

【药物组成】 金钱草、王不留行(炒)、萹蓄、瞿麦、海金沙、丹参、鸡内金(烫)、延胡索(醋制)、牛膝、木香。辅料为蔗糖、糊精。【功能主治】 清热利湿,活血止痛,化石,排石。主治肾结石症。用于肾结石、肾盂结石、膀胱结石、输尿管结石。【用法用量】 口服:每次 4g,每日 2 次,温开水冲服。【制剂规格】 颗粒剂:每袋 15g,每盒 10 袋。

排 石 颗 粒 [基/保甲/农合]

【药物组成】 连钱草、车前子(盐水炒)、关木通、瞿麦、徐长卿、石韦、忍冬藤、苘麻子、滑石、甘草。【功能主治】 清热利水,通淋排石。主治泌尿系结石。用于肾脏结石、输尿管结石、膀胱结石等病属下焦湿热证者。【用法用量】 口服:每次 20g 开水冲服,每日 3 次;或遵医嘱。【禁忌】忌油腻食物。【注意】 脾虚便溏者及孕妇慎用;服药期间应多饮水,并适当活动。【制剂规格】 颗粒剂:每袋 20g(含糖型);5g(无糖型)。

复方石淋通片 [基/保乙]

【药物组成】 广金钱草、土茯苓、石韦、海金沙藤、滑石粉。【功能主治】 清热利湿,利水通淋排石。治湿热下注之石淋。用于石淋涩痛、泌尿系统结石伴感染,亦可用于肝胆结石。【用法用量】 口服:每次 4～6片,每日 3 次,温开水送服,或遵医嘱。【制剂规格】 薄膜衣片:每片重 0.45g(基片重 0.25g)。

结 石 通 片 [基/保甲]

【药物组成】 广金钱草、海金沙、石韦、白茅根、车前子、玉米须、茯苓、鸡骨草。【功能主治】 利尿消炎,通淋镇痛,止血化石。主治泌尿系统感染、膀胱炎、肾炎水肿、尿路结石、血尿、淋沥浑浊、尿灼痛等。用于膀胱炎、肾炎水肿、尿路结石、血尿等疾病。【用法用量】 口服:每次 5 片,每日 3 次。【禁忌】 肾阴虚者、孕妇忌服。【注意】 忌辛辣食品。【制剂规格】 糖衣片：每片 0.3g，含干浸膏 0.25g(相当于原药材 2g)。

琥珀消石颗粒[基/保乙]

【药物组成】 赤小豆、琥珀、海金沙、金钱草、当归、蒲黄、郁金、鸡内金、牛膝。【功能主治】 清热利湿，通淋止血。治石淋、尿血等症。用于泌尿系统结石及感染症。【用法用量】 口服：每次 15g，每日 3 次。【禁忌】 孕妇禁用。【制剂规格】 颗粒剂：每袋 15g，每盒 10 袋。

消 石 片

【药物组成】 半边莲、郁金、铁线草、猪苓、琥珀、核桃、红穿破石、水河剑、威灵仙、乌药。【功能主治】 清热利尿，通淋排石。主治湿热下注所致的石淋，症见尿频，尿急，尿涩痛，腰痛；尿中带血，舌红苔薄黄，脉弦或弦数。用于泌尿系统结石见上述证候者。【用法用量】 口服：每次 4~6 片，每日 3 次。【禁忌】 ①对久病伤正，兼见肾阴不足或脾气亏虚，虚实夹杂者，不宜单用本品，可配滋阴或健脾之品同用。②孕妇忌用；忌食生冷、辛辣、油腻和煎炸类食物。【注意】 ①双肾结石或肾结石≥0.85~1.5cm，或结石嵌顿时间长的病例忌用；②肝郁气滞，膀胱气化不利所致实淋或久淋不愈凡脾肾阳虚所致虚淋者均忌用；③服药期间宜食清淡而均衡营养食物。【制剂规格】 片剂：每片 0.32g(相当于原药材 3g)。

石淋通片(颗粒)[典/基/保乙]

【药物组成】 广金钱草。【功能主治】 清石热，利尿，排石。用于热淋、砂淋、石淋及小便涩痛，水肿尿少，黄疸尿赤，尿路结石及肾盂肾炎、胆囊炎。【用法用量】 口服：片剂，每次 5 片，颗粒剂开水冲服，每次 1 袋；均每日 3 次。【制剂规格】 干浸膏片：每片 0.12g，每瓶 100 片；颗粒剂：每袋 15g，每盒 10 袋。

第13章　气血阴阳并补及益肾延寿药

三 宝 胶 囊 [典/基]

【药物组成】　熟地黄、山药各 60g,玄参、山茱萸、鹿茸、人参、灵芝、赤芍、五味子、龟甲、菊花各 20g,菟丝子、肉苁蓉各 30g,杜仲、当归各 40g,麦冬、砂仁各 10g,丹参 100g。【功能主治】　阴阳双补,填精益肾,温阳化气,清脑养心,化瘀生新,益寿延年。主治肾气亏虚所致的头晕眼花,耳鸣耳聋,心悸气短,失眠多梦,阳痿遗精,腰腿软及妇女带下清稀诸证。用于神经衰弱、带下病、慢性肾炎、支气管哮喘等,见有上述症状者。【用法用量】　口服:每次3~5粒,每日2次。【制剂规格】　胶囊剂:每粒0.3g,每盒48片。

丹 莪 颗 粒

【药物组成】　淫羊藿、肉苁蓉、黄芪、丹参、山茱萸、冬虫夏草、蛇床子、熟地黄。【功能主治】　温阳补肾。主治命门火衰证,症见腰膝酸软、畏寒肢冷,神疲乏力,舌苔淡白,脉沉细弱等,如阳痿、早泄、绝经期综合征。【用法用量】　口服:每次3g,每日3次,开水冲服。【不良反应】　偶见上腹不适、消化不良等症状,可自行缓解。【制剂规格】　颗粒剂:每袋3g,每盒21袋。

知柏地黄丸(片、浓缩丸) [典/基/保甲]

【药物组成】　知母、黄柏各 259g,熟地黄 1034g,山茱萸(制)、山药各51.7g,牡丹皮、茯苓、泽泻各 388g。【功能主治】　滋阴降火。用于阴虚火旺,潮热盗汗,口干咽痛,耳鸣遗精、小便短赤。临床新用于糖尿病、高血压、肺心病、慢性肾盂肾炎、阳痿、肾结石、成人重症遗尿、慢性肾炎、咽炎、药物中毒性耳聋、儿童性早熟等,获得一定疗效。【用法用量】　口服:

水蜜丸,每次 6g,大蜜丸,每次 1 丸;片剂,每次 4 片;均每日 2 次;浓缩丸:每次 8 丸,每日 3 次。【不良反应】 偶见肛周发痒、刺痛、痔疮发作、大便带血、鼻腔黏膜渗血。【禁忌】 脾虚便溏,消化不良者不宜用。【制剂规格】 片剂:每片 0.55 g,每盒 48 片;大蜜丸:每丸 9g,每盒 10 丸;水蜜丸:每袋 18 g;浓缩丸:每 10 丸重 1.7g。

青　娥　丸[典/基]

【药物组成】 杜仲(盐炒)480 g,补骨脂(盐炒)240 g,核桃仁(炒)150 g,大蒜 120 g。【功能主治】 补肾强腰。治肾虚证。用于肾虚腰痛,起坐不利,膝软乏力。【用法用量】 口服:水蜜丸,每次 6～9g,大蜜丸,每次 1 丸;均每日 2～3 次。【制剂规格】 水蜜丸:每袋(瓶)18 g;大蜜丸:每袋 9g。

滋肾丸(口服液)[典/基]

【药物组成】 黄柏(盐炒)、知母(盐炒)各 400g,肉桂 40g。【功能主治】 滋肾清热,化气通关。用于热蕴膀胱,小腹胀满,尿闭不通及淋证、癃闭、痿证。【用法用量】 口服:每次 6～9g,每日 2～3 次。【禁忌】 小便不通,出现舌红面干,渴饮等阴虚症状者忌用。【制剂规格】 小蜜丸:每袋 18g;大蜜丸:每丸 9g;口服液:每支 10ml。

肾 宝 合 剂

【药物组成】 淫羊藿、胡芦巴、熟地黄、金樱子、菟丝子、肉苁蓉、制何首乌、枸杞子、覆盆子、黄芪、当归、茯苓、蛇床子、川芎、补骨脂、红参、小茴香、五味子、白术、车前子、山药、炙甘草。【功能主治】 调和阴阳,温阳补肾,扶正固本。主治肾阳虚证。用于腰腿酸痛,精神不振,夜尿频多,畏寒怕冷,女月经过多,白带清稀。【用法用量】 口服:每次 10～20ml,每日 3 次,饭前服用。【禁忌】 凡脾胃虚弱、呕吐腹泻、腹胀便溏、咳嗽痰多者慎用;高血压、糖尿病患者遵医嘱。【注意】 ①忌油腻食物。②忌同时服用藜芦、五灵脂、皂荚或其制剂;不宜喝茶和吃萝卜,以免影响药效。③仔细看说明书,不明白处或同时服用其他药物前咨询医生。【制剂规格】 合剂:每瓶 150ml。

壮腰健肾丸(口服液)[基/保乙]

【药物组成】 狗脊、鸡血藤、黑老虎、金樱子、千斤菝、牛蒡子、桑寄生、菟丝子、女贞子。【功能主治】 壮腰健肾,祛风燥湿,养血,有提高免疫功能、增强精子活力、抗应激作用。主治肾亏腰痛,膝软无力,小便频数、遗精梦泄。用于腰背酸痛,腰肌劳损,风湿骨痛,健忘失眠,神疲无力,遗精梦泄,小便频数及遗尿、阳痿、慢性肾炎、神经官能症、风湿性脊椎炎等。【用法用量】 口服:水蜜丸,每次 3.5g,每日 2~3;大蜜丸,每次 1 丸,每日 2~3 次;口服液,每次 10ml,每日 3 次;4 周为 1 个疗程,或遵医嘱。【注意】 孕妇、感冒发热而周身疼痛者不宜使用;偶见固定性药疹。【制剂规格】 水蜜丸:每瓶 35g;大蜜丸:每丸 9g;口服液:每支 10ml。

巴戟天胶囊

【药物组成】 巴戟天、淫羊藿、肉苁蓉、仙茅、杜仲、狗脊、何首乌、黄芪、枸杞、党参、金樱子、覆盆子。【功能主治】 补肾壮腰,固精止遗,调经,能改善下丘脑垂体性腺功能,恢复性激素平衡,强壮性神经,增强性功能;能抑制卵巢对血浆中黄体生成素的反应性,使垂体前叶、卵巢及子宫重量增加,使卵巢 HCG/LH 受体特异性结合增加;能清除自由基,延缓衰老,疗效明显优于单纯补肾,可显著提高精子活力和密度。用于男性遗精早泄,阳痿不举,冷精而稀;女性月经不调,宫冷不孕、闭经等症;包括肾阳不足而致的神疲不振,腰膝软弱、夜尿频繁等症。【用法用量】 口服:每次 3 粒,每日 3 次。【制剂规格】 胶囊剂:每粒 0.25g,每盒 24 粒。

巴戟天寡糖胶囊

【药物组成】 巴戟天低聚寡糖。【功能主治】 ①补肾壮腰,固精止遗,调精;用于肾不足,命门火衰而致的神疲不振,不举或腰膝软弱,亦用于遗精滑泄,精冷而稀,夜尿频繁,月经不调、闭经。②舒郁安神,补肾益智。用于抑郁症(肾虚型),症见抑郁情绪、情绪低落、提心吊胆、入睡难眠、失眠多梦、焦虑多疑、疲倦乏力、性欲减退、耳鸣健忘等。【用法用量】口服,每次 150mg(1 粒),每日 2 次;必要时可加至每次 300mg(2 粒),每日 2 次。【注意】 过敏体质者慎用;孕妇及哺乳期妇女、儿童、老年人使用本品应遵医嘱。【不良反应】 本品经临床试验,少数患者会出现口干、失眠、便秘、乏力、困倦现象,但多数轻微,一般不影响治疗。【制剂规格】 胶囊剂:每粒 0.3g(含巴戟天寡糖 150mg)每盒 20 粒。

健阳胶囊(片)

【药物组成】 蜈蚣粉、淫羊藿提取物、甘草提取物、蜂王浆。【功能主治】 补肾益精,助阳兴痿。主治肾阳虚证,能维持去势小鼠副性腺器官的发育,增加阴茎复合体的重量和增强阴茎的勃起硬度。用于肾虚阳衰引起的阳痿、早泄。【用法用量】 口服:胶囊剂,每次 3 粒,黄酒或温开水送服;片剂,每次 2 片;均每日 2 次,早、晚饭前服,30 日为 1 疗程。或遵医嘱。【注意】 忌房事过度和生冷饮食。防止身受寒湿及过度劳累,肝、肾功能不全者慎用。【制剂规格】 胶囊:每粒 0.4g,每盒 30 粒;片剂:每片 0.64g,每盒 12、24、36、48、60 片。

鹿 角 胶 [基]

【药物组成】 鹿角胶、豆油、冰糖、黄酒。【功能主治】 温补肝肾,益精养血。治虚劳。用于阳痿滑精,腰膝酸冷,虚劳羸瘦,崩漏下血,便血尿血,阴疽肿痛。【用法用量】 口服:每次 3～6g,饭前以适量开水溶化后服用,或兑入其他药汁中服用,每日 2 次。【禁忌】 孕妇禁用;外感或实热内盛者不宜服用。【注意】 忌油腻食物;糖尿病患者慎用。【制剂规格】 硬膏:每块重 6g,每盒 750g(32 小块)。

龟 甲 胶 [基]

【药物组成】 为龟甲经煎煮、浓缩之固体胶。【功能主治】 滋阴,养血,止血。治阴虚证。用于阴虚潮热,骨蒸盗汗,腰膝酸软,血虚萎黄,崩漏带下。【用法用量】 口服:每次 3～9g,烊化兑服,每日 2 次。【制剂规格】 固体胶(硬膏):每块 9g、18g。

鹿 胎 丸

【药物组成】 鹿胎、鹿肉、紫河车、党参、黄芪。【功能主治】 补肝肾,益精髓,养血,调经祛寒。用于男子阳痿、早泄,女子宫寒不孕,胎动不安、崩漏、带下、小儿五迟、五软诸病及男子性功能减退、男子精子畸形;幼稚子宫、继发性不孕、先兆流产等。【用法用量】 口服:每次 10g,每日

2～3 次；儿童酌减。【注意】　有内热、阴虚火旺者慎用。【制剂规格】煎膏剂:每瓶 39g、60g。

金锁固精丸 [基/保乙]

【药物组成】　沙苑子、芡实、莲须、煅龙骨、莲子粉、煅牡蛎。【功能主治】　补肾养精,固涩止遗,有降脂降酶、抗炎收敛、止泻等作用。用于肾虚精关不固,梦遗滑泄,目眩耳鸣,腰膝酸痛,四肢无力,烦躁盗汗,失眠多梦及重症盗汗、带下病、骨折迟缓愈合、儿童虚喘、遗尿症、慢性泄泻等。【用法用量】　口服:每次 9g,每日 2 次。【制剂规格】　水丸:每袋 9g,每盒 10 袋。

水陆二味丸 [基]

【药物组成】　芡实、金樱子。【功能主治】　涩精、止带。主治肾虚,精关不固,男子滑精,妇女白带。用于遗精、滑精、膀胱癌、妇女阴道炎、宫颈炎,有收涩固精、健脾补胃之效。【用法用量】　口服:每次 9g,每日 2 次。【制剂规格】　浓缩丸:每 12 粒重 1g。

金樱子糖浆(膏) [基]

【药物组成】　金樱子。【功能主治】　固精缩尿,涩肠止泻。主治脾肾不足,固摄封藏失职引起的各种滑脱不禁证及神经衰弱之遗精、滑精、小儿遗尿、慢性肾炎、慢性肠炎、轻度子宫脱垂等。【用法用量】　口服:糖浆剂,每次 20ml;膏剂,每次 15g;均每日 3 次;温开水送服。【注意】　相火妄动而遗精、湿热下注而黄带及下痢者均不宜服用。【制剂规格】　糖浆剂:每瓶 200ml;煎膏剂:每瓶 150g。

莘仙丹 [基]

【药物组成】　沙苑子(炒)、莲须、人参、茯苓、枸杞子、鹿茸、川续断、五味子、金樱子、补骨脂、莲子(炒)、芡实(炒)、韭菜子(盐炒)、覆盆子(盐炒何首乌制)、山药、生牡蛎。【功能主治】　补肾固精,益气强身。主治下元虚损,精关不固,遗精,滑精,带下不止,面色苍白,神疲乏力,腰痛耳鸣,舌淡苔白,脉沉细弱。用于神经衰弱、慢性宫颈炎、乳糜尿。【用法用量】口服:每次 9g,每日 2 次。【禁忌】　下焦湿热或相火偏盛者禁用。【制剂规格】　水丸:每 100 粒重 5g。

茯　菟　丸 [基]

【药物组成】　茯苓、菟丝子、石莲子肉、山药、五味子。【功能主治】健脾补肾,涩精止带。主治脾肾虚证。用于遗精、滑精、妇女阴道炎、宫颈炎;妇女白带过多,面色少华,手足欠温,精神萎靡。【用法用量】　口服:每次 3～6g,每日 3 次。【禁忌】　忌生冷、油腻食物。【制剂规格】　水丸:每 40 丸重 3g。

山东阿胶膏 [基]

【药物组成】　阿胶、党参、黄芪。【功能主治】　养血止血,补虚润燥。主治气血不足之虚劳咳嗽,肢体酸痛,肺痿吐血,妇女崩漏,胎动不安。用于缺铁性贫血、再生障碍性贫血、血小板减少症、白细胞减少症、功能性子宫出血及肿瘤化疗、放疗引起的血细胞减少症。【用法用量】　口服:膏剂,开水烊化冲服,每次 20g,每日 3 次。【制剂规格】　膏滋剂:每瓶 20g、25g、50g、80g、200g、400g。

古汉养生精口服液(片、颗粒剂) [典/基]

【药物组成】　人参、黄芪、枸杞子、菟丝子、金樱子、女贞子、黄精、白芍、甘草、淫羊藿、麦芽、蜂蜜。【功能主治】　滋肾益精,补脑安神。主治头晕心悸,目眩耳鸣,健忘失眠,阳痿遗精,疲倦乏力,病后虚弱等。用于梅尼埃综合征、低血压、贫血、神经衰弱、性功能减退。【用法用量】　口服:口服液,每次 10～20ml;每日 2～3 次,小儿酌减;片剂,每次 4 片,每日 2 次。颗粒剂,开水冲服,每次 10～20g,每日 3 次。【禁忌】　凡属实热证者忌服。【禁忌】　忌生冷油腻食物。【制剂规格】　口服液:10ml、20ml;颗粒剂:每袋 10g、15g;片剂,每片 0.41g。

大补元煎丸 [基]

【药物组成】　熟地黄、党参、山药、当归、山茱萸、杜仲、枸杞子、甘草。【功能主治】　补益气血,滋阴养血。主治久病元气不足,阴血亏少引起的头痛,或用脑过度,思虑积久等诸证。用于贫血、性神经衰弱、阳痿、遗精、早期高血压、小儿发育不良等属血气阴阳俱虚者,症见心悸气短,神疲乏力,面色无华,少食懒言,腰膝酸软,遗精阳痿,耳聋目眩等。【用法用量】口服:成人每次 1 丸,每日 3 次;7 岁以上儿童每次服成人 1/2 量;3—7 岁儿童每次服成人的 1/3 量。【禁忌】 忌生冷、辛辣刺激性食物。【制剂规格】 蜜丸:每丸 9g,每盒 10 丸。

至宝三鞭丸 [基]

【药物组成】 鹿鞭、海狗鞭、广狗鞭、蛤蚧、海马、鹿茸、人参、肉桂、沉香、龙骨、阳起石、覆盆子、补骨脂、桑螵蛸、菟丝子、远志、淫羊藿、蛇床子、牛膝、川椒、白芍、当归、白术、茯苓、杜仲、甘草、何首乌、肉苁蓉、狗脊、芡实、黄芪、巴戟天、生地黄、熟地黄、泽泻、黄柏、小茴香、牡丹皮、山药、甘松、九节菖蒲。【功能主治】 生精补血,健脑,补肾壮阳,强身益寿。用于体质虚弱,肾亏遗精,阳痿,腰酸背痛,贫血头晕,神经衰弱,惊悸健忘,畏寒失眠,气虚食少,未老先衰及性功能减退、脑功能减退。【用法用量】口服:大蜜丸,每次 1 丸;浓缩丸,每次 0.2g(8 丸);均每日 1 次,早饭前或睡前服用。【禁忌】 凡肾阴亏损虚火内生的早泄和遗精者慎用;阴虚阳盛,阳事易举者忌用。【制剂规格】 大蜜丸:每丸 6.25g;浓缩丸:每小瓶 0.2g。

参桂鹿茸丸 [基]

【药物组成】 人参、鹿茸、肉桂、党参、甘草、续断、白术、茯苓、黄芪、陈皮、白芍、当归、熟地黄、远志、枸杞子、肉苁蓉。【功能主治】 补气养血,益精填髓,强身壮力。主治脾肾阳虚证。用于虚损劳伤,阳痿,腰膝酸软,肌肉消瘦,体乏无力,须发早白及崩漏、贫血、泄泻、水肿、闭经、五迟、五软、阴疽等。【用法用量】 口服:每次 1 丸,每日 2 次。空腹用淡盐水或温开水送服。【制剂规格】 大蜜丸:每丸 9g,每盒 10 丸。

鱼 鳔 丸 [基]

【药物组成】 鱼鳔、鹿角胶、鹿角霜、熟地黄、生地黄、山药、山茱萸、枸杞子、麦冬、天冬、石斛、五味子、当归、菟丝子、沙蒺藜、莲须、覆盆子、巴戟天、牛膝、杜仲、肉苁蓉、柏子仁、酸枣仁、远志、九节菖蒲、白术、木香、花椒、泽泻、茯苓、车前子、赤石脂、地骨皮。【功能主治】 滋阴补肾,添精益髓。用于气血虚弱,肾水不足引起的腰膝酸软,梦遗滑精,阳痿早泄,失眠健忘及慢性前列腺炎等。【用法用量】　口服:每次 1 丸,每日 3 次。【禁忌】　脾虚便溏者慎用;阴虚火旺、下焦湿热所致阳痿遗精者忌用。【制剂规格】　蜜丸:每丸 9g。

复方胎盘片

【药物组成】　胎盘粉、党参、黄芪、陈皮、炒麦芽。【功能主治】　温肾益精,补气养血。主治气血虚弱所致的头晕目眩,面色无华,少气懒言,耳鸣健忘,咳喘痰多,自汗怕冷及贫血、神经衰弱及多种疾病恢复期属阳衰精损、气血亏虚者。用于老年性慢性支气管炎。【用法用量】　口服:每次 4~5 片,每日 2 次。早、晚空腹温开水送服;儿童酌减。【禁忌】　凡实证、热证者均忌服。【制剂规格】　片剂:每片相当于原药材 0.25g,每瓶 60 片、100 片。

遗　尿　散[基]

【药物组成】　益智仁、川萆薢、朱砂。【功能主治】　暖胃温肾,固涩尿液。用于下元亏虚,固摄无效之小便频数清长,遗尿,面白无华,畏寒肢冷,智力迟钝,舌淡苔白,脉沉细无力。用于小儿夜遗尿,成人下元亏虚、固摄无效的夜尿多、余沥不尽或小便失禁、遗尿症。【用法用量】　口服:每次 5g,每日 2 次。【注意】　3 岁以下小儿勿用;忌寒凉食物。【制剂规格】　散剂:每袋 10g。

缩泉丸(胶囊)[基/保甲]

【药物组成】　益智仁、乌药、山药。【功能主治】　温肾止遗。主治下元虚冷,小便频数,小儿夜尿病。用于小便失禁、遗尿症。【用法用量】口服:丸剂,每次 9g;每日 2 次;胶囊剂:成人每次 6 粒,5 岁以上儿童每次 3 粒,每日 3 次。【禁忌】　忌辛辣、刺激性食物。【注意】　小儿遵医嘱。【制剂规格】　水丸剂:每 20 粒重 1g。胶囊剂:每粒 0.3g。

七宝美髯颗粒(丸)[典/基]

【药物组成】　制何首乌 640g,补骨脂(黑芝麻炒)80g,枸杞子(酒蒸)、菟丝子(炒)、当归、茯苓、牛膝(酒蒸)各 160g。【功能主治】　滋补肝肾。治遗精、白发等症。用于肝肾不足虚弱,症见身体虚弱,消瘦,筋骨无力,头晕眼花,梦遗滑精,须发早白,腰背酸痛,遗精早泄等病症。尚可用于男性不育,再生障碍性贫血。【用法用量】 口服:丸剂,每次 1 丸;颗粒剂,每次 8g;均每日 2 次;淡盐汤或温开水送服。【注意】 阴虚阳亢者慎用。【制剂规格】 大蜜丸:每丸 9g;颗粒剂:每袋 8g。

康肾颗粒 [保乙/典]

【药物组成】 连钱草、水蜈蚣、忍冬藤、白茅根。【功能主治】 补脾益肾,化湿降浊,能通肾瘀,驱寒湿;利尿解毒;化瘀消浊,调和阴阳,恢复机体正常功能。主治脾肾虚损。用于脾肾两虚所致的水肿,头痛而晕,恶心呕吐,畏寒肢倦,轻度尿毒症见上述证候者。【用法用量】 口服:每次12g,每日 3 次。【禁忌】 忌酸冷食物;防止感染,避免受凉。【禁忌】 红斑狼疮性肾病者忌用。【注意】 坚持高营养低蛋白饮食、低磷饮食、低食盐饮食;注意休息;糖尿病肾病患者宜服无糖型颗粒。【制剂规格】 颗粒剂:每袋 12g。

慢肾宝液 [基]

【药物组成】 地骨皮、太子参、泽泻、龟甲。【功能主治】 益气育阴、清热利水、通络。用于气阴两虚之慢性肾小球肾炎、湿热瘀阻之水肿及慢性肾炎、慢性肾盂肾炎、肾功能不全等属气阴两虚、湿热瘀阻者。【用法用量】 口服:每次 5ml,每日 3 次。【禁忌】 尿毒症者忌用;忌油腻及辛辣性食物。【注意】 本品有轻微降压作用。【制剂规格】 口服液:每支5ml,每盒 6 支、10 支。

健肾地黄丸

【药物组成】 生地黄、熟地黄、茯苓、山药、泽泻。【功能主治】 滋补肾水,养精益髓,益肾固精。用于精髓亏损,阴虚气亏之性神经衰弱,阳痿倦息,腰酸腿痛,气短头晕,须发早白及性神经官能症、慢性前列腺炎、脑动脉硬化、贫血、神经衰弱者。【用法用量】 口服:每次 9g,每日 3 次,空腹服用或淡盐水送服。【注意】 腹胀者、便溏者慎用。【制剂规格】 水蜜丸:每 6 粒重 1g,每袋 18g。

龟鹿补肾丸(口服液) [典/基]

【药物组成】 菟丝子(炒)、锁阳(蒸)、金樱子(蒸)各 51g,淫羊藿

(蒸)、续断(蒸)、酸枣仁(炒)、黄芩(蜜炙)、山药(炒)各 43g,狗脊(蒸)9g,何首乌(制)、熟地黄各 64g,甘草(蜜炙)、陈皮(蒸)各 21g,鹿角胶(炒)龟甲胶 13g,覆盆子(蒸)85g。【功能主治】　壮筋骨,益气血,补肾壮阳。治肾虚证。用于身体虚弱,精神疲乏,腰腿酸软,头晕目眩,精冷肾亏,性欲减退,夜多小便,健忘失眠,筋骨痿软,腰膝酸痛,梦遗滑精等肝肾不足、肾虚、精血亏虚证。【用法用量】　口服:水蜜丸,每次 5～9g,大蜜丸,每次 6～12g;口服液,每次 1～2 支;均每日 2 次;小儿酌减。【禁忌】　感冒发热,舌苔厚腻者忌服。【制剂规格】　水蜜丸:每 15 粒重 1g,每袋 9g;大蜜丸:每丸 6g,12g;口服液:每支 10ml。

八子补肾胶囊

　　【药物组成】　菟丝子、枸杞子、蛇床子、金樱子、覆盆子、韭菜子、淫羊藿、巴戟天、肉苁蓉、地黄、川牛膝、人参、鹿茸、海马。【功能主治】　补肾,温阳。用于肾阳不足所致的腰膝酸痛、头晕耳鸣、神疲健忘,体倦乏力,畏寒肢冷。【用法用量】　口服:每次 2 粒,每日 3 次,饭前服用。【禁忌】①12 岁以下儿童和孕妇禁用;②服用本品期间忌辛辣、生冷、油腻食物和烟酒;③感冒发热者不宜用;④对本品任何一成分过敏者或属过敏体质者均应慎用或不宜用。【注意】　高血压、心脏病、肝病、糖尿病、肾病等慢性病患者应在医师指导下服用。【制剂规格】　胶囊剂:每粒 0.4g,每盒 20 粒。

壮腰健肾丸 [保乙]

　　【药物组成】　狗脊、黑老虎、千斤拔、桑寄生(蒸)、女贞子(蒸)、鸡血藤、金樱子、牛大力、菟丝子(盐水制)。【功能主治】　壮腰健肾,养血,祛风湿。用于肾亏腰痛,膝软无力,小便频数,风湿骨痛,神经衰弱。【用法用量】　口服:浓缩水蜜丸,每次 3.5g;大蜜丸,每次 1 丸。每日 2～3 次,饭后服用。【禁忌】　孕妇忌服,儿童禁用,感冒发热者忌服。对本品过敏者禁用。忌辛辣、生冷、油腻食物。【注意】　过敏体质者慎用;本品宜饭后服用;高血压、心脏病、肝病、肾病等慢性病患者应在医师指导下服用。【不良反应】　偶有短暂性胃肠不适。【制剂规格】　浓缩丸:每 10 丸重 1.2g;大蜜丸:每丸重 5.6g。

还精煎口服液

【药物组成】 地黄、熟地黄、何首乌、桑椹子、女贞子、沙苑子、锁阳、钟乳石、牛膝、菟丝子、续断、白术(炒)、远志(炙)、石菖蒲、菊花、细辛、地骨皮、车前子。【功能主治】 补肾填精,扶正祛邪,阴阳两补,益元强壮。用于肾虚所致头晕心悸,腰酸肢软,以及中老年原发性高血压。【用法用量】 口服:每次 10ml,每日 2～3 次。【制剂规格】 口服液:每支 10ml。

精苓口服液

【药物组成】 制何首乌、柏子仁、龙眼肉、黄精、女贞子、桑椹、莲子、远志、茯苓、龙骨、百合、丹参。【功能主治】 补益心肾,养血调肝。用于儿童面色无华,发育迟缓,注意力不集中,记忆力减退,智力低下等症状的改善。临床应于①儿童智力低下和儿童智商在正常范围内的智力结构缺陷(即注意力、观察力、思维力、想象力、记忆力、精细动作协调能力等中的一项或多项落后)。主要见于儿童以下病症:如智力低下(精神发育迟滞)、多动症(注意力缺陷多动障碍)、孤独症(自闭症)、学习困难(学习技能发育障碍)、语言发育迟缓、语音不清(语言障碍)、多种原因导致的其他脑功能减退障碍,如记忆力减退、脑瘫等。②成人脑功能障碍,如脑血管性痴呆,中枢神经系统疾病后遗症、脑退行性疾病等。③其他,如儿童抽动症、偏食或食欲差、睡眠不良等。【用法用量】 口服:3 岁以下小儿,每次 1/2 支,每日 2 次;3－5 岁,每次 1/2 支,每日 3～4 次;6－9 岁,每次 1 支,每日 2 次;10 岁以上,每次 1 支,每日 3 次;均 4 个月为 1 个疗程。【制剂规格】 合剂:每支 10ml。

参苓精口服液

【药物组成】 人参、茯苓。【功能主治】 健脾助运,养心益智。适用于神疲乏力,食欲不振,头晕心悸,失眠健忘,腰膝酸软。【用法用量】 口服,每次 10ml,每日 2 次。【禁忌】 孕妇、哺乳期妇女禁用。忌辛辣、生冷、油腻食物;感冒发热病人不宜服用。【制剂规格】 合剂:每支 10ml。

益精口服液

【药物组成】 黄精、蜂蜜。【功能主治】 益气养阴,健脾润肺。用于气阴两虚的久病虚弱者。【用法用量】　口服:每次 10ml,每日 2~3 次。【禁忌】　糖尿病患者禁用。忌辛辣、生冷、油腻食物;感冒发热病人不宜服用。【注意】　高血压、心脏病、肝病、肾病等慢性病患者及儿童、孕妇应在医师指导下服用。【制剂规格】　合剂:每支 10ml。

三七蜜精口服液

【药物组成】　三七提取液、三七叶蒸馏液。【功能主治】　清热平肝,养心润肺。用于心悸,烦躁,眩晕。【用法用量】　口服,每次 10ml,早晚各 1 次,服时摇匀。【注意】　有出血倾向者不宜用。【制剂规格】　合剂:每支 10ml。

七子填精口服液

【药物组成】　金樱子、韭菜子、五味子、车前子、枸杞子、菟丝子、覆盆子、巴戟天、黄柏、知母、人参、当归等。【功能主治】　益肾助阳,滋阴填精。用于肾气亏损、肾精不足所致的腰膝酸软,精神萎靡,五心烦热,小便清长,畏寒。【用法用量】　口服:每次 20ml,每日 3 次,饭前服用。【禁忌】　阳气亢盛患者及高血压、糖尿病患者禁服。【注意】　忌辛辣、生冷、油腻食物;感冒发热病人不宜服用。【制剂规格】　合剂:每瓶 20ml。

四味生精口服液

【药物组成】　生晒参、蜂王浆、三七、鹿茸。【功能主治】　益气宁神,温补肾阳,生精。用于阳虚畏寒,腰背酸痛,久虚体弱。【用法用量】　口服,每次 10ml,每日 1 次,早晚空腹时服用。【禁忌】　儿童、孕妇禁用;阴虚阳亢者禁服;忌辛辣、生冷、油腻食物;感冒发热病人不宜服用。【注意】高血压、心脏病、肝病、糖尿病、肾病等慢性病患者应在医师指导下服用。【制剂规格】　合剂:每瓶 10ml。

肝精补血口服液

【药物组成】　党参、枸杞子、肝精膏、枸橼酸铁铵、维生素 B_1。【功能主治】　益气补血,滋补肝肾。用于气血亏虚,肝肾不足,贫血,神经衰弱。【用法用量】　口服,每次 10~20ml,每日 2 次,饭后服用。【禁忌】　非缺铁性贫血(如地中海贫血)患者禁用。【不良反应】　可见胃肠道不良反应,如恶心、呕吐、上腹疼痛、便秘等;可排黑粪,因铁与肠内硫化氢结合生成黑色硫化铁,从而使大便变黑,患者无须顾虑。【制剂规格】 合剂:每瓶 10ml。

补肾强身胶囊(片)

【药物组成】 淫羊藿、狗脊(制)、女贞子(制)、菟丝子、金樱子。【功能主治】 补肾强身。用于腰酸足软,头晕耳鸣,眼花心悸。【用法用量】口服:胶囊剂,每次 3 粒;片剂,每次 5 片;均每日 3 次,饭前服用。【禁忌】儿童、孕妇禁用;忌辛辣、生冷、油腻食物;感冒发热病人不宜服用。【注意】 高血压、心脏病、肝病、糖尿病、肾病等慢性病患者应在医师指导下服用。【制剂规格】 胶囊剂:每粒 0.3g;片剂:每片 0.28g。

健 步 丸 [保乙]

【药物组成】 黄柏(盐炒)、知母(盐炒)、熟地黄、当归、牛膝、豹骨(制)、龟甲(醋制)、陈皮、干姜、锁阳、羊肉、白芍(酒炒)。【功能主治】 补肝肾,强筋骨。用于肝肾不足,腰膝酸软,下肢痿弱,步履艰难。【用法用量】 口服:每次 9g,每日 2 次。【禁忌】 忌不易消化食物;感冒发热病人不宜服用。【用法用量】 有高血压、心脏病、肝病、糖尿病、肾病等慢性病严重者及儿童、孕妇、哺乳期妇女应在医师指导下服用。【制剂规格】浓缩水蜜丸:每 10 丸 1.5g。

血宝胶囊

【药物组成】 熟地黄、丹参、刺五加、党参、人参、当归、黄芪(炙)、枸杞子、何首乌(制)、鹿茸、牛西西、水牛角浓缩粉、漏芦、鸡血藤、附子、桂枝、仙鹤草、川芎、补骨脂、虎杖、连翘、赤芍、女贞子、牡丹皮、狗脊、紫河车、阿胶、白术(炒)、陈皮、牛髓。【功能主治】 补阴培阳,益肾健脾。用于再生障碍性贫血,白细胞缺乏症,原发性血小板减少症,紫癜。【用法用量】 口服:每次 4~5 粒,每日 3 次,小儿酌减。【注意】 个别病例服后有口干感觉,但不影响治疗。【制剂规格】 胶囊剂:每粒 0.3g。

抗衰复春片 [典]

【药物组成】 红参、续断、三七各 22g,鹿茸 21g,肉苁蓉(制)、山楂

（炒）、麦芽（炒）、六神曲（炒）、巴戟天、灵芝、当归、青皮各 45g,羊肾（炙）83g,五味子、丹参、何首乌、地黄、泽泻、淫羊藿（炙）、茵陈各 89g。【功能主治】　补肾壮阳,滋阴养血。用于肾虚劳损,阳痿早泄,腰膝酸软,四肢无力,神情倦怠,血虚眩晕等症。【用法用量】　口服:每次 6 片,每日 2～3 次。【制剂规格】　片剂:每片 0.3g。

注释:羊肾为牛科动物青羊（Naemoihedusgoial Haid-wicke）的干燥阴茎及睾丸。

龟鹿二仙膏

【药物组成】　龟甲、鹿角、枸杞子、党参。【功能主治】　温肾益精,补气养血。用于肾虚精亏所致的腰膝酸软。【用法用量】　口服:每次 15～20g,每日 3 次。【禁忌】　孕妇及小儿忌服。忌食辛辣食物;不宜和感冒药同时服用。【注意】　脾胃虚弱者慎用。【制剂规格】　煎膏剂:每瓶装 180g。

麒　麟　丸

【药物组成】　制何首乌、墨旱莲、淫羊藿、菟丝子、锁阳、党参、郁金、枸杞子、覆盆子、山药、丹参、黄芪、白芍、青皮、桑葚。【功能主治】　有补肾填精。益气养血的作用。适用于肾虚精亏,血气不足,腰膝酸软,倦怠乏力,面色不华,男子精液清稀,阳痿早泄,女子月经不调;或男子不育症、女子不孕症见有上述症候者。【用法用量】　口服:每次 6g,每日 2～3次,或遵医嘱。【注意】　感冒发热慎服;服药后如觉口干多梦,可用淡盐水或蜜糖水送服,空腹服后如觉胃脘不适,可改为饭后服。【制剂规格】丸剂:每丸 60mg,每 4 瓶 20 丸,每盒 3 瓶。

固本强身胶囊

【药物组成】　冬虫夏草、人参、乌鸡（去毛爪肠）、花粉、淫羊藿、枸杞子、何首乌等。【功能主治】　补虚益气,润肺保肝,延缓衰老,益脑提神,改善性功能。用于神经衰弱,贫血,性功能障碍。【用法用量】　口服:每次 2 粒。每日 2～3 次。【制剂规格】　胶囊:每粒 0.3g。

参茸固本片

【药物组成】　红参（去芦）、鹿茸（去毛）、熟地黄、枸杞子、韭菜子

（炒）、山茱萸、菟丝子（酒制）、补骨脂（盐制）、淫羊藿（炙）、肉苁蓉、山药、黄芪、鹿角胶、牛膝、五味子、小茴香（盐制）。【功能主治】 补气养血。用于气血两亏所致的四肢倦怠、面色无华、耳鸣目眩。【用法用量】 口服：每次5～6片，每日3次。【制剂规格】 薄膜衣片：每片0.2g。

杜仲补腰合剂

【药物组成】 杜仲、熟地黄、党参、当归、枸杞子、补骨脂、牛膝、菟丝子、猪腰子、香菇。【功能主治】 补肝肾，益气血，强腰膝。用于腰腿疼痛，疲劳无力，精神不振，小便频数。【用法用量】 口服：每次30～40ml，每日2次。【禁忌】 忌生冷食物；外感或实热内盛者不宜服用；对该药品过敏者禁用。【注意】 孕妇、高血压、糖尿病应在医师指导下服用；过敏体质者慎用。【制剂规格】 合剂：每瓶70ml。

补肾康乐胶囊

【药物组成】 淫羊藿、制何首乌、花生米、龟甲（烫）、山茱萸（制）、肉桂、枸杞、狗肾（制）、熟地黄、黄柏（制）、续断、五味子（制）、紫河车、杜仲、人参、益智仁（制）、海马（制）。【功能主治】 壮阳益肾，大补气血，添精生髓，强身健脑。用于未老先衰，性功能减退，腰腿酸痛，疲乏无力，失眠健忘，精神恍惚等症。【用法用量】 口服：每次3～4粒，每日3次，淡盐水送服。【制剂规格】 胶囊剂：每粒0.25g。

参茸卫生丸

【药物组成】 龙眼肉、鹿角、大枣、香附（醋制）、肉苁蓉（酒制）、杜仲（盐制）、当归、猪腰子、牛膝、琥珀、人参、鹿茸、莲子、白芍、牡蛎、枸杞子、龙骨、狗脊（沙烫）、乳香（醋制）、秋石、鹿尾、没药（醋制）、陈皮、白术（麸炒）、熟地黄、砂仁、木香、黄芩、川芎、红花、沉香、续断、地黄、制何首乌、茯苓、紫河车、甘草、桑寄生、党参、酸枣仁（炒）、山茱萸（酒制）、木瓜、黄芪、清半夏、锁阳、肉豆蔻（煨）、补骨脂（盐制）、远志（制）、麦冬、苍术、猪脊髓等。【功能主治】 补血益气，兴奋精神。用于气血两亏，思虑过度所致的身体虚弱，精神不振，筋骨无力、腰膝酸痛，自汗盗汗，头昏眼花，妇女白带量多，腰腹痛。【用法用量】 口服：每次1丸，每日2次，饭前服用。【禁忌】 儿童、孕妇禁用；忌辛辣、生冷、油腻食物；感冒发热病人不宜服用。

【注意】　高血压、心脏病、肝病、糖尿病、肾病等慢性病患者应在医师指导下服用。【制剂规格】　大蜜丸：每丸 9g。

三宝胶囊

【药物组成】　人参、鹿茸、当归、山药、龟甲(醋炙)、砂仁(炒)、肉苁蓉、何首乌、山茱萸、熟地黄、丹参、五味子、灵芝、菟丝子(炒)、杜仲、何首乌、菊花、牡丹皮、赤芍、麦冬、泽泻、玄参。【功能主治】　补血益气,兴奋精神。用于气血两亏,思虑过度所致的身体虚弱,精神不振,筋骨无力、腰膝酸痛,自汗盗汗,头昏眼花,妇女白带量多,腰腹痛。【用法用量】　口服,每次 3～5 粒,每日 2 次。【禁忌】　忌不易消化食物;感冒发热病人不宜服用。【注意】　高血压、心脏病、肝病、糖尿病、肾病等慢性病严重者及儿童、孕妇、哺乳期妇女应在医师指导下服用。【制剂规格】　胶囊剂：每粒 0.3g。

延寿丸片(丸剂,又名平补干地黄丸)

【药物组成】　何首乌、杜仲、忍冬藤、地黄、黑豆、豨莶草、女贞子、桑葚、金樱子、牛膝、菟丝子、桑叶、黑芝麻、墨旱莲。【功能主治】　补益肝肾,强壮筋骨的功效。用于肝肾不足,头昏目花,耳鸣重听,四肢酸麻,腰酸无力,夜尿频数,须发早白。【用法用量】　口服:片剂,每次 6 片;丸剂,每次 30 丸,食前空心温酒送;均每日 3 次。【禁忌】　忌辛辣食物;感冒病人不宜服用。【制剂规格】　片剂：每片 0.3g。水蜜丸：每 30 丸重 0.3g。

首乌延寿片

【药物组成】　制何首乌干浸膏。【功能主治】　补肝肾,养精血的功效。用于肝肾两虚,精血不足而致的头晕目眩,耳鸣健忘,头发早白,腰膝酸软。【用法用量】　口服:每次 5 片,每日 3 次。【制剂规格】　片剂：每片 0.25g。

华佗延寿酒

【药物组成】　枸杞子、黄精(制)、天冬、苍术(漂)、松叶、狗脊。【功能主治】　益脾肺,养肝肾,强筋骨,补虚损的功效。用于身体虚弱,筋骨不健,头昏目暗,腰膝酸软。【用法用量】　口服:每次 20～50ml,每日 2～3

次。【禁忌】 肛内不良者禁用。【制剂规格】 药酒：每瓶 450g。

康 寿 丸

【药物组成】 何首乌、人参、茯苓、熟地黄等。【功能主治】 补气养血，润肺滋肾的功效。用于气血两虚，精血两虚，精血不足导致的身体瘦弱，神疲乏力，眩晕健忘，失眠多梦，多汗，干咳少痰，心悸气促，腰膝酸软。【用法用量】 口服：淡盐水或蜜糖水送服，每次 5g，每日 2～3 次。【制剂规格】 浓缩水蜜丸：每瓶 40g。

益智康脑丸(原名脑姜缩丸)

【药物组成】 五指毛桃、扶芳藤、牛大力、千斤拔、红参、熟地黄、肉苁蓉、山茱萸、当归、肉桂、三七、升麻、甘草等。辅料为蜂蜜(炼)。【用法用量】 补肾益脾，健脑生髓。本品对脑血供应不足诱发的记忆获得障碍，记忆巩固障碍或樟柳碱诱发的记忆获得障碍有一定的改善作用。对脑血供应不足造成的平衡力下降也有一定的改善作用，还有一定的镇静作用。还具有增加平均脑血流量，降低全血黏稠度和血小板聚集的作用，提高脑血氧浓度及组织利用率，增强脑神经功能和耐氧能力，改善脑细胞功能，提高神经细胞免疫力；同时对脑血管的收缩和扩张具有双向调节作用，激活脑细胞活性，延缓脑细胞衰老和恢复病损组织。对治疗各种脑萎缩、老年痴呆症、脑梗死、脑动脉硬化、脑供血不足等脑病患者有较好的疗效。临床用于脾肾不足，精血亏虚所致健忘头昏，步态不稳，倦态食少，腰膝酸软，脑萎缩(痴呆症)、中风后遗症等。【用法用量】 口服，每次 3 丸，每日 3 次。【制剂规格】 大蜜丸：每丸 3g。

防衰益寿丸

【药物组成】 人参、党参、五味子(醋炙)、当归、远志(甘草炙)、黄芪(蜜炙)、白术(麸炒)、枸杞子、甘草(蜜炙)、山茱萸(酒炙)、玉竹、龙眼肉、白及、银耳、熟地黄、淡菜、松子仁、丹参、沉香、三七、鹿角、龟甲(砂烫醋淬)、莲子、核桃仁、淫羊藿(羊油炙)、山药、陈皮、砂仁、黄柏、黄连、沙苑子、黄芩、墨旱莲、枳实(炒)、石菖蒲、巴戟天(甘草炙)、鱼鳔、海参、何首乌(黑豆酒炙)、大枣、地黄、牛黄、肉桂、鹿筋、黄精(酒炙)、补骨脂(盐炙)、白芍、乌梅肉、菟丝子、柏子仁、冬虫夏草、阿胶、茯苓、诃子肉、女贞子(酒炙)、肉苁蓉(酒炙)、荜澄茄、柴胡、枳壳(麸炒)等。【功能主治】　滋阴助阳,培元固本。用于气血阴阳亏虚所致的面色无华,气短懒言,神疲乏力,畏寒肢冷,健忘失眠,多梦,五心烦热,盗汗或自汗,头目眩晕,食欲缺乏,便溏或便秘,月经不调,小便频数或夜尿多。【用法用量】　口服:早服益肾强身丸 20～30 粒,晚服本药 20～30 粒。或遵医嘱。【禁忌】　儿童、孕妇、哺乳期妇女、感冒发热者禁服。忌辛辣、生冷、油腻食物;外感停服。【注意】　脾胃虚弱,呕吐泄泻,腹胀便溏,咳嗽痰多者慎用;若患者出现口干舌燥,痔漏出血时,应酌减服量;有高血压、心脏病、肝病、糖尿病、肾病等慢性病严重者应在医师指导下服用。【制剂规格】浓缩水蜜丸:每 10 丸重 1g。

益肾强身丸

【药物组成】　茯苓、黄芪(蜜炙)、芡实(麸炒)、熟地黄、黑芝麻、侧柏叶、黄精(酒炙)、黑豆、山药、龙骨(煅)、琥珀、紫河车、珍珠、何首乌(黑豆酒炙)、核桃仁、天冬、麦冬、玄参、大青盐、大枣、蜂蜜。【功能主治】　益肾填精,补气养血。用于肾精不足,气血两虚,胸闷气短,失眠健忘,腰膝酸软,全身乏力,脑力减退,须发早白。【用法用量】　口服。早服本水蜜丸20～30 丸,晚服前述防衰益寿丸 20～30 粒。也可单独每日服本大蜜丸 1丸。或遵医嘱。【禁忌】　儿童、孕妇、哺乳妇、感冒发热者均禁服;忌辛辣、生冷、油腻食物;外感停服。【注意】　脾胃虚弱、呕吐泄泻、腹胀便溏、咳嗽痰多者慎用;口干舌燥,痔漏出血者酌减用量;有高血压、心脏病、肝病、肾病、糖尿病者须遵医嘱;宜从小剂量开始,逐渐增至规定剂量;以服药后无口干舌燥为宜。春夏季节用量可减少 5 粒水蜜丸。【制剂规格】水蜜丸:每 100 丸重 10g;大蜜丸:每丸 3g。

第 14 章　重症、急症、急救治疗药

第一节　回阳救逆药

参附注射液^[保甲]

【药物组成】　红参、黑附片提取物,主要含人参皂苷、水溶性生物碱。**【功能主治】**　益气温阳,回阳救逆,益固脱。主治气虚、阳虚所致胸痹、怔忡;咳喘;放化疗后气虚血亏术后体虚;阳虚水肿、尿频;胃痛、泄泻;痹症;肾阳不足之畏寒肢冷、腰酸软、阳痿;厥脱及各种慢性病见有阳虚(气虚)症状者等。用于各型休克,包括心源性休克、感染性休克、失血性休克、创伤性休克、过敏性休克、神经性休克;心脏疾病,包括充血性心力衰竭、心律失常,病态窦房结综合征、房室传导阻滞、心肌炎、心肌梗死、冠心病、肺心病;血液疾病,包括再生障碍性贫血、高凝倾向、放疗、化疗所致白细胞减少、血小板减少,手术前后稳定血压,血液透析后低血压,亦可用于支气管哮喘、多器官功能失常综合征(MODS)、糖尿病及其继发症、各类免疫功能受损或低下、各种虚寒慢性疾病辅助治疗、肾上腺皮质功能减退、关节炎、风湿性关节炎、类风湿关节炎、肩周炎、冻疮。**【用法用量】**　肌内注射:每次 2～4ml,每日 1～2 次。静脉滴注:每次 20～100ml(用 5％～10％葡萄糖注射液 250～500ml 稀释后使用)。静脉推注:每次 5～20ml(用 5％～10％葡萄糖注射液 20ml 稀释后使用)。或遵医嘱。**【禁忌】**对本品有过敏或严重不良反应病史者禁用。**【注意】**　本品孕妇慎用;本品避免直接与辅酶 A、维生素 K_3、氨茶碱混合配伍使用;本品不宜与中药半夏、瓜蒌、贝母、白蔹、白及及藜芦等同时使用;本品不宜与其他药物在同一容器内混合使用;本品含有皂苷,正常情况下,摇动时可以产生泡沫现象。**【不良反应】**　偶见过敏反应。**【制剂规格】**　注射剂:每支 2ml,每

毫升含人参皂苷不得少于 0.8mg,乌头碱<0.1mg/ml,每毫升注射液相当于生药:红参 0.1g,附片 0.2g。

四逆汤[典/基/保甲]

【药物组成】　干姜 200 g,附子(制)、甘草(蜜炙)各 300 g。【功能主治】　温中祛寒,回阳救逆。主治阳虚欲脱,冷汗自出,四肢厥逆,下利清谷,脉微欲绝。用于抗休克、腹泻、胃下垂、阳虚发热,亦可用于麻疹逆证及放射性白细胞减少症。【用法用量】　口服:每次 10ml,每日 3 次。【禁忌】　非属阳虚者勿用。【制剂规格】　口服液:每支 10ml。

四逆散(颗粒)[保乙]

【药物组成】　柴胡、枳实、芍药、炙甘草各 6g。【功能主治】　透邪解郁,疏肝理脾。临床用于阳郁厥逆证。手足不温,或腹痛,或泄利下重,脉弦。肝脾气郁证。胁肋胀闷,脘腹疼痛,脉弦,亦可用于慢性肝炎、胆囊炎、胆石症、胆道蛔虫症、肋间神经痛、胃溃疡、胃炎、胃肠神经官能症、附件炎、输卵管阻塞、急性乳腺炎等属肝脾气郁,肝脾(或胆胃)不和者。【用法用量】　口服:散剂,必要时水煎取 1 剂或温开水冲服 1 袋。若咳者,加五味子、干姜以温肺散寒止咳;心悸者,加桂枝以温心阳;小便不利者,加茯苓以利小便;腹中痛者,加炮附子以散里寒;泄利下重者,加薤白以通阳散结;气郁甚者,加香附、郁金以理气解郁;有热者,加栀子以清内热。颗粒剂,每次 1 袋(2g),每日 3 次,开水冲服;或遵医嘱。【制剂规格】　散剂:每袋 9g。颗粒剂:每袋 2g(相当于原药材 16g)。

心　宝　丸[基/保乙]

【药物组成】　冰片、蟾酥、附子、鹿茸、人参、肉桂、三七、麝香、洋金花。【功能主治】　补心益气,通阳益肾。用于各种心脏病引起的心悸、气促、疲乏、纳呆、下肢水肿,发绀、呼吸困难及病态窦房结综合征、窦房功能低下引起的心动过缓;老年人心脏无力、心功能不全、心绞痛、心肌缺血、期外收缩等。尚有用于阴茎冠状沟硬肿。【用法用量】　口服:慢性心功能不全按心功能 1、2、3 级每次分别服用 120、240、360mg,每日 3 次,2 个月为 1 个疗程,在心功能正常后改为日维持量 60～120mg。病窦综合征病情严重者每次 300～600mg,每日 3 次,3～6 个月为 1 个疗程。其他心律失常(期外收缩)及房颤、心肌缺血或心绞痛每次 120～240mg,每日 3次,1～2 个月为 1 个疗程。【禁忌】 阴虚内热、肝阳上亢、痰火内盛者及孕妇、青光眼患者忌服。【制剂规格】 浓缩丸:每丸 60mg。

附 片 液

【药物组成】 附片液。【功能主治】 回阳救逆,补火救阳,逐风寒湿邪。主治亡阳虚脱,肢冷脉微,阳痿,宫冷,心腹冷痛;虚寒吐泻,阴虚吐泻,阴虚水肿,阳虚外感,寒湿痹痛。用于脾阳虚所致的畏寒食少,大便稀溏,腹中冷痛等;肾阳虚性畏寒肢冷,腰膝酸软;寒湿痹之肢体关节疼痛,屈伸不利等症。【用法用量】 口服:每次 10～20ml,每日 1～3 次。【禁忌】 孕妇禁用;不宜与半夏、瓜蒌、贝母、白及同服。【制剂规格】 合剂:每 10ml 相当于原生药 4g。另外还有 10ml、50ml、100ml 和 250ml。

第二节　开窍醒脑药

牛黄清热散 [基/保乙]

【药物组成】 牛黄 24g,胆南星、甘草各 80g,黄连、天麻、朱砂各160g,全蝎、僵蚕(制)各 120g,冰片 20g。【功能主治】 清热化痰,镇惊定搐。主治小儿脏腑积热,痰火内闭引起的高热惊风,手足抽搐,痰涎壅盛,烦躁口渴,睡卧不宁。用于流行性乙型脑炎、脑脊髓膜炎、大叶性肺炎、支气管炎、急性出血性或缺血性卒中、上呼吸道感染、急性支气管炎、支气管肺炎、小儿急惊风等。【用法用量】 口服:每次 0.2g,每日 2 次;1 周岁以下儿童酌减。【制剂规格】 散剂:每瓶 0.6g、0.9g、1.8g、3g。

红 灵 散 [典/基]

【药物组成】 雄黄、硼砂各 120g,金礞石(煅)80g,朱砂、硝石(精制)各 200g,麝香、冰片各 60g。【功能主治】 祛暑,开窍,辟瘟,解毒。用于中暑昏厥,头晕胸闷,恶心呕吐,腹痛泄泻及暑秽瘟毒引起的中暑、流脑、乙脑、饮食中毒、霍乱、急性菌痢等。【用法用量】 口服:每次 0.6g,每日1 次;小儿酌减,温开水送下。外用:适量擦患处。【禁忌】 孕妇禁用。【注意】 小儿、老人及体弱者慎用;不宜多服或遵医嘱。【制剂规格】 散剂;每瓶 1.2g。

灵宝护心丹 [典/基]

【药物组成】　麝香、蟾酥、牛黄、冰片、红参、三七、琥珀、丹参、苏合香油。【功能主治】　强心益气,通阳复脉,芳香开窍,活血镇痛。用于心动过缓型病态窦房结综合征及冠心病心绞痛;某些心功能不全、部分心律失常者。【用法用量】　口服:每次 3～4 丸,每日 3 次;饭后服用或遵医嘱。【不良反应】　偶见轻度腹胀、口干,继续服药可自行消失。【禁忌】　孕妇禁用。【制剂规格】　水丸:每 10 丸重 0.08g;每瓶 30 粒、50 粒、100 粒。

局方至宝散 [典/基]

【药物组成】　水牛角浓缩粉 200g,牛黄 50g,玳瑁、朱砂、雄黄、琥珀各 100g,安息香 150g,麝香、冰片各 10g。【功能主治】　清热解毒,开窍定惊。治热证。用于热病,痰热内闭,高热惊厥,神昏谵语。【用法用量】口服:成人每次 2g,每日 1 次;3 岁以下,每次 0.5g;4—6 岁,每次 1g,或遵医嘱。【制剂规格】　散剂:每瓶(袋)2g。

苏合香丸 [典/基/保甲]

【药物组成】　苏合香、冰片各 50g,水牛角浓缩粉 200g,麝香 75g,3岁以内,每次 0.5g,檀香、安息香、沉香、丁香、香附、木香、乳香(制)、荜茇、白术、诃子肉、朱砂各 100g。【功能主治】　芳香开窍,行气止痛。主治中风、中暑、痰厥昏迷、心绞痛。用于冠心病、心绞痛、心肌梗死、胆道蛔虫症属寒凝痰阻、气滞血瘀者;亦可用于过敏性鼻炎、双眼挤动症、小儿喘息症、巅顶头痛等。【用法用量】　口服:每次 1 丸,每日 1～2 次。【不良反应】　偶见过敏性皮疹,停药后自动消失。【禁忌】　热病与脱症(虚脱)忌用;孕妇忌用,不宜久服。【制剂规格】　蜜丸:每丸 3g。

驱风苏合香丸

【药物组成】　麝香、苏合香、冰片、檀香、沉香、丁香、香附、木香、乳香、白豆蔻、天麻、白术、藿香、甘草、朱砂、水牛角、防风、羌活、半夏、乌药、诃子、猪牙皂、荜茇、砂仁、细辛、薄荷。【功能主治】　驱风开窍,祛痰解痉。用于中风痰厥,神志昏迷。【用法用量】　口服:蜜丸,每次 1～2 丸

(3.8~7.6g),每日2次。【制剂规格】 大蜜丸:每丸3.6g。

安宫牛黄丸(胶囊、散)^[典/基/保乙]

【药物组成】 水牛角浓缩粉200g,冰片、麝香各25g,珍珠50g,朱砂、雄黄、牛黄、黄连、黄芩、栀子、郁金各100g。【功能主治】 清热解毒,镇惊开窍。主治热病,邪入心包,高热惊厥,神昏谵语。用于中风昏迷、中风、惊风、脑炎、脑膜炎、高血压、败血症等属邪热内闭者。有保护大脑、镇静、解热、消炎等作用。【用法用量】 口服:丸剂,每次3g,每日1次,小儿3岁以内,每次0.38~0.15g,4—6岁,每次0.75~1.5g,或遵医嘱;散剂,每次1.6g,丸剂、胶囊剂,每次4粒,均每日1次;小儿酌减。【不良反应】 有3例连续服用40~60丸后,引起尿中毒性肾病,出现腰痛、少尿、血尿、蛋白尿;皮肤发红、发痒、皮疹;水疱,口唇发绀,心慌气憋,心跳加速,呼吸急促等。【禁忌】 中风脱证神昏者;舌苔白腻,痰湿阻窍证者忌用;孕妇禁用。【制剂规格】 蜜丸:每丸3g、1.5g;散剂:每瓶1.6g;胶囊剂:每粒0.4g。

牛黄醒脑胶囊(片、丸)^[基/保乙]

【药物组成】 牛黄、水牛角浓缩粉、麝香、冰片、郁金、黄芩、栀子、雄黄、玳瑁、朱砂、珍珠母。【功能主治】 清热解毒,豁痰开窍。主治湿热毒邪内陷,热扰心包,痰火蒙闭清窍所致的高热不退,神志不清,烦躁谵语;或突然仆倒,不省人事,喉中痰鸣,或两目怒视,狂乱无知;或两目直视,手足抽搐,舌红苔黄腻,脉弦滑等小儿高热症状。用于流行性乙型脑炎、脑脊髓膜炎、败血症、中毒性肺炎等痰热窍闭所致病症。【用法用量】 口服:片、胶囊剂,每次4片(粒),每日2次,温开水送下;15岁以下剂量减半,丸剂,每次1丸,每日1次;小儿3岁以内,1/4丸;4—6岁,半丸;或遵医嘱。【禁忌】 虚脱时禁服;孕妇禁用。【制剂规格】 片剂:每片0.38g;胶囊剂:每粒0.35g;丸剂:每丸3.5g。

牛黄清脑片

【药物组成】 玄参、黄芩、金银花、甘草、板蓝根、蒲公英、天花粉、大黄、连翘、石决明、生石膏、雄黄、赭石、冰片、朱砂、麦冬、牛黄、郁金、栀子、生地黄、葛根、苦胆膏、黄连、珍珠、磁石。【功能主治】 清热解毒,清脑安神。主治头身高热，头昏脑晕，言语狂躁，舌干眼红，咽喉肿痛及小儿内热惊风抽搐。用于高血压症、神经官能症、神经性头痛、失眠等，亦用于急性支气管炎或支气管炎之咳嗽。【用法用量】　口服：每次 2～4 片，每日 3 次；或遵医嘱。【禁忌】　孕妇忌服。【注意】　体弱低血压者慎用。【制剂规格】　片剂：每片 0.34g。

西黄疹气丸 [基/保乙]

【药物组成】　人工牛黄、麝香、蟾酥、雄黄、毛慈菇、苍术、丁香、甘草、麻黄、大黄、天麻、朱砂。【功能主治】　清热解疹，镇惊开窍，行滞止痛。主治高热口渴，吐泻骤作，呕吐如喷，泻下如米泔水样便，腹中绞痛，心烦不安，甚至抽搐，神昏，苔黄厚腻，脉滑证属湿热浊邪中阻者。用于夏令中暑、受寒发疹等症。临床表现为疹胀腹痛，霍乱吐泻，四肢厥冷；亦用于疔毒恶疮、虫咬等，用醋化开外用。【用法用量】　口服：成人，每次 10 粒，每日 2～3 次；小儿 4 岁以下，1 岁 1 粒；4～8 岁，每次 5～6 粒；9～15 岁，每次 8 粒，温开水送服。【注意】　孕妇禁用。【制剂规格】　水丸：每 10 粒重 1.5g。

牛黄至宝丸 [基/保乙]

【药物组成】　牛黄、人参、麝香、天竺黄（水飞）、冰片、琥珀、玳瑁、朱砂（水飞）、天南星（制）、水牛角浓缩粉、雄黄（水飞）。【功能主治】　清热解毒，镇惊开窍。主治温邪内陷，热入心包，神昏谵语，斑疹隐现，小儿高热惊风。用于头痛、急性牙周炎、急性结膜炎、急性腭扁桃体炎、急性咽炎、急性肠炎、急性菌痢、便秘、肛裂便血等；中暑、脑血管意外等。【用法用量】　口服：每次 1 丸，每日 2 次。【禁忌】　脱证者、肝阳上亢而致昏厥者或温病神昏热盛阴亏者忌用。【注意】　孕妇禁用。【制剂规格】　大蜜丸：每丸 6g，每盒 10 丸。

八宝玉枢丸 [基]

【药物组成】　麝香、冰片、毛慈菇、千金子霜、五倍子、朱砂、雄黄、红大戟（醋制）、牛黄、珍珠、琥珀。【功能主治】　清瘟解毒，开窍辟疹。主治时疫，伤寒郁热，烦乱狂言，胸膈滞寒，山岚瘴气。用于急慢性肠炎、绞肠疹、暑厥昏迷、急性腮腺炎等。【用法用量】　口服：每次 0.6g，每日 1 次；

小儿酌情减量。【注意】 孕妇忌用。【制剂规格】 水泛丸:每袋 0.6g,每盒 10 袋。

救心金丹^[基]

【药物组成】 麝香、牛黄、珍珠、三七、人参。【功能主治】 强心开窍,活血止痛。主治冠心病引起的心绞痛、胸闷、气促、心悸、心功能不全等。用于冠心病心绞痛、心肌缺血、心功能不全等,症见胸痛彻背,胸部刺痛,胸闷,气短,心悸,甚则面色苍白,四肢厥冷者。【用法用量】 口服:每次 2～4 粒,每日 3 次;或痛时舌下含服 2 粒。【注意】 孕妇禁服。【制剂规格】 水丸:每瓶 10 粒。

救 心 丹^[基]

【药物组成】 人参茎叶总皂苷、牛黄、冰片、麝香、蟾酥、珍珠、三七等。【功能主治】 益气强心,活血化瘀,行气止痛,开窍豁痰,镇心安神。主治心气亏虚,血脉瘀滞引起的胸闷心痛,心悸不宁,汗出气促,舌质紫暗、脉细涩或结代等。用于冠心病、心绞痛、窦性心动过缓证属心气不足,心血瘀滞者。【用法用量】 口服:每次 1～2 粒,每日 2 次,舌下含服或吞服;疼痛发作时立即含服。【注意】 孕妇不用或慎用。【制剂规格】 水丸:每丸 25mg,每瓶 10 粒。

救 急 散^[基]

【药物组成】 朱砂、明矾、雄黄、冰片、火硝、麝香、荜茇。【功能主治】祛暑开窍,升清降浊。主治暑湿内闭所致的中暑昏晕,胸闷气郁,绞肠腹痛,吐泻交作等。用于夏季暑热内闭所致的昏厥。【用法用量】 口服:每次 0.3～0.6g。外用:取药少许点于眼角处。【注意】 孕妇忌内服,慎外用。【制剂规格】 散剂:每袋 0.3g。

清热醒脑灵丸(片)^[基]

【药物组成】 水牛角、郁金、胆膏粉、冰片、雄黄、黄芩、黄连、栀子、蛤壳、赭石、辛夷、薄荷脑、石膏。【功能主治】 清热解毒,开窍醒脑,息风安神。主治脑炎等。用于脑炎、高血压及各种高热。【用法用量】 口服:大蜜丸,每次 1 丸;片剂,每次 4 片;均每日 2～3 次。【禁忌】 虚寒证者均忌用;孕妇禁用。【制剂规格】　大蜜丸:每丸5g;片剂:每片0.3g,每瓶48片。

熊胆救心丹(丸)[基]

【药物组成】　熊胆、蟾酥、冰片、麝香、人参、珍珠、牛黄、猪胆膏、水牛角浓缩粉。【功能主治】　强心益气,芳香开窍。主治心气不足引起的胸痹心痛,胸闷气短,心悸等。用于冠心病、心绞痛。【用法用量】　口服:每次2粒,每日3次。【禁忌】　小儿及孕妇忌用。【制剂规格】　水丸:每10粒重0.25g。

通　关　散[典/基]

【药物组成】　猪牙皂500g,鹅不食草、细辛各250g。【功能主治】通关开窍,有祛痰、镇静、镇痛作用。用于突然气闭昏厥,牙关紧闭,不省人事及精神病、癔症、慢性鼻炎、鼻窦炎证属痰气闭塞清窍者。【用法用量】　外用:每用少许,吹鼻取嚏。【禁忌】　虚脱证、癫痫、脑血管意外、颅脑损伤所致昏厥忌用。【禁忌】　孕妇忌用。【制剂规格】　散剂:每瓶1.5g。

安　脑　丸[基/保乙]

【药物组成】　人工牛黄、水牛角、黄连、栀子、黄芩、珍珠等。【功能主治】　清热解毒,醒脑安神,镇惊息风,豁痰开窍。主治高热神昏,头痛眩晕,抽搐惊厥,中风窍闭等热性病。用于急性高热,如肺炎、伤寒性高热;原发性高血压伴头晕;头痛、耳鸣、肢麻、心悸、失眠;急性脑血管意外。【用法用量】　口服:每次1～2丸,每日2～3次;小儿酌减。【制剂规格】蜜丸:每丸3g。

通窍镇痛散[典/基]

【药物组成】　石菖蒲、郁金、荜茇、香附(醋制)、木香、丁香、檀香、沉香、苏合香、安息香、冰片、乳香。【功能主治】　行气活血,通窍止痛。主治痰瘀痹阻,心胸憋闷疼痛,或中恶气闭,霍乱吐泻,情志不舒、七情所伤、肝气郁结,气血逆乱,脉络闭塞而致的中风,心悸气短,喘息不能平卧,汗出。用于脑血管意外、冠心病、心律失常、神经官能症等症见上述临床表现者。【用法用量】 口服:每次 3g,每日 2 次,姜汤或温开水送服。【禁忌】 孕妇忌服。【制剂规格】 散剂:每瓶 3g。

定搐化风丸[基]

【药物组成】 全蝎、防风、桔梗、大黄、朱砂、僵蚕(麸炒)、羌活、半夏(制)、甘草、麝香、蝉蜕、麻黄、黄连、人工牛黄、冰片。【功能主治】 清热镇惊,散风化痰。主治小儿脏腑积热,关窍闭塞引起的急热惊风,痰涎壅盛,昏睡,神志不清,牙关紧闭,四肢抽搐,颈项强直,二目直视。多用于癫痫惊风等。【用法用量】 口服:薄荷、钩藤汤送服,每次 1.5g,每日 2 次;周岁以内小儿酌减。【禁忌】 忌惊吓。【制剂规格】 蜜丸:每丸 1.5g,每盒 12 粒。

清温至宝丸[基]

【药物组成】 连翘、金银花、玄参、苦桔梗、郁金、黄连、生栀子、黄芩、黄柏、薄荷、大黄、浙贝母、木香、竹黄、甘草、朱砂粉、雄黄粉、牛黄、冰片。【功能主治】 清温泻热,解毒镇惊,化浊开窍。主治瘟毒引起的身热头痛,头面焮红肿大,咽喉肿痛,目赤耳鸣,舌红苔黄燥或黄腻,脉洪数或滑数。用于温邪内热所致的发热、头痛、目赤肿痛等。【用法用量】 口服:每次 2 丸,每日 2 次。【制剂规格】 蜜丸:每丸 6g。

救 心 油[基]

【药物组成】 苏合香、冰片、樟脑、檀香、木香、沉香、乳香、薄荷脑、麝香、茶油、石蜡。【功能主治】 芳香开窍,理气止痛。治心绞痛、胸痹等。用于心绞痛、痰厥昏迷、猝然心痛、时气瘴疠。【用法用量】 外用:涂搽鼻前区人中穴位,深呼吸,必要时口服,每次 3~5 滴,温开水送服。【禁忌】孕妇忌用。【制剂规格】 油剂:每瓶 20ml。

第三节 抗毒蛇、虫咬伤药

季德胜蛇药片[基]

【药物组成】 七叶一枝花、半枝莲、蜈蚣、地锦草等。【功能主治】

清热解毒,消肿止痛,有抗蛇毒、抗破伤风毒素、镇静等作用。治蛇咬伤。用于毒蛇、毒虫咬伤,咬伤后及时用药,疗效更佳。【用法用量】　口服:被毒蛇咬伤后,首次 20 片,捻碎后用烧酒 30ml(儿童不饮酒者可减少酒量),加等量温开水送服。以后每 6 小时服 10 片。服用本品同时,配合服用"解毒片",每次 2～4 片,每日 3 次,至患者蛇毒症状明显消失为止。外用:本品用水调外搽伤口周围。尚须对症处理。被毒蛇咬伤后,及时注射相应的蛇毒疫苗,其效最佳。被毒蛇咬伤后在服药的同时,立即将伤口挑破,以引流排毒,如手足部被咬伤肿胀,上肢者穿刺八邪穴(即 4 个手指指缝间),以钝头粗针平刺直入 2cm,以排出毒液,加速消肿。危重者口服剂量可增加 10～20 片,且适当缩短服药间隔时间;不能口服者可用鼻饲法给药。【注意】　本品对竹叶青蛇咬伤疗效较差。【制剂规格】　片剂:每片 0.3g,每小瓶 20 片,另附"解毒片",每盒 10 小瓶。

附注:南通蛇药二号片

季德胜蛇药片的改进片,用于治毒虫、毒蛇咬伤,有解毒、止痛、消肿功效。药效较好,每次服药量较小。【用法用量】　毒蛇咬伤后,立即服药 5 片,同时将药片以温开水溶化后涂于伤口周围约半寸处。轻度每次 5 片,每日 3 次,连续服至症状消失为止。重症每次 10～15 片,每 4～6 小时 1 次。服药期间同时服解毒片,每次 2～4 片,每日 3 次。临床通常每次 5 片,每 6 小时 1 次,首次加倍,但每次不超过 15 片。【注意事项】　在咬伤后,除应用药物外,还须尽早采取阻止毒素吸收(结扎止血带,每隔 15～20 分钟放松 1～2 分钟)、清除毒素(用盐水冲洗伤口,挤出或吸出毒液)等措施。【制剂规格】　片剂:每片 0.3g。

蛇伤解毒片[基]

【药物组成】　山慈菇、山豆根、拳参、黄连、白芷、冰片、红大戟、雄黄、朱砂、大黄、硫酸镁。【功能主治】　清热解毒,散瘀消肿。用于各种毒蛇咬伤。【用法用量】　口服:24 小时内服 4～5 次,第 1 次 9～12 片,重症可服 18 片,以后每 3～4 小时服 1 次,每次 6～9 片;第 2、3 日每次服 6～9 片,每日 3 次;第 4 日每次 6 片,每日 2 次,均用温开水或茶水送服,至肿胀完全消失为止;小儿酌减,同时应配合外科对症急救处理。【禁忌】　孕妇禁用。【制剂规格】　片剂:每片 0.5g。

祁门蛇药片[基]

【药物组成】 紫葳根皮、半边莲、大蓟、杏香兔儿风、青木香、射干。【功能主治】 解蛇毒。用于被五步蛇、蝮蛇、竹叶青蛇咬伤,亦可用于眼镜蛇、金(银)环蛇咬伤。【用法用量】 口服:每次 8～10 片,每日 4 次;首剂 12 片。伤口外敷祛瘀散(由川芎、白芷、黄药子组成);每日 1 次,中型伤者内服的同时,用本品注射液 30ml 静脉注射,8 小时 1 次,危重者可4～6 小时 1 次,同时用相应的抗蛇毒血清 4000～10 000U 加入 5％ 葡萄糖氯化钠注射液 500ml 中静脉滴注;伤口外敷散瘀。同时应施行对症治疗。【制剂规格】 糖衣片:每片 0.3g。

红卫蛇药片[基]

【药物组成】 黄药子、七叶一枝花、八角莲、雄黄。【功能主治】 清热解毒,化瘀止痛。治蛇咬伤。用于毒蛇咬伤后出现的红肿热痛,破溃流脓及全身症状、头晕、烦躁不安等;西医诊断之神经毒类蛇咬伤或血循环毒类蛇咬伤。【用法用量】 口服:第 1 次 10～12 片,以后每 4 小时服 5片;症状减轻后,每 6 小时服 5 片;危重者可酌加剂量服用。【禁忌】 孕妇忌服。【制剂规格】 片剂:每片 0.5g。

蛇犬化毒散[基]

【药物组成】 牛黄、硝石、珍珠粉、雄黄(飞)、麝香、硼砂(煅)、冰片、斑蝥(去头、足)、炉甘石。【功能主治】 清热解毒,镇惊开窍。主治证属湿邪热毒内侵所致,宜清热凉血,开窍醒神。用于疯狗、毒蛇咬伤、疮疡惊风、危急痧症等。【用法用量】 ①疯狗毒蛇咬伤:适量点于两眼角及舌尖上,连点 7 日,兼敷患处;并内服 0.15g,重则连服数日。②惊风痰厥急症:适量点于舌上。③危急痧症:适量点于舌上并吹入鼻孔。【制剂规格】散剂:每瓶 1g、1.5g。

上海蛇药注射液(片、颗粒)

【药物组成】 由多种中草药配制而成。【功能主治】 具有解蛇毒及消炎、强心、利尿、止血、抗溶血等作用。用于蝮蛇、竹叶青等毒蛇咬伤;亦可治疗眼镜蛇、银环蛇、五步蛇等咬伤。【用法用量】 ①注射液:用于临床抢救。1 号注射液第 1 日每 4 小时肌内注射 1 支(2ml),以后每日 3 次,每次 1 支,一般总量为 10 余支;必要时可取 1~2 支,加入 5%~10% 葡萄糖注射液 500ml 中静脉滴注,或用 25%~50% 葡萄糖注射液 20ml 稀释后,静脉缓慢注射。2 号注射液每 4~6 小时肌内注射 1 支(2ml), 3~5 为 1 个疗程。②片剂:首次服 10 片,以后每 4 小时服 5 片,病情减轻后可每 6 小时服 5 片,3~5 为 1 个疗程,危重病例可酌情增加。③冲剂:开水冲服,首次服 2 袋;以后每次 1 袋,每日 3 次,3~5 为 1 个疗程,应配合注射剂或片剂同用增加疗效,不宜单独应用。【注意】①1 号注射液含强心苷,当心率低于 60/min 时要考虑停药,必要时给予阿托品。急救重症可酌情增量,但应注意心率变化。②呕吐病人服用片剂、颗粒剂宜少量多次用药。③对症处理。【制剂规格】 注射液:每支 2ml;颗粒剂:每袋 26g;片剂:每瓶 20 片、50 片、100 片。

吴江蛇药片(注射液)

药物组成不明。【功能主治】 解蛇毒。用于蝮蛇咬伤,亦治五步蛇、银环蛇、竹叶青蛇咬。还可治蜂、蝎刺咬。【用法用量】 口服:片剂,每次 5~10 片,首剂加倍,以后 4~6 小时 1 次,重症用量酌增;肌内注射:每次 2~4ml,首剂加倍,以后 4~6 小时 1 次。亦可用 5%~10% 葡萄糖注射液 50~100ml 稀释溶解后静脉滴注,危重者酌增剂量。【制剂规格】 片剂:每瓶 20 片;注射液:每支 2ml。

群用蛇药片

药物组成不明。【功能主治】 解蛇毒。用于眼镜蛇咬伤;对银环蛇、蝮蛇、海蛇、五步蛇、龟壳花蛇、竹叶青等咬伤亦有效。【用法用量】 口服:首次服 8 片,以后每次 4~6 片,每日 3~4 次,嚼碎后服用。【制剂规格】 片剂:每瓶 20 片。

群生蛇药片(注射液)

药物组成不明。【功能主治】 解蛇毒。用于蝮蛇、五步蛇、眼镜蛇等咬伤。【用法用量】 口服:片剂,成人首次服 8 片,以后每次 4~6 片,每日 3~4 次。或用注射液于伤口周围局部环形封闭,每次注射 2~4ml,每日 4~6 次。【制剂规格】 片剂:每瓶 20 片;注射液:每支 2ml。

第四节 重症感冒药、中暑、祛暑药

藿香正气水(丸、片、胶囊、软胶囊、颗粒)^[典/保甲/保乙]

【药物组成】 苍术、生半夏、陈皮、厚朴(姜炙)各160g,白芷、茯苓、大腹皮各240g,甘草浸膏20g,广藿香油1.6ml,紫苏叶油0.8ml,干姜13.5g。【功能主治】 解表化湿,理气和中。治外感风寒,内伤湿滞,头痛昏重,脘腹胀痛,呕吐泄泻及胃肠型感冒。用于感冒、急性胃肠炎、急慢性结肠炎等。在2019年12月至2020年4月抗"新冠肺炎"疫情期间,本品曾是对症选用辅助防控疫情的中成药之一。【用法用量】 口服:水剂、口服液,每次5～10ml,每日2次,水丸,每次6g;浓缩丸,每次8粒;胶囊剂,每次3～4粒;软胶囊,每次2～4粒;颗粒剂,每次10g;片剂,每次4～8片;合剂,每次10～15ml;均每日2～3次;小儿酌减。【不良反应】 本方毒性小,但藿香正气水系40%～50%乙醇液体制剂,对小儿、妇女、老人及不饮酒者不适;偶见过敏性药疹。【禁忌】 ①阴虚火旺者忌服;②藿香正气水含乙醇,属酊剂,高空作业、驾驶车辆和精细作业者不宜服用;③忌食生冷、油腻、刺激性强的食物。【制剂】 水剂、液剂、口服液:每支均10ml,每盒10支;水丸:每瓶6g,每盒10瓶;片剂:每片0.3g;浓缩丸:每8丸相当于原生药3g;颗粒剂:每袋0.3g、5g、10g,每盒10袋;软胶囊:每粒0.45g。

四 正 丸^[典/基]

【药物组成】 广藿香、香薷、紫苏叶、白芷、木瓜、法半夏、厚朴(姜炙)、大腹皮、陈皮、白术(麸炒)、桔梗、茯苓、白扁豆(去皮)、枳壳(麸炒)、甘草、六神曲(麸炒)各90g,檀香、山楂(炒)、槟榔、麦芽(炒)各30g。【功能主治】 祛暑解表,化湿止泻。主治内伤湿滞,外感风寒,头晕身重,恶寒发热、恶心呕吐、饮食无味、腹胀泄泻。用于感冒、急慢性胃炎及幽门痉挛、贲门痉挛、胆囊炎、消化不良等见上述症状者,以及胃神经官能症引起的腹胀、痞满。【用法用量】 口服:姜汤或温开水送服,每次2丸,每日2次;小儿酌减。【禁忌】 忌怒;忌食辛腥油腻食物;孕妇忌服。【制剂规格】 蜜丸:每丸6g,每盒10丸。

六 一 散 [典/基]

【药物组成】　滑石粉 600g,甘草 100g。【功能主治】　清暑利湿。主治暑热身倦,口渴泄泻,小便黄少;外治痱子刺痒。用于尿路感染、尿道炎、新生儿腹泻。【用法用量】　口服:每次 6～9g,每日 1～2 次,调服或煎服。外用:扑撒患处。【不良反应】　本品含滑石粉,在皮肤内、阴道内如聚集,可引起肉芽肿。【禁忌】　阴亏、津伤者不宜使用。【制剂规格】散剂:每袋 18g。

六合定中丸 [典/基]

【药物组成】　广藿香、紫苏叶、白扁豆(炒)、香薷各 16g,木香、檀香各 36g,厚朴(姜制)、枳壳(炒)、陈皮、桔梗、甘草、茯苓、木瓜、山楂(炒)各48g,六神曲(炒)、麦芽、稻芽(炒)各 192g。【功能主治】　祛暑除湿,和中消食。主治夏伤暑湿,宿食停滞,寒热头痛,胸闷恶心,吐泻腹痛。用于暑湿型感冒、泄泻、急性肠炎等。【用法用量】　口服:水丸,每次 3～6g,每日 2～3 次;大蜜丸,每次 1 丸,每日 1 次。【禁忌】　忌食生冷、油腻食物;孕妇忌服。【制剂规格】　水丸:每袋 18g;蜜丸:每丸 9g,每盒 10 丸。

暑 症 片 [典/基]

【药物组成】　猪牙皂、细辛各 80g,薄荷、广藿香各 69g,木香、防风、陈皮、半夏(制)、桔梗、甘草、贯众各 46g,白芷、白矾(煅)各 23g,雄黄、朱砂各 57g。【功能主治】　祛寒辟瘟,化浊开窍。治暑症。用于夏令(营)中暑昏厥,牙关紧闭,腹痛吐泻,四肢发麻。【用法用量】　口服:每次 2 片,每日 2～3 次。必要时将片研成细粉取少许吹入鼻内取嚏。【注意】孕妇禁用。【制剂规格】　片剂:每瓶 50 片、36 片。

小儿暑感宁糖浆 [基]

【药物组成】　扁豆花、佩兰、苦杏仁、薄荷、芦根、滑石粉、青蒿、香薷、厚朴、荆芥穗、黄芩、黄连、甘草、蔗糖。【功能主治】　清暑解表,退热。主治小儿暑季外感发热,高热不退,头痛少汗,咽喉肿痛,食欲缺乏,二便不畅。【用法用量】　口服:1 岁以下,每次 5ml;2-3 岁,每次 5～10ml;4-6岁,每次 10～15ml;7-12 岁,每次 15～20ml;均每日 3～4 次;或遵医嘱。

【禁忌】 忌冷饮,忌冰镇食品及油腻、辛辣食品,脾虚溏泄者慎用。【制剂规格】 糖浆剂:每瓶 100ml,相当于原生药 100g。

暑热感冒颗粒[基]

【药物组成】 香薷、连翘、扁豆花、菊花、荷叶、丝瓜络、佩兰、知母、生石膏、北沙参、竹茹。【功能主治】 祛暑解表,清热生津。治中暑。用于夏季受暑热引起的普通感冒、流行性感冒、流行性乙型脑炎初起。【用法用量】 口服:每次 1～2 袋;小儿酌减;每日 3 次,开水冲服。【制剂规格】颗粒剂:每袋 10g,每盒 10 袋。

解 暑 片[基]

【药物组成】 麝香、冰片、朱砂、雌黄、大黄、苍术、肉桂、天麻、山慈菇、公丁香、沉香、硼砂、苏合香、红大戟、五倍子、细辛、松香、麻黄、千金子霜、降香。【功能主治】 辟秽开窍,止吐止泻。解暑热。主治时行痧疫,头胀眼花,胸闷作恶,腹痛吐泻,甚至昏厥等症,或感受山岚瘴气,水土不服。主要用于急性肠胃炎、中暑。【用法用量】 口服:必要时服用 8 片,温开水送服。【禁忌】 孕妇忌服。【制剂规格】 片剂:每片 0.22g,每袋16 片、24 片。

清凉防暑颗粒[基]

【药物组成】 白茅根、芦根、淡竹叶、牛筋草、滑石(飞)、甘草。【功能主治】 清热祛暑,利尿生津。主治暑热、身热、口干、溲赤,也能预防中暑。用于中暑、热射病、日射病。【用法用量】 口服:每次 10g,每日 1～2次,开水冲服。【制剂规格】 颗粒剂:每袋 10g,每盒 10 袋。

金梅清暑颗粒[基]

【药物组成】 金银花、乌梅、淡竹叶、甘草。【功能主治】 清热解毒,生津止渴。治夏日暑热,口渴多汗,头昏心烦,小便短赤,并能防治痱痂。用于中暑、夏季皮炎、红色粟粒疹、汗腺炎等。【用法用量】 口服:每次15g 每日 2 次,开水冲服。【制剂规格】 颗粒剂:每袋 15g,每盒 10 袋。

清 凉 颗 粒[基]

【药物组成】 芦根、淡竹叶、薄荷、滑石粉、金银花、夏枯草、甘草。

【功能主治】　清热解毒,生津止渴。主治暑热之邪耗气伤津,而致身热,口渴,心烦等症;并有防治痱毒热结的作用。用于中暑、热射病、日射病。【用法用量】　口服:每次 25g,每日 4～5 次,温开水冲服或含服。【制剂规格】　颗粒:每袋 25g,250g,500g。

甘 和 茶 [基]

【药物组成】　黄芩、苍术、赤芍、甘草各 75g,高良姜 59g,防风、青皮、紫苏叶、荆芥、柴胡、青蒿各 56g,苦丁茶、神曲(炒)、桔梗 38g,麦芽(炒)、山楂(炒)各 30g,救必应 300g,水翁花、金樱根、岗梅 1500g。【功能主治】　解暑散热,生津止渴。治感冒发热,中暑口渴。用于预防感冒,亦可治胃痛。【用法用量】　口服:每次 1 包(袋),每日 1～2 次;冲服(药茶包)或泡服(袋装茶)。【制剂规格】　药茶包:每包 6g;袋装药茶:每袋 2.5g。

纯阳正气丸 [典/基]

【药物组成】　广藿香、半夏(制)、青木香、陈皮、丁香、肉桂、苍术、白术、茯苓各 100g,朱砂、硝石(精制)各 10g,硼砂、雄黄各 6g,金礞石(煅)4g,麝香、冰片各 3g。【功能主治】　温开散寒,辟秽化浊。主治暑天感寒受湿,腹痛吐泻,胸膈胀满,头痛恶寒,肢体酸重。用于寒湿型感冒,四季各种原因所致的急性肠炎、急性胃炎,症见恶心、呕吐、腹泻等。【用法用量】　口服:每次 1.5～3.0g,每日 1～2 次。【禁忌】　忌气恼及寒凉饮食;孕妇禁用。【制剂规格】　水泛丸:每瓶 3g。

藿香祛暑水 [基]

【药物组成】　广藿香、香薷、白芷、紫苏叶、苍术、丁香、陈皮、大腹皮、法半夏、茯苓、生姜、甘草。【功能主治】　祛暑化湿,解表和中。解暑热。用于内蕴湿滞,受暑感寒引起的恶寒发热,头痛无汗,四肢酸懒,恶心呕吐,腹痛腹泻。【用法用量】　口服:每次 7.5ml,每日 2 次。【制剂规格】　酊剂:每支 15ml。

祛 暑 露 [基]

【药物组成】　藿香、木瓜、檀香、茯苓、甘草、紫苏叶、香薷、丁香。【功能主治】　祛暑散寒,止吐止泻。主治暑湿且外感风寒,症见头痛发热,恶寒无汗,腹胀吐泻。用于急慢性胃肠炎、细菌及病毒性腹泻、胃肠型感冒等疾病。【用法用量】 口服:每次 30ml,每日 2 次。【禁忌】 忌食生冷、油腻食物。【制剂规格】 糖浆剂:每瓶 100ml。

益 元 散 [典/基]

【药物组成】 滑石 600g,朱砂 30g,甘草 100g。【功能主治】 清暑利湿。主治暑湿证。用于感受暑湿,身热心烦,口渴喜饮,小便短赤。亦可用于泌尿系统结石、腹泻。【用法用量】 口服:每次 6g,每日 1～2 次,调服或煎服。【禁忌】 忌食辛辣食物。【制剂规格】 散剂:每袋 30g。

无 极 丸 [基]

【药物组成】 石膏、滑石粉、糯米(蒸熟)、薄荷脑、冰片、丁香、砂仁、白豆蔻、牛黄、肉桂、人工麝香、甘草。【功能主治】 清热祛暑,辟秽止呕。解暑热。用于中暑受热,呕吐恶心,身热烦倦,头晕目眩,伤酒伤湿,消化不良,水土不服,晕船晕车。【用法用量】 口服:每次 10～20 粒;小儿酌减,每日 3 次。或遵医嘱。【禁忌】 孕妇忌服。【制剂规格】 糊丸:每60 粒重 3g。

仁 丹 [基]

【药物组成】 陈皮、檀香、砂仁、薄荷脑、豆蔻(去果皮)、木香、丁香、广藿香叶、儿茶、肉桂、薄荷脑、冰片、朱砂、甘草。【功能主治】 清暑开窍,辟秽排浊。主治中暑呕吐,烦躁恶心,胸中满闷,头晕目眩,晕车晕船,水土不服。用于中暑、急性肠胃炎及高温引起的身体不适病症。尚可用于刺毛虫皮炎(外用)。【用法用量】 口服:每次 10～20 粒,每日 3 次,吞服或含服;或遵医嘱。【制剂规格】 包衣水丸:每 10 丸重 0.3g。

十滴水(软胶囊) [典/基/保乙]

【药物组成】 ①酊(水)剂:樟脑、干姜各 25g,大黄 20g,小茴香、肉桂各 10g,辣椒 5g,桉油 12.5ml。②软胶囊剂:樟脑、干姜各 62.5g,大黄50g,小茴香、肉桂各 25g,辣椒 125g,桉油 3125ml。【功能主治】 健胃,祛暑。用于因中暑而引起的头晕、恶心、腹痛、胃肠不适。【用法用量】口服:酊(水)剂,每次 2～5ml;软胶囊,每次 1～2 粒;儿童酌减。每日 3

次。或遵医嘱。【禁忌】　孕妇忌服。【注意】　驾驶员和高空作业者慎用。【制剂规格】　酊（水）剂：每瓶装 5ml、10ml、25ml；软胶囊：每粒 0.425g。

时疫救急丹(丸)[基]

【药物组成】　广藿香叶、香薷、薄荷脑、白芷、山慈菇、木香、檀香、丁香、雄黄、冰片、沉香、厚朴（姜制）、六神曲（麸炒）、茯苓、木瓜、红大戟（醋制）、千金子霜、甘草。【功能主治】　祛暑散寒，镇痛止泻。主治暑湿霍乱、急性胃肠炎。用于暑湿霍乱导致的头晕发热、脘腹胀痛、恶心呕吐、肠鸣泄泻等。【用法用量】　口服：每次 1.5～3g，每日 2 次；小儿酌减。【禁忌】　因含有剧毒药，按量服用，不宜多服；孕妇禁用。【制剂规格】　水泛丸：每 100 粒重 3g。

诸葛行军散[基]

【药物组成】　麝香、冰片、牛黄、雄黄、硼砂、硝石（精制）、珍珠粉、姜粉。【功能主治】　消暑解毒，辟秽利窍。治中暑。本品主要有抗菌、消炎、抗病毒及开窍醒神等作用。用于夏季中暑头晕、腹痛吐泻、烦闷、小儿惊厥等症。【用法用量】　口服：每次 0.1～0.2g，每日 1～2 次，温开水冲服。【制剂规格】　散剂：每瓶 0.3g。

卧　龙　散[基]

【药物组成】　麝香、冰片、猪牙皂、灯心草（炭）、蟾酥、闹羊花、荆芥穗。【功能主治】　通关开窍，辟秽解暑。治中暑。主治中暑中恶等危急之症。【用法用量】　外用：每次少许，吹入鼻中，出现打喷嚏为止。【禁忌】　不可入口；孕妇忌用。【制剂规格】　散剂：每瓶 0.3g。

清热银花糖浆[典]

【药物组成】　金银花、菊花、白茅根各 100g，绿茶叶 8g，通草 20g，大枣 50g，甘草 20g。【功能主治】　清热解毒，通利小便。主治暑热季节感受暑湿所致的感冒头痛，症见恶寒发热，头身困重，同时伴有口干、口渴欲饮，小便色黄。用于上呼吸道感染见上述证候者。【用法用量】　口服：每次 20ml，每日 3 次。【禁忌】　忌食辛辣油腻刺激性强的食物。【注意】

①肾虚性尿频、尿急等患者慎用;②孕妇慎服;③胃炎、胃溃疡患者慎用;④服药期间宜用清淡富于营养的易消化之品。【制剂规格】 糖浆剂:每支 10ml,每瓶 120ml。

清暑解毒颗粒

【药物组成】 金银花、芦根、淡竹叶、滑石粉、薄荷、夏枯草、甘草。【功能主治】 清暑解毒,生津止渴。用于暑热或高温作业中暑,症见发热,自汗,心烦,头晕,恶心呕吐,体倦无力。【用法用量】 口服:每次25g,每日 4～5 次,开水冲服或含服。或遵医嘱。【禁忌】 忌食辛辣油腻之品。【注意】 ①孕妇慎用;②服药期间饮食宜清淡。【制剂规格】 颗粒剂:每袋 25g。

甘露消毒丸[典/保乙]

【药物组成】 滑石 300g,茵陈 220g,黄芩 200g,石菖蒲 120g,豆蔻、藿香、薄荷、射干、连翘各 80g,川贝母 100g,木通 100g。【功能主治】 芳香化湿,清热解毒。用于暑热(湿)蕴结,湿温初起,邪在气分,湿热并重,症见身热肢酸,胸闷腹胀,咽痛,尿赤或自身发黄,舌苔黄腻或厚腻。尚有用于治疗急性黄疸型肝炎的报道。【用法用量】 口服:每次 6～9g,每日2 次。或遵医嘱。【禁忌】 忌食辛辣、生冷、油腻食物。【注意】 寒湿内阻者慎用。【制剂规格】 丸剂:每袋 3g。

正金油软膏(正金油)[典]

【药物组成】 薄荷脑 150g,薄荷素油 120g,樟脑、樟油各 80g,桉油、香罗勒油各 30ml。辅料为适量石蜡、地蜡、虫蜡及凡士林等,精制成1000g。【功能主治】 驱风兴奋,局部止痛、止痒。用于中暑头晕,伤风鼻塞,蚊叮虫咬。【用法用量】 外用:涂于患处未破损的皮肤。每日 2～3次。或遵医嘱。【制剂规格】 软膏:每盒装 3g、4g。

周氏回生丸[典]

【药物组成】 五倍子 60g,檀香、木香、沉香、丁香、人工麝香、雄黄各9g,醋制红大戟、山慈菇各 45g,千金子霜 30g,冰片 1g,六神曲(麸炒)150g,朱砂 18g,甘草 15g。桃胶水适量。【功能主治】 祛暑散寒,解毒辟秽,化湿止痛。主治霍乱吐泻,痧胀腹痛;夏季暑热外感风寒证。用于食物中毒,急性胃肠炎见上述证候者。【用法用量】　口服:每次 10 丸,每日 2 次。姜汤或温开水送服。【禁忌】　孕妇禁服,不宜久服。【制剂规格】水丸:每 10 丸重 1.5g。

庆余辟瘟丹[典]

【药物组成】　羚羊角(代)、醋香附、大黄、藿香、玄精石、玄明粉、朱砂、木香、制川芎、五倍子、苍术(米泔水润炒)、苏合香、姜半夏、玳瑁、黄连、滑石、猪牙皂、姜厚朴、肉桂、郁金、茯苓、茜草、金银花、黄芩、柴胡、黄柏各 30g,雄黄、琥珀、陈皮、安息香、人工麝香、冰片、雌黄各 15g,柴胡、紫苏叶、升麻、白芷、天麻、川芎、拳参、干姜、丹参、桔梗、石菖蒲、檀香、蒲黄各 20g,细辛、千金子霜、丁香、巴豆霜、当归、桃仁霜、生甘遂霜、红大戟、莪术、槟榔、胡椒、葶苈子、炒白芍、煅禹余粮、桑白皮、山豆根各 10g,山慈菇、鬼箭羽、降香、大枣、赤豆各 40g,紫菀、人工牛黄各 8g,铜石龙子 1 条,芫花 5g,蜈蚣(去头、足)2g,斑蝥(去头、足、翅)0.8g,水牛角浓缩粉 60g。辅料为熟糯米粉、熟粳米粉、苏合香水和朱砂粉等。【功能主治】　辟秽气,止吐泻。用于感受邪气,时行痧气,头晕,气晕胸闷,胸痛吐泻。【用法用量】　口服:每次 1.25～2.5g,每日 1～2 次。【禁忌】　孕妇禁用。【制剂规格】　水丸:每 30 粒重 1.25g,每克含黄芩苷($C_{21}H_{18}O_{11}$)不得少于 1.11mg。

通　窍　散[基]

【药物组成】　麝香、猪牙皂、冰片、灯心草(炭)、细辛、闹羊花、硼砂(煅)、蟾酥。【功能主治】　芳香开窍,辟秽醒脑。治中暑。用于中暑、日射病、慢性支气管炎、肺气肿而痰厥者、癔症;中暑中恶引起的关窍不通,气闭昏厥,神志不清,四肢厥冷。【用法用量】　外用:将本品少许搐入鼻中取嚏。【注意】　外用不可入口;孕妇忌用。【制剂规格】　散剂:每瓶 0.3g、0.5g、1g。

痧　气　散[基]

【药物组成】　麝香、牛黄、珍珠、蟾酥、朱砂、冰片、雄黄、麻黄、硼砂(煅)、银硝、青黛、人中白(煅)、猪牙皂、白矾、灯心草(炭)。【功能主治】

芳香辟秽,宣气开窍。治中暑。用于中暑受秽,结筋抽搐,绞肠腹痛,吐泻不得,胸闷气闭,头晕眼花,神志昏迷,山岚瘴气。【用法用量】 口服:每次 0.3～0.6g;小儿酌减。外用:将药粉搐鼻取嚏。【注意】 孕妇忌服。【制剂规格】 散剂:每瓶 0.3g、0.6g。

清暑解毒丸[基]

【药物组成】 白粉霜、天麻、血竭、雄黄、蟾酥、硼砂、人参、朱砂、冰片、麝香。【功能主治】 清暑解毒,化痰开窍。解暑毒。用于暑热夹痰所致的神昏、眩晕、腹痛等症。亦可外敷,奏解毒杀虫之效。【用法用量】 口服:每次 7 粒,每日 2 次。外用:以酒调敷患处。【禁忌】 孕妇忌用。【制剂规格】 水泛丸:每 100 粒重 1g。

清暑益气丸[基]

【药物组成】 黄芪(蜜炙)、人参、白术(麸炒)、当归、麦冬、五味子(醋制)、升麻、葛根、泽泻、黄柏、苍术(米泔炙)、陈皮、青皮(醋制)、神曲、甘草。【功能主治】 祛暑利湿,补气生津。抗疲劳,主治体弱受暑引起的头晕身热,四肢倦怠,自汗心烦,咽干口渴。用于夏季杂病、眩晕、晕厥、肾炎、慢性疲劳综合征。【用法用量】 口服:大蜜丸,每次 1～2 丸,每日 2 次;药汁丸,每次 9g,每日 1 次。【禁忌】 伤暑非气虚者不宜服用;单纯暑症,高热烦渴者禁用。【制剂规格】 大蜜丸:每丸 9g;药汁丸:每 500 粒重约 30g,每袋 18g。

梅 苏 颗 粒[基]

【药物组成】 乌梅、薄荷、紫苏叶、葛根。【功能主治】 清热解暑,生津止渴。主治暑热感冒引起的口渴,咽干,胸中满闷,头晕目眩。用于风热感冒、中暑等。【用法用量】 口服:每次 10g,每日 3～4 次,开水冲服。【禁忌】 感冒未伤津者不用。【制剂规格】 颗粒剂:每袋 10g。

紫金锭(散)[典/基/保乙]

【药物组成】 山慈菇 200g,红大戟 150g,千金子霜、五倍子各 100g,麝香 30g,朱砂 40g,雄黄 20g,糯米粉(蒸熟)320g。【功能主治】 辟瘟解毒,消肿止痛。主治中暑,脘腹胀痛,恶心呕吐,痢疾泄泻,小儿痰厥;外用治疗疮疖肿、痄腮、丹毒、喉风、晕动病。用于中暑痧胀胸闷疼痛,呕吐泄泻,小儿痰厥及喉风、腮腺炎、脑膜炎、腭扁桃体炎、咽喉炎、痢疾、带状疱疹、阴道炎、宫颈糜烂、药源性静脉炎、嗜酸细胞增多症、癫痫、丹毒、食管癌梗阻等。尚可用于药源性静脉炎、重度萎缩性胃炎;外用于接触性皮炎、手癣等。【用法用量】　口服:锭剂,每次 0.6～1.5g,每日 1～2 次,磨服或捣碎冲服;儿童用量酌减;散剂,每次 1.5g,每日 2 次。外用:适量剂用冷开水或食醋磨调患处,数量不限;散剂用醋调敷患处。【禁忌】　孕妇忌服,年老体弱者亦忌内服。【制剂规格】　锭剂:每锭 0.3g、3g;散剂:每瓶 3g。

济 众 酊 [基]

【药物组成】　樟脑、薄荷脑、砂仁、桂皮、大黄、广藿香、姜、辣椒、小茴香等。【功能主治】　辛温解表,散寒止痛,化湿开胃。缓解中暑诸症。用于因中暑所致的头晕、恶心、腹痛等。【用法用量】　口服:每次 5ml;儿童按年龄酌减,每日 2 次;或遵医嘱。【制剂规格】　酊剂:每瓶 5ml。

清 凉 油

【药物组成】　薄荷脑、薄荷油、樟脑油、樟脑、桉油、丁香油、桂皮油、氨水。【功能主治】　清凉散热,醒脑提神,止痒止痛。主治头痛、头晕、蚊虫叮咬。用于伤暑引起的头痛、晕车、蚊虫叮咬。【用法用量】　外用:取少许于局部皮肤外搽、揉匀。如太阳穴处搽少许可醒脑提神,涂患处即可止痒等。每日 2 次;或遵医嘱。【注意】　本品为淡黄色软膏;气芳香,对皮肤有清凉刺激感;本品在 40℃ 以上熔化,适宜阴凉处储藏。【制剂规格】　软膏:每盒 5g、10g。

七味榼藤子丸 [典/傣]

【药物组成】　榼藤子仁(炒)、毛叶巴豆茎及叶、蔓荆子及叶、黑香种草子各 250g,阿魏 3g,胡椒 15g,墨旱莲草汁适量。【功能主治】　祛暑,和中,解痉止痛。治痛痹。用于吐泻腹痛、胸闷、胁痛、头痛发热。【用法用量】　口服:每次 3～6g,每日 3 次。外用:研末以麻油调敷患处。【制剂规格】　丸剂:每袋 3g。

第五节　平息内风、清营凉血、清热解毒等抗惊厥药

七珍丸^[典/基]

【药物组成】　僵蚕、全蝎、寒食曲各160g,麝香16g,朱砂、雄黄、胆南星、天竺黄各80g,巴豆霜32g。【功能主治】　定惊豁痰,清积通便。主治高热惊厥。用于小儿急惊风,发热惊厥,昏睡,气粗,烦躁,痰涎壅盛,停乳停食,大便秘结,内有热证者。【用法用量】　口服:小儿3－4个月,每次3丸;5－6个月,每次4～6丸;1岁,每次6～7丸;均每日1～2次。1岁以上及体实者酌加用量,或遵医嘱。【禁忌】　体弱及泄泻者忌用。【注意】　症状缓解后即停药(中病即止),不宜久服。【制剂规格】　水泛丸:每200丸约重3g。

小儿七珍丹^[基/保乙]

【药物组成】　雄黄、天麻、天竺黄、全蝎、僵蚕(炒)、清半夏、钩藤、桔梗、黄芩、巴豆霜、胆南星、蝉蜕、蟾酥(制)、沉香、水牛角浓缩丸、羚羊角(代)、人工牛黄、麝香、朱砂。【功能主治】　消积导滞,通便泻火,镇惊退热,化痰息风。主治小儿感冒发热,夹食夹惊,乳食停滞,大便不通,惊风抽搐,痰涎壅盛。用于高热惊厥、感染中毒性休克、乙型脑炎、肠道急性感染、肠痉挛、原发性癫痫。【用法用量】　口服:用白开水或糖水送服,或暗投入食物中;或同乳共服,空腹服最好。一般1个月小儿每次3粒;2－3个月每次4粒;3－4个月每次5～6粒;7－8个月每次8～9粒;满1岁每次15粒;3－4岁每次25粒;5－6岁每次30粒;7－8岁每次35粒;10岁及10岁以上者每次40粒。若未奏效,隔24小时再服1次,最多限服3次。服用每次为1个疗程。【不良反应】　偶有急性视神经炎、过敏反应,如米粒样红色丘疹、眼睑轻度水肿、睑结膜充血伴腹痛稀便、皮肤发红、胃肠炎等。【禁忌】　凡脾虚腹泻、慢脾风及各种痘疹疱疹发作时均禁用;忌辛辣、油腻食物。【制剂规格】　水泛丸:每100粒重约0.26g。

小儿金丹片^[典/基/保乙]

【药物组成】　朱砂80g,橘红、川贝母各40g,胆南星、前胡、玄参、清

半夏、大青叶、关木通、桔梗、荆芥穗、羌活、西河柳、地黄、枳壳(炒)、赤芍、钩藤各 30g,葛根、牛蒡子、天麻、甘草、防风各 20g,冰片、水牛角浓缩粉各10g,羚羊角粉 5g,薄荷脑 0.1g。【功能主治】　祛风化痰,清热解毒。主治小儿感冒发热,痰火内盛,头痛、咳嗽气喘、咽喉肿痛、呕吐、高热惊风。用于小儿上呼吸道感染、支气管炎、麻疹、肺炎、猩红热、腮腺炎等。【用法用量】　口服:片剂,每次 2 片,每日 3 次。周岁酌减。【禁忌】　体质虚寒者及慢脾风者禁用。【制剂规格】　片剂:每片 0.3g,每盒(瓶)36 片。

小儿惊风散[典/基/保乙]

【药物组成】　全蝎130g,僵蚕(炒)224g,雄黄 40g,朱砂、甘草各 60g。【功能主治】　镇惊息风。治小儿惊风,抽搐神昏。用于热证惊风、食滞惊风、惊恐惊风。【用法用量】　口服:散剂,1 岁以上,每次 1.5g,每日 2 次;1 岁以内酌减。【注意】　大便溏薄者慎用。【制剂规格】　散剂:每袋 1.5g。

小儿惊风七厘散[基/保乙]

【药物组成】　牛黄、麝香、雄黄、天竺黄、琥珀、蝉蜕、全蝎、僵蚕(姜制)、胆南星、天麻(姜汁吸)、钩藤、白附子(制)等。【功能主治】　祛风化痰,解热镇惊。主治小儿外感风邪,惊风抽搐,咳吐痰涎,食滞呕吐,腹痛泄泻。【用法用量】　口服:1 岁以内,每次半瓶;1 岁以上,每次 1 瓶。【禁忌】　麻疹及慢惊风忌用。【制剂规格】　散剂:每瓶 0.2g。

八宝惊风散[基]

【药物组成】　天麻、黄芩、天竺黄、黄连、防风、全蝎、沉香、丁香、钩藤、梅片、茯苓、麝香、朱砂、川贝母、金礞石、胆南星。【功能主治】　祛风化痰,退热镇惊。治小儿惊风,发热咳嗽,呕吐痰涎。用于肺炎、流脑、乙脑、中毒性痢疾等,症见惊风抽搐,高热,昏迷。【用法用量】　口服:每次0.26～0.52g,每日 3 次;1 岁以内酌减。【制剂规格】　散剂:0.26g(小瓶)、0.52g(大瓶)。

儿科七厘散[基]

【药物组成】　牛黄、麝香、全蝎(姜、葱水制)、僵蚕、珍珠、琥珀、朱砂、钩藤、天麻(姜汁制)、白附子(制)、防风、蝉蜕、天竺黄、硝石、雄黄、牛膝、薄荷、冰片、甘草。【功能主治】 清热镇惊,祛风化痰。主治小儿惊风、感冒发热、痰涎壅盛。临床用于:①小儿肺炎出现高热,持续不退,气促,鼻翼扇动,咳嗽,烦躁不安,神志不清;②中毒性痢疾症见发病急骤,突然高热,口渴欲饮,呕吐,烦躁不安,惊厥,神志不清,继而面色苍白,四肢发冷,呼吸不匀,血压下降,数小时后出现脓血便等;③流行性乙型脑炎,除上述症状外,症见颈项强直,四肢抽搐等;④流行性脑脊髓膜炎,除乙脑症状外,症见发热恶寒头痛,喷射性呕吐,囟门饱满或膨隆,皮疹始为红色斑丘疹,迅速转变为瘀斑等。【用法用量】 口服:6个月至1岁,每次1/4瓶,每日2次;1—3岁,每次半瓶,每日2次;4—7岁,每次1瓶,每日3次;温开水送服,流行性乙型脑炎可用西瓜水送服。宜中病即止。【注意】 不可久服,症状缓解后停药;6个月以下小儿慎用。【制剂规格】 散剂:每瓶0.26g。

小儿抽风散 [基]

【药物组成】 蜈蚣、全蝎、蝉蜕、僵蚕(麸炒)、半夏(制)、天南星(制)、厚朴(姜制)、橘红、枳壳(麸炒)、甘草、朱砂、土鳖虫、钩藤、薄荷。【功能主治】 清热祛风,镇惊安神。主治小儿惊风,四肢抽搐,口眼歪斜。【用法用量】 口服:1—2岁,每次0.3~0.6g;3—5岁,每次0.9~1.0g,均每日2次。【制剂规格】 散剂:每袋(瓶)1.0g。

小儿太极丸 [基]

【药物组成】 胆南星、天竺黄、僵蚕(炒)、大黄、麝香、冰片、朱砂。【功能主治】 清热镇惊,涤痰消积。主治小儿急惊,手足抽搐,角弓反张,食积痞满,内热咳嗽等。用于积滞内热,内热咳嗽,热极化风等。【用法用量】 口服:每次1丸,每日2次,薄荷汤或开水送服;1岁以内小儿酌减。【禁忌】 无实热积滞者及泄泻者忌用。【制剂规格】 蜜丸:1.0g

小儿奇应丸 [基]

【药物组成】 雄黄、朱砂、天竺黄、胆南星、天麻、僵蚕(麸炒)、冰片、黄连、雷丸、牛黄、琥珀、蟾酥(酒制)、鸡内金(炒)。【功能主治】 解热定惊,化痰止咳,消食杀虫。主治小儿惊风发热,咳嗽痰多及食积、虫积。用于小儿感冒、高热惊厥、麻疹未透等急性传染性疾病和细菌性痢疾、热入营血者。【用法用量】　口服:1 岁,每次 7 粒;2~3 岁,每次 10 粒;4~6 岁,每次 15~20 粒;7~9 岁,每次 30 粒;10 岁以上,每次 40 粒;不满 1 周岁酌减;均每日 3 次。【制剂规格】　水丸:每瓶 80 粒。

小儿牛黄清心散[基]

【药物组成】　天麻、胆南星、黄连、赤芍、大黄、全蝎、水牛角浓缩粉、僵蚕(麸炒)、人工牛黄、琥珀、雄黄、冰片、朱砂、金礞石(煅)。【功能主治】清热化痰,镇惊止痉。主治小儿内热,急惊痰喘,四肢抽搐,神志昏迷。【用法用量】　口服:1 岁以内,每次半袋(0.3g);1~3 岁,每次 1 袋(0.6g);3 岁以上酌增;均每日 1~2 次。【禁忌】　风寒感冒,痘疹引起发热忌服。【制剂规格】　散剂:每袋(瓶)0.6g。

小儿葫芦散[基]

【药物组成】　橘红、茯苓、朱砂、鸡内金(炒)、天竺黄、僵蚕(麸炒)、半夏曲、琥珀、全蝎、天麻、川贝母、冰片、葫芦蛾。【功能主治】　化瘀消食,镇惊祛风。主治痰喘咳嗽,脘腹胀满,胸膈不利,吐乳不食,小儿惊风。【用法用量】　口服:1 岁以内,每次 0.15g;1~3 岁,每次 0.3g;4~6 岁,每次 0.6g;均每日 1~2 次。【制剂规格】　散剂:每袋 0.3g。

牛黄千金散[典/基]

【药物组成】　牛黄24g,天麻、黄连、朱砂各160g,全蝎、僵蚕各120g,冰片20g,胆南星、甘草各80g。【功能主治】　清热解毒,解痉定惊。主治小儿高热惊风,手足抽搐,痰涎壅盛,神昏谵语。用于小儿高热急惊风抽搐严重者。【用法用量】　口服:100 日龄内小儿,每次 0.15g;1 岁以内,每次 0.3g;1~3 岁,每次 0.6g;3 岁以上,每次 0.6~0.9g;均每日 2~3 次。【禁忌】　忌辛辣食物(乳母同忌);慢惊风禁服。【制剂规格】　散剂:每袋 1g。

牛黄抱龙丸(片)[典/基]

【药物组成】　牛黄8g,胆南星200g,天竺黄70g,茯苓100g,雄黄、琥珀各50g,麝香4g,僵蚕(炒)60g,全蝎、朱砂各30g。【功能主治】　清热镇惊,祛风痰。主治小儿风痰壅盛,高热神昏,惊风抽搐。用于小儿肺炎、惊厥、中毒性痢疾、乙型流脑、高热惊厥等。【用法用量】 口服:大蜜丸,每次1丸;片剂,每次2片;均每日1~2次;1岁以内小儿酌减。【不良反应】偶可引起腹泻。【禁忌】 无实热及慢惊风者禁用;忌辛辣食物(乳母同忌)。【制剂规格】 蜜丸:每丸1.5g;片剂:每片0.42g。

牛黄清心丸[典/基]

【药物组成】 牛黄、当归、川芎、甘草、山药、黄芩、苦杏仁(炒)、大豆黄卷、大枣(去核)、白术(炒)、茯苓、桔梗、防风、柴胡、阿胶、干姜、白芍、朱砂、人参、六神曲(炒)、肉桂、麦冬、白蔹、蒲黄(炒)、麝香、冰片、水牛角浓缩粉、羚羊角(代)、雄黄。【功能主治】 清心化痰,镇惊祛风。主治神志混乱,言语不清,痰涎壅盛,头晕目眩,癫痫惊风,痰迷心窍,痰火痰厥。用于高血压、脑血管意外后遗症及精神分裂症。【用法用量】 口服:一般每次1丸,重者每次2丸,均每日2次。【禁忌】 温热病、狂躁谵语、神昏者忌用。【注意】 孕妇忌服。【制剂规格】 大蜜丸:每丸3g。

牛黄镇惊丸[基/典]

【药物组成】 牛黄80g,全蝎300g,僵蚕(炒)、珍珠、朱砂、雄黄、钩藤、胆南星、薄荷、白附子(制)、半夏(制)、天竺黄各100g,天麻、防风各200g,琥珀60g,麝香、冰片各40g,甘草400g。【功能主治】 镇惊安神,祛风豁痰。主治小儿惊风,高热抽搐,牙关紧闭,烦躁不安。用于小儿上感、流感、肺炎或其他急性传染病,症见高热惊厥,神志不清,牙关紧闭时。【用法用量】口服:水蜜丸,每次1g;小蜜丸,每次1.5g;大蜜丸,每次1丸;均每日1~3次;3岁以下儿童酌减。【禁忌】 慢惊风者禁用;忌食辛辣食物(乳母同忌)。【制剂规格】 水蜜丸:每瓶36g;小蜜丸:每瓶25g;大蜜丸:每丸1.5g。

牛黄清脑丸(片)[基]

【药物组成】 牛黄、羚羊角(代)、珍珠、朱砂、冰片、郁金、九节菖蒲、黄芩、栀子、珍珠母、知母、甘草、龙胆、雄黄、葛根、水牛角浓缩粉、黄连。【功能主治】 清热解毒,通窍镇惊。主治高热不退,窍闭神昏,惊厥抽搐,咽喉肿痛,尚可治咳嗽。用于高热神昏、中风昏迷属实热内盛者及癫狂属痰热内盛者。【用法用量】　口服:每次 1～2 丸,每日 2 次。【禁忌】　肢冷、大汗淋漓、气微遗尿、口开目闭等脱证禁用;孕妇忌用;忌油腻、厚味、辛辣食物。【制剂规格】　大蜜丸:每丸 3.5g。

化风丸(丹) ^[基/保乙]

【药物组成】　大黄、细辛、天麻、白附子、桔梗、常山、地龙、羌活、薄荷、防风、枳壳、冰片、巴豆霜、猪牙皂、僵蚕、全蝎、胆南星、麻黄、朱砂、麝香。【功能主治】　解痉息风,开窍豁痰。主治小儿急惊风、癫痫、热病抽搐。【用法用量】　口服:1 岁以内,每次 0.5～1 丸;2－3 岁,每次 1 丸;4－5 岁,每次 1～2 丸;6－10 岁,每次 2 丸;成人每次 3 丸;均每日 1～2次,温开水送服。癫痫患者应在发病前服用。【禁忌】　忌食生冷及难消化、刺激性食物。【制剂规格】　蜜丸:每丸 2.2g,每盒 10 丸。

抱 龙 丸 ^[典/基]

【药物组成】　茯苓 50g,赤石脂、陈皮、厚朴、山药、檀香、白芷、砂仁、白芍、诃子(去核)、荜茇、木香、天麻、香附(四制)各 25g,广藿香、天竺黄、荆芥、白术(炒)各 38g,法半夏、薄荷、紫苏叶、僵蚕(姜制)、防风、白附子、独活、川芎(酒蒸)各 31g,朱砂 47g。【功能主治】　祛风健胃。主治胃肠型感冒。用于小儿风痰吐乳腹泻。【用法用量】　口服:1 岁以内,每次 1丸;1－2 岁,每次 2 丸;均每日 2～3 次。【制剂规格】　蜜丸:每丸 1.56g。

羚 珠 散 ^[基]

【药物组成】　羚羊角(代)粉、珍珠粉、牛黄、僵蚕、朱砂、琥珀、胆南星、冰片、石菖蒲油。【功能主治】　清热解毒,镇惊安神。主治热证引起的痰涎壅盛,发惊抽搐,抽风。用于高热惊厥、急性腭扁桃体炎、麻疹、水痘、腮腺炎、中毒性痢疾、流行性乙型脑炎。【用法用量】　口服:半岁至 1岁,每次 0.2g;1－3 岁,每次 0.3g;3 岁以上,每次 0.6g;均每日 3 次,或遵医嘱。【禁忌】　非实证热证禁服。【注意】　中病即止,不可久服。6 个月以内小儿慎用。【制剂规格】　散剂:每支 0.6g,每盒 10 支、20 支。

清热镇惊散 ^[基]

【药物组成】　全蝎、珍珠、冰片、钩藤、胆南星、雄黄、黄连、薄荷、白附子(制)、栀子、甘草、防风、天麻、琥珀、青黛、水牛角浓缩粉。【功能主治】清热解痉,镇惊息风。治热证。用于小儿高热急惊,烦躁不安,气促痰壅,手足抽搐。【用法用量】 口服:每次 1g,每日 2 次;周岁以下小儿酌减。【禁忌】 虚寒证者忌用。【制剂规格】 散剂:每支 1g。

猴 枣 散 [基]

【药物组成】 猴枣、全蝎、猪牙皂、细辛、石菖蒲、草豆蔻、琥珀、珍珠、牛黄、川贝母、麝香。【功能主治】 清热化痰,镇惊开窍。主治痰热壅盛引起的小儿高热、惊风、咳喘等症。用于呼吸道感染,如小儿支气管炎、肺炎、咽肿喉痛等热证。【用法用量】 口服:1 岁以上,每次 0.36g;1 岁以内,每次 0.18g;均每日 2 次,或遵医嘱。【禁忌】 风寒虚寒证忌用。【制剂规格】 散剂:每支(袋)0.36g。

万应锭(颗粒、胶囊) [典/基/保乙]

【药物组成】 胡黄连、黄连、儿茶各 100g,冰片 6g,香墨 200g,熊胆 20g,麝香、牛黄各 5g,牛胆汁 160g。【功能主治】 清热解毒,镇惊息风。主治小儿高热,烦躁易惊,口舌生疮,牙龈、咽喉肿痛。用于小儿上呼吸道感染、支气管炎、麻疹肺炎、支气管扩张咯血、上消化道出血及口腔溃疡等。【用法用量】 口服:每次 2～4 锭;胶囊剂,每次 0.3～0.6g;颗粒剂,每次 1～2 袋,开水冲服;均每日 2 次。3 岁以内小儿酌减。外用:醋调捣碎搽患处。【禁忌】 小儿慢脾风者忌服。孕妇慎用;忌油腻食物。【制剂规格】水泛丸:每 10 锭重 1.5g;颗粒剂:每袋 1g;胶囊剂:每粒 0.15g、0.3g。

紫雪散(紫雪) [典/基/保乙]

【药物组成】 石膏、寒水石、滑石、磁石各 526g,木香、沉香各 55g,玄参、升麻各 175g,甘草 88g,丁香 11g,玄明粉 1752g,硝石(精制)96g,朱砂、水牛角浓缩粉各 33g,羚羊角(代)16g,人工麝香 13g。【功能主治】清热开窍,止痉安神。主治热病,高热烦躁,神昏谵语,惊风抽搐,斑疹吐衄,尿赤便秘。用于危重病症的常用抢救药品,主要适用于温热病邪热内陷,神昏谵语,惊厥之证。但临床应用很广,如小儿高热、急性腭扁桃体炎、肺结核咯血、暴发性传染性肝炎、急性肝坏死肝昏迷、流行性乙型脑炎、流行性脑脊髓膜炎、病毒性脑膜脑炎、败血症、急性白血病高热、痈证、精神分裂症；老年性胃溃疡；急性磷化锌中毒等。【用法用量】　口服：散剂，每次 1.5～3g，每日 2 次，1 岁小儿，每次 0.3g，5 岁以内每增 1 岁递增 0.3g，每日 1 次，5 岁以上小儿酌情服用；胶囊剂，成人每次 1.5～3g，每日 2 次；1 岁小儿每次 0.3g，5 岁以内小儿每增 1 岁递增 0.3g，每日 1 次，5 岁以上小儿酌情服用；颗粒剂，成人每次 1.5～3g，每日 2 次；1 岁小儿每次 0.3g，5 岁以内每增 1 岁递增 0.3g，每日 1 次，5 岁以上小儿酌情使用，开水冲服。遵医嘱。【注意】　孕妇禁用；禁食辛辣食物；本品不宜长期服用。颗粒剂、胶囊剂遵医嘱。【制剂规格】　散剂：每瓶 1.5g、3.0g。胶囊剂：0.5g。颗粒剂：每袋：1.5g。

珍黄安宫片 ^[保乙]

【药物组成】　牛黄、胆南星、天竺黄、水牛角片、珍珠层粉、黄芩提取物、小檗根提取物。【功能主治】　镇静安神，清热解毒。主治高热，烦躁不安，失眠多梦，神昏谵语，惊风抽搐，癫狂痫症，高血压病等。用于高热、头痛、头晕、精神分裂症、高血压病等。【用法用量】　口服：每次 4～6 片，每日 3 次。【禁忌】　孕妇忌服。【注意】　虚寒、脾胃虚弱者慎用。【制剂规格】　片剂：每片 0.24g。

琥珀抱龙丸 ^[典/基]

【药物组成】　山药(炒)256g，朱砂 80g，甘草 48g，琥珀、天竺黄、檀香、茯苓、红参各 24g，枳壳(炒)、胆南星、枳实(炒)各 16g。【功能主治】　镇静安神，清热化痰。主治烦躁不安，发热抽搐，痰喘气急，惊痫不安。用于乙型脑炎、麻疹后并发支气管性肺炎严重病例及流感、急性腭扁桃体炎、中毒性菌痢、败血症等所致高热不退，惊厥抽搐等症。【用法用量】　口服：每次 1 丸，每日 2 次；婴儿每次 1/3 丸化服。【禁忌】　慢惊风、久病气虚、大便溏泄者禁用。【制剂规格】　蜜丸：每丸 1.8g，每盒 10 丸。

祛风化痰散 ^[基]

【药物组成】　陈皮、僵蚕、钩藤、川贝母、木香、厚朴、天竺黄、茯苓、胆南星、全蝎、麦冬、麻黄、前胡、天麻、荆芥、巴豆霜、防风、冰片、橘红、朱砂。【功能主治】　祛风化痰，通便。主治小儿惊风，咳嗽痰多，大便秘结。用于小儿急热惊风、小儿肺炎、中毒性痢疾、流行性乙型脑炎等。【用法用量】 口服:3 个月以内,1 袋分 6 次服;7 个月以内小儿,1 袋分 4 次服;7 个月至 1 岁小儿,1 袋分 2 次服;1-2 岁,每次 1 袋;3-4 岁每次服 1.5 袋。【禁忌证】 脾虚体弱、便溏者忌用。【制剂规格】 散剂:每袋 2.5g。

第六节 消肿祛腹水、胸水用药

十 枣 丸 [基]

【药物组成】 甘遂、芫花、大戟、大枣。【功能主治】 攻逐水饮。有泻下和利尿作用,主治水饮壅盛于里所致的咳唾胸胁引痛,心下痞硬。干呕短气,头痛目眩,胸背掣痛,脉沉悬;或全身水肿尤以下半身显著,腹胀喘满,二便不利之实水证。用于渗出性胸膜炎、腹水、胸腔积液、肝硬化腹水、肺炎及心、肾病水肿。【用法用量】 口服:温开水或米汤送服,每次 3g,每日 1~2 次。【不良反应】 常见恶心、胃肠道不适感。本药经醋制后毒性降低。【制剂规格】 小蜜丸:每 50 粒重 3g。

舟 车 丸 [基/保乙]

【药物组成】 牵牛(炒)、大黄、甘遂(醋制)、红大戟、芫花(醋制)、青皮(醋制)、橘皮、木香、轻粉。【功能主治】 行气利水。主治腹水、实水证。用于急慢性肾炎、腹膜炎、肝硬化、血吸虫病晚期腹水等见腹部肿胀,四肢水肿,胸腹胀满,停饮喘急,大便秘结,小便短少,全身水肿,喘促,便秘者。【用法用量】 口服:每次 1.5~3g,每日 1~2 次;或遵医嘱。【禁忌】 体虚者忌服。孕妇禁用。【制剂规格】 水丸:每袋 3g。

臌 症 丸 [基]

【药物组成】 甘遂、木香、大枣肉(炒)、小麦(炒)、皂矾(醋制)。【功能主治】 利水消肿,除湿健脾。有泻下、利尿、抗菌消炎、护肝强体作用,主治臌症之胸腹胀满,四肢水肿,大便秘结,小便短赤。用于急性胃炎、胃肠综合征、肝硬化腹水等症见上述者。【用法用量】 口服:每次 10 粒,每日 3 次,饭前服用;儿童酌减。【禁忌】 忌与甘草同服;忌食盐及荞麦面;孕妇禁用。【制剂规格】 糖衣水丸:每 10 粒重 1.3g。

注:**四消丸、消水导滞丸**亦有较强的逐水作用。

第 15 章　清热解毒抗炎、表里双解等其他疾病抗感染治疗药

特别提示：由于前 14 章中的感染性疾病用中成药已在相关疾病进行了论述，如"连花清瘟胶囊"等在第 1 章"辛凉解表"有论述，为节约篇幅使许多具有抗感染的中成药不在本章重复，故应在具体疾病所属章节查询。但也有部分多系统感染性疾病广谱清热解毒消炎(清火)药如牛黄解毒丸(片、胶囊、软胶囊)[典/基/保甲]，兼有防控"新冠肺炎"的连花清瘟胶囊(颗粒)[保甲]等在本章收录，既可节约读者检索时间，又方便查询相关知识。

第一节　清热解毒抗炎、广谱抗病原微生物药

牛黄解毒丸(片、胶囊、软胶囊)[典/基/保甲]

【药物组成】　牛黄 5g，石膏、大黄各 200g，黄芩 150g，桔梗 100g，冰片 25g，雄黄、甘草各 50g。【功能主治】　清热解毒，消肿止痛。主治火热内盛，咽喉肿痛，牙龈肿痛，口舌生疮，目赤肿痛。用于咽喉炎、面颊炎、腭扁桃体炎、牙龈炎、舌炎、急性胰腺炎、原发性血小板增多症、便秘等。【用法用量】　口服：大蜜丸，每次 1 丸；片剂，每次 2 片；胶囊剂，每次 2(0.4g/粒)～3(0.4g/粒)粒；软胶囊，每次 4 粒，均每日 2～3 次。【不良反应】　偶有过敏反应、出血倾向、膀胱炎。罕见有新生儿滥用引起中毒反应；造血系统损害；支气管哮喘，喉头水肿，肝功能损害等。【禁忌】　孕妇禁用；不宜与四环素、磷酸盐、硫酸盐类及含生物碱、金属离子的药物合用。【注意】　新生儿慎用。【制剂规格】　蜜丸：每丸 3g；片剂：每片 0.4g；胶囊剂：每粒 0.3g、0.4g；软胶囊：每粒 0.4g。

连花清瘟胶囊(颗粒、片)[保甲]

【药物组成】　连翘、金银花、炙麻黄、炒苦杏仁、石膏、板蓝根、绵马贯

众、鱼腥草、广藿香、大黄、红景天、薄荷脑、甘草、淀粉。【功能主治】 清瘟解毒,宣肺泄热。用于治疗流行性感冒属热毒袭肺证,症见发热或高热、恶寒、肌肉酸痛、鼻塞流涕、咳嗽、头痛、咽干咽痛、舌偏红,苔黄或黄腻等症的患者。本品已列入《人感染 H_7N_9 禽流感治疗方案(2013 年,第 1版)》方案中,也曾作为近年来发生的 H_5N_1、H_9N2 等人感染禽流感的治疗用药;已证实对 SARS 病毒、乙型流感病毒、疱疹病毒、EV71 型病毒均有抑制作用,其效与奥司他韦(达菲)相近。本品也是"新冠肺炎"辅助用药之一。【用法用量】 口服:胶囊(片)剂,每次 4 粒(片);颗粒剂,每次 1~2 袋,均每日 3 次。【禁忌】 忌烟、酒及生冷、油腻食物;不宜在服用本品期间同时服用补药。【注意】 ①本品为甲类非处方(自购)药,风寒感冒者不宜用,发热体温超过 38.5℃应去医院就诊。②高血压、心脏病、孕妇、肝病、糖尿病、肾病患者、老年人和小儿用均须遵医嘱。【制剂规格】胶囊、片剂:每粒(片)均 0.5g,每盒 24 粒(片);颗粒剂:每袋 0.5g,每袋 0.6g。

万氏牛黄清心丸(片) [典/基/保乙]

【药物组成】 牛黄10g,朱砂60g,郁金80g,黄连200g,黄芩、栀子各120g。【功能主治】 清热解毒,镇惊安神。主治邪热内闭,烦躁不安,神昏谵语,小儿高热惊厥。用于乙型脑炎、流行性脑脊髓膜炎、中毒性痢疾、中毒性肝炎、肝昏迷等,症见高热烦躁,神昏谵语者及原发性高血压、脑血管意外等。【用法用量】 口服:成人,小蜜丸,每次 2 丸;大蜜丸,每次 1丸;浓缩丸,每次 4 丸;片剂,每次 4~5 片;小儿 3—7 岁服成人 1/3 量;7岁以上服成人 1/2 量。均每日 2~3 次。或遵医嘱。【制剂规格】 蜜丸:每丸 1.5g;浓缩丸:每 4 丸相当于原药材 1.5g;片剂:每片 0.3g。

黄连上清丸(片、颗粒、胶囊) [典/保甲/保乙]

【药物组成】 黄连、栀子(姜炙)、连翘、蔓荆子(炒)、荆芥穗、白芷、桔梗、黄芩各80g,菊花 160g,防风、黄柏(油炒)、甘草、川芎、石膏、薄荷各40g,大黄(酒炙)320g,旋覆花 20g。【功能主治】 清热通便,散风止痛。治上焦风热诸证。用于上焦风热,头昏脑胀,牙龈肿痛,口舌生疮,咽喉红肿,耳痛耳鸣,暴发火眼,大便干燥,小便黄赤。【用法用量】 口服:丸剂,每次 3g;片剂,每次 6 片;胶囊剂,每次 2 粒;颗粒剂,每次 1 袋,开水冲服;

均每日 2 次。【禁忌】　脾胃虚寒者禁用;异辛辣食物;孕妇忌用。【制剂规格】　丸剂,每 10 丸 0.3g,每袋 6g;片剂,每片 0.2g;颗粒剂;每袋 2g;胶囊剂;每粒 0.4g。

雪胆解毒丸 [保乙]

【药物组成】　雪胆、大黄(制)、连翘、黄连、黄柏、盐酸小檗碱、黄芩、栀子、天花粉、玄参、青黛、桔梗。【功能主治】　清热泻火。主治肺胃热积。用于口燥咽干,咽喉肿痛,大便燥结,小便赤黄。【用法用量】　口服:每次 3g,每日 1～2 次。【禁忌】　脾胃虚寒者忌用;孕妇忌用。【制剂规格】　丸剂:每 10 丸重 0.5g,每袋 6g。

乾 坤 宁 片

【药物组成】　黄连、黄芪、栀子、茯苓、三棱等。【功能主治】　祛邪,平调阴阳,清热利湿,解毒散结,行气活血。用于各种炎症。能显著抑制艾滋病病毒(HIV)抗原在 MT4 细胞的表达和在 T 细胞中的复制,降低 HIV/AIDS 患者血中 HIV-RNA 病毒载量;抑制乙肝 HBsAg 和 HBeAg 的产生,改善肝功能异常和肝细胞病理变化;对流感病毒、Ⅰ、Ⅱ 型疱疹病毒亦有显著抑制作用;同时能增加病人(免疫功能低下)的淋巴细胞转化率,具有调节免疫力,改善临床症状、缩短病程等功效。有防治非典型肺炎(SARS)的功效。【用法用量】　口服:每次 4～6 片,每日 3 次。配合丹黄颗粒(延寿宝)联用,疗效更佳。【制剂规格】　片剂:每片 0.5g。

清开灵胶囊(软胶囊、颗粒、滴丸、 片、泡腾片、口服液) [典/保甲/保乙]

【药物组成】　胆酸、珍珠母、猪去氧胆酸、栀子、水牛角、板蓝根、黄芩苷、金银花。【功能主治】　清热解毒,镇静安神。用于外感风热时毒,火毒内盛所致高热不退,烦躁不安,咽喉肿痛,舌质红绛,苔黄,脉数;上呼吸道感染、病毒性感冒、急性腭扁桃体炎、急性咽炎、急性气管炎、高热等症属上述症状者。【用法用量】　口服:胶囊剂,每次 2～4 粒,每日 3 次;口服液,每次 20～30ml,每日 2 次,儿童酌减或遵医嘱;其他剂型遵医嘱。【注意】　久病体虚患者如出现腹泻时慎用。【制剂规格】　胶囊剂:每粒 0.25g,含黄芩苷 10mg,每盒 12 粒,每盒 24 粒;软胶囊:每粒 0.4g;颗粒剂:每袋 3g;滴丸:每 10 丸 0.3g;片剂:每片 0.5g;泡腾片:每片 1g。

黛 蛤 散 [典/基/保乙]

【药物组成】 青黛 30g,蛤壳 300g。【功能主治】 清肝利肺,降逆除烦。用于慢性肺源性心脏病急性发作期,顽固性咳嗽。【用法用量】 口服:每次 6g,每日 1 次,随处方入煎剂。【制剂规格】 散剂:每袋(瓶)6g。

牛黄上清胶囊(软胶囊、片、丸) [典/基/保甲]

【药物组成】 牛黄、薄荷、菊花、荆芥穗、白芷、川芎、栀子、黄连、黄柏、黄芩、大黄、连翘、赤芍、当归、地黄、桔梗、甘草、石膏、冰片。【功能主治】 清热泻火,散风止痛。用于热毒内盛、风火上攻所致的头痛眩晕、目赤耳鸣、咽喉肿痛、口舌生疮、牙龈肿痛、大便燥结。【用法用量】 口服:胶囊剂,每次 3 粒;软胶囊,每次 4 粒;片剂,每次 4 片;大蜜丸,每次 1 丸;均每日 2 次。【注意】 孕妇慎服。【制剂规格】 胶囊剂:每粒 0.3g;软胶囊:每粒 0.6g;片剂:每片 0.263g;大蜜丸:每丸 6g。

芩 连 片 [典/基/保乙]

【药物组成】 黄芩、赤芍、连翘各 250g,黄柏 400g,黄连、甘草各 100g。【功能主治】 清热解毒,消肿止痛。主治脏腑蕴热,头痛目赤,口鼻生疮,热痢腹痛,湿热带下,疮疥肿痛。用于口腔炎症、眼科疾病、细菌性痢疾、妇女白带及皮肤疮疖肿痛。【用法用量】 口服:每次 4 片,每日 2 次。【制剂规格】 片剂:每片 0.55g。

热炎宁颗粒(片) [典/基]

【药物组成】 蒲公英、虎杖、北败酱草各 300g,半枝莲 150g。【功能主治】 清热解毒。有抗菌抗病毒、消炎解热的功效,主治上呼吸道感染,尿黄便结,风热感冒,发热,咽喉肿痛,口苦咽干。用于化脓性腭扁桃体炎、急性咽炎、急性支气管炎、单纯性肺炎。【用法用量】 口服:颗粒剂,开水冲服,每次 16～32g;片剂,每次 3～6 片;均每日 2～4 次;或遵医嘱。【制剂规格】 颗粒剂:每袋 16g;薄膜衣片:每片 0.26g;糖衣片:每片片芯重 0.25g。

肿节风片(颗粒、胶囊)[基/保乙]

【药物组成】　肿节风。【功能主治】　消肿散结,清热解毒。用于抗菌抗病毒、消癥瘕包块、肿瘤以及肺炎、阑尾炎、蜂窝织炎等。临床用于原发性血小板减少性紫癜、慢性非特异性溃疡性结肠炎、胃溃疡、复发性口疮、疱疹性口炎、急性喉炎等。【用法用量】　口服:片剂,每次 3 片;胶囊每次 3 粒;颗粒剂,每次 1 袋;均每日 3 次。其他剂型遵医嘱。【制剂规格】　片剂:每片 0.25g;胶囊剂:每粒 0.35g;颗粒剂:每袋 3g。

金莲花片(口服液、颗粒)[保乙]

【药物组成】　金莲花。【功能主治】　清热解毒,抗菌消炎。主要用于上呼吸道感染腭扁桃体炎、气管炎、肠炎、痢疾、胆囊炎、阑尾炎、外伤感染、结膜炎、传染性非典型肺炎等。【用法用量】　口服:片剂,每次 3～4片;口服液,每次 10ml;颗粒剂,开水冲服,每次 1 袋;均每日 3 次;重症酌加或遵医嘱用。【禁忌】　虚寒者勿用。【制剂规格】　片剂:每片相当于原药材 1.5g;口服液:每支 10ml;颗粒剂:每袋 10g(含糖);5g(无糖型)。

金银花露

【药物组成】　金银花。【功能主治】　清热解毒,消暑。治暑热烦渴、咽喉肿痛,热毒疮疖,小儿胎毒等。用于肿瘤放疗、化疗、口干及肺炎、急性腭扁桃体炎等。【用法用量】　口服:每次 60～120ml,每日 2～3 次或不拘时代茶饮。【制剂规格】　水剂:每瓶 500ml,相当于金银花 30g。

瓜霜退热灵胶囊[基/保乙]

【药物组成】　羚羊角(代)、麝香、西瓜霜、朱砂、冰片。【功能主治】　清热解毒,开窍镇静。用于高热、惊厥、抽搐、咽喉肿痛、舌疔等病症及上呼吸道感染、腭扁桃体炎、肠炎、菌痢等。【用法用量】　口服:1 岁小儿,每次 0.15～3g;1—3 岁,每次 0.6g;4—6 岁,每次 0.6～0.75g;7—9 岁,每次 075～0.9g;9 岁以上,每次 0.9～1.2g;成年人每次 1.2～1.8g;均每日 3～4 次。【制剂规格】　胶囊剂:每粒 0.3g。

康氏牛黄解毒丸[基]

【药物组成】　黄连、栀子、大黄、防风、黄芩、桔梗、人工牛黄、朱砂、麝香。【功能主治】 清热解毒,凉肝泻肺,散风止痛。主治肝肺蕴热所致的头晕目赤,口鼻生疮,牙痛口疮,皮肤刺痒,咽痛痄腮,心烦口渴等。用于神经性头痛、急性结膜炎、急性咽喉炎、腭扁桃体炎、疖肿疮疱、急性便秘、痔疮、肛裂等属热证者。【用法用量】 口服:每次 2 丸,每日 2 次。风火牙痛亦可随时服用 3g,嚼化。【注意】 孕妇忌服;忌食辛辣厚味。【制剂规格】 蜜丸:每丸 3g。

清血解毒丸[基]

【药物组成】 大黄、荆芥、蒲公英、防风、苦地丁、黄芩、连翘、甘草、关木通、地黄。【功能主治】 清热解毒,散风消肿。主治疮疖溃烂初期、发热及咽喉肿痛、目赤、牙痛。用于咽炎、腭扁桃体炎、口腔炎、牙龈炎、急性结膜炎、皮肤化脓性感染、发热疾病。【用法用量】 口服:每次 6g,每日1～2 次。【注意】 孕妇慎用。【制剂规格】 水丸:每 50 粒重 3g,每袋 6g。

清降片(丸)

【药物组成】 大黄、生地黄、牡丹皮、赤芍、板蓝根、青黛、玄参、麦冬、金银花、连翘、蚕沙、薄荷脑、皂角、甘草等。【功能主治】 清热解毒,利咽止痛。主治肺胃蕴热证所致的咽喉肿痛,发热烦躁及急性腭扁桃体炎、腮腺炎、猩红热、疱疹性咽炎、口腔炎伴发热、大便干燥者。用于小儿急性咽炎、急性腭扁桃体炎见以上症状者。【用法用量】 口服:片剂,1 岁以内,每次 1.5 片;1—3 岁,每次 2 片;丸剂,4—5 岁,每次 1 丸;6 岁,每次 3 片;均每日 2～3 次;或遵医嘱。【注意】 患儿体虚、消化功能差、大便溏泻者慎用。【制剂规格】 片剂:每片 0.25g;蜜丸:每丸 3g。

二丁颗粒

【药物组成】 紫花地丁、半边莲、蒲公英、板蓝根。辅料:蔗糖。【功能主治】 用于火热毒盛所致的热疖痈毒、咽喉肿痛、风热火眼。【用法用量】 口服:每次 1 袋(4g),开水冲服,每日 3 次。【禁忌】 忌烟酒及辛辣食物;不宜在服药期间同时服用滋补性中药。【注意】 糖尿病患者慎用。【制剂规格】 颗粒剂:每袋 20g(含糖);4g(无糖)。

清胃黄连丸

【药物组成】　黄连、石膏、桔梗、甘草、知母、玄参、地黄、牡丹皮、天花粉、连翘、栀子、黄柏、黄芩、赤芍。【功能主治】　清热泻火、解毒消肿。用于肺胃火盛所致的口舌生疮、牙龈咽喉肿痛。【用法用量】　口服：每次9g(1袋)，每日 2 次，温开水送服。【禁忌】　服药期间忌油腻辛辣刺激性强的食物和滋补性食品；忌烟酒。【制剂规格】　水丸：每袋 9g，每盒10 袋。

金菊五花茶颗粒

【药物组成】　金银花、木棉花、葛花、野菊花、槐花、甘草。辅料：蔗糖。【功能主治】　清热解毒、凉血解毒、清肝明目。用于大肠湿热所致的泄泻，痔疮出血及肝热目赤、咽喉肿痛，口舌溃疡糜烂。【用法用量】　口服：每次 10g，每日 1～2 次，开水冲服。【禁忌】　服药期间忌油腻辛辣刺激性强的食物、滋补性食品；忌烟酒。【制剂规格】　颗粒剂：每袋 10g，每盒 12 袋。

芩翘口服液

【药物组成】　黄芩、连翘、荆芥、野菊花、玄参、水牛角、酒大黄、皂角刺、蜂房。【功能主治】　疏风清热，解毒利咽，消肿止痛。有抑制流感病毒 A 肺适应株、腺病毒 3 型和呼吸道合胞病毒及对金葡菌、β 溶血性链球菌引起的小鼠死亡具有一定保护作用。用于急性喉痹（急性咽炎）、风热乳蛾（急性充血性扁桃体炎）属内有郁热，外驱风邪证者，症见咽痛或吞咽痛，咽干灼热，口渴多饮，咳嗽，痰黄、尿黄，舌质红，苔薄白或黄，便干，脉浮数有力。【用法用量】　口服：每次 20ml，每日 3 次。急性咽炎、扁桃体炎疗程分别 5 日、7 日 为 1 个疗程。【禁忌】　肝功能不全者忌服。【注意】　本品有少量沉淀，摇匀后用吸管吸服；孕妇慎用。【制剂规格】　口服液：每支 10ml。

穿心莲滴丸 [保乙]

【药物组成】　穿心莲。【功能主治】　清热解毒，凉血消肿。用于邪毒内盛，感冒发热，咽喉肿痛，口舌生疮，顿咳劳嗽，泄泻痢疾，热淋涩痛，痛肿疮疡,毒蛇咬伤;亦可用于"新冠肺炎"对症辅助治疗。【用法用量】口服:每次 15～30 丸,每日 3 次。【制剂规格】 滴丸:每丸 42mg,每袋 15 丸,每盒 9 袋。

复方双花片[保乙]

【药物组成】 金银花、连翘、穿心莲、板蓝根。【功能主治】 清热解毒,利咽消肿。用于风热外感、风热乳蛾,症见发热(微寒)、微恶风、头痛、鼻塞流涕,咽红而痛或咽喉干燥灼痛,咽及扁桃体红肿,舌边尖红苔薄黄或舌红苔黄,脉浮数或数。【用法用量】 口服:成人每次 4 片,每日 4 次;儿童 3 岁以下每次 2 片,每日 3 次;3－7 岁每次 2 片,7 岁以上每次 3～4 片,均每日 3 次;3 日为 1 个疗程。或遵医嘱。【禁忌】 忌厚味、油腻和辛辣食物;脾胃虚寒者慎用。【制剂规格】 片剂:每片 0.62g,每盒 36 片。

炎 宁 颗 粒

【药物组成】 鹿茸草、白花蛇舌草、鸭跖草。【功能主治】 清热解毒,消炎止痢。用于上呼吸道感染,扁桃体炎,尿路感染,急性菌痢,肠炎。【用法用量】 口服:每次 1 袋(14g),每日 3～4 次,开水冲服。【制剂规格】 颗粒:每袋 14g,每盒 6 袋。

连蒲双清胶囊

【药物组成】 盐酸小檗碱、蒲公英浸膏。【功能主治】 清热解毒,燥湿止痢。用于肠炎痢疾、疖肿外伤发炎、乳腺炎、胆囊炎等症。【用法用量】 口服:胶囊剂,每次 2 粒,每日 3 次。儿童酌减。【不良反应】 偶见全身发痒、乏力、胸闷、皮疹、心惊等。【制剂规格】 胶囊:每粒 025g,每盒 24 粒。

银黄丸(含化片、口服液、注射液)[保乙]

【药物组成】 金银花提取物 36g,黄芩提取物 36g。【功能主治】 清热解毒、消炎。用于急慢性扁桃体炎、咽炎、上呼吸道感染;亦可用于"新冠肺炎"对症辅助治疗。【用法用量】 口服:丸剂,每次 0.5～1g,每日 4 次;口服液,每次 10～20ml,每日 3 次;含化片,每次含化 1～2 片,每日

6～8 片。小儿酌减。肌内注射：注射液，每次 2～4ml，每日 1～2 次。【制剂规格】　水丸剂：每袋 1g；含化片：每片 0.25g；口服液：每支 10ml；注射液：每支 2ml。

复方黄芩片

【药物组成】　黄芩、虎杖、穿心莲、大青叶。【功能主治】　清热解毒，凉血消肿。用于咽喉肿痛、口舌生疮、感冒发热、痈肿疮疡。【用法用量】口服：每次 4 片，每日 3～4 片。【禁忌】　忌辛辣、鱼腥食物。不宜同服温补性中药。【制剂规格】　片剂：每片 0.33g。

清热消炎宁胶囊

【药物组成】　草珊瑚（九节茶）。【功能主治】　清热解毒，消炎止痛，舒筋活络。适用于流感、咽喉炎、肺炎、细菌性痢疾、急性胃肠炎、阑尾炎、创伤、疮疡肿痛或脓肿、蜂窝织炎。【用法用量】　口服：每次 2～4 粒，每日 3 次。外用：将内容物加温开水溶化后，于患处小心仔细搽敷，每日 2～3 次。【制剂规格】　胶囊剂：每粒 0.32g，每盒 36 粒。

莲芝消炎胶囊

【药物组成】　穿心莲总内酯 60g，山芝麻干浸膏 172g。【功能主治】清热，解毒，消炎。用于肠胃炎、支气管炎、扁桃体炎、咽喉炎、肺炎等，亦可用于"新冠肺炎"对症辅助治疗。【用法用量】　口服：每次 1 粒，每日 3 次。或遵医嘱。【制剂规格】　胶囊剂：每粒 0.6g，每盒 24 粒。

牛黄清胃丸 [基/保乙]

【药物组成】　牛黄、大黄、菊花、麦冬、薄荷、石膏、栀子、玄参、番泻叶、黄柏、黄芩、甘草、桔梗、连翘、枳实、牵牛子、冰片。【功能主治】　清胃泻火，润燥通便。主治心胃火盛，头晕目眩，口舌生疮，牙龈肿痛，乳蛾咽痛，便秘尿赤。用于口腔炎、急性牙周炎、牙龈炎、蜂窝织炎、急性腭扁桃体炎、急性咽峡炎等。【用法用量】　口服：每次 2 丸，每日 2 次。【禁忌】孕妇忌服。【注意】　脾胃虚弱者慎用。【制剂规格】　大蜜丸：每丸 6g。

芩芝清心丸 [基]

【药物组成】　黄芩、大黄、山药、麝香、牛黄、朱砂、冰片、桔梗、丁香、雄黄、薄荷脑。【功能主治】 清热泻火通便,解热消肿。主治胃肠蕴热引起的头昏脑胀,口鼻生疮,咽喉肿痛,风火牙痛,大便秘结。用于口腔炎、牙周炎、牙龈炎、急性腭扁桃体炎、咽喉炎等,属胃肠蕴热,胃火上炎者。【用法用量】 口服:每次 2 丸,每日 2 次。【禁忌】 孕妇忌服。【制剂规格】 蜜丸:每丸 3g,每盒 10 丸。

三 子 散 [典/蒙]

【药物组成】 诃子、川楝子、栀子各 200g。【功能主治】 清热凉血,解毒。治无名热证。用于温热、血热等各种热证。【用法用量】 口服:水煎,每次 3～4.5g,每日 2～3 次。【制剂规格】 散剂:每袋 9g。

清热解毒口服液(软胶囊) [典/基/保乙]

【药物组成】 生石膏 670g,金银花 134g,玄参 107g,生地黄 80g,连翘、栀子、甜地丁、黄芩、龙胆、板蓝根各 67g,知母、麦冬各 54g。【功能主治】 清热解毒。主治流感、上呼吸道感染及各种发热疾病如咽喉肿痛、扁桃体炎等。用于外感时邪,内蕴热毒所致的身热汗出,头痛身痛,心烦口渴,微恶寒,如流感、流行性脑脊髓膜炎、肺炎等各种发热性疾病。【用法用量】 口服:口服液,每次 10～20ml,每日 3 次;软胶囊,每次 2～4 粒,每日 3 次。或遵医嘱。【禁忌】 阳虚便溏者忌用。【制剂规格】 口服液:每支 10ml。软胶囊:每粒 1.2g。

透表回春丸 [基]

【药物组成】 防风、赤小豆、黄连、大青叶、甘草、滑石、玄参、雄黄、山豆根、羌活、天花粉、赤芍、栀子(姜汁制)、薄荷、黄芩、朱砂、川芎、朱蒡子(炒)、荆芥、当归、连翘、柴胡、升麻。【功能主治】 透表清热。主治小儿内热伤风,头痛发热,乍寒乍热,鼻流清涕,咽痛腮肿,烦热身倦,瘾疹不出。用于腮腺炎、猩红热、麻疹出疹期、急性化脓性腭扁桃体炎、皮肤化脓性感染、淋巴结炎。【用法用量】 口服:鲜芦根汤或温开水送服,每次 1 丸,每日 2 次。【禁忌】 忌食油腻、辛辣味食物。【制剂规格】 蜜丸:每丸 3g。

新清宁片 [典/基/保乙]

【药物组成】 大黄总蒽醌衍生物等。【功能主治】 清热解毒,活血化瘀,缓下。用于内结实热,症见喉肿、牙痛、目赤、便秘、下痢、感染性炎症,发热及急性菌痢、肠炎、急性腭扁桃体炎、肺炎、上呼吸道感染、尿路感染、急性淋病、高脂血症等。【用法用量】　口服:每次 3~5 片,每日 3 次;可酌情增减,儿童遵医嘱。用于便秘临睡前服 5 片,次晨多饮水。不可与抗生素磺胺类药物同服。【制剂规格】　片剂:每片相当于熟大黄 0.3g,含总蒽醌衍生物不低于 7mg。

炎可宁片

【药物组成】　黄连、黄柏、板蓝根、大黄、黄芩。【功能主治】　清热泻火,消炎止痢。主治各种感染炎症。用于急性腭扁桃腺炎、细菌性肺炎、急性结膜炎、中耳炎、疖痈瘰疬、急性乳腺炎、肠炎、细菌性痢疾及急性尿道感染;亦可用于"新冠肺炎"对症辅助治疗。【用法用量】　口服:每次 3~4 片,每日 3 次。【禁忌】　孕妇忌服。【制剂规格】　片剂:每片 0.3g。

穿黄清热片

【药物组成】　穿心莲、一枝黄花。【功能主治】　清热解毒。具有抗菌、抑制病毒感染的作用。用于急性上呼吸道感染、急性腭扁桃体炎、咽喉炎等热毒壅盛者。【用法用量】　口服:每次 6~8 片,每日 3 次。【制剂规格】　薄膜衣片:每片 0.21g。

穿王消炎片(胶囊)

【药物组成】　穿心莲、了哥王。【功能主治】　消炎解毒。治热病、炎症。用于痰热咳喘、腹痛及急慢性腭扁桃体炎、咽喉炎、肺炎、急性肠胃炎、急性菌痢。【用法用量】　口服:片剂,每次 4 片;胶囊剂,每次 2 粒(0.4g/粒)或每次 4 粒(0.23g/粒);均每日 3 次。【注意】　孕妇禁用。【制剂规格】　片剂:每片 0.22g;胶囊剂:每粒 0.23g;0.4g。

复方穿心莲片 [保乙]

【药物组成】　穿心莲、路边青。【功能主治】　清热解毒,利湿。用于风热感冒,咽喉疼痛,湿热泄泻。临床用于风热感冒、喉痹、腮腺炎(痄腮)、湿热泄泻等及咽喉肿痛,口舌生疮,顿咳劳嗽,热淋涩痛,痈肿疮疡,毒蛇咬伤,外伤感染等;亦可用于"新冠肺炎"对症辅助治疗。【用法用量】

口服:每次 4 片,每日 3 次。【不良反应】 偶见血清 GPT 暂时升高,停药后逐渐恢复。尚有过敏性药疹、过敏性休克(罕见)、心肌损伤、胃肠道反应等个案报道。【禁忌】 忌烟、酒及辛辣、生冷、油腻食物;不宜在服药期间同时服用滋补性中药。【制剂规格】 糖衣或薄膜衣片:每片均 0.22g。

穿心莲内酯胶囊(滴丸、软胶囊、片)[保乙]

【药物组成】 穿心莲内酯。【功能主治】 清热解毒,抗菌消炎。用于上呼吸道感染风热证所致的咽痛;亦可用于"新冠肺炎"对症辅助治疗。【用法用量】 口服:胶囊剂,每次 2～3 粒;滴丸,每次 0.15g;软胶囊,每次 2～3 粒;片剂,每次 2～3 片;均每日 2～3 次。【禁忌】 孕妇禁用。糖尿病患者禁服。忌烟酒、辛辣、鱼腥食物;不宜在服药期间同时服用温补性中药。【注意】 孕妇慎用,儿童应在医师指导下服用;脾虚大便溏者慎用;属风寒感冒咽痛者,症见恶寒发热、无汗、鼻流清涕者慎用。【不良反应】 偶有一过性胃肠不适。【制剂规格】 胶囊剂:每粒 0.33g(含穿心莲内酯 75mg)。软胶囊:每粒 50mg。滴丸:每袋 0.15g;片剂:每片 50g。

了哥王片

【药物组成】 了哥王。【功能主治】 消炎,解毒。具有抗菌、抗病毒及抗炎的作用。用于支气管炎、肺炎、腭扁桃体炎、腮腺炎、乳腺炎、蜂窝织炎。【用法用量】 口服:每次 3 片,每日 3 次。【制剂规格】 干浸膏片:每片 0.22g。

四季青片

【药物组成】 四季青。【功能主治】 清热解毒,凉血止血。用于由敏感菌引起的呼吸、消化、泌尿系统感染性疾病;对烧伤、下肢溃疡、伤寒、副伤寒、骨髓炎、外伤感染、疮疖等亦有效。【用法用量】 口服:每次 5 片,每日 3 次。【制剂规格】 片剂:每片 0.25g。

复方公英片

【药物组成】 蒲公英、板蓝根。【功能主治】 清热解毒。主治感冒及上呼吸道感染。【用法用量】 口服:每次 6～8 片,每日 3 次。【注意】①忌烟、酒及辛辣、生冷、油腻食物。②不宜同时服用滋补性中成药。

③适用于上呼吸道感染引起的发热,微恶风,有汗,口渴,鼻流浊涕,咽喉肿痛,咳吐黄痰。④有高血压、心脏病、肝病、糖尿病、肾病者;脾胃虚寒,症见腹痛、喜暖、泄泻者慎用。【制剂规格】　片剂:每片相当于原生药 0.64g。

功劳去火片(胶囊)

【药物组成】　功劳木、黄柏、黄芩、栀子。【功能主治】　清热解毒。用于解热、消炎。用于实热火毒型急性咽喉炎、急性胆囊炎、急性肠炎。【用法用量】　口服:片剂,每次 5 片;胶囊剂,每次 5 粒,均每日 3 次。【禁忌】　虚寒重症者禁用。【注意】　本品仅适用于实热火毒、三焦热盛之证,虚寒者慎用。【制剂规格】　片剂:每片 0.3g;胶囊剂:每粒 0.3g。

千　喜　片

【药物组成】　系从千里光、穿心莲等中药提取的总黄酮、总内酯精制而成。【功能主治】　清热解毒,消炎止痛,止泻止痢。用于肠炎、结肠炎、细菌性痢疾和鼻窦炎等。【用法用量】　口服:每次 2～3 片,每日 3～4次;重症患者首次可服 4～6 片。【禁忌】　服药期间,忌食辛辣、油腻食物。【注意】　本品为糖衣片,片芯为绿褐色至黑褐色,味苦;一般服药后粪便呈黑色,系药物本身色素。【制剂规格】　片剂:每片 0.3g。

消　炎　片

【药物组成】　黄芩、蒲公英、紫花地丁、野菊花。【功能主治】　抗菌消炎。治热毒证。用于呼吸道感染、肺炎、支气管炎、疖肿等;亦可用于"新冠肺炎"对症辅助治疗。【用法用量】　口服:每次 4～6 片,每日 3～4次。【禁忌】　孕妇禁用;忌烟、酒及辛辣、生冷、油腻食物;不宜在服药期间同时服用滋补性中药。【注意】　有支气管扩张、肺脓肿、肺心病、肺结核患者出现咳嗽时应去医院就诊。【制剂规格】　片剂:0.5g。

复方鱼腥草片 [典]

【药物组成】　鱼腥草 583g,黄芩 150g,板蓝根 150g,连翘 58g,金银花 58g。【功能主治】　清热解毒。治外感风热证。用于外感风热引起的咽喉疼痛;急性咽喉炎、咽炎、腭扁桃体炎有风热证候者。【用法用量】

口服:每次 4～6 片,每日 3 次。【禁忌】 ①忌辛辣、鱼腥食物;②药品性状发生改变时禁止服用;③不宜同服温补中成药。【注意】 ①腭扁桃体化脓并全身有高热等症状者应去医院就诊。②服药 3 日后症状无改善;或出现其他症状,应去医院就诊。③按用法用量服用;儿童应在医师指导下服用;防止儿童误服、误用。④服用其他药物前应咨询医师或药师。【制剂规格】 片剂:每片含生药 1g。

银黄清肺胶囊

【药物组成】 葶苈子、麻黄、杏仁、银杏叶、枇杷叶。【功能主治】 清肺化痰、止咳平喘,有抑菌消炎作用。治痰热肺壅等证。症见咳嗽咳痰,痰黄而黏,胸闷气喘,发热,口干咽燥,便干尿黄,舌质红,苔黄腻,脉滑数等。用于慢性支气管炎、哮喘。【用法用量】 口服:每次 3 粒,每日 3 次,7 日为 1 个疗程。【制剂规格】 胶囊剂:每粒 0.15g,每盒 24 粒。

万应胶囊(颗粒)[典/基/保乙]

【药物组成】 胡黄连 54g,黄连 54g,儿茶 54g,冰片 3.3g,香墨 108g,熊胆粉 10.8g,人工牛黄 27g,牛胆汁 87g,人工麝香 27g。【功能主治】清热、镇惊、解毒。主治小儿上呼吸道感染,支气管炎、麻疹肺炎、支气管扩张咯血、上呼吸道消化道出血及口腔溃疡等。用于口舌生疮,牙龈肿痛,咽喉肿痛,小儿高热,烦躁易惊。【用法用量】 口服:胶囊剂,每次1～2 粒,每日 2 次;3 岁以内小儿酌减;锭剂(大粒),每次 2～4 锭,每日 2次;3 岁以内小儿酌减。【注意】 孕妇慎用。【制剂规格】 胶囊剂:每粒0.3g,每盒 12 粒;锭剂(大粒):每 10 锭重 1.5g。

银芩胶囊[保]

【药物组成】 金银花、黄芩、鱼腥草、三七叶。【功能主治】 清热解毒、清宣肺热。治风热感冒、高热、畏寒等。用于外感风热所致的发热、咳嗽、咽痛,上呼吸道感染、腭扁桃体炎、咽炎等。【用法用量】 口服:成人,每次 5 粒,儿童按每 10 千克体重 1 粒;均每日 3 次;5 日 为 1 个疗程。【制剂规格】 胶囊剂:每粒 0.2g,每瓶 50 粒。

复方红根草片

【药物组成】 红根草、鱼腥草、金银花、野菊花、空心莲。【功能主治】

清热解毒。主治感染性炎症。用于急性腭扁桃体炎、咽喉炎、肠炎、痢疾等。【用法用量】 口服:每次 4 片,每日 3～4 次。【制剂规格】 干膏片:0.12g。

三黄片（丸、散）[典/基/保甲/保乙]

【药物组成】 大黄 300g,盐酸小檗碱 5g,黄芩浸膏 21g。【功能主治】清热解毒,泻火通便,燥湿止痛,凉血。主治三焦热盛,湿毒蕴结。有抗菌抗病毒作用。用于三焦热盛,目赤肿痛,口鼻生疮,咽喉肿痛。牙龈出血,心烦口渴,尿赤便秘;急性胃肠炎、痢疾及便秘、疮痛;亦可用于"新冠肺炎"对症辅助治疗。【用法用量】 口服:每次 4 片,每日 2 次;小儿酌减。其他剂型按说明书或遵医嘱用。【注意】 孕妇慎用。【制剂规格】 片剂:每片 0.5g;丸剂:每 500 丸重 30g。

导 赤 丸 [保乙]

【药物组成】 黄连、栀子(姜炒)、黄芩、连翘、木通、大黄、玄参、赤芍、滑石、天花粉。【功能主治】 清热泻火,利尿通便,有一定抑菌、抗病毒作用。主治火热内盛所致的口舌生疮,咽喉疼痛,心胸烦热,小便短赤,大便秘结;口腔炎、口腔溃疡、复发性口疮、小儿鹅口疮、舌炎患者疼痛灼热,口渴喜饮,便秘尿赤,舌红苔黄,脉数。用于急性咽炎患者咽喉疼痛,声音嘶哑,口干喜饮,便秘尿赤,舌红苔黄,脉数,以及脘腹胀痛或刺痛、心胸烦热的泌尿系统感染(淋证)、便秘患者。【用法用量】 口服:每次 1 丸,每日 2 次,1 岁以内小儿酌减。【禁忌】 ①脾虚便秘者忌用;②服药期饮食宜选清淡易消化之品,忌辛辣油腻,以免助湿热。【注意】 ①孕妇、年老体弱者均慎用;②口腔炎、口腔溃疡患者可配合使用外用药;③口腔溃疡患者可选用富含 B 族维生素的粗粮(薯类)稠粥食疗。【制剂规格】 蜜丸:每丸 3g。

麝香牛黄丸

【药物组成】 金银花、连翘、黄连、黄芩(煮)、黄柏、栀子、石膏、大黄、牛黄、麝香、冰片、薄荷脑、朱砂、雄黄、麦冬、当归、赤芍、防风、钩藤、桔梗、甘草。【功能主治】 清热解毒;有一定抑菌抗病毒、镇痛解热止咳、抗炎和治眩晕等作用。用于热毒内盛所致头晕目眩(赤),咽干咳嗽,风火牙痛,大便秘结;上呼吸道感染、牙周炎等患者见上述证候者。【用法用量】口服:水蜜丸,每次 2g;小蜜丸,每次 3g;大蜜丸,每次 1 丸;每日 2～3 次。【禁忌】 ①孕妇忌服;②方中含朱砂、雄黄有小毒,不可久服。【注意】本品性味寒凉,脾虚寒者慎用。【制剂规格】 水蜜丸:每袋 2g;小蜜丸:每袋 3g;大蜜丸:每丸 3g。

消炎退热颗粒

【药物组成】 大青叶、蒲公英、紫花地丁、甘草。【功能主治】 清热解毒、凉血消肿;有一定抑菌抗病毒作用。用于外感热病、疮疖、热毒壅盛证,症见发热头痛、口干口渴、咽喉肿痛、疮疖肿痛。【用法用量】 口服:每次 10g,每日 4 次,开水冲服。【禁忌】 服药期间忌辛辣、生冷、油腻饮食。【注意】 ①风寒感冒者、孕妇均慎用。【制剂规格】 颗粒剂:每袋 10g。

复方南板蓝根颗粒(片)

【药物组成】 南板蓝根、紫花地丁、蒲公英。【功能主治】 清热解毒,消肿止痛;有一定抑菌抗病毒作用。用于腮腺炎(痄腮)、急性咽炎(急喉痹)、毛囊炎(疖肿)等热毒内盛者。【用法用量】 口服:片剂,每次 3 片,每日 3 次;颗粒剂,每次 10g,每日 3 次,开水冲服。【禁忌】 阴虚热盛者忌用。【注意】 ①老人、儿童及素体脾胃虚弱者慎用;②有发热等全身症状者,酌情慎用抗菌药物对症治疗;若有皮肤感染,对症配用外用药,增强疗效。【制剂规格】 颗粒剂:每袋 10g;片剂:每片 0.3g。

绿雪(胶囊)

【药物组成】 寒水石、滑石、石膏、青黛、玄参、升麻、水牛角浓缩粉、石菖蒲、朱砂、磁石、土木香、丁香、玄明粉、硝石、甘草。【功能主治】 清热解毒、镇静安神。主治外感热病、热盛动风,症见高热神昏,头痛头胀,咽痛口渴,面赤腮肿,大便秘结及小儿惊风。用于腮腺炎、高热惊厥见上述证候者。【用法用量】 口服:散剂,每次 15～3g;胶囊剂,每次 4～8粒;均每日 3 次。小儿酌减,或遵医嘱。【禁忌】 虚风内动者,孕妇均忌服。【注意】 属高热急症者,应采取综合治疗。【制剂规格】 散剂:每瓶 3g;胶囊剂:每粒 0.37g。

牛黄清热胶囊^[保乙]

【药物组成】　牛黄、水牛角浓缩粉、寒水石、黄连、黄芩、栀子、郁金、琥珀粉、玳瑁粉、朱砂、冰片。【功能主治】　清热镇静。主治热病,温邪入里,热盛动风证,症见高热惊厥,四肢抽动,烦躁不安,舌红苔黄,脉数。用于高热惊厥见上述证候者。【用法用量】　口服:每次 5 粒,每日 2 次;小儿酌减。【禁忌】　①本品清热解毒、镇静安神,用于外感热病;热盛动风证,虚风内动者忌用。②本品含朱砂、冰片孕妇忌用。【制剂规格】　胶囊剂:每粒 0.3g。

牛黄清宫丸^[基]

【药物组成】　牛黄、麝香、水牛角浓缩粉、金银花、连翘、黄芩、栀子、大黄、朱砂、地黄、麦冬、玄参、天花粉、雄黄、冰片、莲子心、郁金、甘草。【功能主治】　清热解毒,镇惊安神,止渴除烦。主治热入心包,热盛动风证,症见身热烦躁,昏迷,舌赤唇干,谵语狂躁,头痛眩晕,惊悸不安及小儿急热惊风。用于乙型脑炎、流行性脑脊髓膜炎、中风及中毒性脑病、小儿高热惊厥症见高热神昏,两目窜视,牙关紧闭,惊厥抽搐,头痛眩晕,舌赤苔黄,颈项强直,角弓反张,四肢抽搐。【用法用量】　口服:每次 1 丸,每日 2 次。【禁忌】　①寒闭神昏忌用,孕妇忌服;②不宜久服,肝肾功能不全者慎服;③忌辛辣、生冷、油腻饮食。【注意】　不能口服者,可将药丸切碎,加开水化解成糊剂,鼻饲给药。【制剂规格】　丸剂:每丸 9g。

复方牛黄消炎胶囊(牛黄消炎灵胶囊)^[典]

【药物组成】　人工牛黄 62.3g,黄芩 190.6g,栀子 62.3g,朱砂 50g,珍珠母 28.6g,郁金 66g,雄黄 50g,冰片 20g,石膏 71.4g,水牛角浓缩粉 95.4g,盐酸小檗碱 4.3g。【功能主治】　清热解毒、镇静安神,有抑制细菌和病毒之效。主治气分热盛,高热烦躁。用于上呼吸道感染、肺炎、气管炎见上述证候者。【用法用量】　口服:每次 3～4 粒,每日 2 次。【禁忌】　不宜久服,孕妇禁服。【制剂规格】　胶囊剂:每粒 0.4g(含盐酸小檗碱 4.3mg)。

黄 连 胶 囊^[典]

【药物组成】　黄连。【功能主治】　清热燥湿,泻火解毒,有抗菌抑制病菌的药理作用。用于湿热蕴毒所致的痢疾、黄疸,症见发热、黄疸、吐泻,尿黄如茶,目赤吞酸,牙龈肿痛,或大便脓血。【用法用量】 口服:每次 2~6 粒,每日 3 次。【禁忌】 忌辛辣、油腻、黏滑及不易消化食物。【注意】 脾胃虚寒者慎用。【制剂规格】 胶囊剂:每粒 0.25g[每粒含盐酸小檗碱($C_{20}H_{17}NO_4$)不得少于 9.0mg]。

黄藤素片(胶囊)[典]

【药物组成】 黄藤素。【功能主治】 清热解毒。用于妇科炎症,菌痢、肠炎、呼吸道及泌尿道感染,外科感染,眼结膜炎。【用法用量】 口服:每次 02~0.4g,每日 3 次。【制剂规格】 片剂(胶囊):每片(粒)0.1g、0.3g;分别含黄藤素以盐酸巴马汀 0.1g、0.3g 计,应为标示量的 90.0%~110.0%。

苦参片(软膏)[保乙]

【药物组成】 苦参。【功能主治】 清热燥湿,杀虫。用于湿热蕴蓄下焦所致之痢疾、肠炎、热淋及阴肿阴痒、湿疹、湿疮等。【用法用量】 口服:每次 4~6 片,每日 3 次。外用:局部患处外用,每日 1 次。【制剂规格】 片剂:每片 0.35g;软膏:每支 5g。

比拜克胶囊[保乙]

【药物组成】 熊胆粉、儿茶、大黄、胡黄连、冰片、玄明粉、香墨。【功能主治】 清热,解毒,镇惊。主治热毒证。用于外感所致的发热、烦躁,易惊,头痛,目赤,咳嗽,咽喉牙龈肿痛及上呼吸道感染、腭扁桃体炎、咽炎、小儿高热、便秘等症。【用法用量】 口服:成人,每次 2~3 粒;小儿,每次 1~2 粒,3 岁以下酌减;均每日 3 次。【禁忌】 孕妇忌服。【注意】部分患者服药后大便次数稍有增加属正常现象。【制剂规格】 胶囊剂:每粒 0.36g,每盒 12 粒。

巴特日七味丸[保乙/蒙]

参见第 20 章第二节内容。

白虎合剂[基]

【药物组成】 石膏、知母、甘草、粳米。【功能主治】 清热生津。主治阳明气分热证或外感热病的气分热证,症见发热面赤,烦渴引饮,汗出恶热等。用于急性热病、流行性感冒及流行性脑炎、肺炎、流行性出血热、糖尿病、肾小球肾炎、风湿性心肌炎、关节炎及眼科外障、妇科经闭等出现高热者。【用法用量】　口服:每次 15～20ml,小儿 4～6 岁,每次 10～15ml;3 岁以内,每次 5～10ml;均每日 3 次,或遵医嘱。【禁忌】　凡虚热或假热者忌用。【制剂规格】　合剂:每瓶 60ml、120ml。

炎热清胶囊[基]

【药物组成】　炎热清浸膏(含玄参、龙胆、石膏、柴胡、栀子、知母等)、黄芩、薄荷脑。【功能主治】　解表清里,清热解毒。主治上呼吸道感染、泌尿系感染、胆道感染与炎症。【用法用量】　口服:每次 3 粒,每日 3 次;重症剂量加倍,儿童酌减或遵医嘱。【制剂规格】　胶囊剂:每粒 0.3g,每瓶 27 粒,每盒 30 粒。

抗热镇痉丸[基]

【药物组成】　天花粉、豆豉、玄参、鲜地黄、板蓝根、人中黄、金银花、紫草、连翘、黄芩、鲜石菖蒲、水牛角浓缩粉。【功能主治】　清热解毒。用于湿温暑疫,高热不退,痉厥昏狂,谵语发斑。临床用于乙型脑炎、急性热病、精神分裂症、躁狂抑郁症、小儿麻疹透发不畅者。【用法用量】　口服:温开水化服,每次 2 丸,每日 1～2 次。【制剂规格】　蜜丸:每丸 4.5g。

小儿牛黄散(颗粒)[基]

【药物组成】　钩藤、僵蚕(麸炒)、天麻、全蝎、黄连、大黄、胆南星(酒制)、浙贝母、天竺黄、法半夏、化橘红、滑石、牛黄、麝香、朱砂、冰片。【功能主治】　清热镇惊,散风化痰。主治小儿食滞内热引起的咳嗽发热,呕吐痰涎,烦躁起急,睡卧不安,惊风抽搐,神志昏迷,大便燥结。用于上呼吸道感染、急性腭扁桃体炎、肺炎、急性传染病发热;或以上疾病引起的高热惊厥属内热痰滞、热盛动风诸证者。【用法用量】　口服:散剂,每次 0.9g;颗粒剂,每次 0.5g;均每日 2 次,冲服;1 岁以内小儿酌减。【禁忌】　无热、大便溏薄者忌用。【制剂规格】　散剂:每小瓶 0.9g;颗粒剂:每袋 0.5g。

水牛角解毒丸[基]

【药物组成】 水牛角浓缩粉、地黄、防风、黄连、当归、荆芥、连翘、赤芍、桔梗、牛蒡子、黄芩、薄荷、甘草。【功能主治】 清热解毒,消肿止痛。主治小儿热毒,疮疖痈疡,红肿热痛,发热恶寒,或目赤口疮,咽喉肿痛,或痘疹余毒,发热口渴。用于疮疖肿痛、急性腭扁桃体炎、牙周炎、咽炎、口腔溃疡等症。【用法用量】 口服:成人,每次2～3丸,3－7岁小儿每次服1丸;7岁以上儿童服每次2丸。均每日3次。或遵医嘱。【注意】 脾胃虚弱者及孕妇慎用。【制剂规格】 蜜丸:每丸2.1g。

清火解毒丸[基]

【药物组成】 水牛角浓缩粉、黄连、地黄、当归、荆芥、连翘、赤芍、桔梗、牛蒡子、黄芩、薄荷、甘草。【功能主治】 清热,凉血,解毒。主治热证。用于小儿热毒,疮疖痈肿,烦热口渴,如腭扁桃体炎、咽炎、皮肤化脓性感染等。【用法用量】 口服:开水化服;每次1丸,每日1～2次。【制剂规格】 丸剂:每丸1.9g。

清热地黄丸

【药物组成】 水牛角、牡丹皮、生地黄、芍药。【功能主治】 清热解毒,凉血散瘀。主治血热妄行证。用于热入血分,血热妄行所致之吐血、各种出血、发斑、发疹及热扰神昏诸证;紫癜、蛛网膜下腔出血、上消化道急性出血、鼻出血、急性弥散性血管内凝血(DIC)、荨麻疹、深部真菌感染、流行性脑脊髓膜炎等;鱼鳞病,慢性活动性肝炎。【用法用量】 口服:每次2丸,每日2次;小儿酌减。【制剂规格】 蜜丸:每丸6g,每盒10丸。

解毒清心丸(神犀丹)[基]

【药物组成】 石菖蒲、黄芩各30g,地黄80g,忍冬藤90g,连翘50g,板蓝根45g,淡豆豉40g,玄参35g,天花粉、紫草各20g,水牛角300g。【功能主治】 凉血解毒,清心开窍。主治温湿暑疫,高热不退,痉厥昏狂,谵语发斑,症见暑疫内陷之高热烦躁,面红目赤,神昏谵语,皮肤斑疹显露,疹色紫暗,舌质红绛,舌苔黄腻,脉细数有力。用于流行性乙型脑炎、麻疹合并肺炎、败血症等急性传染性疾病或感染性疾病等热入营血者。【用法用量】　口服;每次 12g,每日 2 次;小儿酌减。或遵医嘱。【禁忌】　服药期间忌食辛辣食物。【制剂规格】　水蜜丸:每袋 12g。

紫　草　丸[基]

【药物组成】　水牛角、羚羊角(代)、紫草、金银花、天竺黄、贝母、青黛、地丁、雄黄、菊花、珍珠、制没药、制乳香、朱砂、琥珀、羌活、牛黄、冰片、甘草。【功能主治】　清热凉血,化瘀祛风,凉血化斑。主治温邪疫毒,热入营血证,壮热神昏,心烦不寐,口渴欲饮,斑疹显露,舌质红绛,脉细数。用于流行性乙型脑炎、麻疹、水痘、猩红热、流行性脑脊髓膜炎等热入营血者。【用法用量】　口服:每次 1 丸,每日 1～2 次。【禁忌】　避风寒,忌油腻食物。【制剂规格】　丸剂:每丸 1.75g。

众　生　丸[基]

【药物组成】　蒲公英、紫花地丁、黄芩、岗梅、赤芍、天花粉、玄参、当归、防风、柴胡、皂角刺、人工牛黄、白芷、胆南星、虎杖、夏枯草、板蓝根。【功能主治】　清热解毒,活血凉血,消炎止痛。用于上呼吸道感染、急慢性咽喉炎、腭扁桃体炎、疮毒等。【用法用量】　口服:每次 4～6 丸,每日 3 次。外用:捣碎,用冷开水调匀,涂患处。【制剂规格】　薄膜糖衣浓缩丸:每丸含原生药 0.36g。

野 菊 花 栓[保乙]

【药物组成】　野菊花。【功能主治】　清热解毒,抗菌消炎。用于前列腺炎及慢性盆腔炎等疾病。【用法用量】　直肠给药:每次 1 粒,每日 1～2 次,或遵医嘱。便后或睡前使用为佳。【制剂规格】　栓剂:每粒 22.4g。

消 炎 止 痢 丸

【药物组成】　翻白草、焦山楂、白头翁、地榆炭、委陵茶。【功能主治】清热,解毒,止痢。用于痢疾,肠火腹泻,消化不良。【用法用量】　口服,每次 3～6g,每日 2～3 次。【制剂规格】　丸剂:每 20 粒重 1g。

猴 耳 环 消 炎 片(胶 囊)[保乙]

【药物组成】　猴耳环。【功能主治】　清热解毒,凉血消肿,止泻。用于上呼吸道感染,急性咽喉炎,急性扁桃体炎,急性胃肠炎,亦可试用于细菌性痢疾。【用法用量】 口服:片剂,每次 3～4 片;胶囊剂,每次 2 粒;均每日 3 次。【制剂规格】 片剂:每片含猴耳环干浸膏 0.2g;胶囊剂:每粒 0.4g。

蓝花药丸

【药物组成】 硼砂、冰片、青黛、玄明粉、滑石粉、琥珀、枯矾、石膏、儿茶、胡黄连。【功能主治】 清热解毒,消疳。用于急慢性腭扁桃体炎、牙龈红肿、咽喉疼痛、小儿疳积症。【用法用量】 口服:1 岁以内,每次 10 粒;2－4 岁,每次 25 粒;5－10 岁,每次 30 粒;10 岁以上,每次 50 粒;均每日 2 次。【制剂规格】 水丸:每 50 粒重 0.5g。

泻青丸

【药物组成】 龙胆草、大黄、羌活、防风、当归、青黛。【功能主治】 清肝泻火。用于血管性神经性头痛(偏头痛、后枕痛、目眶痛等),高血压头痛、蛛网膜下腔出血、充血性青光眼、急性胆囊炎、急性肝炎等肝胆实热证。主治目赤易惊,不能安卧,头眩头痛,耳中轰鸣,大便干燥,小便黄赤,舌红苔黄,脉弦数等。【用法用量】 口服:蜜丸,每次 1 丸;水泛丸,每次 6g;均每日 2 次。【制剂规格】 蜜丸:每丸 10g;水泛丸:每 500 粒重 30g,每袋 12g。

一清胶囊(颗粒)[保乙]

【药物组成】 黄连、大黄、黄芩。【功能主治】 清热燥湿,泻火解毒,化痰止血。用于上呼吸道感染、咽炎、腭扁桃体炎、牙龈炎及热盛迫血妄行所致的吐血、咯血、鼻出血、大便隐血、痔疮出血等,症见湿热毒邪所致的身热烦躁,目赤口疮,咽喉牙龈肿痛,大便秘结等。【用法用量】 口服:胶囊剂,每次 2 粒,颗粒剂,开水冲服,每次 1 袋,均每日 3 次,儿童酌减。【不良反应】 偶有腹痛、腹泻等。【制剂规格】 胶囊剂:每粒 50mg,每盒 24 粒;颗粒剂:每袋 7.5g(相当于原生药 7.32g)。

蒲地蓝消炎胶囊

【药物组成】 蒲公英、紫花地丁、板蓝根等。【功能主治】 清热解毒。用于上呼吸道感染。【用法用量】　口服:每次 3 粒,每日 3 次。【制剂规格】　胶囊剂:每粒 0.4g。

金莲消炎泡腾片

【药物组成】　金莲花等。【功能主治】　清热解毒,抑菌消炎。用于上呼吸道感染。【用法用量】　口服:每次 1 片,每日 2 次。【制剂规格】泡腾片:每片 4g。

第二节　表里双解药

防风通圣丸[典/基/保甲]

【药物组成】　防风、薄荷、麻黄、大黄、川芎、当归、白芍、连翘、芒硝各50g,滑石 300g,桔梗、石膏、黄芩各 100g,甘草 200g,栀子、荆芥穗、白术(炒)各 25g。【功能主治】　解表通里,清热解毒。主治外寒内热,表里俱实,恶寒壮热,头痛咽干,小便短赤,大便秘结,瘰疬初起,风疹湿疮。用于外寒内热、顽固性头痛、肥胖症、斑秃、扁平疣、酒渣鼻、卡他结膜炎、痤疮等;临床也曾用于防控"新冠肺炎"。【用法用量】　口服:每次 6g,每日 2次。【禁忌】　孕妇忌服。【注意】　体虚便溏者慎服。【制剂规格】　水丸:每 20 粒重 1g;每袋 6g、18g。

上　清　丸[基/保乙]

【药物组成】　连翘、菊花、白芷各 60g,薄荷、川芎、荆芥各 10g,防风、桔梗、栀子各 20g,黄芩(酒炒)100g,黄柏(酒炒)40g,大黄(酒炒)120g。【功能主治】　清热散风,解毒泻火,通便。主治头晕耳鸣,目赤、鼻窦炎、口舌生疮,牙龈肿痛,大便秘结。用于牙龈肿痛、大便秘结及病毒性感冒、急性溃疡等;亦可用于鼻炎、牙龈炎、牙周炎等。【用法用量】　口服:每次6g,每日 1~2 次。7 岁以上儿童,每次 3g,每日 2 次;可酌情增减。【不良反应】　偶有恶心、胃肠不适等。【禁忌】　孕妇忌服。【制剂规格】　水丸:每 50 粒重 3g;每袋 18g。

甘露解热口服液[基]

【药物组成】　金银花、蝉蜕、石膏、滑石、黄芩、大黄、赤芍、板蓝根、广藿香、羚羊角(代)片。【功能主治】 清热解毒,解肌退热。主治内蕴伏热,外感时邪引起的高热不退,烦躁不安,咽喉肿痛,大便秘结等。用于流行性感冒、上呼吸道感染、急性咽炎、急性腭扁桃体炎等见身热烦躁,口渴饮冷,咽喉肿痛,面红目赤,头痛咳嗽,咳痰黄稠,鼻塞流涕,大便秘结,小便短赤者。【用法用量】 口服:1—3岁,每次10ml;4—6岁,每次20ml;1周岁之内酌减,4小时1次,热退停服。【制剂规格】 口服液:每支10ml,每盒10支。

葛根芩连微丸(片、口服液、颗粒、胶囊)[典/基/保乙]

【药物组成】 葛根1000g,黄芩、黄连各375g,甘草250g。【功能主治】 解肌,清热,止泻止痢。主治泄泻痢疾,下痢臭秽及菌痢、肠炎。用于腹泻菌痢、阿米巴痢疾、肠炎、伤寒、表浅性胃炎、小儿麻痹证等。【用法用量】 口服:微丸,每次3g;小儿,每次1g;片剂,每次3～4片,均每日3次温开水送服,或遵医嘱。【制剂规格】 微丸:每袋3g、1g;片剂:每片0.6g,每片相当于原药材2g。

加味逍遥丸(口服液、片)[典/基/保乙]

【药物组成】 柴胡、当归、白芍、白术(麸炒)、茯苓各300g,甘草240g,牡丹皮、栀子(姜炙)各450g。【功能主治】 舒肝清热,健脾养血。主治肝郁血虚,肝脾不和,两胁胀痛,头晕目眩,倦怠食少,月经不调,脐腹胀痛。用于肝炎、肝硬化、胆囊炎、胆石症、消化性溃疡、痛经等。亦可用于室性早搏、高脂血症、肩周炎、乳腺小叶增生等。【用法用量】 口服:水丸,每次6g;口服液,每次10ml;大蜜丸,每次1丸;片剂,每次3片;均每日2次。【禁忌】 虚寒体质者忌服;忌气恼劳累;忌食生冷油腻。【制剂规格】 水丸:每100粒重6g;大蜜丸:每丸6g、9g;片剂:每片0.3g(相当于原药材2g);每盒64片;口服液:每支10ml。

小柴胡丸(片、颗粒)[基/保甲]

【药物组成】 柴胡、姜半夏、黄芩、党参、甘草、生姜、大枣。【功能主治】 解表散热,疏肝和胃。主治寒热往来,胸胁苦满,不欲饮食,心烦喜吐,口苦咽干。用于对各种感染引起的高热,有良好的退热作用,包括流感、腮腺炎、腭扁桃体炎、疟疾、胆囊炎、急慢性肝炎及急性胰腺炎、肾炎、产后发热、经期感冒等。合用桂枝茯苓丸治疗乙型慢性活动性肝炎有良效。【用法用量】　口服:浓缩丸,每次 8 丸(9g);片剂,每次 4～6 片;颗粒剂,每次 10～20g,开水冲服;均每日 3 次。【禁忌】　上盛下虚或肝火偏盛者,牙龈出血者,阴虚吐血或肝阳上亢之高血压病者均忌服;忌生冷、辛辣刺激食物。【制剂规格】　浓缩丸:每 8 丸相当于原生药 3g;片剂:每片0.4g,相当于总药材 1.5g;颗粒剂:每袋 10 g。

柴黄片(颗粒)[基/保乙]

【药物组成】　柴胡、黄芩。【功能主治】　清热解表。主治外感发热,用于周身不适,头痛目眩,咽喉肿痛。【用法用量】　口服:片剂,每次 3～5 片;颗粒剂,每次 4g,开水冲服;均每日 2 次。【制剂规格】　片剂:每片相当于原药材 2g;颗粒剂:每袋 4g,每盒 10 袋。

四　逆　散[基/保乙]

【药物组成】　柴胡、枳壳(麸炒)、白芍、甘草。【功能主治】　透解郁热,舒肝理脾。主治热厥手足不温,脘腹胁痛,泄痢下重。用于肝炎、胆囊炎、胆道蛔虫、胃溃疡、胃炎、肋间神经痛、腹痛等。【用法用量】　口服:每次 4.5～9g,每日 2 次。【禁忌】　肝血虚者忌用,阳虚寒厥者禁用。【制剂规格】　散剂:每袋 9g,每盒 10 袋。

小半夏合剂[基]

【药物组成】　姜半夏、生姜。【功能主治】　止呕降逆,燥湿化痰,调节胃肠功能。主治水停中脘,胃气上逆,呕吐不渴。用于妊娠恶阻、梅尼埃综合征、胃肠功能紊乱、胃神经官能症、慢性胃炎等。【用法用量】　口服:每次 10～15ml,每日 3 次。【注意】　忌食生冷食物。【制剂规格】合剂:每瓶 100ml、500ml。

生姜泻心片[基]

【药物组成】　生姜、甘草、人参、干姜、黄芩、半夏(姜制)、黄连、大枣。【功能主治】　和胃散痞。主治湿热互结,胃中不和,心下痞满,干噫食臭,肠鸣下痢等。【用法用量】　口服:每次 4～6 片,每日 3 次。【注意】　忌恼怒、寒凉。【制剂规格】　片剂:每片 0.38g。

地骨皮露[基]

【药物组成】 地骨皮。【功能主治】 清营凉血,透热解肌。主治阴虚内热,骨蒸潮热,五心烦热,口燥咽干,两颧红赤,形体消瘦,盗汗头昏等。用于功能性低热、感染性发热恢复期、疟疾、原发性高血压、糖尿病的辅助性治疗。【用法用量】 口服:每次 60～120ml,每日 2 次。【注意】 本品尚有子宫收缩作用,故孕妇慎用。【制剂规格】 口服液:每瓶 500ml。

清身饮颗粒[基]

【药物组成】 枸骨叶、孩儿参、玄参、地黄、地骨皮、糯稻根、龙骨、甘草。【功能主治】 养阴清热,益气敛汗。主治阴虚内热,五心烦热,潮热盗汗,两颧红赤,口燥咽干等。用于慢性病发热、功能性低热、自主神经功能紊乱盗汗、肺结核低热。【用法用量】 口服:成人每次 18g,每日 2～3次,开水冲服;小儿减半。【制剂规格】 颗粒剂:每袋 18g。

青蒿鳖甲片

【药物组成】 鳖甲、青蒿、地黄、知母、牡丹皮。【功能主治】 养阴清热润燥。主治温病后期,夜热早凉,热退无汗,五心烦热,口燥咽干,两颧潮红,人体消瘦或盗汗头晕等。用于感染性发热恢复期、功能性低热、肺结核及癌症低热、疟疾、糖尿病、小儿夏季热等。尚可用于结核性盆腔炎、红斑狼疮等。【用法用量】 口服:每次 4～6 片,每日 3 次;儿童酌减。【禁忌】 忌食辛辣、刺激性食物。【制剂规格】 片剂:每片 0.45g(相当于原生药 1.5g)。

双清口服液

【药物组成】 金银花、连翘、郁金、大青叶、石膏、广藿香、知母、地黄、桔梗、甘草、蜂蜜。【功能主治】 疏透表邪,清热解毒。主治风温肺热,卫气同病,症见发热,微恶风寒,咳嗽,痰黄,头痛,口渴,舌红苔黄或黄苔相兼,脉浮滑或浮数。用于急性支气管炎见上述证候者。【用法用量】 口服:每次 20ml,每日 3 次。【禁忌】 服药期间忌服滋补性中药,忌烟、酒及辛辣、生冷、油腻食物。【注意】 风寒感冒,脾胃虚寒者慎用,孕妇慎用。【制剂规格】　口服液:每支 10ml。

熊胆降热片[保乙]

【药物组成】　熊胆、大黄(酒制)、儿茶、胡黄连、冰片、玄明粉、香墨。【功能主治】　清热,解毒,通便。用于外感病气分热盛,发热烦躁,头痛目赤,牙龈肿痛,大便秘结等症。【用法用量】　口服:每次 2～3 片,小儿每次 1～2 片,3 岁以下酌减,每日 3 次。【禁忌】　孕妇忌服。【注意】　脾胃虚寒者慎服。【制剂规格】　片剂:每片 0.5g。

第 16 章　抗肿瘤药与肿瘤辅助用药

　　根据国家《基本医疗保险和工伤保险药品目录》,抗肿瘤甲类中成药为华蟾素注射液、平消胶囊(片);乙类药物有艾迪注射液、安替可胶囊、参莲胶囊、得力生注射液、复方斑蝥胶囊、复方斑蝥注射液、复方红豆杉胶囊、复方苦参注射液、肝复乐片、华蟾素片、槐耳颗粒、金龙胶囊、康莱特注射液与软胶囊剂、榄香烯注射液、威麦宁胶囊、消癌片、鸦胆子油乳注射液与口服液,紫龙金片;肿瘤辅助用药均属医保乙类用药,如安多霖胶囊、参芪扶正注射液、虫草发酵制剂(如百合胶囊、金水宝胶囊等)、复方皂矾丸、黄芪注射液、健脾益肾颗粒、金复康口服液、螺旋藻胶囊与片剂、益血生胶囊、贞芪扶正胶囊与颗粒、猪苓多糖注射液、灵芝胶囊、康艾注射液、莲芪胶囊、回生口服液、芦笋胶囊、生血宝颗粒、康力欣胶囊;除前述品种外,由国家药典委员会编著的药典《临床用药须知》药卷中还收载了益肺清化膏、香菇多糖注射液、化癌回生片、参苓白术散、养血饮口服液、生白口服液、健脾益肾颗粒、紫芝多糖片、养阴生血合剂等。由于一药多效且在有关章中已有论述,为了压缩篇幅,避免过多重复,仅选择以下药品介绍。

第一节　注　射　剂

康莱特注射液(胶囊)[保乙]

　　【药物组成】　注射用薏苡仁油、大豆磷脂和甘油。【功能主治】　养阴益气,消癥散结。用于不宜手术的气阴两虚,脾虚湿困型原发性非小细胞肺癌及原发性肝癌;配合放疗、化疗有一定增效作用;对中晚期肿瘤患者具有一定的抗恶病质和止痛作用。【用法用量】　静脉滴注:每次200ml,每日1次,缓慢滴注,21日为1个疗程,间隔3～5日后可进行下1个疗程。联合放疗、化疗时,可酌减剂量。胶囊剂的使用见说明书。

【禁忌】 在脂肪代谢严重失调时(急性休克、胰腺炎,病理性高脂血症、脂性肾病变等)禁用;孕妇忌用;不宜与其他药物同时滴注、混合滴注。【注意】 重症肝病者慎用;高脂血症慎用;本品对周围血管有刺激作用,开始10 分钟滴速宜慢,每分钟 20 滴,20 分钟后可持续增加,30 分钟后可控制在每分钟 40~60 滴。【不良反应】 偶见脂过敏现象,如寒战、发热、轻度恶心及肝转氨酶可逆性升高,使用 3~5 日后多可自行消失。偶见脉管炎。【制剂规格】 注射液:每瓶 10g(100ml)。

鸦胆子油乳注射液(口服液)^[保乙]

【药物组成】 精制注射用鸦胆子油、大豆磷脂和甘油。【功能主治】清热解毒,消癥散结。用于热毒瘀阻所致的消化道肿瘤、肺癌、脑转移癌。症见脘腹胀痛,肿块拒按,口干口苦,黑粪或鲜血,小便黄赤,舌红苔黄或黄腻,脉弦数或滑数;肺癌症见咳嗽咯血,咳黄痰(稠),胸闷胸痛,口苦咽干,便秘尿黄,舌红或紫暗,苔黄腻,脉弦数或滑数。【用法用量】 静脉滴注:每次 10~30ml,加入无菌生理盐水 250ml 中混匀后缓慢静脉滴注,每日 1 次。口服:一次 20ml(2 支),每日 1~3 次,30 日为 1 个疗程。【禁忌】①有毒,不可过量;孕妇忌用。②不与其他药物同时或混合使用。【注意】过敏体质慎用。【不良反应】 少数患者有油腻感、恶心、厌食等反应,脾胃虚寒者慎用。【制剂规格】 注射油剂:每支 10ml;口服液:每支 10ml。

华蟾素注射液(口服液、胶囊、片)^[保甲/保乙]

【药物组成】 干蟾皮、氯化钠。口服制剂不含氯化钠。【功能主治】解毒、消肿、止痛。用于热毒内蕴所致的中、晚期肿瘤,慢性乙型肝炎。【用法用量】 肌内注射:每次 2~4ml,每日 2 次;静脉滴注:每次用 10~20ml 加入 5% 葡萄糖注射液 500ml 中稀释后缓慢滴注。用药 7 日,休息1~2 日后继续用药 7 日。用药 4 周为 1 个疗程。或遵医嘱。口服:口服液,每次 10~20ml;片剂或胶囊,每次 3~4 片(粒);均每日 3 次或遵医嘱用。【禁忌】 ①本品有一定毒性,不可过量;孕妇忌用;②不与其他药物同时或混合滴注;③有过敏史者忌用。【不良反应】 偶见发冷发热、局部刺激或静脉炎,少见荨麻疹、皮疹。【制剂规格】 注射液:每支 2ml、5ml、10ml;口服液:每支 10ml、20ml;片剂(胶囊):每片(粒)均 0.3g。

艾迪注射液[保乙]

【药物组成】 斑蝥、人参、黄芪、刺五加和甘油。【功能主治】 清热解毒,消瘀散结,益气解毒;具有一定抗肿瘤和增强免疫功能的作用。用于瘀毒内结所致的原发性肝癌、肺癌、直肠癌、恶性淋巴癌、妇科恶性肿瘤。【用法用量】 因本品含有微量斑蝥素,为减轻针刺疼痛,可在静滴本品前后给予 2% 利多卡因 5ml 加入 0.9% 氯化钠注射液 100ml 静滴。静脉滴注:每次 50～100ml,以 0.9% 氯化钠或 5%～10% 葡萄糖注射液 400～450ml 稀释后使用,每日 1 次。与放、化疗合用时,疗程与放、化疗同步;手术前后使用本品 10d 为 1 个疗程;介入治疗 10d 为 1 个疗程;单独使用 15d 为 1 个疗程,间隔 3d,2 周为 1 个疗程;晚期恶病质连用 30d 为 1 个疗程,或遵医嘱。【禁忌】 ①孕妇忌用;②不宜与其他药物同时、混合滴注;③饮食宜清淡而富于营养,忌辛辣燥热食品。【注意】 ①阴虚火旺、有出血倾向者慎用;②斑蝥有一定的毒性,遵医嘱用。【不良反应】 开始用时偶见面红、荨麻疹、发热、心悸、胸闷、恶心。【制剂规格】 注射液:每支 10ml。

康艾注射液[保乙]

【药物组成】 黄芪、人参、苦参素。【功能主治】 益气扶正,增强机体免疫功能。主治原发性肝癌、肺癌、直肠癌、恶性淋巴瘤、妇科恶性肿瘤。用于各种原因引起的白细胞低下、减少症及慢性乙型肝炎的治疗。【用法用量】 注射:缓慢静脉注射或滴注,每次 40～60ml,每日 1～2 次。用 5% 葡萄糖注射液或 0.9% 氯化钠注射液 250～500ml 稀释后使用。30 日为 1 个疗程,或遵医嘱用。【禁忌】 不宜与藜芦、五灵脂同用;不宜与其他注射剂混合滴注或同时使用。【制剂规格】 注射液:每支 10ml。

复方苦参注射液[保乙]

【药物组成】 苦参、白土苓。辅料有聚山梨酯 80、氢氧化钠、醋酸。【功能主治】 清热利湿,凉血解毒,散结止痛。用于湿热瘀毒内结所致的癌肿疼痛,出血。【用法用量】 注射:肌内注射,每次 2～4ml,每日 2 次;静脉滴注,每次 12ml,以 0.9% 氯化钠注射液 200ml 稀释后使用,每日 1 次。儿童酌减。全身用药总量 200ml 为 1 个疗程,一般可使用 2～3 个疗程。【禁忌】　①忌辛辣、刺激、油腻饮食;②不宜与其他药物同时、混合滴注。【注意】　①阴虚火旺、脾胃虚寒者及严重心肾功能不全者均慎用;②用药期间饮食宜用易消化而富于营养的清淡之品。【不良反应】　临床发现应用本品后有转氨酶升高,是否与其有关尚未确认,注意保肝则是有益的。【制剂规格】　注射液:2ml、5ml。

香菇多糖注射液[基]

【药物组成】　香菇多糖。【功能主治】　益气健脾,补虚扶正,对动物多种肿瘤,如肉瘤 S-180、艾氏腹水癌、消化道肿瘤等有较好抑制作用。临床用于慢性乙型肝炎、迁延性肝炎及消化道肿瘤的化疗、放疗辅助用药,症见倦怠乏力,食欲缺乏,头晕气短,面色萎黄少华;或上腹胀满,食少便溏;舌淡苔白或白腻,脉细弱或弦细无力。【用法用量】　注射:肌内注射,每次 2mg,每日 1 次;静脉给药,每次 2mg,每周 1 次,一般 3 个月为 1 个疗程。或 8 周为 1 个疗程。【禁忌】　①注射剂若有摇不匀的沉淀物时禁用;②注射剂不宜与其他药物同时滴注;③忌食肥甘厚味。④避免与维生素 A 制剂混用。【不良反应】　少数人偶见头昏、胸闷、面部潮红等可逆性反应。【制剂规格】　注射液:每支 2mg(2ml);4mg(2ml)。

斑蝥酸钠注射液

【药物组成】　斑蝥酸钠。【功能主治】　可直接进入小鼠腹水肝癌细胞的核及核仁,抑制癌细胞内 DNA 和 RNA 含量及前体的渗入,干扰癌细胞核酸代谢,继而使癌细胞形态和功能发生变化,杀灭癌细胞;可降低肿瘤细胞 cAMP 磷酸二酯酶活性,提高过氧化氢酶活力;能刺激骨髓造血系统,升高白细胞。药动学研究表明:本品从消化道吸收快而全,达峰时间 12 小时,可分布于肝、肾、肺、膀胱、胃等组织。临床用于原发性肝癌等肿瘤和白细胞低下症;亦可用于肝炎、肝硬化及乙型肝炎病毒携带者。【用法用量】　注射:静脉滴注,每日 1 次,每次 2~10ml,以 0.9% 氯化钠或 5%~10% 葡萄糖注射液适量稀释后滴注,滴速以病人能耐受为宜。【禁忌】　孕妇、哺乳妇。【注意】　肾功能不全者慎用。【制剂规格】　注射液:每支 0.1mg(2ml)。

附注:复方斑蝥注射液

已经广泛应用于肿瘤的临床辅助治疗。该制剂配合放化疗可以明显提高放、化疗的疗效,同时降低放、化疗的不良反应,提高机体免疫力,改善患者的生存质量;参见说明书,从略。

小牛脾提取物注射液(脾多肽、脾氨肽、保尔佳、斯普林)[保乙]

【药物组成】 系从小牛等动物脾脏中提取的活性肽类。【功能主治】可激活免疫系统、提高 T 细胞活性,促进干扰素释放,使细胞分裂抑制素增加,提高整体的机体免疫力和抗癌作用。尚可抑制糖酵解,导致癌细胞能量代谢障碍,癌细胞由 G_0、G_1 期向 G_2、S 期转变过程遭到抑制,使肿瘤生长遭受抑制。用于各种原发及转移性恶性肿瘤、可单独或和手术、放疗、化疗、生物治疗联合应用;亦可用于免疫缺陷及免疫低下疾病;各种急慢性肝病、肾病、病毒性心肌炎、血液病、免疫力低下的感染。【用法用量】成人用量:①冲击疗法:肌内注射,每天 30mg 或隔日 60mg;也可合服口服片剂,每次 100mg,每日 3 次。②一般疗法:肌内注射,每周 3 次,每次 30mg(1 支),隔日注射;或每次 2～8ml,每日 1 次。也可合并口服片剂 100mg,每日 3 次。③维持治疗:肌内注射,每周 1 次 30mg(1 支);合并使用口服片剂 100mg,每日 3 次;或单用口服片剂 100mg,每日 3 次。治疗后 2～4 周起效,12 周为 1 个疗程。【禁忌】 孕妇、哺乳妇禁用。勿与蛋白分解酶类药物同时使用。小儿、老人尚未有安全性参考资料,也未见有药物相互作用和药物过量方面的参考资料。【制剂规格】 本品系出生 24 小时内健康乳牛脾脏为原料提取而成的无菌水溶液,其主要成分为多肽和核糖,无辅料,每 2ml 中含多肽 5mg、核糖 380μg;每支 30mg(2ml),每盒 10 支。

参芪扶正注射液[保乙]

【药物组成】 党参、黄芪。【功能主治】 益气扶正。可保护造血系统而减轻癌症患者因放疗、化疗所造成的损害,可改善患者免疫功能,改善气虚症状及其生存质量。主要用于气虚证肺癌、胃癌的辅助治疗。引申应用于冠心病、心绞痛、脑卒中,以及老弱体虚、妇女月经失调等气虚、血虚证。【用法用量】 注射:单独静脉滴注,每次 250ml,每日 1 次,21 日为 1 个疗程;与化疗合用,在化疗前 3 日开始应用,疗程可与化疗同步结束。【不良反应】 ①非气虚证患者用药后可能发生轻度出血;②少数患者用药后可出现低热、口腔炎、嗜睡。【禁忌】　有内热者忌用,以免助热动血。
【注意】　①本品应认真辨证用于气虚证者;②有出血倾向者慎用;③本品
不得与化疗药混合应用;④有特异性过敏体质者慎用。【制剂规格】　输
液剂:每瓶 250ml。

人参多糖注射液

【药物组成】　人参多糖。【功能主治】　能刺激机体的体液免疫和细
胞免疫功能,对 S-180、ESA 和 U-14 等动物移植肿瘤均有明显的抑制作
用,与化疗药物(环磷酰胺)配合应用时,本品可增强化疗药物的抗肿瘤作
用,又能降低化疗对骨髓和免疫功能的抑制作用。用于:①各种恶性肿
瘤,可配合放、化疗的综合治疗,亦可单独使用;②急慢性肝炎、各种肝损
伤、慢性感染及免疫性疾病。【用法用量】　注射:肌内注射,每次 4ml,每
日 2 次。【不良反应】　长期注射,可出现局部红肿等。【禁忌】　对过敏
者禁用。【制剂规格】　注射剂:每支 2ml 内含人参多糖 6mg,每盒 10 支。

第二节　内　服　药

安康欣胶囊[保乙]

【药物组成】　半枝莲、山豆根、夏枯草、蒲公英、鱼腥草、石上柏、枸杞
子、穿破石、人参、黄芪、鸡血藤、灵芝、黄精、白术、党参、淫羊藿、菟丝子、
丹参。【功能主治】　活血化瘀,软坚散结,清热解毒,扶正固本。用于肺
癌、癌、肝癌等肿瘤的辅助治疗。【用法用量】　口服:每次 4～6 粒,每日
3 次。饭后温开水送服,30 日为 1 个疗程。【禁忌】　孕妇忌服。【制剂规
格】　胶囊剂:每粒 0.5g。

威麦宁胶囊[保乙]

【药物组成】　威麦宁。【功能主治】　活血化瘀,清热解毒,祛邪扶
正。配合放、化疗治疗肿瘤有增效、减毒作用;单独使用可用于适宜放、化
疗的肺癌患者的治疗。【用法用量】　口服:每次 8 粒,每日 3 次,饭后服
用。或遵医嘱。【不良反应】　偶见恶心等消化道症状。【制剂规格】　胶
囊:每粒 0.4g,每瓶 60 粒。

参 一 胶 囊 [保乙]

【药物组成】 主要成分人参皂苷 Rg3。【功能主治】 培元固本,补益气血。与化疗配合使用,有助于提高原发性肺癌、肝癌的疗效,可改善肿瘤患者的症状,提高机体免疫功能。动物实验证明本品对多种实体瘤有抑制作用,与化疗并用对肝癌增效,并调节免疫功能,防止白细胞下降、防脱发。尚可抑制肿瘤血管内皮细胞的增殖生长和新生血管的形成。【用法用量】 口服:饭前空腹,每次 2 粒,每日 2 次。8 周为 1 个疗程。【不良反应】 可见口咽干燥、口腔溃疡,过量可致咽痛、头晕、耳鸣、鼻出血、胸闷、多梦等。可有转氨酶轻度升高,但不影响继续治疗,也未确定是否与本药相关。【禁忌】 有出血倾向者忌用。【注意】 火旺、阴虚内热证者慎用。【制剂规格】 胶囊剂:每粒 10mg,每盒 16 粒。

十一味参芪片 [保乙]

【药物组成】 人参(去芦)、黄芪、天麻、当归、熟地黄、泽泻、决明子、菟丝子、鹿角、枸杞子、细辛。【功能主治】 补气养血,健脾益肾。适用于癌症应用放、化疗引起的白细胞减少、头昏、倦怠乏力、消瘦、恶心、呕吐等。【用法用量】 口服:每次 4 片,每日 3 次。【制剂规格】 片剂:每片 0.3g,每盒 48 片。

消癌平胶囊 [保乙]

【药物组成】 通关藤。【功能主治】 抗癌,消炎,平喘。用于食道癌、胃癌,对大肠癌、宫颈癌、白血病等多种恶性肿瘤亦有一定疗效,可配合放化疗及手术治疗后用药。亦可用于治疗慢性气管炎和支气管炎伴哮喘。【用法用量】 口服:每次 4～5 粒,每日 3 次。【不良反应】 偶见食欲减退、白细胞下降、转氨酶升高、发热、关节痛、药物疹等。一般不需特殊处理。【禁忌】 孕妇禁用。【制剂规格】 胶囊剂:每粒 0.2g,每盒 96 粒。

复方斑蝥胶囊 [保乙]

【药物组成】 斑蝥、三棱、莪术、人参、黄芪、刺五加、山茱萸、女贞子、半枝莲、熊胆粉、甘草。【功能主治】 破血消癥,攻毒蚀疮。用于瘀毒内结所致的原发性肝癌、肺癌、直肠癌、恶性淋巴瘤、妇科肿瘤。临床表现为因瘀毒内阻,兼气阴两虚所致腹部或颈部出现肿块,按之如石,痛有定处,面色晦暗,肌肤甲错,或大便色黑,腹痛拒按,或漏下(崩漏)、兼有腹胀纳差,倦怠乏力,腰膝酸软,舌质紫暗,或有瘀斑、瘀点,脉细涩。【用法用量】口服:每次 3 粒,每日 2 次。【禁忌】 ①有出血倾向者忌用;②妇女月经过多及孕妇均忌用;③斑蝥有毒,不可过量、久服,应遵医嘱;④忌辛辣刺激之品。【注意】 服药期间饮食宜清淡而均衡营养。【制剂】 胶囊剂:每粒 0.25g。

安替可胶囊 [保乙]

【药物组成】 蟾皮、当归。【功能主治】 软坚散结,解毒止痛,养血活血。用于瘀毒内结所致的食管癌;与放疗合用可提高疗效。【用法用量】 口服:每次 2 粒,饭后服用,每日 3 次,5 周为 1 个疗程,或遵医嘱。【禁忌】 蟾皮有毒,不可过量、久服,遵医嘱用;忌辛辣刺激之品。【注意】服药期间宜用清淡而均衡营养食物。【制剂规格】 胶囊剂:每粒 0.22g。

养正消积胶囊 [典/保乙]

【药物组成】 黄芪、女贞子、人参、莪术、灵芝、绞股蓝、炒白术、半枝莲、白花蛇舌草、茯苓、土鳖虫、鸡内金、蛇莓、白英、茵陈、徐长卿。【功能主治】 健脾益肾,化瘀解毒。适用于不宜手术的脾肾两虚,瘀毒内阻型原发性肝癌辅助治疗,与肝内动脉介入灌注加栓塞化疗合用,有助于提高介入化疗疗效,减轻对白细胞、肝功能、血红蛋白的毒性作用,改善患者生存质量,改善脘腹胀满,纳呆食少;神疲乏力,腰膝酸软,溲赤便溏,疼痛。【用法用量】 口服:每次 4 粒,每日 3 次。【制剂规格】 胶囊剂:每粒 0.39g(含齐墩果酸和熊果酸的总量不得少于 2.0mg)。

养阴生血合剂 [典/保乙]

【药物组成】 地黄、黄芪、当归、玄参、麦冬、石斛、川芎。【功能主治】养阴清热,益气生血。主治阴虚内热、气血不足所致的口干咽燥、食欲减退、倦怠无力;有助于减轻肿瘤病人白细胞下降,改善免疫功能。用于肿瘤病人放化疗时见上述证候者。【用法用量】 口服:每次 50ml,每日 1次。放射治疗前 3 日 开始服用。放疗期间,在每次治疗前 1 小时服用,至放疗结束。【制剂规格】 合剂：每瓶 50ml，本品每毫升含黄芪甲苷（$C_{41}H_{68}O_{14}$）不得少于 0.15mg。

紫龙金片 [典/保乙]

【药物组成】 黄芪、当归、白英、龙葵、丹参、半枝莲、蛇莓、郁金。辅料为微晶纤维素。【功能主治】 益气养血，清热解毒，理气化瘀。用于气血两虚证原发性肺癌化疗患者，症见乏力，少气懒言，头昏眼花，食欲缺乏，气短自汗，咳嗽，疼痛。【用法用量】 口服：每次 4 片，每日 3 次；与化疗同时使用。每 4 周为 1 个周期，2 个周期为 1 个疗程。【禁忌】 孕妇禁用。【制剂规格】 片剂：每片 0.65g。

中华肝灵胶囊 [典/基]

【药物组成】 柴胡（醋制）、鳖甲（醋制）、木香、香附（醋炙）、青皮（醋制）、三七、当归、郁金、川芎、枳实（麸炒）、厚朴（姜制）、糖参。【功能主治】 疏肝理气，化瘀散结。主治肝郁气滞血阻，两胁胀痛，食少便溏，积聚不消，舌有瘀斑，脉沉涩无力。用于慢性肝炎、急性肝炎、肝硬化、肝癌早期及慢性胆囊炎见上述证候者。【用法用量】 口服：每次 7～8 粒，每日 3 次。【禁忌】 ①肝胆湿热蕴结，或肝阴不足所致胁痛者不宜使用；②忌酒、忌辛辣油腻饮食；③忌恚怒忧郁，保持乐观健康心态。【注意】 孕妇慎用；饮食宜清淡而营养均衡。【制剂规格】 胶囊剂：每粒 0.3g。

西黄丸（胶囊） [保乙]

【药物组成】 人工牛黄、乳香（醋制）、没药（醋制）、人工麝香。【功能主治】 解毒散结，消肿止痛。本品有直接抑杀肿瘤细胞，显著升高外周血白细胞，显著提高免疫能力作用。临床用于热毒壅结所致的痈疽疔毒、瘰疬、流注、肿（肿瘤）。【用法用量】 口服：丸剂，每次 1 瓶（3g），胶囊剂，每次 4～8 粒，均每日 2 次。【注意】 ①脾胃虚寒者、虚弱者均慎用；②孕妇忌服；③忌辛辣刺激性饮食。【制剂规格】 丸剂：每 20 粒重 1g（1 瓶 3g）；胶囊剂：每粒 0.25g。

益肺清化膏 [典/基]

【药物组成】 黄芪、党参、北沙参、麦冬、川贝母、苦杏仁、紫菀、桔梗、败酱草、拳参、仙鹤草、白花蛇舌草、甘草。【功能主治】　益气养阴,清热解毒,化痰止咳,有一定抗肿瘤、增强机体免疫功能的作用。主治气阴两虚所致的气短乏力,咳嗽,咯血,胸痛。用于晚期肺癌见上述证候的辅助治疗。【用法用量】　口服:膏剂,每次 20g,每日 3 次,2 个月为 1 个疗程。片剂遵医嘱。【禁忌】　肝邪犯肺咯血者忌用;忌辛辣油腻饮食。【注意】①晚期肺癌咯血应用本品须结合放化疗治疗;若出血量大者,应立即综合性急救。②饮食宜清淡,易消化而均衡营养。【制剂规格】　煎膏(滋)剂:每瓶 60g。

化癥回生片(颗粒)[典/基]

【药物组成】　益母草、桃仁、红花、䗪虫、醋制三棱、水蛭、煅干漆、阿魏、延胡索(醋炙)、川芎、乳香(醋炙)、五灵脂(醋炙)、蒲黄(炭)、苏木、降香、大黄、麝香、姜黄、香附(醋炙)、苦杏仁(炒)、紫苏子、小茴香(盐炒)、丁香、吴茱萸(甘草水炙)、肉桂、高良姜、花椒(炭)、艾叶(炙)、两头尖、人参、当归、白芍、熟地黄、鳖甲胶。【功能主治】　消癥化瘀。主治瘀血内阻所致的癥瘕积聚、干血痨、产后腹痛瘀血、少腹疼痛拒按;症见腹部出现肿块,固定不移,疼痛拒按,面色晦暗,肌肤甲错,舌紫暗,或有瘀斑,瘀点,脉沉细细涩。用于腹腔肿瘤、肝脾大见上述证候者。【用法用量】　口服:片剂,每次 5～6 片,饭前温酒送服;颗粒剂,开水冲服,每次 1 袋;均每日 2次。【禁忌】　①孕妇禁用;②本品药性峻猛,且含有干漆而有毒,须遵医嘱,不可过量、久服;③对干漆和本品过敏者均忌服。【注意】　阴虚火旺者、有出血倾向者均慎用。【制剂规格】　片剂:每片 0.35g,每盒 36 片;颗粒剂:每袋 1g,每盒 10 袋。

复方天仙胶囊(颗粒)

【药物组成】　天花粉、威灵仙、急性子、莪术、蜈蚣、蟾酥、龙葵、黄芪、麝香、牛黄、乳香、没药、猪苓、白花蛇舌草、冰片、白术、女贞子、甘草等。【功能主治】　养心化瘀,解毒散结。用于食道癌、胃癌等恶性肿瘤的辅助治疗。【用法用量】　口服:胶囊剂,每次 3～6 粒,每日 3 次,饭后服用,1个月为 1 个疗程,停药 3～5 日后继续服用,或遵医嘱;颗粒剂,开水冲服,每次 1 袋,每日 3 次。【不良反应】　①约 1/3 患者可出现轻度消化道反应,少见有呕吐,罕见皮疹、面部水肿、头昏、心悸等;②饭后服或蜂蜜送服可使反应减轻,继续服用可自行逐渐消失。【制剂规格】 胶囊剂:每粒0.25g;颗粒剂:每袋 10g,12g,15g。

芦笋颗粒(胶囊)[保乙]

【药物组成】 鲜芦笋。【功能主治】 扶正生津。用于癌症的辅助治疗及放疗、化疗后的口干舌燥,食欲缺乏,全身倦怠者。【用法用量】 口服:颗粒剂,每次 5g;胶囊剂,每次 3～6 粒;均每日 3 次。或遵医嘱。【禁忌】 服药期间忌茶水。【不良反应】 偶有一过性轻微消化道反应。【制剂规格】 颗粒剂:每袋 5g;胶囊剂:每粒 0.5g。

复方皂矾丸[典/保乙]

【药物组成】 皂矾、西洋参、海马、肉桂、大枣(去核)、核桃仁。辅料为炼蜜和活性炭粉。【功能主治】 温肾健髓,益气养阴,生血止血。用于再生障碍性贫血、白细胞减少症、血小板减少症、骨髓增生异常综合征及放疗和化疗所致的骨髓损伤、白细胞减少属肾阳不足、气血两虚。【用法用量】 口服:每次 7～9 丸,每日 3 次;饭后服用。【禁忌】 禁用茶水冲服;服药期间忌辛辣、油腻、生冷饮食。【注意】 孕妇、脾胃虚弱者慎服。【制剂规格】 丸剂:每丸 0.2g。

养血饮口服液[基/保乙]

【药物组成】 黄芪、当归、鹿角胶、阿胶、大枣。【功能主治】 补气养血。用于气血两亏所致的体虚羸弱、崩漏下血、血小板减少、贫血及放疗、化疗后白细胞减少症见上述证候者。【用法用量】 口服:每次 10ml,每日 2 次。【禁忌】 体实有热者忌服;忌食辛辣、油腻、生冷之品。【注意】感冒者慎用。【制剂规格】 口服液:每支 10ml。

健延龄胶囊[基]

【药物组成】 熟地黄、制何首乌、黄芪、黄精、山药、西洋参、黑芝麻、茯苓、芡实、天冬、龙骨、琥珀、黑豆、侧柏叶。【功能主治】 补肾填精,益气养血。主治肾虚精亏,气血不足所致的神疲乏力,健忘失眠,头晕耳鸣,食欲减退。用于放、化疗后白细胞减少症,高脂血症见上述证候者。【用法用量】 口服:每次 4 粒,每日 2 次。疗程 8 周,或遵医嘱。【禁忌】 忌油腻辛辣厚味饮食。【制剂规格】 胶囊剂：每粒 0.3g（相当于原生药 1g）。

生白口服液 [基]

【药物组成】 淫羊藿、黄芪、补骨脂、附子（制）、枸杞子、麦冬、当归、鸡血藤、茜草、芦根、甘草。【功能主治】 温肾健脾，补益气血。用于癌症放、化疗引起的白细胞减少属脾肾阳虚，气血不足证者，症见神疲乏力，少气懒言，畏寒肢冷，纳差便溏，腰膝酸软。【用法用量】 口服：每次 40ml，每日 3 次。或遵医嘱。【禁忌】 忌生冷油腻饮食。【注意】 感冒者慎用。【制剂规格】 口服液：每支 10ml、20ml。

健脾益肾颗粒 [基/保乙]

【药物组成】 党参、枸杞子、白术、女贞子、菟丝子、补骨脂（盐炙）。【功能主治】 健脾益肾。用于脾肾两虚所致的脘腹胀满，纳呆，面色苍白，体倦乏力，腰膝酸软。能减轻肿瘤病人放、化疗不良反应，提高机体免疫功能。【用法用量】 口服：每次 30g，每日 2 次，开水冲服。【禁忌】 忌生冷、辛辣、油腻饮食。【注意】 外感表证及内有湿热证者慎用。【制剂规格】 颗粒剂：每袋 30g。

紫芝多糖片 [基]

【药物组成】 紫芝多糖。【功能主治】 滋补强壮，养血安神。用于神经衰弱，白细胞减少和血小板减少症，电离辐射及职业性造成的血损伤，肿瘤患者放、化疗后白细胞计数下降。【用法用量】 口服：每次 3 片，每日 3 次，饭后服用。【禁忌】 忌食辛辣之品。【注意】 ①阴虚火旺，心肾不交的失眠患者不宜单独使用；②感冒者慎用。【制剂规格】 片剂：每片 0.25g。

参苓白术丸（散、颗粒、胶囊）[典/基/保甲/保乙]

【药物组成】 人参、白术（炒）、茯苓、山药、莲子、白扁豆（炒）、薏苡仁、砂仁、桔梗、甘草。【功能主治】 补脾胃，益肺气。主治肿瘤病人脾胃气虚，运化失常所致，症见大便溏泻，饮食不消，或大便次数增多，稀薄，腹胀，或气短咳嗽，肢倦乏力，或痰白清稀，面色萎黄，甚者浮肿，舌淡苔白腻,脉濡弱。用于肠易激综合征、胃肠功能紊乱、慢性结肠炎、消化不良、放射性肠炎见上述证候者。【用法用量】 口服:散剂、颗粒每次 6g,冲服;丸剂,每次 6g;胶囊剂,每次 3 粒;均每日 3 次。以饭前服用为佳,或遵医嘱。【禁忌】 ①湿热内蕴证忌用;②忌油腻饮食。【注意】 孕妇慎用。【制剂规格】 丸剂:每 100 粒重 6g;散剂:每袋 6g;颗粒剂:每袋 6g;胶囊剂:每粒 0.5g。

软坚口服液

【药物组成】 白附子(制)、三棱、重楼、半枝莲、山豆根、金银花、板蓝根、山慈菇、延胡索(醋制)、益母草、人参、黄芪。【功能主治】 化瘀软坚,解毒,益气,有一定抗肿瘤及提升巨噬细胞吞噬功能、溶血素抗体形成及脾、胸腺指数的作用。【用法用量】 口服:每次 20ml,每日 3 次,摇匀后服用。或遵医嘱。30～60 日为 1 个疗程。【禁忌】 孕妇忌用;忌辛辣、油腻、生冷之品。【注意】 ①阴虚内热者慎用;②含有山豆根呈小毒,不可过量、久服;③服药期间宜选清淡,易消化而富于营养之品。【制剂规格】 口服液:每支 10ml。

消癥益肝片

【药物组成】 䗪虫(提取物)。【功能主治】 破瘀化积,消肿止痛。临床用于毒瘀内结所致的原发性肝癌,有缓解症状的作用,主治腹部肿块,腹胀腹痛,口苦咽干,食少,舌紫暗,苔黄腻,脉弦数。【用法用量】 口服:每次 6～8 片,每日 3 次。【禁忌】 孕妇忌用。【注意】 本品有毒,药性峻猛,年老体弱者慎用;不可过量、久服。【制剂规格】 片剂:每片含总氮 25mg。

金蒲胶囊

【药物组成】 人工牛黄、金银花、蒲公英、半枝莲、白花蛇舌草、苦参、龙葵、穿山甲(炮)、莪术、大黄、乳香(制)、没药(制)、延胡索(制)、红花、蜈蚣、山慈菇、珍珠、黄药子、姜半夏、蟾酥、党参、黄芪、刺五加、砂仁。【功能主治】 清热解毒,消肿止痛,益气化痰,有一定抗肿瘤和提高免疫功能的作用。用于晚期胃癌、食管癌患者痰湿瘀阻及气滞血瘀证,症见胃脘胀满,疼痛,食少纳差,消瘦乏力,恶心呕吐;或吞咽困难,胸痛;舌淡或淡暗,紫暗;舌苔薄黄或黄腻、厚腻,脉弦细或弦数、细涩。【用法用量】 口服:每次 3 粒,一日 3 次;饭后温水送服,或遵医嘱。42 日为 1 个疗程。【禁忌】 孕妇忌用;忌辛辣油腻。【注意】 ①脾胃虚弱者慎用;②不可过量、久服;③饮食宜清淡而营均衡营养。【制剂规格】 胶囊剂:每粒 0.3g。

平消胶囊(片)[典/保甲]

【药物组成】 郁金、马钱子粉、仙鹤草、五灵脂、硝石、干漆(制)、枳壳(麸炒)。【功能主治】 活血化瘀,散结消肿,解毒止痛。用于抗肿瘤,对毒瘀内结所致的肿瘤具有一定的缓解症状、缩小瘤体、抑制肿瘤生长、提高人体免疫力、延长患者生命的作用。【用法用量】 口服:胶囊剂,每次 4～8 粒;片剂,每次 4～8 片;均每日 3 次。【禁忌】 孕妇禁用;不宜久服。【注意】 可与手术、放疗、化疗同时进行治疗。【制剂规格】 胶囊剂:每粒 0.23g;薄膜衣片:每片 0.24g;糖衣片(片芯重):每片 0.23g。

胃复春片(胶囊)[保乙]

【药物组成】 红参、香茶菜、枳壳(炒)。【功能主治】 健脾益气,活血解毒。用于防治胃癌前期病变和胃癌手术后辅助治疗。【用法用量】 口服:片剂、胶囊剂:均每次 4 片(粒),每日 3 次。【制剂规格】 片剂、胶囊:每片(粒)均 0.35g,每瓶 60 片(粒)。

抗癌平丸

【药物组成】 珍珠菜、半枝莲、白花蛇舌草、蛇莓、藤梨根、蟾酥、香茶菜、肿节风、兰香草、石上柏。【功能主治】 清热解毒,散瘀止痛。主治消化道癌。用于热毒瘀血壅滞所致的胃癌、食管癌、贲门癌、直肠癌等消化系统肿瘤。【用法用量】 口服:每次 0.5～1g,每日 3 次,饭后 30 分钟服,或遵医嘱。【注意】 初服时可由少到多,逐步增加,如胃部有发胀感,可酌情减少;服药期间忌食真菌类食物。【制剂规格】 丸剂:每袋 1g。

槐耳颗粒[基/保乙]

【药物组成】 槐耳菌质。【功能主治】 扶正活血,抑菌。用于肝癌的辅助治疗及不宜手术和化疗的原发性肝癌的辅助治疗;也可配合其他治疗方法用药。【用法用量】 口服:每次 20g,每日 3 次,温开水冲服,1

个月为 1 个疗程。【不良反应】 偶见恶心、呕吐、白细胞减少。【制剂规格】 颗粒剂:每袋 20g。

夏枯草膏(胶囊)[典/基/保乙]

【药物组成】 夏枯草煎膏。【功能主治】 消火,明目,散结,消肿。用于头痛眩晕、瘰疬、瘿瘤、淋巴结核、高血压症及乳痈肿痛,甲状腺肿大,乳腺增生症。【用法用量】 口服:膏剂,每次 9g,每日 2 次,7 岁以上儿童服 1/2 量,3-7 岁服 1/3 量;胶囊剂,每次 2 粒,每日 2 次。【注意】 体虚者慎用。【制剂规格】 煎膏剂:每瓶 120g;胶囊剂:每粒 0.35g。

复方夏枯草膏[基]

【药物组成】 夏枯草、香附、甘草、僵蚕、白芍、当归、陈皮、桔梗、川芎、红花、昆布、乌药。【功能主治】 清火散结。主治瘰疬痞块。用于瘿瘤瘰疬,结核作痛。【用法用量】 口服:温开水送服,每次 9~15g,每日 2次。【注意】 感冒时暂停服用。【制剂规格】 煎膏剂:每瓶 120g。

复方紫参颗粒[基]

【药物组成】 石见穿、丹参、鸡血藤、当归、香附、郁金、红花、鳖甲。【功能主治】 疏肝理气,活血散结。主治血瘀所致的腹中痞块。用于血吸虫性肝硬化、肝脾大。【用法用量】 口服:每次 22g,每日 3 次,开水冲服。【制剂规格】 颗粒剂:每袋 22g。

消瘿五海丸[基]

【药物组成】 夏枯草、海藻、海带、海螺壳(煅)、昆布、蛤壳(煅)、木香、川芎。【功能主治】 消瘿软坚,破瘀散结。治瘿瘤。用于淋巴结核、地方性甲状腺肿。【用法用量】 口服:每次 1 丸,每日 2 次;小儿酌减。【禁忌】 孕妇忌用;忌与甘草同用。【制剂规格】 蜜丸:每丸 10g。

消瘿瘰丸[基]

【药物组成】 夏枯草、海藻、昆布、海螵蛸、枳壳(去瓤麸炒)、海胆、陈皮、黄芩、玄参、蛤壳(煅)。【功能主治】 消瘿化痰。治瘰疬。用于肝郁痰结引起的瘿瘤肿胀、瘰疬结核。【用法用量】 口服:每次 6g,每日 2

次。【禁忌】　忌与甘草同服。【制剂规格】　水丸:每 100 丸重 6g。

鹤　蟾　片[基]

【药物组成】　仙鹤草、干蟾皮、猫爪草、浙贝母、生半夏、鱼腥草、天冬、人参、葶苈子。【功能主治】　解毒除痰,凉血祛瘀,消癥散结。治癌肿包块。用于原发性支气管肺癌、肺部转移癌。【用法用量】　口服:每次 6 片,每日 3 次。【禁忌】　孕妇忌用。【注意】　片剂有几种规格,仔细阅读说明书,遵医嘱。【制剂规格】　糖衣片:每片 0.3g、0.37g;薄膜衣:每片 0.25g。

消　瘿　丸[典/基]

【药物组成】　昆布 300g,海藻 200g,蛤壳、浙贝母、夏枯草各 50g,桔梗、陈皮、槟榔各 100g。辅料为炼蜜(每 100g 主料细粉末加炼蜜 110～130g 制成大蜜丸)。【功能主治】　散结消瘿。主治瘿瘤,多因情志不遂,或饮食水土失宜而致痰气交结,日久化火,郁结于颈部出现的颈前肿块,烦热、口苦、多汗,舌红苔腻,脉弦滑。用于单纯性地方性甲状腺肿大见上述证候者。【用法用量】　口服:每次 1 丸,每日 3 次,饭后服用;小儿酌减。【禁忌】　忌生冷、辛辣、油腻饮食。【注意】　①阴虚阳亢者应配伍平肝潜阳药同用;②孕妇慎用。【制剂规格】　蜜丸:每丸 3g。

内消瘰疬丸[保甲]

【药物组成】　夏枯草、海藻、蛤壳(煅)、连翘、白蔹、大青盐、天花粉、玄明粉、浙贝母、枳壳、当归、地黄、熟大黄、玄参、桔梗、薄荷、甘草。【功能主治】　化痰,软坚,散结。主治痰湿凝滞所致的瘰疬,症见颈项及耳前耳后的一侧或两侧,或颔下锁骨上窝、腋部结块肿大,一个或数个,皮色不变,推之能动,不热不痛,以后逐渐增大窜生。用于淋巴结核、女童乳疬见上述证候者。【用法用量】　口服:每次 9g,每日 1～2 次。小儿酌减剂量,遵医嘱。【注意】　孕妇慎用。【制剂规格】　丸剂:每袋 9g。

当归龙荟丸(片、颗粒)[保乙]

【药物组成】　当归(酒炒)、龙胆(酒炒)、栀子、黄连(酒炒)、黄芩(酒炒)、黄柏(盐炒)各 100g,芦荟、青黛、大黄(酒炒)各 50g,木香 25g,麝香

5g。【功能主治】 泻火通便。主治肝胆火旺,心烦不宁,头晕目眩,耳鸣耳聋,胁肋疼痛,脘腹胀痛,大便秘结。用于治疗慢性粒细胞型白血病、胆道蛔虫、狂症、胆囊炎、便秘等。【用法用量】 口服:水丸,成人每次 6～9g,每日 2 次空腹服,7 岁以上儿童服成人 1/2 量,3－7 岁儿童服成人 1/3 量;汤剂,每日 1 剂,水煎服;片剂,每次 4 片;胶囊剂,每次 3 粒;均每日 2 次。【禁忌】 忌烟、酒及辛辣、油腻食物。【注意】 心脏病、肝病、糖尿病、肾病等慢性病患者应在医师指导下服用;服药后大便次数每日 2～3 次者,应减量;每日 3 次以上者,应停用并向医师咨询。【制剂规格】 水丸:每 20 粒重 3g,每袋 6g;片剂:每片 0.5g;胶囊剂:每粒 0.4g。

香菇多糖片(胶囊)^[基]

【药物组成】 香菇多糖。【功能主治】 益气健脾,补虚扶正。用于慢性乙型迁延性肝炎及消化道肿瘤的放、化疗辅助药。【用法用量】 口服:片剂,每次 3～5 片;胶囊剂,每次 3～5 粒;均每日 2 次。或遵医嘱。【注意】 有抗血小板凝聚作用,出血症患者慎用。【禁忌】 忌油腻辛辣刺激性强的食物。避免与维生素 A 制剂混用。【不良反应】 少数人偶见头昏、胸闷、面部潮红等可逆性反应。【制剂规格】 片剂:每片 0.1g;胶囊剂:每粒 0.185g。

第三节 外 用 药

阿魏化痞膏^[典]

【药物组成】 阿魏、使君子、蓖麻子、木鳖子、穿山甲、蜣螂、莪术、三棱、血竭、当归、乳香、没药、生川乌、生草乌、雄黄、樟脑、肉桂、大蒜、白芷、芦荟、胡黄连、大黄、厚朴、香附。【功能主治】 化痞消积。主治气滞血凝,癥瘕痞块,脘腹疼痛,胸胁胀满。用于慢性肝病、肝脾大见上述证候者。【用法用量】 外用:加温软化,贴于脐或患处。【注意】 ①正虚瘀结所致的积聚者慎用;②孕妇禁用;③忌恼怒、避风寒;④忌生冷、油腻及不易消化性食物;⑤因含有生川乌、生草乌、雄黄、樟脑等有毒药物,皮肤破溃、过敏者不宜用。【制剂规格】 外用膏:每贴 6g、12g。

第 17 章 糖尿病、甲状腺功能亢进用药

第一节 糖尿病用药

消渴丸(片) [典/基/保甲]

【药物组成】 地黄、葛根、黄芪、天花粉、山药、玉米须、南五味子、格列本脲。【功能主治】 滋肾养阴，益气生津。治消渴证。主治气阴两虚型消渴病(非胰岛素依赖型糖尿病)，症见口渴喜饮，多尿，多食易饥，眠差，腰痛，消瘦，体倦乏力，气短懒言等。用于 2 型糖尿病见上述证候者。【用法用量】 口服：丸剂，每次 5～10 丸，每日 2～3 次，饭后温开水送服。服用量根据病情从每次 5 丸逐渐递增，但每日不应超过 30 丸。当增至每日 20 丸时，至少分 2 次服用。当获得疗效满意时，应逐渐减量或减少为每日 2 次的维持剂量，由医师指导，进行剂量控制。片剂，每次 8 片，每日 3 次；或遵医嘱。【禁忌】 ①孕妇、乳母、胰岛素依赖型糖尿病患者，不宜服用格列本脲的患者禁用；②对磺胺类药物过敏者禁用；③伴有酮症酸中毒，昏迷，严重烧伤、感染，严重外伤，重大手术者，肝、肾功能不全者，白细胞减少，粒细胞缺乏、血小板减少等患者禁用。【注意】 ①本品含格列本脲(优降糖)，请参阅相关资料；若合用其他降血糖药，应遵医嘱。②可致低血糖，合用长效磺胺、保泰松、四环素、氯霉素、单胺氧化酶抑制药，可增强降血糖作用。③定期查血糖、肝肾功能、血象。④偶见胃肠道反应及过敏症状。⑤体弱、高热、老年患者及非成年人慎用。⑥服用本品后 30min血药浓度开始升高，2～3h 达最高血药浓度。⑦忌酒。【制剂规格】 丸剂：每 10 丸重 2.5g(含格列本脲 25mg)，每瓶 30g。片剂：每片 0.36g，每片含原生药 0.75g，每袋 8 片。

玉泉丸(胶囊、散、颗粒)^[基/保甲]

【药物组成】 葛根、天花粉、生地黄、麦冬、五味子、甘草、糯米。【功能主治】 养阴生津,止渴除烦,益气和中。用于降血糖,其降糖作用与胰岛素 102U/kg 的降糖作用相似,作用时间也与西药无明显差异。用于非胰岛素依赖型糖尿病(2 型糖尿病),即全身乏力,肌肉消瘦,口渴多饮之消渴证。凡属肺、胃、肾阴亏者均可应用。并可防治并发眼底病变、周围神经病变、心脑血管病、肾病、坏疽等。【用法用量】 口服:丸剂,成人每次 60 粒,每日 4 次,7 岁以上小儿服成人量的 1/2,3-7 岁服成人量的 1/3,温开水送服,1 个月为 1 个疗程。胶囊剂,每次 5 粒,每日 4 次;颗粒剂,每次 1 袋,每日 4 次,开水冲服;散剂,每次 9～15g,每日 1～2 次;或遵医嘱。【制剂规格】 浓缩丸:10 粒重 1.5g,每瓶 300 粒;胶囊剂:每粒 0.5g;散剂:每瓶 30g;颗粒剂:每袋 5g。

十味玉泉胶囊^[保乙]

【药物组成】 天花粉、葛根、麦冬、人参、黄芪、地黄、五味子、甘草、乌梅、茯苓。【功能主治】 益气养阴,清热生津。用于气阴两虚之消渴病,症见气短乏力,口渴喜饮,易饥烦热。可作为 2 型糖尿病辅助治疗药。【用法用量】 口服:每次 4 粒,每日 4 次。【禁忌】 孕妇忌服。【注意】属阴阳两虚者慎用;忌肥甘、辛辣食物;忌烟酒。【注意】 阴阳两虚消渴者慎用;糖尿病患者应控制饮食,适当体育运动,遵医嘱综合治疗。【不良反应】 个别病人用药后出现胃部不适,恶心,停药后可缓解。【制剂规格】 胶囊剂:每粒 0.5g。

津力达颗粒^[保]

【药物组成】 人参、黄精、苍术(炒)、苦参、麦冬、地黄、制何首乌、山茱萸、茯苓、佩兰、黄连、知母、淫羊藿(炙)、丹参、粉葛、荔枝核、地骨皮。【功能主治】 益气养阴,健脾运津。用于 2 型糖尿病气阴两虚证,症见口渴多饮,消谷易饥,尿多,形体渐瘦,倦怠乏力,五心烦热,便秘等。【用法用量】 口服:每次 1 袋(9g),每日 3 次,开水冲服,8 周为 1 个疗程,或遵医嘱。对已经使用西药的患者,可合并使用本品,并根据血糖水平而调整降血糖西药的用法用量。【禁忌】 忌食肥甘厚味、油腻饮食;忌烟酒。

【注意】　孕妇慎用;定期查血糖水平,遵医嘱用药;坚持适度运动。【制剂规格】　颗粒剂:每袋 9g。

降糖舒胶囊[基]

【药物组成】　人参、枸杞子、黄芪、葛根、山药、黄精、五味子、熟地黄、地黄、玄参、麦冬、知母、生石膏、天花粉、刺五加、益智仁、牡蛎、芡实、枳壳、丹参、荔枝核、乌药。【功能主治】　益气养阴,生津止渴。主治气阴两虚所致的消渴病,症见口渴多饮,多食善饥,小便频多,形体消瘦,倦怠乏力。用于 2 型糖尿病见上述证候者。【用法用量】　口服:每次 4～6 粒,每日 3 次。【禁忌】　孕妇忌用;忌烟酒。【注意】　阴阳两虚消渴者慎用;糖尿病患者应忌肥甘、辛辣饮食;控制饮食,适当体育运动,遵医嘱综合治疗。【制剂规格】　胶囊剂:每粒 0.3g。

降糖甲片[典]

【药物组成】　黄芪、酒黄精、地黄、太子参、天花粉各 4284g。精制成1000 片。【功能主治】　补中益气,养阴生津。用于气阴两虚型消渴症、非胰岛素依赖型糖尿病(2 型糖尿病),症见口渴,多饮,多食,多尿,消瘦,乏力。【用法用量】　口服:每次 6 片,每日 3 次。【禁忌】　孕妇忌用;忌烟酒。【注意】　阴阳两虚消渴者慎用;糖尿病患者应忌肥甘、辛辣饮食;控制饮食,适当体育运动,遵医嘱综合治疗。【制剂规格】　肠溶衣片:每片 0.31g,每片含黄芪甲苷($C_{41}H_{68}O_{14}$)不得少于 0.15mg。

降糖胶囊[基]

【药物组成】　知母、三颗针、人参、五味子、干姜、人参茎叶皂苷。【功能主治】　清热生津,滋阴润燥。主治阴虚燥热所致的消渴病,症见口渴多饮,消谷善饥,尿频量多,形体消瘦,体倦乏力。用于 2 型糖尿病见上述证候者。【用法用量】　口服:每次 4～6 粒,每日 3 次。【禁忌】　孕妇忌用;忌烟酒。【注意】　阴阳两虚消渴者慎用;糖尿病患者应忌肥甘、辛辣饮食;控制饮食,适当体育运动,遵医嘱综合治疗。【制剂规格】　胶囊剂:每粒 0.3g,每瓶 100 粒。

木丹颗粒[保乙]

【药物组成】　黄芪、延胡索(醋制)、三七、赤芍、丹参、川芎、红花、苏木、鸡血藤。【功能主治】 益气活血,通络止痛。用于治疗糖尿病性周围神经病变属气虚阻络证,临床表现为四肢末梢及躯干部麻木、疼痛及感觉异常;或见肌肤甲错,面色晦暗,倦怠乏力,神疲懒言、自汗等。【用法用量】 口服:每次1袋,每日3次,饭后半小时用温开水冲服,4周为1个疗程,可连服2个疗程。【不良反应】 偶见恶心、呕吐、腹泻、皮疹及转氨酶升高等。【注意】 本品适用于血糖得到有效控制(患者空腹血糖≤8mmol/L,餐后2h血糖≤11mmol/L)的糖尿病性周围神经病变患者。本品尚无严重肝肾功能障碍、孕妇、哺乳妇、18岁以下及70岁以上特殊人群研究数据和资料,如需使用应遵医嘱。患者应定期监测血糖和糖化血红蛋白。【制剂规格】 颗粒剂:每袋7g。

芪药消渴胶囊

【药物组成】 西洋参、黄芪、山药、生地黄、山茱萸、枸杞子、麦冬、知母、天花粉、五味子、五倍子、葛根。【功能主治】 益气养阴,健脾补肾。动物实验表明本品有一定降血糖和提高免疫功能的作用。用于非胰岛素依赖型糖尿病(属气阴不足、脾肾两虚证)的辅助治疗,症见气短乏力、腰膝酸软、口干咽燥、小便数多,或自汗、手足心热、头眩耳鸣,肌肉消瘦,舌红少苔或舌淡体胖等。【用法用量】 口服:每次6粒,每日3次,餐后温开水送服,4周为1个疗程。【禁忌】 孕妇忌用;忌烟酒。【注意】 阴阳两虚消渴者慎用;糖尿病患者应忌肥甘、辛辣饮食;控制饮食,适当体育运动,遵医嘱综合治疗。【制剂规格】 胶囊剂:每袋0.4g,每盒90粒。

天麦消渴片 [保乙]

【药物组成】 五味子、麦冬、天花粉;主要成分:吡考啉酸铬。【功能主治】 滋阴、清热、生津。可用于消渴病气阴两虚,阴虚内热症,症见口渴多饮,消谷善饥,形体消瘦,气短乏力,自汗盗汗及五心烦热。【用法用量】 口服:片剂,第1周每次2片,以后每次1~2片,每日2次。【禁忌】孕妇忌用;忌烟酒。【注意】 阴阳两虚消渴者慎用;糖尿病患者应忌肥甘、辛辣饮食;控制饮食,适当体育运动,遵医嘱综合治疗。【制剂规格】片剂:每片0.12g(含吡考啉酸1.6mg)。

糖尿灵片 [基/保乙]

【药物组成】 天花粉、生地黄、葛根、麦冬、五味子、南瓜粉、糯米(炒黄)、甘草。【功能主治】 滋阴清热,生津止渴。主治阴虚燥热所致的消渴病,症见口渴多饮,消谷善饥,尿多尿频,疲乏无力,形体消瘦,五心烦热,盗汗、失眠。用于 2 型糖尿病见上述证候者。临床验证本药有一定降低血糖水平的作用。【用法用量】 口服:每次 4~6 片,每日 3 次。【禁忌】 孕妇忌用;忌烟酒。【注意】 阴阳两虚消渴者慎用;糖尿病患者应忌肥甘、辛辣饮食;控制饮食,适当体育运动,遵医嘱综合治疗。【制剂规格】 片剂:每片 0.3g。

消渴安胶囊

【药物组成】 地黄、知母、人参、枸杞子、玉竹、黄连、地骨皮、丹参。【功能主治】 清热生津,益气养阴,活血化瘀。主治阴虚燥热兼气瘀血瘀所致的消渴病,症见口渴多饮,多食易饥,五心烦热,大便秘结,倦怠乏力,自汗。用于 2 型糖尿病见上述证候者。【用法用量】 口服:每次 3 粒,每日 3 次,或遵医嘱。【禁忌】 孕妇忌用;忌烟酒。【注意】 阴阳两虚消渴者慎用;糖尿病患者应忌肥甘、辛辣饮食;控制饮食,适当体育运动,遵医嘱综合治疗。【制剂规格】 胶囊剂:每粒 0.4g。

消糖灵胶囊[基]

【药物组成】 黄芪、天花粉、人参、白芍、黄连、知母、枸杞子、五味子、杜仲、沙苑子、丹参、优降糖(格列本脲)。【功能主治】 益气养阴,清热泻火,有降血糖、血脂作用。主治阴虚燥热、气阴两虚所致的消渴病,症见口渴喜饮,体倦乏力,多食、多尿、消渴、消瘦。用于 2 型糖尿病见上述证候者。【用法用量】 口服:每次 3 粒,每日 2 次;或遵医嘱。【禁忌】 孕妇忌用;忌烟酒。【注意】 阴阳两虚消渴者慎用;糖尿病患者应忌肥甘、辛辣饮食;控制饮食,适当体育运动,遵医嘱综合治疗。【制剂规格】 胶囊剂:每粒 0.4g。

芪蛭降糖胶囊[基/保乙]

【药物组成】 黄芪、地黄、黄精、水蛭。【功能主治】 益气养阴,活血化瘀。主治气阴两虚兼血瘀所致的消渴病,症见口渴多饮,多食易饥,尿多尿频,气短,体倦乏力,自汗盗汗,肢体麻木,面色晦暗。用于 2 型糖尿病见上述证候者。【用法用量】 口服:每次 5 粒,每日 3 次;3 个月为 1 个疗程。【禁忌】 孕妇忌用;忌辛辣油腻食物;忌烟酒。【注意】 ①属阴阳两虚者慎用。②对重症病例应合用其他降糖药物治疗;但在与西药降血糖药联合用药时,须及时监测血糖,避免发生低血糖反应。③坚持饮食控制食疗和体育运动疗法;早期防治各种并发症,对症综合治疗。【制剂规格】 胶囊剂:每粒 0.5g。

参芪消渴胶囊[典]

【药物组成】 天花粉、乌梅肉、枇杷叶、麦冬、五味子、瓜蒌、人参、黄芪、粉葛、檀香。【功能主治】 益气养阴,生津止渴。主治消渴病气阴两虚症,症见口渴喜饮,自汗盗汗,倦怠乏力,五心烦热。用于 2 型糖尿病见上述证候者。【用法用量】 口服:每次 6 粒,每日 3 次。【禁忌】 孕妇忌用;忌烟酒。【注意】 阴阳两虚消渴者慎用;糖尿病患者应忌肥甘、辛辣饮食;控制饮食,适当体育运动,遵医嘱综合治疗。【制剂规格】 胶囊剂:每粒 0.44g[含五味子醇甲($C_{24}H_{32}O_7$)不得少于 0.55mg]。

渴乐宁胶囊[典]

【药物组成】 黄芪、黄精(酒炙)、地黄、太子参、天花粉。【功能主治】 益气养阴,生津止渴。主治气阴两虚所致的消渴症,症见口渴多饮,五心烦热,乏力多汗,心慌气短。用于 2 型糖尿病见上述证候者。【用法用量】 口服:每次 4 粒,一日 3 次。3 个月为 1 个疗程。【禁忌】 孕妇忌用;忌烟酒。【注意】 阴阳两虚消渴者慎用;糖尿病患者应忌肥甘、辛辣饮食;控制饮食,适当体育运动,遵医嘱综合治疗。【制剂规格】 胶囊剂:每粒 0.45g。

糖尿乐胶囊(片)[基]

【药物组成】 天花粉、山药、黄芪、红参、地黄、葛根、枸杞子、知母、天冬、茯苓、山茱萸、五味子、鸡内金(炒)。【功能主治】 益气养阴,生津止渴。有一定降低血糖之效。主治气阴两虚所致的消渴病,症见多食、多饮、多尿、消瘦、四肢无力、小便频数而有甜味。用于 2 型糖尿病见上述证候者。【用法用量】 口服:胶囊剂,每次 3~4 粒;片剂,每次 3~4 片,均每日 3 次。遵医嘱调整剂量和联合用药。【禁忌】 忌食肥甘、辛辣之品,控制饮食,均衡营养;重度 2 型糖尿病者忌用或不宜用本品;1 型糖尿病者用本品也无效;忌烟酒。【注意】　①属阴阳两虚消渴者慎用;②避免长期精神紧张,坚持适当的文体活动;③联合用药,尤其是有并发症时,须由经验丰富的专科医务人员综合治疗;④定期监控血糖水平,及时咨询专业医师或药师。【制剂规格】　胶囊剂:每粒 0.3g;片剂:每片 0.3g。

六味地黄丸(胶囊、颗粒、口服液、片)^[典/保甲/保乙]

【药物组成】　熟地黄、山茱萸、山药、泽泻、茯苓、牡丹皮。【功能主治】　滋阴补肾,有一定增强免疫功能,降血糖、降血脂、抗肿瘤作用及增强机体非特异性抵抗力等多种药理作用。主治肾阴亏损,头晕耳鸣,腰膝酸软,骨蒸潮热,盗汗遗精。用于 2 型糖尿病(消渴病)、高血压、神经性耳聋、性功能障碍、复发性口疮、口燥咽干见上述证候者。【用法用量】　口服:胶囊剂,每次 8 粒;颗粒剂,每次 5g;口服液,每次 10ml;片剂,每次 8 片;软胶囊,每次 3 粒;水蜜丸,每次 6g;蜜丸,每次 9g;浓缩丸,每次 8g;均每日 2~3 次。【禁忌】　忌生冷、油腻、辛辣饮食,注意均衡营养。【注意】①体实及阳虚者忌服;②感冒者慎用;③脾虚气滞、食少纳呆者慎用。【制剂规格】　胶囊剂:每粒 0.3g;颗粒剂:每袋 5g;口服液:每支 10ml;浓缩丸:每 8 丸相当于原药材 3g;大蜜丸:每丸 9g;软胶囊:每粒 0.38g。

桂附地黄丸(胶囊)^[典/基/保甲]

【药物组成】　肉桂、制附子各 20g 或 22.2g,熟地黄 160g 或 177.77g,酒茱肉、山药各 80g 或 88.88g,牡丹皮、茯苓、泽泻各 60g 或 66.66g。【功能主治】　温补肾阳。用于肾阳不足,腰膝酸软,肢体水肿,小便不利或反多,痰饮喘咳,消渴。【用法用量】　口服:水蜜丸,每次 6g;小蜜丸,每次 9g;大蜜丸,每次 1 丸;胶囊剂,每次 7 粒;均每日 2 次。【禁忌】　忌生冷、油腻、辛辣饮食,注意均衡营养。【注意】　①体实及阳虚者忌服;②感冒者慎用;③脾虚气滞、食少纳呆者慎用。【制剂规格】　大蜜丸:每丸 9g;小蜜丸:每丸 0.2g;水蜜丸:每丸 0.15g;胶囊剂:每粒 0.34g。

金芪降糖片(颗粒、胶囊)^[保乙/基]

【药物组成】　黄芪、金银花、黄连。【功能主治】　清热泻火,补益中气。主治内热兼气虚所致的消渴病;症见口渴喜饮,易饥多食,气短乏力。用于 2 型糖尿病轻、中度见上述证候者。【用法用量】　口服:片剂,每次

7~10 片;胶囊剂,每次 6~8 粒;颗粒剂,每次 1 袋,开水冲服;均每日 3 次,饭前 30 分钟服用。疗程 2 个月或遵医嘱。【禁忌】 忌食肥甘、辛辣之品,控制饮食,均衡营养;重度 2 型糖尿病者忌用或不宜用本品;1 型糖尿病者用本品也无效;忌烟酒。【注意】 ①属阴阳两虚消渴者慎用;②避免长期精神紧张,坚持适当的文体活动;③联合用药,尤其是有并发症时,须由经验丰富的专科医师综合治疗;④定期监控血糖水平,及时咨询专业医师或药师。【制剂规格】 片剂:每片 0.42g;颗粒剂:每袋 5g;胶囊剂:每粒 0.4g。

参精止渴丸(降糖丸)[典/基]

【药物组成】 红参、黄芪、黄精、茯苓、白术、黄连、五味子、葛根、大黄、甘草等。【功能主治】 益气养阴,生津止渴。治消渴证。用于 2 型糖尿病,症见少气乏力,口干多饮,易饥,形体消瘦。【用法用量】 口服:每次 10g,每日 2~3 次。【禁忌】 孕妇忌用;忌烟酒。【注意】 阴阳两虚消渴者慎用;糖尿病患者应忌肥甘、辛辣饮食;控制饮食,适当体育运动,遵医嘱综合治疗。【制剂规格】 水丸:每 100 丸重 7g,每瓶 200g。

消渴灵片[典/基]

【药物组成】 地黄 200g,牡丹皮、五味子各 15g,天花粉、麦冬、枸杞子、黄芪各 100g,茯苓 17g,黄连、红参各 10g,石膏 50g。【功能主治】 滋补肾阴,生津止渴,益气降糖。用于 2 型糖尿病(非胰岛素依赖型糖尿病)。【用法用量】 口服:每次 1 袋(8 片),每日 3 次,或遵医嘱。【注意】 孕妇忌服,忌食辛辣、油腻食物。【制剂规格】 片剂:每片 0.36g。

玉蓝降糖胶囊

【药物组成】 蓝花参、玉竹。【功能主治】 养阴生津,滋脾补肾,益气降糖。用于非胰岛素依赖型糖尿病及并发症。【用法用量】 口服:每次 3 粒,每日 2~3 次,4 周为 1 个疗程,可用 3~5 个疗程或遵医嘱。【禁忌】 忌食辛辣及烟酒。【制剂规格】 胶囊剂:每粒 0.3g,每盒 45 粒。

糖脉康颗粒[典/保甲]

【药物组成】 黄芪、生地黄、赤芍、丹参、牛膝、麦冬、黄精、葛根、桑叶、淫羊藿等。【功能主治】　养阴清热,活血化瘀,益气固肾。主治非胰岛素依赖型糖尿病,用于气阴两虚血瘀所致的口渴喜饮,倦怠乏力,气短懒言,盗汗,五心烦热,胸中闷痛肢体麻木或刺痛,便秘;非胰岛素依赖型糖尿病及并发症见上述证候者。【用法用量】　口服:每次 1 袋,每日 3次。【禁忌】　孕妇忌用;忌烟酒。【注意】　阴阳两虚消渴者慎用;糖尿病患者应忌肥甘、辛辣饮食;控制饮食,适当体育运动,遵医嘱综合治疗。【制剂规格】　颗粒剂:每盒 5g。

参芪降糖颗粒(胶囊、片)[保乙]

【药物组成】　人参(茎叶)皂苷、五叶子、山药、地黄、麦冬、黄芪、覆盆子、茯苓、天花粉、泽泻、枸杞子。【功能主治】　益气养阴,滋脾补肾。主治消渴证。主治气阴两虚证所致的非胰岛素依赖型糖尿病,症见咽干口燥,倦怠乏力,口渴多饮,多食尿多,消瘦。用于 2 型糖尿病见上述证候者。【用法用量】　口服:颗粒剂,每次 1g,每日 3 次,1 个月为 1 个疗程,效果不显著或治疗前症状较重者,每次用量可达 3g;胶囊剂,每次 3 粒;片剂,每次 3 片;均每日 3 次,或遵医嘱。【禁忌】　有实热证者禁用,待实热证消退后可以用。【制剂规格】　颗粒剂:每袋 3g;片剂:每片 0.35g;胶囊剂:每粒 0.35g。

甘露消渴胶囊[基]

【药物组成】　人参、黄芪、熟地黄。【功能主治】　滋阴补肾,健脾生津。治消渴证。用于 2 型糖尿病。【用法用量】　口服:每次 4～5 粒,每日 3 次,或遵医嘱。【禁忌】　孕妇忌用;忌烟酒。【注意】　阴阳两虚消渴者慎用;糖尿病患者应忌肥甘、辛辣饮食;控制饮食,适当体育运动,遵医嘱综合治疗。【制剂规格】　胶囊剂:每粒 0.3g。

养阴降糖片[典/基]

【药物组成】　炙黄芪 250g,玉竹、党参、枸杞子、知母、牡丹皮各110g,玄参、葛根、川芎各 145g,地黄、虎杖各 180g,五味子 70g。【功能主治】　益气养阴,清热活血。治消渴证。用于气阴不足,内热消渴的非胰岛素依赖型糖尿病,症见烦热口渴,多食多饮,倦怠乏力。【用法用量】口服:每次 4～8 片,每日 3 次;3 个月为 1 个疗程。【禁忌】　孕妇忌用;忌烟酒。【注意】 阴阳两虚消渴者慎用;糖尿病患者应忌肥甘、辛辣饮食;控制饮食,适当体育运动,遵医嘱综合治疗。【制剂规格】 片剂:每片 0.36g。

消 渴 平 片 [典/基]

【药物组成】 人参、黄连各 15g,天花粉、黄芪各 375g,丹参、沙苑子、葛根各 112g,枸杞子 90g,知母 75g,天冬、五倍子、五味子各 38g。【功能主治】 益气养阴,益肾缩尿,清热泻火,有降血糖、降血脂作用。主治消渴证。用于消渴病燥热偏盛,阴阳俱虚者,2 型糖尿病,症见口渴喜饮、多食、多尿、消瘦、气短乏力、手足心热。【用法用量】 口服:每次 6～8 片,每日 3 次;1 个月为 1 个疗程,连服 3 个月。【禁忌】 孕妇忌用;忌烟酒。【注意】 阴阳两虚消渴者慎用;糖尿病患者应忌肥甘、辛辣饮食;控制饮食,适当体育运动,遵医嘱综合治疗。【制剂规格】 片剂:每片 0.34g。

糖 尿 乐 胶 囊 [基]

【药物组成】 生山药、黄芪、生地黄、山茱萸、五味子、知母、鸡内金、茯苓、花粉、红参等。【功能主治】 益气养阴,生津止渴。主治善饥欲食,消瘦肢乏、腰酸耳鸣,尿频量多,尿甜,脉细数。用于非胰岛素依赖型糖尿病。【用法用量】 口服:每次 3～4 粒,每日 3 次。【禁忌】 孕妇忌用;忌烟酒。【注意】 阴阳两虚消渴者慎用;糖尿病患者应忌肥甘、辛辣饮食;控制饮食,适当体育运动,遵医嘱综合治疗。【制剂规格】 胶囊剂:每粒 0.3g。

益 津 降 糖 口 服 液 [基]

【药物组成】 人参、白术、茯苓、甘草、仙人掌。【功能主治】 益气生津,清热润燥,活血解毒。有降血糖、降血脂、降乳酸的作用,主治消渴证。用于 2 型糖尿病及气阴两虚,阴虚燥热及高血糖、高脂血症。【用法用量】 口服:每次 20ml,每日 3 次,饭前 30 分钟用温开水送服。【不良反应】 偶有恶心、呕吐、头晕等不良反应。【注意事项】 孕妇慎用。【制剂规格】 口服液:每支 10ml,每盒 10 支。

桑 枝 颗 粒

【药物组成】 桑枝提取物。【功能主治】 养阴生津、活血通络。用于降低餐后血糖峰值,预防、改善糖尿病并发症及阴虚内热、瘀血阻络所致的消渴证(非胰岛素依赖型轻、中型糖尿病),症见口渴喜饮,五心烦热,肢体麻木或刺痛;可调节糖代谢。【用法用量】　口服:每次 1 袋(3g),每日 3 次,饭时服用,或遵医嘱。【制剂规格】　颗粒:每袋 3g。

第二节　甲状腺功能亢进症用药

甲亢灵片(颗粒)[基]

【药物组成】　墨旱莲、丹参、夏枯草、山药、龙骨(煅)、牡蛎(煅)。【功能主治】　平肝潜阳,软坚散结。治甲亢。用于阴虚阳亢型甲状腺功能亢进症,症见心悸,汗多,烦躁易怒,咽干等症。【用法用量】　口服:片剂,每次 2 片;颗粒剂,开水冲服,每次 1 袋,均每日 3 次。【注意】　腹胀食少者慎用。【制剂规格】　片剂:每片含原生药 8g;颗粒剂:每袋 9g。

第18章 温经散寒、疝气、硅沉着病、麻风用药

茴香橘核丸 [典/基/保乙]

【药物组成】 小茴香(盐炒)、八角茴香、橘核(盐炒)、延胡索(醋制)、香附(醋制)、青皮(醋炒)、昆布、槟榔各 40 g,荔枝核、川楝子各 80 g,补骨脂(盐炒)、莪术、木香、乳香(制)、穿山甲(代)各 20 g,肉桂、桃仁各 16 g。【功能主治】 散寒行气,消肿止痛。用于小肠疝气、睾丸鞘膜积液、睾丸炎、附睾炎。【用法用量】 口服:每次 6～9g,每日 2 次,空腹服,姜汤、淡盐水或温开水送服。【注意】 有热象者慎用。【制剂规格】 水丸:每100 粒重 6g,每袋 9g。

橘核丸 [基]

【药物组成】 橘核(炒)、川楝子(炒)、海藻、海带、延胡索(醋制)、桃仁、肉桂、厚朴(姜制)、川木通、木香、昆布、枳实(麸炒)。【功能主治】 消疝软坚。主治疝、睾丸病。用于小肠疝气、睾丸偏大、阴囊肿胀、气结作痛;睾丸结核、附睾结核、精索静脉曲张、精索静脉炎。【用法用量】 口服:每次 6～12g(8～10 丸),空腹温开水送服,每日 3 次。【注意】 忌恼怒;防寒凉。【制剂规格】 水丸:每 50 粒重 6g。

疝气丸 [基]

【药物组成】 川楝子、茴香、神曲、吴茱萸。【功能主治】 温中散寒,理气止痛。主治寒湿疝气,气机郁滞所致的下腹坠胀,阴囊肿大,胀痛,形寒畏冷,小便清长等。用于各种疝气、睾丸鞘膜积液、精索静脉曲张等。【用法用量】 口服:每次 10 g,每日 1～2 次,温黄酒或温开水送服。【注意】 忌生冷食品。【制剂规格】 水丸:每 20 粒重 1g。

三层茴香丸[基]

【药物组成】 八角茴香(盐炒)、川楝子(炒)、木香、茯苓、北沙参、荜茇、槟榔、附子(制)。【功能主治】 温经散寒,行气止痛。主治寒疝及寒湿所致的少腹疼痛。【用法用量】 口服:每次 6～9g,每日 2 次,温开水送服,饭前服。【注意】 勿气恼,忌寒凉,防止过劳。【制剂规格】 水丸:每袋 18g,每盒 10 袋。

治疝茴香丸[基]

【药物组成】 小茴香(盐炒)、北沙参、川楝子(炒)、木香、槟榔、附子(制)、荜茇、茯苓。【功能主治】 温经散寒,消疝止痛。主治寒疝腹痛、睾丸偏坠、阴囊肿胀。临床用于斜疝、直疝及睾丸炎、附睾炎。症见睾丸偏坠疼痛、遇寒则甚、附睾逐渐增大、可扪及硬结,或阴囊肿硬而冷,潮湿,睾痛等。【用法用量】 口服:每次 6g,每日 1～2 次。【制剂规格】 水丸:每 40 丸重 3g。

济生橘核丸[基]

【药物组成】 橘核、肉桂、川楝子(炒)、桃仁、厚朴(制)、海藻、昆布、关木通、延胡索、枳实(炒)、木香。【功能主治】 行气软坚,散寒止痛。治疝气,用于疝气偏坠,睾丸胀痛。【用法用量】 口服:每次 8～10g,每日 3 次。【禁忌】 忌生冷食物。【制剂规格】 浓缩丸:每 8 丸相当于总药材 3g。

矽肺灵片[保乙]

【药物组成】 岩白菜素、连钱草、虎杖。【功能主治】 活血散结,清热化痰,止咳平喘。有抑制硅沉着病发展,保护红细胞膜,提高肺巨噬细胞 ATP 含量和抗炎作用。主治硅沉着病。用于硅沉着病、煤和石棉肺等引起的咳嗽、胸闷、胸痛、气短、乏力等症。【用法用量】 口服:每次 4 片,每日 3 次,饭后服。【不良反应】 服药期间偶有皮疹、恶心、纳差等现象,但不影响继续服药,反应会自行消失。【禁忌】 忌食生冷、酒类及辛辣之品。【制剂规格】 片剂:每片 0.33g,每瓶 100 片。

大风子油^[基]

【药物组成】 大风子油、硼酸、冰片。【功能主治】 祛风除湿,润肤止痒。主治风湿癣疮、雀斑粉刺、疥疮。用于麻风、疥癣、梅毒、酒渣鼻、银屑病等。【用法用量】 外用:视疮面大小,病势轻重搽敷患处,涂后用油纸包裹,每日1~3次。【注意】 不可入口、眼内。【制剂规格】 油剂:每瓶20ml。

第 19 章　中成药注射剂

特别提示:所有中成药注射剂除另有规定外,一般不宜与其他任何药物混用滴注。

第一节　清热解毒、消炎、抗病原微生物注射剂

喜炎平注射液[保乙]

【药物组成】　穿心莲内酯磺化物,主要为穿心莲甲素、穿心莲乙素、新穿心莲内酯(穿心莲新苷、穿心莲丙素)、穿心莲丁素、脱水穿心莲内酯等。【功能主治】　清热解毒,止咳止痢。主治各类炎症。用于支气管炎、急性腭扁桃体炎、肺炎、上呼吸道感染、细菌性痢疾、黄疸型肝炎、急性胃肠炎、泌尿系统感染、外科感染、慢性肠炎、重症肝炎、胆囊炎、胸腔脓肿及 H_7N_9 禽流感等症。本品亦是"新冠肺炎"防治指南第 1～7 版(修订版)抗感染中成药注射剂之一。【用法用量】　注射:肌内注射,成人,每次 50～100m g(1～2 支),每日 2～3 次;小儿酌减或遵医嘱。静脉注射,每次 250～500mg(5～10 支),加入 5% 葡萄糖注射液或氯化钠注射液中滴注;小儿酌减或遵医嘱。滴速宜缓,儿童宜每分钟 30～40 滴,成人可 30～60 滴为宜。【禁忌】　本品维持稳定性条件为 $4 \leqslant pH \leqslant 7$,与空气隔绝,故忌与强酸、碱性、氧化性药物配伍使用。【不良反应】　本品尚未见报道。但"穿心莲注射液"肌内注射后可发生过敏性反应的临床表现,反应剧烈的表现为胸闷、气急、面色苍白、口唇青紫、出冷汗、脉搏细弱、血压下降等,反应轻的一般表现为胸痛、呕吐、哮喘、荨麻疹、丘疹、头晕、头胀、喷嚏等,此外尚可发生注射局部硬结、冷脓肿等。出现反应的时间有即时的,也有注射后 5～20 分钟出现的。经抢救后,一般 5～45 分钟逐渐好转。个别

的经 24 小时开始恢复。【注意】 孕妇慎用。【制剂规格】 针剂：每支 50mg(2ml，每盒 6 支)。

注释：穿心莲注射液、炎琥宁注射剂、穿心莲内酯注射剂均为同类产品，每支 2ml，功能主治相同，从略。

鱼腥草注射液[保乙]

【药物组成】 鱼腥草(蕺菜、折耳根)。【功能主治】 清热解毒，利湿。治肺脓肿、痰热咳嗽、白带、尿路感染、痈、疖。用于中医辨证属卫分、卫分同病及气分高热者，包括青霉素无效或过敏的感染、上呼吸道感染、化脓性腭扁桃体炎、肺炎及急慢性支气管炎、痰热咳嗽、尿路生殖道感染及肠道感染等。临床新用于肺癌咯血、支气管扩张咯血、踝关节扭伤、输卵管炎不孕、小儿腹泻、咽喉疾病、慢性鼻炎、鼻窦炎、急性结膜炎、单纯疱疹性角膜炎及传染性非典型肺炎。【用法用量】 注射：肌内注射，每次 2~4ml，每日 4~8ml。静脉滴注，每次 20~100ml，用 5%~10% 葡萄糖注射液稀释后应用，或遵医嘱酌情加减剂量。【不良反应】 肌内注射少数局部有疼痛。罕见皮肤松解萎缩型皮炎或药疹、过敏性紫癜、过敏性休克致死亡。【注意】 本品不宜与其他药物在同一容器内混合使用；忌辛辣、刺激、油腻饮食。【制剂规格】 针剂：1ml 含原生药 2g，每支 2ml、5ml、10ml、50ml、100ml。

金方射干抗病毒注射液

【药物组成】 射干、金银花、佩兰、板蓝根、大青叶、茵陈、柴胡。【功能主治】 清热解毒，抗菌消炎。临床用于治疗流行性感冒、上呼吸道感染、流行性腮腺炎、急性淋巴结管炎、带状疱疹和急性病毒性肝炎(包括急性黄疸型肝炎)、泌尿系统的各种病毒性感染(尖锐湿疣、生殖器疱疹)等疾病。也可以与其他药物配合使用治疗流行性出血热早期病症。【用法用量】 注射：肌内注射，每次 2~5ml，每日 3 次；静脉滴注，成人每日 1 次，每次 10ml 单独加入 0.9%氯化钠注射液 250ml 中静脉滴注；小儿酌减。慢性病可连用 14~21 日，间隔 4~5 日继续使用。【禁忌】 加入 0.9%氯化钠注射液稀释溶解后静脉滴注时，禁止与其他药物在同一容器内混用。【制剂规格】 注射液：5ml，每盒 5 支。

清开灵注射液^[保乙]

【药物组成】　胆酸、去氧胆酸、牛黄、水牛角、黄芩、金银花、板蓝根、珍珠母、栀子。**【功能主治】**　清热解毒，化痰通络，醒神开窍，镇惊安神。用于治疗热病神昏、中风偏瘫、神志不清等。临床新用于传染性非典型肺炎（非典）、外感高热症、急慢性肝炎、上呼吸道感染、肺炎、脑血栓形成、脑出血、急性胰腺炎、流行性出血热、小儿病毒性脑炎、流行性乙型脑炎、流行性腮腺炎、传染性单核细胞增多症及其他病毒性疾病、中风急性期、中风痴呆病和震颤麻痹等。此外，可有用于胃炎、慢性肾功能衰竭、顽固性头痛、神经性多饮多尿症、多发性肝硬化、原发性肝癌、急性自身免疫性血小板减少性紫癜、血管性痴呆、突发性耳聋、睑缘炎、小儿疱疹性口炎、大疱性表皮松解型药疹、银屑病、痤疮、干燥综合征、登革热、地西泮中毒等。**【用法用量】**　注射：静脉滴注，每日 20～40ml，以 10％ 葡萄糖注射液200ml 或生理盐水 100ml 稀释；治疗中风病时，每日 40～60ml，用 10％葡萄糖注射液 500ml 稀释。肌内注射，每次 2～4ml；儿童酌减。用于抗"非典"应遵医嘱。**【不良反应】**　偶有寒战、高热、药疹等过敏反应，需及时停药、脱敏、对症支持治疗。**【禁忌】**　虚寒症勿用；久病体弱慎用。皮试阳性者禁用。**【制剂规格】**　注射液：2ml、5ml、10ml。

附注：注射用清开灵

清开灵注射液同类产品。注射用清开灵（冻干）每支固体含量200mg，用生理盐水 5ml 稀释，抽 0.1ml 稀释至 1ml，再抽 0.1ml 稀释至1ml，皮试液的浓度为 0.4mg/ml，皮内注射 0.02～0.05ml。①皮内注射20 分钟后观察：如见注射处出现红晕硬块，并且红晕硬块直径大于 1cm或红晕硬块周围有伪足、痒感，视为皮试阳性。必要时应以生理盐水在另一前臂做对照试验。②如出现过敏反应应及时停药并做相应处理。③本品经 10％ 葡萄糖注射液或生理盐水注射液稀释后如出现浑浊不得使用。④药物配伍：到目前为止，已确认注射用清开灵（冻干）不能与以下药物配伍使用：硫酸庆大霉素、青霉素 G 钾、肾上腺素、间羟胺、乳糖酸红霉素、多巴胺、山梗菜碱、美芬丁胺等。⑤注射用清开灵（冻干）稀释以后，必须在 4 小时以内使用。⑥本品尚未有儿童、孕妇使用的临床研究资料。

热毒宁注射液 [保乙]

【药物组成】 青蒿、金银花、栀子。辅料为聚山梨酯 80。【功能主治】 清热、疏风、解毒。主治外感风热所致的感冒、咳嗽,症见高热、微恶风寒、头痛身痛、咳嗽、黄痰。用于上呼吸道感染、急性支气管炎见上述证候者。【用法用量】 注射:静脉滴注,成人每次 20ml,以 5% 葡萄糖注射液或 0.9% 氯化钠注射液 250ml 稀释后静脉滴注,每分钟 30～60 滴,每日 1 次。上呼吸道感染者 3 日为 1 个疗程,急性气管-支气管炎患者 5 日为 1 个疗程,或遵医嘱。儿童 3—5 岁患者,最高剂量不超过 10ml,以 5% 葡萄糖或 0.9% 氯化钠注射液 50～100ml 稀释后静脉滴注,每分钟 30～40 滴,每日 1 次;6—10 岁患者每次 10ml,用上述输液 100～200ml 稀释后静脉滴注,每分钟 30～60 滴,每日 1 次;11—13 岁患者,每次 15ml,用上述输液 250ml 稀释后静脉滴注,每分钟 30～60 滴,每日 1 次;或遵医嘱。本品使用后需用上输液冲洗输液管后,方可使用第 2 种药物。【不良反应】 可见头晕、胸闷、口干、腹泻、恶心呕吐;全身发红、瘙痒或皮疹等过敏反应,经输注地塞米松和 5% 葡萄糖注射液之后缓解而消退。【禁忌】 对本品过敏者禁用,有药物过敏史或过敏体质者慎用。【注意】①本品单独静脉滴注,不宜与其他药物在同一容器内混合滴注。②溶液配制浓度不低于 1∶4(药液∶溶媒)。③既往有溶血史者(血胆红素轻度升高、尿胆原阳性者)慎用。④用药后定期查血 T-BIL、D-BIL,必要时对症处理。【制剂规格】 注射液:每支 10ml,每盒 6 支。

鱼金注射液 [保乙]

【药物组成】 鱼腥草、金银花。【功能主治】 清热解毒,有一定抑菌抗病毒作用。主治热毒内盛所致的发热咳嗽、痰黄。感冒、上呼吸道感染、支气管肺炎、病毒性肺炎(风湿肺热)见上述证候者。【用法用量】 注射:肌内注射,每次 2～4ml,每日 2～4 次。【注意】 ①风寒束肺或寒湿阻肺证忌用;②用药期间忌烟戒酒及辛辣香燥油腻食物;③本品不宜与其他药物同时滴注。【制剂规格】 注射液:每支 2ml,每盒 10 支。

莲必治(穿心莲内酯)注射液 [保乙]

【药物组成】 亚硫酸氢钠穿心莲内酯。【功能主治】 清热解毒,抗菌消炎。用于细菌性痢疾、肺炎、急性腭扁桃体炎。【用法用量】　注射：肌内注射，每次 0.1～0.2g，每日 2 次；静脉滴注。每次 0.4～0.75g，加入 5% 葡萄糖注射液或 0.9% 氯化钠注射液中滴注。【不良反应】　①偶有急性肾功能损害、皮疹、头晕、胃肠道反应、过敏性反应；②罕见肝功能损害；③急性肾功能损害以联合用药者多见，但单用者也有报道；其特点为：发病时间短，多在用药 1 次后即出现，主要症状为腰酸、腰痛，部分患者尿量正常，均有肌酐、尿素氮升高；预后良好。【禁忌】　①虚寒性痢疾者忌用；②老年人、儿童、哺乳期妇女避免使用；③属寒痰停饮的喘证、虚火乳蛾者忌用；④本品不宜与其他药物混合使用；⑤用药期间忌食辛辣油腻刺激性强的食物，以免助热生湿。【注意】　饮食宜清淡而均衡营养；孕妇及肾功能不全者慎用；如患者用药后出现腰痛、腰酸等症状，应及时查肾功能，及时对症处理。【制剂规格】　水针剂：每支 0.1g(2ml)、0.25g(5ml)、0.5g(10ml)。

复方蒲公英注射液

【药物组成】　蒲公英、鱼腥草、野菊花。【功能主治】　清热解毒、疏风止咳；有一定抑菌抗病毒作用。用于风热感冒，肺卫热盛，症见发热头痛，咳嗽痰黄。【用法用量】　注射：肌内注射，每次 2～4ml，每日 2 次。【注意】　①风寒外感者慎用；②忌食辛辣、油腻食品。【制剂规格】　注射剂：每支 2ml。

金银花注射液

【药物组成】　金银花。【功能主治】　清热解毒，清暑。治暑热烦渴，咽喉肿痛，热毒疱疖，小儿胎毒等。用于急性腭扁桃体炎，其疗效不比一般抗生素差，且在治疗过程中未见不良反应。尚可用于小儿肺炎、感冒、急性咽炎、急性化脓性毛囊炎、痱毒等属热毒内蕴触暑邪而发者。【用法用量】　注射：用 20% 金银花注射液肌内注射，每次 2ml，或穴位注射每次 0.5～1ml，每日 2 次。【不良反应】　尚未见报道。【注意】　遵医嘱；用药期间仔细观察病情变化及患者有无不良反应；应备有不良反应对症处理措施。【制剂规格】　注射剂：每支 2ml，每盒 10 支。

复方对乙酰氨基酚金银花注射液

【药物组成】　对乙酰氨基酚 12.5g，金银花提取物 12.5g，黄芩苷

20g,丙二醇 200ml,注射用水适量,全量 1000ml。【功能主治】 抗炎、抗菌、抗病毒。用于上呼吸道感染、急性病桃体炎、流行性腮腺炎,减轻中度疼痛,如关节痛、头痛、牙痛、咽喉痛等症。【用法用量】 注射:肌内注射,每次 2ml,每日 1～2 次。【禁忌】 不宜与其他任何注射剂混合注射。对本品任何成分过敏者均禁用。【注意】 仅供肌内注射,不可静脉滴注。【不良反应】 可有一过性注射局部祛毒疼痛。【制剂规格】 注射剂:每支 2ml。1ml 中含金银花提取物以绿原酸($C_{16}H_{18}O_9$)计算应为 0.68～0.82mg 含黄芩苷($C_{21}H_{18}O_{11}$)应为 18.0～22.0mg;含对乙酰氨基酚($C_8H_9NO_2$)应为 11.80～13.10mg。附注:本品曾用名:复方退热注射液。

银黄注射液[保乙]

【药物组成】 金银花、黄芩。【功能主治】 抗菌消炎,清热解毒。治风热外感所致的咽喉肿痛、咳嗽,痰黄及痄腮、丹毒等。用于上呼吸道感染、流行性腮腺炎、急性腭扁桃体炎、急性咽喉炎、鼻窦炎、小儿腹泻、乙型脑炎及病毒性、化脓性、炎症性眼病等。【用法用量】 注射:肌内注射,每次 2～4ml,每日 2 次。【不良反应】 偶见过敏反应,如药疹,极少数可出现过敏性休克。【制剂规格】 注射剂:2ml,内含绿原酸 25mg,黄芩苷 40mg,每盒 10 支。

羚羊角注射液

【药物组成】 羚羊角水解液。【功能主治】 平肝息风,清热镇惊,解毒。主治高热神昏,惊痫抽搐及流行性感冒、上呼吸道感染、腭扁桃体炎、麻疹。用于高热神昏,谵语躁狂;中风子痫,惊厥,头晕头痛,高血压头痛,妇女周期性头痛,目赤肿痛及癫痫,上呼吸道感染、咽炎、腭扁桃体炎、口腔溃疡、牙周炎、皮肤红斑、疮疡肿毒、麻疹热毒内陷、癌症化疗发热的防治。【用法用量】 注射:肌内注射,每次 2～4ml,每日 2 次;小儿酌减。【制剂规格】 注射剂:每支 2ml,每盒 4 支。

去感热注射液

【药物组成】 芦竹根、青蒿、竹叶、柴胡、石膏。【功能主治】 清热解毒,退热。治上呼吸道感染及各种原因引起的发热性疾病。用于①各种感染引起的急性高热;②术后发热;③癌性发热;④结缔组织病发热;⑤肺炎、化脓性腭扁桃体炎;⑥咳嗽尤其对久咳不愈有良好疗效。【用法用量】注射:肌内注射,每次 4ml,每日 2～3 次;3 个月至 2 岁儿童,每次 2ml;或遵医嘱。【不良反应】 偶见肌内注射本品后出现过敏性反应。【注意】①2 个月以下婴儿禁用;对本品有过敏史和严重不良反应者禁用。②本品不宜与其他药物在同一容器内混合使用。③用前对光检查,若发现溶液出现浑浊、沉淀、变色、漏气或瓶身细微破裂者,均不能使用。【制剂规格】 水针剂:每支 2ml,每盒 10 支。

柴胡注射液^[保甲]

【药物组成】 主药为北柴胡,辅料为聚山梨酯 80、氯化钠。【功能主治】 清热解表,治外感发热。本品有解热、抗炎,增强免疫功能等作用。用于炎症发热及感冒、流行性腮腺炎、腭扁桃体炎、肺炎、急性咽炎等多种原因引起的机体发热。尚有应用于疟疾、皮肤疣的报道。【用法用量】注射:肌内注射,每次 2～4ml,每日 1～2 次。【不良反应】 可致过敏性反应、休克、固定性药疹等;停药后自行消失。【禁忌】 过敏体质和真阴亏损者忌用。【制剂规格】 水针剂:每支 2ml,每盒 10 支。

双黄连注射剂^[典/保乙]

【药物组成】 连翘、金银花、黄芩。【功能主治】 清热解毒,辛凉解表,清宣风热。具有抗病原微生物、抗细菌内毒素、解热和增强免疫等作用。治外感风热引起的发热、咳嗽、咽痛。适用于病毒及细菌感染的急性上呼吸道感染,如轻型肺炎、腭扁桃体炎、咽炎、急性支气管炎及外感风热,邪在肺卫,热毒内盛,证见发热,微恶风寒或不恶寒,咳嗽气促,咳痰色黄,咽红肿痛。【用法用量】 注射:冻干粉针剂静脉滴注,每次 60mg/kg,每日 1 次,或遵医嘱。临用前先以适量无菌注射用水充分溶解,再用生理盐水或 5% 葡萄糖注射液 500ml 稀释。若为注射液则可直接用生理盐水或葡萄糖注射液稀释后静滴。静脉注射,每次 10～20ml,静脉滴注,每千克体重 1ml,均每日 1～2 次。【不良反应】 偶见轻微血管疼痛,减慢滴速后可消失。偶见皮疹须停药,停药后皮疹可自行消失。但也有罕见严重不良反应发生。【禁忌】 本品与氨基糖苷类、大环内酯类有配伍禁忌,故禁止在同一容器中混合滴注。【注意】 过敏体质患者慎用。【制剂规格】 冻干粉针剂:每支 0.6g;注射剂:每支 20ml。

痰热清注射液[保乙]

【药物组成】 黄芩、熊胆粉、山羊角、金银花、连翘。辅料为丙二醇。【功能主治】 清热,解毒,化痰。用于风湿肺热病属痰热阻肺症,症见发热,咳嗽,咳痰不爽,口渴,舌红,苔黄等。【用法用量】 注射:静脉滴注,每次 20ml,加入 5% 葡萄糖注射液 500ml,注意控制滴速在每分钟 60 滴以内,每日 1 次。【不良反应】 在规定剂量内未见不良反应。【禁忌】不与酸性成分注射剂混合使用。【注意】 ①使用前,在振摇时发现有漂浮物出现或浑浊禁用;②尚无老人和儿童应用本品的临床资料;③注意观察不良反应。【制剂规格】 注射剂:每支 10ml,每盒 6 支。

三黄注射液

【药物组成】 大黄、黄芩、黄连。【功能主治】 泻火解毒,燥湿止痛,凉血。治三焦热盛,湿毒蕴结所致的痢疾及吐血便血,黄疸痞满,目赤口疮,疮痈,便秘等。用于痢疾、出血性疾病、肠易激综合征、急性肺部感染、慢性骨髓炎、慢性盆腔炎、阴道炎、宫颈糜烂、肛门痔疮(感染)、脂溢性皮炎、痤疮等。【用法用量】 注射:肌内注射,每次 2～4ml,每日 2～3 次。静脉滴注,每次 30～50ml,加 5% 葡萄糖注射液或 5% 葡萄糖生理盐水注射液 500ml 滴注,每分钟 40～60 滴,每日 2 次。【禁忌】 孕妇忌用;忌辛辣刺激性食物。【不良反应】 偶有恶心、呕吐、头昏、腹绞痛、黄疸。【注意】 脾胃虚寒者慎用;遵医嘱用药。【制剂规格】 注射剂:每支10ml,每盒 6 支。

肿节风注射液[保乙]

【药物组成】 肿节风。【功能主治】 清热解毒,消肿散结。主治发热炎症疾病。用于热毒壅盛所致肺炎、阑尾炎、蜂窝织炎、菌痢、脓肿,与肿节风片合用于消化道癌、胰腺癌、肝癌等肿瘤。【用法用量】 注射:可加入 5% 葡萄糖注射液或 0.9% 氯化钠注射液稀释,肌内注射或静脉滴注:抗菌消炎,每次 2～4ml,每日 1～2 次。抗肿瘤,每次 3～4ml,每日 2次。儿童,每次 1ml,每日 1～2 或遵医嘱。【禁忌】 对本类药品有过敏或严重不良反应史者禁用。【不良反应】 偶见过敏反应。【注意】 发现药液出现浑浊、沉淀、变色、漏气等现象时不能使用。【制剂规格】　注射剂：每支 2ml，每盒 10 支，每支中含反丁烯二酸($C_4H_4O_4$)不得少于 120μg（抗肿瘤专用规格 120μg）。

白花蛇舌草注射液[基]

【药物组成】　白花蛇舌草。【功能主治】　清热解毒，抗炎消肿，对热证效果好；对寒证则较差。用于上呼吸道感染、腭扁桃体炎、肺炎、胆囊炎、阑尾炎及肿瘤患者并发的感染症。【用法用量】　注射：肌内注射，每次 2～4ml，每日 1～2 次，或遵医嘱。【制剂规格】　注射剂：每支 2ml。

苦黄注射液[保乙]

【药物组成】　苦参、大黄。【功能主治】　清热利湿，疏肝退黄。治湿热黄疸。适用于因湿热蕴毒而引起的黄疸型病毒性肝炎患者的退黄。【用法用量】　注射：苦黄注射液 30ml，加入 5％～10％ 葡萄糖注射液 500ml 中静脉滴注（重症及郁胆型肝炎可增加至本品 60ml），每日 1 次，15 日 为 1 个疗程，可反复注射。【不良反应】　偶见注射局部一过性潮红，个别患者有轻度消化道症状。【禁忌】　严重的心、肾功能不全者慎用。【注意】　①剂量宜逐日增加；第 1 日 10ml，第 2 日 20ml，第 3 日 30～60ml；②滴速：每分钟 30 滴，一般 30～60ml 苦黄注射液经稀释后 3～4 小时滴完。【制剂规格】　注射剂（呈橙红至棕红色）：每支 10ml。

茵栀黄注射液[保甲]

【药物组成】　茵陈、山栀子、金银花、黄芩苷。【功能主治】　抗菌消炎，清热解毒，利湿退黄，降低谷丙转氨酶。治黄疸。用于急慢性黄疸型肝炎、新生儿 ABO 型溶血性黄疸等症。临床新用于急性水肿型腮腺炎、感染性疾病、新生儿败血症、高胆素血症及重症肝炎的综合治疗等。【用法用量】　注射：静脉滴注，每次 10～20ml，用 10％ 葡萄糖注射液 250～500ml 稀释混匀；症状缓解后改用肌内注射，每日 2～4ml。【不良反应】　静脉注射、肌内注射时，本品偶见严重血清病样反应及过敏性休克，应及时停药对症处理。【制剂规格】　注射液：每支 2ml、10ml，每盒 10 支。

复方板蓝根注射液[保乙]

【药物组成】　板蓝根、茵陈、栀子。【功能主治】　清热解毒，抗菌消炎。主治肝炎、腮腺炎。【用法用量】 肌内注射:每次 2ml,每日 2 次。【制剂规格】 注射剂:每支 2ml,每盒 10 支。

板蓝根注射液[保乙]

【药物组成】 板蓝根。【功能主治】 清热解毒,凉血利咽,消肿。治病毒性感染。主治病毒性腭扁桃体炎、腮腺炎、咽喉肿痛用于防治传染性肝炎、小儿麻疹等。【用法用量】 注射:肌内注射,每次 2ml,每日 1～2次。【制剂规格】 注射剂:每支 2ml,每 2 支相当于原生药板蓝根 1g,每盒 10 支。

第二节 心脑血管及循环系统疾病注射剂

生脉注射液[保甲]

【药物组成】 红参、麦冬、五味子,其重量比按 1:3.12:156 组成。【功能主治】 益气养阴,复脉固脱。加强心肌供血,调节血压,改善微循环。用于气阴两亏,脉虚欲脱的心悸、气短、四肢厥冷,汗出,脉欲绝及心肌梗死、心源性休克、感染性休克等具有上述证候者。【用法用量】 注射:肌内注射,每次 2～4ml,每日 1～2 次。静脉滴注,每次 20～60ml,用5% 葡萄糖注射液 250～500ml 稀释使用,或遵医嘱。【注意】 ①高血压患者在大剂量使用本品时需谨慎;②患者用药时如出现血压波动,应密切观察、对症处理;③忌与其他药物在同一容器内混合使用。【制剂规格】注射剂:每支 10ml,每盒 5 支(易折曲颈安瓿)。

参麦注射液[保甲]

【药物组成】 红参、麦冬。辅料为聚山梨醇。【功能主治】 益气固脱,养阴生津,生脉。具有抗休克,生脉升压,改善微循环及治虚汗的功效。有效成分人参皂苷、麦冬皂苷等有清肺解毒、扶正固本效应。用于治疗气阴两虚型之休克、冠心病、病毒性心肌炎、慢性肺心病、粒细胞减少症,《人感染 H7N9 禽流感防治(对急性呼吸窘迫症有效)方案》(2 版,2013 年)中亦推荐使用本品。【用法用量】 注射:肌内注射,每次 2～4ml,每日 1 次。静脉滴注,每次 10～20ml,用 5% 葡萄糖注射液 250～

500ml 稀释后应用,或遵医嘱。【不良反应】　静脉滴注 1 个疗程(约 15 日),偶见谷丙转氨酶升高;少数患者有口干、口渴、舌燥、罕见过敏反应。【禁忌】　对本品过敏或有严重不良反应者。【注意】　①阴盛阳衰者不宜用;②该药用量过大或应用不当,可引起心动过速、晕厥等症;③本品不宜与其他药物在同一容器内混合使用;④本品含有人参皂苷,晃动后产生泡沫为正常现象,并不影响疗效。若发现药液出现浑浊、沉淀、变色、漏气等现象时不能使用。【制剂规格】　注射剂:每支 2ml、10ml、20ml。

参附注射液[保甲]

【药物组成】　红参、附片(黑顺片)。辅料为聚山梨醇。【功能主治】回阳救逆,益气固脱。本品在急救治疗厥脱证(休克)、充血性心力衰竭和多种心律失常、病态窦房结综合征等急危重症有良效;且能改善或缓解原有心力衰竭、心功能不全患者的症状。主要用于阳气暴脱的厥脱症(感染性、失血性、失液性休克等);也可用于阳虚(气虚)所致的惊悸、怔忡、咳喘、胃痛、泄泻、痹证等及亚型 H7N9 病毒感染伴高热、呼吸窘迫综合征、感染性休克。【用法用量】　注射:静脉滴注,每次 20～100ml,用 5%～10% 葡萄糖注射液 250～500ml 稀释后使用。静脉推注:每次 5～20ml,用 5%～10% 葡萄糖注射液 20ml 稀释后使用。或遵医嘱。【不良反应】偶见过敏反应、心动过速、皮疹、头晕头痛、呃逆、震颤、呼吸困难、恶心、视觉异常、肝功能异常、尿潴留等。【禁忌】　①对本品有过敏或严重不良反应者禁用;②本品不宜与中药半夏、瓜蒌、贝母、白蔹、白及、藜芦等同时使用;③本品避免直接与氨茶碱、辅酶 A 及维生素 K 混合配伍使用;也不宜与其他药物在同一容器内混合使用;④用前对光检查,若发现药液出现浑浊、沉淀、变色、漏气或瓶身细微破裂者,均不能使用。【注意】　①孕妇慎用;②本品含有皂苷,摇动时产生泡沫是正常现象,不影响疗效;③如出现不良反应,应遵医嘱,对症处理。【制剂规格】　注射剂:每支 10ml,每盒 5支。

刺五加注射液[保乙]

【药物组成】　刺五加。【功能主治】　平补肝肾,益精壮骨,益气健脾,安神。治脾肾阳虚之体虚乏力,食欲缺乏,腰膝酸痛,失眠多梦等症。用于肝肾不足所致的短暂性脑缺血发作、脑动脉硬化、脑血栓形成;亦用于冠心病、心绞痛合并神经衰弱和绝经期综合征等。【用法用量】 注射：静脉滴注，每次 3～5 支，每日 1～2 次，亦可按 1kg 体重 7mg，加入生理盐水或 5%～10% 葡萄糖注射液稀释后使用。【不良反应】 偶见皮疹、头晕；罕见过敏性休克等。【禁忌证】 ①对本品过敏或有严重不良反应者；②凡阴虚内热者不宜使用；③若发现药液变色、浑浊、异物等禁止使用。【注意】 当出现过敏性休克时，可用盐酸肾上腺素注射液进行解救。【制剂规格】 注射剂：每支 20ml，每盒 5 支，每支中含总黄酮 100mg。

黄芪注射液^[保乙]

【药物组成】 黄芪。【功能主治】 益气养元，扶正祛邪，养心通脉，健脾利湿，补益脾胃，升阳，固表止汗，利尿生肌。治气虚血亏，表虚自汗，四肢乏力，久病衰弱，脾胃不壮者。用于心气虚损，血脉瘀阻之病毒性心肌炎、心功能不全及脾虚湿困之肝炎、冠心病。肿瘤病人的辅助治疗。【用法用量】 注射：肌内注射，每次 2～4ml，每日 1～2 次。静脉滴注，每次 10～20ml，每日 1 次。或遵医嘱。【禁忌证】 ①对本品过敏或有严重不良反应者；②本品不与其他药物在同一容器内混合使用；③若发现药液出现浑浊、沉淀、变色或瓶身细微破裂者，均不能使用。【不良反应】 偶见发热、皮疹、头痛及过敏性休克。【制剂规格】 注射剂：10ml，每盒 6 支，每支相当于原生药 20g。

丹参注射液^[保乙]

【药物组成】 丹参。【功能主治】 活血化瘀，通脉养心，通络止痛。可以抗心肌缺血梗死，扩张冠状动脉，增加冠脉流量，保护心肌缺血缺氧，防治心律失常及用于血脉瘀阻的心痹、心痛、肝肾疾病、筋骨劳损等。临床多用于冠心病、胸闷、心绞痛、心肌梗死、慢性心功能不全、小儿病毒性心肌炎、小儿支气管哮喘、急慢性肝炎、慢性肾功能不全、肾衰竭、脑血管意外、痴呆、流脑并发 DIC 等。【用法用量】 注射：肌内注射，每次 2～4ml，每日 1～2 次。静脉注射，4ml 加 50% 葡萄糖注射液 20ml 稀释后用，每日 2 次。静脉滴注，10ml 用 5% 葡萄糖注射液 100～500ml 稀释后用，每日 1 次。或遵医嘱。【禁忌】 对本品过敏或有严重不良反应者。【不良反应】 偶有过敏反应发生，主要表现为瘙痒、荨麻疹、头痛、气急心慌、发热、恶心呕吐、哮喘、心律失常等。【制剂规格】 注射剂：每支 2ml，每盒 10 支,1ml 含原生药 1.5g。

丹参滴注液^[保乙]

【药物组成】　丹参、葡萄糖。【功能主治】　祛瘀止痛,活血通经,去烦安神。用以扩张冠状动脉,增加冠脉血流量,改善心肌缺血状态;扩张血管,改善微循环障碍。临床可用于治疗中风、脑供血不足、冠心病、心绞痛、心肌梗死、心肌炎、肺心病及急慢性肝炎、胰腺炎、肾功能不全、肾病综合征、视网膜中央静脉阻塞症、血栓性静脉炎、流行性出血热、过敏性紫癜、胃炎、腭扁桃体炎、精神病、冻疮、盆腔炎、银屑病等疾病。【用法用量】注射:静脉滴注,每日 1 次;应仔细阅读说明书,遵医嘱用。【禁忌】　①对本品过敏或有严重不良反应者;②本品不宜与其他药物配伍使用,如氨基糖苷类、喹诺酮类等药物合用输液管时,产生浑浊、沉淀并有堵管现象。【注意】　①糖尿病患者慎用;②使用本品前应详加检查,药液澄明者方可使用。【不良反应】　仅少数病例有口干、头晕、乏力、胀麻、气短、胸闷;或稍有心慌、心跳加速、恶心、呕吐等胃肠道症状。【制剂规格】　大输液:每瓶 250ml,含丹参素钠 96～144mg(相当于丹参药材 16g);尚含 5% 葡萄糖注射液,每瓶 50ml、100ml。

香丹注射液^[保乙]

【药物组成】　丹参、降香、辅料为聚山梨醇 80。【功能主治】　扩张血管,增进冠状动脉血流量。治胸中憋闷、心绞痛、心肌梗死、慢性肝炎和肾功不全。用于瘀血型心绞痛、冠心病心绞痛、心肌梗死、脑血管意外、慢性肝炎、肺心病、心肌炎、流行性出血热、肾功能衰竭、梅尼埃病、颈椎病和糖尿病等。临床新用于铅中毒腹绞痛、血管性头痛、偏头痛、重症胰腺炎、高黏血症、登革休克综合征、肝纤维化、慢性前列腺炎、膝关节痛、阳痿、不孕症等。在 2003 年 2-6 月抗“非典”中,香丹注射液对内毒素引起的多脏器损伤有明显保护作用。【用法用量】　注射:肌内注射,每次 2ml,每日 2 次,2～4 周为 1 个疗程。静脉推注:1～2ml 加入 5% 葡萄糖注射液 20ml 中稀释混匀后缓慢推注。静脉滴注:每次 4～10ml 或 10～20ml,加入 5% 葡萄糖注射液或低分子右旋糖酐稀释混匀后滴注,或用每瓶 250ml 的复方丹参注射液直接静脉滴注,与安瓿剂稀释后静脉滴注相比,每例可节省时间 3～5 分钟,避免或减少污染机会。【禁忌】　血分有热者及孕妇、哺乳妇、新生儿和婴幼儿禁用;不宜与抗癌药、细胞色素 C 等合用。【不良反应】 偶有过敏反应、休克、呼吸困难、头晕头痛、恶心呕吐、瘙痒等。【制剂规格】 水针剂:每支 2ml、5ml、10ml 中含丹参、降香各1g;每瓶 250ml 大输液中相当于生药丹参 16g,降香 10g。

注射用丹参多酚酸盐

【药物组成】 丹参多酚酸盐。【功能主治】 活血、化瘀、通脉。用于冠心病稳定型心绞痛Ⅰ级、Ⅱ级;心绞痛症状为轻、中度;中医辨证为心血瘀阻者,症见胸痛、胸闷、心悸。【用法用量】 注射:静脉滴注,每次200mg,用 5% 葡萄糖注射液或 0.9% 氯化钠注射液 250～500ml 溶解后使用。每日 1 次。2 周为 1 个疗程。本品禁忌与其他药品混合配伍使用。【不良反应】 ①少见有头晕、头昏、头胀痛,尤其在滴速过快时易出现。②偶见肝酶异常,血谷丙转氨酶升高。【注意】 ①有出血倾向者、孕妇、哺乳妇均慎用。②联用其他药物时应注意与本品使用间隔及权衡利弊。【制剂规格】 注射液:每 100ml 含丹参乙酸镁 80mg、50mg。

注射用红花黄色素

【药物组成】 红花黄色素,辅料为甘露醇。【功能主治】 活血、化瘀、通脉。用于冠心病稳定型劳累性心绞痛。主治中医辨证为心血瘀阻证,症见胸痛、胸闷、心悸。【用法用量】 注射:静脉滴注,每次 150mg,加注射用 0.9% 氯化钠注射液 250ml 溶解后使用,每日 1 次。14 天为 1 个疗程。【不良反应】 少见头晕、头昏、头痛、瘙痒、皮疹、牙龈出血。应及时正确处理。【注意】 ①可致出血倾向。②合并高血压Ⅲ级、重度心功能不全、肺功能不全、心律失常、冠状动脉搭桥、介入治疗者、过敏体质者均慎用并权衡利弊。③不得与其他药物同一容器混合滴注。④滴速不得高于每分钟 30 滴。【制剂规格】 注射剂:每支含红花黄色素 150mg。

丹红注射液[保乙]

【药物组成】 丹参、红花。【功能主治】 活血化瘀,通脉舒络。用于瘀血闭阻所致的胸痹及中风,症见胸痛、胸闷、心悸、口眼歪斜、言语謇涩,肢体麻木,活动不利等症;冠心病、心绞痛、心肌梗死,瘀血型肺心病,缺血性脑病、脑血栓。【用法用量】 注射:肌内注射,每次 2～4ml,每日 1～2

次。静脉注射,每次 4ml,加入 5% 葡萄糖注射液 20ml 稀释后缓慢滴注,每日 1～2 次;静脉滴注,每次 20～40ml,加入 5% 葡萄糖注射液 100～500ml 稀释后缓慢滴注,每日 1～2 次。伴有糖尿病者,宜改用 0.9% 氯化钠注射液稀释后使用。或遵医嘱。【不良反应】　偶有过敏反应。可见皮疹、瘙痒、头痛、头晕、心悸、寒战、发热、面潮红、恶心、呕吐、腹泻、胸闷、呼吸困难、喉头水肿、抽搐等。停用可恢复正常。罕见过敏性休克。【禁忌】　①有出血倾向者,孕妇,哺乳期妇女,对本品过敏者禁用;②本品不宜与其他任何药物混合使用;③丹红注射液与生物合成胰岛素及葡萄糖注射液呈配伍禁忌,不可在同一容器中混合静脉滴注。【注意】　妇女月经期,过敏体质者,高龄患者应慎用。【制剂规格】　注射剂:每支 10ml,每盒 6 支。

丹参川芎嗪注射液

【药物组成】　丹参、盐酸川芎嗪;辅料为甘油和水。【功能主治】　有抗血小板聚集、扩张冠状动脉,降低血液黏度,加速红细胞的流速,改善微循环,并具有抗心肌缺血和心肌梗死的作用。临床用于闭塞性脑血管疾病,如脑供血不全,脑血栓形成,脑栓塞及其他缺血性心血管病,如冠心病的胸闷、心绞痛、心肌梗死、缺血性中风、血栓闭塞性脉管炎等症。【用法用量】　注射:静脉滴注,用 5%～10% 葡萄糖注射液或 0.9% 氯化钠注射液 250～500ml 稀释,每日 1 次,滴注 5～10ml,滴速以病人能耐受为宜。【注意】　滴速不宜过快。儿童、老年人、糖尿病患者、孕妇和哺乳妇均慎用。【制剂规格】　注射剂:每支 5ml。

葛根素注射液[保乙]

【药物组成】　葛根素。【功能主治】　有扩张冠状动脉和脑血管、降低心肌耗氧量,改善微循环和抗血小板聚集的作用。临床冠心病、各型心绞痛、心肌梗死、视网膜动静脉阻塞、突发性耳聋。小鼠静脉注射消除相半衰期($t_{1/2}\beta$)为 4.65～11.8 小时,吸收相半衰期($t_{1/2}\alpha$)为 0.53～0.67 小时,血浆蛋白结合率 246%,以肝、肾及血浆中分布较高。【用法用量】注射:静脉滴注,用于心脏血管疾病,常用量 400～600mg/次,每日 1 次,10～15 日 为 1 个疗程。用于视网膜动静脉阻塞和突发性耳聋,常用量为 200～400mg,每日 1 次,10～20 日为一个疗程,可连用 2～3 个疗程。用前先用 5％ 葡萄糖注射液或 0.9％ 氯化钠注射液溶解稀释后滴注。【禁忌】 严重肝肾功能不全、心力衰竭、其他严重器质性疾病及对本品任何成分过敏者。【注意】 本品为丙二醇配制,微黏稠,遇碱变黄,请勿在稀释时加入碱性药物。有出血倾向者慎用;本品与金钠离子形成络合物会降效、失效,宜单独滴注。【不良反应】 可有腹胀、恶心、皮疹、发热等;偶见急性血管内溶血、寒战、发热、黄疸、腰痛、尿色加深等。【制剂规格】注射剂:每支 50mg、0.1g、0.4g。

天麻素注射液(天眩清)^[保乙]

【药物组成】 天麻素(4-羟甲基苯-β-D 吡喃葡萄糖苷半水合物)。【功能主治】 可恢复大脑皮质兴奋与抑制过程间的平衡失调,产生镇静、安眠和镇痛等中枢抑制作用。临床用于神经衰弱、神经衰弱综合征及血管神经性头痛等症(如偏头痛、三叉神经痛、枕大神经痛等),亦可用于脑外伤性综合征、眩晕症如梅尼埃病、药物性眩晕、外伤性眩晕、突发性耳聋、前庭神经元炎、椎-基底动脉供血不足等。【药动学】 小鼠消除相半衰期($t_{1/2}\beta$)在体内分布以肾最高,约 4.44h,97％ 经尿排出。【用法用量】注射:肌内注射,每次 0.2g(1 支),每日 1～2 次。器质性疾病可适当调整剂量,或遵医嘱。静脉滴注,每次 0.6g(3 支),每日 1 次。用 5％ 葡萄糖注射液或 0.9％ 氯化钠注射液 250～500ml 稀释后使用。对本品任何成分过敏者禁用。【不良反应】 少见口鼻干燥、头昏、胃不适等症状。【注意】 过敏性体质、孕妇、哺乳期妇女、儿童和高龄人等应慎用。【制剂规格】 注射剂:每支 0.2g。

血塞通注射液(注射用血塞通)^[保乙]

【药物组成】 系从三七提取的有效成分三七总皂苷人参皂苷 Rb1、人参皂苷 Rg1,三七皂苷 R1。【功能主治】 活血祛瘀,通脉活络。用于脑血管病,增加脑血管血流量,扩张脑血管,改善血流动力学,降低脑缺血再灌损伤所致的卒中指数及用于中风偏瘫,瘀血阻络证;动脉粥样硬化性血栓性脑梗死、视网膜中央静脉阻塞见瘀血阻络证者。【用法用量】 注射:肌内注射,每次 100mg,每日 1～2 次。静脉注射,每次 200～400mg,用 5％～10％ 葡萄糖注射液 250～500ml 稀释后缓慢滴注,每日 1 次。15日为 1 个疗程。但连续给药不得超过 15 日。停药后 1～3 日 可进行第 2

个疗程。【不良反应】　个别患者可有咽干、头昏、心慌和皮疹、停药后均可恢复正常。偶见过敏反应及头胀痛、颜面潮红等。【禁忌证】　①有急性出血性脑血管疾病患者;②对人参、三七过敏者。【注意】　①孕妇慎用;②肌内注射若出现头痛、肿块时,应改为静注或静滴;③若出现严重不良反应,应立即停药,对症处理;④糖尿病病人可用生理盐水稀释后使用。【制剂规格】　注射剂:①每支 2ml,每盒 10 支,每 2ml 含三七总皂苷 100mg、70mg;②每支 5ml,每盒 5 支,每 5ml 内含三七总皂苷 250mg;③冻干粉针:每支 200mg。

注射用血栓通^[保乙]

【药物组成】　三七总皂苷。【功能主治】　活血祛瘀,通脉活络。治栓塞证。用于瘀血阻络、中风偏瘫、胸痹心痛及视网膜中央静脉阻塞症。【用法用量】　注射:临用前用注射用水或氯化钠注射液适量使溶解。①静脉注射:每次 150~200mg,用氯化钠注射液 20~40ml 稀释,每日 1~2 次;或遵医嘱。②静脉滴注:每次 200~400mg,用 10% 葡萄糖注射液 250~500ml 稀释,每日 1 次;或遵医嘱。③肌内注射:每次 150mg,用注射用水稀释至 40mg/ml,每日 1~2 次;或遵医嘱。【禁忌】　①对酒精高度过敏者;②用药期间勿从事驾驶及高空作业等危险作业。【注意】①孕妇慎用;②连续给药不得超过 15 日;③头面部发红、潮红,轻微头胀痛是应用本品的常见反应;④偶有轻微皮疹,尚可继续用药,若出现严重不良反应,应立即停药,对症处理。【制剂规格】　冻干粉针:每支 150mg,200mg,250mg。

银杏叶提取物注射液(金纳多)^[保乙]

【药物组成】　系银杏叶中提取物。国产同类产品有舒血宁注射液、银杏叶注射液。【功能主治】　脑部、周边等血液循环改善剂。具有自由基的清除作用;对循环系统的调整作用;血流动力学改善作用;组织保护作用等。主要用于脑部、周边等血液循环障碍:①急、慢性脑功能不全及其后遗症如中风、注意力不集中、记忆力衰退、痴呆;②耳部血流及神经障碍如耳鸣、眩晕、听力减退、耳迷路综合征;③眼部血流及神经障碍:糖尿病引起的视网膜病变及神经障碍、老年黄斑变性、视物模糊、慢性青光眼;④末梢循环障碍:各种动脉闭塞症、间歇性跛行症及手脚麻木冰冷,四肢酸痛。【用法用量】 注射:静脉滴注,每次 2~4 支,每日 1~2 次;酌情可调整剂量至每次 5 支,每日 2 次。病情改善后可改用片剂或滴剂口服给药。静滴前宜加入到生理盐水、葡萄糖或低分子右旋糖酐注射液中,混合比例为 1:10。若输液为 500ml,则静滴速度应控制在 2~3 小时。【禁忌】对银杏过敏者。【注意】 ①孕妇、哺乳妇的用药安全性未确立;②本品不影响糖代谢,因此适用糖尿病病人;③高乳酸血症、甲醇中毒者,果糖山梨醇耐受性不佳者及 1,6-二磷酸果糖酶缺乏者,给药剂量每次不可超过25ml;④避免与小牛血提取物制剂混合使用。【不良反应】 本品耐受性良好,罕见胃肠不适、头痛、血压降低、过敏反应等发生,一般可自行缓解。长期静脉注射时,应改变注射部位以减少静脉炎的发生。【制剂规格】注射剂:每支 5ml,每盒 10 支,每支含有银杏叶提取物 17.5mg,其中银杏黄酮苷 4.2mg。

红花注射液[保乙]

【药物组成】 系从红花提取的黄红花色素。辅料有甘露醇等。【功能主治】 活血化瘀,活血通络,祛瘀止痛。尚有耐受缺氧能力和耐疲劳作用、抗炎作用。用于闭塞性脑血管疾病、冠心病、脉管炎。临床用于脑血栓、栓塞性疾病、高血压脑溢血恢复期、类风湿关节炎、强直性脊柱炎、肺心病发作、血栓性脉管炎、结节性红斑、偏头痛、糖尿病微循环障碍、骨折、肌肉扭伤、创伤等。【用法用量】 注射:静脉滴注,取本品 15~25ml加入 5%~10% 葡萄糖或 0.9% 氯化钠注射液 250~500ml 稀释后使用,每日 1 次,15~20 日为 1 个疗程,一般用 2~3 个疗程,间隔 7~10 日。肌内注射,每次 2.5~5ml,每日 1 次,30 日为 1 个疗程。【不良反应】 偶有过敏性反应或过敏样反应,三度房室传导阻滞并休克,寒战,发热,面色苍白;呼吸困难、咳嗽;心悸、心律失常,发绀;头晕痛,恶心呕吐、腹泻、面红;皮疹。【禁忌】 对红花过敏者、有出血倾向者、对本品有严重不良反应者禁用。【注意】 孕妇禁用;首次宜用最小剂量,慢速滴注。【制剂规格】注射剂:每支 5ml,每盒 10 支;20ml,每盒 5 支。

脉络宁注射液[保甲]

【药物组成】 牛膝、金银花、石斛。【功能主治】 养阴清热,活血化瘀。治心脑血管疾病。用于血栓闭塞性脉管炎、静脉血栓形成、动脉硬化性闭塞症、脑血栓形成及后遗症等。新用于弥漫性间质性肺纤维化、梅尼埃综合征、糖尿病足、高脂血症等。【用法用量】 注射：静脉滴注，成人每次 10～20ml，每日 1 次，14 日为 1 个疗程。用前加入 5% 葡萄糖或生理盐水注射液 250～500ml 稀释后使用。或遵医嘱。【禁忌】 出血性患者禁用。【不良反应】 偶可诱发有心梗死、心绞痛、过敏性休克、过敏性反应等。应予仔细观察。【制剂规格】 注射剂：每支 10ml。

注射用灯盏花素（灯盏花素葡萄糖注射液）[保乙]

【药物组成】 系从云南特产灯盏花（灯盏细辛）提取的灯盏花乙素和少量甲素冻干粉。【功能主治】 活血化瘀，通络止痛。注射用冻干粉针剂因其杂质含量较水针剂、输液剂少，类热原反应和过敏反应明显减少，治疗心脑血管疾病疗效提高。用于闭塞性脑血管疾病及所致瘫痪、脑出血所致后遗症（如脑梗死、脑供血不足、椎-基底动脉供血不足、脑出血恢复期后遗症）；冠心病、心绞痛、心功能异常、高血压、高脂血症、高黏滞血症、周围血管病（肢体冷感、肢体疼痛、间歇跛行）、血栓静脉炎等；肺心病并高黏血症等；眼底缺血性疾病、初始期肾功能衰竭等；慢性肝炎、慢性活动性乙型肝炎等。参见灯盏花颗粒、灯盏花素片。【用法用量】 注射：肌内注射，每次 5～10mg，每日 2 次，14 日为 1 个疗程。静脉滴注，每次 20～50mg，每日 1 次，加入 250ml 生理盐水中滴注，每分钟 40～60 滴，滴注 14 日为 1 个疗程，停药 2～3 日后，进行下个疗程。【不良反应】 临床验证 104 例，按每分钟 40～60 滴静脉滴注，静脉滴注 14 日大剂量（每日 150mg），未出现发冷发热、皮疹或皮肤发痒、畏寒、发热、恶心、呕吐及白细胞降低、肝肾功能损伤等不良反应。使用其他剂型者偶见皮肤瘙痒、皮疹、口干、乏力、心悸等，停药或对症处理后可消失。【禁忌】 脑出血急性期及有出血倾向者。【注意】 仔细阅读使用说明书，遵医嘱。【制剂规格】 冻干粉针剂：每支 10mg、25mg、50mg；注射剂：每支 10mg/2ml、20mg/5ml；灯盏花素葡萄糖注射液：每瓶 250ml，内含灯盏花素以灯盏花乙素（$C_{21}H_{18}O_{12}$）计 20mg，葡萄糖 12.5g；盐酸半胱氨酸、依地酸二钠、丙二醇为辅料。

灯盏细辛注射液[保乙]

【药物组成】 灯盏红素（灯盏黄酮）。【功能主治】 活血化瘀，通经活络,止痛。治中风后遗症、偏瘫、失语等。用于脑血管意外后遗症、风湿痛、冠心病、脑梗死等。亦用于老年痴呆、中风后遗症、传染性非典型肺炎(SARS 病毒感染)。【用法用量】 穴位注射,每穴 0.5～1ml,多穴总量 2～4ml。静脉滴注,每日 5～20ml,加入 5％～10％ 葡萄糖注射液 250～500ml 中稀释。静脉推注,用 5％ 或 10％ 葡萄糖注射液 50ml 稀释混匀后缓慢推注,每日 6～12ml。【禁忌】 脑出血急性期及有出血倾向者。【不良反应】 偶见皮肤瘙痒、皮疹、口干、乏力、心悸等,停药或对症处理后可消失。【注意】 本品不宜与其他药物在同一容器中混合给药。【制剂规格】 注射液:每支 2ml,含总黄酮 9mg,每盒 10 支,5ml,每盒 5 支,10ml,每盒 5 支。附注:注射用灯盏花素和灯盏细辛注射液均为同类产品,从略。

苦碟子注射液(碟脉灵)[保乙]

【药物组成】 抱茎苦荬菜。【功能主治】 活血止痛,清热祛瘀。主治瘀血闭阻的胸痹,症见胸闷、心痛、口苦、舌暗红或有瘀斑等。适用于冠心病、心绞痛见上述症状者,亦可用于脑梗死者。【用法用量】 注射:静脉滴注,每次 10～40ml,每日 1 次,用 0.9％ 氯化钠或 5％ 葡萄糖注射液稀释至 250～500ml 后应用。14 日为 1 个疗程;或遵医嘱。【注意】 用药期间密切观察患者病情。近期出血或有出血倾向者禁用。【制剂规格】注射液:每支 10ml。

醒脑注射液

【药物组成】 麝香、冰片、郁金、广藿香、石菖蒲、薄荷脑。【功能主治】 开窍醒神,镇静,除烦,抗惊止痉。治邪入心包、神昏惊厥诸证。适用于:①脑血管疾病、脑血栓形成及恢复期;②中枢神经系统感染性后遗症、脑缺氧性意识障碍;③药物、毒物中毒性意识障碍;④流行性乙型脑炎、病毒性脑炎、脑膜炎及其后遗症;⑤重症肝炎、肝昏迷、肺性脑病、肺源性心脏病及心绞痛、肾绞痛;⑥各种原因所致高热;⑦酒精中毒引起昏迷和神志不清等症。【用法用量】 注射:肌内注射,每次 2～4ml,每日 2次。静脉滴注,每次 10～20ml,每日 1～2 次,用 5％～10％ 葡萄糖注射液或 0.9％ 氯化钠注射液 250～500ml 稀释后使用。儿童酌减,或遵医嘱。【禁忌】 孕妇禁用;若发现产生浑浊或沉淀勿用。【不良反应】 尚未见与药物相关的毒性反应。【制剂规格】　注射剂:每支 10ml,每盒 2 支。

醒脑静注射液[保乙]

【药物组成】　人工麝香、栀子、郁金、冰片。【功能主治】　醒神止痉,热凉血,行气活血,解毒止痛,清热泻火,凉血解毒,开窍醒脑。用于:①流行性乙型脑炎、病毒性脑炎、脑膜炎及其后遗症;②脑血管病,中枢神经系统感染所致的昏迷、抽搐,新生儿脑缺氧所致的脑瘫;③重症肝炎、肝昏迷、肺心病、肺性脑病及心绞痛、肾绞痛;④安眠药中毒、异烟肼中毒、酒精中毒及毒草中毒;⑤各种原因引起的高热、热入营血、内陷心包、高热烦躁、神昏谵语、舌绛脉数。【用法用量】　注射:肌内注射、静脉注射或滴注,临床常用量每次 4～20ml,小儿一般 2～4ml,每日 1～2 次。或遵医嘱。【不良反应】　偶见皮疹、恶心、面红、瘙痒等。【禁忌】　对本品任何成分过敏者,用药过程中有严重不良反应者。【注意】　本品为安宫牛黄丸改剂而成,为芳香性开窍药,开启应立即使用,防止挥发。【制剂规格】注射剂:每支 2ml、5ml、10ml。

复方麝香注射液

【药物组成】　麝香、牛黄、郁金、石菖蒲、冰片、广藿香。【功能主治】芳香开窍,通经活络,醒神止痛,豁痰开窍,醒脑安神。主治休克、昏迷。用于肝昏迷、神经系统感染、中毒性脑病等引起的高热昏迷,惊厥抽搐,躁动不宁,癫狂,头痛,便秘等症。临床新用于新生(婴)儿呼吸暂停综合征。【用法用量】　注射:肌内注射,每次 2～4ml,每日 1～2 次;穴位注射,每次 1ml,每日 1 次。儿童酌减。【不良反应】　未见报道。宜仔细观察应用。【禁忌】　对本品过敏者忌用。【注意】　孕妇禁用,本品为芳香性药物,开启后应立即应用,防止挥发。【制剂规格】　注射剂:每支 2ml,每盒6 支;10ml,每盒 5 支。

疏血通注射液[保乙]

【药物组成】　水蛭、地龙。【功能主治】　活血化瘀,通经活络。主治瘀血阻络所致的缺血性中风病、中经络急性疾病(期),症见半身不遂,口舌喎斜,语言謇涩。用于急性脑梗死见上述症状者。【用法用量】　注射:

静脉滴注，每日 6ml，加入 5％ 葡萄糖注射液（或 0.9％ 氯化钠注射液）250～500ml 中，缓慢滴注用药。每日 1～2 次，或遵医嘱。【注意】　凡有过敏史及过敏性疾病史者、孕妇、无瘀血证者、有出血倾向及对本品过敏者均禁用。【不良反应】　偶见皮疹、瘙痒、寒战、发热等过敏反应；少见胸闷、呼吸困难等症状。多为一过性反应，停药后或对症处理好转或痊愈。【制剂规格】　注射剂：每支 2ml，每盒 10 支。

血必净注射液

【药物组成】　红花，赤芍，川芎，丹参，当归。【功能主治】　本品有活血化瘀、疏通脉络、溃散毒邪、消除内毒素的功能。与抗生素并用治疗脓毒症可以促进治愈，改善预后，可以预防内源性炎性介质引发的多脏器衰竭，或减轻发病后的严重程度；并用适用于治疗对引发脓毒病或脓毒病多脏器衰竭的不同部位感染。本品与抗生素并用适用于治疗对引发脓毒病、或脓毒病多脏器衰竭的不同部位感染，如腹腔内感染（化脓性胆囊炎、胆管炎、化脓性腹膜炎，以及非感染性胰腺炎，引发的肠道内细菌和内毒素移位）。肺内感染（化脓性支气管炎、细支气管炎、Klebsiella 杆菌、假单胞菌属、铜绿假单胞杆菌等肺炎）、病理产科感染（脓毒病流产、产后脓毒病）、泌尿系统感染（肾盂肾炎、膀胱炎、尿道炎）、烧伤感染、脏器移植后感染等。本品在"新冠肺炎"防治指南修订第 6 版中，被推荐为重症患者辅助治疗药。【用法用量】　注射：静脉注射，全身炎症反应综合征的治疗 50ml 加生理盐水 100ml 静脉滴注，在 30～40 分钟内滴毕，每日 2 次。病情重者，每日 3 次。多器官功能失常综合征：100ml 加生理盐水 100ml 静脉滴注，在 30～40 分钟内滴毕，每日 2 次。病情重者，每日 3～4 次。【禁忌】　孕妇禁用，对本品过敏者慎用。在使用本品前，如发现本品性状发生改变如出现浑浊、毛点、絮状物、沉淀物等现象时禁止使用。【注意】在治疗由感染诱发的全身炎症反应综合征及多器官功能失常综合征时，在控制原发病的基础上联合使用本品；本品与其他注射剂同时使用时，要用 50ml 生理盐水间隔，不宜混合使用；本品在静脉滴注过程中禁止与其他注射剂配合使用。【不良反应】　个别患者出现皮肤痒感。【制剂规格】注射剂：每支 10ml。

第三节　镇痛抗炎及其他疾病用注射剂

乌头注射液

【药物组成】　生川乌、生草乌。【功能主治】　抗癌镇痛。强效镇痛持续时间长;无成瘾、无致畸胎作用,不会发生蓄积中毒;可减少恶心、呕吐、吞咽困难等症状,提高患者生存质量;镇静、止痛作用确切。用于癌痛。【用法用量】　注射:肌内注射,每次 1～2ml,每日 1～2 次。【注意】因临床使用少,安全性及临床有效性数据不充分,本品为 2012 年 11 月国家食品药品监督管理局公告中拟淘汰的 11 种中药注射剂之一。不过,近年来仍在临床观察应用,因其无吗啡的成瘾性不良反应。【制剂规格】注射剂:每支 0.62mg(1ml),每盒 10 支。

消痔灵注射液[基/保甲]

【药物组成】　明矾、鞣酸、三氯叔丁醇、低分子右旋糖酐、枸橼酸钠、亚硫酸氢钠、甘油。【功能主治】　收敛、止血。有抑菌、镇痛等作用。用于各期内痔,尤其是晚期内痔发展引起的静脉曲张性混合痔。【用法用量】　注射:肛门镜下内痔局部注射,分 4 步操作:①将本品加等量 1% 普鲁卡因稀释成 1:1 浓度,在痔上方直肠上动脉区注射,每个内痔上方注射 2～3ml;②将本品加半量普鲁卡因稀释成 2:1 浓度,注射到内痔黏膜下层,每个痔核注射 3～6ml;③将消痔液 2:1 浓度,注射到内痔黏膜固有层,每个痔核注射 3～6ml;④将消痔液 1:1 浓度注射到齿线上方最低部位"洞状静脉"区。上述四步法用药总量为 20～40ml,平均 25ml,一般只需注射 1 次,7 日即可治愈。术后卧床休息 2～3 日剂量不宜过大。【不良反应】　可有感染出血;疼痛水肿;排便困难等;偶见高热、过敏反应。【制剂规格】　注射剂:每支 10ml(含硫酸铝钾 0.4g)。

枯痔注射液

【药物组成】　雄黄、赤石脂、血竭、朱砂、冰片、黄连、轻粉、红丹、枯矾。【功能主治】　解毒消炎,燥湿止痛,消肿,止血。主治痔疮。尚有报道用于腋臭、子宫脱垂。【用法用量】　注射:于痔核内注射,每次 1～

2ml。【制剂规格】　注射剂：每支 2ml，每盒 10 支。

鹿茸精注射液

【药物组成】　鹿茸。【功能主治】　滋补强壮。治肾阳虚衰，精血不足证。临床用于肾阳虚，肾虚泻泄（五更泻）、房室传导阻滞。【用法用量】注射：肌内或皮下注射，每次 1～2ml，每日 1 次。遵医嘱用。【制剂规格】注射剂：每支 2ml（相当于鹿茸 0.2g）。

猪苓多糖注射液 [基/保乙]

【药物组成】　猪苓多糖。【功能主治】　增强免疫功能，抑制肿瘤，降低转氨酶，抑制肝炎病毒复制，对肝组织损伤有修复作用。适用于免疫功能低下者辅助治疗，肿瘤、慢性病毒性肝炎。尚报道用于治疗寻常性银屑病的治疗。【用法用量】　注射：肌内注射，每次 2～4ml，每日 1 次，小儿酌减或遵医嘱。【制剂规格】　注射剂：每支 2ml（含猪苓多糖 20mg），每盒 10 支。

止喘灵注射液 [典/基/保乙]

【药物组成】　麻黄、杏仁。【功能主治】　平喘，止咳，祛痰。有舒缓支气管平滑肌，解除痉挛，止咳祛痰，促进利尿等作用。主治实喘，症见咳嗽平痰，气喘气短伴胸部胀闷等。用于支气管哮喘、喘息性气管炎。【用法用量】　注射：肌内注射，每次 2ml，每日 2～3 次；7 岁以下儿童酌减，1～2 周为 1 个疗程，或遵医嘱。【禁忌】　青光眼禁用。严重高血压、冠心病、前列腺肥大、尿潴留患者遵医嘱用。【制剂规格】　注射剂：每支 2ml，1ml 含生物碱以麻黄碱（$C_{10}H_{15}N_0$）计应为 0.5～0.8mg。

香菇多糖注射液 [基]

【药物组成】　香菇多糖。【功能主治】　益气健脾，补虚扶正；有保肝等作用。用于慢性乙型迁延性肝炎及消化道肿瘤的放、化疗辅助用药。【用法用量】　注射：肌内注射，每次 2ml，每日 1 次；8 周为 1 个疗程。或遵医嘱。【禁忌】　①本品为淡黄至黄色微显乳光的液体，有摇不匀的沉淀物时不用。②饮食宜清淡、易消化而均衡营养；忌辛辣油腻。③本品不宜与其他药混合或同时滴注。【制剂规格】　注射剂：每支 2ml（内含香菇多糖 4mg)。

骨痨敌注射液[基]

【药物组成】　三七、黄芪、骨碎补、乳香(制)、没药(制)。【功能主治】益气养血,补肾壮骨,活血化瘀。用于肾气不足,气虚血瘀所致的骨关节结核、淋巴结核、肺结核等各种结核病及瘤型麻风者。【用法用量】　注射:肌内注射,每次 2～4ml,每日 1～2 次。【注意】　①骨痨见骨蒸潮热,低热不退者,应配合滋阴凉血除蒸药同服;②孕妇忌服,月经期妇女停用;③注意均衡营养,忌生冷、辛辣、油腻饮食。【制剂规格】　注射剂:每支 2ml。

黄瑞香注射液[基]

【药物组成】　黄瑞香。【功能主治】　祛风散寒,活血通络。用于风寒湿闭阻,血瘀阻络所致痹病,症见关节疼痛,冷痛,刺痛或疼痛夜甚,屈伸不利,局部畏恶风寒,肢体麻木。亦用于跌打损伤,有抗炎之效。【用法用量】　注射:肌内或穴位注射,每次 2～4ml,每日 1～2 次,10 日为 1 个疗程。【禁忌】　①风热证者忌用;②对本品过敏者忌用。【注意】　①孕妇慎用;②过敏体质、小儿、年老体弱者均慎用。【制剂规格】　注射剂:每支 2ml。

雪莲注射液[基]

【药物组成】　雪莲花。【功能主治】　散寒除湿,活血化瘀。主治寒湿闭阻,瘀血阻络所致的痹病,有抗炎、镇痛的作用,症见关节或肌肉疼痛,遇寒加重,或关节肿胀,肢体麻木,遇寒加重,舌质暗红,或有瘀斑,苔白腻,脉细涩。用于风湿性关节炎、类风湿关节炎、骨关节炎见上述证候者。此外,尚有用于坐骨神经痛、臂丛神经麻痹、偏头痛等的报道。【用法用量】　注射:肌内注射,每次 2～4ml,每日 1 次,10 日为 1 个疗程。【禁忌】　属湿热阻闭,风湿热痹者忌用;对本品过敏禁用。【注意】　①孕妇慎用或遵医嘱;②过敏体质者慎用。【制剂规格】　注射剂:每支 2ml。

正清风痛宁注射液[基/保乙]

【药物组成】　盐酸青藤碱。【功能主治】　祛风除湿,活血通络,消肿止痛;有显著性抗炎、镇痛、免疫抑制、镇静、降压和组胺释放等作用。主治风寒湿痹病,症见肌肉酸痛,关节肿胀,疼痛,屈伸不利,僵硬,肢体麻木;舌质暗红,或有瘀斑,舌苔薄白,脉弦紧或细涩。用于类风湿关节炎、风湿性关节炎见上述证候者。【用法用量】 注射:肌内注射,每次 1～2ml,每日 2 次;或遵医嘱。【禁忌】 ①孕妇禁用;②支气管哮喘患者禁用;③属风湿热痹者不宜用或遵医嘱。【不良反应】 ①少数患者用药后出现皮肤瘙痒,皮疹,停药后可自行消失;②个别患者可出现过敏反应,甚至(罕见)过敏性休克,应及时停药,并给予抗组胺药如西替利嗪[保乙]等对症处理。【制剂规格】 注射剂:每支 25mg(1ml)、50mg(2ml)。

肾康注射液 [保乙]

【药物组成】 大黄、丹参、红花、黄芪。【功能主治】 降逆泄浊,益气活血,通腑利湿。适用于慢性肾功能衰竭,属湿浊血瘀证,症见恶心呕吐、口中黏腻、面色晦暗、身重困倦、腰痛、纳呆、腹胀、肌肤甲错、肢体麻木、舌质紫暗或有瘀点,舌苔厚腻,脉涩或细涩。【用法用量】 注射:静脉滴注,每次 100ml(5 支),每日 1 次;使用时用 10% 葡萄糖注射液 300ml 稀释,每分钟 20～30 滴,4 周为 1 个疗程。经辨证论治可酌情调整用量。【禁忌证】 过敏体质,有内出血倾向者及孕妇、哺乳妇均禁用。【禁忌】 本品禁止与其他药物在同一容器(包括输液管)混合使用。【注意】 ①急性肾衰竭者、老人和儿童等特异质人群应慎用。②初用中药注射液或开始用本品前 0.5 小时患者,医务人员应密切观察用药反应,出现异常立即停药,采取积极救治措施,救治患者。③长期使用本品患者,疗程间隔宜15～30 日 或遵医嘱。④除前述用法用量外,还可将本品 60～100ml,按每 20ml 药液加入 20～60ml10% 葡萄糖注射液稀释后使用。⑤高血糖患者则宜用 5% 葡萄糖或 0.9% 氯化钠注射液按前述比例稀释后使用,或遵医嘱。【制剂规格】 注射剂:每支 20ml。

注射用七叶皂苷钠(片剂) [保乙]

【药物组成】 本品的主要成分为七叶皂苷钠 A 和七叶皂苷钠 B,是从七叶树科植物天师栗的干燥成熟种子(婆罗子)中提取的一种含酯键的三萜皂苷钠盐。【功能主治】 有消肿、抗炎、抗渗出的作用,可预防肿胀形成,增加静脉张力作用,可促进淋巴回流,从而使已形成的肿胀得以消除。尚有稳定血管内皮细胞,清除自由基,消除细胞内水肿,扩张动脉,改善微循环并改善组织缺氧;抑制 NF-κB 在损伤性脑组织中的激活,从而抑制细胞色素 C 释放,减轻缺血-再灌注损伤引起的细胞凋亡。其半衰期为 15 小时,与血浆蛋白结合率在 90% 以上。静脉给药后生物效应维持时间长,次给药后 16 小时仍有最大抗炎、抗渗出活性。单次剂量的 1/3 经肾排出,2/3 经胆汁排泄。临床用于脑水肿,创伤或手术所致肿胀,也用于静脉回流障碍性疾病,包括下肢水肿,创伤或手术性水肿,血栓静脉炎,慢性静脉功能不全,下肢动脉阻塞性疾病,运动系统创伤造成的软组织血肿、水肿;周围组织神经炎性疾病,如格林-巴利综合征,多发性神经炎等。【用法用量】　注射:静脉注射或滴注,成人按体重每日 0.1～0.4mg/kg,或取本品 5～10mg 溶于 10% 葡萄糖注射液或 0.9% 氯化钠注射液 250ml 中供静脉滴注;也可取本品 5～10mg 溶于 10% 葡萄糖或 0.9% 氯化钠注射液 10～20ml 中供静脉推注。重症患者可以多次给药,但每日总量不得超过 20mg。7～10 日为 1 个疗程。口服:每次 30～60mg,每日 2 次;餐时或餐后服用,20 日为 1 个疗程。【不良反应】　可有针刺局部疼痛、肿胀,经热敷可使症状消失。偶有过敏反应,可用抗过敏药等对症治疗。【禁忌】　①肾损伤、肾衰竭、肾功能不全者,孕妇及对本品任何成分过敏者禁用。②本品禁用于动脉、肌内和皮下注射给药;③本品忌与具有肾毒性药物联用。【注意】　①有肾病者慎用;②静脉注射或滴注本品时,应防止药物向血管外漏渗出,一旦发生应及时对症处理;③老年人、孕妇及哺乳期妇女及儿童未见安全性评估资料。【制剂规格】注射剂:每支 5mg、10mg、25mg;片剂:每片 30mg。

第20章 藏、蒙、维吾尔族用民族药

第一节 藏 族 用 药

八味沉香丸^[保乙/藏]

【药物组成】 沉香、肉豆蔻、广枣、诃子、乳香、木香、木棉花、石灰华。【功能主治】 能清心热,宁心,安神,开窍。用于热病攻心,神昏谵语,心前区痛及心脏外伤。【用法用量】 口服:每次 1～1.5g(每次 3～5 丸),每日 2～3 次,研碎后服用。【制剂规格】 丸剂:每丸 0.3g。

八味獐牙菜片^[保乙/藏]

【药物组成】 獐牙菜、兔耳草、波棱瓜子、焦茴香、榜嘎、小檗皮、岩参、木香。【功能主治】 清热,消炎。用于胆囊炎、初期黄疸型肝炎。【用法用量】 口服:每次 3 片,每日 2～3 次,或午饭前及半夜各 1 次。【制剂规格】 片剂:每片 0.37g。

白 脉 软 膏^[保乙/藏]

【药物组成】 姜黄、肉豆蔻、甘松、阳起石、甘草、人工麝香、干姜、藏茴香、藏菖蒲、花椒、碱花。【功能主治】 舒筋活络。用于白脉病,瘫痪,偏瘫,筋腱强直,外伤引起的经络及筋腱断伤、手足挛急、跛行等。【用法用量】 外用:取本品适量涂于患处,每日 2～3 次。【制剂规格】 软膏:每支 20g。

冰黄肤乐软膏^[保乙/藏]

【药物组成】 大黄、姜黄、硫黄、黄芩、甘草、冰片、薄荷脑。【功能主治】　清热燥湿,活血祛风,止痒消炎。主治湿热蕴结或血热风燥引起的皮肤瘙痒。用于神经性皮炎、湿疹、足癣及银屑病瘙痒性皮肤病见上述证候者。【用法用量】　外用:涂搽患处,每日 3 次。【制剂规格】　软膏:每支 15g。

常松八味沉香散 [保乙/藏]

【药物组成】　沉香,广枣,檀香,降香,肉豆蔻,天竺黄,红花,丛菔。【功能主治】　清心安神,行气降压,用于气血不调,胸闷气促,胸背疼痛,高血压,心血管疾病。【用法用量】　口服:每次 1.3g,每日 2～3 次。【制剂规格】　散剂:每袋 1.3g;每盒 20 袋。

大 月 晶 片 [保乙/藏]

【药物组成】　制寒水石 150g,天竺黄 15g,肉豆蔻、草果、白豆蔻、丁香、马钱子、安息香、泉华各 10g,诃子 50g,余甘子、石榴各 40g,紫檀香、獐牙菜、矮兔耳草、塞北紫堇各 20g,白檀香、止泻木各 12.5g,广木香、荜拨、藏木香、唐古特乌头、鲜生马光蒿花、青青兰各 25g,波棱瓜子 13g,制铁粉 75g,五脉绿绒蒿、亚大黄、公英根各 37.5g。(附注制剂用法:上药共研细粉,过筛,加制水银 12.5g,焦胆 2.5g,牛黄 5g,麝香 5g,红花 25g,另研粉;用岩精膏 40g,加蒸馏水适量泛丸。)【功能主治】　调节胃肠功能,用于消化性溃疡。【用法用量】　口服:每次 2～4 丸,每日 2 次,7 周为 1 个疗程。另服藏药佐太粉 0.05～0.1g。【制剂规格】　丸剂:每丸 0.6g。

德都红花七味丸 [保乙/藏]

【药物组成】　红花、麻黄、石膏、木通、紫花地丁、诃子、蓝盆花等。【功能主治】　清血热。用于肝瘀血热,肝区疼痛,目肤发黄,尿黄。【用法用量】　口服:每次 2.5～5g,每日 1～3 次。如与其他药物同时使用可能会发生药物相互作用,详情请咨询医师或药师。【制剂规格】　丸剂:每丸 2.5g。

二十味沉香丸 [保乙/藏]

【药物组成】　沉香、丁香、木瓜、肉豆蔻、红花、广枣、藏木香、石灰华、鹿角、乳香、珍珠母、木香、马钱子、诃子、短穗兔耳草、木棉花、余甘子、降香、兔心、人工牛黄等。【功能主治】 调和气血,安神镇静。用于偏瘫,高血压,神志紊乱,口眼歪斜,四肢麻木,失眠。【用法用量】 口服:每次3～4g,每日2次,研碎后服用。【制剂规格】 丸剂:每丸0.56g,每盒40丸。

二十味肉豆蔻丸^[保乙/藏]

【药物组成】 沉香、丁香、木瓜、肉豆蔻、红花、广枣、藏木香、石灰华制成。【功能主治】 镇静、安神。主治"宁龙病",神经紊乱,烦躁,精神恍惚,失眠,头晕,健忘,耳鸣,颤抖,惊悸。用于偏瘫,高血压,神志紊乱,口眼歪斜,肢体麻木,失眠。【用法用量】 口服:每次3～4g,每日2次。或用开水泡30分钟,使其充分溶解后,连同药渣服下,或嚼碎服用,每次2～3g(15～20丸),每日2次。【制剂规格】 丸剂:每丸0.56g,每盒24丸。

二十五味大汤丸^[保乙/藏]

【药物组成】 由红花、诃子(去核)、余甘子(去核)、波棱瓜子、渣驯膏、甘青青兰、獐牙菜、兔耳草、唐古特乌头、乌奴龙胆、绿绒蒿、巴夏嘎等二十五味。【功能主治】 清热解毒,调和龙、赤巴、培根,开胃,愈溃疡,止血。用于"木布"病引起的胃肠溃疡出血,亦可用于陈旧热症,久病不愈的身倦体重,胃肝区疼痛,食欲缺乏。【用法用量】 口服:每次2～3丸,每日3次。【禁忌】 饮食宜清淡,忌食辛辣、生冷、油腻食物;忌情绪激动及生闷气。【注意】 患有消化性溃疡病人,出现胃脘痛应去医院就诊,并在医生指导下服用;如正在使用其他药品,使用本品前请咨询医师或药师。【制剂规格】 水丸:每丸0.5g。

二十五味儿茶丸^[保乙/藏]

【药物组成】 儿茶、诃子、毛诃子、余甘子、西藏棱子芹、黄精、天冬、喜马拉雅紫茉莉花、蒺藜、乳香、决明子、黄葵子、宽筋藤、荜茇、铁粉(炙)、渣驯膏、铁棒锤、麝香、藏菖蒲、木香、水牛角、珍珠母、甘肃棘豆、扁刺蔷薇、秦艽花等。【功能主治】 祛风除痹,消炎止痛,干黄水;本品通过祛除病邪,通畅气血,通经活络解除各种痹痛,而且作用迅速,效果持久。临床用于白脉病,痛风,风湿性关节炎,关节肿痛变形,四肢僵硬,黄水病,冈巴病等。本品不良反应较少,但一般也不建议长期服用,最好在咨询医师之后按疗程治疗。【用法用量】　口服:每次 4～5 丸,每日 2～3 次。【制剂规格】　水丸:每丸 0.3g,每盒 40 丸。

二十五味驴血丸^[保乙/藏]

【药物组成】　驴血、生等膏、降香、檀香、毛诃子、诃子、石灰华、余甘子、肉豆蔻、丁香、草果、豆蔻、决明子、乳香、木棉花、黄葵子、翼首草、龙胆草、莲座虎耳草、巴夏嘎、宽筋藤、秦皮、人工麝香、西红花、人工牛等 25 味药。【功能主治】　祛风,除湿,干黄水。用于关节炎,类风湿关节炎,痛风,痹病引起的四肢关节肿大疼痛、变形、黄水积聚(潴留)等。【用法用量】　口服:每次 4～5 丸,每日 2～3 次。【制剂规格】　水丸:每丸 0.25g。

二十五味珊瑚丸^[保乙/藏]

【药物组成】　珊瑚、珍珠、青金石、珍珠母、诃子、木香、红花、丁香、沉香、朱砂、龙骨、炉甘石、脑石、磁石、芝麻、葫芦、紫菀花、獐牙菜、藏菖蒲、草乌、打箭菊、甘草、西红花、人工麝香等。【功能主治】　开窍,通络,止痛。临床用于原发性高血压、神经性疼痛、神经衰弱、癫病、心律失常、中风、偏瘫、癫痫。癫痫多因脑部神经元群阵发性异常放电,导致运动、感觉、意识、精神等功能异常。该品通过改善大脑神经(白脉),对白脉病治疗效果明显。【用法用量】　口服:每次 1g,开水泡服,每日 1 次。【制剂规格】　丸剂:每丸 0.25g、1g。

二十五味松石丸^[保乙/藏]

【药物组成】　松石、珍珠、珊瑚、朱砂、诃子(去核)、铁屑(诃子制)、余甘子、五灵脂膏、檀香、降香、木香马兜铃、鸭嘴花、天然牛黄、木香、绿绒蒿、船形乌头、肉豆蔻、丁香、伞梗虎耳草、毛诃子(去核)、天竺黄、西红花、木棉花、人工麝香、石灰华。【功能主治】　消热解毒,疏肝利胆,化瘀。临床用于肝郁气滞,血瘀,肝中毒,肝痛,肝硬化,肝渗水及各种急、慢性肝炎和胆囊炎,黄疸性肝炎及胆结石疾病。【用法用量】　口服:每次 1 丸,开水泡服,每日 1 次。【禁忌】　孕妇、婴幼儿及肾功能不全者禁用。【注意】①本品含木香为马兜铃科药材,该药材含马兜铃酸,马兜铃酸可引起肾损害等不良反应。②儿童及老年人慎用。③定期检查肾功能,如发现肾功能异常应立即停药。【制剂规格】 丸剂:每丸 0.25g。

二十五味余甘子丸^[保乙/藏]

【药物组成】 余甘子、巴夏嘎、甘青青兰、芫荽、兔耳草、渣驯膏、绿绒蒿、翼首草、红花、降香、藏茜草、木香马兜铃、紫草茸、石斛、藏紫草、力嘎都、小伞虎耳草、诃子、毛诃子、波棱瓜子、木香、藏木香、悬钩木、宽筋藤、沙棘膏、人工牛黄。【功能主治】 安神开窍,清热凉血,降压,愈溃疡。用于高血压,多血症引起的胸背满闷,疼痛。胃溃疡引起的脘腹疼痛,胸烧,呕吐胆汁及咖啡样物。亦可用于其他血热引起的声哑音赤,口渴、口唇发绀等。【用法用量】 口服:每次 3～4 丸,每日 2～3 次。【禁忌】 孕妇婴幼儿及肾功能不全者禁用;本品不能和红景天同服,不适宜搭配其他茶类。【注意】 本品含木香马兜铃药材,该药材含马兜铃酸,马兜铃酸可引起肾损害等不良反应;如发现肾功能异常应立即停药;儿童及老人慎用。【制剂规格】 水丸:每丸 0.5g。

二十五味珍珠丸^[保乙/藏]

【药物组成】 珍珠、肉豆蔻、石灰华、草果、丁香、降香、豆蔻、诃子、檀香、余甘子、沉香、肉桂、毛诃子、螃蟹、木香、冬葵果、荜茇、草莓苗、金礞石、水牛角(制)、香旱芹子、西红花、黑种草子、体外培育牛黄、人工麝香等。【功能主治】 安神开窍。主治中风:半身不遂,口眼歪斜,昏迷不醒,神志紊乱,谵语发狂等。临床用于中风、半身不遂、瘫痪、脑出血后遗症、脑血栓后遗症、脑栓塞后遗症、脑血管痉挛、脑供血不足、脑动脉硬化、脑震荡、老年痴呆症等脑血管疾病;各种原因引起的癫痫和惊风;自主神经功能紊乱,面瘫,三叉神经痛,坐骨神经痛、神经性头痛等神经系统疾病。【用法用量】 口服:每次 1g,开水泡服,每日 1～2 次。【注意】 规格较多,仔细阅读说明书,遵医嘱。【制剂规格】 丸剂:每丸 0.25g、0.3g、1g。

冠心七味滴丸^[保乙/藏]

【药物组成】 丹参、檀香、降香、山奈、肉豆蔻、广枣、沙棘等。【功能主治】 活血化瘀,行气止痛。用于冠心病稳定性劳力型心绞痛Ⅰ、Ⅱ、Ⅲ级,属心血瘀阻证,症见胸痛、胸闷,心悸不宁,舌紫暗,脉细涩。【用法用量】 口服:每次 18～24 丸,每日 3 次。【注意】 目前尚无本品孕妇及哺乳期妇女及儿童用药的临床试验资料。如与其他药物同时使用可能会发生药物相互作用,详情请咨询医师或药师。【制剂规格】　丸剂:每丸 50mg。

洁白丸(胶囊)[保乙/藏]

【药物组成】　诃子(煨)、南寒水石、翼首草、五灵脂膏、土木香、石榴子、木瓜、沉香、丁香、石灰华、红花、肉豆蔻、草豆蔻、草果仁;辅料为蜂蜜。【功能主治】　健脾和胃,止痛止吐,分清泌浊。用于胸腹胀满,胃脘疼痛,消化不良,呕逆泄泻,小便不利。【用法用量】　口服:丸剂,嚼碎吞服,每次 0.8g;胶囊剂,温开水送服,每次 2 粒;均每日 2～3 次。【禁忌】　忌酒及辛辣、生冷、油腻食物;忌愤怒、忧郁;不宜与含有人参的药物同时服用;对本品过敏者禁用。【注意】　有高血压、心脏病、肝病、糖尿病、肾病等慢性病严重者应在医师指导下服用;儿童、孕妇、哺乳期妇女、妇女月经量多者、年老体弱者应在医师指导下服用;过敏体质者慎用;胃痛或吐泻严重者,应及时去医院就诊;保持心情舒畅;饮食宜清淡而均衡营养。【制剂规格】　丸剂:每 4 丸 0.8g;胶囊剂:每丸 0.4g。

九味牛黄丸[保乙/藏]

【药物组成】　红花 150g,巴夏嘎 100g,木香马兜铃 120g,牛黄 1g,渣驯膏 50g,波棱瓜子 40g,獐牙菜 150g,绿绒蒿 150g,木香 100g。【功能主治】　清肝热。用于肝大,肝区疼痛,恶心,目赤。各种肝炎,培根,木布病。【用法用量】　口服:每次 4～5 丸,每日 3 次。【制剂规格】　丸剂:每 10 丸 5g。

利舒康胶囊[保乙/藏]

【药物组成】　手参、甘青青兰、红景天、烈香杜鹃、黄柏、甘草。【功能主治】　藏医温升胃火,生精养血,养隆宁心。用于胃火衰败,隆血亏虚所致头晕,目眩,心悸气短,动辄喘乏,食少纳差,腰膝酸软,易于疲劳,以及高原反应见上述证候者。中医健脾补肾,生精养血,益肺宁心。用于脾肾不足,精血亏虚所致头晕目眩,心悸气短,动辄喘乏,食少纳差,腰膝酸软,易于疲劳,以及高原反应,高原红细胞增多症见上述证候者。【用法用量】口服:每次 2 粒,每日 3 次;或遵医嘱。【制剂规格】　胶囊剂:每粒 0.5g。

流感丸 ^[保乙/藏]

【药物组成】 诃子 150g,亚大黄 100g,木香 50g,獐牙菜 100g,藏木香 20g,垂头菊 130g,丁香 20g,镰形棘豆 80g,酸藤果 50g,角茴香 100g,阿魏 8g,榜嘎 100g,大戟膏 50g,草乌 50g,安息香 60g,藏菖蒲 80g,龙骨 50g,麝香 1g,宽筋藤 100g,牛黄 1g,豆蔻 20g 制成。【功能主治】 清热解毒。用于流行性感冒,流清鼻涕,头痛咳嗽,周身酸痛,炎症发热等。【制剂规格】 口服:每次 1～2g(5～10 丸),每日 2～3 次。【制剂规格】 水丸:每丸 1g。

六味木香胶囊 ^[保乙/藏]

【药物组成】 木香、栀子、石榴皮、闹羊花、豆蔻、荜茇。【功能主治】 开郁行气,止痛。用于胃痛,腹痛,嗳气呕吐。【用法用量】 口服,每次 4～6 粒,每日 1～2 次。【制剂规格】 胶囊剂:每粒 0.42g,每盒 48 粒。

六味能消丸(胶囊) ^[保乙/藏]

【药物组成】 大黄,诃子,藏木香,碱花等。【功能主治】 助消化,消肿,理气和胃。用于积食不化,胃疼痛,胸腹肿胀,大便干燥。还用于难产,胞衣难脱等。【用法用量】 口服:丸剂,每次 2～2.5g,胶囊剂,每次 2 粒;均每日 2 次。【禁忌】 对本品过敏者禁用;孕妇及哺乳期妇女忌用;忌食辛辣刺激性食物;不适用于脾胃阳虚患者,主要表现为畏寒肢冷、身倦乏力、大便溏;不适用于小儿、年老体弱者,主要表现为身倦乏力,气短嗜卧,消瘦便溏;本品不宜久服。【注意】 过敏体质者慎用。【制剂规格】 丸剂:每 10 丸重 6g,每盒 20 丸;胶囊剂:每粒 0.45g。

诺迪康片(胶囊、颗粒、口服液) ^[保乙/藏]

【药物组成】 圣地红景天。【功能主治】 益气活血,通脉止痛。主治气虚血瘀所致胸痹,症见胸闷、刺痛或隐痛,心悸气短,神疲乏力,少气懒言,头晕目眩。用于冠心病心绞痛见上述证候者。【用法用量】 口服:胶囊剂,每次 1～2 粒,片剂,每次 1～2 片,口服液,每次 10ml;均每日 3 次。【制剂规格】 胶囊剂:每粒 0.28g,每盒 20 粒;片剂:每片 0.28g;口服液:每支 10ml。

帕 珠 丸 [保乙/藏]

又名仙露帕朱丸。【药物组成】　寒水石(酒制)、肉桂、石榴子、胡椒、干姜、红花、诃子(去核)、豆蔻、荜茇、光明盐、木香等。【功能主治】　健胃散寒、除痰、破痞瘤、养荣强壮。主治单一型培根病、胃痞瘤、胃溃疡引起的消化不良、胃脘胀、胃痛、胸烧、胃反酸,以及功能性消化不良。用于各类急慢性胃炎、浅表性胃炎、萎缩性胃炎、胃溃疡、十二指肠溃疡、胃痞瘤、胃癌并发症等。【用法用量】　口服:每次 2～3 丸,每日 1 次。【禁忌】忌生、冷、酸、辣刺激性食物。【制剂规格】　丸剂:每丸 0.5g,每盒 10 丸、40 丸。

七十味珍珠丸 [保乙/藏]

【药物组成】　珍珠、檀香、降香、九眼石、西红花、牛黄、人工麝香等70 味制成。【功能主治】　安神,镇静,通经活络,调和气血,醒脑开窍。用于"黑白脉病""龙血"不调;中风、瘫痪、半身不遂、癫痫、脑溢血、脑震荡、心脏病、高血压及神经性障碍。【用法用量】　口服:研碎后开水送服,重病患者,每次 1g,每隔 3～7 天服用。【制剂规格】　丸剂:每 30 丸重 1g。

七味红花殊胜散 [保乙/藏]

【药物组成】　红花、天竺黄、獐牙菜、诃子、麻黄、木香、马兜铃、五脉绿绒蒿。【功能主治】　清利湿热。主治肝胆湿热所致的胁肋胀痛,脘腹胀痛。用于急慢性肝炎见上述症状者。【用法用量】　口服:每次 2～3g,每日 2 次。【禁忌】　肾脏病患者、孕妇、新生儿禁用。【注意】　本品含有马兜铃科植物木香马兜铃,不宜长期使用;应在医师指导下服用,定期复查肾功能。【制剂规格】　散剂:每袋 20g。

青鹏膏剂 [保乙/藏]

【药物组成】　镰形棘豆、铁棒锤、人工麝香、排豆、亚大黄、诃子(去核)、毛诃子、余甘子、安息香、宽筋藤。【功能主治】　止痛消肿。用于痛风热痹等病引起的肿痛发热、疱疹、瘟疬发热等。【用法用量】　外用:取本品适量涂于患处,每日 2 次。【制剂规格】　煎膏剂:每支 100g。

驱白巴布期片 [保乙/藏]

【药物组成】 补骨脂、驱虫斑鸠菊、高良姜、盒果藤、白花丹。【功能主治】 通脉,理血。用于白热斯(白癜风)。【用法用量】 口服,每次3～5片,每日3次。【禁忌】 用药期间勿饮酒及吸烟,禁食刺激性食物。【制剂规格】 片剂:每片0.51g,每盒48片。

仁青常觉丸 [保乙/藏]

【药物组成】 降香、沉香、诃子(去核)、天竺黄、西红花、檀香、体外培育牛黄、人工麝香、熊胆、琥珀、松石、坐台等一百四十味。【功能主治】 清热解毒、调和滋补。主治"龙、赤巴、培根"各病,陈旧性胃肠炎、溃疡、"木布"病,萎缩性胃炎,各种中毒症。用于梅毒,麻风,陈旧热病,炭疽,疔痛,干黄水,化脓等。【用法用量】 口服:重病每次1g(1丸);一般隔3～7日或10日服1g(1丸);研碎后黎明时空腹服用。【制剂规格】 丸剂:每丸1g,每盒6丸。

如意珍宝丸 [保乙/藏]

【药物组成】 由珍珠母、红花、甘草等30种药材制成。【功能主治】 清热、醒脑开窍、舒筋通络、干黄水。用于瘟热、陈旧热症、四肢麻木、瘫痪、口眼歪斜、神志不清、痹症、痛风、肢体强直、关节不利。对白脉病有良效。【用法用量】 口服:每次4～5丸,每日2次。【制剂规格】 水丸:每丸重0.25g。

三 臣 散 [保乙/藏]

【药物组成】 天竺黄225g,红花75g,牛黄0.5g。【功能主治】 清热。用于小儿肺热及一切热病。【用法用量】 口服:每次1.5g,每日2次。【注意】 如与其他药物同时使用可能会发生药物相互作用,详情请咨询医师或药师。【制剂规格】 散剂:每袋1.5g,每盒20袋。

三果汤含片(胶囊、颗粒、口服液) [保乙/藏]

【药物组成】 诃子、毛诃子、余甘子。【功能主治】 清热生津,润燥利咽。主治燥热伤津所致喉痹,症见咽喉干燥、疼痛作痒。用于慢性咽炎

见上述证候者。【用法用量】　口服:片剂,一次 1～2g(1～2 片)。含服;
服胶囊剂,每次 0.9g(3 粒);均每日 3 次。口服液,每次 15ml;颗粒剂,每
次 1 袋,开水冲服,均每日 2 次。【禁忌】　脾胃虚寒者禁用;忌烟酒、辛
辣、鱼腥食物;不宜在服药期间同时服用滋补性中药。【注意】　糖尿病患
者及有高血压、心脏病、肝病、肾病患者、儿童、孕妇、哺乳期妇女、年老体
弱者应在医师指导下服用;过敏体质者慎用。【制剂规格】　片剂:每片
1g;胶囊剂:每粒 0.3g;颗粒剂:每袋 3g;口服液:每瓶 30ml。

三十五味沉香丸 [保乙/藏]

【药物组成】　由沉香、香樟、白沉香、檀香、降香、天竺黄、红花、丁香、
肉豆蔻、豆蔻、草果、诃子等制成。【功能主治】　清瘟热,祛风,益肺,利
痹。用于疠、热、瘴相搏引起的疾病,热病初起,肺瘤疾,肺铁布症,咳嗽气
逆,痹症,心隆症,疑难的气血上壅等。【用法用量】　口服:每次 2～3 丸,
每日 2 次。【制剂规格】　丸剂:每丸 0.5g。

三味龙胆花片 [保乙/藏]

【药物组成】　白花龙胆、甘草、蜜蜂干膏制成。【功能主治】　清热、
润肺。用于肺热气喘和咽喉炎。【用法用量】　口服:每次 6 片,每日 3～
4 次。【制剂规格】　片剂:每片 0.5g。

珊瑚七十味丸 [保乙/藏]

【药物组成】　珊瑚、珍珠、玛瑙、当归、藏党参、红景天、雪莲花、余甘
子、藏红花、黄精、牛黄、麝香等七十味制成。【功能主治】　镇心,安神,定
惊,调血。用于脑血栓,脑溢血,冠心病,肢体瘫痪,心动过速或过缓,高血
压,小儿麻痹,癫痫及各种神经炎等。尤其对大脑神经和心脏性疾病有特
殊功效。【用法用量】　口服:每次 1 丸,每日 1 次。保健预防 3～7 天 1
丸。将药丸碾碎后用温开水泡服。【禁忌】　服药期间,忌食油腻性食物,
刺激性食物,忌食海鲜,防受凉。【注意】　① 晚睡前浸泡,早空服方法:
必须用有盖的杯子,首先杯子内倒入开水,水量差不多能漫过药丸就可
以,开水温后才能把药丸碾碎放入杯子内,盖好杯盖。第二天早晨再加少
许开水,搅匀后连药渣一起冲服。② 治疗慢性疾病要按疗程、遵医嘱治
疗,只有严格按疗程服药才会有满意的疗效;服用本药时如合并有其他疾

病,需服其他药物治疗时,要间隔2～3个小时后方可服用,如有喝牛奶的习惯要与本药间隔2个小时;③ 高血压、癫痫、帕金森患者原来服用的西药在医生指导下逐步减量。【制剂规格】 水丸:每丸1g。

十三味红花丸 [保乙/藏]

【药物组成】 红花、丁香、牛黄、水牛角、银朱、降香、麝香、大托叶云实、榜嘎、木香、诃子、毛诃子、余甘子。【功能主治】 补肝益肾,解毒通淋。主治肝痿症,肝热症,外伤引起的肾脏肿大,小便癃闭,热性水肿,化合毒中毒症,亚玛虫病引起的头痛等。临床用于运动系统:风湿、类风湿关节炎,腰椎间盘突出,腰肌劳损,肩周炎,颈椎炎,骨质增生,急慢性软组织损伤,外伤致骨折,挫伤等原因的各种疼痛。心脑血管系统:脑震荡及后遗症,脑血栓及后遗症,脑栓塞及后遗症,脑血管痉挛,脑供血不足,脑动脉硬化、老年痴呆症,中风,瘫痪,高血压,高血脂,冠心病,各种原因引起的癫痫和惊风等。神经系统:自主神经功能紊乱,神经性官能症,面神经麻痹,三叉神经痛,坐骨神经痛,神经性头痛,各类神经性障碍,各类神经性炎症等。白脉病:指气血交搏,运行受阻而不能内充肚腑、外达肌筋、骨骼、损及白脉引起的以麻木、肿痛、萎缩、拘挛为特征的病症,又称"白痹",外遇风寒湿气,内伤疫热、毒热,劳累过度等,均为诱发本病之因素。【用法用量】 口服:每次2～3丸,每日2～3次。【制剂规格】 丸剂:每丸0.5g。

十味蒂达丸 [保乙/藏]

【药物组成】 蒂达、洪连、榜嘎、木香、波棱瓜子、角茴香、苦荬菜、金腰草、小檗皮、熊胆粉制成。【功能主治】 疏肝理气、清热解毒、利胆溶石。主治肝胆湿热所致胁痛,症见右上腹钝痛或绞痛,口苦、恶心、嗳气、泛酸、腹胀。用于慢性胆囊炎或胆石症见上述证候者及热源性赤巴(即藏医称谓热症性肝胆疾病)。【用法用量】 口服:每次2粒,每日3次。【制剂规格】 丸剂:每丸0.45g,每盒20丸。

十味黑冰片丸 [保乙/藏]

【药物组成】 黑冰片、石榴子、肉桂、豆蔻、荜茇、诃子、光明盐、波棱瓜子、止泻木子、熊胆。【功能主治】 温胃消食、破积利胆。用于瘭病、食积不化、培根痞瘤、胆囊炎、胆结石、胆管结石、肝内胆管结石、急慢性肝炎、黄疸。特别对胆结石有显著疗效。【用法用量】 口服:每次 8～12丸,每日 2 次。【制剂规格】 丸剂:每丸 0.25g,每盒 60 丸、180 丸。

十味龙胆花胶囊(颗粒)[保乙/藏]

【药物组成】 龙胆花、烈香杜鹃、川贝母、甘草、矮紫堇、小檗皮、藏木香、螃蟹甲、鸡蛋参、马尿泡。【功能主治】 清热化痰,止咳平喘。用于痰热壅肺所致的咳嗽,喘鸣,痰黄,或兼发热,流涕,咽痛,口渴,尿黄,便干。【用法用量】 口服:每次 3 粒,每日 3 次。1～14 日为 1 个疗程。【禁忌】3 岁以下婴幼儿、孕妇及哺乳期妇女禁用。忌烟、酒及辛辣、生冷、油腻食物;不宜在服药期间同时服用滋补性中药。【注意】 高热体温超过38.5℃的患者,有支气管扩张、肺脓肿、肺心病、肺结核患者出现咳嗽时均应去医院就诊。【制剂规格】 胶囊剂:每粒装 0.45g。

十五味沉香丸[保乙/藏]

【药物组成】 沉香、藏木香、檀香、紫檀香、红花、肉豆蔻、高山辣根菜、悬钩子茎(去皮、心)、宽筋藤(去皮)、石灰华、广枣、诃子(去核)、毛诃子(去核)、余甘子。【功能主治】 调和气血,止咳,安神的功效。用于气血郁滞,干咳气短,失眠。【用法用量】 口服:研碎后开水送服,每次 3～4 丸,每日 2 次。【禁忌】 忌烟、酒及辛辣、油腻食物;服药期间要保持情绪乐观,切忌生气恼怒;感冒发热病人不宜服用;对本品过敏者禁用。【禁忌】 肾病患者慎服,有高血压、心脏病、肝病、糖尿病等慢性病严重者和儿童、孕妇、哺乳期妇女、年老体弱者均应在医师指导下服用,过敏体质者慎用。【制剂规格】 丸剂:每丸 0.5g。

十五味黑药丸[保乙/藏]

【药物组成】 寒水石、食盐(炒)、烈香杜鹃、藏木通、肉豆蔻、芫荽果、芒硝、烟砂、光明盐、紫硇盐、榜嘎、藏木香、荜拨、黑胡椒、干姜等。【功能主治】 散寒消食,破瘀消积。用于慢性肠胃炎,胃出血,胃冷痛,消化不良,食欲缺乏,呕吐泄泻,腹部有痞块及嗳气频作。【用法用量】 口服:每次 2～3 丸,每日 2 次。【制剂规格】 丸剂:每丸 0.8g;每盒 6 丸。

十五味龙胆花丸 [保乙/藏]

【药物组成】 百花龙胆、檀香、诃子(去核)、余甘子、石灰华、广枣丁香、肉豆蔻、沉香、巴夏嘎、无茎芥、甘草 15 味等。【功能主治】 清热理肺,止咳化痰。用于支气管炎和肺气肿,咳嗽气喘,声音嘶哑。【用法用量】 口服:每次 6～8 丸,每日 3 次。【禁忌】 忌烟、酒及辛辣、生冷、油腻食物;对本品过敏者禁用,不宜在服药期间同时服用滋补性中药。【注意】 有支气管扩张、肺脓疡、肺心病、肺结核患者和儿童、年老体弱者应在医师指导下服用;过敏体质者慎用。【制剂规格】 丸剂:每 10 丸重 3g。

石榴健胃丸(片、胶囊、散) [保乙/藏]

【药物组成】 石榴子、肉桂、荜茇、红花、豆蔻。【功能主治】 具有温胃益火的功效。用于消化不良,食欲缺乏,寒性腹泻。【用法用量】 口服:水丸,每次 1.2g;片剂,每次 1.2g;胶囊剂,每次 0.9g;均每日 2～3 次;散剂,每次 1.2g,每日 1～3 次,开水冲服。【禁忌】 ①孕妇、小儿忌服,胃阴虚者不宜用,其表现为口干欲饮、大便干结、小便短少;忌食生冷油腻不易消化食物;不宜在服本药期间同时服用滋补性中药。②不适用于阴虚火旺患者,症见口干、舌少津,或有手足心热,大便干等患者服用。③对本品过敏者禁用。【注意】 合并患有感冒,肺炎等热性病患者、高血压、心脏病、肝病、糖尿病、肾病等慢性病严重者均应遵医嘱。【制剂规格】 丸剂:每丸 0.2g、0.6g;片剂:每片 0.6g;胶囊剂:每粒 0.3g;散剂:每袋 1.2g。

舒 更 片 [保乙/藏]

【药物组成】 豆蔻、黄精、天冬、肉豆蔻、沉香、丁香、手参等。【功能主治】 调和气血,安神的功效。用于妇女更年期综合征引起的烦躁不安,头昏乏力,失眠。【用法用量】 口服:每次 3～4 片,每日 3 次。【禁忌】 忌食辛辣、少进油腻;感冒时不宜服用;对本品过敏者禁用。【注意】 有月经紊乱或其他疾病如高血压、心脏病、肾病等患者,应在医师指导下服用;精神症状较重者应去医院就诊;过敏体质者慎用。【制剂规格】 片剂:每片 0.4g。

五味甘露药浴洗剂 [保乙/藏]

【药物组成】　烈香杜鹃、圆柏叶、麻黄、大籽蒿、水柏枝等。【功能主治】　清热祛风,除湿通痹。主治风湿热邪,痹阻经络所致的关节红肿热痛,屈伸不利。用于风湿性关节炎、类风湿关节炎、骨关节炎见上述证候者。【用法用量】　外用:每次 500ml,每日或隔日 1 次。取本品 2 瓶倒入浴盆,加适量温水(38～40℃),患者全身浸泡后反复揉搓关节等疼痛处,洗浴时间不要超过 30 分钟。【禁忌】　妇女在妊娠期间及月经期禁浴。【注意】　出浴后注意保温身体,切勿受凉;哺乳期妇女慎用。【制剂规格】洗剂:每瓶装 250ml。

五味金色胶囊 [保乙/藏]

【药物组成】　诃子、波棱瓜子、石榴子、黑冰片、木香等。【功能主治】清热利胆,消食。用于黄疸型肝炎,胆区痛,胃痛,恶心呕吐,口苦。【用法用量】　口服:每次 2～3 粒,每日 2 次。【制剂规格】　胶囊剂:每粒 0.25g,每盒 12 粒。

五味麝香丸 [保乙/藏]

【药物组成】　麝香、诃子(去核)、黑草乌、木香、藏菖蒲。【功能主治】为清热剂,具有消炎,止痛,祛风之功效。用于扁桃体炎,咽峡炎,流行性感冒,炭疽病,风湿性关节炎,神经痛,胃痛,牙痛。【用法用量】　口服:每次 2～3 丸,每日 1 次,睡前吞服或含服;极量 5 丸。【制剂规格】　丸剂:每 10 丸重 0.3g。

消 痛 贴 膏 [保乙/藏]

【药物组成】　独一味、姜黄等。【功能主治】　活血化瘀,消肿止痛的功效。用于急慢性扭挫伤、跌打瘀痛、骨质增生、风湿及类风湿疼痛、落枕、肩周炎、腰肌劳损和陈旧性伤痛。【用法用量】　外用:将小袋内润湿剂均匀涂在药垫表面,润湿后直接敷于患处或穴位。每贴敷 24 小时。【禁忌】　开放性创伤忌用。【不良反应】　过敏型体质患者可能有胶布反应或药物接触性反应,如瘙痒、红肿、水疱、色素沉着等。【注意】　孕妇慎用。本品对皮肤敏感的患者可能出现不同程度的刺激反应,如瘙痒、烧灼感、疼痛,出现红斑、丘疹,极少数患者出现过敏。如出现轻度刺激反应,可缩短贴敷时间至 8 小时,如出现明显水肿、水疱等重度皮肤刺激反应或过敏反应,应立即停药,并在医师指导下处理。【制剂规格】 贴膏剂:每贴装 1.2g;每贴装 1.0g;药芯苷每贴装 1.2g、1g。润湿剂每袋装 2.5ml、2.0ml。

雪山金罗汉止痛涂膜剂 [保乙/藏]

【药物组成】 铁棒槌、延胡索、五灵脂、雪莲花、川芎、红景天、秦艽、桃仁、西红花、冰片、人工麝香等。【功能主治】 活血,消肿,止痛的功效。用于急慢性扭挫伤,风湿性关节炎,类风湿关节炎,痛风,肩周炎,骨质增生所致的肢体关节疼痛肿胀,以及神经性头痛。【用法用量】 外用:涂在患处,每日 3 次(将瓶身倒置,使走珠接触患处,轻轻挤压瓶体将药液涂抹均匀,形成药膜;如将皮肤按摩或热敷后再用药,效果更佳)。【禁忌】 本品为外用药,禁止内服;切勿接触眼睛、口腔等黏膜处。本品不宜长期或大面积使用;对本品过敏者禁用。【注意】 儿童、年老体弱者应在医师指导下使用;用药 3 天症状无缓解,应去医院就诊;过敏体质者慎用。【制剂规格】 外用涂膜剂:每瓶装 45ml。

智托洁白丸 [保乙/藏]

【药物组成】 寒水石、矮紫堇、诃子(去核)、兔耳草、木香、蜂蜜、渣驯膏等。【功能主治】 清胃热、制酸,止咳。用于慢性胃炎,"培根木布",胃痛,呕吐酸水,胸痛,咳嗽,音哑,胃部壅寒,呼吸不畅。【用法用量】 口服:每次 2 丸,每日 3 次,研碎后服用。【制剂规格】 丸剂:每 10 丸 14g;每瓶 20 丸。

坐珠达西丸 [保乙/藏]

【药物组成】 佐太、寒水石、石灰华、船行无头、肉豆蔻、草果、川木香、诃子(去核)、西红花、牛黄、人工麝香、熊胆粉等三十五味。【功能主治】 疏肝、健胃、清热、愈溃疡,消肿。用于"木布"病迁延不愈,胃脘嘈杂,灼痛,肝热痛,消化不良,呃逆,吐泻胆汁,坏血和烟汁样物,急腹痛,黄水病,脏腑痞痛,食物中毒,以及陈旧内科疾病,浮肿,水肿等。【用法用量】 口服:每次 4 丸,每 2～3 日 4 丸,清晨开水泡服。【禁忌】 忌用酸、腐、生冷、油腻食物。【注意】　运动员慎用。【制剂规格】　水丸：每丸重 0.25g。

第二节　蒙古族用药

阿拉坦五味丸^[保乙/蒙]

【药物组成】　诃子、石榴、木鳖子(制)、五灵脂、黑冰片。【功能主治】蒙医：能祛"赫依、协日"病(参见本节后述"肉蔻五味丸"附注)；中医则健胃，助消化。临床用于胃肠炽热，宿食不消，肝胆热症，黄疸。【用法用量】口服：每次 11～15 粒，每日 1～2 次。【制剂规格】　丸剂：每 10 粒重 1.25g，每粒重 0.2g。

神补欣六味丸^[保乙/蒙]

【药物组成】　牛心、木香、枫香脂、丁香、肉豆蔻、广枣制成。【功能主治】　蒙医：祛赫依(参见本节后述"肉蔻五味丸"附注)；中医则镇静。用于心慌，气短。【用法用量】　口服：每次 11～15 粒，每日 1～2 次。【制剂规格】　丸剂：每 10 粒重 2g。

巴特日七味丸^[保乙/蒙]

【药物组成】　草乌叶、诃子、翻白草、茜草、黑云香、人工麝香、银朱。【功能主治】　清瘟解毒，消"粘"，止痛，散瘀，止痢。用于瘟疫盛热，脑炎，赤白痢疾，白喉，目黄，音哑，转筋。【用法用量】　口服：每次 9～13 粒，每日 1～2 次，或遵医嘱。【制剂规格】　丸剂：每 10 粒重 2g。

大黄三味片^[保乙/蒙]

【药物组成】　大黄、诃子、碳酸氢钠。【功能主治】　蒙医：缓泻，清热。用于大便干燥，胃胀，腹痛，闭经。中医：清热通便。用于热结便秘，胃胀胃痛，呕逆吞酸。【用法用量】　口服：每次 1～3 片，每日 2～3 次；或遵医嘱。【制剂规格】　片剂：每片 0.3g。

风湿二十五味丸^[保乙/蒙]

【药物组成】　驴血粉、檀香、紫檀香、苦参、栀子、闹羊花、人工牛黄、

851

西红花、草果、白豆蔻、紫花地丁、诃子、川楝子、人工麝香、漏芦花、石膏、玉簪花、肉豆蔻、苘麻子、枫香脂、草决明、木棉花蕊、木棉花瓣、丁香、杜仲等。【功能主治】 蒙医：燥"协日乌素"，散瘀。用于游痛症（游走性疼痛），关节炎，类风湿。【用法用量】 口服：每次 11～15 粒，每日 1～2 次。【丸剂】 丸剂：每 10 粒重 2g。

寒水石二十一味丸 [保乙/蒙]

【药物组成】 寒水石(奶制)、石榴子、甘青青兰、渣驯膏、余甘子、诃子(去核)、唐古特乌头、绿绒蒿、土木香、小伞虎耳草、豆蔻、牛黄等。【功能主治】 活血祛瘀，健胃消食，制酸，止痛，愈溃疡的功效。用于"培根木布"引起的肝胃疼痛，胸烧背痛，呕吐酸水。【用法用量】 口服：每次 2～3g，每日 3 次，温开水冲服。【制剂规格】 散剂：每袋 15g。

红花清肝十三味丸 [保乙/蒙]

【药物组成】 红花、麦冬、木香、诃子、川楝子、栀子、紫檀香、人工麝香、水牛角浓缩粉、人工牛黄、银朱、丁香、莲子等。【功能主治】 清肝热，除"亚玛"病，解毒。用于肝功能衰退，"配毒症"（药物、食物、酒精等引起的肝脏中毒症，如药物中毒性肝炎、酒精肝、脂肪肝），"亚玛"病（腰肾损伤，尿频，尿血）。尤其对血热引起的眼病有效。【用法用量】 口服：每次 11～15 粒，每日 1～2 次。【制剂规格】 丸剂：每 10 粒重 2g；每瓶 15g；每盒 2 瓶。

黄柏八味片 [保乙/蒙]

【药物组成】 黄柏、香墨、栀子、甘草、红花、荜茇、牛胆粉、黑云香等。【功能主治】 清热燥湿、凉血止血、固精，主治急慢性肾盂肾炎、膀胱炎等尿路感染，精浊（急慢性前列腺炎）、精癃（前列腺增生），尿血，淋证，癃闭，遗精；附件炎，急慢性盆腔炎，阴道炎，宫颈炎（宫颈糜烂），月经过多，崩中漏下，小腹冷痛；淋病，急慢性湿疹，皮炎，疱疹，以及各种疮疡肿毒等。临床主要用于泌尿系统感染、前列腺炎、附件炎等妇科炎症、月经过多、淋病及皮炎湿疹等疾病。【用法用量】 口服：每次 3～6 片，每日 2～3 次。【制剂规格】 片剂：每片 0.5g。

安　坤　丸^[保乙/蒙]

【药物组成】　益母草、沙棘、赤爬子、诃子、五灵脂、红花、木香、山奈、刺柏叶、土木香、鹿茸、小白蒿、丁香、朱砂、人工牛黄、冬虫夏草、牛胆粉、硼砂(微炒)等。【功能主治】　能调节内分泌，补气安神。临床用于月经不调，产后发热，心神不安，头昏头痛，腰膝无力，四肢浮肿，乳腺肿胀。【用法用量】　口服：每次 11～15 粒，每日 1～2 次。【制剂规格】　丸剂：每瓶 6.4g。

六味安消散(片、胶囊)^[保乙/蒙]

【药物组成】　土木香，大黄，山奈，寒水石(煅)，河子，碱花(藏、蒙古族验方)制成。【功能主治】　健脾和胃，消积导滞，行血止痛。用于胃痛胀满，消化不良，大便秘结，痛经。【用法用量】　口服：散剂，每次 1.5～3g；胶囊剂，每次 3～6 粒，片剂，每次 3～6 片；均每日 2～3 次。【禁忌】孕妇忌服；忌酒及辛辣、生冷、油腻食物；忌恼怒、忧郁，保持心情舒畅；对本品过敏者禁用；脾胃虚寒者不适用。【注意】　饮食宜清淡而均衡营养；有高血压、心脏病、肝病、糖尿病、肾病等慢性病严重者及儿童、经期及哺乳期妇女、年老体弱者应在医师指导下服用；本品不宜长期服用；过敏体质者慎用。【制剂规格】　散剂：每袋 1.5g；胶囊剂：每粒 0.5；片剂：每片 0.51g。

那如三味丸^[保乙/蒙]

【药物组成】　制草乌、诃子、荜拔。【功能主治】　蒙医：消"粘"，除"协日乌素"(蒙古族病名)；中医则祛风，止痛，散寒。用于风湿，关节疼痛，腰腿冷痛，牙痛，白喉等症。【用法用量】　口服：每次 3～5 粒，每日 1次，临睡前服，或遵医嘱。【制剂规格】　丸剂：每 10 粒重 2g，每 10 粒重 1.25g。

暖宫七味丸(散)^[保乙/蒙]

【药物组成】　白豆蔻、天冬、手参、沉香、肉豆蔻、黄精、丁香等。【功能主治】　调经养血，暖宫止带。用于心、肾"赫依"病(蒙古族病名)，气滞腰痛，小腹冷痛，月经不调，白带过多。【用法用量】　口服：丸剂，每次

1.5～3g(11～15 丸);散剂,每次 1～2 袋;温开水送服,均每日 1～2 次。【禁忌】 孕妇忌服;忌食寒凉、生冷食物;感冒时不宜服用本药;忌气恼劳累。【注意】 平素月经量正常,突然出现经量过多、经期延长、月经后错、经量过少,须去医院就诊;经期延长,月经量过多合并贫血者,应在医师指导下服用。【制剂规格】 丸剂:每 10 粒重 2g;散剂:每袋 1.5g。

清感九味丸 [保乙/蒙]

【药物组成】 制草乌、诃子、土木香、黑云香、漏芦花、胡黄连、拳参、北沙参、翻白草等。【功能主治】 消"粘",解热,止咳。用于瘟疫热症,感冒咳嗽,咽喉疼痛。【用法用量】 口服:每次 9～13 粒,每日 1 次,临睡前服,或遵医嘱。【注意】 孕妇慎服。【制剂规格】 丸剂:每 10 粒重 2g;每盒 40 丸。

清热八味丸(散、胶囊) [保乙/蒙]

【药物组成】 檀香、石膏、红花、苦地丁、瞿麦、胡黄连、麦冬、人工牛黄等。【功能主治】 清热解毒。用于炽热,血热,脏腑之热,肺热咳嗽,痰中带血,肝火肋痛。清热解毒。用于炽热,血热,脏腑之热,肺热咳嗽,痰中带血,肝火肋痛。【用法用量】 口服:丸剂,每次 8～15 粒;散剂,每次 1～2 袋;胶囊剂,每次 3～5 粒;均以白糖水为引,每日 1～2 次。【制剂规格】 丸剂:每 10 粒重 2g,每盒 60 丸;散剂:每袋装 1.5g;胶囊剂:每粒装 0.3g。

清心沉香八味丸(散) [保乙/蒙]

【药物组成】 沉香、肉豆蔻、广酸枣、广木香、檀香、紫檀香、红花、肉豆蔻天竺黄、北沙参。【功能主治】 清热宁心、安神开窍,清心肺,理气,镇静安神。用于心肾不交、心火偏元之失眠多梦,心绪不宁;或心肺火盛,胸闷不舒,胸肋闷痛,心慌气短。【用法用量】 口服:丸剂,每次 20～25粒;散剂,每次 1.5～3g,均每日 1～2 次。【制剂规格】 丸剂:每瓶 7.5g;散剂:每袋 3g。

肉蔻五味丸 [保乙/蒙]

【药物组成】 肉豆蔻、土木香、木香、广枣、荜茇。【功能主治】 祛心

"赫依"病。用于心烦失眠,心神不安,对心"赫依"病尤为有效。【用法用量】　口服:每次 9～15 粒,每日 1～3 次。【制剂规格】　丸剂:10 粒重 2g。

　　附注:"赫依"属五元中之气元,本身具有轻、涩等特性和诱发热邪、寒邪的作用,故在病变过程中均表现出这些特征。赫依不论对热症或寒症,都有助长其病势使之加重和复杂化的特点。因而它是诱发一切疾病的根源,既是一切疾病的前导,也是一切疾病的末尾,遍布周身,起着播散疾病的作用。赫依病多见于老年者、赫依型体质者和身体衰弱者。"赫依"病:蒙古族认为,由于精神紧张,忧虑过多,房劳不节,饮食劳倦,言多伤气,坐立当风,吐泻,失血过度等原因,人体失去正常"赫依"的功能,使机体出现神经衰弱、神志异常、健忘、疲倦无力、无规律性疼痛、头昏、耳鸣、麻木、抽搐、瘫痪等症状。

　　"心赫依"病是"赫依"病影响心脏正常功能所致的病症。可出现心悸、心慌、胸胀、烦躁不安、唉声叹气、神昏谵语、头昏、目赤等症状。

　　"赫依血"病是"赫依"失去正常功能或血失去正常功能,"赫依"与"血"相互不和而形成的疾病。可出现疲倦无力、头昏、眼花、目赤、血压不稳、口渴等症状。

　　"肾赫依"病是"赫依"失去正常功能影响肾脏或使肾脏失去正常功能所致的病症。可出现耳鸣、耳聋、眼花、眩晕、阴囊潮湿、疲倦无力、腰腿冷痛等症状。

打日劳清肺止咳胶囊 [保乙/蒙]

【药物组成】　北沙参、诃子、川楝子、栀子、紫草茸、紫草、茜草。【功能主治】　清肺热、止咳、祛痰。用于"希拉"、血性肺热证,症见烦热口干,咳嗽咯痰,便秘溲赤,舌红,苔黄腻。临床试用于支气管炎、肺热咳嗽、急性支气管炎、便秘、慢性支气管炎。【用法用量】　口服:每次 3 粒,每日 3 次。【禁忌】　忌烟、酒及辛辣、生冷、油腻食物;不宜在服药期间同时服用滋补性中药。【注意】　支气管扩张、肺脓肿、肺心病、肺结核患者出现咳嗽时应去医院就诊;有高血压、心脏病、肝病、糖尿病、肾病等慢性病严重者和儿童、孕妇、哺乳期妇女、年老体弱者均应在医师指导下服用;服药期间,若患者发热体温超过 38.5℃,或出现喘促气急者,或咳嗽加重、痰量明显增多者应去医院就诊。【制剂规格】　胶囊剂:每粒 0.4g。

四味土木香散^[保乙/蒙]

【药物组成】 土木香200g,苦参(去粗皮)200g,珍珠杆(去粗皮、心)100g,山柰50g等。【功能主治】 清瘟解表。用于瘟病初期,发冷发热,头痛咳嗽,咽喉肿痛,胸胁作痛。【用法用量】 口服:水煎,每次2.5～3.6g,每日2～3次。【制剂规格】 散剂:每袋20g。

调元大补二十五味汤散^[保乙/蒙]

【药物组成】 红花、诃子、川楝子、栀子、土木香、川木香、苦地丁、胡黄连、秦艽、麦冬、石榴、酸梨干、贯众、小秦艽花、野菊花、细辛、芫荽果、木鳖子(炙)、猪血粉、款冬花、蓝盆花、瞿麦、香青兰、五灵脂、白豆蔻等。【功能主治】 收敛,解毒,调节寒热。蒙医用于"宝日"扩散,"赫依""协日""巴达干"失调,久病不愈,身倦体怠,口干,食欲缺乏,胃脘疼痛。【用法用量】 口服:水煎,每次1.5～3g,每日1～3次。【制剂规格】 散剂:每袋15g。

外用溃疡散^[保乙/蒙]

【药物组成】 寒水石(凉制)、雄黄、朱砂、银朱、石决明(煅)、冰片、人工麝香等。【功能主治】 生肌,收敛。本方性凉,临床用于口舌生疮,溃疡,咽喉红肿,皮肤溃烂,外伤感染,宫颈糜烂。【用法用量】 外用:涂患处。口腔用细管吹入,每次少量,每日数次。妇科用专用器具放入,每次1支,每日1次,临睡前使用。【注意】 本品因含有毒性药材,不宜长期大量使用;过敏体质慎用;溃疡面较大或创伤较深者慎用;运动员慎用。【制剂规格】 散剂:每瓶装2g。

乌兰十三味散^[保乙/蒙]

【药物组成】 甘青青兰、木香、余甘子、石榴子、巴夏嘎等。【功能主治】 理气健胃,消炎止痛的功效。用于"培根木布"病引起的胃肠溃疡绞痛,脘腹胀痛,急慢性胃炎。【用法用量】 口服:每次2g,每日2次。【注意】 忌食油腻、生冷、酸腐、辛辣、刺激性食物。【制剂规格】 散剂:每瓶装2g。

消积洁白丸 [保乙/蒙]

【药物组成】　山奈、万年灰(制)、沙棘、荜茇、紫硇砂等。【功能主治】湿中散寒,消积止痛。用于中焦虚寒,食积内停,痞满胀痛,消化不良。【用法用量】　口服:每次 9～15 粒,每日 1～2 次;饭前温开水送服。【注意】　孕妇慎服。【制剂规格】　丸剂:每 10 粒重 2g,每瓶 75 粒。

小儿石蔻散 [保乙/蒙]

【药物组成】　石榴、锁阳、扁雷、红花、龙骨(炭)、大蒜(炭)、肉桂、五灵脂(炭)、豆蔻、益智、寒水石(炙)等。【功能主治】　解毒消炎。用于轻、中型小儿轮状病毒性肠炎,蒙医辨证为巴达干协日者,症见大便次数增多,呈黄绿色水样便,带有未消化的食物及奶瓣,部分有泡沫或黏液,伴腹痛,腹胀,恶心,呕吐,口渴,舌苔白或黄,尿白或黄,量少,脉象缓,沉或细致。【用法用量】　口服:温开水调后饭前服用,6－11 月龄,每次 1/2 袋,1－4 岁,每次 2/3 袋,5－7 岁,每次 1 袋,每日 3 次。【制剂规格】　散剂:每袋 2g。

益肾十七味丸 [保乙/蒙]

【药物组成】　草乌(制)、诃子、石菖蒲、木香、银朱、牛胆粉、茜草、红花、麝香、白豆蔻、大蜀季花、紫草茸等 17 味。【功能主治】　蒙医:清肾热,消"粘",固精。用于肾寒肾热诸症,腰膝疼痛,梦遗滑精,睾丸肿大。肾寒肾热、肾虚、前列腺炎、前列腺增生、阳痿早泄、梦遗滑精、睾丸肿大。尿路感染、尿痛、尿频、尿急,尤其对肾寒热、肾虚、慢性肾炎引起的腰膝酸软、疼痛、四肢无力、失眠健忘、耳鸣头昏、肢冷畏寒等有特效。【用法用量】　口服:每次 5～10 粒,每晚睡前服用,或遵医嘱。【禁忌】　孕妇忌服。【制剂规格】　丸剂:每 10 粒重 2g。

扎冲十三味丸 [保乙/蒙]

【药物组成】　诃子、制草乌、石菖蒲、木香、人工麝香、珊瑚(炙)、珍珠(炙)、丁香、肉豆蔻、沉香、禹粮土、磁石(炙)、甘草等。【功能主治】　祛风通窍,舒筋活血,镇静安神,除湿。用于半身不遂,口眼歪斜、四肢麻木、腰腿不利、语言不清、筋骨疼痛、神经麻痹、风湿,关节疼痛等症。【用法用量】 口服:每次 5～9 粒,每日 1 次。晚间临睡前,或遵医嘱。【制剂规格】 丸剂:每 10 丸重 2g。

珍 宝 丸 [保乙/蒙]

【药物组成】 石膏、丁香、诃子、川楝子、栀子、红花、肉豆蔻、白豆蔻、决明子、草果仁、苘麻子、枫香脂、土木香、木香、甘草、檀香、降香、地锦草、白巨胜、黑种草子、方海、海金沙、沉香、荜茇、肉桂、人工麝香、人工牛黄、珍珠(炙)、水牛角浓缩粉等。【功能主治】 蒙医:清热,安神,舒筋活络,除"协日乌素"。用于白脉病,半身不遂,风湿,类风湿,肌筋萎缩,神经麻痹,肾损脉伤,瘟疫热病久治不愈等症。【用法用量】 口服:每次 13～15 粒,每日 1～2 次。【制剂规格】 丸剂:每 10 粒重 2g。

珍珠通络丸 [保乙/蒙]

【药物组成】 珍珠(制)、石膏、红花、丁香、肉豆蔻、白豆蔻、草果、人工牛黄、白檀香、紫檀香、沉香、地锦草、方海、人工麝香、木香、荜茇、肉桂、诃子、川楝子、栀子、海金沙、冬葵果、白巨胜、黑巨胜、水牛角浓缩粉等。【功能主治】 清热,开窍,燥黄水。用于和如胡病,类风湿,肾病,脉病,偏瘫,半身不遂。【用法用量】 口服:每次 9～13 粒,每日 1～2 次。【注意】如与其他药物同时使用可能会发生药物相互用,详情请咨询医师或药师。【制剂规格】 丸剂:每 10 丸 2g。

第三节　维吾尔族用药

阿娜尔妇洁液 [保乙/维]

【药物组成】 石榴皮、苦豆子、蛇床子、没食子、珊瑚、花椒、冰片等。【功能主治】 清热燥湿、止痒,广谱抗菌、抗病毒、抗炎镇痛抑制变态反应,用于各种细菌性、霉菌性、滴虫性外阴炎、阴道炎所致妇女阴部瘙痒、红肿,白带过多。【用法用量】 外用:用稀释 10%溶液擦洗,重症可加大浓度;用牛尾线消毒棉球蘸取适量浓溶液置于阴道中治疗阴道炎,每日 2 次。【制剂规格】 洗剂:每瓶装 200ml。

爱维心口服液 [保乙/维]

【药物组成】 由蚕茧、牛舌草、黄花柳、丁香、香青兰等十多味维吾尔药组成制成。【功能主治】 临床用于冠心病心绞痛,心律不齐,动脉硬化,失眠,记忆减退等症。【用法用量】 口服:成人每次 10ml,每日 2 次,饭前服用。【制剂规格】 口服液:每支 10ml。

百癣夏塔热片 [保乙/维]

【药物组成】 地锦草、毛诃子(肉)、诃子(肉)、西青果、芦荟及司卡摩尼亚脂等。【功能主治】 主要用于手癣、体癣等病症。百癣夏塔热片主要功能是清除异常黏液质、胆液质,消肿止痒。用于治疗手癣,体癣,足癣,花斑癣,过敏性皮炎,痤疮。【用法用量】 口服:片剂,每次 3~5 片,胶囊剂,每次 2~3 粒;均每日 3 次。【禁忌】 忌烟、酒及辛辣、油腻食物;患有慢性腹泻、痢疾不宜服用,其表现为大便次数增多及经常腹泻,里急后重,脓血便。【注意】 儿童、孕妇及哺乳期妇女应在医师的指导下服用。【制剂规格】 片剂:每片 0.4g,每盒 36 片;胶囊剂:每粒 0.3g;每盒 30 粒。

复方高滋斑片 [保乙/维]

【药物组成】 牛舌草、欧矢车菊根、檀香、大叶补血草、香青兰、家独行菜子、紫苏子、牛舌草花、蚕茧、薰衣草、芜菁子等。【功能主治】 强心健脑、安神,通脉。用于心悸失眠,头晕头痛,神经衰弱、高血压等。【用法用量】 口服:每次 4~6 片,每日 2 次。【制剂规格】 片剂:每片 0.15g;每盒 24 片。

复方卡力孜然酊 [保乙/维]

【药物组成】 驱虫斑鸠菊、补骨脂、何首乌、当归、防风、蛇床子、白鲜皮、乌梅、白芥子、丁香。【功能主治】 温肤散寒,祛风燥湿、舒经活络、活血化瘀及清除异常黏液质之功效,改善病灶部位皮肤的微循环,直接补充微量元素,增加皮肤的光敏作用,激活酪氨酸酶活性,促进皮肤中黑色素的合成。用于治疗白癜风(白热斯)。【用法用量】 外用:取适量搽患处。每日 3~4 次,搽药 30 分钟后,局部日光浴或紫外线照射 15~30 分钟。

【制剂规格】 酊剂:每瓶 20ml、30ml、50ml。

复方木尼孜其颗粒[保乙/维]

【药物组成】 菊苣子、芹菜根、菊苣根、香青兰子、黑种草子、茴香根皮、洋甘菊、甘草、香茅、罗勒子、蜀葵子、茴芹果、骆驼蓬子等。【功能主治】 调节体液及免疫功能。临床用于治疗黄褐斑、中重度痤疮、湿疹;复方木尼孜其颗粒联合丹参酮胶囊治疗中重度寻常型痤疮等。【用法用量】口服:每次 6g,每日 3 次。【注意】 糖尿病患者遵医嘱。【制剂规格】颗粒剂:每袋 6g。

寒喘祖帕颗粒[保乙/维]

【药物组成】 小茴香、芹菜子、神香草、玫瑰花、芸香草、荨麻子、铁线蕨、胡芦巴、甘草浸膏等。【功能主治】 镇咳,化痰,温肺止喘。用于急性感冒,寒性乃孜来所致的咳嗽及异常黏液质性哮喘。【用法用量】 口服:每次 6g,每日 2 次。【制剂规格】 颗粒剂:每袋 6g。

护肝布祖热颗粒[保乙/维]

【药物组成】 芹菜子、芹菜根、菊苣子、菟丝子、菊苣根、茴香根皮、小茴香。【功能主治】 补益肝胃,散气止痛,利胆,利水。用于肝寒,胃痛,脾阻肋痛及关节痛。【用法用量】 口服:每次 6g,每日 3 次,开水冲服。【制剂】 颗粒剂:每袋 6g;每盒 9 袋。

健心合米尔高滋斑安比热片[保乙/维]

【药物组成】 牛舌草、牛舌草花、龙涎香、珍珠、琥珀、蚕茧、珊瑚、檀香、金箔、银箔、红宝石、黄花柳柳、香青兰、玫瑰花等。【功能主治】 本品是以牛舌草(花)和龙涎香为主要成分,全面提高心动力和强健生命力的蜜膏片,能补益支配器官;具有补益脑心肝、安神促眠之功效,是维医古今治疗顽固性失眠、心悸、心绞痛、神经衰弱、抑郁及更年期综合征经典成方制剂。【用法用量】 口服:每次 2 片,每日 2 次,早晚服用。【制剂规格】片剂:每片 0.5g。

罗补甫克比日丸[保乙/维]

【药物组成】 本品白皮松子、胡萝卜子、牛鞭、巴旦仁、芜青子、奶桃、西红花、肉豆蔻衣、铁力木等三十味上等药材制成。【功能主治】　温补脑肾,益心填精,主要用于阳痿,抑郁,早泄,滑精,体虚,消瘦,神经衰弱。【用法用量】　口服:每次 10～15 丸,每日 2 次,饭前服用。【禁忌】　忌辛辣、生冷、油腻食物。【不良反应】　服药期间个别患者会出现小便发黄、大便黑褐色,停止用药后可自行缓解。【注意】　孕妇、小儿应在医师指导下服用。【制剂规格】　丸剂:每丸 0.3g;每盒 80 粒。

玛木然止泻胶囊[保乙/维]

【药物组成】　黄连、血竭、西黄蓍胶、乳香、没食子、蚤状车前子等。【功能主治】　抑菌、止泻、镇痛;能缓解过多食用热性食物或不洁净食物造成肠内胆汁质及黏液质过多淤积而引起的腹泻。【用法用量】　口服:每次 3 粒,每日 3 次。【制剂规格】　胶囊剂:每粒 0.3g,每盒 24 粒。

玫瑰花口服液[保乙/维]

【药物组成】　玫瑰花。【功能主治】　补益支配器官。用于心慌气短,胃痛呕吐,精神疲乏。【用法用量】　口服:每次 10ml,每日 3 次。【禁忌】　忌酒及辛辣食物;对本品过敏者禁用;糖尿病患者不宜服用;本品不宜久服。【注意】　孕妇、小儿、年老体弱者应在医师指导下服用;过敏体质者慎用。【制剂规格】　口服液:每支 10ml。

尿通卡克乃其片[保乙/维]

【药物组成】　酸浆、黄瓜子、血竭、西黄蓍胶、阿拉伯胶、巴旦仁、甘草浸膏、乳香、芹菜子、阿片等。【功能主治】　止痛,利尿。用于尿痛,尿不尽,尿血,尿道流脓等;也用于治疗血精性精囊炎、下尿路感染等。【用法用量】　口服:每次 3～5 片,每日 2 次。【制剂规格】　片剂:每片 0.5g。

清热卡森颗粒[保乙/维]

【药物组成】　菊苣。【功能主治】　清肝利胆,利尿消肿。用于湿热黄疸,水肿尿少。【用法用量】　口服:每次 6g,每日 3 次。【制剂规格】颗粒剂:每袋 6g、12g。

石榴补血糖浆[保乙/维]

【药物组成】　石榴、酸石榴。【功能主治】　维医:补血健脑,用于异常胆液质偏盛引起的贫血,心悸,气短,焦虑,头晕等。中医:补气血。用于气血虚引起的气短,头晕,心悸,健忘等。【用法用量】 口服:用前摇匀,每次 20～30ml,每日 3 次。【制剂规格】 糖浆剂:每瓶 250ml。

通滞苏润江片(胶囊)^[保乙/维]

【药物组成】 秋水仙、司卡摩尼亚脂、西红花、番泻叶、诃子(肉)、盒果藤、巴旦仁等。【功能主治】 开通阻滞,消肿止痛。用于关节骨痛、风湿病、类风湿关节炎、坐骨神经痛,骨关节炎、强直性脊柱炎、慢性腰背痛、颈椎病、各种疼痛综合征、骨质疏松、骨质增生等。【用法用量】 口服:每次 5～7 粒,每日 2 次。【制剂规格】 胶囊剂:每粒 0.25g;每盒 24 粒、36 粒。

两帕依固龈液^[保乙/维]

【药物组成】 没食子及辅料为甜蜜素、薄荷香精、苯甲酸钠等。【功能主治】 消炎、收敛、止痛;用于口舌生疮,咽喉肿痛,口臭烟臭。【用法用量】 外用:含漱 2～3 分钟,吞服无妨。每次 3～5ml,每日 3～5 次。【禁忌】 忌烟、酒及辛辣食物;对本品过敏者禁用。【注意】 以牙龈出血为主症者,应排除血液系统疾患后方可使用;小儿、年老体弱者应在医师指导下使用;用药同时应注意口腔卫生,并配合牙周病治疗(口服甲硝唑或大蒜素胶囊),以增加疗效;过敏体质者慎用。【制剂规格】 含漱剂:每瓶 100ml。

迪娜儿糖浆^[保乙/维]

【药物组成】 菊苣根、菊苣子、菟丝子、大黄、睡莲花、玫瑰花、牛舌草等。【功能主治】 利尿,消肿,降热,止痛。用于各种肝炎,胆囊炎,尿路感染等。【用法用量】 口服:每次 30ml,每日 3 次。【注意】 糖尿病患者遵医嘱。【制剂规格】 糖浆:每瓶 200ml。

养心达瓦依米西克蜜膏^[保乙/维]

【药物组成】 麝香、檀香、紫檀香、珍珠、熏鲁香、肉桂、牛舌草花、蚕茧、沉香、西红花、盒果藤、天竺黄、小檗果、大叶补血草、金箔、银箔、琥珀、松萝、欧矢车菊根、香青兰等 26 味制成。【功能主治】 能增强支配器官的功能,健胃爽神。用于心胸作痛,心悸,胃虚,视弱及神经衰弱。【用法用量】 口服:每次 3g,每日 2 次。【禁忌】 服药期间忌食生冷、辛辣油腻之物。【注意】 哺乳期妇女慎用;服药三天症状未改善,或症状加重,或出现新的症状者,应立即停药并去医院就诊;有慢性结肠炎、溃疡性结肠炎便脓血等慢性病史者,患泄泻后应在医师指导下使用;小儿用法用量,请咨询医师或药师;过敏体质者慎用。【制剂规格】 蜜膏剂:每瓶 18g。

益心巴迪然吉布亚颗粒 ^[保乙/维]

【药物组成】 香青兰及辅料为蔗糖。【功能主治】 补益心脑、利尿、止喘。用于神疲失眠,心烦气喘,神经衰弱。【用法用量】 口服:每次 3g,每日 3 次,开水冲服。【制剂规格】 颗粒剂:每袋装 12g。

祖卡木颗粒 ^[保乙/维]

【药物组成】 山奈、睡莲花、破布木果、薄荷、大枣、洋甘菊、甘草、蜀葵子、大黄、罂粟壳。【功能主治】 调节异常气质,清热,发汗,通窍。用于感冒咳嗽,发热无汗,咽喉肿痛,鼻塞流涕。【用法用量】 口服:每次 12g,每日 3 次。【制剂规格】 颗粒剂:每袋 12g。